Stoelting's
Anesthesia and Co-Existing Disease
Fifth Edition

Stoelting麻醉与并存疾病

第 5 版

〔美〕罗伯塔·海因斯

　　　　　　　主　编

〔美〕凯瑟琳·马歇尔

于泳浩　喻文立　　主　译

天津科技翻译出版公司

著作权合同登记号：图字：02-2011-12

图书在版编目（CIP）数据

Stoelting 麻醉与并存疾病/（美）海因斯（Hines,R.L.），（美）马歇尔（Marschall，K.E.）
主编；于泳浩等译. —天津：天津科技翻译出版公司，2012.6
书名原文：Stoelting's Anesthesia and Co-Existing Disease
ISBN 978-7-5433-3031-3

Ⅰ.①S… Ⅱ.①海… ②马… ③于… Ⅲ.①并发症-麻醉学 Ⅳ.①R442.9
②R614

中国版本图书馆 CIP 数据核字 (2012) 第 084170 号

授权单位：Elsevier(Singapore) Pte Ltd.
出 版 人：刘 庆
出　　　版：天津科技翻译出版公司
地　　　址：天津市南开区白堤路 244 号
邮政编码：300192
电　　　话：(022)87894896
传　　　真：(022)87895650
网　　　址：www.tsttpc.com
印　　　刷：山东临沂新华印刷物流集团有限责任公司
发　　　行：全国新华书店
版本记录：889×1194　16 开本　39 印张　1208 千字
　　　　　2012 年 6 月第 1 版　2012 年 6 月第 1 次印刷
　　　　　定价：180.00 元

（如发现印装问题，可与出版社调换）

译者名单

主　　译　于泳浩　喻文立

副 主 译　刘金柱　单世民　王清平

译　　者　(以姓名笔画为序)

于泳浩	王　靖	王　鹏	王艳萍
王清平	王晶瑶	田　婧	耳建旭
刘云霞	刘伟华	刘金柱	刘家鹏
闫雨苗	孙云菲	李红霞	张文静
张媛媛	苑　方	单世民	翁亦齐
章艳君	常立华	景原媛	喻文立
强　喆	樊　莹	穆　蕊	穆艳月

编者名单

Shamsuddin Akhtar, MD
Assistant Professor, Department of Anesthesiology,
Yale University School of Medicine; Attending Physician,
Yale-New Haven Hospital, New Haven, Connecticut

Michael S. Avidan, MBBCH, FCA
Associate Professor of Anesthesiology and Surgery, Washington
University of St. Louis; Division Chief, CT Anesthesiology and CT
Intensive Care, Barnes-Jewish Hospital, St. Louis, Missouri

Bruno Bissonnette, MD
Professor of Anaesthesia, University of Toronto; Director of
Neurosurgical Anaesthesia, The Hospital for Sick Children,
Toronto, Ontario, Canada

Ferne R. Braveman, MD
Professor of Anesthesiology, Vice-Chair for Clinical Affairs,
Director, Section of Obstetrical Anesthesiology, Co-Director,
Obstetrical Anesthesiology Fellowship Program, Yale University
School of Medicine; Attending Physician, Yale-New Haven
Hospital, New Haven, Connecticut

Susan Garwood, MBCHB
Associate Professor, Department of Anesthesiology,
Yale University School of Medicine; Attending Physician,
Yale-New Haven Hospital, New Haven, Connecticut

Marbelia Gonzalez, MD
Attending Anesthesiologist, Hartford Anesthesiology Associates,
Hartford Hospital, Department of Anesthesiology, Hartford,
Connecticut

Alá Sami Haddadin, MD, FCCP
Assistant Professor of Anesthesiology, Yale University School
of Medicine; Attending Physician, Yale-New Haven Hospital,
New Haven, Connecticut

Adriana Herrera, MD
Assistant Professor, Department of Anesthesiology, Yale
University School of Medicine; Attending Anesthesiologist,
Yale-New Haven Hospital, New Haven, Connecticut

Zoltan G. Hevesi, MD
Associate Professor of Anesthesiology and Surgery, University
of Wisconsin; Medical Director of Transplant Anesthesiology,
University of Wisconsin Hospital and Clinics, Madison, Wisconsir

Roberta L. Hines, MD
Nicholas M. Greene Professor and Chairman, Department of
Anesthesiology, Yale University School of Medicine, New Haven,
Connecticut

Viji Kurup, MD
Assistant Professor, Department of Anesthesiology,
Yale University School of Medicine; Attending Physician,
Yale-New Haven Hospital, New Haven,
Connecticut

William L. Lanier, Jr., MD
Professor of Anesthesiology, Mayo Clinic College of Medicine,
Rochester, Minnesota

Charles Lee, MD
Assistant Professor of Anesthesiology, Loma Linda University
School of Medicine; Director of Acute/Perioperative Pain
Service, Loma Linda University Medical Center, Loma Linda,
California

Igor Luginbuehl, MD
Assistant Professor, University of Toronto; Staff Anesthesiologist,
The Hospital for Sick Children, Toronto, Ontario, Canada

Inna Maranets, MD
Assistant Professor, Department of Anesthesiology,
Yale University School of Medicine; Attending Physician,
Yale-New Haven Hospital, New Haven, Connecticut

Katherine E. Marschall, MD
Assistant Professor, Department of Anesthesiology,
Yale University School of Medicine; Attending Physician,
Yale-New Haven Hospital, New Haven, Connecticut

Linda J. Mason, MD
Professor of Anesthesiology and Pediatrics, Loma Linda University School of Medicine; Director of Pediatric Anesthesiology, Loma Linda University Medical Center, Loma Linda, California

Raj K. Modak, MS, MD
Assistant Professor of Anesthesiology, Yale University School of Medicine; Attending Physician, Yale-New Haven Hospital, New Haven, Connecticut

Jeffrey J. Pasternak, MS, MD
Assistant Professor of Anesthesiology, Mayo Clinic College of Medicine, Rochester, Minnesota

Wanda M. Popescu, MD
Assistant Professor of Anesthesiology, Yale University School of Medicine; Attending Physician, Yale-New Haven Hospital, New Haven, Connecticut; Attending Physician, Veterans Administration Hospital, West Haven, Connecticut

Christine S. Rinder, MD
Associate Professor of Anesthesiology, Yale University School of Medicine; Attending Physician, Yale-New Haven Hospital, New Haven, Connecticut

Jeffrey J. Schwartz, MD
Associate Professor, Yale University School of Medicine; Attending Physician, Yale-New Haven Hospital, New Haven, Connecticut

Hossam Tantawy, MD
Assistant Professor, Department of Anesthesiology, Yale University School of Medicine; Attending Physician, Yale-New Haven Hospital, New Haven, Connecticut

Nalini Vadivelu, MD
Associate Professor, Department of Anesthesiology, Yale University School of Medicine; Attending Physician, Yale-New Haven Hospital, New Haven, Connecticut

Russell T. Wall, III, MD
Professor of Anesthesiology, Associate Dean, Georgetown University School of Medicine; Vice-Chair and Program Director, Department of Anesthesiology, Georgetown University Hopsital Washington, DC

Matthew C. Wallace, MD
Fellow in Cardiothoracic Anesthesiology, Yale University School of Medicine, Department of Anesthesiology, New Haven, Connecticut

Kelley Teed Watson, MD
Assistant Clinical Professor, Yale University School of Medicine, New Haven, Connecticut; Cardiac Anesthesiologist, Carolina Cardiac Surgery at Self Regional Healthcare, Greenwood, South Carolina

中译本前言

麻醉学是临床医学中发展最快的学科之一，麻醉医师作为"围术期医师"，已经开始参与和指导手术室以外的医疗工作，从术前评估门诊、术后重症监护病房到疼痛门诊，甚至包括导管室和内科介入等多元化的医疗实践。麻醉医师的知识领域如果仅仅局限于"临床麻醉"，已不能满足现代医学的需要，正是在这种麻醉学的高速发展的态势下，我们应天津科技翻译出版公司的委托，翻译了由罗伯塔·海因斯（Roberta L. Hines）和凯瑟琳·马歇尔（Katherine E. Marschall）主编的《Stoelting 麻醉与并存疾病》第 5 版（*Stoelting's Anesthesia and Co-Existing Disease, 5th Edition*）。

《Stoelting 麻醉与并存疾病》第 1 版于 1983 年出版，由美国各大医院多名麻醉学专家编著，目前已成为欧美及世界其他国家麻醉医师使用最多的经典著作之一。我们的翻译版本为最新出版的第 5 版，该书是一本临床上非常实用的麻醉参考书，内容主要包括临床常见疾病的病理生理及针对该疾病的麻醉期间管理，书中还重点介绍了合并特殊疾病时的麻醉处理，它是初学麻醉或麻醉专科医师必须掌握的现代麻醉最基本的知识。子曰："知者不惑。"我们只有充分了解疾病的基本特点，才能成为一名"知者"，在麻醉处理时做到不疑不惑，这也是我们编译此书的初衷。

参加本书翻译人员主要以天津麻醉界中青年医师为主，审校人员均是具有高级职称和编译经验丰富的麻醉专家。尽管工作十分繁忙，但所有人员都尽心尽力，利用业余时间，经过共同努力，终于完成书稿的翻译工作。

在翻译和校对过程中，我们尽力保持原版书的特点，努力达到"信、达、雅"。但由于水平有限，有些段落难免语言生涩，因此希望国内前辈和同道们不吝赐教，以励再版时改进，同时也希望得到各位麻醉界同仁的关心、爱护、谅解和支持。

译者

前言

《Stoelting 麻醉与并存疾病》第 1 版于 1983 年出版，目标是"简明阐述与围术期患者治疗相关的疾病状态的病理生理及其医疗管理"。结果是，本书第 1 版以及之后的 3 版一直是非常实用的参考书和综述指南，并成为每位麻醉医师个人藏书中必不可少的一本著作。

《Stoelting 麻醉与并存疾病》第 5 版在这本书的历史上是一个转折点，但同时也是一个续编。罗伯特·史道庭（Robert K. Stoelting）博士和斯蒂芬·蒂道夫（Stephen F. Dierdorf）博士已经把编写本书的"接力棒"传递给我们。我们与一些才华横溢的医学专业作者合作，编写了本书的最新版。与先前的版本一样，我们的目标是针对并存疾病的病理生理、目前的治疗方法以及这些疾病对麻醉管理可能造成的影响，为读者提供最新和简明的描述。在本书中，我们对常见病进行了更详细的阐述，同时将在围术期可能具有重要意义的罕见疾病也囊括在内。参考文献纳入了用于医疗管理的最新的诊断、指南和推荐，大量的图表阐明本书的正文。在写作风格方面，我们力求一致，以使这本由几位作者编写的著作读起来能前后连贯。我们为有机会传承这本富有传奇色彩的著作而感到荣幸，希望史道庭博士和蒂道夫博士对我们的努力感到满意。

感谢盖尔·诺普（Gail Norup）对本书手稿所做的加工整理。

罗伯塔·海因斯
凯瑟琳·马歇尔

目 录

第 1 章　缺血性心脏病

Shamsuddin Akhtar

在美国，大约 30% 手术患者患有缺血性心脏病。随着患者年龄的增长，患有缺血性心脏病的可能性也随之升高。心绞痛、急性心肌梗死和猝死常常是这种疾病的最初表现。心律失常是心脏猝死的重要原因。两个最重要的冠状动脉粥样硬化的危险因素是男性性别和逐渐增加的年龄（表 1-1）。额外的风险因素包括高胆固醇血症、高血压、吸烟、糖尿病、肥胖、久坐的生活方式，以及缺血性心脏病的早产儿发育的家族史，与心理因素如 A 型性格和应激也有关系。缺血性心脏病患者可以患有慢性稳定型心绞痛或急性冠状动脉综合征。后者包括 ST 段抬高心肌梗死（STEMI）和不稳定型心绞痛/非 ST 段抬高心肌梗死（UA/NSTEMI）（图 1-1）。

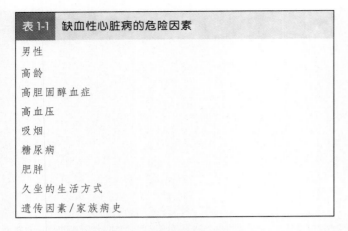

表 1-1	缺血性心脏病的危险因素
男性	
高龄	
高胆固醇血症	
高血压	
吸烟	
糖尿病	
肥胖	
久坐的生活方式	
遗传因素/家族病史	

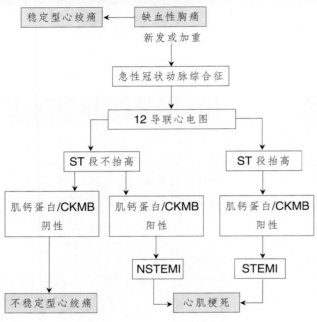

图 1-1　急性冠状动脉综合征的术语。CKMB,肌酸激酶心肌同工酶;NSTEMI,非 ST 段抬高心肌梗死;STEMI,ST 段抬高心肌梗死。(Adapted from Alpert JS, Thygesen K, Antman E, Bassand JP: Myocardial infarction redefined—a consensus document of The Joint European Society of Cardiology/American College of Cardiology Committee for the redefinition of myocardial infarction. J Am Coll Cardiol 2000;36:959–969.)

心绞痛

　　冠状动脉循环通常提供了足够的血流量以满足许多不同工作负荷的心肌细胞氧气需求量。冠状动脉血流量(氧供)和心肌耗氧量(氧需)之间的不平衡会促成缺血,常常表现为心绞痛。稳定型心绞痛一般发生于冠状动脉某节段的部分闭塞或慢性冠状动脉狭窄的基础上。当心肌氧供与氧需之间最终失衡,可能会导致充血性心力衰竭、心电不稳定型心律失常及心肌梗死(MI)。心绞痛反映了缺血期间腺苷和缓激肽在心脏内的释放。这些物质刺激心脏的化学和机械敏感受体,受体的传入神经元与上级的胸交感神经纤维和其他的躯体神经纤维在脊髓中会聚,并最终刺激丘脑和皮层引起典型的心绞痛胸痛。这些物质也减慢房室结传导,减少收缩,从而改善心肌氧供和氧需之间的平衡。动脉粥样硬化是造成心绞痛冠状动脉血流量受损最常见的原因。

诊断

　　心绞痛通常描述为胸骨后胸部不适、疼痛、压力或沉重感。胸部不适常常辐射到颈部、左肩、左手臂或偶尔到下巴和下背部或双臂。心绞痛也可感到上腹不适,类似于消化不良。有些患者误以为胸部紧缩感是呼吸困难,将心绞痛描述为气短。心绞痛气短通常需要采取深呼吸,而不是急促呼吸。心绞痛通常持续几分钟,以渐强/渐弱性为特征;只持续几秒钟的一阵儿剧痛或是持续几个小时的隐痛,很少是由于心肌缺血而引起的。体力消耗大、情绪紧张、寒冷的天气可能诱发心绞痛;休息和(或)硝酸甘油可缓解。慢性稳定型心绞痛是指胸部疼痛或不适超过 2 个月或更长的时间,且频率或严重程度并无明显改变。相比之下,不稳定型心绞痛是指心绞痛在休息时发作,新发的疼痛,或先前的稳定型心绞痛的严重程度或频率有所增加。非心脏胸部疼痛往往因胸壁运动而加剧,而且与所累及区域的压痛有关,通常是肋软骨交界处。深呼吸、咳嗽或体位改变引起剧烈的胸骨后疼痛加剧提示心包炎。食管痉挛可引起严重的胸骨后压力,可能会与心绞痛相混淆,心绞痛应用硝酸甘油后可能会缓解。

心电图

　　标准心电图　心肌缺血时,标准 12 导联心电图(ECG)显示 ST 段压低(心内膜下缺血的特征),与心绞痛的胸痛时间相吻合。这可能伴有短暂的、对称的 T 波倒置。既往心肌缺血的慢性长期 T 波倒置患者在心肌缺血发生时可能显示 T 波回到正常的垂直位置("假正常化")。

　　变异型心绞痛,即由于冠状动脉痉挛引发的心绞痛,而不是闭塞性冠状动脉疾病造成的,可通过心绞痛发作过程中 ST 段抬高来诊断。

运动心电图检查　运动心电图检查可用于监测心肌缺血的迹象，并证实胸痛与心肌缺血之间的关系。一个新出现的二尖瓣关闭不全杂音或运动时血压下降的表现可增加此检查的诊断价值。当患者无法运动或是存在干扰运动心电图解释的情况(起搏节律、左心室肥大、洋地黄应用或预激综合征)时，运动试验并不总是可行的。运动应激试验禁忌证包括严重的主动脉瓣狭窄、严重高血压、急性心肌炎、不受控制的心力衰竭和感染性心内膜炎。

运动后 4 分钟内或运动过程中至少有 1 mm 水平或向下斜 ST 段压低运动心电图提示存在心肌缺血的可能性较大。ST 段压低程度越大，严重冠状动脉疾病的可能性越大。当在运动试验早期出现 ST 段异常伴有心绞痛，并在运动结束后持续数分钟，提示很可能存在严重冠状动脉血管病变。运动心电图与缺血性心脏病的影像学检查相比准确性欠佳，但有更好的成本效益。阴性的运动试验测试结果不能排除冠状动脉疾病的存在，但它可提示发生三支或左主干冠状动脉疾病的可能性极低。

无创性影像学检查

许多心血管事件高危患者由于外周血管或者骨骼肌肉疾病、运动失调或呼吸困难而无法进行运动试验。当动态心电图检查无法实现或出现很难解释的 ST 段改变时，建议进行无创性影像学检查。应用阿托品，注射多巴酚丁胺，或制定人工心脏起搏产生快速心率来创建心脏负荷。另外，可以利用冠状动脉血管舒张剂(例如，环磷腺苷或者双嘧达莫)来产生心脏负荷。这些药物扩张正常的冠状动脉，但对于粥样硬化冠状动脉直径没有改变或作用很小。这些干预措施使心脏负荷增加之后，可通过超声心动图来评估心肌功能或者放射性核素示踪扫描来评估心肌灌注。

超声心动图　在心脏负荷增加后立即用超声心动图来分析室壁运动。通过静脉注射超声心动造影剂可增加负荷超声心动试验的准确性。室壁运动异常多由相对位点的心肌缺血引起，因此可确定阻塞性冠状动脉病变的位置。相反，动态心电图检查可提示缺血性心脏疾病的存在，但不能可靠地预测冠状动脉阻塞性病变的位置。

核素负荷成像　核素负荷成像对于评估冠状动脉灌注十分有效。对于缺血性心脏疾病检测，它比运动试验的灵敏度更高。它可以确定负荷引起的冠状动脉血管血流量受限的区域，也可以估计左心室收缩的大小和功能。通过单光子发射计算机断层扫描技术可检测到心肌处的示踪剂(例如，铊、锝)。严重的冠状动脉阻塞性病变导致血液流量减少继而减少示踪剂灌注。运动负荷增加了正常血流和由于冠状动脉末梢阻塞引起低灌注的区域之间示踪剂活动强度的差别。成像分两个阶段进行：首先在运动负荷终止后立即检测缺血区域，再在 4 小时后检测可逆性缺血。持续的示踪剂缺乏区域提示陈旧性心肌梗死。该灌注异常的区域大小在冠状动脉疾病检测中具有最重要的意义。

电子束 CT　动脉粥样硬化血管可发生钙沉积。电子束 CT 可检测冠状动脉钙化。虽然电子束 CT 灵敏度高，但它不是一种特异性的检测，而且有很多假阳性结果，因此不建议常规使用。

冠状动脉造影术　冠状动脉造影术提供了有关冠状动脉血管疾病最有效的信息。它的适应证包括应用最大剂量药物治疗后仍持续心绞痛的患者，考虑进行冠状动脉血管成形术的患者，以及某些人因为从事的职业可能将其他人置于危险之中(如飞行员)而需要明确冠状动脉疾病的诊断。冠状动脉造影也可以用于明确非冠状动脉粥样硬化疾病，如冠状动脉痉挛的诊断。对于病变区域大小适当，具有高度的近端狭窄，而且远端无巨大的斑块冠状动脉病变，冠状动脉搭桥手术有最佳的治疗效果。对于分散的、同心的、近端的、非钙化的及长度小于 5 mm 的粥样硬化病变，最适合进行冠状动脉血管成形术。

冠状动脉搭桥手术可望改善多支冠状动脉疾病和射血分数不足 40% 患者的存活率。左心室运动功能减退或运动不能区域的出现常意味着预后较差。冠状动脉旁路移植(CABG)不可能改善陈旧性心肌梗死所致的广泛的心肌纤维化。但是，一些缺血性心脏病患者长期受损的心肌功能("冬眠心肌")在经过手术再血管化后收缩性得到改善。

影响冠心病患者预后最重要的因素是经冠状动脉造影显示粥样硬化病变的解剖范围、左心室功能状态(射血分数)和冠状动脉斑块的稳定性。冠状动脉左主干病变是最危险的解剖病变，提示药物治疗预后效果较差。左冠状动脉主干狭窄超过 50% 时，每年死亡率为 15%。冠状动脉造影无法预测哪里的斑块最有可能破裂而促发急性冠状动脉综合征。易损斑块，也就是最有可能破裂并形成闭塞性血栓的斑块，具有薄纤维帽和含有大量巨噬细胞的巨大的脂质核心。无论冠状动脉狭窄程度如何，易损斑块的存在均提示心肌梗死的风险较高。的确,不稳定型心绞痛和急性心肌梗死常是由于狭窄小于 50% 的斑块破裂而引起的。目前,还没有令人满意的可以分析斑块稳定性的检测。

治疗

缺血性心脏病的治疗包括改变生活方式、药物治疗以及血管成形术。可延长生命的治疗方案具有最高优先级。因此,对于重大的左主干或三支冠状动脉阻塞建议进行冠状动脉旁路移植术。稳定型心绞痛和一支或两支冠状动脉疾病患者可采用药物治疗,植入或不植入支架的经皮穿刺冠状动脉成形术(PTCA),或者冠状动脉旁路移植手术。

改变生活方式

戒烟,通过低脂低胆固醇膳食维持理想的体重,定期有氧锻炼,以及治疗高血压可减缓动脉粥样硬化的进展。通过饮食和(或)他汀类等药物降低低密度脂蛋白水平能够大幅降低心脏事件相关的死亡风险。当低密度脂蛋白胆固醇水平超过 130 mg/dL 时,药物治疗是适当的。治疗的目标是降低低密度脂蛋白到 100 mg/dL 以下。低密度脂蛋白进一步降低可能对缺血性心脏病患者有益,这可以通过饮食和他汀类药物治疗相结合来实现。

高血压可直接导致血管损伤、左心室肥厚和心肌耗氧量增加,因此可增加冠状动脉事件的风险。将血压从高血压水平降至正常水平可降低心肌梗死、充血性心力衰竭及脑血管意外的风险。在改变生活方式的同时,应用 β-受体阻滞剂和钙离子通道阻滞剂对于合并心绞痛的高血压患者十分有效。如果左心室功能不全合并高血压,建议使用血管紧张素转换酶(ACE)抑制剂或血管紧张素受体阻滞剂。

心肌缺血的药物治疗

抗血小板药物、β-受体阻滞剂、钙通道阻滞剂、硝酸酯和 ACE 抑制剂均用于治疗心绞痛。

抗血小板药物　低剂量阿司匹林(75~325 mg/d)疗法可降低稳定或不稳定型心绞痛患者心脏事件的风险,建议用于所有缺血性心脏病患者。氯吡格雷(波利维)和噻氯吡啶(抵克立得)通过阻滞二磷酸腺苷受体有效抑制血小板聚集。氯吡格雷可用于禁忌或不能耐受阿司匹林的患者。血小板糖蛋白 IIb/IIIa 受体拮抗剂(阿昔单抗、依替巴肽、替罗非班)抑制血小板附着、激活以及聚集。冠状动脉内放置支架后应用抗血小板药物特别有效。

β-受体阻滞剂　β-受体阻滞剂是心绞痛患者的主要治疗药物。长期应用 β-受体阻滞剂可降低陈旧性心肌梗死患者死亡和心肌再梗死的风险,据推测这是通过降低心肌耗氧来实现的,甚至那些传统上认为是 β-受体阻滞剂禁忌证的患者(充血性心力衰竭、肺部疾患和高龄),也能够从中获益。药物诱导的 β_1-受体阻滞剂(阿替洛尔、美托洛尔、醋丁洛尔、比索洛尔)引起心率减慢及心肌收缩下降,活动比静息时更明显。结果是降低心肌耗氧,继而降低劳累时缺血事件的发生,减慢心率同时也延长了心脏舒张期和冠状动脉灌注的时间。β_2-受体阻滞剂(普萘洛尔、纳多洛尔)可增加反应性气道疾病患者支气管哮喘的风险。尽管 β_1 和 β_2-受体之间存在差异,但所有的 β-受体阻断剂似乎对于心绞痛有同样的治疗效果。对于严重的心动过缓、病态窦房结综合征、严重反应性气道疾病、房室传导阻滞及不可控的充血性心力衰竭患者,禁忌使用 β-受体阻滞剂。糖尿病不是 β-受体阻滞剂的禁忌证,不过这些药物可能会掩盖低血糖的迹象,最常见的副作用是疲劳和失眠。

钙通道阻滞剂　在缓解心绞痛方面,长效钙通道阻滞剂可媲美 β-受体阻滞剂。但短效钙通道阻滞剂(例如,维拉帕米和地尔硫草)则不行。钙通道阻滞剂是对降低冠状动脉痉挛引起的心绞痛(普林兹迈托心绞痛或变异性心绞痛)的频率和严重程度唯一有效的药物。它们并不像 β-受体阻滞剂能有效地降低心肌再梗死的发生率。钙通道阻滞剂通过降低血管平滑肌张力、扩张冠状动脉、降低心肌收缩和氧耗以及降低动脉血压来达到治疗效果。许多钙通道阻滞剂(如氨氯地平、尼卡地平、伊拉地平、非洛地平和长效硝苯地平)都是强有力的血管扩张剂,对治疗心绞痛和高血压都很有效。钙通道阻滞剂对于严重充血性心力衰竭患者是禁忌的,常见的副作用包括低血压、外周性水肿以及头痛。对于同时使用 β-受体阻滞剂的患者需要谨慎应用,因为这两类药物都显著抑制心率和心肌收缩。

硝酸酯类　硝酸酯可降低心绞痛发作的频率、持续时间以及严重程度,同时增加 ST 段压低开始前所需的运动量。硝酸酯会扩张冠状动脉及侧支血管,从而改善冠状动脉血流量,同时降低外周血管阻力,继而降低左心室后负荷和心肌耗氧。硝酸酯类药物禁忌证是肥厚性梗阻型心肌病和严重的主动脉狭窄患者,在使用西地那非(伟哥)、他达拉非(希爱力)或是伐地那非(艾力达)24 小时内不能应用，因为这种联合可能导致严重的低血压。舌下含服硝酸甘油或使用硝酸甘油喷雾剂可以迅速缓解心绞痛。最常见的副作用是头痛，而低血容量患者应用硝酸酯类药物后可能出现低血压。对于长期治疗，长效硝酸酯制剂(异山梨醇、硝酸甘油软膏或贴膜)同样有效。口服硝酸酯类药物，其治疗价值随着耐受性增加逐渐削弱。为避免硝酸酯类药物耐药，建议每天间隔 8~12 小时再应用硝酸酯类药物。

　　血管紧张素转换酶抑制剂(ACEI)　过多的血管紧张素 II 在心脏病的病理生理方面起到了重要作用。它可以导致心肌肥厚、心肌间质纤维化、冠状动脉血管收缩增加以及血管内皮功能障碍。血管紧张素 II 也可促进炎症反应和动脉粥样硬化形成。ACEI 不仅对治疗心力衰竭很重要，而且在治疗高血压和心血管保护方面也起到重要作用。即使没有左心室功能不全的证据，ACEI 对于存在血管疾病或糖尿病加上一个其他心血管危险因素的患者是有益的。因此，对于冠状动脉病变的所有患者，尤其是合并高血压、左心室功能不全或者糖尿病患者，都建议应用 ACEI。肾上腺素能受体拮抗剂可能提供类似的疗效，但还没有被证实。ACEI 药物禁忌证包括已经证实的不耐受或过敏、高钾血症、双侧肾动脉狭窄和肾衰竭。

　　血运重建术　当最佳药物治疗未能控制心绞痛时，需行冠状动脉搭桥术或经皮冠状动脉介入(PCI)来实现血运重建。血运重建也适用于特殊的解剖病变(左主干狭窄大于 70%，联合两支或三支血管病变包括左前降支近端狭窄大于 70%)以及左心室收缩功能受损(射血分数下降)。通过 PCI 进行冠状动脉支架可降低冠状动脉再狭窄率以及重复介入的需要。

急性冠状动脉综合征

　　急性冠状动脉综合征表现为血液高凝状态。粥样斑块局部破裂触发随后生成凝血酶的凝血连锁反应，继而部分或全部阻塞冠状动脉。心肌氧供需失衡导致缺血性胸痛，表现为缺血性胸痛的患者可通过 12 导联心电图进行归类，表现为 ST 段抬高的患者考虑患有 ST 段抬高心肌梗死。ST 段压低或无特异性心电图改变的患者可通过心脏特异性肌钙蛋白或 CKMB 水平进一步归类。在这种情况下，心肌特异性标志物增高提示 NSTEMI。如果心肌特异性标志物是正常的，则认为是不稳定型心绞痛表现 (见图 1-1)。STEMI 和 UA/NSTEMI 有不同的治疗和预后。不稳定型心绞痛和非 ST 段抬高心肌梗死患者多于 ST 段抬高心肌梗死患者。

ST 段抬高心肌梗死

　　由于急性心肌梗死死亡率仍然很高，1/25 住院患者会在 1 年内死亡。早期院内总的死亡率有显著下降，毫无疑问这归功于早期介入治疗，如血管成形术、溶栓、阿司匹林、肝素和他汀类药物治疗。冠状动脉造影证实几乎所有心肌梗死均是由于冠状动脉血栓闭塞引起的。

　　急性心肌梗死的长期预后主要取决于左心功能不全的严重程度、有无残余缺血及其程度以及潜在的恶性室性心律失常。在出院后的第一年，大多数死亡发生在头 3 个月。心室功能在急性心肌梗死后几周内可显著提高，尤其是在早期实现了再灌注的患者。因此，相比急性梗死期测量心室功能，心肌梗死后 2~3 个月测量心室功能可更准确地预测长期预后。

病理生理学

　　越来越多的人认为动脉粥样硬化是一种炎症性疾病。动脉粥样硬化斑块中炎症细胞的存在提示斑块破裂级联事件中炎症是十分重要的。当然，血清炎症标志物，例如 C 反应蛋白和纤维蛋白原，在高风险冠状动脉疾病中是增高的。

　　冠状动脉血流量突然减少可出现 ST 段抬高心肌梗死。这种血流量减少是由于粥样斑块裂开、破裂或溃疡时急性血栓形成而引起的，这将有利于血栓形成。典型的易损斑块具有丰富的脂质核心和薄纤维帽，最容易发生破裂。

　　在破裂斑块的位点形成单层血小板，各种化学介质例如胶原、二磷酸腺苷、肾上腺素和 5-羟色胺刺激血小板聚集。强效的血管收缩剂血栓素 A_2 的释放，进一步危及冠状动脉血流量。血小板上的糖蛋白 II b/III a 受体被激活，增强血小板与其他血小板和黏附蛋白的互动能力，引起血栓的形成和维持血栓稳定。凝血的进一步激活导致纤维蛋白沉积，从而使血栓加强，这使得血凝块更加耐溶栓。说起来很矛盾，破裂导致急性冠状动脉闭塞的斑块很少能达到引起显著冠状动脉栓塞的大小。相反，产生心绞痛限制血流量的斑块，会促进侧支循环发展，导致破裂的可能性很低。急性冠状动痉挛和冠状动脉栓塞很少引起 ST 段抬高心肌梗死。

诊断

急性心肌梗死的诊断需要至少符合 3 项标准中的 2 项:(1)胸痛,(2)典型心肌梗死的连续动态心电图改变,(3)血清心肌酶的增加和降低。在急性心肌梗死发生前 30 天,接近 2/3 的患者描述有新发心绞痛或心绞痛的方式改变,疼痛比以前更严重或者休息后不缓解。其他引起严重胸痛的潜在原因(肺栓塞、主动脉壁夹层、自发性气胸、心包炎、胆囊炎)也应该考虑。大约 1/4 的患者,尤其是老年人和糖尿病患者,在心肌梗死时没有疼痛或只有轻度疼痛。

体格检查 患者通常会出现焦虑、苍白以及出汗。通常存在窦性心动过速。可能存在低血压引起的左或右心室功能不全或心律失常。存在罗音意味着由于左心功能不全而出现了充血性心力衰竭。出现心脏杂音可能表明缺血性二尖瓣关闭不全。

实验室检查 肌钙蛋白是一种心肌特异性的蛋白质,是急性心肌梗死的生化指标。在心肌损伤早期就会出现肌钙蛋白循环浓度增加。心肌肌钙蛋白(肌钙蛋白 T 或 I)在心肌损伤后 4 小时内升高,并持续 7~10 天。当联合应用时,肌钙蛋白水平升高和心电图可强烈提示胸痛患者出现不良心血管事件。对于确诊心肌损伤,肌钙蛋白比 CKMB 更具特异性。

影像学检查 对于急性心肌梗死具有典型心电图表现的患者不需要超声心动图来评估。然而,超声心动图对于合并左束支传导阻滞或异常心电图(但无 ST 段抬高)而不能确诊心肌梗死的患者十分有效。大多数急性心肌梗死患者都会出现超声心动图下局部室壁运动异常。由于铊心肌灌注显影需要时间,以及无法区分新发和陈旧性心肌梗死,所以放射性核素成像无法用于急性心肌梗死的早期诊断。

治疗

早期治疗急性心肌梗死可降低发病率和死亡率。对于所有怀疑急性心肌梗死患者的第一步处理包括血流动力学稳定性评估、12 导联心电图以及吸氧。通过静脉注射吗啡和(或)舌下含服硝酸甘油使疼痛缓解是必需的,从而减少儿茶酚胺释放和由此造成的心肌耗氧量增加。应用阿司匹林(或对于不能耐受者应用氯吡格雷)进一步减少血栓形成。治疗 ST 段抬高心肌梗死的首要目标是尽早重建被堵塞的冠状动脉血流。这可通过再灌注治疗及植入或不植入支架的冠状动脉成形术来实现。

再灌注治疗 以链激酶、组织纤维蛋白溶解原激活剂、瑞替普酶或替奈普酶进行溶栓治疗需要在到达医院 30~60 分钟内进行。溶栓治疗可以恢复阻塞冠状动脉的正常顺行血流。如果延误治疗,溶栓疗法溶解血栓将会变得更加困难。溶栓治疗最严重的并发症是颅内出血。对于高龄(年龄大于 75 岁)及合并未控制的高血压患者,发生这种并发症的可能性会更高。胃肠道出血及近期手术的患者,出血并发症的风险也会增加。对于心绞痛和非 ST 段抬高心肌梗死患者不推荐使用溶栓治疗。

直接冠状动脉成形术 如果条件允许,相比溶栓治疗,冠状动脉成形术对于恢复阻塞冠状动脉的血流更可取。理想的血管成形术需要在症状发作 12 小时内和到达医院 90 分钟内实施,对于溶栓禁忌证、严重心力衰竭和(或)肺水肿的患者是一种选择。大约 5% 紧急行 PCI 的心肌梗死患者由于血管成形术失败或者冠状动脉解剖阻碍 PCI,需要进行急诊心脏手术。在急诊 PCI 期间联合应用冠状动脉内支架和血小板糖蛋白 II b/IIIa 抑制剂可提供恢复正常顺行冠状动脉血流的最大机会,降低对于之后再血管化手术的必要性。

冠状动脉旁路移植手术 虽然 CABG 可以恢复阻塞冠状动脉的血流,但还是溶栓治疗和冠状动脉成形术能更及时地实现再灌注。急诊 CABG 手术多用于造影显示冠状动脉解剖不适合进行 PCI 的患者、血管成形术失败的患者,以及出现梗死相关的室间隔缺损或二尖瓣反流的患者。出现心源性休克的 ST 段抬高患者、左束支传导阻滞或者急性心肌梗死后 36 小时内再发心肌梗死的患者,同样可进行早期再血管化手术。急性心肌梗死患者 CABG 术后第 3~7 天死亡率显著增加。

辅助药物治疗 溶栓治疗后 24~48 小时常规静脉应用肝素来减少血栓再生。由于与血浆蛋白结合而非抗凝血酶结合导致剂量效应的改变是使用普通肝素的缺点。低分子肝素的药理学状况的可预测性更高,而且有较长的血浆半衰期,使用更方便(皮下),不需要监测部分促凝血酶时间。因此,低分子肝素可以很好地替代普通肝素。直接凝血酶抑制剂(例如,比伐卢定)可用于有肝素诱发的血小板减少症病史的患者。

应用 β-受体阻滞剂可明显降低早期(院内)和长期死亡率,减少心肌再梗死概率。早期应用 β-受体阻滞剂可通过降低心率、血压和心肌收缩来减少梗死面积。在没有具体禁忌证的情况下，建议所有急性心肌梗死的患者尽早静脉持续应用 β-受体阻滞剂。

前壁大面积心肌梗死、左心力衰竭、射血分数小于 40% 或者合并糖尿病的患者应该应用 ACEI。当不耐受 ACEI 时，应用血管紧张素 Ⅱ 受体阻滞剂（例如，缬沙坦）。

在没有室性心律失常的情况下，不建议预防性应用利多卡因或其他抗心律失常药物。钙通道阻滞剂不应常规应用，而应该用于那些应用了阿司匹林、β-受体阻滞剂、硝酸酯类和静脉肝素治疗但仍持续缺血的患者。合并糖尿病的心肌梗死，血糖控制被认为是规范治疗的一部分。不推荐常规应用镁制剂，但适用于扭转型室性心动过速的患者。他汀类药物具有较强的免疫调节作用，应在心肌梗死后尽早开始应用，尤其是对于那些长期应用他汀类药物治疗的患者。

不稳定型心绞痛/非 ST 段抬高心肌梗死

不稳定型心绞痛/非 ST 段抬高心肌梗死是由心肌氧供减少而引起的。典型的冠状动脉粥样硬化斑块的破溃或侵蚀导致血栓形成、炎症以及血管收缩。大多数相关动脉狭窄都小于 50%。血小板和凝块碎片进入冠状动脉微脉管系统引起栓塞导致微循环缺血和梗死，并引起心脏生化标志物升高。增加心肌耗氧，例如甲状腺功能亢进、败血症、发热、心律失常、贫血及可卡因和安非他明的使用，都可能导致不稳定型心绞痛/非 ST 段抬高心肌梗死。

诊断

不稳定型心绞痛/非 ST 段抬高心肌梗死有 3 个主要表现：休息时心绞痛（通常持续时间小于 20 分钟），日益频繁且更易发作的慢性心绞痛，以及新发严重、长时间或剧烈的心绞痛。不稳定型心绞痛/非 ST 段抬高心肌梗死也可表现为血流动力学不稳定或充血性心力衰竭。充血性心力衰竭的体征（奔马律、颈内静脉扩张、肺部罗音、周围水肿）或缺血引起的乳头肌功能障碍而导致的急性二尖瓣反流可能会很明显。在两个或两个以上相连的导联 ST 段显著压低和（或）较深对称的 T 波倒置，尤其在胸痛的情况下，高度符合心肌缺血和不稳定型心绞痛/非 ST 段抬高心肌梗死的诊断。心脏生物标志物、肌钙蛋白和（或）CKMB 的升高可明确诊断急性心肌梗死（见图 1-1）。

治疗

UA/NSTEMI 的治疗旨在降低心肌耗氧量。应卧床休息、吸氧、镇痛以及应用 β-受体阻滞剂治疗。硝酸甘油舌下含服或静脉注射可改善心肌供氧。强烈建议使用阿司匹林或氯吡格雷以及 48 小时静脉注射肝素或皮下注射低分子肝素来进一步减少血栓形成。合并高龄（年龄大于 65 岁）、心脏生物标志物阳性、罗音、低血压、心动过速和左室功能降低（射血分数<40%）增加死亡率。高风险患者（经常在休息时缺血或心绞痛、心力衰竭、血流动力学不稳定、持续性室性心动过速、6 个月内曾行 PCI、既往冠状动脉搭桥术、肌钙蛋白升高、在低活动量时发作心绞痛）考虑进行早期有创检查，包括冠状动脉造影，如果需要的话，可行 PCI 或 CABG 血运重建。低风险患者可通过药物治疗，晚些时候再进行应激试验。在应激试验时表现严重缺血的患者应考虑进行冠状动脉造影检查。

急性心肌梗死的并发症

心律失常

心律失常，尤其是室性心律失常，是在急性心肌梗死早期造成死亡的常见原因。

心室纤颤（室颤）

心室纤颤发生在 3%~5% 的急性心肌梗死患者，通常在事件发生后的前 4 个小时内发生。当室颤发生时，200~300 J 能量的快速除颤是十分必要的。如果电除颤可及时完成，没有必要预防应用利多卡因。胺碘酮通常被认为是控制危及生命的室性心律失常最有效的抗心律失常药物，尤其对于心肌梗死后的患者。β-受体阻滞剂可降低早期发生心室纤颤的概率。低钾血症是心室纤颤的一种危险因素。当患者合并低血压和（或）充血性心力衰竭时，心室纤颤往往是致命的。

室性心动过速（室速）

急性心肌梗死后室性心动过速十分常见。短时间非持续性室速不会造成患者持续性室速或者室颤。持续性或血流动力学明显改变的室速必须通过迅速电复律进行治疗。无症状性室性心动过速可以静脉注射胺碘酮或利多卡因治疗。

心房颤动（房颤）

房颤是急性心肌梗死后最常见的房性节律障碍。它发生在约 10% 的患者中。诱发因素包括缺氧、酸中毒、心力衰竭、心包炎和窦房结缺血。房颤可能是由于心房缺血或急性增加的左房压力造成。接受溶栓治疗的患者,房颤的发病率降低。当房颤显著影响血流动力学时,电复律是必要的。如果能很好地耐受房颤,可通过β-受体阻滞剂或钙离子通道阻滞剂治疗来控制心室率。

心动过缓和心脏传导阻滞

窦性心动过缓是急性心肌梗死后常见的心律失常,尤其是对于下壁心肌梗死的患者。这可能反映了副交感神经系统兴奋增加,或窦房结和房室结的急性缺血。只有当心动过缓危及血流动力学稳定时,阿托品和(或)临时心脏起搏器治疗才是必要的。Ⅱ度或Ⅲ度房室传导阻滞出现在大约20%的下壁心肌梗死患者,这些患者可能需要临时心脏起搏器来治疗传导阻滞。

心包炎

心包炎是急性心肌梗死的常见并发症,并可能导致胸部疼痛,容易与持续或复发性心绞痛相混淆。与心肌缺血的疼痛相比,心包炎的疼痛在吸气或躺下时加重,可在改变体位后缓解。可闻及心包摩擦音,但常常是暂时的且与体位有关。心电图可见 ST 段和 T 波改变。在没有显著心包积液的情况下,心包炎治疗的目的是减轻胸痛。初步建议应用阿司匹林或吲哚美辛。糖皮质激素可显著缓解症状,但通常情况下应用于难治性病例。德雷斯勒(Dressler)综合征(心肌梗死后综合征)是急性心包炎进展数周至数月后的延迟形式,被认为是免疫介导的。

二尖瓣反流

由于乳头肌和(或)心室肌的缺血损伤造成的二尖瓣反流常发生于急性心肌梗死之后。严重的二尖瓣反流很罕见,通常是由于部分或完全乳头肌断裂引起的。下壁心肌梗死后发生严重二尖瓣反流要比前壁心肌梗死后发生的概率高 10 倍。严重急性二尖瓣关闭不全通常会导致肺水肿及心源性休克。完全的乳头肌断裂往往导致 24 小时内死亡,必须及时进行手术。降低左室后负荷的治疗,例如静脉注射硝普钠和 IABP,可以减少反流量,增加前向血流和心排出量,对完成手术有帮助。

室间隔破裂

室间隔破裂典型的全收缩期杂音很难和严重的二尖瓣反流相区别。前壁心肌梗死后发生室间隔破裂的可能性比后壁心肌梗死后发生的可能性更大。当心室缺损危及血流动力学时, 必须行急诊外科修复术。梗死后室间隔缺损外科修补术的死亡率大约是 20%。只要诊断为室间隔破裂,首先要进行主动脉球囊反搏并着手手术修复。

充血性心力衰竭和心源性休克

急性心肌梗死通常合并不同程度的左室功能不全。可通过第三心音或者下降的 PaO_2 来证实。"心源性休克"是指限定于在胸痛缓解、过度的副交感神经系统的活动减轻、纠正低血容量以及治疗心律失常之后仍然存在的低血压和少尿。心源性休克是急性心力衰竭的晚期表现,这种心力衰竭的心排出量不足以维持肾和其他重要器官的足够灌注。收缩压降低可能同时合并肺水肿和动脉低氧血症。心源性休克通常是左心室心肌超过 40%梗死的表现。

治疗心源性休克的一个重要方面是诊断和迅速治疗潜在可逆的机械性并发症, 例如左室游离壁、室间隔或乳头肌破裂、心脏压塞以及严重的急性二尖瓣关闭不全。超声心动图对诊断和量化这些疾病非常有效。治疗心源性休克取决于血压和外周灌注。可应用去甲肾上腺素、后叶加压素、多巴胺或多巴酚丁胺来试图改善血压和心排出量。在血压充足的情况下,硝酸甘油可用于降低左心室前负荷和后负荷。合并肺水肿时,可应用吗啡、利尿剂,甚至机械通气。通过溶栓治疗、PCI 或外科血运重建术可恢复梗死周围区域的部分冠状动脉血流。循环辅助装置可帮助维持存活心肌以及支持心脏输出直至可进行血运重建术或可考虑进行心脏移植的可行性。左心室辅助装置与主动脉球囊反搏相比,可增加更多的心排出量,但主动脉球囊反搏应用更加广泛。主动脉球囊反搏根据心电图的节律,仅在收缩前放气,在扩张期间膨胀。舒张期膨胀的球囊可增加舒张压,从而增加冠状动脉血流和心肌的氧供。收缩期前,放气的球囊可增加左室射血,降低左室后负荷。静脉输注强心药联合血管扩张剂可作为主动脉球囊机械反搏的药物替代。

心肌破裂

心肌破裂通常会造成急性的心脏压塞和猝死。极小比例的病例可能有时间进行急救和急诊手术。

右心室梗死

右心室梗死发生在大约 1/3 的急性左室下壁心

肌梗死的患者。单纯的右室心肌梗死十分罕见。由于其肌肉体积以及收缩期和舒张期冠状动脉都可向右室心肌供氧，所以右室相比左室具有较好的氧供/氧耗比例。下壁心肌梗死的患者出现低血压、颈静脉怒张和肺野清晰的三联征，是特征性右室心肌梗死表现，可能出现库斯莫尔（Kussmaul）征（吸气时颈静脉怒张）。超声心动图有助于诊断右心室梗死，可见到右室扩张、右室协同障碍以及室间隔运动异常。心源性休克虽然罕见，但它是右室心肌梗死最严重的并发症。大约 1/3 的右室心肌梗死的患者会出现房颤。传导阻滞可能会出现在多达 50% 的患者中。这些情况都可能严重地损害血流动力学。

鉴别右室心肌梗死十分重要，因为左心力衰竭的药物治疗可能会加重右心力衰竭，尤其要绝对禁忌血管扩张剂和利尿剂。如果意识到缺血顺应性差的右室在保持心室充盈方面房室同步的价值，Ⅲ度房室传导阻滞应及时用临时房室顺序起搏治疗。血容量替代品通常是恢复心排出量的有效方法。如果在输液的情况下仍出现持续低血压，有时可应用正性肌力药物（例如，多巴胺）。随着时间的推移，右室功能通常会改善，表明缺血后心肌顿抑的逆转。

脑血管意外

多达 1/3 的患者会出现由于血栓形成而导致的左室前壁和心尖部梗死。在这些患者中，出现体循环栓塞的风险以及缺血性脑血管事件的可能性大大增加。超声心动图可用来检测左心室血栓形成。左心室血栓的存在应立即用肝素抗凝治疗，继之在 6 个月内持续应用华法林抗凝治疗。

溶栓治疗会引起 0.3%~1% 的患者出现出血性卒中。通常在治疗后第一天内出现卒中，死亡率很高。

围术期心肌梗死

据估计全世界每年有 50 万~90 万例患者出现围术期心肌梗死。围术期心肌损伤的发生率是术前身体状况、具体的手术过程、外科医师的专业水平、诊断心肌梗死的标准以及医疗机构整个的医疗护理程序共同作用的结果。对于没有心绞痛病史、心肌梗死心电图改变或者造影检查无冠状动脉血管疾病的患者，由于心脏原因出现围术期死亡的风险要小于 1%。在接受择期高风险血管手术患者的围术期心肌梗死发病率在 5%~15%。对于急症手术，这个风险还会更高。急症髋部手术围术期心肌梗死发生率为 5%~7%，但择期的髋部或膝关节手术围术期心肌梗死发生率不足 3%。

病理生理学

我们对围术期心肌梗死机制的认识正在发生变化。早期的观测表明，大多数术后心肌梗死发生在术后第三天。据较新的研究报道，围术期心肌梗死最常见于术后 24~48 小时内。这种差异很可能与用于诊断急性心肌梗死围术期的标准有关。在过去的研究中，术后心肌梗死通常是通过出现 Q 波的心电图来进行诊断的。现在我们已经知道，许多术后心肌梗死视为非 Q 波梗死，可通过心电图改变和（或）心肌生理标志物的释放来诊断。

术后缺血发生在术后早期，并且与围术期心肌梗死相关。这类心肌梗死多先出现心动过速和 ST 段压低，通常为静息时，表现为非 ST 段抬高心肌梗死。冠状动脉疾病越严重的患者风险越高。这些观察结果支持围术期心肌损伤是由于在心肌氧供受损的情况下心肌耗氧增加（血压和心率上升）而引起的这一假说。

另一种假说认为，围术期心肌梗死是由于易损斑块破裂后迅速进展的血栓形成过程而引起的。这一假说是基于术后尸体解剖研究以及存在非关键性狭窄的栓塞造影证据。在斑块破裂的位点上，血管内皮的损伤触发血小板聚集，释放的介质包括血栓素 A_2、血清素、二磷酸腺苷、血小板活化因子、凝血酶和氧自由基。血小板的聚集和其他炎性及非炎性介质的激活促使血栓形成，同时导致血栓远端血管动态地收缩。物理性和动态性血管狭窄的联合作用导致缺血和（或）梗死的发生。在术后，血液黏度、儿茶酚胺浓度、皮质醇水平、内源性的组织纤溶酶原激活物的浓度以及纤溶酶原激活物抑制因子水平的改变造成了一种血栓前状态。由于内分泌应激反应造成的心率和血压的变化可增加斑块裂开和内皮损伤的倾向。总之，这些因素可促成粥样硬化动脉内血栓形成，继而导致 ST 段抬高（Q 波）心肌梗死的发生。因此，两种不同的病理生理机制都可能引起围术期心肌梗死。一个可能与急性冠状动脉血栓形成有关，另一个可能是心肌氧供受损的情况下心肌氧耗增加的结果。这两个过程不是互相排斥的,但是,对一个具体患者来说,其中一个病理过程是占主导地位的(图 1-2)。

围术期心肌梗死的诊断

急性心肌梗死的诊断通常需要至少有以下 3 个因素中的 2 个:(1)缺血性胸痛,(2)心电图动态改变,(3)心脏生物标志物水平增加和减少。在围术期,缺血的发作通常是无症状的,也就是说并不合并胸痛。另外,许多术后的心电图不具备诊断意义。非特异性心电图改变,新发的心律失常,非心脏相关的血流动力学不稳定可进一步掩盖围术期急性冠状动脉综合征的临床表现。

正如在非手术的情况下一样,肌钙蛋白水平迅速增加应考虑围术期出现心肌梗死。肌钙蛋白增加是心肌损伤的标志,而且心肌缺血时间与心脏特异性肌钙蛋白增加之间有良好的相关性。同时,肌钙蛋白水平升高与短期和长期发病率及死亡率之间也有显著的相关性。这种相关性存在于心源性猝死、心肌梗死、心肌缺血、充血性心力衰竭、心律失常及脑血管意外等疾病。即使是相对轻微的心血管并发症,例如未控制的高血压、心悸、疲劳、气短也与心肌特异性肌钙蛋白水平升高相关。术后肌钙蛋白增加,即使缺乏明确的心血管症状和体征,也是需要高度关注并转至心脏科

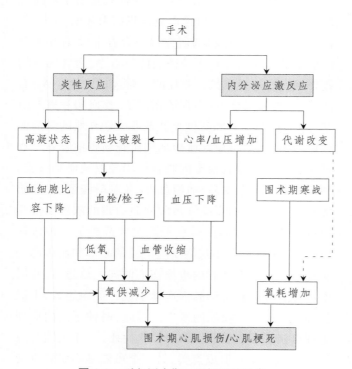

图 1-2 引起围术期心肌梗死的因素。

进一步评估和治疗的重要表现。

已知或怀疑有缺血性心脏病患者的术前评估

病史

术前病史采集是为了了解缺血性心脏病的严重程度、进展情况以及功能受限的程度。需要关注对于特定患者具备的重大、中等及较小的临床危险因素(表 1-2)。心肌缺血、左心功能不全及心律失常往往会引起缺血性心脏病的症状和体征。在静息时,心绞痛

表 1-2 围术期心血管疾病风险增加的临床因素
重度
不稳定冠状动脉综合征
通过临床症状或无创检查证实的重大缺血风险的急性或新发心肌梗死
不稳定型或严重的心绞痛
失代偿性心力衰竭
严重的心律失常
高度房室传导阻滞
在心脏疾病基础上存在的有症状的室性心律失常
无法控制室率的室上性心律失常
严重的心脏瓣膜病
中度
轻度心绞痛
陈旧性心肌梗死病史或心电图中 Q 波出现
代偿性或既往的心力衰竭
糖尿病(尤其是胰岛素依赖性)
肾功能不全
轻度
高龄(年龄大于 70 岁)
心电图异常(左心室肥厚、左束支传导阻滞、ST-T 段异常)
非窦性节律
功能储备差
休克病史
未控制的体循环高血压

Adapted from Fleisher LA, Beckman JA, Brown KA, et al: ACC/AHA 2006 guideline update on perioperative cardiovascular evaluation for noncardiac surgery: Focused update on perioperative betablocker therapy: A report of the American College of Cardiology/American Heart Association Task Force on Practice Guidelines. Circulation 2006;113:2662–2674 with permission.

和呼吸困难等症状可能不明显,要注意评估患者的身体在活动(例如,散步或爬楼梯)时的各种反应,这十分重要。在没有严重的肺部疾病情况下的运动耐力受限可以充分说明心脏储备降低。如果患者可以爬两三层楼梯而不出现症状,可说明心脏储备充足。心绞痛发作后出现呼吸困难说明存在因心肌缺血而引起的急性左心功能不全。在术前发现早期充血性心力衰竭十分重要,由于麻醉、手术、补液及术后疼痛而引起的应激增加都会导致充血性心力衰竭加重。

无症状性心肌缺血

无症状性心肌缺血不会引起心绞痛,常会出现心率和体循环血压比运动引发的心肌缺血时大幅降低。缺血性心脏病病史或提示陈旧性心肌梗死的异常心电图常常伴有无症状性心肌缺血的发病率升高。据估计,近75%有症状的缺血性心脏病患者的缺血性发作并不合并有心绞痛,10%~15%的急性心肌梗死是无症状性的。对于无症状性心肌缺血的治疗与典型的心绞痛是一样的。无症状性心肌缺血导致的心肌梗死患者死亡率与存在典型胸痛患者的死亡率基本相似。

陈旧性心肌梗死

心肌梗死病史是一个重要的信息。急性心肌梗死后通常会推迟一段时间(至少6周)再进行择期手术。对许多成年患者的回顾性研究表明,围术期发生心肌梗死的概率受距上次发作心肌梗死时间长短的影响。急性(1~7天内)和近期心肌梗死(8~30天内)以及不稳定型心绞痛引起围术期心肌缺血、心肌梗死及心源性死亡的风险大大增加。

确定患者是否曾进行造影支架植入是十分重要的。支架植入(药物洗脱或裸金属支架)常规需要术后的抗血小板治疗来预防急性冠状动脉血栓形成及保持长期的血管通畅。在冠状动脉腔内成形术后,择期非心脏手术常需要推迟4~6周。PCI植入裸金属支架后6周,药物洗脱支架植入12个月后再谨慎地行择期非心脏手术,以便支架的完全内皮化和 G Ⅱ b/Ⅲ a 抑制剂(例如,氯吡格雷)抗血小板治疗的完成。

并存的非心脏疾病

病史采集也能了解到并存的非心脏疾病的相关信息,例如,患有缺血性心脏病的患者可能同时存在外周血管疾病。晕厥的病史可提示脑血管疾病、癫痫或者心律失常。咳嗽往往是起源于肺,而不是心脏。虽然缺血性心脏病患者更常主诉端坐或阵发性夜间呼吸困难,但是要区分肺源性和心源性之间的呼吸困难

仍是十分困难的。慢性阻塞性肺疾病的患者多有长期的吸烟史。糖尿病往往合并缺血性心脏病。肾功能不全(肌酐>2.0 mg/dL)增加了围术期心脏事件的风险。

目前所用药物

缺血性心脏病的药物治疗目的是减少心肌耗氧需求,改善冠状动脉血流量,稳定斑块,防止血栓形成,以及帮助受损的心肌重塑。为了实现这些目标,需要应用β-受体阻滞剂、硝酸酯类、钙通道阻滞剂、他汀类药物、抗血小板药物和 ACE 抑制剂。

静息状态下心室率达到 50~60 bpm 建议应用有效的 β-受体阻滞剂。常规的身体活动通常会使心率增加 10%~20%。没有证据表明 β-受体阻滞剂增加了挥发性麻醉药负性肌力作用,应继续在整个围术期进行 β-受体阻滞剂治疗。阿托品或溴环扁吡酯可用于治疗围术期 β-受体阻滞剂过度变时性作用。去甲肾上腺素是 β-受体阻滞剂的活性特异性的药物拮抗剂。术后期间不慎撤除 β-受体阻滞剂治疗,可出现并导致反跳性高血压和心动过速。

在对长期接受 ACE 抑制剂治疗的患者进行全身麻醉时,可观察到显著的低血压。许多涉及大量体液或血液流失的手术患者需要在术前24小时停止服用 ACE 抑制剂。ACE 抑制剂引起的低血压常对液体或拟交感神经药物治疗反应敏感。如果用这些方法难以纠正低血压,则需要使用加压素或其类似物进行治疗。

抗血小板药物是急性冠状动脉综合征的药物治疗和长期缺血性心脏疾病处理必不可少的组成部分。阿司匹林不可逆抑制环氧化酶,防止血小板活化。氯吡格雷(波立维)和噻氯匹定(抵克立得)不可逆结合血小板二磷酸腺苷受体防止血小板糖蛋白 Ⅱ b/Ⅲ a 受体的转化和血小板进一步活化。应用氯吡格雷和噻氯匹定时不能进行椎管内麻醉。氯吡格雷和噻氯匹定可以增加围术期出血的危险,必要时在紧急情况下需要输注血小板。

体格检查

缺血性心脏病患者的体格检查往往正常。不过,必须要注意左右心室功能不全的体征。颈动脉杂音可提示脑血管疾病。体位性低血压可提示抗高血压药物引起的自主神经系统活动减弱。颈静脉扩张及周围水肿是右心力衰竭的迹象。胸部听诊可提示左心室功能不全的证据,如第三心音奔马律或罗音。

术前专科检查

术前心脏专科检查包括心电图、超声心动图、核素心室造影、铊显像、高速计算机断层扫描、磁共振成像和正电子发射断层扫描。这些检查可指导危重患者围术期治疗。

心电图

术前评估包括刺激使心率增加的试验是令人恐惧的,因为围术期心肌耗氧增加和心肌缺血的发生常伴发心动过速。术前应激试验和(或)患者的运动耐量可提示围术期心肌缺血的风险。冠状动脉疾病相对稳定和运动耐力在可接受范围内的患者通常不进行术前运动应激试验。因为运动负荷心电图可产生大量假阴性和假阳性结果,所以它的预测价值有限。

冠状动脉疾病患者的术前动态心电图检查通常可揭示无症状性心肌缺血的发生。这些动态心电图变化被认为是术后不良心脏结果的独立预测因子。然而,这项检查的确切作用相对于其他专科诊断测试仍然是不确定的。

超声心动图

术前经胸或经食管超声心动图可有效诊断左心室功能不全,评估心脏瓣膜疾病。静态超声心动图并不能为日常临床和心电图提供的用来预测不良结果的资料提供更多的有效信息。在注射双嘧达莫、多巴酚丁胺或阿托品(药物负荷试验)后进行超声心动图室壁运动分析是评估缺血性心脏病的一项重要技术,尤其是对于无心肌梗死病史的患者。多巴酚丁胺负荷超声心动图即使不如心肌灌注显像,也可提供与其相当的结果,而且可提供有关瓣膜功能的信息。

放射性核素心室显像

放射性核素心室显像可定量分析左右心室收缩和舒张功能。造影所显示的射血分数不能用于准确地预测围术期心肌缺血事件的发生,但射血分数小于50%就可提示腹主动脉手术患者术后充血性心力衰竭的风险增加。

铊显像

体力活动受限(例如,跛行或关节病)可降低患者的运动能力,这限制了运动负荷试验的应用。双嘧达莫–铊检测模拟运动时冠状动脉的扩张。与压力超声心动图一样,它对运动能力受限的患者很有效。核扫描缺如或"冷点"是心肌缺血或梗死区域的标志。铊显像限于对基于临床因素难以评估围术期心脏并发症风险的患者以及运动受限的患者,其成本效益最高。

CT 和 MRI

高速 CT 能可视化冠状动脉钙化。静脉注射造影剂可提高图像的清晰度。磁共振成像可提供更清晰的图像,可以描绘冠状动脉近端部分的循环。然而,CT 和 MRI 相比其他心脏检查方法,价格昂贵、可移动性差。

正电子发射断层扫描

正电子发射断层扫描是一项非常复杂的技术,可显示局部心肌血流和代谢。它可以用于确定冠状动脉疾病范围和心肌存活程度。

已知或怀疑有缺血性心脏病患者进行非心脏手术的麻醉管理

合并缺血性心脏病或相关危险因素的患者术前处理主要针对以下目标:(1)确定缺血性心脏病的程度和既往的任何干预(CABG、PCI);(2)确定疾病的严重程度和稳定性;(3)回顾药物治疗,注意能增加手术出血风险或导致特定麻醉技术禁忌的任何药物。前两个目标对危险分层十分重要。

危险分层策略

稳定患者行择期非心脏手术,Lee 在修正心脏危险指数中描述了 6 种主要心脏并发症的独立预测因子(表 1-3)。这 6 个预测因子包括高风险手术、缺血性心脏病、充血性心力衰竭、脑血管疾病、术前胰岛素依赖型糖尿病和术前血清肌酐大于 2.0 mg/dL。几个危险因素的存在增加了心脏手术后并发症的发生率,如心脏死亡、心脏骤停/心室颤动、完全心脏传导阻滞、急性心肌梗死和肺水肿(图 1-3)。这些危险因素已被纳入美国心脏病学会/美国心脏协会(ACC/AHA)围术期非心脏手术的心血管评价指南。指南的主要议题是仅为了降低手术风险而进行术前干预几乎没有必要。干预有指征或无指征与是否需要手术无关。只有在可能影响围术期管理时才应当进行术前检查。虽然没有前瞻性的随机对照研究证实这些指南的有效性,但它们提供了被临床医师广泛采纳的范例。

ACC/AHA 指南为确定术前心脏评估的需要提供了一个多步骤规则系统。第一步是评估手术的紧迫性。紧急手术要优先于其他检查的需要(图 1-4)。第二步是评估患者是否接受了心肌血运重建。第三步是决

表 1-3	择期重大非心脏手术患者的心脏风险因素

Ⅰ. 高风险手术
　　腹主动脉瘤
　　周围血管手术
　　开胸术
　　重大腹部手术
Ⅱ. 缺血性心脏病
　　心肌梗死病史
　　运动试验阳性病史
　　心绞痛的现时主诉
　　应用硝酸酯类药物治疗
　　心电图 Q 波
Ⅲ. 充血性心力衰竭
　　充血性心力衰竭病史
　　肺水肿病史
　　阵发性夜间呼吸困难病史
　　体格检查出现罗音或 S_3 奔马律
　　胸片显示肺血管再分配
Ⅳ. 脑血管病
　　脑卒中史
　　短暂性脑缺血发作史
Ⅴ. 胰岛素依赖型糖尿病
Ⅵ. 术前血清肌酐浓度>2 mg/dL

Adapted from Lee TH, Marcantonio ER, Mangione CM, et al: Derivation and prospective validation of a simple index for prediction of cardiac risk of major noncardiac surgery. Circulation 1999;100:1043–1049 with permission.

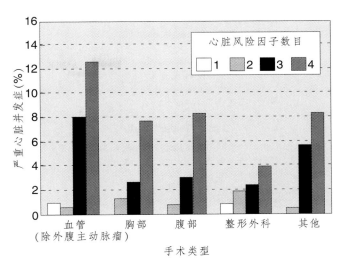

图 1-3　柱形图代表不同手术的类型具备不同的新修订心脏风险指数分级时,患者主要心脏并发症发生概率。根据定义,腹主动脉瘤、胸及腹部手术患者不包括在Ⅰ级中,因为这些手术都是高风险手术。在所有子集中,统计学上的显著性对于风险等级越高,风险越大。(Reproduced with permission from Lee TH, Marcantonio ER, Mangione CM, et al: Derivation and prospective validation of a simple index for prediction of cardiac risk of major noncardiac surgery. Circulation 1999;100:1043–1049.)

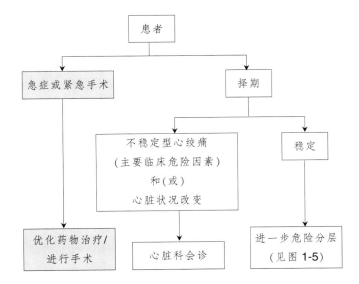

图 1-4　缺血性心脏病患者术前评估流程。鉴别需要紧急或急症手术的患者以及需要药物治疗进行手术的患者。对于择期手术患者,存在重大临床危险因素或心脏状态改变的患者可提示进行进一步术前评估。

定是否及何时让患者接受心脏微创或无创检查。如果患者在过去 5 年内曾行心肌血运重建,或在过去的 2 年内曾进行了适当的冠状动脉评估,且心脏状态无继发的恶化,那么没有必要进行进一步的心脏评估(图 1-5)。

　　ACC/AHA 指南接下来的 5 个步骤为根据临床风险因素、功能储备及特定的手术风险来整合危险分层。通过病史、体格检查及心电图获得的临床危险因素可分为 3 类:(1)主要临床危险因素(不稳定冠状动脉综合征、失代偿性心力衰竭、显著心律失常及严重的瓣膜病)可能需要推迟择期手术和心脏评估。对于紧急和急症手术需要加强术前治疗(见图 1-4)。(2)中等临床危险因素(稳定型心绞痛、陈旧性心肌梗死病史或病理性 Q 波、既往心力衰竭、胰岛素依赖型糖尿病、肾功能不全)是围术期心脏并发症增加的标志。

(3)轻度临床危险因素(高血压、左束支传导阻滞、非特异性 ST-T 波改变、脑卒中病史)是冠状动脉疾病的确诊标志,未证明可独立增加围术期心脏风险。

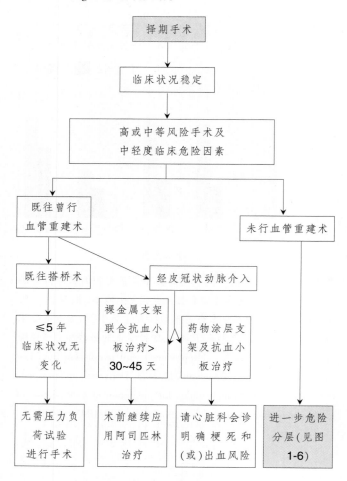

图 1-5 计划行择期中等或高风险手术的临床状况稳定的缺血性心脏病患者术前评估。了解既往冠状动脉介入情况和心脏状况稳定性。如果心脏情况没有间歇性改变，则应继续手术并联合药物治疗。对于曾进行冠状动脉支架植入的患者，要确定支架植入的日期和位置、类型以及目前抗血小板药物治疗的情况。进行抗血小板治疗的患者需要请心脏科和外科医师会诊。

功能储备或运动耐力可以用工作的代谢当量（MET）来表示。70 kg、40 岁的男子在休息时的氧气消耗量（V_{O_2}）为 3.5 mL/kg 或 1 MET。功能储备较差的患者围术期心脏风险增加，这些患者都无法满足 4 MET 的日常活动需求。这些人可以做一些运动，比如烘烤、缓慢地跳交际舞、打高尔夫球，或以大约 2~3 mph 速度慢走，但做更剧烈运动时会出现胸痛或严重气短。可参与需要大于 4 MET 的活动能力表示功能储备能力较好。

非心脏外科手术的风险分级分为高、中、低三级。高风险手术包括急诊大手术、主动脉等大血管手术、周围血管手术及大量体液转移和（或）失血的长时间

手术。据报道，这些操作出现心脏风险大于 5%。中级风险手术包括颈动脉内膜切除术、头颈部手术、腹腔和胸腔内外科、骨科手术及前列腺手术。据报道，这类操作可能会有小于 5% 的心脏风险。低风险手术例如内镜手术、表皮手术、白内障手术和乳房手术存在不到 1% 的围术期心脏事件的风险。

根据 ACC/AHA 指南，患者具有以下 3 个因素中的 2 个：高风险手术、运动耐受力低和中度临床危险因素，则考虑进行进一步心脏评估。功能储备差或很难评估功能储备的患者建议进行进一步的评估（图 1-6）。许多这类患者可能不建议进行运动负荷试验，但可选择进行药物负荷试验。核医学显像可以更好地检测有风险的心肌。

对于应激试验高度阳性的患者提示有严重心肌风险，最适合进行术前冠状动脉造影。冠状动脉造影的目的在于找出重要的冠状动脉疾病位置，如左主干或是多支冠状动脉严重病变。需要根据患者临床状况、治疗的总体风险以及现有资源来综合考虑进一步治疗方案。

危险分层后管理

危险分层的根本原因是确定患者风险增加程度以便于进行药物及其他围术期介入治疗，从而减少风险，降低围术期心脏事件严重性。在择期非心脏手术之前有 3 种治疗方案可供选择：（1）手术实现心肌血运重建；（2）由 PCI 实现血运重建；（3）优化药物治疗。

在不手术的情况下，例如植入或不植入支架的 PCI、适合病例的 CABG 和 β-受体阻滞剂治疗等治疗策略证明对于改善长期死亡率和发病率是有效的。因此，无论他们是否有做手术的必要，严重缺血性心脏病的患者进行非心脏手术有可能进行 1 项或者更多上述治疗。术前进行血运重建可能不是必要的。优化药物治疗可改善围术期的预后。冠状动脉介入治疗应该遵循患者心脏的情况，以及由于血管重建术后恢复而推迟手术所带来的潜在后果来决定。

冠状动脉搭桥术

如非心脏手术的医疗机构风险大于联合心导管检查、冠状动脉血运重建和已报道的非心脏手术的风险，术前行冠状动脉搭桥术是有益的。术前冠状动脉血运重建的适应证与非手术患者相同。对于稳定型缺血性心脏病患者，没有必要进行术前冠状动脉介入治疗。

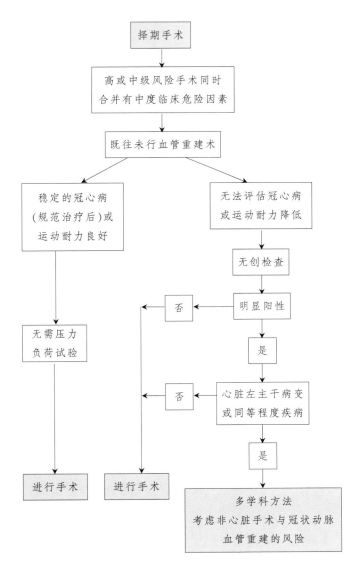

图 1-6 拟行中到高风险手术患者具有中度临床危险因素和较差运动耐力（或无法确定运动耐力），考虑进行无创应激试验来确定心肌是否有风险。如果明确心肌处于危险中，应考虑进行冠状动脉造影。

经皮冠状动脉介入

择期非心脏手术术前进行血管成形术可改善预后。然而，目前血管成形术常需要联合支架植入，需要在术后进行抗血小板治疗来防止急性冠状动脉血栓形成，保持血管长期通畅。据报道，当围术期停用抗血小板药物时，可出现急性术后支架血栓形成。虽然支架血栓受多种因素的影响，但越来越明确的是停用抗血小板药物治疗易造成支架血栓发病率和死亡率明显增加，应采取以下预防措施：(1)确定支架的种类、植入日期以及患者冠状动脉植入支架后出现的相关并发症；(2) 考虑近期支架植入患者(裸金属支架<6 周，药物洗脱支架<1 年)为高风险，请心脏病介入医师会诊；(3)重新确定手术时机。中止或修改抗血小板治疗应征求多学科团队的意见，包括心脏病专家、外科医师和麻醉医师，尤其是紧急或急症手术，需要在介入心脏病中心来进行手术，以便及时处理支架栓塞的并发症。

药物治疗

制定一项危险分层指标的意义在于对于高风险个体可以进行诊断和治疗以降低他们围术期心脏并发症的风险。很少患者需要进行术前冠状动脉血管重建术。许多稳定型缺血性心脏病或高风险因素患者可通过药物来进行治疗。

一些药物已经被用于减少围术期心肌损伤。这些药物对于非外科情况下冠状动脉缺血的治疗有明确的疗效。硝酸酯类药物对于活动性缺血有明确的作用，但预防性应用未显示对降低围术期心脏事件发病率和死亡率有显著的效果。

虽然病例数量很少，但几项研究表明，术前应用β-受体阻滞剂可有效降低围术期心脏病发病率和患者的死亡率。正在进行的一项多国家多中心的临床试验，有助于确定 β-受体阻滞剂的真正效果。尽管接受β-受体阻滞剂治疗，但对于合并 3 种或 3 种以上临床危险因素拟行血管手术同时伴有严重心肌缺血风险的患者，出现围术期心肌梗死或死亡的风险仍较高。

有关围术期开始使用 β-受体阻滞剂的时机、需要治疗的时间、药物的选择和心率控制的目标，这些问题都仍未解决。同样，关于急性围术期的 β-受体阻滞剂治疗对比长期 β-受体阻滞剂治疗的疗效还存在争议。目前，根据 ACC/AHA 指南(表 1-4)，大多数人同意高风险患者需要应用 β-受体阻滞剂调整心率到60 bpm。围术期突然停止 β-受体阻滞剂治疗可造成交感神经系统活动明显增加，有心肌缺血/梗死风险。为了便于剂量和效果的统一，长效的 β-受体阻滞剂（例如，阿替洛尔或比索洛尔）在围术期应用更加有效。

α₂-受体激动剂具有镇痛、镇静以及影响交感神经的作用。对于 β-受体阻滞剂禁忌的患者，可以应用 α₂-受体激动剂来帮助减少围术期心肌损伤。钙离子通道阻滞剂在降低围术期心脏发病率和死亡率方面的作用还存在争议。

其他在非手术条件下治疗缺血性心脏病的药物

表 1-4	围术期 β-受体阻滞剂应用的建议				
	临床危险因素				
	已接受 β-受体阻滞剂治疗	主要临床危险因素或术前压力负荷试验阳性	多重中度临床危险因素	单一中度临床危险因素	轻度临床危险因素
血管手术	++	++	+	±	*
高或中级风险手术	++	+	+	±	*
低风险手术	*	*	*	*	*

*,没有足够的数据可用；++，Ⅰ类建议，应使用 β-受体阻滞剂；+，Ⅱa 类建议，β-受体阻滞剂可以使用；±，Ⅱb 类建议，可能使用 β-受体阻滞剂。

Adapted from Fleisher LA，Beckman JA，Brown KA，et al：ACC/AHA 2006 guideline update on perioperative cardiovascular evaluation for noncardiac surgery：Focused update on perioperative beta-blocker therapy：A report of the American College of Cardiology/American Heart Association task force on practice guidelines：Circulation 2006；113：2662–2674 with permission.

（例如 ACEI、他汀类药物、阿司匹林和胰岛素）也可有助于围术期治疗。我们已经知道，输注葡萄糖–胰岛素–钾对心血管是有利的。最近，有证据表明，控制高血糖对于心脏手术患者和危重患者具有有益效果。因为多种病理生理机制可以触发围术期心肌梗死，所以通过β-受体阻滞剂或 α₂-受体激动剂、他汀类药物，并在可能情况下应用胰岛素控制血糖。相对于单一药物治疗，多种药物联合治疗对疾病的控制更加有利（图 1-7）。

可以通过心理和药物的手段来减少患者的焦虑情绪。如果麻醉医师在术前访诊时可以向患者详细解释所有相关问题，患者可能更容易以放松的状态进入手术室。药物诱导镇静和抗焦虑的目的是在不引起严重循环和呼吸抑制的情况下达到最大程度的镇静和（或）遗忘作用。

术中管理

在麻醉诱导和麻醉维持期间，对于缺血性心脏病患者基本的问题包括：(1)通过优化心肌供氧和减少心

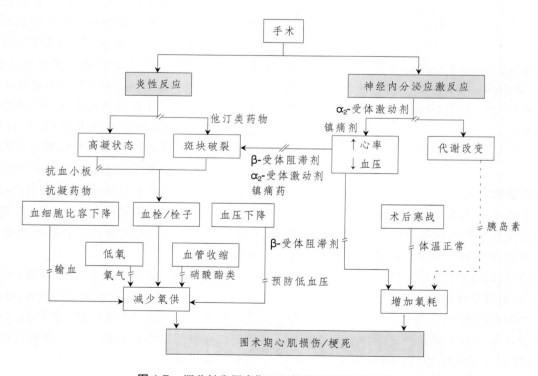

图 1-7 调节触发围术期心肌损伤机制的干预措施。

肌耗氧来预防心肌缺血；(2)监测缺血的发生，并及时治疗。持续性心动过速、收缩期高血压、交感神经系统的刺激、动脉低氧血症或低血压等术中事件的发生可对缺血性心脏病患者产生不利影响(表 1-5)。对于血管手术患者，围术期心肌损伤与心率密切相关(图 1-8)。快速心率可增加心肌需氧量，减少冠状动脉血流舒张时间，从而减少氧供。由于血压升高而导致的氧耗增加在某种程度上被冠状动脉增加的灌注所抵消。必须避免过度换气，因为低碳酸血症可能导致冠状动脉血管收缩。维持心肌氧供氧耗之间的平衡比特定的麻醉技术或者麻醉肌松药物选择更加重要。虽然异氟烷可降低冠状动脉血管阻力，诱发冠状动脉窃血综合征，但没有任何证据表明，这种药物会增加术中心肌缺血的发生率。

　　避免心率和体循环血压的持续和过度波动是十分重要的。通常建议心率和血压应维持在与清醒时的正常值相差 20% 之内。然而，许多术中心肌缺血事件的出现并不伴随血流动力学改变。这些心肌缺血事件可能是由于区域性心肌灌注或氧供不足而造成的。麻醉医师不太可能预防此类缺血事件的发生。

麻醉诱导

　　对于缺血性心脏病患者的麻醉诱导可以通过静脉麻醉诱导来完成。氯胺酮不是一个合适的选择，因

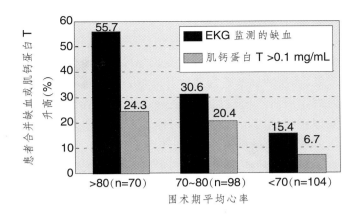

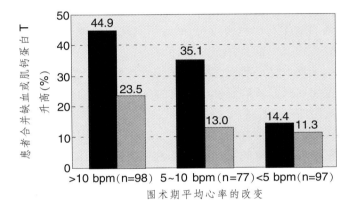

图 1-8　血管手术患者心肌缺血和肌钙蛋白升高与平均心率和心率改变绝对值之间的关系。(From Feringa HH, Bax JJ, Boersma E, et al：High-dose beta-blockers and tight heart rate control reduce myocardial ischemia and troponin T release in vascular surgery patients. Circulation 2006：114：1344 –1349 with permission.)

为其同时增加的心率和体循环血压会暂时增加心肌耗氧。可以应用氯琥珀胆碱或非去极化肌松药以便于进行气管插管。

　　心肌缺血可伴随由于喉镜和气管插管导致的交感神经系统刺激而出现。短期直接喉镜检查(≤15 s)有助于最小化气管插管期循环波动的幅度和时间。如果喉镜检查时间不可能很短，或者已经存在高血压，可考虑应用药物减少升压反应。喉气管利多卡因表面麻醉、静脉注射利多卡因、艾司洛尔和芬太尼对于钝化气管插管引起的心率增加作用十分有效。

麻醉维持

　　左心功能正常的患者，强烈的刺激，例如喉镜直接刺激或手术疼痛刺激，可能产生心动过速和高血压。应用挥发性麻醉剂控制的心肌抑制可有助于此类患者的交感神经的活性增加最小。挥发性麻醉药可

表1-5	影响心肌氧供氧耗之间平衡的术中事件
氧供减少	
冠状动脉血流量减少	
心动过速	
舒张压降低	
低碳酸血症(冠状动脉血管收缩)	
冠状动脉痉挛	
氧含量减少	
贫血	
动脉低氧血症	
氧合血红蛋白解离曲线左移	
氧耗增加	
交感神经系统刺激	
心动过速	
高血压	
心肌收缩力增加	
后负荷增加	
前负荷增加	

单独应用或与氧化亚氮合用。可应用氧化亚氮阿片类以及挥发性麻醉药物来治疗由于手术疼痛刺激而产生的血压上升，这在麻醉维持也是可以接受的。总的来说，挥发性麻醉药物通过其降低心肌氧耗和心肌预处理作用而对于缺血性心脏病患者耐受心血管事件发挥有利作用，但它们也可能由于药物诱导降低血压，降低冠状动脉灌注压，而产生不利影响。

左心室功能受损严重的患者可能无法耐受麻醉诱导产生的心肌抑制。与挥发性麻醉药不同，阿片类药物可选择应用于此类患者。由于完全遗忘不能靠单用阿片类药物，所以需加用氧化亚氮、苯二氮䓬类或低剂量挥发性麻醉药物，但合用氧化亚氮或挥发性麻醉药物又可能合并有心肌抑制。

缺血性心脏病患者可接受区域麻醉。然而，必须控制硬膜外或脊髓麻醉引起的血压下降。血压降低超过阻滞前20%的低血压必须及时治疗。区域麻醉的潜在益处包括良好的疼痛控制，在某些患者中深静脉血栓形成发生率的降低，以及术后期持续阻滞的机会。然而，术后心脏死亡率和发病率在全身麻醉和区域麻醉没有明显的差别。

术中β-受体阻滞剂治疗的血流动力学目标还未明确，必须要考虑与麻醉药物潜在的相互作用而导致心肌抑制和血管扩张作用。术中心率最好维持在小于80 bpm。

肌松药的选择

对于缺血性心脏病患者选择应用非去极化肌松药物是由于这些药物的作用可以影响心肌氧供和氧耗的平衡。对心率和血压没有或者影响甚微的肌松药（维库溴铵、罗库溴铵、顺式阿曲库铵）对于缺血性心脏病患者是较好的选择。阿曲库铵引起的组胺释放和血压下降是不利的。缺血性心脏病患者给予泮库溴铵可出现心肌缺血，这大概与其适当增加心率和血压的作用有关。然而，泮库溴铵所造成的循环波动可抵消部分麻醉药物的变力性和变时性作用。

通过胆碱酯酶抑制剂/抗胆碱能药联合应用可安全地实施缺血性心脏病患者神经肌肉阻滞逆转。溴环扁吡酯与阿托品相比具有较少的变时性作用，更适于此类患者。

监测

围术期监测受手术过程的复杂程度和缺血性心脏病的严重程度的影响。当选择缺血性心脏病患者监护措施时很重要的目标是可以早期监测心肌缺血的发生（图1-9）。大多数心肌缺血出现在没有血流动力学改变时，所以当常规使用昂贵复杂的检测心肌缺血的监护仪时需要谨慎。

心电图 对于检测围术期心肌缺血最简单有效的办法是心电图。心肌缺血的诊断重点在于ST段特征性改变，例如压低或抬高超过至少1 mm。T波倒置和R波变化同样提示心肌缺血，不过其他因素例如电解质改变也可产生以上变化。ST段压低的程度与心肌缺血的严重程度相关联。由于视觉检测ST段的变化是不可靠的，计算机化的ST段分析已被纳入心电图监护仪之中。按照惯例，监测2个导联II和V_5已经成为常规，但目前看来，监测3个导联可增加监测缺血的能力。II、V_4和V_5或V_3、V_4和V_5是推荐进行的3个检测导联。在冠状动脉病变的解剖分布和心电图检测到心肌缺血导联之间有可预测的相关性（表1-6）。

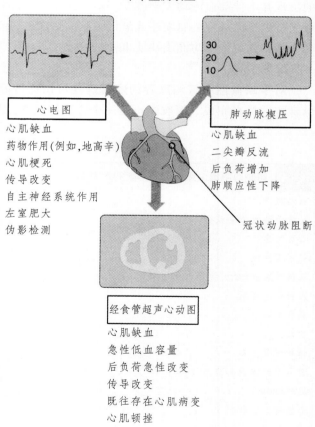

术中监测缺血

心电图

心肌缺血
药物作用(例如，地高辛)
心肌梗死
传导改变
自主神经系统作用
左室肥大
伪影检测

肺动脉楔压

心肌缺血
二尖瓣反流
后负荷增加
肺顺应性下降

冠状动脉阻断

经食管超声心动图

心肌缺血
急性低血容量
后负荷急性改变
传导改变
既往存在心肌病变
心肌顿挫

图1-9 术中监测心肌缺血的特征性变化原因。(Reproduced with permission from Fleisher LA: Realtime intraoperative monitoring of myocardial ischemia in noncardiac surgery. Anesthesiology 2000;92:1183–1188. ⓒ 2000, Lippincott Williams & Wilkins.)

例如，V_5 导联(在第 5 肋间腋前线)反映左前降支供应的左心室部分心肌缺血。Ⅱ导联更可能检测到出现在右冠状动脉分布的区域心肌缺血。Ⅱ导联对于分析心律失常的出现十分有效。

除了心肌缺血，其他事件也可导致 ST 段异常，包括心律失常、心脏传导阻滞、洋地黄治疗、电解质异常以及低体温。然而，对于已知或可疑冠状动脉疾病患者，假定术中 ST 段改变提示心肌缺血是合理的。高危患者术中 ST 段改变的发生和持续时间与围术期心肌梗死和严重心脏意外的出现概率增加有关。在术中心肌缺血总的发病率要低于术前和术后。

肺动脉导管　术中心肌缺血可表现为由于左室顺应性和收缩能力的改变而引起的肺动脉闭塞压急性升高。如果心肌缺血范围较大或牵扯乳头肌，肺动脉压波形中可出现 V 波。肺动脉闭塞压升高的非缺血性原因包括心室后负荷急性增加、肺静脉顺应性降低，或非缺血性二尖瓣反流。如果左室心肌只有小部分区域出现缺血，总的左室顺应性和肺动脉闭塞压将维持不变，所以肺动脉导管对于心肌缺血是相对不敏感的。另外，肺动脉闭塞压只是间歇性测量，肺动脉舒张压比肺动脉闭塞压在检测心室顺应性改变方面的敏感性还要低。肺动脉导管对于指导心肌功能不全的治疗是十分有效的。它可以用来指导补液，测量心排出量，计算体循环血管阻力，从而评估血管加压药物、血管扩张剂或者强心疗法的疗效。

放置肺动脉导管的适应证受可能获取的信息的影响。应用肺动脉导管并没有证实与预后改善相关。不过，对于特定患者，肺动脉导管的价值和安全性是被广泛接受的。中心静脉压和肺动脉闭塞压在缺血性心脏病射血分数大于 50% 的患者中是相关的。但是，如果射血分数小于 50%，则不存在可预测的相关性。

经食管超声心动图　新发的局部心室壁运动异常是被接受的术中心肌梗死的诊断标准。这些区域室壁运动异常出现要早于心电图改变的出现。然而，节

段室壁运动异常也可出现在心肌缺血以外的其他事件中。经食管超声心动图应用限制因素包括成本太高，解读影像需要多方面的培训，以及麻醉诱导后才能将其插入，所以心肌缺血可能发生时会出现无法监测的危险期。

心肌缺血的术中管理

当心电图存在 1 mm ST 段改变时，需要进行心肌缺血治疗。心率及血压的改变需要及时、积极的药物治疗。心率的持续增加可通过静脉注射 β-受体阻滞剂(例如，艾司洛尔)来治疗。当心肌缺血合并正常或适度上升的血压时，硝酸甘油更合适。在这种情况下，硝酸甘油导致的冠状动脉血管舒张和前负荷降低更利于改善心内膜下血流，而硝酸甘油引起的后负荷降低不能将收缩压降至可导致冠状动脉灌注压受损的程度。

低血压可通过拟交感神经药来治疗以恢复冠状动脉灌注压。除了血管收缩药之外，补液也可有助于恢复血压。无论何种治疗，及时恢复血压是十分必要的，以维持由于冠状动脉粥样硬化狭窄而引起的压力依赖性灌注血流。在血流动力学不稳定的情况下，可能需要通过强心药或主动脉内气囊泵来进行循环支持。同样，术后早期进行心脏导管检查也是必要的。

术后管理

虽然对于术前评估和危险分级管理的研究和改进已经取得重大进展，但还没有制定术后能够具体实施的改善预后的循证策略。

术后管理与术中管理的目标是一致的：防止心肌缺血，监测心肌损伤，治疗心肌缺血/梗死。任何导致持续和严重的血流动力学波动的情况都会加重心脏应激。术中体温过低容易造成苏醒时寒战，导致突然和急剧的心肌耗氧增加。疼痛、低氧血症、高碳酸血症、败血症及出血也会引起心肌氧需求增加。缺血性心脏病患者氧供/氧耗失衡会导致心肌缺血、梗死，甚至死亡。虽然大多数不良心脏事件发生在术后 48 小时内，但延迟性心脏事件(在头 30 天内)也可发生于继发应激之后。围术期始终接受 β-受体阻滞剂治疗是当务之急。

术后预防低血容量和低血压是必要的，充足的血容量以及血红蛋白浓度也同样需要维持。氧含量和氧输送与血液中的血红蛋白浓度显著相关。缺血性心脏病患者可耐受的贫血程度仍不确定。

另一方面，脱机和拔管的时机也需要仔细斟酌。

表 1-6	心肌缺血区域与心电图导联之间的关系	
心电图导联	**缺血冠状动脉**	**可能牵涉的心肌区域**
Ⅱ、Ⅲ、aVF	右冠状动脉	右心房、右心室、左心室下部、窦房结、房室结
Ⅰ、aVL	回旋支	左心室外侧
$V_3 \sim V_5$	左前降支	左心室前外侧

只要患者符合拔管的标准,应尽量早期拔管。然而,缺血性心脏病患者可在麻醉苏醒和(或)脱机时因心率和血压升高而出现缺血,必须积极控制这些血流动力学改变。β-受体阻滞剂或联合 α 和 β-受体阻滞剂的药物治疗(例如,拉贝洛尔)可能十分有效。

连续心电监护监测术后心肌缺血十分有效,这种缺血多为无症状性的。术后心肌缺血预示着不良的住院和长期心血管事件。需要仔细识别、评估以及积极治疗,最好咨询心脏科专家。

心脏移植

心脏移植最常用于由于扩张型心肌病或缺血性心脏病而引起的终末期心力衰竭患者。术前,射血分数多低于 20%。不可逆转的肺动脉高压是心脏移植的禁忌证,且大多医学中心认为 65 岁以上的患者不能进行移植。

麻醉管理

患者可能在强心剂、血管扩张或机械循环支持下进行心脏移植。他们在麻醉诱导前需要稳定的血流动力学状态。由于依托咪酯对于血流动力学影响很小,建议将其作为诱导药物。多选择阿片类药物进行麻醉维持。挥发性麻醉药可引起不利的心肌抑制和外周血管扩张作用。由于通常存在严重的肺动脉高压,很少使用氧化亚氮。另外,由于手术期间开放大血管,也有气栓的担忧。通常选择不引起组胺释放的非去极化肌松药。泮库溴铵可适度增加心率和血压,对于有些患者是有利的。许多心脏移植患者由于慢性心力衰竭导致肝充血而发生凝血障碍。

手术技术包括心肺分流术,主动脉、肺动脉以及左右心房吻合。免疫抑制药通常在围术期即需应用。应用严格的无菌术时,需要放置血管内导管。当心脏切除时,将中心静脉和肺动脉导管撤回到上腔静脉是必要的,然后再将导管重新放置在移植者的心脏。这些导管通常通过左颈内静脉放置在中心循环之中,以便当术后期需要通过右颈内静脉进行心脏活检。经食管超声通常可用来监测心脏功能。

停止体外循环后,需要暂时性应用强心药物来维持心肌收缩力和心率。需降低肺动脉阻力,包括应用肺动脉扩张剂,例如异丙肾上腺素、前列腺素、一氧化氮或磷酸二酯酶抑制剂。去神经移植的心脏首先出现

大约 110 bpm 的固有心率,反映出缺乏迷走神经张力。每搏输出量与根据弗-斯(Frank-Starling)机制而增加的后负荷相对应。这类患者对低血容量耐受较差。移植的心脏受儿茶酚胺的直接作用,但间接机制作用的药物(如麻黄碱)则没有那么强烈的作用。儿茶酚胺无效时,可能需要加压素治疗严重的低血压。应用抗胆碱药物或抗胆碱酯酶不会改变心率。大约 1/4 的患者在移植后出现心动过缓,需要植入永久起搏器。

术后并发症

心脏移植术后早期并发症多与脓毒症和排异反应有关。心脏移植术后最常见的早期死亡原因是免疫抑制疗法导致的条件致病菌的感染。经静脉右心室心内膜心肌活检可提供移植排斥反应的临床症状的早期预警。充血性心力衰竭和心律失常的发生是排斥的晚期迹象。环孢素治疗合并药物引起的高血压,多对抗高血压治疗有耐药性。肾毒性是环孢素治疗的另一种并发症。长期使用皮质类固醇可导致骨质疏松和葡萄糖耐受不良。

心脏移植的晚期并发症包括同种异体移植物冠状动脉疾病的发生和癌症发病率的增加。随着时间的推移,心脏移植接受者可发生弥漫性闭塞性冠状动脉病,这类后遗症是患者长期生存的主要限制因素。这类动脉病局限于动脉异体移植物,5 年内大约有 1/2 的移植患者发病。这种冠状动脉疾病的加速出现很可能反映出血管内皮细胞的慢性排异反应。这个过程不仅出现在心脏移植,还出现在其他器官异体移植(肾脏慢性排斥反应、肺部支气管炎闭塞、肝脏胆管消失综合征)。这种闭塞性冠状动脉疾病的后遗症包括心肌缺血、左室功能不全、心律失常和突然死亡。对于造影确认的合并有冠状动脉疾病的移植患者预后较差。

任何涉及长期免疫抑制医疗方案都与癌症发生率增加有关,尤其是淋巴癌和皮肤癌。心脏移植死亡患者中有很大一部分是因为恶性肿瘤。大多数移植后淋巴组织增生疾病与 EB 病毒感染有关。

心脏移植术后麻醉注意事项

由于移植后去神经化的心脏血流动力学功能,免疫抑制治疗的副作用,感染的风险,复杂的药物疗法导致潜在药物的相互作用,以及可能出现的移植物排斥等因素,心脏移植患者对麻醉提出了极大挑战。

同种异体移植物排斥导致了心脏功能不断地恶

化,应该在术前关注排异反应的存在和程度。由于感染是此类患者主要的发病和死亡原因,所以在术前就必须关注感染。肝肾功能正常时,则没有任何麻醉药物使用的禁忌。

心脏神经支配

移植的心脏没有交感神经、副交感神经或感觉神经支配,迷走神经张力的缺失导致它比正常静息心率要高些。心脏移植后,心电图可见两个 P 波。如果进行心房的袖式切除来与移植心脏的手术吻合,则可完整保留自身的窦房结。因为自身的 P 波不能跨过缝合线,所以对心脏的变时性活性没有影响。颈动脉窦按摩以及 Valsalva 动作对心率没有影响。直接喉镜检查和器官插管不会引起交感神经的反应,失神经支配心脏对于浅麻醉或强烈疼痛的心率反应减弱。移植的心脏无法立即对低血容量或低血压引起心率增加的反应, 而是出现增加每搏输出量的反应(Frank-Starling 机制)。增加心排出量需要依赖于静脉血回流,直至数分钟后出现在循环儿茶酚胺的作用下引起的心率增加。移植心脏有完整的 α 和 β-肾上腺素受体,最终会回应循环儿茶酚胺的作用。

心律失常可能会出现在心脏移植患者,可能反映出迷走神经支配的缺失和(或)循环儿茶酚胺水平的增加。静息时,心率反映迷走神经缺失的供体心脏窦房结的固有心率。心脏移植后常见 Ⅰ 度房室传导阻滞(PR 期间增加)。有些患者可能需要心脏起搏器来治疗心动过缓性心律失常。手术移植技术通过在上下腔静脉水平而不是在心房中间水平吻合以维持右房解剖完整性,保存窦房结及三尖瓣功能。去传入神经缺失致使心脏移植患者在心肌缺血时不会出现心绞痛的症状。

药物的反应

由于缺乏正常吸收和代谢儿茶酚胺所需要的完整的交感神经,移植心脏对儿茶酚胺的反应是不同

的。α 和 β-肾上腺素受体的密度在移植的心脏中是不变的,而直接拟交感神经药物的反应是完整的。肾上腺素、异丙肾上腺素和多巴酚丁胺在正常和失神经支配的心脏中具有相似的效用。间接拟交感神经药(例如,麻黄碱)在失神经支配的心脏效果会减弱。

在去神经化的移植心脏,迷走神经阻滞药(例如,阿托品)不会增加心率。泮库溴铵不会引起心率增加,而新斯的明和其他抗胆碱酯酶药物也不会减慢心率。

手术前评估

心脏移植患者可能出现正在进行的排斥反应,例如心功能不全、冠状动脉粥样硬化加速或者心律失常。必须继续应用所有术前药物治疗,确认心脏起搏器正常工作。环孢素引起的高血压可通过钙通道阻滞剂或血管紧张素转换酶抑制剂进行治疗。环孢素肾毒性可能会出现肌酐浓度增加,应避免主要通过肾清除机制排出的麻醉药物。因为心脏移植患者依赖于前负荷,所以适度的水化很重要,应当在术前予以确认。

麻醉管理

经验表明,心脏移植患者进行非心脏手术所需的麻醉和监护要求与其他进行相同手术的患者相似。因为这些患者的前负荷依赖性以及心脏失神经支配无法通过心率的增加来应付血容量的突然变化,所以必须保持血容量。如果计划手术会引起大量体液转移,则需要考虑进行有创血流动力学监测。经食管超声心动图是此类患者替代有创血流动力学监测的有效手段。通常选择全身麻醉,因为联合硬膜外麻醉可能会引起低血压等不良反应。麻醉管理包括避免过度的血管扩张以及前负荷急性下降。虽然挥发性麻醉药物会引起心肌抑制,但没有严重心力衰竭的心脏移植患者可较好地耐受。尽管有报道称环孢素引起神经肌肉阻滞增强,但未显现此类患者与非移植患者需要不同的肌松药剂量。由于此类患者感染的可能性会增加,必须仔细注意采用适当的无菌技术。

要　点

• 当在运动期间或在运动后 4 分钟内至少有 1 mm 水平或向下斜 ST 段压低,运动心电图提示存在心肌缺血的可能性较大。ST 段压低程度越大,患严重冠状动脉疾病的可能性越大。当在运动试验早期出现 ST 段异常伴有心绞痛, 并在运动结束后持续数分钟,提示很可能存在严重冠状动脉病变。

• 当动态心电图检查无法实现或 ST 段出现很难解释时, 建议进行无创性影像学检查。应用阿托品,注射多巴酚丁胺,制定人工心脏起搏,或给予冠状动脉血管扩张剂(例如,腺苷、双嘧达莫)产生快速心率来创建心脏负荷。这些干预措施所致心脏负荷增加之后, 可通过超声心动图评估心肌功能或者放

射性核素示踪扫描评估心肌灌注。

- β-受体阻滞剂是心绞痛患者的主要治疗药物。长期应用 β-受体阻滞剂可降低陈旧性心肌梗死患者死亡和心肌再梗死的风险，据推测这是通过降低心肌耗氧来实现的，甚至对于传统上认为是 β-受体阻滞剂禁忌证的患者(充血性心力衰竭、肺部疾患、高龄)，也能够从中获益。

- 急性冠状动脉综合征患者可通过 12 导联心电图进行归类。ST 段抬高表现的患者考虑患有 ST 段抬高心肌梗死。ST 段压低或无特异性心电图改变的患者可通过心脏特异性肌钙蛋白或 CKMB 水平进一步归类。在这种情况下，心肌特异性标志物增高提示 NSTEMI。如果心肌特异性标志物是正常的，则认为是不稳定型心绞痛表现。

- 当冠状动脉血流量突然减少时可出现 ST 段抬高心肌梗死。这种血流量减少是由粥样斑块裂开、破裂或溃疡时急性血栓形成而引起的，这将促发血栓形成。典型的易损斑块具有丰富的脂质核心和薄纤维帽，最容易发生破裂。破裂的斑块很少能达到引起显著冠状动脉栓塞的大小。相反，产生心绞痛以及引起侧支循环血流限制的斑块，破裂的可能性却很低。

- 治疗 ST 段抬高心肌梗死的首要目标是尽早重建被堵塞的冠状动脉血流。这可通过再灌注治疗以及植入或不植入支架的冠状动脉成形术来实现。

- 应用 β-受体阻滞剂可明显降低早期(院内)和长期死亡率，减少心肌再梗死发生率。早期应用 β-受体阻滞剂可通过降低心率、血压和心肌收缩来减少梗死面积。在没有具体禁忌证的情况下，建议所有急性心肌梗死的患者尽早静脉持续应用 β-受体阻滞剂。

- 不稳定型心绞痛/非 ST 段抬高心肌梗死是由心肌氧供减少而引起的。冠状动脉粥样硬化斑块的破溃或侵蚀而导致血栓形成、炎症以及血管收缩。血小板和凝块碎片进入冠状动脉微脉管系统引起栓塞导致微循环缺血和梗死，并引起心脏生化标志物升高。

- 多达 1/3 的患者会出现由于血栓形成而导致的左室前壁和(或)心尖部梗死。超声心动图可用来检测左心室血栓形成，因此左心室血栓存在时，立即

应用肝素抗凝治疗，继之在 6 个月内持续应用华法林抗凝治疗。溶栓治疗会引起 0.3%~1% 的患者出现出血性卒中。

- 在较早的研究中，术后心肌梗死通常是通过出现 Q 波的心电图来进行诊断的。现在我们已经知道，许多术后心肌梗死是非 Q 波梗死，可通过心电图改变和(或)心肌生物标志物的释放来诊断。两种不同的病理生理机制都可能引起围术期心肌梗死。一个可能与急性冠状动脉血栓形成有关，另一个可能是在心肌氧供受损的基础上心肌氧耗增加的结果。

- 大量成人患者的回顾性研究表明，围术期发生心肌梗死的概率受距上次发作心肌梗死时间长短的影响。急性(1~7 天内)和近期心肌梗死(8~30 天内)以及不稳定型心绞痛引起围术期心肌缺血、心肌梗死及心源性死亡的风险大大增加。

- 支架植入(药物洗脱或裸金属支架)常规需要术后的抗血小板治疗来预防急性冠状动脉血栓形成及保持长期的血管通畅。在冠状动脉腔内成形术后，择期非心脏手术常需要推迟 4~6 周。PCI 植入裸金属支架后 30~45 天，药物洗脱支架植入 6~12 个月后再谨慎地行择期非心脏手术，以便支架的完全内皮化和抗血小板治疗的完成。

- 对于检测围术期心肌缺血最简单有效的办法是心电图。心肌缺血的诊断重点在于 ST 段特征性改变，例如压低或抬高至少 1 mm。T 波倒置同样提示心肌缺血。ST 段压低的程度与心肌缺血的严重程度相关。除了心肌缺血，其他事件也可导致 ST 段异常，包括心律失常、心脏传导阻滞、洋地黄治疗、电解质异常和低体温。

- 移植的心脏没有交感神经、副交感神经或感觉神经支配，迷走神经张力的缺失导致它比正常静息心率要快些。颈动脉窦按摩以及 Valsalva 动作对心率没有影响。直接喉镜检查和器官插管不会引起交感神经反应，失神经支配心脏对于浅麻醉或强烈疼痛的心率反应减弱。移植的心脏无法立即对低血容量或低血压引起心率增加的反应，而是出现增加每搏输出量的反应(Frank-Starling 机制)。增加心排出量需要依赖于静脉血回流，直至数分钟后出现在循环儿茶酚胺的作用下引起的心率增加。由于移植心脏有完整的 α 和 β-肾上腺素受体，最终会回应循环儿茶酚胺的作用。

●同种异体移植物冠状动脉疾病的发生是心脏移植的晚期并发症之一。弥漫性闭塞性冠状动脉病随着时间的推移会累及心脏移植患者，这类冠状动脉疾病后遗症是患者长期生存的主要限制因素。这类动脉疾病局限于动脉异体移植物，5 年内会出现在大约在 1/2 的移植患者中会出现。这种冠状动脉疾病的加速出现很可能反映出血管内皮细胞的慢性排异反应过程。

（耳建旭 译　单世民 校）

参 考 文 献

Alpert JS, Thygesen K, Antman E, Bassand JP: Myocardial infarction redefined—a consensus document of the Joint European Society of Cardiology/American College of Cardiology Committee for the Redefinition of Myocardial Infarction. J Am Coll Cardiol 2000;36:959–969.

Antman EM, Anbe DT, Armstrong PW, et al: ACC/AHA guidelines for the management of patients with ST-elevation myocardial infarction—executive summary: A report of the American College of Cardiology/American Heart Association task force on practice guidelines (Writing Committee to Revise the 1999 Guidelines for the Management of Patients with Acute Myocardial Infarction). Circulation 2004;110: 588–636.

Braunwald E, Antman EM, Beasley JW, et al: ACC/AHA guidelines for the management of patients with unstable angina and non-ST-segment elevation myocardial infarction: Executive summary and recommendations. A report of the American College of Cardiology/American Heart Association Task Force on Practice Guidelines (Committee on the Management of Patients with Unstable Angina). Circulation 2000; 102:1193–1209.

Chobanian AV, Bakris GL, Black HR, et al: The Seventh Report of the Joint National Committee on Prevention, Detection, Evaluation and Treatment of High Blood Pressure: The JNC 7 report. JAMA 2003;289:2560–2572.

Devereaux PJ, Goldman L, Cook DJ, et al: Perioperative cardiac events in patients undergoing noncardiac surgery: A review of the magnitude of the problem, the pathophysiology of the events and methods to estimate and communicate risk. CMAJ 2005;173:627–634.

Dupuis JY, Labinaz M: Noncardiac surgery in patients with coronary artery stent: What should the anesthesiologist know? Can J Anaesth 2005;52:356–361.

Feringa HH, Bax JJ, Boersma E, et al: High-dose beta-blockers and tight heart rate control reduce myocardial ischemia and troponin T release in vascular surgery patients. Circulation 2006; 114:I344–I349.

Fleisher LA: Real-time intraoperative monitoring of myocardial ischemia in noncardiac surgery. Anesthesiology 2000;92: 1183–1188.

Fleisher LA, Beckman JA, Brown KA, et al: ACC/AHA 2007 guidelines on perioperative cardiovascular evaluation and care for noncardiac surgery: a report of the American College of Cardiology/American Heart Association Task Force on Practice Guidelines (Writing Committee to Revise the 2002 Guidelines on Perioperative Cardiovascular Evaluation for Noncardiac Surgery): developed in collaboration with the American Society of Echocardiography, American Society of Nuclear Cardiology, Heart Rhythm Society, Society of Cardiovascular Anesthesiologists, Society for Cardiovascular Angiography and Interventions, Society for Vascular Medicine and Biology, and Society for Vascular Surgery. Circulation 2007;116:e418–e499.

Gibbons RJ, Abrams J, Chatterjee K, et al: ACC/AHA 2002 guideline update for the management of patients with chronic stable angina—summary article: A report of the American College of Cardiology/American Heart Association Task Force on practice guidelines (Committee on the Management of Patients with Chronic Stable Angina). J Am Coll Cardiol 2003;41:159–168.

Kostopanagiotou G, Smyrniotis V, Arkadopoulos N, et al: Anesthetic and perioperative management of adult transplant recipients in nontransplant surgery. Anesth Analg 1999;89: 613–622.

Landesberg G, Shatz V, Akopnik I, et al: Association of cardiac troponin, CK-MB, and postoperative myocardial ischemia with long-term survival after major vascular surgery. J Am Coll Cardiol 2003;42:1547–1554.

Libby P, Theroux P: Pathophysiology of coronary artery disease. Circulation 2005;111:3481–3488.

Mangano DT, Goldman L: Preoperative assessment of patients with known or suspected coronary disease. N Engl J Med 1995;333:1750–1756.

McFalls EO, Ward HB, Moritz TE, et al: Coronary artery revascularization before elective major vascular surgery. N Engl J Med 2004;351:2795–2804.

Opie L, Poole-Wilson P: Beta-blocking agents. In Opie L, Gersh BJ (eds): Drugs for the Heart. Philadelphia, Elsevier Saunders, 2005.

Shanewise J: Cardiac transplantation. Anesthesiol Clin North Am 2004;22:753–765.

Sutton PR, Fihn SD: Chronic unstable angina. ACP Medicine. In Gibbons RJ (ed): Cardiovascular Medicine IX. WebMD Inc., 2004.

第 2 章　瓣膜性心脏病

Adriana Herrera

近20年来，人们对瓣膜性心脏病自然病程的认识以及改善瓣膜性心脏病患者心功能方面取得了很大的进步。各种无创性监测瓣膜功能手段的发展，人工瓣膜的改进，瓣膜修复技术的提高，以及选择更恰当时机行外科干预指南的制定，这些都大大提高了这类患者的生存率。

瓣膜性心脏病加重了左/右心室血流动力学负荷，最初由于心血管系统的代偿可以耐受超负荷，但血流动力学超负荷最终导致心肌失代偿、充血性心力衰竭（CHF），甚至猝死。围术期对瓣膜性心脏病患者的管理需要理解瓣膜功能障碍所伴发的血流动力学变化。瓣膜性心脏病所导致的压力超负荷（二尖瓣狭窄、主动脉瓣狭窄)或者容量超负荷(二尖瓣反流、主动脉瓣反流)是对左心房或左心室造成的最常见损害。药物引起的与心脏病病理生理相关的节律、心率、前负荷、后负荷、心肌收缩力、体循环血压、体循环血管阻力及肺血管阻力改变的效果,是围术期麻醉管理的基础。

术前评估

对瓣膜性心脏病患者的术前评估包括:(1)心脏疾病的严重程度;(2)心肌收缩力的受损程度;(3)相关主要器官系统疾病的表现。同时还要考虑是否需要增加交感神经系统活性以及心肌代偿性肥厚来保证心排出量,此外了解目前的药物治疗情况也是很重要的。如果存在人工心脏瓣膜,在术前评估时应给予特殊重视,特别是计划行非心脏手术时。

病史和体格检查

为评估瓣膜性心脏病患者的心脏储备和心功能分级,需要根据纽约心脏病学会制定的标准(表2-1)询问患者的运动耐受情况。当心肌收缩力受损时,患者主诉呼吸困难、端坐呼吸和易疲劳。此时交感神经系统活性代偿性增加,患者可能表现为焦虑、出汗和心动过速。慢性瓣膜性心脏病患者常伴有心力衰竭,查体时会发现肺底部罗音、颈静脉扩张以及第三心音。通常择期手术会被推迟,直到心力衰竭被控制,心肌收缩力得以改善。

瓣膜性心脏病常出现杂音,杂音反映出血液以湍流的形式通过瓣膜。心脏杂音的性质、出现的体表位置、强度以及传导方向对确定受损瓣膜的位置和程度提供了线索。在收缩期,主动脉瓣和肺动脉瓣打开,二尖瓣及三尖瓣关闭。因此在收缩期出现的心脏杂音是由于主动脉瓣、肺动脉瓣狭窄或二尖瓣、三尖瓣反流所致。在舒张期,主动脉瓣和肺动脉瓣关闭,二尖瓣及三尖瓣开放,因此在舒张期出现的心脏杂音是由于二尖瓣或三尖瓣狭窄,或者主动脉瓣或肺动脉瓣反流所致。

瓣膜性心脏病可以出现各种类型的心律失常。最常见的是房颤,尤其是在二尖瓣病变伴左房扩大者。房颤可能是阵发性的或慢性的。

即便没有冠状动脉疾病,瓣膜性心脏病患者也可能发生心绞痛。它通常反映出由于心肌肥厚所导致心肌耗氧量的增加。增厚心肌的氧需求量甚至可能超过正常冠状动脉所能提供的氧量。瓣膜性心脏病和缺血性心脏病经常共存。50岁以上的主动脉瓣狭窄患者中50%的人患有缺血性心脏病。存在冠心病的二尖瓣或主动脉瓣病变的患者长期预后会更差,由于缺血性心脏病而导致二尖瓣反流的患者死亡率更高。

药物治疗

目前治疗瓣膜性心脏病的药物包括:控制心率的β-受体阻滞剂、钙通道阻滞剂和洋地黄类药物,血管紧张素转换酶抑制剂,控制血压和后负荷的血管扩张剂,以及控制心力衰竭的利尿药、强心剂和血管升压药。抗心律失常治疗也是必要的。某些心脏病如主动脉瓣及二尖瓣狭窄,需要一个较慢的心率来延长舒张期时间并提高左心室充盈及冠状动脉血流量。反流性瓣膜病(如主动脉瓣和二尖瓣反流)需要降低后负荷,稍微增快心率以缩短反流时间。对于房颤的患者,在气管插管期间或手术刺激时,需要控制心室对交感神经系统活性的反应性,以避免心动过速导致的充盈时间缩短及每搏输出量下降。

实验室检查

瓣膜性心脏病患者的心电图(ECG)常有特征性改变。P波增宽和双峰型P波(二尖瓣型P波)提示二尖瓣狭窄引起左心房扩大。左、右心室肥厚在心电图上可表现为电轴左偏或右偏以及高电压。其他常见心电图表现包括心律失常、传导异常、一过性缺血或陈旧性心肌梗死。

胸部X线检查可以评估心脏与大血管的大小和形态以及肺血管的纹理。在后前位胸片上,如果心脏最大横径与胸廓的横径之比>0.5,为心脏肥大。沿心左缘可以看到异常的肺动脉段、左房和左室;沿心右缘可以看到增大的右房和右室。左心房扩大可导致左主支气管抬高,还可能辨别出瓣膜钙化。周边肺野血管纹理稀疏是肺动脉高压存在的征象。

表2-1	纽约心脏病学会心脏病患者心功能分级
分级	描述
Ⅰ级	无症状
Ⅱ级	一般活动可出现症状,休息时无症状
Ⅲ级	轻微活动可出现症状,休息时无症状
Ⅳ级	休息时也可出现症状

心脏彩色多普勒超声检查是一项重要的评估瓣膜性心脏病的无创性手段(表2-2)。它在评估心脏杂音的意义方面很有价值,如怀疑由主动脉瓣狭窄所造成的收缩期喷射样杂音,以及探测是否存在二尖瓣狭窄。它可以测定心脏结构和功能、心室肥大、心腔大小、瓣膜面积、跨瓣压以及瓣膜反流程度。

心导管检查可提供的信息包括是否存在瓣膜狭窄和(或)反流,冠状动脉疾病和心内分流,以及这些疾病的严重程度,它还可以帮助解决临床实践与超声心动图检查之间存在的差异。心导管检查时测定的跨瓣压差能够提示瓣膜性心脏疾病的严重程度。当跨瓣压差在二尖瓣>10 mmHg,在三尖瓣>50 mmHg时,相应的瓣膜被认定为重度狭窄。然而,当主动脉瓣狭窄伴心力衰竭时,跨瓣压差可能较小,因为此时左心室肌肉功能不全无法产生大的压差。二尖瓣狭窄或二尖瓣反流的患者,肺动脉压和右心室充盈压的测定可能提供肺动脉高压和右心力衰竭的证据。

装有人工心脏瓣膜

人工心脏瓣膜包括机械瓣或生物瓣。制造机械瓣的主要材料有金属或碳合金,并根据其结构命名,如笼球瓣、侧倾碟瓣或双叶瓣。生物瓣可以用异种异体组织,如猪或牛的组织安装在金属支架上或同种组织上,这些组织主要来源于人类的主动脉瓣。

生物瓣和机械瓣在耐用性、血栓发生和血流动力学特性等方面有所不同。机械瓣非常耐用,使用年限至少20~30年,而生物瓣的使用年限至少10~15年。机械瓣血栓的发生率较高,需要长期抗凝治疗。由于生物瓣血栓发生的概率较低,不需要长期抗凝治疗。机械瓣适合年轻、预期生存期超过10~15年或患有如房颤等疾病需要长期抗凝治疗的患者。老年患者和那些不能耐受长期抗凝治疗的患者推荐选择生物瓣。

人工心脏瓣膜功能的评估

人工瓣膜喀喇音的强度和性质改变,新的杂音出现或现有杂音性质的改变都提示人工心脏瓣膜功能障碍。经胸壁超声心动图可用于评估生物瓣缝合环的稳固性和瓣叶的运动,但机械瓣较难评估,因为有金属产生回声的干扰。经食管超声心动图可提供更高分辨率的图像,特别是人工二尖瓣。磁共振成像可用于疑似有瓣膜反流或瓣周漏而在超声心动图检查中没有获得足够证据的患者。心导管检查可以测量跨瓣压差和有效的生物瓣瓣口面积。

人工心脏瓣膜的并发症

人工心脏瓣膜可伴一些严重并发症,应在术前评估时充分考虑(表2-3)。由于有血栓栓塞的风险,植入机械瓣的患者需要长期抗凝治疗。在许多有正常功能机械瓣的患者中,血清乳酸脱氢酶浓度升高,血清结合珠蛋白浓度降低,网织红细胞增多,这些是亚临床血管内溶血的证据。在应用人工瓣膜的患者中,色素性胆结石的发病率上升,大概是慢性轻度血管内溶血的结果。严重溶血性贫血罕见,它的存在通常表明瓣膜功能不全或心内膜炎。抗生素预防是必要的,以降低心内膜炎发生的风险。

人工心脏瓣膜患者的抗凝治疗

患者在手术前可能需要中断抗凝治疗。但是,抗凝治疗的暂时中断可能使血液出现高凝状态,而且手术也会导致出现血栓前状态,这些都增加了机械瓣膜或房颤的患者动静脉血栓栓塞的风险,这种风险约为5%~8%。人工心脏瓣膜的患者若接受的择期手术较小且预计失血量较少,则可继续抗凝治疗。然而,当择期行大手术时,通常要在术前3~5天停用华法林。停用华法林后可用静脉注射普通肝素或皮下注射低分子量肝素代替,可以用到术前一天或手术当天。当术后出血的危险性减弱,肝素可以重新使用,并且可以一直使用,直到口服药物达到有效的抗凝效果为止。

表 2-2	多普勒超声心动图在心脏瓣膜病中的应用
确定心脏杂音的意义	
鉴别与体格检查相关的血流动力学异常	
确定跨瓣压差	
确定瓣口面积	
确定左心室射血分数	
诊断瓣膜反流	
评估人工瓣膜功能	

表 2-3	人工心脏瓣膜的并发症
瓣膜血栓形成	
系统性栓塞	
瓣膜结构损坏	
溶血	
瓣周漏	
心内膜炎	

如有可能,应避免在动脉或静脉血栓栓塞急性发作后的第一个月内接受择期手术。

人工心脏瓣膜产妇的抗凝治疗相当重要,因为在妊娠期间产妇动脉栓塞的发病率大大增加。然而,在妊娠早期使用华法林可以导致胎儿缺陷和死亡。因此,妊娠期间要用皮下注射标准或低分子量肝素来代替华法林的使用直至分娩。低剂量的阿司匹林治疗对母亲和孩子是安全的,可配合肝素使用。

细菌性心内膜炎的预防

美国心脏协会在过去半个世纪已经制定了预防感染性心内膜炎的建议。预防感染性心内膜炎的最新指南(2007)与之前的建议有根本的区别,并大大削减了应用抗生素预防感染性心内膜炎的适应证。这些最新指南是基于这个医学问题的最佳证据制定的。

目前的科学数据表明,患上感染性心内膜炎更有可能是因为在日常活动中频繁地接触细菌,而非来自于牙齿、胃肠道或泌尿道治疗伴发的菌血症。例如,在降低心内膜炎风险方面,用一些日常的行为(咀嚼、刷牙、牙线及牙签的使用等)维持良好的口腔健康和口腔卫生要比预防性应用抗生素重要得多。高危患者使用抗生素预防心内膜炎成功的案例非常少。同时还有证据表明,发生抗生素相关不良事件的风险要超过应用抗生素预防心内膜炎的各种益处,而且常规预防性使用抗生素助长了抗药性微生物的出现。

这些新指南的制定还源于另一个关于预防心内膜炎观念的转变:美国心脏协会的专家认为,感染性心内膜炎的预防不应针对那些具有获得心内膜炎高危因素的个人,而更应关注那些如果患心内膜炎就很有可能出现不良后果的群体。似乎只有很小一部分有心脏病的患者可能患上最严重类型的心内膜炎及其并发症。这些高危因素见表2-4。新的指南注重有这些风险的患者患感染性心内膜炎的预防,其中关于使用哪种抗生素预防感染性心内膜炎的内容与以往的指南相同,并在表2-5中列出。

总之,美国心脏协会制定的最新的预防感染性心内膜炎的指南主要变化有:(1)推荐使用抗生素预防感染性心内膜炎仅适用于表2-4中列出的情况,不再建议任何形式的先天性心脏病都要使用抗生素;(2)涉及牙龈组织或牙根尖周部位的操作或口腔黏膜穿孔术推荐预防性使用抗生素;(3)针对呼吸道或感染的皮肤、皮肤或肌肉骨骼组织行侵入性手术(即涉及切口

表 2-4	接受口腔手术需实施预防性治疗、伴有感染性心内膜炎不良临床结果高危风险的心脏疾病

1. 曾采用人工心脏瓣膜或人工材料进行过心脏瓣膜修复
2. 有感染性心内膜炎病史
3. 先天性心脏病:
   未接受手术治疗的发绀型先天性心脏病,包括姑息性分流手术和人工管道
   应用人工材料或装置通过外科手术或介入疗法治愈的先天性心脏缺损,术后6个月内*
   经修补后在原部位或邻近人工补片或装置有残余缺损(避免内皮化)
4. 接受心脏移植治疗的患者术后发生心脏瓣膜病

除了以上列出的情况以外,其他任何形式的先天性心脏病均不再推荐预防性应用抗生素。

* 预防性使用抗生素是合理的,因为人工材料内皮化发生在术后6个月。

From Wilson W, Taubert KA, Gewitz M, et al: Prevention of infective endocariditis. Guidelines from the American Heart Association. Circulation 2007;116:1736–1754, with permission.

或活检的手术)时建议预防性使用抗生素;(4)胃肠道或生殖泌尿系统的手术不推荐预防性使用抗生素。

每个麻醉医师都应该熟悉这个预防感染性心内膜炎的新文件。

二尖瓣狭窄

二尖瓣狭窄最常见的原因是风湿性心脏病,女性多见。瓣叶及瓣膜下结构弥漫性增厚、交界融合以及瓣环和瓣叶钙化是二尖瓣狭窄的典型表现。病程较长,许多患者发作初次风湿热之后20~30年才出现症状。随着病程的延长,二尖瓣狭窄患者可能发展为充血性心力衰竭、肺动脉高压及右心力衰竭。

二尖瓣狭窄的罕见原因有类癌综合征、左房黏液瘤、严重的二尖瓣环钙化、血栓形成、三房心、类风湿关节炎、系统性红斑狼疮及先天性二尖瓣狭窄。二尖瓣狭窄患者典型的临床表现是劳力性呼吸困难、端坐呼吸及夜间阵发性呼吸困难,这是左房压升高的结果。左室收缩功能通常是正常的。风湿性心脏病表现为单纯二尖瓣狭窄的患者占风湿性心脏病患者的40%左右。如果二尖瓣狭窄伴有主动脉瓣和(或)二尖瓣反流,往往提示左室功能不全。

表 2-5	口腔科操作预防性使用抗生素方案			
		方案:操作或治疗前 30~60 分钟给药 1 次		
条件	药物	成人	儿童	
口服	阿莫西林	2 g	50 mg/kg	
无法口服给药	氨苄西林	2 g IM 或 IV	50 mg/kg IM 或 IV	
	头孢唑啉或头孢曲松	1 g IM 或 IV	50 mg/kg IM 或 IV	
对青霉素或氨苄西林过敏但可口服者	头孢氨苄 *,†	2 g	50 mg/kg	
	克林霉素 *,†	600 mg	20 mg/kg	
	阿奇霉素或克拉霉素	500 mg	15 mg/kg	
对青霉素或氨苄西林过敏且无法口服给药者	头孢唑啉或头孢曲松†	1 g IM 或 IV	50 mg/kg IM 或 IV	
	克林霉素	600 mg IM 或 IV	20 mg/kg IM 或 IV	

* 也可选用其他第一代、第二代口服头孢菌素药物,成人或儿童的剂量与头孢氨苄相同。

† 头孢菌素类不应用于有过敏反应、血管性水肿及青霉素或氨苄西林相关性荨麻疹的个体。

From Wilson W, Taubert KA, Gewitz M, et al: Prevention of infective endocarditis. Guidelines from the American Heart Association. Circulation 2007;116;1736–1754 with permission.

病理生理学

二尖瓣狭窄的特点是左室在舒张充盈期发生机械性梗阻,这继发于二尖瓣瓣口面积逐渐减少。瓣膜梗阻使得左心房的容量和压力增加。对于轻度的二尖瓣狭窄,左心房压力升高可以使左室在静息状态下维持正常的充盈量和每搏输出量。然而,当发生应激性心动过速或房颤使心房失去有效收缩时,每搏输出量会降低。

左房压升高会导致肺静脉压力升高,其结果是液体渗出到肺间质,肺顺应性降低,呼吸做功增加,导致劳力性呼吸困难。显性肺水肿可能是由于肺静脉压力超过了血浆蛋白的胶体渗透压。如果左心房压力的升高是渐进的,则肺部淋巴引流会增加,毛细血管基底膜增厚,这使患者能够耐受升高的肺静脉压力而不发生肺水肿。肺水肿发作通常发生在房颤、败血症、疼痛和妊娠等情况。咯血可能是由于肺动脉高压所致。

诊断

超声心动图可用来评估二尖瓣解剖结构的变化,包括瓣叶增厚、钙化的程度、活动度的变化以及瓣下结构的受累程度。可以通过测量二尖瓣瓣口面积和跨瓣压差来评估二尖瓣狭窄的严重程度。超声心动图还可以测量心腔大小、肺动脉高压、心室功能、相关的瓣膜疾病以及左心耳是否存在血栓。

二尖瓣狭窄的患者出现症状时,二尖瓣瓣口的面积(一般为4~6 cm²)至少减少50%。当二尖瓣瓣口面积小于1 cm²,左心房平均压在25 mmHg以上才能保持足够的左室充盈量和静息心排出量。如果左心房压力长期超过25 mmHg,可能发生肺动脉高压。当二尖瓣跨瓣压差大于10 mmHg(正常<5 mmHg),很可能存在严重的二尖瓣狭窄(表2-6)。当二尖瓣重度狭窄时,任何额外的压力(如发热或败血症)都可能造成肺水肿。

临床上,识别二尖瓣狭窄是通过特有的舒张早期开瓣音和在心尖部或腋下听到舒张期隆隆样杂音。通过可移动而又狭窄的瓣膜开口产生振动导致开瓣音的出现。当瓣膜钙化、瓣叶活动度大大降低时可无开瓣音。左房扩大通常在胸部X线检查时可观察到,可见左心缘变直,左主支气管抬高。胸片还可以观察到左心房扩大时导致的双重阴影、二尖瓣钙化、肺水肿或肺血管充血。心电图显示P波增宽且呈双峰形,提示左心房增大。重度二尖瓣狭窄的患者有1/3合并房颤。

扩大的左心房血液淤滞使二尖瓣狭窄的患者发生血栓的风险升高。患者的活动能力下降也易导致静脉血栓形成。

表 2-6	二尖瓣狭窄程度的超声心动图测定		
	轻度	中度	重度
平均跨瓣压差(mmHg)	6	6~10	>10
压力减半时间(ms)	100	200	>300
二尖瓣瓣口面积(cm²)	1.6~2.0	1.0~1.5	<1.0

治疗

对于轻度二尖瓣狭窄,利尿剂可降低左房压力,缓解症状。出现房颤时,可单独或联合应用地高辛、β-受体阻滞剂及钙离子通道阻滞剂来控制心率。心率的控制至关重要,因为心动过速阻碍左室充盈,增加左房压。二尖瓣狭窄和房颤的患者需要抗凝治疗,因为这类患者每年栓塞中风的风险约7%~15%。应用华法林以使国际标准化比值(INR)介于2.5~3.0。症状恶化或肺动脉高压形成需行二尖瓣狭窄矫正术。

通过经皮穿刺二尖瓣球囊分离术,二尖瓣狭窄有时可以得到纠正。当存在瓣膜重度钙化或畸形时,需行外科分离术、修复术或瓣膜置换术。若伴有重度三尖瓣反流(肺动脉高压所致)的患者,可在行二尖瓣手术的同时行三尖瓣成形术或瓣环成形术。

麻醉管理

对二尖瓣狭窄患者施行非心脏手术的麻醉处理包括预防和治疗能够降低心排出量或产生肺水肿的不良事件(表2-7)。房颤伴快速心室率显著降低心排出量,并且能够产生肺水肿。治疗包括:心脏电复律或静脉注射β-受体阻滞剂、钙离子通道阻滞剂或地高辛。围术期输液量过多、头低脚高位或者通过子宫收缩产生自体输血可导致中心血容量增加,造成充血性心力衰竭。

重度二尖瓣狭窄的患者,不能耐受体循环血管阻力突然下降,因为低血压时心率反射性加快,这本身就降低心排出量。如有必要,体循环血压和体循环血管阻力可以用麻黄碱和去氧肾上腺素等拟交感神经药物维持,后者比较可取,因为它不影响心率。

许多因素可能导致肺动脉高压和右心力衰竭,包括高碳酸血症、低氧血症、肺气肿及肺含水量增加。右心功能不全可能需要强心药和肺血管扩张药物的支持。

表2-7 对二尖瓣狭窄患者手术影响较大的术中事件
窦性心动过速或房颤伴快速心室率
中心血容量明显增加,包括输液过多或头低脚高位
药物引起的体循环血管阻力降低
低氧血症和高碳酸血症,可能加剧肺动脉高压并引发右心力衰竭

术前用药

术前用药可用于减轻焦虑及与之相关的心动过速,但必须明白,二尖瓣狭窄患者与正常患者相比更容易出现由这些药物引起的呼吸抑制。

控制心率的药物应持续到手术当天,术前应该监测由利尿剂引起的低钾血症并予治疗,体位性低血压可能是利尿剂引起的低血容量的证据。小手术的持续抗凝治疗是可以接受的,但预计失血量较多的大手术要停止抗凝治疗。凝血实验的结果可能导致不能实施局部麻醉。

麻醉诱导

可使用任意静脉麻醉药行麻醉诱导,但氯胺酮除外,因为它可以导致心率增快。气管插管和要求肌松的手术需要肌松药,要使用对心血管系统无影响的药物,如有些药物引起组胺释放导致心动过速和低血压,应避免使用。

麻醉维持

麻醉维持的最佳方式是使用对心率、心肌收缩力、体循环血管阻力和肺血管阻力影响最小的药物。通常,氧化亚氮/麻醉性镇痛药麻醉或者应用低浓度吸入性麻醉药的平衡麻醉可以达到这个目标。氧化亚氮可以引起肺血管收缩,增加肺血管阻力,但这没有临床意义,除非已经存在肺动脉高压。

二尖瓣狭窄患者最好选择对心率、血压及体循环血管阻力影响小的肌松药。应该缓慢拮抗非去极化肌松药的药理作用,以帮助改善混合物中抗胆碱药物所致的心动过速。

浅麻醉和手术刺激可导致交感神经系统兴奋而发生心动过速、体循环和肺动脉高压。如果存在严重肺动脉高压,有必要使用肺血管扩张剂。术中液体量必须逐步增加,因为这些患者很容易发生容量超负荷而进展为肺水肿。

术中监护

有创监测的使用取决于手术过程的复杂性和二尖瓣狭窄所造成生理损伤的程度。对无肺淤血证据的无症状二尖瓣狭窄患者的监护与无瓣膜性心脏病患者的监护相同。相反,经食管超声心动图对于有症状的二尖瓣狭窄患者接受大手术是有价值的,尤其在预计失血量较大的手术。还应考虑对动脉压、肺动脉压及左房压的连续监测。这些监护有助于判断患者的心脏功能、血容量、通气和氧合状况。显然,严重肺动脉高压患者楔入肺动脉导管时发生肺动脉破裂的风险较高,所以应尽量少做肺动脉闭塞压的测量且需非常小心。

术后管理

在二尖瓣狭窄的患者,肺水肿和右心力衰竭的风险一直持续到术后,所以对心血管系统的监护也要持续到术后。疼痛和通气不足所带来的呼吸性酸中毒及低氧血症会造成心率加快和肺血管阻力升高。肺顺应性降低和呼吸做功增加可能需要一段时间的机械通气,尤其在行胸部或腹部大手术之后。术后应用阿片类药物减轻疼痛对择期手术患者是非常有益的。

二尖瓣反流

由于风湿热所致的二尖瓣反流通常与二尖瓣狭窄并存。单纯二尖瓣反流可能是急性的,与缺血性心脏病有关,也可能是乳头肌功能不全、二尖瓣环扩张或腱索断裂的结果。

二尖瓣反流的其他原因包括感染性心内膜炎、二尖瓣脱垂、先天性病变(如心内膜垫缺损)、左心室肥厚、心肌病、黏液样变性、系统性红斑狼疮、类风湿关节炎、强直性脊椎炎和类癌综合征。

病理生理学

二尖瓣反流的基本血流动力学紊乱是左室前向每搏输出量和心排出量下降。每搏输出量的一部分通过功能不全的二尖瓣反流到左房导致左房容量超负荷和肺淤血。反流量超过0.6的患者被认为患有重度二尖瓣反流。左室搏出量反流入左房的比例取决于:(1)二尖瓣瓣口的大小;(2)心率,决定心室射血时间;(3)二尖瓣跨瓣压差。这个压差与左室顺应性及左室射血到主动脉时的阻抗相关。对于二尖瓣反流的患者,使用药物增加或减少体循环血管阻力对反流量有较大影响。

单纯二尖瓣反流的患者对左心房收缩满足左室充盈的依赖要小于二尖瓣反流合并二尖瓣或主动脉瓣狭窄的患者。由风湿热引起的二尖瓣反流的患者常见的表现是左心房显著扩大和房颤。二尖瓣反流导致心肌缺血不常见,因为增加的左室壁张力随着每搏输出量迅速进入主动脉和反流回左心房很快就消除了。随着二尖瓣反流的进展,超负荷的容量将左心室转化成一个容积更大、顺应性更强的心腔,以能够提供更大的左室搏出量。心室肥厚通过胶原编织

的溶解、细胞外基质重塑、心肌纤维重排和新肌节增加完成。心室肥厚和左心房顺应性增加使得心脏能够适应反流量而不至于导致左房压极度升高。这使患者能够维持正常的心排出量,避免肺淤血,并且多年无症状。当二尖瓣狭窄与反流并存时,同时存在的容量超负荷与压力超负荷导致左房压明显升高,这些患者出现房颤、肺水肿以及肺动脉高压的时间比单纯二尖瓣反流的患者要早。

因为没时间形成右心房或左心室代偿,所以急性二尖瓣反流表现为肺水肿和(或)心源性休克。

诊断

临床上二尖瓣反流表现为心尖区全收缩期杂音,向腋下传导。查体时还可以发现左室肥厚和心脏扩大。重度二尖瓣反流可在心电图和胸部X线检查发现左房和左室肥厚。超声心动图(表2-8)能够明确反流是否存在、严重程度以及病因,还可以评估左房大小和压力、左室壁的厚度、心腔大小、心功能以及肺动脉压力,此外,还能发现左心耳是否有血栓形成。有许多方法可评估二尖瓣反流的严重程度,包括彩色血流和脉冲多普勒检查,它能够计算二尖瓣的反流量、反流分数以及反流束的面积。肺动脉闭塞压波形上V波的存在可反映二尖瓣反流,这个V波大小与二尖瓣反流的程度密切相关。

如果不能确定二尖瓣反流的严重程度或计划行二尖瓣手术,心导管检查是必要的。老年患者还应行冠状动脉造影检查。

治疗

与狭窄性心脏瓣膜病变不同,反流性心脏瓣膜病变往往在不知不觉中进展,在临床症状出现之前已经发生左室损伤和左室重构。要避免心肌出现严重或不可逆转的功能障碍必须早期行手术治疗。如果在射血分数小于60%前或左室收缩期末内径>45 mm

表2-8	二尖瓣反流的超声心动图分级		
	轻度	中度	重度
反流束的面积(cm²)	<3	3.0~6.0	>6
反流束面积占左心房面积的百分比(%)	20~30	30~40	>40
反流分数(%)	20~30	30~50	>55

(正常<40 mm)前施行手术,可能会延长生存期。有症状的患者即使射血分数是正常的,也应接受二尖瓣手术。相对于二尖瓣置换术首选二尖瓣修复术,因为它恢复瓣膜的能力, 保留二尖瓣结构中有功能的部分,避免假体的植入。二尖瓣附属结构对维持左室的功能非常重要。瓣膜下结构的缺失导致左室收缩几何形状的改变,影响左室射血。有些患者的瓣膜及其附属结构都无法保留,只能做瓣膜置换,但术后左室射血分数下降。那些射血分数<30%或左室收缩末期内径>55 mm患者即使接受了二尖瓣手术,症状也不会有所改善。

虽然血管扩张剂对急性二尖瓣反流的治疗有效,但对于无症状的慢性二尖瓣反流的患者长期使用这些药物并无明显的疗效。对于有症状的患者,血管紧张素转换酶抑制剂或β-受体阻滞剂（特别是卡维地洛)以及双心室起搏都被证明可减轻功能性二尖瓣反流,改善症状,提高运动耐受性。

麻醉管理

二尖瓣反流患者非心脏手术时的麻醉管理包括对心排出量进一步降低的预防和治疗(表2-9),其目标是提高左室前向搏出量,降低反流分数。建议维持一个比正常稍快的心率。心动过缓可能导致左室容量严重超负荷。体循环血管阻力增大也会引起左心室失代偿。使用血管扩张药物(如硝普钠)降低后负荷,合用或不合用强心药物可改善左室功能。对于大多数患者,适度增加心率和降低体循环血管阻力可维持甚至提高心排出量。由区域麻醉引起的体循环血管阻力降低对某些患者可能有益。

麻醉诱导

麻醉诱导可以用静脉诱导药物来完成。为防止体循环血管阻力增加或心率降低应该调整用药剂量,因为这些血流动力学变化都将导致心排出量减少。肌肉松弛剂的选择应遵循同样的原则。泮库溴铵使心率略

表 2-9	二尖瓣反流患者的麻醉要点
预防心动过缓	
防止体循环血管阻力增大	
尽量减少药物引起的心肌抑制	
应用肺动脉导管(V波的大小)和(或)超声心动图监测反流量的大小	

有增加,这将有助于维持左室前向搏出量。

麻醉维持

吸入麻醉药以减轻由手术刺激带来的体循环血压和血管阻力增加。由于异氟醚、地氟醚和七氟醚能够增加心率、降低体循环血管阻力,加上极小的负性肌力作用,它们都能用于麻醉维持。当心肌功能受到严重损害时, 阿片类药物对心肌抑制程度极其微弱,能够用于维持麻醉。然而,强效镇痛药可以导致显著的心动过缓,这对严重二尖瓣反流的患者是非常有害的。机械通气应加以调整以维持接近正常的酸碱度及呼吸参数。通气模式必须为静脉回流提供足够的时间。这些患者要维持适当的血管内液量以维持左心室容量及心排出量。

监测

无症状的二尖瓣反流患者接受小手术麻醉时不需要有创性监测。然而,当存在严重的二尖瓣反流时,有创监测有助于评估心排出量是否足够及麻醉剂和血管扩张药物对血流动力学的影响,还能够用于静脉补液。二尖瓣反流在肺动脉闭塞压力波形上形成V波,V波振幅的变化有助于评估二尖瓣反流的程度。然而,对于慢性二尖瓣反流的患者,肺动脉闭塞压可能不能很好地反映左室舒张末容积。急性二尖瓣反流时,左心房顺应性差,且肺动脉闭塞压与左房压和左心室舒张末期压力有良好的相关性。

二尖瓣脱垂

二尖瓣脱垂(MVP)是指二尖瓣的一个或两个瓣叶在心脏收缩期脱入左心房同时伴或不伴有二尖瓣反流,听诊可闻及收缩中期喀喇音和收缩晚期杂音。MVP是瓣膜性心脏病最常见的形式,累及1%~2.5%的美国人口,更常见于年轻女性。MVP亦可见于马方综合征、风湿性心脏病、心肌炎、甲状腺毒症以及系统性红斑狼疮。虽然MVP通常无临床症状,但也可能出现严重并发症,例如脑栓塞、感染性心内膜炎、需要手术治疗的严重二尖瓣反流、心律失常,甚至猝死。二尖瓣形态异常的患者似乎更容易出现这些严重的并发症。

诊断

超声心动图检查可以明确诊断二尖瓣脱垂,二尖瓣瓣环上瓣叶脱垂2 mm或以上即可诊断。MVP可伴或不伴瓣叶增厚及反流。瓣叶变长和增厚是MVP

患者主要(解剖学上)的表现。这种病变主要发生在有结缔组织疾病或老年男性患者。瓣叶轻度弯曲以及有正常形态的患者是一种正常变异(功能性)的MVP形式，他们出现不良事件的概率与普通人无差异。

MVP患者可能感到焦虑、体位性症状、心悸、呼吸困难、疲乏和非典型胸痛。心律失常包括室上性和室性都可能发生，β-受体阻滞剂疗效较好。心脏传导异常的情况并不少见。

麻醉管理

对施行非心脏手术的MVP患者的麻醉管理与前文提到的二尖瓣反流患者遵循相同的原则(见表2-9)。麻醉管理主要受二尖瓣反流程度的影响。有趣的是，MVP的程度会受到左室大小的影响，与二尖瓣瓣膜病相比其可变性更强。一个较大的心室比较小的心室脱垂(和反流)的程度要轻，因此一个心动周期影响左室充盈或排空量的事件可以影响二尖瓣反流的量。围术期增强左室排空的情况包括：(1)增加心肌收缩力的交感神经活性增加，(2)降低体循环血管阻力，以及(3)直立的姿势。低血容量降低左室充盈。减少左室排空、增加左室容积的事件可降低MVP的程度。这些事件包括高血压/血管收缩、药物引起的心肌抑制以及容量复苏。

术前评估

术前评估应侧重于对单纯功能性病变和有明显二尖瓣反流患者的鉴别。功能性二尖瓣脱垂最常见于45岁以下的女性。有些患者可服用β-受体阻滞剂来控制心律失常，这些药物应在围术期继续服用。那些有短暂的神经系统病史、窦性心律而无心房血栓的患者可每天服用阿司匹林(81~325 mg/d)，而房颤伴或不伴左房血栓以及既往发生过脑卒中的患者可服用华法林。虽然心电图常常显示室性早搏、复极异常以及QT间期延长，但仍然没有证据表明这些发现可预示术中不良事件或与之有关。如果没有症状，对于收缩期喀喇音和杂音不必行术前心脏会诊。

患有器质性二尖瓣脱垂的老年男性患者表现出轻到中度充血性心力衰竭，包括运动耐受下降、端坐呼吸及劳力性呼吸困难。这些患者可服用利尿剂及血管紧张素转换酶抑制剂。查体通常可发现收缩中期乃至全收缩期杂音、第三心音奔马律和肺充血征象。

麻醉方法的选择

大多数二尖瓣脱垂患者有正常的左心功能，能够耐受所有类型的全身麻醉和局部麻醉。吸入性麻醉药引起的心肌抑制可以弥补由于血管舒张引起的左心室容量减少和二尖瓣反流增加。二尖瓣脱垂的患者使用局部麻醉无禁忌。应预测到体循环血管阻力降低并及时补充液体量来避免左室容量发生变化，因为这可能影响二尖瓣脱垂和二尖瓣反流的程度。

麻醉诱导

选择静脉麻醉药物诱导时，必须避免体循环血管阻力明显或长期下降。依托咪酯心肌抑制程度轻微，对心交感神经系统的活性影响较小，因此对于存在明显血流动力学改变的二尖瓣脱垂患者，它是一种比较合适的麻醉诱导药物。因为氯胺酮能够刺激交感神经系统，提高左心室排空，因此其可能会加重二尖瓣脱垂和二尖瓣反流的程度。

麻醉维持

麻醉维持过程中必须最大限度地降低由术中疼痛刺激导致的交感神经系统活性增加。吸入麻醉药结合氧化亚氮和(或)阿片类药物对减轻交感神经系统活性很有用，但是它们必须逐步增加剂量，以减少体循环血管阻力降低的不良反应。

存在明显血流动力学变化的二尖瓣脱垂患者可能不能耐受吸入性麻醉药的剂量依赖性心肌抑制。然而，低浓度(约0.5 MAC)的异氟醚、地氟醚和七氟醚可降低反流分数。重度二尖瓣反流的患者，可以适当地应用血管扩张剂(如硝普钠或硝酸甘油)以最大限度增加左室前向血流，降低左室舒张末容积和左房压。还没有资料支持哪种肌松药更适于单纯二尖瓣脱垂患者，但当选择具体药物时，应考虑药物引起的血流动力学变化，如迷走神经兴奋或组胺释放。

麻醉期间尤其是头高位或坐位手术时，可能发生意外的室性心律失常。据推测，这些情况下，可能有左室排空增加和MVP加重。利多卡因和β-受体阻滞剂可以治疗这些心律失常。

维持合适的体液平衡能够减弱由正压通气引起的静脉回流减少。适当的液体平衡也有助于防止二尖瓣脱垂程度的增加。如果需用升压药，α-肾上腺素受体激动剂(例如，去氧肾上腺素)是比较合适的。控制性降压等麻醉技术是不可取的，因为体循环血管阻力的改变会加重二尖瓣脱垂的程度。

监测

绝大多数的二尖瓣脱垂患者常规监测就足够了。只有伴有明显二尖瓣反流和左心室功能不全的患者需要动脉内导管和肺动脉导管监测。

主动脉瓣狭窄

在美国,主动脉瓣狭窄是一种常见的心脏瓣膜病变,随着美国人口老龄化其发病率逐渐上升。有两个因素与主动脉瓣狭窄的发生相关:首先是主动脉瓣叶变性和钙化以及随后发生的狭窄,这是一个逐步发展的过程;第二个因素是主动脉瓣是2个瓣叶,还是3个瓣叶。有2个瓣叶的主动脉瓣狭窄患者发病(一般在30~50岁)比有3个瓣叶的主动脉狭窄患者发病(一般在60~80岁)早。主动脉瓣狭窄与缺血性心脏疾病有相似的风险因素(如高血压、高胆固醇血症等)。

病理生理学

由于主动脉瓣口面积的减少导致左心室排血到主动脉受到阻碍,左心室要增加其收缩压力以维持正常的心排出量。正常的主动脉瓣口面积为2.5~3.5 cm²。跨瓣压差高于50 mmHg和主动脉瓣面积少于0.8 cm²是重度主动脉瓣狭窄的特点。主动脉瓣狭窄几乎总伴随一定程度的主动脉瓣反流。

尽管不存在冠状动脉疾病,主动脉狭窄的患者也可能发生心绞痛。这是因为左室向心性肥大导致心肌需氧量增加,而瓣膜狭窄导致后负荷增加,心肌做功也相应增加。此外,心室收缩时室内压增加挤压心内膜下血管,导致心肌氧输送减少。

最初的研究是1977年由Goldman和他的同事完成的,显示主动脉瓣狭窄患者围术期出现心脏并发症的风险增加,此后许多研究证实,这些患者围术期死亡率和非致死性心肌梗死的风险增加,而不管是否存在冠状动脉疾病等危险因素。主动脉狭窄引起的围术期风险与冠状动脉疾病引起的风险之间是独立的。

主动脉瓣狭窄患者晕厥的原因是有争议的,但可反映出运动诱发的体循环血管阻力下降仍然是失代偿的,因为通过狭窄的瓣膜的心排出量是受限的。充血性心力衰竭可能是由于心脏收缩和(或)舒张功能障碍引起的。

诊断

主动脉瓣狭窄典型的临床症状是心绞痛、晕厥以及充血性心力衰竭时出现的劳力性呼吸困难。已经证实,从这些症状出现到死亡的平均时间分别为5年、3年和2年。如果不接受瓣膜置换术,约75%有症状的患者3年内会死亡。查体时,在主动脉听诊区能够听到典型的收缩期杂音。此杂音可放射到颈部,类似颈动脉杂音。因为主动脉瓣狭窄患者经常伴随有颈动脉疾病,这一发现值得特别关注。由于许多主动脉瓣狭窄患者无症状,因此对于接受择期手术的老年患者听到主动脉狭窄时的收缩期杂音非常重要。胸部X线检查可能出现升主动脉突出,这是由于狭窄后主动脉扩张的结果。心电图可提示左心室肥大。

多普勒超声心动图检查比临床评估能够更准确地评估主动脉瓣狭窄的程度(表2-10),患者可根据超声心动图评估其病情的进展。超声发现包括:主动脉瓣瓣叶是3个还是2个,主动脉瓣增厚及钙化,瓣叶活动幅度减少,左心室肥厚,心脏收缩或舒张功能障碍,还可以测量主动脉瓣区和跨瓣压力梯度。当超声心动图无法测定主动脉瓣狭窄的严重程度时,要用心导管检查与冠状动脉造影。

运动负荷试验是另一个评估中度至重度无症状主动脉瓣狭窄患者的方法,它可以确定那些对运动耐受差和(或)对运动有异常血压反应的患者。有运动诱发症状的患者可能受益于主动脉瓣膜置换术。

治疗

对于无症状的主动脉瓣狭窄患者,持续药物治疗直到出现症状再做手术似乎是安全的。然而,这样会有猝死或症状迅速进展致猝死的风险,不过发生这种情况的概率较小。如果症状出现之后3年内不行瓣膜置换术,死亡率接近75%。尽管大多数主动脉瓣狭窄患者是老年人,但手术的风险还是可以接受的,除非有严重的会加重手术风险的合并症。主动脉瓣置换术会大大减轻主动脉瓣狭窄的症状,射血分数通常也会增加。同时存在主动脉瓣狭窄和冠状动脉疾病的患者在行瓣膜置换术的同时常可行冠状动脉重建术。

经皮穿刺主动脉瓣球囊分离术的适应证为患有先天性或风湿性主动脉瓣狭窄的儿童和青年。然而,

表 2-10	主动脉瓣狭窄严重程度的超声心动图测定		
	轻度	中度	重度
平均跨瓣压差(mmHg)	<20	20~50	>50
跨瓣压差峰值(mmHg)	<36	>50	>80
主动脉瓣面积(cm²)	1.0~1.5	0.8~1.0	<0.8

获得性主动脉瓣狭窄的成年患者行此手术后症状只能暂时缓解。球囊分离术偶尔可缓解那些不适于做瓣膜置换术患者的症状。

麻醉管理

接受非心脏手术的主动脉瓣狭窄患者围术期出现心脏并发症的风险较高,手术的复杂性会导致出现并发症的风险增加,因此术前确定主动脉瓣狭窄的严重程度非常重要。主动脉瓣狭窄患者的麻醉管理包括预防低血压及导致心排出量减少的血流动力学变化的发生(表2-11)。

必须维持正常的窦性节律,因为左心室要依赖心房收缩以维持最佳的左室舒张末期容积。如果是交界性心律或房颤律,心房没有收缩,每搏输出量与血压可能会大大下降。心率很重要,因为它决定心室充盈时间,进而影响每搏输出量和冠状动脉灌注。心率持续增加会减少左室充盈时间和射血时间,从而降低心排出量;心率降低可引起左心室过度膨胀。低血压可使冠状动脉血流量减少,导致心肌缺血,而心肌缺血又使左心功能进一步恶化,心排出量进一步降低。必须积极治疗低血压以防止心源性休克和(或)心脏停搏。主动脉瓣狭窄患者行心肺复苏是无效的,因为想通过狭窄的主动脉瓣利用心脏按压来形成足够的每搏输出量非常困难,几乎不可能做到。

麻醉诱导

麻醉方式上往往选择全身麻醉而非硬膜外麻醉或蛛网膜下腔麻醉,因为区域麻醉阻滞交感神经,能导致严重的低血压。

使用不会降低体循环血管阻力的静脉麻醉药进行麻醉诱导。如果左心室功能受损,可以用阿片类药物诱导。

麻醉维持

麻醉维持可以用氧化亚氮联合吸入性麻醉剂和阿片类药物或单独应用阿片类药物来完成。抑制窦房结自律性的药物,可出现交界性心律,心房有效收

表 2-11	主动脉瓣狭窄患者的麻醉要点
维持正常窦性心律	
避免心动过缓或心动过速	
避免低血压	
改善血管内液体量以维持静脉回流和左心室充盈	

缩时间丧失,这可能会导致心排出量显著减少。如果左心室功能受损,为谨慎起见,应避免使用任何可以进一步抑制心肌收缩力的药物。体循环血管阻力降低也是非常不可取的。对于有显著左心功能不全的患者推荐使用阿片类药物联合氧化亚氮或单独应用大剂量阿片类药物。要选择对血流动力学影响最小的神经肌肉阻断药物。血管内液体量应维持在正常水平。

麻醉及手术过程中出现交界性心律或心动过缓时需要使用格隆溴铵、阿托品和麻黄碱及时治疗。持续性心动过速可以使用β-受体阻滞剂(如艾司洛尔)。若出现室上性心动过速要及时应用电复律终止。利多卡因和除颤器应随时处于可用状态,因为这些患者往往会进展为室性心律失常。

监测

主动脉狭窄患者术中必须监测肢导心电图以检测心脏节律并发现左室心肌缺血。手术的复杂性和主动脉瓣狭窄的严重程度决定是否使用有创动脉监测、肺动脉导管或经食管超声心动图。这些监测手段有助于确定术中低血压究竟是由血容量不足造成的,还是心力衰竭造成的。若心室顺应性降低,肺动脉闭塞压可能过高估计心室舒张末期容积。

主动脉瓣反流

主动脉瓣反流可因主动脉瓣叶病变导致瓣叶连接处功能障碍或因瓣环的病变造成的。引起瓣叶异常的常见原因包括感染性心内膜炎、风湿热、二叶主动脉瓣和使用减肥药。造成主动脉瓣反流的瓣环异常包括先天性主动脉根部扩张、高血压引起的主动脉瓣环扩张、主动脉夹层、梅毒性主动脉炎、马方综合征、埃-丹综合征(Ehlers-Danlos综合征)、类风湿关节炎、强直性脊椎炎及银屑病关节炎。急性主动脉瓣反流多见于心内膜炎或主动脉夹层。

病理生理学

主动脉瓣反流的基本血流动力学改变是因左室射出的血流量有一部分在舒张期从主动脉反流回左室而使心排出量减少,结果是左心室压力和容量均超负荷。反流量的大小取决于:(1)反流时间,这由心率决定;(2)跨主动脉瓣压差,这取决于体循环血管阻力。心动过速及外周血管扩张能减少主动脉反流量。与二尖

瓣反流相反，主动脉反流时全部射血量被射入主动脉。由于脉压与每搏输出量和主动脉弹性成正比，每搏输出量增加使得收缩压升高，又进一步使后负荷增加。左心室代偿性肥厚和扩大以容纳增加的容量负荷。由于左心室肥厚心肌耗氧量增加，主动脉舒张压降低导致冠状动脉的血流量减少，在没有冠状动脉病变的情况下也可能发生心绞痛。

左室通常可以耐受慢性的容量超负荷。但是，如果发生左室心力衰竭，左心室舒张末期容积显著增加，可能发生肺水肿。有助于判断主动脉瓣反流患者左心功能的指标是超声心动图测定的收缩末期容积和射血分数，在患者左心功能受损之前两者可维持正常。事实上，当射血分数下降到<55%和左室收缩末期容积增大到>55 mL之前建议手术治疗。

与慢性主动脉瓣反流患者相比，急性主动脉瓣反流的患者没有代偿时间来适应严重的容量超负荷。这通常导致冠状动脉缺血，左室功能迅速恶化，以及心力衰竭。

诊断

主动脉瓣反流的临床特征是沿胸骨左缘听到舒张期杂音，还有一些高动力循环状态的指征，如脉压增大、舒张压降低和水冲脉。除了典型的主动脉瓣反流杂音，还有可能出现一个低调舒张期隆隆样杂音（Austin-Flint杂音），这是由于反流束引起二尖瓣的振动。如果存在二尖瓣反流，主动脉瓣反流的症状可能直到发生左心功能不全时才会表现出来。这个阶段的患者有左心力衰竭（呼吸困难、端坐呼吸、易疲劳）和冠状动脉缺血的表现。在慢性主动脉瓣反流患者，可以从胸部X线片及心电图中看到左室扩大和左室肥厚的征象。超声心动图可以确诊主动脉瓣的任何解剖异常，包括瓣叶穿孔和脱垂，也可以识别主动脉根部及主动脉瓣环的任何异常，还可以测量左室的大小、容积和射血分数。多普勒检查可用于识别主动脉瓣反流的存在及其严重程度。有许多方法来量化主动脉瓣反流，包括计算反流束宽度占整个左室流出道宽度的比例、压力半衰期及降主动脉舒张期反向血流（表2-12）。如果超声心动图检查不能有效评估，心导管及心脏磁共振成像可用于主动脉瓣反流的分级。

治疗

在发生永久性的左心功能不全之前即使患者无

表 2-12	主动脉瓣反流的超声心动图分级		
	轻度	中度	重度
反流束宽度占 LVOT 宽度的百分比(%)	25~46	47~64	>65
反流束面积占 LVOT 面积的百分比(%)	4~24	25~59	>60
主动脉舒张期反向血流	无		降主动脉全舒张期递减型反向血流
LVOT，左心室流出道。			

症状，仍建议主动脉瓣有病变者行外科瓣膜置换术。单纯主动脉瓣置换手术的死亡率约为4%。如果同时行主动脉根部置换或冠状动脉搭桥术，或是同时存在严重合并症，死亡率会更高。左室大小和功能正常的无症状患者的年死亡率低于0.2%。

与此相反，有症状患者的年死亡率超过10%。急性主动脉瓣反流必须立即手术干预，因为急性容量超负荷会导致心力衰竭。除了人工主动脉瓣膜置换术外，还可以选择的手术方案有肺动脉瓣移植术（Ross手术）和主动脉瓣膜重建术。

主动脉瓣反流药物治疗的目的是降低高血压和心室壁压力以及改善左室功能。静脉输注血管扩张药（如硝普钠）和正性肌力药（如多巴酚丁胺）可以提高远期左心室每搏输出量并减少反流量。长期硝苯地平或肼屈嗪治疗是有益的，并且可以推迟左心室功能良好的无症状患者的手术。

麻醉管理

主动脉瓣反流患者行非心脏手术麻醉管理的目的是保证足够的左心室前向血流（表2-13）。心率必须维持在80 bpm以上，因为心动过缓通过增加舒张期时间和反流量，导致急性左心室容量超负荷。体循环血管阻力突然增加也可导致左心力衰竭。主动脉瓣反流的代偿是有限的，麻醉诱导的心肌抑制极

表 2-13	主动脉瓣反流患者的麻醉要点
避免心动过缓	
避免体循环血管阻力增加	
减轻心肌抑制	

易打破这种平衡。如果发生左心力衰竭,可用血管扩张剂降低后负荷,正性肌力药增强左室收缩能力。总之,麻醉期间应该达到的比较合理的血流动力学目标是维持一个适度的稍快的心率并维持体循环血管阻力的适度降低。主动脉瓣反流的患者通常选择全身麻醉。

麻醉诱导

存在主动脉瓣反流的麻醉诱导可联合应用吸入性麻醉药和静脉诱导药物。理想的诱导药物应该不会降低心率或增加体循环血管阻力。

麻醉维持

在有严重的左心功能不全的情况下,通常推荐氧化亚氮联合一种吸入性麻醉药和(或)阿片类药物用于维持麻醉。由于吸入性麻醉药诸如异氟醚、地氟醚和七氟醚能够增加心率,降低体循环血管阻力,心肌抑制程度轻微,这些药物成为主动脉瓣反流患者极佳的选择。严重左心功能不全患者可以选择大剂量阿片类药物。大剂量镇痛药合并氧化亚氮或苯二氮䓬类药物的使用会导致心动过缓和心肌抑制,增加麻醉风险。肌松药的选择要遵循对血压和心率影响最小或无影响的原则,不过与泮库溴铵相关的心率适度增加对主动脉瓣反流的患者可能有帮助。

机械通气的设定必须维持正常氧合和二氧化碳消除,并有足够的静脉回流时间。血管内液体量应维持在正常水平,以提供足够的心脏前负荷。心动过缓和交界性心律需要及时静脉注射阿托品治疗。

监测

无症状的主动脉瓣反流的患者接受小手术时不需要有创监测,标准监护对于心律失常或心肌缺血应该就足够了。在有严重主动脉瓣反流的情况下,应用肺动脉导管或经食管超声心动图监测有助于发现心肌抑制,指导静脉输液,评估机体对扩张血管药物的反应。

三尖瓣反流

三尖瓣反流通常是功能性的,继发于右心室扩大或肺动脉高压导致的三尖瓣环扩张。其他原因包括感染性心内膜炎(通常与静脉注射毒品和未消毒注射有关)、类癌综合征、风湿性心脏病、三尖瓣脱垂和三尖瓣下移畸形。三尖瓣瓣膜疾病往往与二尖瓣或主动脉瓣病变有关。轻度三尖瓣反流可见于任何年龄,在训练有素的运动员中也很常见。

病理生理学

三尖瓣反流对血流动力学的基本影响是右心房容量负荷过重。右心房和下腔静脉的高顺应性使得右心房压力升高极少,即使是存在大量反流时也是如此。即使三尖瓣经手术切除,可耐受性仍良好。三尖瓣反流的症状包括颈静脉扩张、肝大、腹水和周围性水肿。功能性三尖瓣反流的治疗要针对造成损伤的原因,即改善肺功能,减轻左心力衰竭,或降低肺动脉高压。对单纯性三尖瓣瓣膜疾病极少实施手术,但在有其他心脏手术需要时可考虑同时进行,可行三尖瓣环成形术或瓣膜成形术,很少采用三尖瓣置换术。

麻醉管理

三尖瓣反流患者的麻醉管理包括在正常范围内维持一个较高的血容量和中心静脉压,以保证右室充足的前负荷和左室充盈。正压通气和扩血管药物如果显著降低静脉回流,可能是特别有害的。必须避免已知的会增加肺动脉压力的事件(如低氧血症和高碳酸血症)。

对三尖瓣反流的麻醉管理,并没有推荐特定的麻醉药物组合或技术。可以使肺血管扩张、维持静脉回流的药物是最合适的。氧化亚氮可以引起轻微的肺动脉血管收缩,并可增加三尖瓣反流的程度。术中监测应包括右心房压力的测量,以指导静脉补液和观察三尖瓣反流量在麻醉药物影响下的变化。必须考虑在右心房高压力作用下,通过未闭的卵圆孔从右向左分流的可能性。静脉输液系统谨慎排气可减少全身性空气栓塞的风险。

三尖瓣狭窄

三尖瓣狭窄在成年人中罕见。成年人三尖瓣狭窄最常见的原因是风湿性心脏病,一般同时存在三尖瓣反流和二尖瓣或主动脉瓣病变。类癌综合征与心内膜心肌纤维化是三尖瓣狭窄更为罕见的原因。三尖瓣狭窄使右心房压力增加,并增加了右心房和右心室之间的压力梯度。右心房的直径增加,但右心室的直径由伴随的三尖瓣反流引起的容量超负荷的程度决定。

肺动脉瓣反流

肺动脉瓣反流是由肺动脉瓣环扩张导致的肺动脉高压引起的。其他原因包括结缔组织病、类癌综合征、感染性心内膜炎和风湿性心脏病。肺动脉瓣反流很少有症状。

肺动脉瓣狭窄

肺动脉瓣狭窄通常是先天性的,常在儿童期被发现和治疗。肺动脉瓣狭窄还可以继发于风湿热、类癌综合征或感染性心内膜炎。严重的梗阻可引起晕厥、心绞痛、右心室肥厚和右心力衰竭。瓣膜切开术可缓解梗阻。

要 点

- 瓣膜性心脏病所导致压力超负荷(二尖瓣狭窄、主动脉瓣狭窄)或者容量负荷(二尖瓣反流、主动脉瓣反流)是对左心房或左心室造成的最常见的损害。

- 即使没有冠状动脉疾病,瓣膜性心脏病患者也可能发生心绞痛。它通常反映由于心肌肥厚所导致心肌耗氧量的增加。增厚心肌的氧需求量甚至可能超过正常冠状动脉所能提供的氧气量。

- 某些心脏病(如主动脉瓣及二尖瓣狭窄)需要一个较慢的心率来延长舒张期时间并提高左心室充盈及冠状动脉血流量。反流性瓣膜病(如主动脉瓣和二尖瓣反流)要求降低后负荷及心率稍快以缩短反流时间。

- 心脏彩色多普勒超声检查是一项重要的评估瓣膜性心脏病的无创性手段。它在评估心脏杂音的意义方面很有价值,如怀疑由主动脉瓣狭窄所造成的收缩期喷射样杂音,以及探测是否存在二尖瓣狭窄。它可以测定心脏结构和功能、心室肥大、心腔大小、瓣膜面积、跨瓣压以及瓣膜反流程度。

- 生物瓣和机械瓣在耐用性、血栓发生和血流动力学特性等方面有所不同。机械瓣非常耐用,使用年限至少20~30年,而生物瓣的使用年限约10~15年。机械瓣血栓的发生率较高,需要长期抗凝治疗。由于生物瓣血栓发生的概率较低,不需要长期抗凝治疗。

- 美国心脏协会于2007年制定的预防感染性心内膜炎的最新指南与之前的指南有根本的区别,新指南指出更应关注那些如果发展为心内膜炎即很有可能出现不良后果的群体。主要危险因素见表2-4。除表2-4中列出的条件,不再建议任何形式的先天性心脏病都要使用抗生素;涉及牙龈组织或牙根尖周部位的操作或口腔黏膜穿孔术推荐预防性使用抗生素;建议侵入性手术(即那些涉及切口或活检)包括呼吸道、感染皮肤、皮肤或肌肉骨骼组织预防性使用抗生素。胃肠道或生殖泌尿系统的手术不推荐预防性使用抗生素。

- 对二尖瓣狭窄患者施行非心脏手术的麻醉处理包括预防和治疗能够降低心排出量或产生肺水肿的不良事件。房颤伴快速心室率显著降低心排出量,并且能够产生肺水肿。围术期输液量过多,头低脚高位,或者通过子宫收缩产生自体输血导致中心血容量增加会造成充血性心力衰竭。不能耐受体循环血管阻力突然下降,因为低血压时心率反射性提高,这本身就降低心排出量。

- 二尖瓣反流的基本血流动力学紊乱是左室前向血流减少、每搏输出量和心排出量下降。每搏输出量的一部分通过功能不全的二尖瓣反流到左房导致左房容量超负荷和肺淤血。反流量超过0.6的患者被认为患有重度二尖瓣反流。对于二尖瓣反流的患者使用药物增加或减少体循环血管阻力对反流量有重大影响。

- 二尖瓣脱垂(MVP)是指二尖瓣的1个或2个瓣叶在心脏收缩期脱入左心房同时伴或不伴有二尖瓣反流,听诊可闻及收缩中期喀喇音和收缩晚期杂音。MVP是瓣膜性心脏病最常见的形式,累及1%~2.5%的美国人口,更常见于年轻女性。虽然MVP通常无临床症状,但也可能出现严重并发症,例如脑栓塞、感染性心内膜炎、需要手术治疗的严重二尖瓣反流、心律失常,甚至猝死。二尖瓣形态异常的患者似乎更容易出现这些严重并发症。

- 主动脉瓣狭窄患者的麻醉管理包括预防低血压并减少心排出量的血流动力学变化的发生。必须维持正常的窦性节律,因为左心室要依赖心房收缩以维持最佳的左室舒张末期容积。如果是交界性心律或房颤律,心房没有收缩,每搏输出量与血压可能会大大下降。心率很重要,因为它决定心室充盈时间,进而影响每搏输出量和冠状动脉灌注。心率持续增加会减少左室充盈时间和射血时间,从而降低心排出量。低血压可使冠状动脉血流量减少导致心肌缺血，而心肌缺血又使左心功能进一步恶化和心排出量进一步降低。必须积极治疗低血压以防止心源性休克和(或)心脏骤停。

- 主动脉瓣反流的基本血流动力学改变是因左室

射出的血流量有一部分在舒张期从主动脉反流回左室而使心排出量减少。结果是左心室压力和容量均超负荷。反流量的大小取决于：(1)反流时间，这由心率决定；(2)跨主动脉瓣压力差，这取决于体循环血管阻力。心动过速及外周血管扩张能减少主动脉反流量。

（张文静 译　单世民 校）

参 考 文 献

Bekeredjian R, Grayburn PA: Valvular heart disease: Aortic regurgitation. Circulation 2005;112:125–134.

Bonow RO, Carabello BA, Kanu C: ACC/AHA 2006 guidelines for the management of patients with valvular heart disease: A report of the American College of Cardiology/American Heart Association Task Force on Practice Guidelines (writing committee to revise the 1998 guidelines for the management of patients with valvular heart disease): Developed in collaboration with the Society of Cardiovascular Anesthesiologists: Endorsed by the Society for Cardiovascular Angiography and Interventions and the Society of Thoracic Surgeons. Circulation 2006;114:e84–e231.

Carabello BA: Aortic stenosis. N Engl J Med 2002;346:677–682.

Carabello BA: Evaluation and management of patients with aortic stenosis. Circulation 2002;105:1746–1750.

Carabello BA: Is it ever too late to operate on the patient with valvular heart disease. J Am Coll Cardiol 2004;44:376–383.

Carabello BA: Modern management of mitral stenosis. Circulation 2005;112:432–437.

Carabello BA: The pathophysiology of mitral regurgitation. J Heart Valve Dis 2000;9:600–608.

Christ M, Sharkova Y, Geldner G, Maisch B: Preoperative and perioperative care for patients with suspected or established aortic stenosis facing noncardiac surgery. Chest 2005;128:2944–2953.

Kearon C, Hirsh J: Management of anticoagulation before and after elective surgery. N Engl J Med 1997;336:1506–1511.

Kertai MD, Bountioukos M, Boersma E: Aortic stenosis: An underestimated risk factor for perioperative complications in patients undergoing noncardiac surgery. Am J Med 2004;116:8–13.

Lester SJ, Heilbron B, Gin K: The natural history and rate of progression of aortic stenosis. Chest 1998;113:1109–1114.

Otto CM: Timing of surgery in mitral regurgitation. Heart 2003;89:100–105.

Perrino AC, Reeves ST: A Practical Approach to Transesophageal Echocardiography, 2nd ed. Philadelphia, Lippincott Williams & Wilkins, 2007.

Wilson W, Taubert KA, Gewitz M, et al: Prevention of infective endocarditis. Guidelines from the American Heart Association. Circulation 2007;116:1736–1754.

第 3 章　先天性心脏病

Inna Maranets，Roberta L. Hines

内 容 提 要

非发绀型先天性心脏病
- 房间隔缺损
- 室间隔缺损
- 动脉导管未闭
- 主动脉肺动脉穿通
- 主动脉狭窄
- 肺动脉狭窄
- 主动脉缩窄

发绀型先天性心脏病
- 法洛四联症
- Eisenmenger 综合征
- Ebstein 畸形

- 三尖瓣闭锁
- 大动脉转位
- 肺循环和体循环血液混合
- 共同动脉干
- 部分肺静脉回流异常
- 全肺静脉回流异常
- 左心发育不全综合征

气管的机械性梗阻
- 双弓主动脉
- 迷走左肺动脉
- 肺动脉瓣缺如

　　1000个存活新生儿中有7~10人发生心脏和心血管系统的先天性畸形（0.7%~1.0%）。先天性心脏病（简称"先心病"）是先天性疾病中最常见的类型，大约占所有先天性疾病的30%。随着风湿性心脏病的减少，先天性心脏病成为心脏疾病的首要原因，其中10%~15%的受累患儿合并骨骼、泌尿生殖或胃肠道系统的先天畸形。超过80%的先天性心脏病由9类先天性心脏损害组成，剩余部分由更多类型的少见和复杂损害组成（表3-1）。据估计，在美国有超过100万的成年人患有外科矫正或未矫正的先天性心脏病。因此，行非心脏手术的先天性心脏病成年患者并不少见。

　　经胸廓或经食管超声心动图有利于先天性心脏病的早期确诊。胎儿心脏超声检查可用于先天性心脏缺损的出生前诊断，并可提供随后的围生期处理。影像学检查，例如心脏磁共振成像和三维超声心动图，增加了对复杂心脏畸形的了解，并可使血流和血管结构显影。心导管检查和选择性心血管造影是用于诊断先天性心脏病的最具权威性的诊断手段。随着心脏外科手术成功率的增加，更多患有复杂心脏缺损的患者可以生存至成年并可接受非心脏手术。

　　分子生物学的进展为先天性心脏病的遗传基础提供了新的理解。大约10%的先天性心血管损害与染色体异常相关。这些损害的2/3发生于21-三体，其余1/3发现于染色体组型异常的患者，如13-三体和18-三

表 3-1	先天性心脏病的分类和发病率
疾病	**发病率(%)**
非发绀型缺损	
室间隔缺损	35
房间隔缺损	9
动脉导管未闭	8
肺动脉狭窄	8
主动脉狭窄	6
主动脉缩窄	6
房室间隔缺损	3
发绀型缺损	
法洛四联症	5
大动脉转位	4

表 3-2	先天性心脏病的症状和体征
婴儿	
呼吸急促	
体重增长障碍	
心率>200 bpm	
心脏杂音	
充血性心力衰竭	
发绀	
儿童	
呼吸困难	
生长发育缓慢	
运动耐力下降	
心脏杂音	
充血性心力衰竭	
发绀	
杵状指	
蹲位	
高血压	

体,以及特纳综合征患者。推测其余90%先天性心血管损害起源是多因素的且是多个基因相互作用的结果,可有或无外界因素(风疹、酗酒、锂、母体糖尿病)影响。一个应用广泛的缩略语CATCH-22(心脏缺陷、异常面容、胸腺发育不良、腭裂、低钙血症)用于描述与22号染色体缺陷相关的先天性心脏病综合征。先天性心脏病患者的后代先天性心脏病发生率增加提示单个基因缺损在单纯先天性疾病的发生中起作用。

婴儿和儿童的先天性心脏病症状和体征常包括呼吸困难、生长发育缓慢和心脏杂音(表3-2)。实际上出生后第一周大约50%的患儿就可被确诊,其余的5岁之前可明确诊断。如果怀疑患有先天性心脏病,超声心动图是首选检查。一些并发症可能伴随先天性心脏病(表3-3)。例如,感染性心内膜炎是一种大多数先天性心脏异常的伴发风险。心律失常通常不是先天性心脏疾病的显著特征。

非发绀型先天性心脏病

非发绀型先天性心脏病的心内分流特征为左向右(表3-4)。这一分流不论其位置如何,最终导致肺血流增加从而引起肺动脉高压、右心室肥大和充血性心力衰竭。患者矫正年龄越小,其肺血管阻力正常的可能性越大。年长患者如果肺血管阻力是体循环阻力的1/3或更低,肺血管疾病的进展通过矫形手术可能被阻止,在一些病例中甚至可以得到轻度改善。分流的位置和大小决定是否会出现临床症状及其严重程度。

房间隔缺损

房间隔缺损(ASD)占成年先天性心脏病的1/3,女性发病率是男性的2~3倍。解剖学上ASD表现为以下形式:卵圆窝区域的继发孔(通常位于接近房间隔中心的部位,从单一的开口到网状的隔膜),原发孔(以心房间隔巨大开口为特征的心内膜垫缺损),或位于房间隔上部的静脉窦(图3-1)。继发孔ASD占所有ASD的75%。每种类型的缺损都可伴发其他心脏畸形,包括二尖瓣脱垂(继发孔)和由于二尖瓣前叶裂缝引起

表 3-3	先天性心脏疾病伴随的常见问题
感染性心内膜炎	
心律失常	
完全性心脏传导阻滞	
高血压(体循环或肺循环)	
红细胞增多症	
血栓栓塞	
凝血病	
脑脓肿	
血浆尿酸浓度增加	
猝死	

表 3-4	导致心内左向右分流或同等效应的先天性心脏病

继发孔房间隔缺损

原发孔房间隔缺损（心内膜垫缺损）

室间隔缺损

主动脉肺动脉穿通

症状和体征

因为开始无症状或体格检查无明显所见，ASD 可以持续数年不被检出。右向左分流量极少（肺血流与体循环血流比率<1.5）的小缺损通常不会引发症状，因此不需要被关闭。当肺血流达到体循环血流1.5倍时，应该用外科手术关闭ASD以阻止右心室功能障碍和不可逆的肺动脉高压，可以在导管室进行或采用外科手术。巨大ASD引起的症状包括劳力性呼吸困难、室上性心律失常、右心力衰竭、反常栓塞和反复肺感染。除非合并瓣膜异常（二尖瓣脱垂或二尖瓣裂），不推荐给予ASD患者感染性心内膜炎的预防性治疗。

麻醉管理

心内左向右分流的ASD对麻醉管理的影响轻微。例如，只要维持体循环血流正常，尽管肺血流增加，吸入性药物的药代动力学没有明显改变。相反，增加的肺血流会使经静脉注入的药物稀释。然而，因为肺循环时间是短暂的，这一可能存在的稀释并不能改变这些药物的临床效果。

围术期体循环和肺循环血管阻力的任何变化对ASD患者都具有重要影响。例如，应该避免会长时间增加体循环血管阻力的药物的使用和事件的发生，因为这一变化会增加房水平的左向右分流量，尤其在原发孔ASD合并二尖瓣反流时更应注意。使用高浓度吸氧会降低肺血管阻力并增加肺血流和左向右分流。相反，使用吸入性麻醉药可降低体循环血管阻力，或正压通气增加肺血管阻力会降低左向右的分流量。

当ASD合并瓣膜畸形时，麻醉管理时需要考虑的另一个问题是预防性应用抗生素以防止感染性心内膜炎。另外，必须谨慎以避免气体通过静脉输液管道进入循环。ASD手术修补后暂时性的室上性心律失常和房室传导阻滞很常见。

室间隔缺损

室间隔缺损（VSD）是婴儿和儿童最常见的先天性心脏畸形（图3-2）。多数VSD在患儿两岁时会自行闭合。解剖学上，大约70%的VSD位于室间隔膜部，20%位于间隔肌部，5%恰好位于主动脉瓣下引起主动脉反流，5%接近二尖瓣和三尖瓣连接处（房室管缺损）。

超声心动图和多普勒血流超声证实VSD的存在和位置，彩色血流图提供心内分流量和方向的信息。心导管检查和血管造影证实VSD的存在和位置，同时测量心内分流量的大小和肺血管阻力。

的二尖瓣反流（原发孔）。大多数ASD的发生是自发性基因突变的结果。

不论解剖位置如何，ASD的生理学后果相同，反映了血液从一个心房向另一个心房分流；分流的方向和强度取决于缺损的大小和心室的相对顺应性。小缺损（直径<0.5 cm）分流小，对血流动力学无影响。当ASD的直径达到2 cm时，左心房血液分流入右心房（右心室顺应性高于左心室），导致肺动脉血流增加。左侧第二肋间闻及的收缩期射血杂音可能被误认为良性血流杂音。心电图（ECG）可表现为电轴右偏和非完全性右束支传导阻滞。至成年期若ASD仍未矫正可伴发房颤和室上性心动过速。胸片可能显示肺动脉突出。经食管超声心动图和彩色多普勒血流超声心动图有助于检测和确定ASD位置。

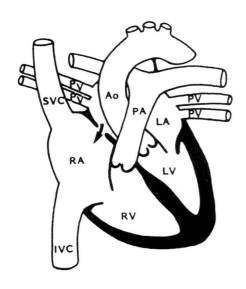

图 3-1 继发孔房间隔缺损位于房间隔中央。血液顺压力梯度由左心房（LA）进入右心房（RA）。左向右分流的结果引起肺动脉（PA）血流的增加。体循环血管阻力的下降或肺血管阻力的增加降低了缺损两侧的压力梯度，导致分流量减少。Ao，主动脉；IVC，下腔静脉；LV，左心室；PV，肺静脉；RV，右心室；SVC，上腔静脉。

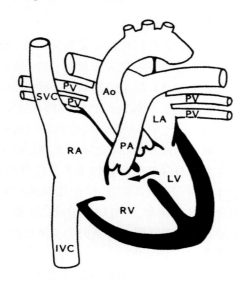

图 3-2 室间隔缺损正好位于分隔右心室(RV)和肺动脉(PA)流出道的肌脊下。血流方向顺压力梯度由左心室(LV)向右心室。左向右心内分流最终导致肺血流增加超过左心室每搏量。体循环血管阻力的降低使缺损两侧的压力梯度降低并减少了分流量。Ao,主动脉;IVC,下腔静脉;LA,左心房;PV,肺静脉;RA,右心房;SVC,上腔静脉。

症状和体征

VSD对生理影响的严重程度取决于缺损的大小和体肺循环的相对阻力。如果缺损小,因为肺血流仅适度增加则功能障碍轻微。如果缺损大,心室收缩压力相等,体循环和肺循环的血流量大小取决于这两个循环的相对血管阻力。最初,体循环血管阻力大于肺血管阻力,心内左向右分流占优势。随时间推移,肺血管阻力增加,心内左向右分流量降低;最终,分流变为右向左并伴随着动脉低氧血症(发绀)。

中至重度的VSD于胸骨下左缘可闻及响亮的全收缩期杂音。小型VSD缺损ECG和胸片检查正常。VSD缺损大,ECG可见左房室增大的征象。如果发展为肺动脉高压,QRS电轴右偏,ECG显示右房室增大。

VSD的自然病程取决于缺损的大小和肺血管的阻力。患有小缺损的成年人肺动脉压正常通常无症状,也不太可能发展为肺动脉高压。但这些患者VSD即使未达到外科矫治的标准也有发生感染性心内膜炎的风险。不进行外科矫治的大型VSD最终会发展为左心力衰竭或肺动脉高压合并右心力衰竭。如果这些患者肺动脉高压的程度不是非常高,推荐手术关闭缺损。一旦肺循环/体循环血管阻力比率超过0.7,手术关闭的风险变得非常高。

麻醉管理

行非心脏手术时推荐给予VSD患者预防性使用抗生素以防止感染性心内膜炎。VSD的存在不会显著改变吸入药和静脉药物的药代动力学。与患有ASD一样,不希望发生剧烈和持续的体循环血管阻力增加或肺血管阻力降低,因为这些改变会增加心室水平的左向右分流量。吸入性麻醉药(降低体循环阻力)和正压通气(增加肺血管阻力)可以很好耐受。然而,如果冠状动脉血流增加以满足肥大心室的需求,则分布至心脏的抑制性药物将增加。可以预计,应用于正常儿童的通过增加吸入药浓度以达到快速诱导的麻醉技术,当应用于VSD患儿时其中枢神经系统达到抑制前将会发生心脏的过度抑制。

VSD患者可能出现右心室漏斗形肥大。正常情况下这是一种有益的变化,因为增加了右心室射血阻力,减少了心内左向右的分流量。虽然如此,术中必须尽量减少增加右心室流出道梗阻的事件发生,如心肌收缩力增强或血容量不足,因此在VSD患者麻醉时常使用吸入性麻醉药。另外,需要迅速输入晶体液或胶体液来维持血管内容量(取决于临床具体情况)。

通常采用对心脏抑制最轻的药物完成放置肺动脉束带的麻醉。如果手术时发生心动过缓或体循环低血压,必须立刻移开肺动脉束带。应用动脉内导管持续监测体循环血压是有益的。当出现充血性心力衰竭时采用呼气末正压通气可能有帮助,但当肺动脉束带在位时应中断使用。肺动脉束带术的高死亡率使人们尝试在早期阶段施行完全的外科矫治。如果心脏传导系统接近VSD,手术关闭后会发生Ⅲ度房室传导阻滞。室性早搏反映了由于外科心室切开所导致的心室电不稳定性。然而,如果术后心室充盈压正常,发生室性心动过速的风险是低的。

动脉导管未闭

出生后动脉导管(起自左锁骨下动脉远端连接降主动脉和左肺动脉)未能自行关闭称为动脉导管未闭(PDA)(图3-3)。胎儿时肺动脉血流通过动脉导管绕过未膨胀的肺部进入降主动脉在胎盘内氧合。足月新生儿动脉导管在生后24~48小时内关闭,但早产儿动脉导管通常不能关闭。动脉导管在生后不能自行关闭将导致主动脉血流持续进入肺动脉。肺/体循环血流比率取决于主动脉和肺动脉的压力梯度、肺/体循环血管阻力比率及动脉导管的直径和长度。通常超声心

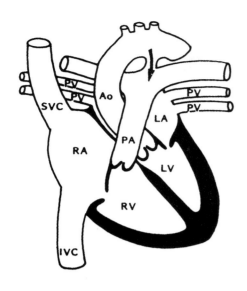

图 3-3 开放的动脉导管连接主动脉（Ao）的弓部和肺动脉（PA）。血流从压力高的主动脉流入肺动脉。主-肺动脉的分流（左向右分流）最终导致肺血流增加。体循环血管阻力的下降或肺血管阻力的增加减少了通过动脉导管的分流量。IVC，下腔静脉；LA，左心房；LV，左心室；RV，右心室；SVC，上腔静脉。

动图可显现PDA，多普勒研究证实血流持续进入肺循环。心导管检查和血管造影可以定量分流量和肺血管阻力并使PDA显影。

症状和体征

大多数PDA患者无症状且仅有少量的左向右分流。这一心脏缺损常在常规体格检查时被发现，可闻及典型的收缩期和舒张期持续性杂音。如果左向右分流量大，ECG和胸片可以显示左心室肥大的证据。如果发展为肺动脉高压，右心室肥大显著。PDA的存在增加了发生感染性心内膜炎的风险。PDA的结扎手术死亡率低，也不太可能需要体外循环。未行手术关闭的大多数患者直到青春期才表现出症状，此时可能发生肺动脉高压和充血性心力衰竭。一旦发展为严重的肺动脉高压，外科手术或经皮关闭都是禁忌。

治疗

据估计70%孕周不足28周的早产儿需要药物或外科手术关闭PDA。PDA的手术结扎可以在新生儿重症监护病房进行，其发病率和死亡率低。虽然如此，手术关闭的风险是值得注意的，包括颅内出血、感染和喉返神经麻痹，尤其是孕周不足28周的婴儿。与手术关闭PDA相比，新生儿应用非选择性环氧化酶抑制剂（COX-1、COX-2）抑制前列腺素的合成似乎是的一种

有效的治疗选择。因此应用非选择性环氧化酶抑制剂吲哚美辛可以使外科手术需要降低60%，是治疗PDA的一线疗法。吲哚美辛的副作用包括降低肠系膜、肾脏和脑的血流量。布洛芬是一种可以有效治疗PDA的非选择性环氧化酶抑制剂，其减少器官血流量的效应低于吲哚美辛。

麻醉管理

推荐给计划行非心脏手术的PDA患者预防性使用抗生素以防止感染性心内膜炎的发生。当计划经左胸切口行手术关闭后，应该为结扎PDA失败导致的大出血做好充分准备。吸入性麻醉药引起体循环血管阻力降低减少了左向右分流量，可以增加体循环血流量。同样，患者可以很好地耐受正压通气，因为肺血管阻力的改变降低了通过PDA的压力梯度。相反，应避免增加体循环血管阻力或降低肺血管阻力，因为这些改变会增加左向右分流量。

PDA结扎术后常发生显著的体循环高血压。可以通过持续输注血管舒张剂（如硝普钠）来控制高血压。如果高血压持续存在，可以使用长效抗高血压药物逐渐替代硝普钠。

主动脉肺动脉穿通

主动脉肺动脉穿通的特点是升主动脉左侧和肺主动脉右侧壁存在交通，刚好位于右肺动脉起点前面。由于主动脉肺动脉间隔膜未完全融合并且未完全分隔主动脉和肺动脉，因此产生了交通。主动脉肺动脉交通的临床和血流动力学表现与患有巨大PDA者相似。很容易通过超声心动图和心血管造影来确诊。需要在体外循环下行外科手术治疗。麻醉管理的原则与管理PDA患者相同。

主动脉狭窄

美国有2%~3%的人口存在二叶主动脉瓣，据估计这些患者中20%患有其他心血管畸形，如PDA或主动脉缩窄（见第2章）。畸形的二叶主动脉瓣在出生时并不狭窄，但随时间推移，瓣叶增厚并钙化（15岁之前通常没有表现）导致疾病的发生。经胸超声心动图和多普勒血流分析可以准确评估主动脉狭窄的严重程度和左心室功能。心导管检查用于确定是否伴发冠状动脉疾病。

主动脉狭窄时在主动脉区域（右侧第二肋间隙）可闻及收缩期杂音并常向颈部传导。大多数主动脉狭

窄患者直到成年都无症状。然而患有严重主动脉狭窄的婴儿可以表现出充血性心力衰竭。已经发现主动脉瓣上狭窄的患者可能具有特征性外貌，其脸部骨骼突出，前额圆形，上唇缩拢。通常会出现斜视、腹股沟疝、牙齿畸形和中度智力缺陷。先天性主动脉狭窄的典型ECG表现为左心室肥大。活动时ECG可能出现ST段压低，尤其是主动脉跨瓣压差超过50 mmHg时。胸片显示左心室肥大伴或不伴狭窄后的主动脉扩张。无冠状动脉疾病的心绞痛反映冠状动脉血流不能满足肥大左心室增加的心肌氧需。当主动脉跨瓣压差超过50 mmHg时可能发生晕厥。存在主动脉狭窄时，心肌必须产生为正常值2~3倍的心室内压，而主动脉压维持在生理范围，因此产生心肌向心性肥大导致心肌氧需增加。而且，通过狭窄区域的高速血流易诱发感染性心内膜炎并伴发狭窄后主动脉扩张。有症状的（晕厥、心绞痛、充血性心力衰竭）主动脉狭窄成年患者具有进行外科手术瓣膜置换的指征。

肺动脉狭窄

90%肺动脉狭窄患者的右室流出道梗阻是由于瓣膜引起的，其余为瓣上或瓣下的原因。瓣上肺动脉狭窄常与其他先天性心脏畸形（ASD、VSD、PDA、法洛四联症）共存。它是Williams综合征的常见特征，Williams综合征的特征是婴儿期高钙血症和智力低下。瓣下型肺动脉狭窄常伴发于VSD。瓣膜型肺动脉狭窄是一种典型的独立畸形，但也可伴发于VSD。严重肺动脉狭窄的特征是跨瓣压差超过80 mmHg或右心室收缩压差超过100 mmHg。超声心动图和多普勒血流检查可以确定梗阻部位及狭窄严重程度。肺动脉狭窄的治疗方法是经皮气囊瓣膜成形术。

症状和体征

对于无症状的患者，肺动脉狭窄的存在可通过在左侧第二肋间隙闻及响亮的收缩期喷射性杂音而确定。心脏杂音强度和持续时间与肺动脉狭窄严重程度相匹配。可以发生劳力性呼吸困难，最终发展为右心力衰竭而出现外周水肿和腹水。如果卵圆孔未闭会发生血流心内右向左分流，将导致发绀和杵状指。

麻醉管理

麻醉管理计划应避免增加右心室氧需求量。因此，不希望出现心率和心肌收缩力的过度增加。固定肺动脉瓣梗阻的存在使肺血管阻力变化的影响降到最低。因此，由于正压通气引起肺血管阻力的增加不

大可能使右心室后负荷和氧需求量明显增加。这类患者一旦发生心搏骤停，复苏非常困难，因为外部心脏按压不能产生足够高的动力使血液通过狭窄的肺动脉瓣。因此，体循环血压下降时应迅速使用拟交感神经类药物治疗。同样，血流动力学上有重要意义的心律失常和心率增加都应被迅速纠正。

主动脉缩窄

典型的主动脉缩窄包含一个不连续、光圈样的脊突出到主动脉腔内，恰在左锁骨下动脉远端动脉导管附着处（动脉韧带）。这一解剖表现被称作导管后主动脉缩窄，最常见于年轻人。缩窄直接出现于左锁骨下动脉近端（导管前的）较少见；这种情况最常见于婴幼儿。主动脉缩窄常见于男性，可能与以下疾病共存：二叶主动脉瓣、PDA、二尖瓣狭窄或反流、大脑动脉环微动脉瘤和性腺发育不全（特纳综合征）。

症状和体征

大多数主动脉缩窄的成年人没有症状，常规体检时测量上臂血压发现高血压同时合并股动脉搏动减弱或消失可诊断该疾病。上肢收缩压高于下肢但舒张压近似，结果导致上肢脉压差增宽是其特征。股动脉搏动减弱并延迟。体循环高血压大概反映了左心室每搏射血需要克服狭窄主动脉产生的固定阻抗。沿胸骨左缘和脊背处可闻及粗糙的收缩期喷射性杂音，在缩窄上部区域尤其明显。导管前主动脉缩窄上肢和下肢测量的体循环血压无差别。主动脉缩窄时可能存在广泛的动脉侧支循环，通过胸内、肋间、肩胛和锁骨下动脉到达身体远端。由此可见，脊背处闻及的收缩期杂音反映了侧支血流的存在。

ECG显示左心室肥厚的征象。胸片上，通过肋间动脉增加的侧支血流造成第三至第八后肋出现对称性凹痕。因为前肋间动脉不位于肋沟内，所以前肋不见凹痕。狭窄前后动脉扩张使得缩窄表现为动脉上的切迹，产生"反E"或"3"征。超声心动图可显示缩窄部位，多普勒检查可用来估计缩窄两侧的压力梯度。CT、磁共振成像和对比主动脉造影术可以提供关于缩窄的位置和长度以及侧支循环程度的精确解剖信息。

未被确诊的主动脉缩窄的临床症状特征性表现为头痛、眩晕、鼻出血和心悸。偶尔，下肢血流减少引起跛行。主动脉缩窄的妇女孕期有主动脉夹层形成的风险。主动脉缩窄的并发症包括体循环高血压、左心力衰竭、主动脉夹层、可能与慢性高血压相关的早发

性心脏缺血性疾病、感染性心内膜炎和脑内微动脉瘤破裂引起的脑血管意外。已知患有主动脉缩窄的患者行牙科和外科手术前应该预防性使用抗生素。

治疗

狭窄两侧压力梯度超过 30 mmHg 的主动脉缩窄患者需要考虑手术切除。尽管球囊扩张也是一种治疗选择，但与手术切除相比并发动脉瘤和再发缩窄的风险较高。

麻醉管理

手术切除主动脉缩窄的麻醉管理必须考虑：(1)主动脉阻断期间身体下半部的充分灌注；(2)主动脉阻断期间体循环高血压倾向；(3)由于脊髓缺血引起的神经系统后遗症。脊髓前动脉的血流一部分来自于肋间动脉的脊支，在主动脉缩窄切除术的主动脉阻断期间可能受到影响。主动脉缩窄切除术后的截瘫是一种少见的并发症。在右桡动脉和股动脉置管连续监测狭窄上下的体循环血压，通过同时监测这些血压可以评估主动脉阻断期间侧支循环是否充足。下肢平均动脉血压应至少达到 40 mmHg 以保证肾脏和脊髓的血流量充足。如果体循环血压不能维持高于这一水平，可能有必要采用部分循环转流。躯体感觉诱发电位在主动脉阻断期间有助于监测脊髓功能和其血流是否充足。尽管如此，截瘫的病例报道提示监测脊髓后部(感觉)功能的躯体感觉诱发电位正常也不能保证脊髓前部(运动)的血流充足。主动脉阻断期间收缩压的过度增高导致心脏做功不良增加将使手术矫正更加困难。这种情况下使用吸入性麻醉药有助于维持正常的体循环血压。如果体循环高血压持续存在，应考虑静脉持续输注硝普钠。体循环血压低于正常水平的不利因素进一步降低了身体下部的灌注，肾脏和脊髓血流不足。

术后管理

术后立即出现的并发症包括反常高血压、二叶主动脉瓣的相关后遗症(感染性心内膜炎和主动脉瓣反流)以及截瘫。压力感受器的反射、肾素–血管紧张素–醛固酮系统的激活和儿茶酚胺的过度释放可能引起术后即刻的体循环高血压。不论病因如何，静脉应用硝普钠联合或不联合艾司洛尔可有效控制术后早期的体循环高血压。如果高血压持续存在则需要更加长效的抗高血压药物。据推测术后立即出现的截瘫可能反映了缩窄切除术主动脉阻断期间脊髓的缺血性损害。术后可能发生腹痛，估计可能是由于胃肠道血流突然增加导致血管活动增强所致。

体循环高血压持续的时间和复发以及术后生存率受手术时患者年龄的影响。大多数儿童期行手术治疗的患者 5 年后血压正常，而 40 岁后行手术的患者常表现为持续性体循环高血压。

发绀型先天性心脏病

发绀型先天性心脏病的特点包括心内右向左分流，伴有肺血流减少和进行性动脉低氧血症(表3-5)。分流量的大小决定了动脉低氧血症的严重程度。红细胞增多症继发于慢性动脉低氧血症，存在引起血栓栓塞的风险，尤其当血细胞压积超过 70% 时。继发性红细胞增多症的患者显示出凝血障碍，很可能是因为肝脏内维生素 K 依赖性凝血因子缺乏和血小板聚集功能障碍引起的。脑脓肿的发生是发绀型先天性心脏病患者一个主要的风险。脑脓肿发生时常类似于卒中。存在心内右向左分流的幸存者需要体循环和肺循环的交通，法洛四联症是这些缺陷中的典型。大多数患有发绀型先天性心脏病的患儿在没有手术干预的情况下活不到成年。所有发绀型先天性心脏病的麻醉管理原则相同。

法洛四联症

法洛四联症是最常见的发绀型先天性心脏缺损，其特点为单一巨大的 VSD、主动脉骑跨于左右心室、右心室流出道梗阻(瓣膜下、瓣膜、瓣膜上、肺动脉主动脉分支)和右心室肥大(图3-4)。几种畸形可以伴发于法洛四联症，包括右位主动脉弓、ASD(法洛五联症)和冠状动脉异常。由于 VSD 的存在，左心室产生的高压持续作用于右心室，导致右心室肥大。右心室流出道阻力增加导致心内右向左分流，其严重程度决定了分流量的大小。因为流经右心室流出道的血流阻力相对恒定，体循环血管阻力的变化(药物引起)可能影响

表 3-5	导致心内右向左分流的先天性心脏缺损
法洛四联症	
Eisenmenger 综合征	
Ebstein 畸形(三尖瓣畸形)	
三尖瓣闭锁	
卵圆孔	

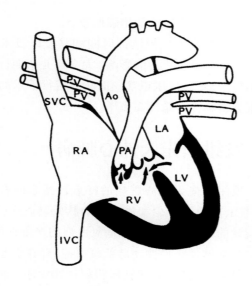

图 3-4 与法洛四联症相关的心内解剖学缺损。缺损包括：(1)室间隔缺损，(2)主动脉(Ao)骑跨于肺动脉(PA)流出道，(3)通过狭窄的肺动脉或狭窄的肺动脉瓣的血流梗阻，(4)右心室肥大。肺动脉流出道梗阻造成的压力梯度有利于血流从右心室(RV)经过室间隔缺损进入左心室(LV)。心内右向左分流结合右心室每搏输出量梗阻最终导致肺血流明显减少和进行性的动脉低氧血症。任何增加肺动脉血管阻力或减少体循环血管阻力的事件使分流量增加并使动脉低氧血症恶化。IVC，下腔静脉；LA，左心房；PV，肺静脉；SVC，上腔静脉。

分流量的大小。体循环血管阻力降低增加心内右向左分流并加重动脉低氧血症，反之增加体循环血管阻力(蹲位)减少心内右向左分流，使肺动脉血流增多。

诊断

超声心动图用于明确诊断，并可评估并存畸形、右心室流出道梗阻的水平及其严重程度、主肺动脉及其分支的尺寸、VSD的数量及位置。彩色多普勒成像可以使经过VSD的右向左分流显影，右心室流出道梗阻的严重程度可以由多普勒频谱测量。心导管检查进一步确定诊断并可以确定解剖和血流动力学数据，包括：右向左分流的位置和流量，右心室流出道梗阻的水平及其严重程度，右心室流出道梗阻的解剖特征，右心室流出道和主肺动脉及其分支的解剖特征，以及冠状动脉的起源和行经路径。磁共振成像也可以提供大量的信息。

症状和体征

大多数法洛四联症的患者出生时即有发绀或在生后第一年开始出现。听诊最常闻及沿胸骨左缘的喷射性杂音，是由于血流经过狭窄的肺动脉瓣引起的。

充血性心力衰竭很少出现，因为巨大的VSD使心室间压力和心脏负荷平衡。胸片显示肺血流减少的征象，右心室尖朝上且主肺动脉段凹陷形成"靴形"心。ECG的特征性改变是电轴右偏和右心室肥大。即使吸入100%氧气也表现为动脉氧饱和度降低（PaO_2通常<50 mmHg）。代偿性红细胞增多与动脉低氧血症的程度成比例。$PaCO_2$和动脉pH通常正常。喜蹲位是法洛四联症儿童的常见特征。据推测，蹲位时由于腹股沟区大动脉的扭折增加了体循环血管阻力。增加的体循环血管阻力使心内右向左分流量降低，由此肺血流增加，随之动脉氧合改善。

严重发绀发作 严重发绀发作的特征为动脉低氧血症突然发作伴有发绀的恶化、呼吸急促，有时伴有意识丧失、惊厥、脑血管意外，甚至死亡。可以在没有明显刺激的情况下发生，但通常与哭闹和运动有关。其机制尚不清楚，最可能的解释是漏斗形心肌的痉挛或体循环血管阻力的降低引起肺血流突然减少。

引起肺血流通道梗阻的原因不同，治疗严重发绀发作的方法也不同。当症状表现为动力性漏斗形梗阻(痉挛)，使用β-肾上腺素能拮抗剂做相应治疗，如艾司洛尔或普萘洛尔。实际上，由流出道肌肉痉挛引起严重发绀反复发作的患者推荐长期口服普萘洛尔治疗。如果它是由于体循环血管阻力降低引起的，可静脉输液治疗和(或)静脉给予去氧肾上腺素。显示β激动效应的拟交感神经药会加重漏斗形心肌的痉挛，因此不予选择。严重发绀反复发作意味着法洛四联症需要进行外科矫治。

严重发绀不会发生于青少年或成人。患有法洛四联症的成人表现为呼吸困难和运动耐量受限。他们也可以具有慢性发绀的并发症，包括：红细胞增多，血液黏度增加，凝血功能异常，脑脓肿或卒中，以及感染性心内膜炎。

脑血管意外 脑血管意外常见于患有严重法洛四联症的患儿。脑血管血栓形成或严重动脉低氧血症可用于解释脑血管意外的发生。脱水和红细胞增多促进血栓形成。这些患者的血红蛋白浓度常超过20 g/dL。

脑脓肿 突然发作的头痛、发热和嗜睡，伴随持续性呕吐和惊厥样表现意味着脑脓肿的发生。最可能的原因是原来脑梗死的区域发生动脉种植。

感染性心内膜炎 感染性心内膜炎是法洛四联症患者长期面临的危险，具有高死亡率。不论何时做牙科或外科手术都应该给予抗生素以防止这一严重并发症的发生。

治疗

对于年幼的患者,法洛四联症的治疗方法是完全外科矫治(用涤纶补片关闭VSD并放置人工移植物缓解右心室流出道梗阻)。肺动脉闭锁的婴儿接受Rastelli手术。如果不做外科手术,3岁时死亡率超过50%。法洛四联症心脏缺损的外科矫治常引起肺动脉瓣闭锁不全导致肺动脉反流,但不会造成严重威胁,除非远端肺动脉发育不全,可能发生继发于血液反流的右心室容量超负荷。血小板功能障碍和低纤维蛋白原血症在这些患者中很常见,可能导致术后出血。术后常于卵圆孔位置发生心内右向左分流。如果右心室不能像左心室一样有效地运作,通过卵圆孔的分流将起到安全阀的作用。

过去,婴儿接受三种姑息性手术中的一种以增加肺血流。所有这三种姑息性手术都包括一个体动脉和肺动脉的吻合以尝试增加肺血流和改善动脉氧合。这些姑息性的手术包括Waterston手术(升主动脉和右肺动脉侧侧吻合)、Potts手术(降主动脉和左肺动脉侧侧吻合)和Blalock-Taussig手术(锁骨下动脉和肺动脉端侧吻合)。但这些手术常伴发长期的并发症,如肺动脉高压、左心室容量超负荷和肺动脉分支扭曲变形。

麻醉管理

法洛四联症患者的麻醉管理需要充分理解上述事件及可以改变心内右向左分流量的药物。例如,当分流量突然增加时,常伴随肺血流减少和PaO_2下降。而且,右向左分流可以改变吸入药和静脉药物的药代动力学。

以下因素可以增加右向左心内分流量:(1)体循环血管阻力降低,(2)肺血管阻力增加,(3)心肌收缩力增加,加重了右心室向机体射血的梗阻。从多方面来看,血液射入右心室流出道的阻力是相对固定的,因此分流量与体循环阻力成反比。药理方面产生的降低体循环血管阻力的反应(吸入麻醉药、组胺释放、神经节阻滞剂、α-肾上腺素能阻滞剂)增加右向左分流量并加重动脉低氧血症。术中的通气方式(如间歇正压通气或呼气末正压通气)增加肺血管阻力,引起肺血流减少。而且,开胸使得胸膜腔负压消失,增加了肺血管阻力和分流量。虽然如此,术中对肺脏行控制通气的益处通常可以抵消这一潜在的危害。实际上,肺正压通气和开胸后法洛四联症患者的氧合并没有发生预料中的恶化。

术前准备　进入手术室前对非常小的患者维持口入或提供静脉补液以避免脱水,是很重要的。肌肉注射术前药物引起哭闹可以导致严重发绀的发作。使用β-肾上腺素拮抗剂预防严重发绀发作的患者应持续应用至麻醉诱导时。

麻醉诱导　法洛四联症患者的麻醉诱导常应用氯胺酮(3~4 mg/kg肌肉注射或1~2 mg/kg静脉注射)完成。氯胺酮注射麻醉起效后可能伴随着动脉氧合的改善,推测是由于氯胺酮诱导增加体循环血管阻力降低了心内的右向左分流量,反射性地增加了肺血流。据报道,氯胺酮可以增加肺血管阻力,这在右向左分流患者中是不期望的。然而,法洛四联症患者对氯胺酮的有效反应提示这一顾虑没有临床意义。应用肌松药有利于完成气管插管。要记住,当右向左分流存在时,由于肺脏对药物稀释作用减弱,静脉药物起效更加迅速。因此,给这些患者静脉注射镇静药物时应降低速度。

麻醉诱导也可应用吸入性麻醉药(如七氟醚),但必须在严密监测机体氧合的情况下完成。尽管肺血流减少使达到麻醉浓度的速度加快,但血压下降和体循环血管阻力下降的危害是显著的。实际上,应用低浓度吸入性麻醉药期间也可以发生严重发绀。氟烷是首选的吸入性麻醉药,因为它可以降低心肌收缩力并维持体循环血管阻力。

麻醉维持　麻醉维持常使用氧化亚氮和氯胺酮。联合应用的优点是维持了体循环血管阻力。氧化亚氮也可以增加肺血管阻力,但它对体循环血管阻力的有利作用(无变化或适度增加)远远抵消了这一潜在的不利影响。应用氧化亚氮最主要的危害是伴随着吸入氧浓度的降低。理论上,增加吸入氧浓度可以降低肺血管阻力,导致肺血流增加并改善PaO_2。因此,限制吸入氧化亚氮浓度至50%是明智的。麻醉维持可以考虑应用阿片类和苯二氮䓬类,但必须调整使用剂量和速度,尽量减少血压和体循环血管阻力的下降。

考虑到潘库溴铵可以维持体循环血压和体循环血管阻力,术中可应用该药维持骨骼肌松弛。潘库溴铵引起心率增加有利于维持左心室排出量。使用非去极化神经肌肉阻滞剂时通常要考虑到快速大剂量静脉注射时可诱发组胺释放的特性,这将伴随着体循环血管阻力和血压下降。

应该控制患者肺脏的通气,但必须知道过度气道正压将增加血流通过肺脏的阻力。必须通过静脉输液维持血管内容量,因为急性低血容量会增加心内右向左分流量。考虑到预先存在红细胞增多症,除非患者血容量丧失超过20%,否则不考虑输血。因为可以导致体循环空气栓塞,细心管理避免空气通过静脉输液管路输入是非常重要的。必须应用α-肾上腺素能激动剂(如去氧肾上腺素)纠正由体循环血管阻力下降导致的血压下降。

法洛四联症手术修补后的患者特点

尽管经过手术修补的法洛四联症患者通常没有症状,但存活时间缩短,可能发生心源性猝死。室性心律失常在手术矫正后的法洛四联症患者中很常见。手术修补后的法洛四联症患者常发生房颤或房扑。右束支传导阻滞常见,而Ⅲ度房室传导阻滞不常见。肺动脉反流可能发生在右心室流出道手术修补后,最终导致右心室肥大和功能不全。右心室流出道修补的部位可形成动脉瘤。

Eisenmenger综合征

肺血管阻力增加等于或超过体循环血管阻力,心内左向右分流逆转的患者被称为患有Eisenmenger综合征。据推测,肺血管系统暴露于增加的血流和压力,如伴随着VSD或ASD,最终发生肺的阻塞性疾病。随着肺血管床闭塞进展,肺血管阻力增加直到等于或超过体循环血管阻力,同时心内分流逆转。大约50%未经治疗的VSD患者和大约10%未经治疗的ASD患者发生分流逆转。当发生Eisenmenger综合征时伴随这些心脏缺损的杂音消失。

症状和体征

随着心内右向左分流的进展会出现发绀和运动耐量下降。由于房颤和房扑发作引起的心悸很常见。动脉低氧血症刺激红细胞增多,导致血液黏度增加并伴随视觉障碍、头痛、头晕和感觉异常。当肺梗死或扩张的肺动脉、微动脉及主动脉肺动脉间侧副血管破裂时,会发生咯血。凝血异常和血栓形成常伴随着动脉低氧血症和红细胞增多症。发生脑血管意外和脑脓肿的可能性增加。晕厥最可能反映心排出量不足。猝死是Eisenmenger综合征患者的一个风险。ECG显示右心室肥大。

治疗

尽管静脉注射依前列醇是有益的,但目前没有可以持续降低肺血管阻力的有效疗法。有中或重度高血黏度症状的患者应行等容血液置换。患有Eisenmenger综合征的妇女禁止妊娠。可以选择性的给患有这一综合征的患者行肺移植联合心内缺损修复或联合心肺移植。当出现不可逆的肺血管阻力增加时,心内左向右分流型先天性心脏病禁忌行手术矫正。

麻醉管理

行非心脏手术的Eisenmenger综合征患者的麻醉管理以维持体循环血管阻力在术前水平为基础,并要意识到突然发生血管舒张时心内右向左分流很可能增加。已有报道围术期持续静脉输注去甲肾上腺素可维持体循环血管阻力。尽量减少血液丧失引起的血容量降低和防止医源性的反常栓塞很重要。红细胞压积超过65%的患者行预防性等容血液置换是有益的。由于术中出血可能与伴随着慢性动脉低氧血症和红细胞增多的凝血功能障碍有关,因此不推荐术前应用抗血小板药物。阿片类药物可安全用于术前和术后镇痛。

这些患者行腹腔镜操作风险增加,因为向腹腔吹入二氧化碳会增加$PaCO_2$,导致酸中毒、低血压和心律失常。维持血二氧化碳正常的努力会增加气道压力和肺血管阻力,尤其当腹腔内压力增加时。将患者置于头低位时,这些情况会进一步加重。为避免正压通气的有害作用,这些患者更应该早期拔管。

尽管硬膜外麻醉可能引起体循环血压和体循环血管阻力意外降低,但在输卵管结扎术和剖宫产术成功实施硬膜外麻醉已有报道。如果选择硬膜外麻醉,注入硬膜外腔的局部麻醉药加入肾上腺素应慎重。这个建议基于以下观察:经硬膜外腔吸收的肾上腺素产生的外周β激动效应可以增加硬膜外麻醉引起的体循环血压和体循环血管阻力下降的程度。

Ebstein畸形

Ebstein畸形是一种三尖瓣的畸形,瓣叶形态异常或向下位移至右心室。因此,右心室具有小的远端有效部分和心房化的近端部分。三尖瓣通常存在反流,但也可以有狭窄。大多数Ebstein畸形患者存在心房间交通(ASD,卵圆孔未闭),通过此处有血液的右向左分流。

症状和体征

Ebstein畸形患者血流动力学紊乱的严重程度取决于三尖瓣位移程度和瓣叶功能状态。因此,Ebstein畸形的临床表现各不相同,从新生儿充血性心力衰竭到成年人畸形被偶然发现的无症状情况。新生儿常表现为动脉导管关闭后肺血流减少所致发绀和充血性心力衰竭加重。患有Ebstein畸形的年长儿童可能因为一个偶然发现的杂音而被确诊；而青少年和成人则可能出现室上性心律失常，导致充血性心力衰竭、发绀加重和偶尔的晕厥。有心房交通的Ebstein畸形患者具有反常栓塞、脑脓肿、充血性心力衰竭和猝死的风险。

发绀的严重程度取决于右向左分流量的大小。通常在胸骨下左缘可闻及三尖瓣反流引起的收缩期杂音。因为右心房压力增加，可出现被动性肝脏充血，导致肝大。ECG的特点为高宽的P波（类似右束支传导阻滞），并常见Ⅰ度房室传导阻滞。可以发生阵发性室上性和室性快速型心律失常，多达20%的Ebstein畸形患者通过房室间附属的电传导通路而发生心室预激（Wolff-Parkinson-White综合征）。病情严重的患者（明显的右向左分流和最小化的功能性右心室）表现出显著的心脏扩大，主要是由于右心房扩大引起的。

超声心动图用来评估右心房扩张，三尖瓣变形，以及三尖瓣反流或狭窄的严重程度。房间分流的存在和分流量的大小由彩色多普勒成像确定。增大的右心房可以如此巨大以至于肺脏的尖端部分被压缩而导致限制性肺疾病。

患有Ebstein畸形的产妇妊娠风险包括由于血容量和心排出量增加引起的右心室功能恶化，存在ASD时右向左分流量增加和动脉低氧血症，以及心律失常。妊娠引起的高血压可以导致这些妇女发生充血性心力衰竭。

治疗

Ebstein畸形的治疗基础是预防相关并发症的发生，包括预防性应用抗生素防止感染性心内膜炎，应用利尿剂和地高辛治疗充血性心力衰竭。有室上性心律失常的患者应使用药物治疗或在旁路存在时采用导管消融。患有Ebstein畸形的重症新生儿，体循环向肺循环的动脉分流增加了肺血流，减轻了发绀程度。这些病例也需要考虑进一步的治疗程序来建立单心室心脏（Glenn分流和Fontan手术）。推荐经药物治疗仍有严重症状的老年患者施行三尖瓣置换联合关闭心房间交通。矫正Ebstein畸形手术的并发症包括：Ⅲ度房室传导阻滞、持续存在的室上性心律失常、瓣膜修补后残留的三尖瓣反流、三尖瓣置换后的人工瓣膜功能障碍。

麻醉管理

Ebstein畸形患者麻醉期间的风险包括心内右向左分流量增加引起的动脉低氧血症恶化和室上性快速心律失常的发生。右心房压力增加意味着存在右心力衰竭。存在探针样卵圆孔未闭时（大约30%的患者出现），右心房压力上升超过左心房时出现经过卵圆孔的右向左分流。围术期不可解释的动脉低氧血症或反常性空气栓塞可能是由于通过原来关闭的卵圆孔发生了血液和空气的分流。麻醉期间静脉注射药物后药理作用延迟发生，反映了药物在扩大的心房内的混合和稀释。硬膜外麻醉可以安全地应用于分娩镇痛。

三尖瓣闭锁

三尖瓣闭锁的特征是动脉低氧血症、小右心室、大左心室和肺血流明显减少。未充分氧合的血流通过ASD从右心房进入左心房与氧合血液混合，然后进入左心室，由此射入体循环。血流通过VSD、PDA或支气管血管进入肺。

治疗

Fontan手术用来治疗三尖瓣闭锁（右心耳与右肺动脉吻合绕过右心室提供心房肺的直接交通）。这种手术也可以用来治疗肺动脉闭锁。

麻醉管理

应用阿片类药物或吸入性麻醉药可成功完成接受Fontan手术患者的麻醉。体外循环后即刻直到术后早期阶段，维持高右心房压力（16~20 mmHg）易于肺血液流动，是很重要的。酸中毒、低体温、气道峰压超过15 cmH_2O导致肺血管阻力增加，或对气管导管的反应会导致右侧心力衰竭。早期拔除气管导管和恢复自主呼吸是可取的。常需要应用正性变力性药物（多巴胺）联合或不联合血管扩张剂（硝普钠）来优化心排出量并维持低肺血管阻力。术后胸腔积液、腹水和下肢水肿很常见，但通常在几周内消退。术后右房压维持高水平与肺动脉压相当，平均为15 mmHg。

尽管缺乏具有收缩性的右心室也可以长期存活，但循环系统的适应能力受到了限制。单心室对于增加的负荷反应能力降低，对管理这些患者接受另一个手术有显著影响。因此，对于这些接受了Fontan手术的患者在以后的麻醉管理中监测中心静脉压（其压力与肺动脉压力相同）有益于评估血管内液体容量并监测突发的左心室功能损害及增加的肺血管阻力。监测中心静脉压的重要性反映了收缩性右心室的缺失和单心室对突然增加的后负荷（需要迅速给予正性肌力药物）适应能力的受损。Fontan修补术后存在不同寻常的解剖异常,使这些患者在置入热稀释法肺动脉导管时造成技术上的难度。目前没有关于应用热稀释法测量这些患者心排出量的准确性报道。必须维持气道峰压和平均压在一定范围,因为压力增加会增高肺血管阻力,并可明显降低二氧化碳浓度。

大动脉转位

大动脉转位是由于动脉干螺旋失败造成的,导致主动脉起源于右心室前部和肺动脉起源于左心室(图3-5)。肺循环和体循环完全分隔,因此全身的静脉血经过右心房、右心室、主动脉和体循环;肺静脉血经过左心房、左心室、肺动脉和肺脏。只有当两个循环间以VSD、ASD或PDA的形式存在交通时才可能存活。

症状和体征

出生时持续发绀和呼吸急促是存在大动脉转位的第一个线索。常表现充血性心力衰竭,反映了为存活而必须存在的心内左向右分流导致左心室因容量超负荷而衰竭。因为右心室是体循环心室,ECG可能表现出电轴右偏和右心室肥大。胸片上心脏轮廓被典型地描述为"细茎蛋形"。

治疗

大动脉转位的即刻处理包括建立心内混合或增

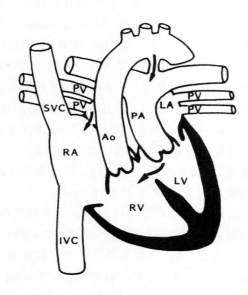

图 3-5 大动脉转位。右心室(RV)和左心室(LV)不是串联连接。取而代之的是两个心室并联工作和独立循环,主动脉(Ao)起于右心室,肺动脉(PA)起于左心室。除非两个循环的血流通过房间隔缺损、室间隔缺损或动脉导管发生混合,否则不可能存活。IVC,下腔静脉;LA,左心房;PV,肺静脉;RA,右心房;SVC,上腔静脉。

加混合的程度。注射前列腺素E维持动脉导管开放和(或)球囊心房间隔造口(Rashking手术)。使用氧气可以降低肺血管阻力并增加肺血流。利尿剂和地高辛用于治疗充血性心力衰竭。

两种外科转换手术已经用于治疗完全性大动脉转位。最初的外科手术称为"心房转换"术(Mustard或Senning手术),涉及房间隔的切除和用挡板置换房间隔,引导体循环静脉血进入左心室和肺循环静脉血通过三尖瓣进入右心室。这种手术已经被"动脉转换"手术替代,"动脉转换"手术中肺动脉和升主动脉在半月瓣以上被横断,并与右心室和左心室重新吻合,并再植冠状动脉,因此主动脉与左心室相连接,肺动脉和右心室相连接。

麻醉管理

存在大动脉转位时的麻醉管理必须考虑肺循环和体循环的分隔。静脉使用的药物几乎不经过稀释就进入心脏和脑组织。因此,静脉用药的剂量和注射速度需要降低。相反,吸入药物产生麻醉效应的时间延迟,因为只有少量的吸入药物进入体循环。最终分析显示,麻醉诱导和维持常由氯胺酮联合利于气管插管的肌肉松弛剂来完成。阿片类和苯二氮䓬类可以补充氯胺酮用于麻醉维持。氧化亚氮在这些患者中的应用受到限制,因为高浓度的氧气吸入很重要。吸入性麻醉药潜在的心脏抑制效应限制了这些药物的使用。选择肌松药时应避免组胺释放引起的体循环血压变化。潘库溴铵增加心率和适当增加体循环血压的作用是有益的。

围术期必须避免脱水。这些患者的红细胞压积可能超过70%,脑血管血栓形成的发生率升高。这一发现提示这些患者不应该长时间禁水。如果不能口入液体,术前就应该开始静脉输注。术后可能发生房性心律失常和传导阻滞。

肺循环和体循环血液混合

引起肺循环和体循环血液混合的先天性心脏缺损很少,表现为不同程度的发绀和动脉低氧血症,取决于肺血流量的大小。两个循环血液混合的结果是肺动脉血氧饱和度高于体循环静脉血,体循环动脉血氧饱和度低于肺静脉血。

共同动脉干

共同动脉干指的是主动脉和肺动脉起源于同一个动脉干的先天性心脏缺损(图3-6)。这个单一的动

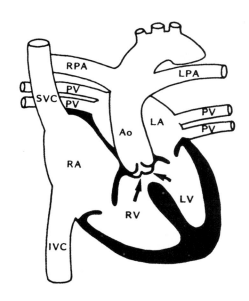

图 3-6 共同动脉干,肺动脉(RPA,右肺动脉;LPA,左肺动脉)和主动脉(Ao)起自骑跨于左心室(LV)和右心室(RV)的单一动脉干。因为室间隔缺损的存在,这个动脉干接受来自两个心室的血流。IVC,下腔静脉;LA,左心房;PV,肺静脉;RA,右心房;SVC,上腔静脉。

脉干骑跨在两个心室上,两个心室通过VSD相连接。死亡率高,存活年龄的中位数大约是5~6周。

症状和体征

共同动脉干的症状和体征包括发绀和动脉低氧血症、生长不能和出生后早期的充血性心力衰竭。由于心脏舒张期血流快速进入肺循环,外周脉搏增强。胸部听诊和ECG评估不能提供可预测的信息,也没有诊断价值。胸部平片显示心脏扩大和肺野血供增加。心导管检查时的心血管造影可以确定诊断。

治疗

共同动脉干的手术治疗有肺血流过盛时环扎左右肺动脉。另外,伴随的VSD可以被关闭,这样仅左心室的排出量进入动脉干。同时一个有瓣膜的涤纶导管也被放置于右心室和肺动脉间。

麻醉管理

存在共同动脉干时的麻醉管理受肺血流量的影响。当肺血流增加时,应用呼气末正压可以减轻充血性心力衰竭的症状。肺血流增加时,ECG可能表现心肌缺血的征象。当术中心肌缺血发生且对静脉应用去氧肾上腺素或输液及应用呼气末正压通气无反应时,应考虑临时性环扎肺动脉以增加体循环和冠状动脉血流。肺血流减少和动脉低氧血症的患者处理原则同

法洛四联症。

部分肺静脉回流异常

部分肺静脉回流异常的特征是左或右肺静脉进入右心循环而不是左心房。在大约一半的病例,异常的肺静脉引流入上腔静脉。其余的病例,肺静脉进入右心房、下腔静脉、奇静脉或冠状窦。部分肺静脉回流异常比想象中多见,常规尸检中大约0.5%存在这种畸形。

这一畸形症状的发生和严重程度取决于肺血流进入右心的量。疲乏和劳力性呼吸困难是最常出现的首发症状,通常出现在成年早期。如果超过50%的肺静脉血流入右心循环,很可能发生发绀和充血性心力衰竭。

血管造影是确诊部分肺静脉回流异常最有用的技术。心导管检查通常证实心内压力正常且右心血液氧饱和度增加,可通过手术修补治疗。

全肺静脉回流异常

全肺静脉回流异常的特征是4条肺静脉的血流全部引流入体循环静脉系统。这一缺损的最常见表现(大约有一半病例属于此)是4条肺静脉引流入左无名静脉,同时伴有左侧上腔静脉。氧合的血液通过ASD到达左房,1/3的患者存在PDA。

症状和体征

50%全肺静脉回流异常的患者到1月龄时出现充血性心力衰竭,90%到1岁时出现,最终通过心血管造影确诊。除非在体外循环下行外科矫正,至1岁时的死亡率大约是80%。

麻醉管理

全肺静脉回流异常时的麻醉管理包括应用气道内呼气末正压以减少过多的肺血流。有肺水肿表现的患者在心脏插管前应该进行气管内插管并行正压通气。正常患者可以耐受的对右心房的手术操作,可能导致这些患者右心房血流阻塞,表现为体循环血压突然下降和心动过缓。静脉输液是危险的,因为右心房压力的增加可以直接传送入肺静脉,可能导致肺水肿。

左心发育不全综合征

左心发育不全综合征的特征是左心室发育不全、二尖瓣发育不全、主动脉瓣闭锁和升主动脉发育不全,通常不伴有心外的先天性异常。肺静脉和体循环

静脉血在一个单心室内完全混合,这个单心室与肺循环和体循环并联。体循环血流依赖于PDA。因为两个循环是以并联的模式由单心室供应的,除了开放的动脉导管,婴儿的存活依赖于体循环血管阻力和肺血管阻力的平衡。出生后肺血管阻力的突然降低导致以体循环血流为代价的肺血流的增加(肺窃血现象)。这一现象发生时,尽管Pao₂升高,但冠状动脉血流和体循环血流不足仍可导致代谢性酸中毒、高心排出量心力衰竭和心室纤颤(图3-7)。另一种情况是,出生后任何增加肺血管阻力的情况会严重减少肺血流以至于动脉低氧血症更加严重,导致进行性代谢性酸中毒和循环衰竭(见图3-7)。因为出生后肺血管阻力发生迅速的改变,肺血管阻力和体循环血管阻力间必需的精细平衡是不稳定的并很难维持。

治疗

左心发育不全综合征需要外科治疗,从消除需要动脉导管持续性开放的姑息性手术开始。术前,静脉持续输注前列腺素对防止动脉导管的生理性关闭很

有帮助。另外,必须应用心脏正性肌力药和碳酸氢钠。

姑息性手术包括使用近端肺动脉重建升主动脉(图3-8)。重建的主动脉和远端肺动脉间放置体循环至肺循环的分流向肺脏供血。通常,婴儿被置于体外循环下以产生全身低体温;在之后循环停止的40~60分钟完成主动脉重建。重建后在体外循环和复温期间放置中央性分流。姑息性手术完成后遗留与体循环和肺循环并联的单一右心室。这个阶段是为以后当肺循环血管阻力下降至成人水平时进行Fontan手术矫正而设计的(见"三尖瓣闭锁")。Fontan手术加体循环向肺循环分流的消除,使得两个循环各自独立,并促使正常动脉氧合的发生。

麻醉管理

通常,在手术室内于这些婴儿出生前放置脐动脉和静脉内导管。建立监护后,麻醉诱导常应用芬太尼(50~70 μg/kg静脉注射)和潘库溴铵完成。

姑息性手术前这些婴儿因为冠状动脉血流不足易发生心室纤颤。这些婴儿心室纤颤的危险和心功能

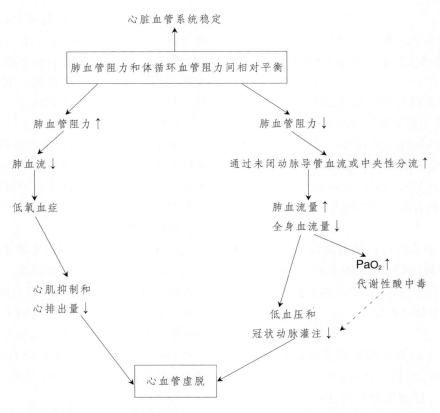

图3-7 存在左心发育不全综合征时心血管的稳定性需要肺血管阻力(PVR)和体循环血管阻力(SVR)间相对保持平衡。出生后肺血管阻力的突然下降导致肺血流相对于体循环血流过盛,发生无动脉低氧血症的循环虚脱。相反,生后肺血管阻力的增加可以导致存在动脉低氧血症的循环虚脱。(From Hansen DD, Hickey PR:Anesthesia for hypoplastic left heart syndrome:Use of high-dose fentanyl is 30 neonates. Anesth Analg 1986;65:127–173, with pernission.)

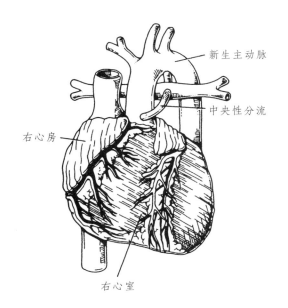

右心房

右心室

新生主动脉

中央性分流

图 3-8 新生儿阶段左心发育不全综合征第一阶段姑息性手术后解剖。升主动脉已经从近端肺动脉重建形成新的动脉。(From Hansen DD, Hickey PR: Anesthesia for hypoplastic left heart syndrome: Use of high-dose fentanyl in 30 neonates. Anesth Analg 1986;65:127-132, with permission.)

的边缘状态使吸入性麻醉药的使用受到限制。高PaO_2意味着以体循环血流为代价的肺血流过多。实际上，如果初始的PaO_2大于100 mmHg，会制定增加肺血管阻力和降低肺血流的方法。例如，减少通气量会引起$PaCO_2$增加和动脉pH值降低，导致肺血管阻力增加和肺血流量减少。如果PaO_2仍维持在不可接受的高水平，使用呼气末正压通气导致肺容积增加和肺血管阻力的进一步增加。在极端的病例中，可临时阻塞一个肺动脉以降低PaO_2。

体外循环结束时，必要时使用多巴胺或异丙肾上腺素行变力性支持。特殊的变力性药物的选择受到肺血管阻力的影响。体外循环后最常见的问题是肺血流太少伴随着动脉低氧血症（$PaO_2<20$ mmHg）。改善PaO_2的方式包括肺的过度换气以产生低$PaCO_2$（20~25 mmHg）并增加动脉pH值，以及输注异丙肾上腺素降低肺血管阻力。除非已经采取了降低肺血流的措施，否则体外循环后PaO_2高于50 mmHg意味着体循环血流不足并可能发生进行性代谢性酸中毒。

气管的机械性梗阻

循环异常产生的血管环或继发于肺动脉瓣缺如

的肺动脉扩张会导致气管梗阻。当小儿出现不可解释的喘鸣或其他上呼吸道梗阻征象，评估时应该考虑到存在上述缺损的可能。放置鼻胃管或食管听诊器后出现气管梗阻，鉴别诊断应考虑到未诊断的血管环的可能性。

双弓主动脉

双弓主动脉最终形成一个对气管和食管产生压力的血管环。压力产生的挤压作用可以表现为吸气性喘鸣、分泌物排出困难和吞咽困难。患有这一心脏缺损的患者通常喜欢伸展颈部躺着，因为颈部的俯屈常加重气管的压缩。

对于有症状的患者治疗可选择手术切除较小的主动脉弓。手术期间如果可以安全完成气管插管而不产生支气管内插管，则插管前端应该超过气管压缩的区域。必须认识到如果气管插管位于血管压缩水平之上，放置食管听诊器或鼻胃管可以引起气道梗阻。手术切除后临床症状常迅速改善。然而，长时间气管压迫引起的气管软化可威胁到气管的开放。

迷走左肺动脉

当左肺动脉缺如，左肺的动脉血供源自右肺动脉并穿过气管和食管间隙时可以发生气管或支气管梗阻。因为不形成完全的环，这种解剖排列通常被称作血管吊索。吊索可以引起右主支气管、远端气管或少见的左主支气管梗阻。

迷走左肺动脉的临床表现包括喘鸣、哮鸣和偶尔的动脉低氧血症。与真正的血管环相比，食管梗阻很少见，喘鸣常出现在呼气而不是吸气时。胸片显示食管和气管之间的异常分离。可以出现一侧肺的过度充气或肺不张。确定诊断的最准确方法是血管造影。

治疗方法是从迷走左肺动脉的起点进行手术分离，重新定向气管前的部分并与主肺动脉吻合。出生第一个月可以考虑在深低温非体外循环下行外科矫正治疗。理论上，持续气道正压或呼气末正压可以缓解这些病例的气道梗阻和伴随的喘鸣。

肺动脉瓣缺如

肺动脉瓣缺如最终可引起肺动脉扩张导致气管和左主支气管受压。损害可单独发生或与法洛四联症并发。症状包括气道梗阻的征象和偶尔发生的动脉低氧血症及充血性心力衰竭。任何可能与动脉低氧血症或高碳酸血症并发的肺血管阻力增加都会加重气管梗阻。气管插管的同时维持4~6 mmHg的持续性气道正压可以保持气管扩张，减轻气管梗阻的程度。确定的治疗是插入一个有人造肺动脉瓣的管状移植物。

要　点

- 为患有先天性心脏病的患者制定麻醉计划，理解体循环和肺循环间血管阻力的关系是非常重要的。
- 降低肺血管阻力的新模式对心内分流患者的治疗有重要影响。
- 室间隔缺损仍是婴幼儿最常见的先天性心脏畸形。
- 经胸和经食管超声心动图有利于先天性心脏病的早期和准确诊断。
- 分子生物学的发展提供了先天性心脏病的发病基础新的见解。
- 先天性心脏病是先天性疾病中最常见的形式，大约占所有先天性疾病总发生率的30%。

（强喆 译　喻文立 校）

参　考　文　献

Anand KJS, Hickey PR: Halothane-morphine compared with high-dose sufentanil for anesthesia and postoperative analgesia in neonatal cardiac surgery. N Engl J Med 1992;326:1–9.

Baum VC, Perloff JK: Anesthetic implications of adults with congenital heart disease. Anesth Analg 1993;76:1342–1358.

Brickner ME, Hillis LD, Lange RA: Congenital heart disease in adults. N Engl J Med 2000;342:256–263.

Clyman RI: Ibuprofen and patent ductus arteriosus. N Engl J Med 2000;343:728–730.

Greeley WJ, Stanley TE, Ungerleider RM, et al: Intraoperative hypoxemic spells in tetralogy of Fallot, an echocardiographic analysis of diagnosis and treatment. Anesth Analg 1989; 68:815–819.

Groves ER, Groves JB: Epidural analgesia for labour in a patient with Ebstein's anomaly. Can J Anaesth 1995;42:77–79.

Hansen DD, Hickey PR: Anesthesia for hypoplastic left heart syndrome: Use of high-dose fentanyl in 30 neonates. Anesth Analg 1986;65:127–132.

Hosking MP, Beynen F: Repair of coarctation of the aorta in a child after a modified Fontan's operation: Anesthetic implications and management. Anesthesiology 1989;71:312–315.

Larson CP: Anesthesia in neonatal cardiac surgery. N Engl J Med 1992;327:124.

Mullen MP: Adult congenital heart disease. Sci Am Med 2000;1–10.

Spinnato JA, Kraynack BJ, Cooper MW: Eisenmenger's syndrome in pregnancy: Epidural anesthesia for elective cesarean section. N Engl J Med 1981;304:1215–1216.

Van Overmeire B, Smets K, Lecoutere D, et al: A comparison of ibuprofen and indomethacin for closure of patent ductus arteriosus. N Engl J Med 2000;343:674–681.

Weiss BM, Zemp L, Seifert B, et al: Outcome of pulmonary vascular disease in pregnancy: A systematic overview from 1978 through 1996. J Am Coll Cardiol 1998;31:1650–1659.

Wong RS, Baum VC, Sangivan S: Truncus arteriosus: Recognition and therapy of intraoperative cardiac ischemia. Anesthesiology 1991;74:378–380.

第 4 章　异常的心脏传导和心脏节律

Kelley Teed Watson

心脏起搏点及传导系统解剖

心脏的传导系统是由一系列特殊分化的心肌细胞组成的,它们在心脏中产生并传导电信号,极其精确和高速。自发的去极化是由窦房结(SA)的起搏细胞触发的。伴随着电冲动沿心脏传导系统传导,去极化波在整个心脏扩散,引起进行性的心肌细胞收缩(图4-1)。

窦房结是发出冲动的起始部位,其自主频率在60~100 bpm。窦房结位于上腔静脉与右心房交界处。它受丰富的交感神经和副交感神经末梢支配。有60%的个体,窦房结的血供来自右冠状动脉,另外40%的个体,血液供应来自左冠状动脉的回旋支。窦房结发出的冲动快速地传导到右心房和左心房,引起它们收缩。

二尖瓣和三尖瓣纤维瓣环中有房室结,将心房和心室电分离。这些纤维瓣环基本上隔绝了房室结的传导组织,并防止心房和心室之间通过正常传导系统以外的电信号传导。除去纤维环的物理隔绝,房室结还有很长的不应期,以防止心房过快的冲动对心室的过度刺激。

房室结位于右心房中隔内,冠状静脉窦前方和三尖瓣隔侧叶上方。85%~90%的人房室结的血供来自右冠状动脉,剩余10%~15%来自左冠状动脉回旋支。房室结和窦房结一样,是由副交感神经和交感神经支配。房室结减慢电冲动传导速度,给予心房收缩时间,即所谓的心房驱血,从而增加心室的舒张末期容积。这可以增加20%左右的心排出量。经过在房室结电冲

动短暂放缓,冲动继续向下沿希氏束传导。希氏束在进入室间隔后立即分为左、右束支。

右束支是一束相对较薄的纤维束,沿着右心室下行,在右心室的心尖部分支。由于右束支比左束支分支晚,因此右束支更易受到影响,左束支分支早而且广泛。因此,相对粗大的左束支发生阻滞就意味着发生更严重的心脏疾病或者损伤。

左束支分为2个分支:左前上分支和左后下分支。左、右束支的血供都来自左冠状动脉前降支。左冠状动脉前降支梗死往往可以影响左前上分支和右束支,但很少影响到左后下分支,因为左后下分支接受来自冠状动脉后降支的额外血供。左、右束支的末梢分支组成了普肯野纤维。

心脏传导系统的电生理

在静息状态下,心肌细胞电位呈内负外正状态。冲动通过心脏逐步去极化传导。心肌细胞的静息膜电位为-80~-90 mV。静息电位梯度是通过细胞膜上钠-钾-ATP酶向细胞内泵钾,向细胞外泵钠维持。当邻近细胞膜发生电荷转移时,细胞膜上钠、钙通道打开,从而引起细胞跨膜电位增加。当膜电位达到+20 mV时,发生动作电位(或者去极化)。去极化后,细胞对之后的动作电位有一个不应期,对应于4期自动除极化,直至下一次动作电位到来(图4-2)。

心电图

心电图(ECG)是对心脏传导异常及节律紊乱诊断的基本监测。心电图是应用电极粘贴于皮肤表面来放大心电信号。正常心电图由三种波形复合而成:P波(心房去极化)、QRS波群(心室去极化)和T波(心室复极)。心电信号相对于接地电极的方向决定了心电图的偏转方向。正向信号代表偏转角度在等电线的上方,而负向信号代表偏转角度在等电线的下方。

PR间期是从心房开始除极到心室开始除极的时间。正常的PR间期为0.12~0.20 s。QRS波群对应除极波相当于从房室结开始到左、右心室的除极过程。QRS波的宽度为0.05~0.10 s。异常的心室内传导阻滞时,QRS波的宽度超过0.12 s。S波的终点(心室收缩结束)与T波的起点之间为ST段。ST段代表心室的去极化结束至心室开始复极的时间。它一般是一条等电线,但在不存在任何心脏异常的情况下可以抬高1 mm。

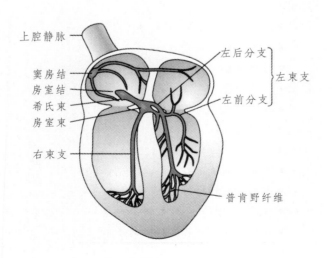

图 4-1 心脏传导系统解剖图。

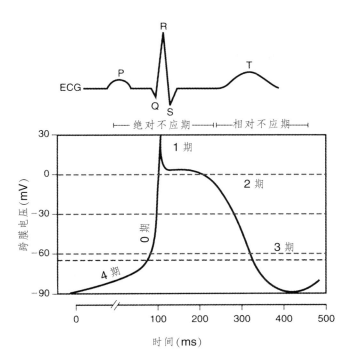

图 4-2 跨膜动作电位由自律性心肌细胞产生及其与心电图的关联。4 期经历了静息膜电位(–90 mV)自发的去极化达到阈电位(虚线)。当达到阈电位水平后发生去极化(0 期),对应于心电图的 QRS 波群。1 期到 3 期代表复极过程,3 期对应于心电图 T 波。有效不应期是指无论刺激强度多大,心肌细胞都不能传导冲动的阶段。在相对不应期,一个强刺激可以引起动作电位的产生。心肌的收缩细胞不同于心肌自律细胞,其 4 期没有自动除极的过程。

然而,ST 段下移是绝对不正常的。T 波的方向应该与 QRS 主波方向一致,在标准导联不超过 5 mm 或者胸前导联不超过 10 mm。QT 间期的正常值应根据心率校正(QTc),因为 QT 间期与心率成反比。QT 间期的正常值小于 0.47 s。一般情况下,QT 间期小于前一个 RR 间期的一半。

心律失常

心律失常通常按照心率和异常的部位分类。传导阻滞一般是按照部位和阻滞的程度分类的。对于麻醉医师来说,这些异常的临床意义取决于它们对生命体征的影响和导致危及生命的恶性心律失常的潜在可能性。在健康的成年人,心率的大幅度变化是可以耐受的,因为正常的代偿机制是可以维持心排出量和血压的。但是对于心脏病患者,心律失常和传

导阻滞可以干扰正常代偿过程,导致血流动力学不稳定,心脏和其他终末器官缺血,充血性心力衰竭,甚至死亡。

快速性心律失常的机制

快速性心律失常可由 3 种机制造成:(1)正常组织传导速度增加或者异位节律点;(2)通过异常途径的折返激动;(3)后除极化触发异常的心肌细胞膜电位变化。

自律性

心脏在正常情况下最快的起搏点是窦房结。在异常情况下,其他异位起搏点可以加速和超速抑制窦房结。心律失常可以由异常的自律性高于窦房结的起搏点引发。自律性异常并不是限定在传导系统内的次级起搏点。几乎所有的心肌细胞在一定条件下都能表现出自律性。异位起搏点的频率超过窦房结的频率称为异位心律。

当 4 期除极化或者膜静息电位发生改变时,心脏组织的自律性就随之发生变化。交感神经通过增加动作电位 4 期除极化的幅度和减小膜静息电位水平引起心率增加。相反,副交感神经通过减小 4 期除极化幅度和增加膜静息电位水平引起心率下降。

折返途径

异位节律点导致的心律失常通常渐进地发生和停止。与之相反的是,折返性或触发性心律失常常呈阵发性,突发突止。折返需要两条途径以使心脏的冲动通过不同的速度传导(图 4-3)。额外的心电路径称为旁路,是胚胎发育遗留的组织,围绕在房室结周围,能将冲动绕过房室结和正常的结下传导束下传。通常情况下,通过房室结的传导时间在心脏中是最慢的。在折返途径中,正常传导路径上有顺向(向前)较慢的传导,旁路上有逆向(向后)较快的传导。折返途径是大多数早搏和快速性心律失常的原因。药理性和生理性因素可以改变传导速度和双重途径不应期的平衡,导致折返性心律失常的开始和终止。

后除极化引起的触发

后除极化是在复极期间或者复极后发生的膜电位震荡。在特定的环境下,后除极可以触发一个完整

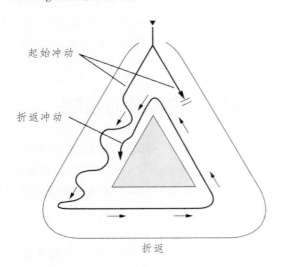

图 4-3　折返激动发生的基本要求是要有单方向传导阻滞,使初始心脏激动不能前传。在适当条件下,相同的心脏冲动逆向传导通过阻滞区域,成为折返激动。(Adapted from Akhtar M: Management of ventricular tachyarrhythmias. JAMA 1982;247: 671–674. Copyright 1982 American Medical Association.)

的去极化。一旦触发,这个过程可以自我维持并导致触发性心律失常。与早期后除极化有关的触发性心律失常,心率变慢后加重,可以通过起搏或者正性变时药物加快心率治疗。相反,与延迟后除极有关的触发性心律失常,心率变快后加重,可以应用负性变时药物抑制。

室上性心律失常

窦性心律失常

心电图中的窦性节律有时会表现出不规律的现象。这是窦性节律正常的变异,称为窦性心律失常。这种心率的变异与脑桥反射的吸气和呼气相的胸腔内压变化有关。吸气增加心率,而呼气减慢心率。窦性心律失常在儿童和青年中比较常见,随着年龄的增加发生率呈下降趋势。

窦性心动过速

症状和体征

通常情况下,窦性心动过速是心率非阵发性增加。心率一般是缓慢地增加和降低。窦性心动过速是由交感神经刺激窦房结放电增加引起的。它的发生

是生理反应(如疼痛和恐惧刺激)引起的,也可以由药物(如阿托品、咖啡因)引起。窦性心动过速也可发生于严重的心脏疾病,如充血性心力衰竭或心肌梗死(表4-1)。在这些情况下,心率的增加通常可以增加心排出量。窦性心动过速是与急性心肌梗死相关的最常见的室上性心律失常,发生于30%~40%的急性心肌梗死患者。

诊断

窦性心动过速的心率在100~160 bpm。窦性心动过速在心电图表现为每个QRS波群前都有一个正常的P波。PR间期是正常的,除非合并传导阻滞。

治疗

窦性心动过速的治疗是纠正交感神经刺激增加的原因。如果患者不是低血容量性或有证据表明心率增加是维持心排出量的代偿反应,静脉注射β-受体阻滞剂可用来降低心率和心肌耗氧量。疑似支气管痉挛

表4-1	围术期窦性心动过速的诱因
Ⅰ. 增加交感神经张力的生理性因素	
疼痛	
焦虑/恐惧	
浅麻醉	
低血容量/贫血	
动脉低氧血症	
低血压	
低血糖	
发烧/感染	
Ⅱ. 增加交感神经张力的病理性因素	
心肌缺血/心肌梗死	
充血性心力衰竭	
肺栓塞	
甲状腺功能亢进	
心包炎	
心脏压塞	
恶性高热	
酒精戒断	
Ⅲ. 药物引起的心率增加	
阿托品/格隆溴铵	
拟交感类药物	
咖啡因	
尼古丁	
可卡因/安非他明	

患者或者心功能不全的患者必须慎用β-受体阻滞剂。β-受体阻滞剂引起心率减慢时，因为心脏损伤或者左心室功能不全，患者心脏每搏输出量不能增加，可能导致突然而危险的血压下降。

预后

窦性心动过速患者的预后与引起窦房结活动增加的生理或者病理过程有关。窦性心动过速不伴有血流动力学紊乱者并无生命危险，但是在易感人群可能导致心肌缺血或者充血性心力衰竭。

麻醉管理

如果窦性心动过速有明确的病因，应该予以治疗。窦性心动过速的很多原因在临床上是明显的，但许多严重的原因，如感染、缺氧、心肌缺血和充血性心力衰竭，可能不明显。需氧量增加时相应的要增加氧供。避免应用某些肌松药（如泮库溴铵），可对围术期窦性心动过速的管理有所帮助。年轻健康患者通常可以较好地耐受窦性心动过速。但是，伴有缺血性心肌病、舒张功能障碍或充血性心力衰竭患者，窦性心动过速可以导致病情恶化。

房性期前收缩

症状和体征

房性期前收缩起源于心房的异位灶。其典型症状包括自觉心脏扑动感或心脏沉重感。诱发因素包括过量的咖啡因、情绪紧张、酒精、尼古丁、毒品及甲状腺功能亢进。房性期前收缩常见于各年龄段患者，伴有或者不伴有心脏疾病。它常发生在休息时，锻炼时发作减少。房性期前收缩更常见于患有慢性肺疾病、缺血性心脏病和洋地黄中毒的患者。房性期前收缩是与急性心肌梗死相关的第二大常见心律失常。

诊断

房性期前收缩在心电图上表现为提前出现的异形P波。PR间期是可变的。通常相应QRS波群的间期和形态是正常的，因为心室是通过正常途径激活的。心房冲动的异常传导可能发生，导致异常的宽大QRS波，类似室性期前收缩。房性期前收缩不同于室性期前收缩，其后不伴有代偿间歇。

治疗

避免促发房性期前收缩的药物或者毒素可以减少其发生率。促其发生的潜在的紊乱应予以处理。房性期前收缩对血流动力学的影响并不显著，无需紧急处理，除非诱发快速性心律失常。其治疗旨在控制或逆转继发的心律失常。

预后

房性期前收缩可发生在伴有或者不伴有心脏病的患者。它的发生并非进展为致死性心律失常的危险因素。

麻醉管理

房性期前收缩患者的麻醉管理应该着眼于避免过度的交感神经刺激和消除诱发房性期前收缩的药物。仅在房性期前收缩诱发其他心律失常时予以药物治疗。房性期前收缩通常可以使用钙通道阻滞剂或者β-受体阻滞剂抑制。由房性期前收缩引发的心律失常需用药物治疗，或者控制心率和（或）转复为窦性心律。

室上性心动过速

症状和体征

室上性心动过速发作时常见症状包括眩晕、头昏、乏力、胸部不适和呼吸困难。15%的患者有明显的晕厥。该病更常发生于无器质性心脏病的年轻患者，女性的发病率是男性的3倍。多尿症与室上性心动过速和其他引起房室不同步的房性心律失常有关。多尿症是心房内压力增加导致心房钠尿肽分泌增加引起的，而心房内压力的增加缘于心律失常期间心房收缩对抗关闭的房室瓣。

诊断

室上性心动过速是房室结及其以上异常的起搏点引发和持续的心动过速（平均心率在160~180 bpm）。与窦性心动过速不同，它往往呈阵发性，突发突止。房室结折返性心动过速（AVNRT）是最常见的类型，大约占发病率的50%。AVNRT最常见的原因是折返环路，其中存在房室结路径上慢的顺行性传导和旁路上快的逆行性传导。室上性心动过速其他的机制包括次级起搏细胞自律性增强和后除极化触发的激动。

心房颤动和心房扑动是室上性心动过速，但它们的电生理和治疗明显不同于其他形式的室上性心动过速，因此将其分开讨论。

治疗

如果血流动力学稳定，对室上性心动过速的初步治疗可采用压迫迷走神经，如颈动脉窦按摩或Valsalva动作等。如果压迫迷走神经有效，提示其致病机制是折返。如果保守治疗无效，可以用药物阻断房室结的传导。

腺苷、钙通道阻滞剂和β-受体阻滞剂可用于终止室上性心动过速。腺苷比其他的静脉注射药物起效快(15~30 s)且持续时间短(10 s)。大多数房室结折返性心动过速发作可由单剂量腺苷终止。腺苷的作用可被双嘧达莫和卡马西平增强。服用茶碱的患者,由于茶碱和腺苷有竞争受体的作用,因此需要腺苷的剂量较大。腺苷容易引起皮肤潮红。心脏移植受体患者由于其去神经高敏状态需要减量。多源性房性心动过速、房扑和房颤应用腺苷无反应。

静脉注射钙通道阻滞剂(包括维拉帕米和地尔硫䓬)对终止室上性心动过速有益。这些药物的优点是比腺苷的作用时间长。但是,副作用包括周围血管扩张和负性肌力作用,可导致低血压。静脉注射β-受体阻滞剂也可以用来控制和逆转室上性心动过速。静脉注射地高辛在临床上对紧急控制室上性心动过速无效,因为地高辛有一个延迟的峰效应和狭窄的治疗指数。电复律的适应证是药物治疗无效或者是室上速伴有血流动力学紊乱者。

预后

室上速反复发作患者的长期药物治疗包括口服维拉帕米、地高辛和(或)普萘洛尔。导管射频消融治疗也可用于治疗复发性心动过速患者。

麻醉管理

伴有室上性心动过速的患者麻醉管理应着重于避免能产生异位起搏点的因素, 如交感神经张力增加、电解质失衡及酸碱平衡紊乱。由于室上性心动过速是阵发的,因此需要在发作终止前监测生命体征以发现进展为血流动力学不稳定状态和对患者进行口头安慰(如果患者处于清醒状态)。应该评估和治疗任何潜在的加重病情的因素并且预计抗心律失常和(或)心脏电复律的必要性。

如果血流动力学稳定,室上性心动过速的患者可以首先用刺激迷走神经的方法处理。如果保守治疗无效,使用药物阻断房室结传导是适应证。可以使用腺苷、钙通道阻滞剂或β-受体阻滞剂。

多源性房性心动过速

症状和体征

多源性房性心动过速是一种不规则的心律,电生理上反映存在多个异位房性起搏点。

诊断

心电图显示P波有3种或者3种以上形态,且PR间期也不同。其节律经常与房颤混淆,但是与房颤不同

的是,它的频率并不特别快(图4-4)。心房节律通常是介于100~180 bpm。

治疗

对因治疗是多源性房性心动过速最有效的治疗方法。该病最常见于慢性肺疾病急性发作的患者。它也与甲基化黄嘌呤衍生物毒性(茶碱和咖啡因)、充血性心力衰竭、脓毒症和代谢或电解质异常有关。应用支气管扩张剂和补充氧气治疗潜在的肺失代偿后,此心律失常往往好转。使用茶碱可以加重病情或者延长病程。提高动脉氧合可以减少异位。

药物治疗多源性房性心动过速疗效有限,被认为是次要的治疗手段。已证明,硫酸镁2 g在1小时内静脉注射继之以1~2 g/h持续泵注对减少心房异位起搏点和转换为窦律是有效的。维拉帕米5~10 mg在5~10分钟内静脉注射可以减慢心室率,并会使某些患者转复为窦性心律。同样,β-受体阻滞剂(如艾司洛尔或美托洛尔)可降低心室率,但有诱发支气管痉挛的危险,这可以使病情恶化。心脏电复律对这种多个异位起搏点引起的心律失常并无作用。

麻醉管理

房性心动过速患者通过肺部急症手术改善肺部状况而获益。麻醉管理的关键是避免使用恶化肺部情况的药物或者操作及避免低氧血症。

心房扑动

症状和体征

心房扑动的特点是规则的心房律, 频率250~350 bpm,伴有不同程度的房室传导阻滞。多数患者为2:1房室传导。伴有300 bpm的心房率和2:1的传导,患者可以出现150 bpm的心室率及显著的症状和体征。房扑常伴发其他的心律失常(如房颤和房性心动过速)。

诊断

房扑的特征是一系列心房收缩形成的规律波,称为扑动波。快速心房扑动波(F波)使P波在心电图呈现锯齿形。房扑波不被等电线分离。通常情况下,房室率之比是2:1。心室率规则或者不规则取决于房室传导比率。心室率通常在120~160 bpm(最典型的是150 bpm)。房扑可以转为房颤,反过来,房颤也可以转为房扑。

治疗

如果房扑对血流动力学影响较大, 则应进行心脏电复律治疗。通常需要低于50 J就能将心律转复

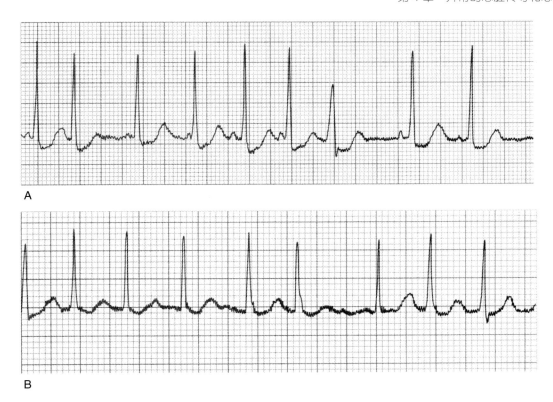

A

B

图 4-4　多源性房性心动过速(A)与房颤(B)的心电图对比。其节律都是不规整的。但是在多源性房性心动过速中有形态各异的 P 波和各不相等的 PR 间期。而房颤没有不同的 P 波。

为窦性心律。在血流动力学稳定的患者,可应用经食管或者心房电极超速起搏,转复为窦性心律。患者房扑超过48小时, 在做心脏电复律前必须予以抗凝治疗并用经食管超声心动图检查来评估心房内血栓的存在。

使用药物控制心室和转复为窦律具有挑战性。控制心室率的初始目标,是避免房室传导从2:1转变为1:1。如果药物治疗减慢心房扑动波速度发生1:1传导,随着心室率增加可能会出现血流动力学恶化。静脉注射胺碘酮、地尔硫䓬或维拉帕米可用于控制心室率。如果有1:1传导伴300 bpm或者更快的心室率,折返是最可能的机制,应考虑应用普鲁卡因胺。所有这些药物对控制心室率都有帮助,但这些药物都不可能转复心房扑动为窦性心律。

预后

房扑通常与器质性心脏病相关。大多数患者房扑发生在慢性病急性加重,如肺疾病、急性心肌梗死、乙醇中毒、甲状腺毒症或心胸外科术后。房扑发生在大约1/3的房颤患者中, 可以由快速的心室率引发更为严重的症状。

麻醉管理

如果心房扑动发生在麻醉诱导前,在可能的情况下手术应推迟到心律失常被控制。麻醉和手术期间发生的房扑的处理取决于患者血流动力学的稳定性。如果心房扑动对血流动力学影响显著,则需要心脏电复律治疗。同步电复律开始可以使用50 J。如果生命体征稳定,药物控制心室率可以静脉注射胺碘酮、地尔硫䓬或维拉帕米。药物的选择取决于患者并存的疾病。

心房纤颤

症状和体征

尽管心房纤颤(房颤)可能在查体或者心电图中没有症状,但是由此造成的房室不同步和快速性心率可以导致严重的症状。临床症状可能表现为从心悸到心绞痛、充血性心力衰竭、肺水肿和低血压等。房颤也常与疲劳和全身乏力相关。同步心房收缩的缺失和快速心室率可降低心排出量,甚至引起心力衰竭。

诊断

当心房多个区域发生无序持续去极化和收缩时

就发生了房颤。没有统一的去极化和收缩，只有心房壁颤动。这种心律失常在心电图上表现为无P波的紊乱的心房活动(见图4-4)。快速、无序的心房活动和无规律的心电活动传导至患者正常的房室结，引起心室以180 bpm的频率阵发性收缩。患者存在旁路传导的情况下，可以出现高达300 bpm极度过速的心室反应。当通过旁路发生心室活动时，QRS波通常宽大，类似室性心动过速。房颤可能由其他的房性心动过速引发。

临床表现

房颤可以是间断的，也可为持续的心律失常。诱发因素包括：风湿性心脏病(特别是二尖瓣疾病)、高血压、甲状腺毒症、缺血性心脏病、慢性阻塞性肺疾病、急性酒精中毒、心包炎、肺栓塞和房间隔缺损。左心房容积和质量的增加是房颤发生的阳性预测因素。血栓栓塞事件引起的卒中可能是房颤最严重的临床后果。心房收缩缺乏协调促使血液淤积和心房血栓形成。房颤的治疗目标是控制心室率和恢复正常的窦性心律。

治疗

心脏电复律是将心房颤动转为正常窦性心律最有效的方法。心脏电复律是可以缓解心力衰竭症状的，通过改善心房收缩提高心排出量，减少动脉血栓栓塞的危险。有相当大比例的新发房颤患者可以在24~48小时内自发转复为窦性心律。

如果房颤发生在7天内，则药物复律是最有效的。有几种药物在心房颤动转换为窦性心律时有效。这些药物包括胺碘酮、普罗帕酮、伊布利特和索他洛尔。对于伴发严重心脏疾病，包括缺血性心脏病、左心室肥厚、左心功能不全及心力衰竭的患者，首选药物是胺碘酮。用负荷量3~7 mg/kg治疗的胺碘酮有效治疗范围在34%~69%，当给予负荷量后持续输注时，其治疗成功率为55%~95%。胺碘酮也抑制心房异位兴奋点和房颤复发，提高电复律成功率。短期应用胺碘酮治疗的副作用包括心动过缓、低血压和输注部位静脉炎。长期治疗可伴有视力障碍、甲状腺功能减退、恶心和便秘。

房颤患者通常应用减慢房室结传导的药物控制其心室反应。为此目的，最常用的药物是β-受体阻滞剂、钙通道阻滞剂和地高辛。β-受体阻滞剂对预防房颤复发是有效的，对心率有较好的控制作用并减少房颤发作时的症状。β-受体阻滞剂治疗的潜在副作用是低血压和支气管痉挛。

钙通道阻滞剂，如地尔硫䓬和维拉帕米可迅速降低房颤心室率。这些药物具有负性肌力作用，用于易出现心力衰竭者必须慎重。

地高辛可用于控制心室率，但对房颤转为窦性心律无效。在急性快速房颤时，地高辛疗效有限的原因是其治疗的峰作用需要延迟数小时。洋地黄的副作用与剂量相关，主要是房室传导阻滞和室性异位心律失常。

预后

房颤在美国人口中是最常见的持续性心律失常(发生率为0.4%)。房颤的发病率随着年龄增长而增加，60岁以下者发病率为1%，而在70~75岁者增至5%，80岁以上者超过10%。与房颤相关的最常见的心血管疾病是体循环高血压病和缺血性心脏病。心脏瓣膜病、充血性心力衰竭和糖尿病是发生房颤的独立危险因素。房颤是术后最常见的快速性心律失常，经常发生在手术后早期(最初的2~4天)，特别是接受胸心外科手术的老年患者。

房颤患者卒中的风险增加，通常予以抗凝剂治疗。每位患者预防方案的选择取决于基于年龄和伴发心脏疾病的血栓危险度分层。在急性期，静脉注射肝素是最常用的抗凝剂。对于慢性抗凝，华法林经常使用，但阿司匹林治疗对血栓栓塞并发症低风险患者或许就足够了。

麻醉管理

如果在麻醉诱导前新发房颤，手术应该尽可能推迟到心律失常被控制后。麻醉和手术期间对房颤的处理取决于患者血流动力学的稳定性。如果房颤对血流动力学影响显著，应该予以心脏电复律治疗。适用于100~200 J同步电复律。如果生命体征允许，可以尝试静脉注射胺碘酮、地尔硫䓬或者维拉帕米药物控制心室反应和转复为窦性心律。药物的选择取决于患者并存疾病的情况。

慢性房颤患者围术期应在密切关注血清钾、镁水平的情况下，持续使用抗心律失常药，特别是服用地高辛的患者。静脉与口服抗凝剂的转换需要与初级保健组织(或基层保健组织)细心地协调。

室性心律

室性异位(室性早搏)

症状和体征

室性异位可以短暂发生并自发停止，也可以二联律或者三联律持续发作。连续3次以上的室性早搏可以认为是室性心动过速。心室异位最常见的症状是心悸、近晕厥和晕厥。持续时间越长,症状越严重。室性早搏时射出的血量比正常情况下少,而代偿间歇后的每搏输出量大于正常。

诊断

心室早搏产生于低于房室节的单个(单灶)或多个(多灶)病灶。心电图特征表现为提前出现的宽大的QRS波,前面没有P波,ST段和T波方向与QRS波主波方向相反,下次窦性心律前出现一个代偿间歇。在"易颤期",即心脏动作电位相对不应期,约发生T波的中1/3。室性早搏发生在此期间可能引起重复心跳,包括室性心动过速或心室颤动。这种现象临床称作"R-on-T"现象。

治疗

室性早搏频发、多形性、连发3个或3个以上,或者发生在易颤期时,应该予以治疗,因为这些特征与室性心动过速和心室颤动的高发生率相关。心室早搏治疗的第一步是消除或纠正基本病因(表4-2)。停止使用致心率失常药和延长QT间期的药物,以及消除任何医源性刺激,比如心导管可以降低室性心律失常的发生率。如临床恶化成危及生命的室性心律失常,应该立即用电除颤器。

除β-受体阻滞剂外,现有的抗心律失常药在临床随机试验中尚未表明对长期治疗室性心律失常有效。许多抗心律失常药都有致心律失常作用和(或)延长QT间期。实际上,去极化时间延长(QT间期)能促发和增加心律失常的发生。除非室性早搏进展为室性心动

过速或引起血流动力学不稳定,否则不应用胺碘酮、利多卡因和其他抗心律失常药。药物治疗对于抑制机械性刺激引起的室性心律失常完全无效。

预后

通常情况下,良性室性早搏在休息时发生,运动后消失。在运动过程中,室性早搏发生的频率增加可能提示潜在的心脏病。室性异位的预后取决于是否存在器质性心脏病及其严重程度。室性早搏在健康人群中的发病率从20岁以下者的0.5%上升至50岁以上者的2.2%。在无器质性心脏病的情况下,即使有室性心动过速,无症状的室性异位也是良性的,并无猝死的危险。

室性早搏每分钟6个或6个以上,反复出现或多灶性的室性早搏,即使无症状,也表明发展成危及生命的快速室性心律失常的风险增加。与此相关的最常见的病理疾病包括:心肌缺血、心脏瓣膜病、心肌病、QT间期延长及电解质的异常,尤其是低钾和低镁血症。

麻醉管理

在麻醉期间,如果患者的室性早搏每分钟6个或更多,反复出现或者多灶性的室性异位,则发生危及生命的室性心律失常的可能性增加。治疗应包括对各种原因如酸中毒、电解质紊乱、致心律失常药物或心内导管机械刺激等进行鉴别诊断。在治疗或者消除这些病因期间,应该备好除颤器。

β-受体阻滞剂是抑制室性异位和室性心律失常最有效的药物。胺碘酮、利多卡因和其他抗心律失常药都仅在室性早搏进展为室性心动过速或者足以引起血流动力学不稳定时应用。

室性心动过速

症状和体征

心悸、晕厥先兆和晕厥是室性心律失常患者主述的三种最常见的症状。室性心动过速常见于急性心肌梗死后和存在心脏炎症或感染性疾病时。洋地黄中毒可表现为室性心动过速。

诊断

当3个或3个以上连续室性早搏以大于120 bpm(通常为150~200 bpm)发生时即为室性心动过速(也叫单形性室性心动过速)。它可为非持续、阵发性或持续性节律。其节律规整,表现为宽大的QRS波群,无明显P波(图4-5)。室上性心动过速与室性心动过速有时难以区分,尤其是存在差异传导,或患者有右束支传

表 4-2	室性早搏发生的相关疾病和因素
正常心脏	
动脉低氧血症	
心肌缺血	
心肌梗死	
心肌炎	
交感神经系统激活	
低钾血症	
低镁血症	
洋地黄中毒	
咖啡因	
可卡因	
酒精	
机械性刺激(中心静脉或肺动脉导管)	

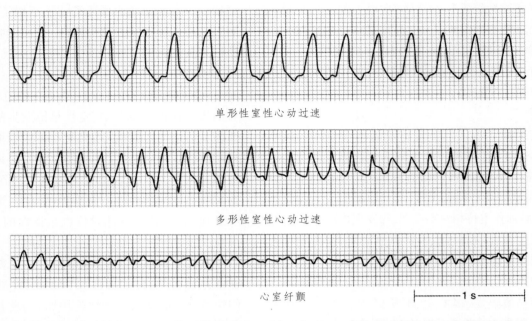

单形性室性心动过速

多形性室性心动过速

心室纤颤 |—— 1 s ——|

图 4-5 单形性室性心动过速、多形性室性心动过速(尖端扭转型室速)和心室纤颤的心电图外观对比。

导阻滞或者左束支传导阻滞。

尖端扭转型室速(也叫做多形性室速)是一种由异常的心室复极(长QT间期)时室性早搏引发的形式独特的室性心动过速。延长复极的药物,如噻嗪、三环抗抑郁药、某些止吐药和大多数抗心律失常药容易引发尖端扭转型室速。

治疗

有时,依靠临床症状、生命体征或者心电图表现无法区分室上性心动过速和室性心动过速。有临床症状或者不稳定的室性心动过速或者室上性心动过速的患者应立即予以电复律治疗。如果生命体征稳定,室性心动过速持续或者电复律后复发的患者可以给予胺碘酮150 mg,在10分钟内静脉注射。在24小时内可以重复给予,最大剂量2.2 g。建议使用的替代药物包括普鲁卡因胺、索他洛尔和利多卡因。无脉性室性心动过速需要立即电复律/除颤和心肺复苏术(CPR)。

预后

室性心律失常通常无症状,在60岁以上人群中发病率在70%~80%。该病的预后取决于是否存在器质性心脏病。在围术期,机械通气、药物治疗、中心静脉导管置入以及其他侵入性操作是引起室性心律失常的医源性因素。无器质性心脏病的室性心律失常患者猝死的风险较低。给予β-受体阻滞剂或钙通道阻滞剂可以抑制心律失常的发生并减轻症状。导管射频消融术或心脏/除颤器植入术是药物难治性室性心动过速的治疗选择。

麻醉管理

麻醉期间对阵发性非持续性室性心动过速的原因必须进行调查,因为这可以发展为持续性和(或)恶化为心室颤动。发生持续性室性心动过速无论是否有脉搏,必须立即采取措施。除了电复律和药物治疗,气管插管和评估及纠正酸碱、电解质平衡紊乱也是必要的。

心室纤颤

症状和体征

心室纤颤(室颤)是致死性的不规则的室性心律,因为此时没有每搏输出量或者心排出量。室颤时没有脉搏和血压。如果一个疑似为心室颤动的患者清醒或有反应,治疗前必须重新评估心电图。

诊断

心室颤动是一种快速,不规则的心室节律,其QRS波周期长度、形态和幅度变化极显著(见图4-5)。

治疗

电除颤是唯一的能将室颤转复为能够产生心排出量节律的有效方法。电除颤是将电流同时传导过心脏,使所有心肌细胞同时去极化。理想的情况下,一个心脏起搏点将恢复心肌同步。这种治疗措施应尽快实行，因为即使有强有力的胸外按压，心排出量、冠状动脉血流量和脑血流量也是非常低的。如果在心跳停止3~5分钟内进行电除颤，生存率是最高的。

当室颤对电除颤反应差时，给予肾上腺素1 mg静脉注射或者加压素40 U可以提高心脏对电除颤的反应。经过3次肾上腺素或加压素的电除颤治疗后，应予以胺碘酮、利多卡因，或在尖端扭转型室速的情况下予以镁离子。

在任何无脉性心脏静止情况下，应寻找和治疗致病因素。鉴别诊断包括缺氧、低血容量、酸中毒、低钾血症、高钾血症、低血糖、低体温、药物或环境毒素、心脏压塞、张力性气胸、冠状动脉缺血、肺栓塞和出血。

预后

心室纤颤是心脏猝死的最常见原因。大多数受害者有基础缺血性心脏病。室性心动过速往往先于心室纤颤发作。反复发作性心动过速或心室纤颤的长期治疗可使用埋藏式心脏复律/除颤器(ICD)。

麻醉管理

心室纤颤是麻醉期间的严重事件。必须立即进行心肺复苏。增加室颤患者生存率的最重要的因素是除颤的时间。如果在心跳停止3~5分钟内进行除颤，则生存率是最高的。标准化高级心脏生命支持方法应遵循心电、药理学及辅助治疗。必须发现并纠正心室纤颤的原因，使复苏的努力最大化。

心室预激综合征

从心房到心室的心脏的正常传导系统是通过房室结到希-普系的单一传导路径。可能有替代路径(旁路)充当电活跃肌性桥绕过正常的传导路径，引起折返性心动过速。这些旁路是先天性的，最有可能是纤维环未完全发育残留的胚胎房室肌性连接部分。

Wolff-Parkinson-White 综合征

症状和体征

与Wolff-Parkinson-White (WPW)综合征相关联的有症状的快速心律失常通常在成年早期开始。与此综合征相关的快速心律失常常见阵发性心悸，伴或不伴头晕、晕厥、呼吸困难或心绞痛。在某些女性中，妊娠可能与WPW综合征首次发作相关，而有些患者可能

在围术期首次发生WPW综合征。WPW综合征伴发有猝死发生率的增加，但是WPW综合征首次发作罕见猝死。

诊断

WPW综合征的诊断专门针对同时患有预激和心律失常的患者，心室预激导致早于正常的QRS波的偏转，称为δ波。δ波类似于心肌梗死的Q波。

AVNRT是预激综合征患者最常见的心律失常。在这种综合征中，该心律失常发病率约为95%。它通常由PAC或者PVC激发。AVNRT的分类为顺传型(窄QRS波)或逆传型(宽QRS波)。顺传型AVNRT是常见的(90%~95%的患者)，具有窄QRS波，因为心脏冲动自心房经正常的房室结希-普系传导。这些冲动从心室返回到心房使用的是旁路。

在较少见的逆传型AVNRT中，心脏的冲动经旁路从心房传导到心室，然后通过正常的房室结由心室传导返回心房。逆传型AVNRT中宽大的QRS波与室性心动过速在心电图上的表现难以区分。

心房纤颤和心房扑动在预激综合征中不常见，但更严重，因为它们能导致快速心室率反应，甚至心室纤颤。

治疗

顺传型房室结折返性心动过速 顺传型AVNRT(窄QRS波) 清醒稳定的患者应首先刺激迷走神经(颈动脉窦按摩或Valsalva动作)。如果刺激迷走神经无效，则可以采用腺苷、维拉帕米、β-受体阻滞剂或胺碘酮。

逆传型房室结折返性心动过速 逆传型AVNRT(宽QRS波)的治疗应阻断心脏冲动沿旁路的传导。减慢房室结传导的药物，如腺苷、维拉帕米、β-受体阻滞剂和地高辛，在治疗(宽QRS波)AVNRT是无效的。这些药物减慢房室结的传导，但是增加旁路的传导。因此，它们可能造成心室率显著增加。

生命体征平稳的逆传型AVNRT治疗包括静脉注射普鲁卡因胺10 mg/kg，静脉注射的速度不超过50 mg/min。普鲁卡因胺能减慢心脏冲动沿旁路传导，并能减慢心室率反应和终止宽QRS波心动过速。在药物治疗无法控制心室率的情况下，可以使用心脏电复律。

在WPW综合征中房颤的特殊注意事项 WPW综合征中的房颤可能与经旁路顺向传导及极端快速的心室率反应和(或)室颤有关。其治疗可以静脉注射普

鲁卡因胺。维拉帕米和地高辛是禁忌,因为在这种情况下,它们可能会加速旁路传导。当血流动力学不稳定时,应该使用电复律。伴WPW综合征的心律失常患者的长期治疗包括抗心律失常药物或者旁路的经导管射频消融。

预后

WPW综合征在1930年被首次描述,人们对WPW综合征和折返性心动过速的认识有了显著提高。预激的发生率在普通人群中为1.5‰。这其中有50%~60%的患者将表现出临床症状。其年龄的分布呈双峰状,第一个为幼儿,第二个为年轻成人。预激与Ebstein畸形的三尖瓣密切相关。WPW综合征患者的心脏猝死率是0.15%~0.39%每患者年。猝死作为WPW综合征的首发症状是很罕见的。虽然抗心律失常药可以治疗WPW综合征相关的心律失常,但导管射频消融术被认为是治疗有症状的WPW综合征最好的方法。95%的患者可治愈,且并发症发生率低。

麻醉管理

有WPW综合征表现的患者手术期间应继续使用抗心律失常药物。麻醉期间的管理目标是避免增加心脏冲动经旁路顺向传导的任何事件(例如,因疼痛增加交感神经系统的活动、焦虑或低血容量)或药物(地高辛、维拉帕米)。必须立即应用对WPW综合征有效的抗心律失常药物。必须备好电复律的设备。

长QT间期综合征

症状和体征

有两种类型的延长(长)QT间期综合征(LQTS):先天性和获得性。晕厥是遗传类型长QT间期综合征的标志。这些事件通常与压力、情绪、运动或与交感神经刺激有关的其他情况相关联。一种罕见的常染色体隐性遗传长QT间期综合征,称为Jervell Lange-Nielsen综合征,与先天性耳聋有关。获得性医源性长QT间期综合征比先天性长QT间期综合征常见得多。

诊断

有几个基因相关的综合征表现为长QT间期综合征。较常见的是Romano-Ward和Timothy综合征。这些都是常染色体显性遗传疾病,常在大龄儿童中表现为晕厥。临床表现最早出现在0~1岁,而最晚在50~60岁。

长QT间期综合征复极延长导致整个心肌处于不应期。这种复极的异常引起后除极化触发室性早搏。在一定情况下,触发的室性早搏引起心室的折返节律,其表现为多形性室性心动过速(尖端扭转型室速)。

根据定义,长QT间期综合征的QTc间期延长超过460~480 ms。晕厥发作时,心电图最常见表现为多形性室性心动过速(尖端扭转型室速)。尖端扭转型室速是有长QTc病史的患者发生的室性心律失常,其心电图特征是"扭曲的波峰"或者围绕等电线旋转。此描述指尖端扭转型室速在发作期间QRS波群围绕等电位线持续改变的周期长度、电轴和形态(见图4-5)。这种节律紊乱可能是反复的、偶发或持续的并可能恶化为心室纤颤。

治疗

长QT间期综合征的治疗包括纠正电解质异常,尤其是镁和钾离子。与QT间期延长有关的任何药物,都应该停止使用。其他治疗选择包括β-受体阻滞剂治疗、心脏起搏与ICD植入术。

β-受体阻滞剂可有效预防长QT间期综合征中的室性心律失常。研究表明,使用β-受体阻滞剂可以明显降低先天性长QT间期综合征患者的心脏事件和死亡率(10年间由50%降至0.5%以下)。心脏起搏是长QT间期综合征治疗的一种选择,因为尖端扭转型室速发生前往往先有心动过缓。起搏器的设定频率应该在一个比平时高的水平,以防止预示尖端扭转型室速的心动过缓的发生。起搏器通常与β-受体阻滞剂治疗相结合。近几年,植入有起搏功能的ICD已成为在复发性和β-受体阻滞剂治疗下顽固尖端扭转型室速患者挽救生命的治疗措施。

预后

一般情况下,女性比男性的QT间期长。这种差异在心率低时更加明显。女性的先天性和获得性长QT间期综合征的发病率比较高。毫不奇怪,尖端扭转型室速的发生率女性也比较高。先天性长QT间期综合征患者晕厥或者猝死最强的预测因子是QTc间期大于500 ms。

获得性长QT间期综合征可能由许多处方药引起,如抗生素、抗心律失常药、抗抑郁药和止吐药。数据表明,接受QT间期延长抗心律失常药治疗的患者发生尖端扭转型室速的可能性是1%~10%。但是在接受非心血管QT间期延长药物治疗的患者其尖端扭转型室速的发生率要低得多。长QT间期综合征可与低钾血症、低镁血症、严重营养不良和严重的颅脑病变(如蛛网膜下腔出血)有关。

麻醉管理

对于有不明原因的晕厥史和猝死家族史的患者进行术前心电图检查排除长QT间期综合征是有用的。如果患者表现有长的QTc间期,则麻醉药物的选择要特别注意。异氟烷和七氟烷已被证明可以延长健康儿童和成年人的QTc间期。但现在没有足够的资料证实哪种吸入性麻醉药的效果更好。氟哌利多和其他止吐药物也增加QT间期。

应该避免延长QT间期的已知因素,例如,术前焦虑和术中伤害性刺激引起的交感神经刺激突然增加,由于医源性过度换气引起的急性低钾血症,以及使用已知会延长QTc间期的药物。对于存在高危险性的患者,麻醉诱导前可以考虑给予β-受体阻滞剂。应该准备好除颤器,因为围术期发生室颤的可能性增加。

心动过缓性心律失常的机制

心动过缓是心率低于60 bpm。训练有素的运动员在静息状态下往往会表现出心动过缓,正如正常人在睡眠期间。但是,在运动时心率不能充分增加,有症状的心动过缓(如晕厥、头晕和胸痛),或缺乏体能训练或非睡眠时心率小于40 bpm被认为是异常的。心动过缓性心律失常最常见的病因是窦房结功能障碍或者传导阻滞。如果有显著的窦性心动过缓,传导系统中的次级起搏点可以提供电刺激来提高心率。

窦性心动过缓

症状和体征

窦性心动过缓是由于窦房结放电速率降低(表4-3)引起的。在一些情况下,它没有症状,而在另外一些情况下,它表现为心排出量下降和组织低灌注的症状和体征。精神状态改变、头晕、癫痫发作、心绞痛、心力衰竭、晕厥、低血压、终末器官衰竭和心源性休克的其他表现可能伴有严重的窦性心动过缓。

诊断

窦性心动过缓发生时心率低于60 bpm。心电图上

表4-3	围术期引起窦性心动过缓的原因
Ⅰ. 迷走神经刺激	
眼心反射:牵拉眼肌	
腹腔神经丛刺激:牵拉肠系膜	
喉镜检查	
充气腹	
恶心	
疼痛	
电休克治疗	
Ⅱ. 药物	
β-受体激动剂	
钙通道阻滞剂	
阿片药(芬太尼/舒芬太尼)	
Ⅲ. 琥珀胆碱	
Ⅳ. 低体温	
Ⅴ. 甲状腺功能减退症	
Ⅵ. 运动心脏综合征	
Ⅶ. 窦房结疾病或者缺血	

节律规整,QRS波前有正常出现的P波。

治疗

窦性心动过缓无症状患者是不需要治疗的。但是,这些患者需要监测以发现电生理学或者血流动力学恶化的证据。

在有轻度症状的患者,应该排除任何潜在的促发因素,如迷走神经张力过高或药物。伴有胸痛或者晕厥的症状严重者应立即给予经皮或者经静脉起搏治疗。可以每3~5分钟静脉给予阿托品0.5 mg(最大剂量3 mg),但不能拖延起搏时间。应当指出的是,小剂量的阿托品(<0.5 mg,静脉注射)可能引起心率的进一步减慢。

在等待心脏起搏治疗时可以给予肾上腺素或者多巴胺来调整心脏的反应。胰高血糖素可能对某些因β-受体阻滞剂或钙通道阻滞剂过量对阿托品无反应的心动过缓患者有用。胰高血糖素用量是首先给予3 mg静脉推注,然后给予3 mg/hr持续输注。

预后

正常情况下,窦房结超速抑制着心脏其他潜在的起搏点。如果窦房结不发出指令,其他慢速起搏细胞将接替窦房结的起搏功能。这些二级起搏点速率比窦房结慢。如果窦房结不发出指令,则二级起搏点在开始工作前心脏电活动会有一个暂停。每一种潜在的起

搏细胞都有其固有频率。窦房结的频率通常为60~100 bpm。靠近房室结的细胞,所谓的交界性起搏点,其频率为40~60 bpm。心室的起搏细胞频率为30~45 bpm。即使心室肌细胞也可以发出电脉冲并起到异位起搏点的功能。

麻醉管理

窦性心动过缓无症状者无需治疗。然而,这些患者应监测心动过缓加重或临床恶化的任何证据。心动过缓轻度症状患者消除或者治疗病因需谨慎。如果症状严重,立即行经皮或经静脉起搏,用或者不用以上提到的药物。

与蛛网膜下腔麻醉和硬膜外麻醉相关的心动过缓

椎管内麻醉期间心动过缓可以发生在任何年龄段和任何ASA分级的患者,不论他们是否服用镇静剂。麻醉期间发生严重的心动过缓和心搏骤停的概率大约是1.5/10 000。相比之下,全身麻醉发生心搏骤停的概率是5.5/10 000。心动过缓或者心脏停搏可能突然(在几秒或几分钟内)发生在此前心率正常或者略有增加的患者,心率也有可能是进行性降低的。心动过缓可以发生在椎管内麻醉的任何时间,但较多的发生在麻醉后大约1小时。心动过缓和心脏停搏的风险可能会持续到术后期,即使是在感觉和运动阻滞有所减少的时候。

在心动过缓发作之前,氧饱和度通常是正常的。椎管内麻醉期间大约一半的患者在发生心搏骤停前常主诉气短、恶心、烦躁不安、头晕目眩或者手指发麻并表现出一种精神状态的恶化。

蛛网膜下腔麻醉和硬膜外麻醉期间发生心动过缓和心脏停搏的机制尚未可知。假说包括由于静脉回流的减少以及通过压力感受器和在窦房结的牵拉受体引起的Bezold-Jarisch反应而介导的副交感反射弧激活造成反射性心动过缓。另一个可能的机制是麻醉导致的交感神经阻断引起的无制约的副交感神经系统活动。起源于胸椎交感神经节(T1~4)的心脏加速纤维阻断可能改变进入心脏的自主神经系统的平衡性,从而导致副交感神经无制约地影响窦房结和房室结。次要因素如低血容量、阿片类药物的应用、镇静、高碳酸血症、并存的疾病以及长期服用减慢心率的药物,也会导致心动过缓。

蛛网膜下腔麻醉或者硬膜外麻醉引起的心动过缓应该积极治疗。尽管预防性使用阿托品或者静脉

输液,但心动过缓仍会发生。顽固性心动过缓就必须经皮或经静脉起搏治疗。在发生严重心动过缓的临床情况下,应该做好处理心脏停搏的准备。心脏停搏应行心肺复苏治疗。药物治疗应遵循高级心脏生命支持的规则,包括用阿托品、肾上腺素和(或)血管加压素治疗。

与窦房结功能障碍相关的心动过缓

窦房结功能障碍,也被称为病态窦房结综合征,是心动过缓的一种常见原因。病态窦房结综合征伴有症状的窦性心动过缓中超过50%的患者有安装心脏永久起搏器的指征。窦房结功能障碍的患病率在65岁以上人群中每600人就有1人发病。

许多病态窦房结综合征患者无症状。其他患者可能有晕厥或心悸。心动过缓期间内可能插入室上性心动过速发作,这是另一种窦房结功能障碍,称之为慢-快综合征。缺血性心脏病患者,心动过缓期间可能导致充血性心力衰竭,心动过速期间可促发心绞痛。

交界性心律

症状和体征

交界性心律(结性心律)是由于房室结周围组织中起搏细胞的活动所致。交界性起搏点的固有频率为40~60 bpm。如果交界性节律有更快的速度,它被称为交界性心动过速。交界节律常常导致房室不同步。心房收缩的缺失会导致疲劳、全身乏力、心绞痛、充血性心力衰竭、肺水肿和低血压。交界性心动过速期间心房同步收缩的缺失和快速的心室率会严重损害心排出量。

诊断

交界性起搏点发出的冲动不仅可以沿着正常的通路传导到心室也可以逆向传导到心房。交界性起搏点的位置决定了P波是在QRS波之前(伴短的PR间期),或者是在QRS波后,还是被QRS波覆盖不可见。交界性心律可能对锻炼反应正常,而交界性心律的诊断可能是偶尔在心电图检查中发现的。如果颈静脉波动呈大炮a波,则应疑似为交界性心律。交界性心律是窄QRS心动过速,其心率往往低于120 bpm。

治疗

交界性心律治疗的同时也应治疗伴发的心肌炎、心肌缺血或者洋地黄中毒。在全身麻醉期间,交界性心律常见,特别是用安氟烷或者异氟烷吸入麻醉时。麻醉期间一过性的交界性心律不需要处理。如果交界

性心律对血流动力学影响显著,可以用阿托品来加速心率。

预后

交界性心律常与其他的心律失常同时发生。它通常是因为窦房结功能受到抑制、窦房传导阻滞或者房室结传导延迟而产生的逸搏。交界性心动过速产生于因洋地黄中毒或者心肌缺血造成的交界性组织自律性增强。交界性心律往往是良性的,不需要治疗,即使是在急性心肌梗死时。但是如果心肌缺血促发交界性心律,缺血也可引起室性心律失常和全心功能恶化。

麻醉管理

交界性心律在卤素麻醉剂全身麻醉期间是罕见的。一过性的交界性心律无需处理。交界性心律的房室同步性的丧失可引起心肌缺血、心力衰竭或者低血压。0.5 mg阿托品可以用于治疗对血流动力学影响显著的交界性心律。

传导阻滞

完整的心脏传导系统正常情况下可以确保窦房结发出的每一个冲动由心房传导到心室。传导系统异常可能破坏这一进程,并导致心脏传导阻滞(表4-4)。传导异常的部位、进展成完全性心脏传导阻滞的风险以及在阻滞部位以外的二级起搏点产生足够心率的可能性,这些对治疗患者心脏传导阻滞有重要意义。

一系列的急性或者慢性疾病可以导致或加重心脏传导阻滞。这些疾病包括急性心肌梗死(尤其是在右冠状动脉分布区域)、洋地黄中毒、β-受体阻滞剂或钙通道阻滞剂过量、心肌炎、风湿热、单核细胞增多症、莱姆病和浸润性疾病(如结节病和淀粉样变性)。

Ⅰ度房室传导阻滞

症状和体征

Ⅰ度房室传导阻滞的PR间期延长,提示冲动在通过房室结传导时发生延迟。PR间期的延长常常是伴随衰老的心脏传导系统退化的结果。其他原因包括心肌缺血(涉及房室结的血液供应),影响房室结传导的药物(洋地黄和胺碘酮),提高副交感神经活性和迷走神经系统张力的操作。Ⅰ度房室传导阻滞通常无症状。

诊断

Ⅰ度房室传导阻滞定义为PR间期大于0.2 s。每1个P波都能下传并且有相应的正常时限的QRS波。传

表4-4	心脏传导阻滞的分类
Ⅰ度房室传导阻滞	
Ⅱ度房室传导阻滞	
莫氏1型(文氏)	
莫氏2型	
单束支传导阻滞	
左前分支传导阻滞	
左后分支传导阻滞	
右束支传导阻滞	
左束支传导阻滞	
双束支传导阻滞	
右束支传导阻滞加左前分支传导阻滞	
右束支传导阻滞加左后分支传导阻滞	
Ⅲ度房室传导阻滞(三束支传导阻滞,完全性房室传导阻滞)	
节性	
节下性	

导阻滞的部位是房室结。

治疗

Ⅰ度房室传导阻滞通常无症状,极少需要处理。在某些患者,停用减慢房室传导的药物或者消除增强迷走神经张力的临床因素可以逆转Ⅰ度房室传导阻滞。另一些患者需要处理房室结的缺血。阿托品可以加快心脏冲动通过房室结的速度。但是,在患有严重心脏病的患者,阿托品的加快心率的作用使耗氧量增加,从而导致心肌缺血。

预后

Ⅰ度房室传导阻滞,可见于无器质性心脏病的患者和迷走神经张力增加、洋地黄中毒、下壁心肌梗死和心肌炎的患者。与对照组相比,Ⅰ度房室传导阻滞患者的死亡率没有明显增高。

麻醉管理

Ⅰ度房室传导阻滞患者的麻醉管理目的在于避免增加迷走神经张力或者减慢房室传导的药物或者临床情况。如有冠状动脉缺血和全身感染的危险因素的患者,应该在手术前处理和优化。手术前应检查地高辛水平,接受地高辛治疗的患者血清钾应保持在正常水平。

Ⅱ度房室传导阻滞

症状和体征

莫氏1型传导阻滞(文氏)是PR间期进行性延长直

到脱落一个间期。它被认为是因为每一个依次发生的去极化使房室结的不应期延长。这个过程持续到心房冲动传导到正处于绝对不应期的房室结,冲动的传导被完全阻滞。暂停的间歇可以使房室结恢复,随后此过程继续。

莫氏1型传导阻滞是心脏冲动通过房室结时发生延迟引起的。这种类型的传导阻滞往往是无症状和短暂的。它可以发生在心肌缺血或梗死,心肌纤维化或钙化,或心肌浸润或炎症性疾病后,或发生在心胸外科手术后。它也与某些药物,如钙通道阻滞剂、β-受体阻滞剂、地高辛和交感神经药物有关。

莫氏2型传导阻滞是心脏冲动的完全性阻断,通常位于房室结以下的希氏束或者束支的一点。莫氏2型传导阻滞通常有症状,患者常主诉心悸和近晕厥。它比莫氏1型传导阻滞更容易发展为Ⅲ度房室传导阻滞。

诊断

当有P波出现,其后没有相应的QRS波时可以怀疑Ⅱ度房室传导阻滞。Ⅱ度房室传导阻滞可以分为莫氏1型(文氏)或者莫氏2型房室传导阻滞。莫氏1型传导阻滞表现为PR间期进行性延长直到一次心跳被完全阻滞(心室漏跳),然后重复这一过程。与此相反,莫氏2型传导阻滞的特点是突然和完全的传导阻断不伴有PR间期的延长。莫氏2型传导阻滞常与传导系统的永久性损害有关,可能发展为Ⅲ度房室传导阻滞,特别是发生急性心肌梗死时。

治疗

莫氏1型传导阻滞通常不需要治疗,除非是心室率降低引起低灌注征象时。有症状的患者可能需要阿托品治疗。如果阿托品无效,可予起搏治疗。

莫氏2型传导阻滞治疗包括经皮或者经静脉心脏起搏治疗。阿托品在莫氏2型传导阻滞中不太可能起到改善心动过缓的作用。

预后

莫氏1型传导阻滞的预后良好,因为位于房室结的二级起搏点通常可以接替起搏并能维持足够的心排出量。莫氏2型传导阻滞预后往往比较严重,因为它常常发展为Ⅲ度房室传导阻滞。莫氏2型和Ⅲ度房室传导阻滞常无可靠的二级起搏点,因为这些紊乱常与节下传导系统的严重疾病有关。

麻醉管理

Ⅱ度房室传导阻滞的治疗策略取决于患者症状

和心室反应。莫氏1型传导阻滞的心率通常是好的,罕有发展为Ⅲ度房室传导阻滞。心室率尚可且心排出量足够时,无需其他治疗。但是,仍需要保持警惕,以发现任何临床情况的恶化。

莫氏2型传导阻滞中,传导会在没有PR间期改变的情况下突然阻滞。由于这种疾病通常是由希氏束-浦肯野系统内的病变所致,因此QRS往往宽大。莫氏2型传导阻滞发展为Ⅲ度房室传导阻滞的概率高,可表现为缓慢的逸搏节律,不能维持足够的心排出量。在这种情况下必须安装心脏起搏器。

束支传导阻滞

发生在希氏束-普肯野系统任何分支水平的传导紊乱被称作束支传导阻滞或者室内传导阻滞。完全性束支传导阻滞QRS时限≥120 ms。单纯慢性右束支传导阻滞者,罕有发展为完全性房室传导阻滞。双束支传导阻滞(右束支和左前分支或者左后分支阻滞)或者左束支传导阻滞的患者有6%的可能性发展为完全心脏传导阻滞。在急性心肌梗死时,新双束支传导阻滞加Ⅰ度房室传导阻滞有较高的(40%)发展为完全心脏传导阻滞的危险。这些患者应预防性的安装临时心脏起搏器。交替的束支传导阻滞,即使没有临床症状,也是发生严重心脏传导系统疾病的征象,是植入永久起搏器的指征。室内传导阻滞通常伴有显著的器质性心脏病,尤其是扩张型心肌病。它们是预后不良的标志,包括心力衰竭和死亡率增加。

右束支传导阻滞

症状和体征

在没有器质性心脏病的患者中,右束支传导阻滞者多于左束支传导阻滞。然而,右束支传导阻滞可伴有器质性心脏病,如房间隔缺损、瓣膜病和缺血性心脏病。右束支传导阻滞引起的室内传导阻滞罕有症状。右束支传导阻滞加左束支的其中一个分支传导阻滞即为心脏双束支传导阻滞。右束支加左前分支传导阻滞比右束支加左后分支传导阻滞常见。

诊断

右束支传导阻滞是由于心脏冲动沿着右束支传导时被阻断造成的。它在心电图表现为宽大的QRS波(宽度>0.1 s)且在V_1-V_2导联QRS波为rSR'。在Ⅰ和V_6导联出现深S波。

心脏双分支传导阻滞是右束支合并左束支中一个分支的传导阻滞。右束支传导阻滞加左前分支传导阻滞最常见,大约占成人心电图检查中的1%。每年大约有1%~2%的患者发展为Ⅲ度房室传导阻滞。右束支传导阻滞加左后分支传导阻滞是不常见的,但它往往发展为Ⅲ度房室传导阻滞。

治疗

急性右束支传导阻滞和右束支加左前分支传导阻滞的治疗包括密切观察和消除导致传导紊乱的临床和药物因素。当发展为完全心脏传导阻滞时应及时给予起搏治疗。

预后

大约1%的成年住院患者存在右束支传导阻滞。它并不总意味着心脏病,常无临床意义。单纯右束支传导阻滞患者很少进展为高度房室传导阻滞。

麻醉管理

有理论提出在双分支传导阻滞的患者,围术期的各种因素(血压、动脉血氧、血清电解质浓度的变化)可能会损伤心脏冲动在另一健全分支的传导,导致Ⅲ度房室传导阻滞的发生。但是,没有证据证明全身麻醉或者区域阻滞会使患者预先存在的双分支传导阻滞发展为Ⅲ度房室传导阻滞。因此,没有必要预先放置心脏起搏器。

左束支传导阻滞

症状和体征

左束支传导阻滞可为慢性的或者间歇性的。左束支传导阻滞往往是严重心脏病(如高血压、冠状动脉疾病、主动脉瓣疾病和心肌病)的标志。单纯的左束支传导阻滞往往无症状。

诊断

左束支传导阻滞在心电图上表现为QRS波时限超过0.12 s, Ⅰ导联和V₆导联无Q波。通过左束支分支的异常冲动传导可以分为单分支传导阻滞(半分支传导阻滞)或者双分支传导阻滞(完全)。左前分支传导阻滞是最常见的单分支传导阻滞。左后分支传导阻滞较少见,因为左后分支较大且灌注比左前分支好。尽管单分支传导阻滞是一种室内心脏传导阻滞,但其QRS波时限可为正常或者稍微延长。

治疗

有些患者只有当心率达到临界值时才表现出左束支传导阻滞。在其他情况下,左束支传导阻滞与缺血性心脏病、左心室肥大或者心肌病有关。治疗这些诱发病可降低易感患者左束支传导阻滞的发病率。

预后

与右束支传导阻滞相比,左束支传导阻滞有更多不良的临床提示。左束支传导阻滞常与缺血性心脏疾病、左心室肥厚伴随慢性体循环高血压或心脏瓣膜疾病有关。单纯左束支传导阻滞很少进展为高度房室传导阻滞。在麻醉期间,特别是高血压或心动过速发生时出现左束支传导阻滞可能是心肌缺血的迹象。左束支传导阻滞存在时很难通过心电图诊断心肌梗死,因为ST段和T波的改变(复极化异常)已成为左束支传导阻滞的一部分。因为宽QRS波,左束支传导阻滞患者发生室上性心动过速可能被误诊为室性心动过速。

麻醉管理

如果计划植入肺动脉导管,出现左束支传导阻滞具有特别意义。如果左束支传导阻滞的患者在插入中心静脉导管时诱发右束支传导阻滞,则可能发生Ⅲ度房室传导阻滞。约2%~5%的患者在肺动脉导管插入过程中发生右束支传导阻滞(常为暂时性)。

Ⅲ度房室传导阻滞

症状和体征

Ⅲ度心脏传导阻滞是房室传导完全中断。它可以是暂时的或者持续的。Ⅲ度房室传导阻滞发生在大约8%的急性下壁心肌梗死的患者中。在这种情况下,心脏传导阻滞通常是暂时的,不过可能会持续数天。

眩晕或者晕厥的发作可能是Ⅲ度房室传导阻滞的信号。其他症状包括虚弱和呼吸困难。由Ⅲ度房室传导阻滞引起的晕厥称为Adams-Stokes发作。心动过缓伴Ⅲ度房室传导阻滞可引起心排出量的下降从而引发充血性心力衰竭。

诊断

Ⅲ度心脏传导阻滞(完全心脏传导阻滞)的特点是从心房传导到心室的冲动完全缺失。心室持续的活动取决于阻滞部位远端的异位起搏点发出的冲动。如果传导阻滞发生在房室结附近时,心率通常是45~55 bpm且QRS波正常。当房室传导阻滞低于房室结(结下)时,心率通常为30~40 bpm且QRS波宽。

治疗

Ⅲ房室传导阻滞治疗包括经皮或经静脉心脏起搏。如果传导阻滞持续存在,则是植入永久起搏器的适应证。

预后

成人Ⅲ度房室传导阻滞最常见的病因是心脏传导系统远端的纤维化退行性变。这种情况与老化有关，被称为Lenègre病。与二尖瓣瓣环相连的近端传导系统的钙化和退行性病变也会阻断心脏传导系统，这也称为Lev病。

麻醉管理

在植入永久起搏器的麻醉实施前，提前植入经静脉心脏起搏器或者经皮心脏起搏器是必要的。异丙肾上腺素可以用来维持一个可以接受的心率水平，在心脏起搏器开始工作前起到"化学起搏器"的作用。Ⅲ度房室传导阻滞患者服用抗心律失常药物时必须谨慎，因为这些药物可以抑制维持心率的心室异位起搏点。

心律失常的治疗

在使用抗心律失常药物或者插入人工心脏起搏器前，异常的生理学指标应该予以纠正。保持正常的酸碱平衡、电解质代谢和自主神经系统活性的稳定是重要的，并且应尽最大可能恢复正常的窦性心律。

抗心律失常药物

当可识别的诱因纠正后不足以抑制心律失常时，可以使用抗心律失常药物。这些药物通过改变心肌细胞不同的电生理特性而发挥作用。多数抗心律失常药通过以下3种机制之一发挥作用：(1)通过降低4相除极化的斜率来抑制起搏细胞的自律性；(2)延长有效不应期以消除折返环；(3)促进冲动沿正常传导通路传导，以防止在一个折返途径传导。抗心律失常药可以引起心电图的改变，如PR间期的延长和QRS波的增宽。

腺苷

腺苷是由三磷腺苷经过一系列的脱磷酸化形成的。这是一个α-受体激动剂和终止血流动力学稳定的房室结折返性心动过速所选择的药物。60%的患者可在6 mg的剂量终止这种节律紊乱，另外32%的患者会在12 mg剂量腺苷时出现反应。腺苷的药理作用通过主动转运进入红细胞和内皮细胞后因代谢而终止。腺苷的半衰期大约为10 s。为了起效，它应该通过静脉输液管道迅速注入并用生理盐水冲洗。

腺苷常见的副作用包括面部潮红、呼吸困难和胸部压迫感。一般来说，这些副作用是短暂的，持续时间不超过60 s。不常见的副作用包括恶心、头晕、头痛、出汗、心悸、低血压和视力模糊。双嘧达莫预处理增加了腺苷的效力，卡马西平使腺苷的作用增强。咖啡因和茶碱有拮抗腺苷的作用。心脏移植的患者只需要1/3到1/5剂量的腺苷，因为其心脏是失神经支配的。腺苷使用的禁忌证是病窦综合征和Ⅱ度或者Ⅲ度房室传导阻滞，除非患者植入心脏起搏器。

胺碘酮

胺碘酮是与甲状腺素和普鲁卡因胺有相似结构的抗心律失常药。它作用于钠、钾和钙通道，产生α和β-阻滞作用，导致心肌细胞的不应期延长。胺碘酮适用于对除颤、心肺复苏术和血管加压素处理没有反应的心室颤动和无脉搏性室性心动过速的治疗。在这种情况下，胺碘酮可以提高室颤或者不稳定室性心动过速患者除颤成功的可能性。

胺碘酮经肝脏代谢，它可以减慢某些经肝脏代谢药物的代谢速度并提高其血药浓度（如华法林、奎尼丁、普鲁卡因胺、丙吡胺、美西律和普罗帕酮）。它也可以增加地高辛的血药浓度。

β-肾上腺素能受体阻滞剂

β-受体阻滞剂改善循环中儿茶酚胺的作用和降低心率和血压。这些心脏保护作用在急性冠状动脉综合征患者中尤为重要。β-受体阻滞剂适用于有一定左心室功能的患者房扑、房颤和起源于房室结或者节上的窄QRS波心动过速时控制心室率。

β-受体阻滞剂的副作用包括心动过缓、房室传导延迟以及低血压。β受体阻滞剂治疗的禁忌证包括Ⅱ度或Ⅲ度房室传导阻滞、低血压、严重充血性心力衰竭及气道反应性疾病（哮喘或慢性阻塞性肺疾病）。β-受体阻滞剂不适用于预激综合征相关的心房颤动或心房扑动的治疗。事实上，在这种情况下它们可能导致临床情况恶化。

钙通道阻滞剂

维拉帕米和地尔硫草是钙通道阻滞剂。维拉帕米抑制细胞外钙离子通过心肌和血管平滑肌细胞膜进入细胞内。这抑制了心肌收缩和扩张了冠状动脉以及全身动脉。维拉帕米减慢传导并能增加房室结的不应性以阻断折返性心律失常，以及降低房性心动过速患者的心室率。维拉帕米的适应证是治疗迷走神经刺激和腺苷治疗失败的窄QRS波心动过速（室上性心动过速）患者。它也适用于控制房扑或房颤的心室率。有旁路的患者，例如WPW综合征患者，维拉帕米可以加速旁路传导从而使心室率增加，因此这种情况下禁用。钙通道阻滞剂具有负性肌力作用，应避免用于左心功能不全或心力衰竭的患者。维拉帕米对起源低于房室结的心动过速是无效的。维拉帕米可延长PR间期。如果给予已使用β-受体阻滞剂治疗的患者，维拉帕米可以引起Ⅱ度或者Ⅲ度房室传导阻滞。维拉帕米的初始剂量是2.5~5 mg静脉注射，时长超过2分钟。如果需要可以重复给药，直到最大剂量达到0.15 mg/kg。5分钟后血药浓度达到峰值，持续20~30分钟。

地尔硫䓬与维拉帕米的作用机制相似，治疗心律失常的适应证同维拉帕米。但是，地尔硫䓬有较小的负性肌力作用，对外周血管扩张作用比维拉帕米少。两种药物对房室结的抑制是相似的。地尔硫䓬的推荐剂量是0.25 mg/kg静脉注射，时长超过2分钟。如果需要可以重复给药。心律失常的成功治疗可以持续输注地尔硫䓬5~15 mg/hr。

地高辛

地高辛是一种心脏糖苷，由美国食品和药品管理局在1952年批准使用，用于充血性心力衰竭和房颤的治疗。地高辛抑制心肌细胞膜Na^+-K^+-ATP酶。地高辛的正性肌力作用缘于增加细胞内钙浓度，从而引起收缩蛋白更大程度的激活。

除了正性肌力作用，地高辛也增加4期去极化，缩短了动作电位时程。这减少心电冲动通过房室结的传导速度，延长房室结不应期。尽管地高辛不能使房颤转复为窦性心律，但可以有效控制房颤的心室率。静脉注射地高辛5~30分钟起效，2~6小时达到作用高峰。地高辛的毒性/治疗比率（治疗指数）低，特别是在低血钾的情况下。血清地高辛浓度高可引起一系列的症状和体征，包括危及生命的心律失常等。地高辛抗体适用于治疗洋地黄毒性。

利多卡因

利多卡因是几乎没有即时副反应的抗心律失常药，通过阻断钠通道产生临床作用。利多卡因可推荐用于心室异位和室性心动过速短阵发作的治疗。它也可以替代胺碘酮治疗与室颤或者无脉性心动过速的相关的心跳骤停。推荐剂量为1.0~1.5 mg/kg静脉注射。每5~10分钟可以重复半数剂量，最大剂量为3 mg/kg。利多卡因可以迅速地分布到血液和心肌中，因此需多次的负荷剂量以达到治疗所需的血药浓度。为了维持治疗效果，必须使用利多卡因连续输注。利多卡因治疗剂量有最小的负性肌力作用。

利多卡因治疗过程中精神状态的监测是必需的，因为利多卡因中毒的第一个征兆通常是中枢神经症状，如耳鸣、嗜睡、发音障碍、意识模糊和癫痫发作。当与其他的抗心律失常药合用时，利多卡因可能会导致心肌抑制或窦房结功能障碍。

利多卡因经过肝脏的首过消除，但在某些临床情况下，如全身麻醉期间肝脏血流减少，可使利多卡因的血药浓度高于正常。西咪替丁治疗也增加利多卡因的血药浓度。

镁

有一些观察研究支持使用镁终止与QT间期延长相关的尖端扭转型室速。但是，没有证据表明，镁可能对QT间期正常相关的室性心动过速有效。

治疗心室颤动或者尖端扭转型室速相关的无脉性室性心动过速时，可以静脉给予1~2 g镁剂（推注时间>5分钟）。如果是仍有脉搏的尖端扭转型室速，则可以在更慢的速度下给予同样的剂量，时间在30~60分钟。

普鲁卡因胺

普鲁卡因胺是1类抗心律失常药物，可减慢传导，降低自律性，并延长心肌细胞的不应期。它用于有一定心室功能的患者出现如下情况：有脉搏的室性心动过速、房扑或者房颤、WPW综合征伴房颤及对刺激迷走神经和腺苷无效的室上性心动过速。

普鲁卡因胺可以50 mg/min的速度静脉注射直至抑制心律失常、低血压或者QRS波增宽50%。普鲁卡因胺慎用于存在长QT间期的患者，以及联用其他延长QT间期的药物。为了维持治疗效果，普鲁卡因胺可给予静脉持续注射1~4 mg/min。肾衰竭应减量。

索他洛尔

索他洛尔延长动作电位持续时间，增加心肌细胞不应期。它也具有β-受体阻断性质。它可用于治疗室性心动过速或WPW综合征伴房颤/房扑的患者。索他洛尔不是一线的抗心律失常药。

肾上腺素

肾上腺素是具有α和β-肾上腺素效应的缩血管药，常用于心肺复苏中。α-肾上腺素效应可以在心肺复苏中增加冠状动脉和脑灌注。虽然已在心肺复苏中使用多年，但尚无客观研究提出明确的证据表明肾上腺素能提高生存率。建议使用剂量为每3~5分钟静脉输注1 mg。有时，由于β-受体阻滞剂或钙通道阻滞剂过量，可能需要较大剂量来治疗心脏骤停。除了经过静脉通道使用,当静脉通路尚未建立时可以经气管内使用肾上腺素。

血管加压素

血管加压素是一种不依靠α和β-肾上腺素效应的强力的周围血管收缩剂。目前,建议肾上腺素和加压素交替使用治疗心搏骤停。如果选用血管加压素,剂量为40 U静脉输注。心脏骤停治疗中加压素可替代第一或第二剂量的肾上腺素。

阿托品

硫酸阿托品是一种消除迷走神经作用的药物,用于增加心率、血压和体循环血管阻力。在心脏停搏或无脉性电活动的情况下,阿托品可提高生存率。建议剂量为每3~5分钟静脉输注1 mg,根据需要最大剂量可达3 mg。

异丙肾上腺素

异丙肾上腺素是一种强效支气管扩张剂,结构与肾上腺素相似,具有拟交感神经作用。它有较强的 β_1 和 β_2-受体激动作用而无α-肾上腺素作用。异丙肾上腺素通过细胞内环磷酸腺苷介导而发挥作用。它刺激 β_1-受体引起正性变时和变力作用。收缩压可能会增加,但舒张压下降,通常继发于药物引起的周围血管扩张。异丙肾上腺素能扩张冠状动脉血管,但是其 β_1-受体效应增加的需氧量超过了冠状动脉血流增加的益处。异丙肾上腺素增加心肌兴奋性和自律性,提高心率,增加心律失常的风险,也有可能引起心肌缺血。

异丙肾上腺素可以用来治疗心脏移植患者的症状性心动过缓。初始剂量为1 μg/min,逐渐增加剂量,直至达到预期效果。

多巴胺

多巴胺是一种效应与剂量相关的儿茶酚胺类药物。在低剂量[3~5 μg/(min·kg)],多巴胺通过激活多巴胺受体增加肾、肠系膜、冠状动脉和脑血流。在中等剂量[5~7 μg/(min·kg)],β-受体激动作用占主导地位,而在高剂量[>10 μg/(min·kg)],刺激α-受体引起周围血管收缩和肾血流量减少。多巴胺可用于治疗对阿托品没有反应的症状性心动过缓。

心脏电复律

心脏电复律是通过前后放置于胸部的两个电极放电完成的。放电与QRS波中的R波同步,以便在QRS波期间放电。如果放电是在心室相对不应期,也就是

在T波中,电刺激可引起室性心动过速或室颤。相反,在电除颤,电流不可能与ECG同步,因为既没有确定的QRS波,也没有有效的心脏收缩。复律输出可以从50~100 J起始,必要时以50~100 J增加。除颤以150~200 J起始。

同步心脏电复律用于治疗急性不稳定性室上性心动过速(如SVT、房扑和房颤),并转复慢性心室率控制稳定的房扑或房颤为窦性心律。心脏电复律,也可用于治疗有脉的室性心动过速。洋地黄引起的心律失常对心脏电复律无反应,此时尝试心脏电复律可能诱发更严重的室性心律失常。

对房颤的患者进行心脏电复律可能带来体循环血栓的危险。因此,如果心律失常超过48小时,推荐在电复律前先行抗凝治疗。择期电复律前,患者禁食至少6小时,纠正电解质失衡。正常情况下,心脏电复律在静脉镇静/遗忘情况下或者标准麻醉监测的短暂全身麻醉下进行。此过程通常应用丙泊酚或者短效的苯二氮䓬类药物。应该备好抗心律失常药、气道管理设备和紧急心脏起搏装置。电复律后可能继发由于窦房结功能障碍导致的室性异位或者心动过缓。

除颤

现代除颤器按照单相或者双相波形进行分类。单相除颤器是最初的除颤器。现在除颤器大部分为双相的。没有证明哪种除颤器能更成功地终止无脉节律或者提高早期生存率。双相除颤器的最佳放电能量尚未确定,不同厂家的除颤器建议不同的能量。

除颤成功的最大化不仅涉及除颤器的输出而且与胸阻抗、电极的位置、电极的大小和植入式起搏器或者ICD存在时除颤的方式有关。当胸阻抗过大时,放电能量将无法起到除颤作用。为降低阻抗,除颤板可以使用导电凝胶。自黏除颤器有集成导电面。在毛发过多的患者,电极与皮肤接触欠佳,致使皮肤和除颤板黏合欠佳形成含气空腔。这将导致阻抗增加,且非常危险,因为气腔可能在富氧环境下燃烧。常规使用自黏垫或除颤凝胶垫可以最大限度地减少电弧和火灾的危险。有时,垫区可能需要剃光毛发以达到良好的电极接触。除了胸壁引起的阻抗外,电流通过空气时也会受到阻碍。因此除颤器应该在呼气相放电。

标准电极有几种尺寸。作为一个经验法则,最好使用能置于胸部的最大且不超出的除颤板。

除颤或者复律电极不应直接放置在脉冲发生器

或者ICD上。在起搏器或ICD附近释放强电流会引起设备障碍,在起搏器上方放电会阻断或者改变电流传导路径,使至心肌的电流传导欠佳。所有永久植入装置都应在心脏除颤后进行评估,以确保功能正常。

导管射频消融

经皮导管射频消融术是在局部麻醉下经皮将心内电极导管插入大静脉(股静脉、锁骨下静脉、颈内静脉或者腋静脉)以产生一个小的、边界清楚的热损伤区域,从而破坏产生和维持心律失常的心肌组织。导管射频消融术的适应证是折返性室上性心律失常和一些室性心律失常。通常在患者处于清醒镇静下操作该过程。

人工心脏起搏器

经皮心脏起搏

有症状的心动过缓或严重传导阻滞的患者需要立即起搏。经皮心脏起搏推荐治疗有症状的缓慢型心律失常。

胸部和背部的皮肤电极应放置在骨骼肌肉较薄的区域,以便低频恒定电流可以传导。这可以提高有效心脏刺激的概率并减小骨骼肌的疼痛和皮肤刺激。在经静脉心脏起搏建立前经皮心脏起搏是一个临时治疗措施。

永久植入心脏起搏器

永久性心脏起搏最初设计用于完全房室传导阻滞患者Adams-Stokes综合征(晕厥)发作的治疗。目前,永久性心脏起搏器插入最常见的适应证是窦房结功能障碍(病窦综合征)。心脏起搏是任何起因的症状性心动过缓唯一的长期治疗措施。心脏起搏技术的进步包括双腔起搏器、频率应答功能和植入式心脏复律/除颤器。这些技术的进步扩大了心脏起搏的适应证,除有症状的心动过缓外,还包括神经性晕厥、肥厚性梗阻性心肌病和充血性心力衰竭的心脏再同步化治疗。

人工心脏起搏器的系统包括一个产生电冲动(脉冲发生器)设备及感知和起搏电极,并由锂碘电池供电。在脉冲发生器中产生的电脉冲经过特定的电极兴奋心内膜细胞并在心肌内产生一个扩布的去极化波。电子电路可以调节频率和电流量,另外还可以感知心脏中自发的心电活动。心脏起搏器常见的编程功能包括起搏模式、输出、灵敏度、频率、不应期和频率适应。

人工心脏起搏器可通过静脉(心内膜)或通过肋下途径(心外膜、心肌)植入。电脉冲由脉冲发生器产生并传送至心内膜和心肌表面,导致心肌收缩。

起搏模式

一个5个字母的代码一般用来形容心脏起搏器的不同特性。第一个字母表示起搏心腔(A,心房;V,心室;D,双腔)。第二个字母表示感知心腔(A,心房;V,心室;D,双腔)。第三个字母表示对感知的反应(I,抑制;T,触发;D,兼有抑制和触发)。第四个字母,"R"表示程控和频率应答反应功能,第五个字母表示多位点起搏所在的心腔。最常见的起搏模式有AAI、VVI和DDD。

DDD起搏

在大多数的双室起搏模式下,如果固有的心房信号被感知,则心房起搏器的输出是被抑制的,而且,如果房室间隔结束没有感觉到内在的心室活动,心室的输出被激活。如果感知到固有的心室活动,心室的输出受到抑制。双腔起搏器提供房室同步,这很重要。心房活动的感知和起搏开始或触发房室间期,以便在一个广泛的心率范围内维持房室同步。DDD起搏模式允许起搏频率增快,以响应窦房结放电率增加,如运动中。病窦综合征患者维持房室同步性可能有助于降低房颤和血栓发生率。

DDD起搏也降低了心脏起搏器综合征的发生率。起搏器综合征是一种与心室起搏相关的症候群,包括晕厥、无力、端坐呼吸、阵发性夜间呼吸困难、低血压和肺水肿等。起搏器综合征的症状是由于房室同步的丧失,由此造成心排出量减少。房室同步的丧失使静息状态下的心排出量减少约20%~30%。此外,心房收缩对抗关闭的二尖瓣和三尖瓣引起的心房压力升高激活压力感受器反射引起周围血管扩张。恢复房室同步的起搏模式可消除心脏起搏器综合征的症状。

DDI的起搏

在DDI的起搏模式,感知心房和两个心室,但只有感知到事件后抑制(抑制心房和心室起搏)。当房性心动过速频发,DDD起搏器不适当的跟踪引起快速心室率时,DDI的起搏方式是非常有用的。

频率适应性起搏器

患者运动时心率反应不适当(变时性无能)应安置频率适应性起搏器。这种综合征可能是由于负性变时药物,如β-受体阻滞剂或钙通道阻滞剂或由于病态窦房结综合征等病理过程造成。通常情况下,房室同步对静息状态下心排出量增加较多,运动时较少,而频率适应(如较快心率)在较大量运动时更重要。频率适应性起搏使用传感器来检测运动时身体或生理指标并模仿正常的窦房结的频率反应。用于调控频率反应的参数包括活动(身体运动)、分钟通气量、QT间期和每搏输出量。

起搏方式的选择

快速起搏模式的选择取决于人工心脏起搏器的主要指标。如果患者有窦房结疾病,没有房室结或希氏束疾病,可以应用心房起搏(AAI)。然而,病窦综合征患者每年有1%~5%进展为Ⅱ度或Ⅲ度房室传导阻滞。伴有房室结或希氏束疾病或需要药物治疗减慢房室结传导的患者需要双室(DDD或DDI)系统。有窦房结疾病、房室结疾病或其心率不能随代谢需要增加的更低的传导系统疾病患者,应该考虑安置频率适应性起搏系统。

由于窦房结或房室结疾病引发症状性心动过缓发作者,植入单腔心室起搏器(VVI)可能会受益。神经心源性晕厥(因颈动脉窦过敏症)、血管迷走性晕厥和肥厚型心肌病可用双腔起搏器治疗。心脏再同步化治疗应用双房双室起搏,正用于心电机械不同步和室内传导阻滞患者。心脏再同步化治疗的标准包括药物难治性心力衰竭(静息或极小量活动时有症状)、左心室射血分数小于35%、左心室扩张以及QRS波延长超过130 ms。

心脏永久起搏的并发症

起搏器植入的早期并发症的发生率约为5%。晚期并发症的发生率是2%~7%。早期的并发症与静脉通路有关系,包括气胸、血胸和空气栓塞。气胸通常小而无症状。不过在植入起搏器期间或者之后发生低血压或者无脉性电活动应该考虑张力性气胸。由于动脉穿刺引起的大血管意外可导致血胸。动脉插管必须立即确认并人工压迫或动脉修补治疗。植入更大的导引鞘前可通过透视放置导引钢丝最大限度地减少动脉损害。在操作过程中,不同剂量的空气可以进入到低压的静脉系统。少量空气一般耐受性良好,但大量的空气可导致呼吸窘迫、血氧饱和度下降、低血压和心脏骤停。

早期起搏器植入失败通常是由于电极移位或破裂引起的。植入6个月后起搏器失败通常是由于电池过早枯竭所致。脉冲发生器使用的锂碘电池无法充电,电池耗尽后需手术更换整个发生器。现代脉冲发生器有5~9年的预期寿命。屏蔽技术的改进已经消除起搏器相关的产生抑制心室起搏的外部电场的大多数问题(微波、电灼、磁共振成像)。遇到外部电场时,许多人工心脏起搏器的设计要转换为非同步模式,而不是被完全抑制。大多数起搏器可通过脉冲发生器上方放置磁铁手动转换为非同步模式。人工心脏起搏器的许多功能可以在脉冲发生器外部使用磁激活电位器调整。

埋藏式心脏转复除颤器治疗

心室颤动引起心搏骤停后决定生存的唯一最重要的因素是心跳停止至第一次除颤的时间。据目击,因心室颤动引发心脏骤停的患者,前3分钟内除颤者存活率为74%。ICD在1985年被美国食品和药品管理局批准使用。到2000年,世界各地ICD植入数已超过80 000。ICD在心律失常发生15 s内通过内部电击做出反应。这为心律失常的自我转复提供了时间间隔,事实上,这是很常见的事件。

ICD系统由脉冲发生器和检测心律失常及传送电流的电极导线组成。除了内部除颤,ICD可以产生抗心动过速和抗心动过缓起搏及同步心脏复律。详细诊断数据涉及心内电图和事件标记,存储在设备的内存,可提取分析。该脉冲发生器是一个锂电池供能的小型计算机,密封在钛壳内。电极导线系统由起搏电极和大面积除颤线圈组成。除颤环路由脉冲发生器的钛壳完成,脉冲发生器作为除颤电极。脉冲发生器通常植入皮下囊袋内。脉冲发生器的位置非常重要,因为位置影响除颤波。左胸肌区是植入脉冲发生器的理想位置。右侧植入可能导致除颤阈值显著升高。经静脉电路由起搏和感知电极以及一个或两个除颤线圈组成。双腔心脏除颤器需要另一个冠状动脉窦电极,用于对重症心力衰竭患者再同步治疗。

ICD采用电除颤作为为室颤治疗的唯一措施。ICD感知心室的去极化,对感知到的信号进行放大和过滤,然后按照感知阈值和RR间期的计算法则进行比对。如果ICD识别为室颤,即进行电容器充电,并且在放电前,则可对感知到的信号进行确认。这个过程可以防止对自发终止事件或不适当的杂散信号进行除颤。检测到心律失常到电击这个过程大约需要10~15 s。在此期间,患者可能会出现先兆晕厥或晕厥。

大约一半的植入ICD患者在第一年内将发生与设

备相关的不良事件。电极导线相关的问题,如感知不良或起搏失败、不恰当的治疗及电极导线移位仍是最常见的问题。最有破坏性的一种并发症是ICD的感染。估计感染率约为0.6%,这个与起搏器植入的感染率相似。设备相关的感染需要取出整个ICD系统。

表 4-5	改变心脏起搏器阈值的因素
高钾血症	
低钾血症	
动脉低氧血症	
心肌缺血/梗死	
儿茶酚胺	

带有植入心脏装置患者的手术

人工心脏起搏器或ICD植入患者行与心脏设备无关的择期手术时,需要对术前评估和麻醉后续管理进行特殊考虑。

术前评估

植入人工心脏起搏器或者ICD的患者术前的评估包括确定设备植入的原因和评估目前设备的功能。特别是植入ICD的患者,术前评估及围术期计划应与心脏科医师和起搏器设备代表协商。心脏除颤器通常在术前关闭,术后再打开。然而,ICD作为起搏和再同步治疗的一部分,处理决策现在更加复杂。顾问的早期参与很合适。

心脏起搏器患者在手术前有眩晕、晕厥先兆或者晕厥史,可以反映心脏起搏器功能障碍。对心房或心室的非同步(固定频率),心脏起搏器(通常是70~72 bpm)的放电频率是脉冲发生器功能的有用指标。心率从最初的设定心率减少10%可能反映电池的耗竭。不规则的心率可能表明脉冲发生器与患者的固有心率竞争,或者脉冲发生器不能感知R波。如果固有心率快于起搏器频率,心电图无助于诊断。在这种情况下,心室同步或顺序人工心脏起搏器的正常功能最好能通过电子评估确认。胸部X线片对评估起搏器电极的外部状况有益。

麻醉管理

人工心脏起搏器患者的麻醉管理包括:(1)监测心电图以确认脉冲发生器的正常运转;(2)确保设备和药物的供应以在人工心脏起搏器意外失灵的情况下维持可以接受的固有心率。肺动脉导管的插入不会干扰心外膜电极,但是可能与近期经静脉植入的电极缠绕或者造成电极移位。植入4周后发生电极移位的风险微乎其微。麻醉药物的选择不会因存在正常运转的人工心脏起搏器而改变。

心脏起搏器屏蔽技术的改进减少了电灼引起的电磁干扰问题。电灼产生的电伪差可被起搏器感知为干扰或者固有R波。如果起搏器感知到干扰但不能确定是否为产生的R波,起搏器将改为非同步模式

(固定频率)来确保起搏节律的传导。相反,电灼产生的电伪差可被感知为R波,导致抑制脉冲发生器。如果没有潜在的固有心律,这将是一个严重事件。检查脉搏血氧波形、触诊脉搏或者听诊心音可以确定是否有心脏的持续活动。外部磁铁可使起搏器转换为非同步模式。但是非同步起搏模式有引起R-on-T现象的危险。

电刀的体表电极应尽可能远离脉搏发生器,以减少脉搏发生器感知烧灼电流。尽可能降低电灼电流以及在短脉冲烧灼也是有用的,特别是电流靠近脉搏发生器时。经静脉临时起搏使体外电源和心内膜直接相连。存在电流的微电击引起室颤的风险。

植入永久起搏器或者ICD(关闭者)的患者发生室颤按常规处理。但是,必须注意除颤电极板不能直接放在脉搏发生器之上。由于体外除颤引起的刺激阈值急剧增加可能引起捕获的缺失。如果发生这种情况,可能需要经皮起搏或经静脉临时心脏起搏。

没有任何证据表明麻醉药品可以改变人工心脏起搏器的刺激阈值。不过,应谨慎避免一些事件,如可以急性改变血清钾离子浓度的过度通气(表4-5)。可以想象的是,琥珀胆碱可以增加刺激阈值,因为它可引起血清钾离子浓度急性增加。琥珀胆碱也可以抑制正常运转的心脏起搏器,因为它可以引起骨骼肌(肌电位)的收缩,而脉搏发生器认为这是固有的R波。临床经验表明琥珀胆碱应用于人工心脏起搏器植入患者通常是安全的,如果发生肌电位的抑制,通常也是短暂的。

心脏起搏器植入术的麻醉

大多数心脏起搏器是在心脏导管室内应用清醒镇静或者在手术室MAC植入的。采用常规的麻醉监测。在应用麻醉药物之前需备好功能正常的心脏起搏器或者经皮心脏起搏。在新的心脏起搏器发挥作用前应该备好药物如阿托品或者异丙肾上腺素以免心率下降影响血流动力学。

要 点

- 心律失常根据心率和异常部位分类。传导阻滞按部位和阻滞程度分类。这些异常的临床意义在于它对生命体征(血流动力学不稳定、心脏和终末器官缺血、充血性心力衰竭)的影响和(或)恶化为危及生命的心律失常的可能性。

- 快速性心律失常由3种机制形成:(1) 正常传导组织自律性增强或者异位兴奋灶;(2)通过异常途径的折返电位;(3)后除极化触发的异常心脏电位。

- 典型情况下,良性室性早搏在休息时发生,运动时消失。运动期间室性早搏增加可能提示潜在的心脏病。心室异位的预后取决于并存的器质性心脏病及其严重程度。在没有器质性心脏病的情况下,无症状的心室异位是良性的,未证明有猝死风险。

- 心脏从心房到心室正常的传导系统是通过房室结和希-普系的单一的传导途径。可能有附加传导途径(旁路)功能,如同电激动的肌桥,绕过正常的传导途径,创造出现折返性心动过速的可能性。

- 尖端扭转型室速是QTc间期延长患者的一种室性心动过速,其心电图特征是"扭转的峰"。此描述指QRS波随等电位线不断变化的周期长度、电轴和形态。

- 抗心律失常药通过如下3种机制之一发挥作用:(1)通过降低4相去极化斜率来抑制起搏细胞的自律性;(2)延长有效不应期以消除折返环;(3)促进冲动沿正常传导途径传导,以防止折返途径传导。

- 莫氏1型传导阻滞(文氏)是PR间期进行性延长直到脱落一个间期。暂停的间歇可以使房室结恢复,然后继续此过程。与此相反,莫氏2型传导阻滞的特点是突然和完全的传导阻断不伴有PR间期的延长。莫氏2型传导阻滞常与传导系统的永久性损害有关,可能进展为Ⅲ度房室传导阻滞。

- Ⅲ度心脏传导阻滞(完全心脏传导阻滞)的特点是从心房传导到心室的冲动完全缺失。心室持续的活动是由于阻滞部位远端的异位起搏灶发出的冲动。如果传导阻滞发生在房室结附近时,心率通常是45~55 bpm且QRS波宽度正常。当房室传导阻滞低于房室结(结下)时,心率通常为30~40 bpm且QRS波宽大。

- 屏蔽技术的改进已经消除起搏器相关的产生抑制心室起搏的外部电场的大多数问题(微波、电灼和磁共振成像)。许多起搏器被设计为可以遇到外部电场时转换为非同步模式而非完全抑制。大多数起搏器可通过脉冲发生器上方放置磁铁手动转换为非同步模式。

- ICD感知心室的去极化,对感知到的信号进行放大和过滤,然后按照感知阈值和RR间期的计算法则进行比对。如果ICD识别为室颤,即进行电容器充电,并且在放电前,对感知到的信号进行确认。这个过程可以预防自我终止事件和散在信号引发的不适当的放电。从检测心律失常到放电大约需要10~15 s。

(刘家鹏 译 单世民 校)

参 考 文 献

Blomstrom-Lundqvist C, Scheinman MM, Aliot EM, et al: ACC/AHA/ESC guidelines for the management of patients with supraventricular arrhythmias—executive summary. A report of the American College of Cardiology/American Heart Association Task Force on Practice Guidelines and the European Society of Cardiology Committee for Practice Guidelines. Developed in collaboration with NASPE-Heart Rhythm Society. J Am Coll Cardiol 2003;42:1493–1531.

Erb TO, Kanter RJ, Hall JM, et al: Comparison of electrophysiologic effects of propofol and isoflurane-based anesthetics in children undergoing radiofrequency catheter ablation for supraventricular tachycardia. Anesthesiology 2002;96:1386–1394.

Fuster A, Ryden LE, Cannom DS, et al: ACC/AHA/ESC 2006 guidelines for the management of patients with atrial fibrillation: A report of the American College of Cardiology/American Heart Association Task Force on Practice Guidelines and the European Society of Cardiology Committee for Practice Guidelines. Developed in collaboration with the European Heart Rhythm Association and the Heart Rhythm Society. Circulation 2006;114:e257–e354.

Kopp SL, Horlocker TT, Warner ME, et al: Cardiac arrest during neuraxial anesthesia: Frequency and predisposing factors associated with survival. Anesth Analg 2005;100:855–865.

Latini S, Pedata FJ: Adenosine in the central nervous system:

Release mechanisms and extracellular concentrations. J Neurochem 2001;79:463–484.

Trohman RG, Kim MH, Pinski SL: Cardiac pacing: State of the art. Lancet 2004;364:1701–1716.

2005 American Heart Association Guidelines for cardiopulmonary resuscitation and emergency cardiovascular care, part 7.2: Management of cardiac arrest. Circulation 2005;112(Suppl IV):IV-67–IV-78.

Zipes DP, Camm AJ, Borggrefe M, et al: ACC/AHA/ESC 2006 guidelines for management of patients with ventricular arrhythmias and the prevention of sudden cardiac death: A report of the American College of Cardiology/American Heart Association Task Force and the European Society of Cardiology Committee for Practice Guidelines. Circulation 2006;114:e385–e484.

第5章 高血压和肺动脉高压

Matthew C. Wallace，Alá Sami Haddadin

高血压

在至少1~2周内一个成年人如果所测血压至少2次为140/90 mmHg或更高时，那么就被认为是高血压(表5-1)。收缩压为120~139 mmHg或舒张压为80~89 mmHg被称为正常高值。基于这个定义，高血压在美国是最常见的循环系统紊乱，累及大约25%的成年人。高血压的发病率随着年龄增加而显著升高，非裔美国人的发病率更高(图5-1)。高血压是缺血性心脏病(图5-2)的重要危险因素，也是引起充血性心力衰竭(图5-3)、脑血管意外(脑卒中)、动脉瘤和终末期肾病的一个主要原因。据估计，在美国只有不到1/3的高血压患者知道自己的病情，并得到足够的治疗。

病理生理学

原因未明的高血压被称为特发或原发性高血压，有原因的高血压被称为继发性高血压。

原发性高血压

原发性高血压占全部高血压病例的95%以上，其特点是具有一种家族性的发病率和遗传性的生化异常。发生高血压的病理生理因素包括交感神经系统对应激的反应活动增强、保钠激素和血管收缩物质增加、高钠摄入、钾和钙的摄入不足、肾素分泌增加、内源性血管扩张物质不足(如前列腺素和一氧化氮)以及内科疾病(如糖尿病和肥胖)。高血压最终的病理生理学途径是盐和水的潴留。高血压、胰岛素抵抗、血脂紊乱和肥胖经常会同时发生，估计有40%的高血压患者

表 5-1	成人高血压的分类	
类别	收缩压(mmHg)	舒张压(mmHg)
正常	<120	<80
正常高值	120~139	80~89
1 级高血压	140~159	90~99
2 级高血压	≥160	≥100

Reprinted with permission from Chobanian AV, et al: Seventh Report of the Joint National Committee on Prevention, Detection, Evaluation and Treatment of High Blood Pressure. Hypertension 2003;42;1206–1252.

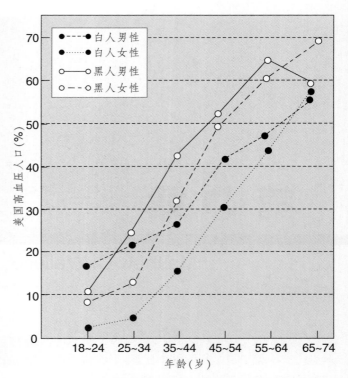

图 5-1 美国成年人高血压(>160/90 mmHg)患病率。

还表现为高胆固醇血症。酒精和烟草的使用与原发性高血压有关。阻塞性睡眠呼吸暂停在成年人中占有很大的比例,它可导致与低氧血症、觉醒和交感神经系统激活有关的暂时血压升高。有证据表明,阻塞性睡眠呼吸暂停导致持续性高血压,而与已知的致混淆因素无关,如肥胖。事实上,估计有30%的高血压患者有阻塞性睡眠呼吸暂停的表现。

缺血性心脏病、心绞痛、左心室肥厚、充血性心力衰竭、脑血管疾病、脑卒中、周围血管疾病或肾功能不全的病史表明由于原发性高血压长期的控制不良而出现了终末器官疾病。实验室检测是为了证明存在靶器官损害,包括血液尿素氮和血清肌酐检测以评估肾功能。原发性高血压伴随低钾血症时应考虑到患有原

发性醛固酮增多症的可能。应评估空腹血糖浓度,因为50%的高血压患者有葡萄糖耐受不良。心电图有助于监测缺血性心脏病或左心室肥厚的证据。

继发性高血压

继发性高血压有一个明确的病因,但是它占高血

图 5-2 缺血性心脏病(I-HD)死亡率在每 10 年间与该年龄段起始时正常血压值的对比。死亡率被称为"浮动的",因为将其特殊人群的数据乘以一个恰当常数可以预测这群人的绝对发生率。(Reprinte with permission from Lewington S, et al: Age-specific relevance of usual blood pressure to vascular mortality: A meta-analysis of individual data for one million adults in 61 prospective studies. Lancet 2002;360;1903–1913. Copyright 2002.)

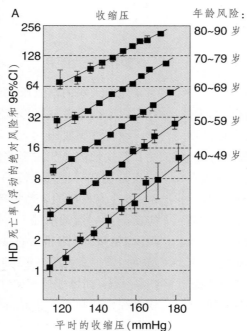
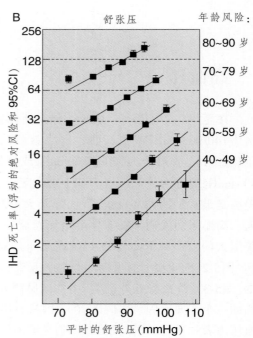

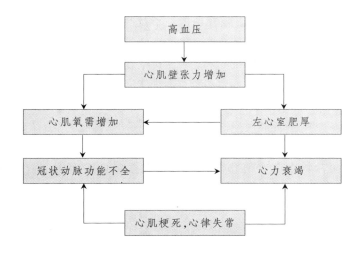

图 5-3　慢性高血压引起一系列的病理生理改变,可能最终导致充血性心力衰竭。

压总病例数的比例不到5%。由于肾动脉狭窄所造成

的肾血管性高血压是继发性高血压的最常见病因。它与其他比较常见的继发性高血压病因,以及显著的症状和体征都列在表5-2中。表5-3更为全面地列出了继发性高血压的病因。

原发性高血压的治疗

通过改善生活方式和药物治疗来降低血压是降低发病率和死亡率的手段。我们的治疗标准是使血压低于140/90 mmHg,但是当出现糖尿病或肾脏疾病时,血压应低于130/80 mmHg。经过治疗血压恢复到正常状态已经明显有效地降低了脑血管意外的发生率。降低血压可以使与缺血性心脏病相关的发病率和死亡率下降(图 5-4)。它减缓或阻止了严重高血压的进展,同时也降低了充血性心力衰竭和肾衰竭的风险。老年人使用抗高血压药治疗的价值要比年轻人更大。

合并高危风险(高胆固醇血症、糖尿病、嗜烟、家

表 5-2　继发性高血压的常见病因		
病因	**临床表现**	**实验室评估**
肾血管疾病	上腹部或腹部杂音	MRI 血管造影术
	年轻患者严重高血压	主动脉造影
		多普勒超声波检查
		CT 血管造影术
醛固酮增多症	疲劳	尿钾
	无力	血钾
	头痛	血浆肾素
	感觉异常	血浆醛固酮
	夜间多尿和烦渴	
主动脉缩窄	上肢比下肢血压高	主动脉造影
	股动脉搏动微弱	超声心动图
	收缩期杂音	MRI 或 CT
嗜铬细胞瘤	偶发性头痛、心悸和发汗	血浆肾上腺素
	阵发性高血压	尿儿茶酚胺
		随机尿肾上腺素
		肾上腺 CT/MRI 扫描
库欣综合征	躯干性肥胖	地塞米松抑制试验
	近端肌肉无力	尿皮质醇
	紫纹	肾上腺 CT 扫描
	"满月脸"	葡萄糖耐量试验
	多毛症	
肾脏器质性疾病	夜尿症	尿糖、尿蛋白和管型
	水肿	血清肌酸酐
		肾超声检查
		肾活检
妊娠性高血压	周围水肿和肺水肿	尿蛋白
	头痛	尿酸
	癫痫发作	心排出量
	右上象限痛	血小板计数
CT,计算机断层扫描;MRI,磁共振成像。		

表 5-3	继发性高血压的其他原因

收缩期和舒张期高血压
肾性的
    肾移植
    肾素分泌性肿瘤
内分泌的
    肢端肥大症
    甲状旁腺功能亢进
阻塞性睡眠呼吸暂停
术后高血压
神经系统紊乱
    颅内压升高
    脊髓损伤
    格林–巴利综合征
    家族性自主神经异常
药物
    糖皮质激素
    盐皮质激素
    环孢霉素
    拟交感神经药
    酪胺和单胺氧化酶抑制药
    鼻黏膜充血消除药
突然停止抗高血压药治疗
    (中枢性和β-肾上腺素能的受体拮抗剂)
单纯收缩期高血压
衰老相关的动脉硬化
心排出量增加
    甲状腺毒症
    贫血
    主动脉瓣反流
外周血管阻力下降
    动静脉分流
    佩吉特(Paget)病

族史、大于60岁)的患者和有靶器官损害证据(心绞痛、陈旧性心肌梗死、左心室肥厚、脑血管疾病、肾病、视网膜病变、周围血管疾病)的患者最可能受益于抗高血压药的治疗。对于那些没有心血管疾病和靶器官损害表现的患者可能受益于生活方式的改善和随后药物治疗之前的重新评估。

生活方式的改善

已证实对于降低血压有价值的那些生活方式的改善包括:减轻体重或预防体重增加,减少酒精的摄入,增加体力活动,维持推荐水平的钙和钾的饮食,减少盐的摄入。戒烟是至关重要的,因为吸烟是心血管疾病的独立危险因素。

在所有非药物治疗高血压的措施中,体重减轻可

能最为有效。体重减轻还提高了抗高血压药物治疗的疗效。饮酒与血压升高有关,过度饮酒可能导致机体对抗高血压药物的抵抗。然而,适度饮酒能降低普通人群中总体的心血管风险。不少于30分钟的中等强度体力活动,如快走或骑自行车,可降低血压正常者和高血压患者的血压。

钾、钙饮食与总体人群的血压之间成反比关系。限盐饮食(如"终止高血压膳食疗法")抗高血压的效力很小,但能使血压下降(图5-5)。这可能是通过限钠来降低血压只对一部分低肾素活性的病患(如老人和非裔美国人)是有益的。限钠可减少利尿剂引起的低血钾,可使利尿治疗对血压的控制更为轻松。限盐的益处还包括通过降低尿钙排泄对骨质疏松和骨折有保护作用,以及对左心室肥厚有利。在盐替代品中钠被钾取代,这对那些没有肾功能不全的高血压患者是有益的。

药物治疗

药物治疗应跟随改善生活方式开始。在药物治疗开始后,首先每1~4周逐步增加抗高血压药物的剂量,然后是每3~4个月增加直到达到控制血压预期程度。使用长效药物是可取的,因为每日一次用药患者的依从性和血压控制的连续性都更好。在关于高血压预防、监测、评估与治疗的美国联合委员会第七次报告中指出,噻嗪类利尿剂被推荐作为无并发症高血压的初始治疗药物(图5-6)。噻嗪类利尿剂也可以增加多药疗法的疗效。高血压患者可能有并存疾病,这提示应用某种特定药物抗高血压治疗的强制性适应证(表5-4)。例如,合并心力衰竭的高血压患者通常采取血管紧张素转换酶(ACE)抑制剂治疗。这些强制性适应证是多层面研究的结果。如果单一药物治疗失败,通常加入不同种类的第二种药物。可以应用多种降压药物,这些药物存在独特和潜在的优势及副作用(表5-5)。

继发性高血压的治疗

继发性高血压常通过外科手术治疗。药物治疗用于那些不能手术的患者。某些特殊的疾病,如嗜铬细胞瘤,可能需要通过多种方法来达到最佳的结果。

外科治疗

手术治疗用于有明确病因的继发性高血压,包括通过肾动脉血管成形术或直接修复术纠正肾动脉狭窄,通过肾上腺切除术治疗肾上腺腺瘤或嗜铬细胞瘤。

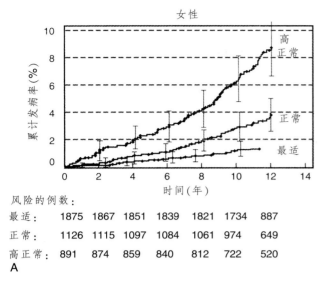
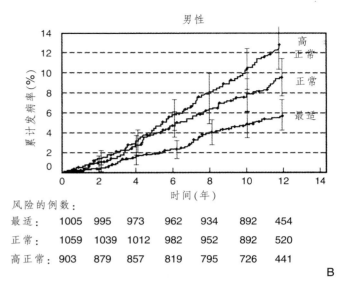

风险的例数：

女性
最适：	1875	1867	1851	1839	1821	1734	887
正常：	1126	1115	1097	1084	1061	974	649
高正常：	891	874	859	840	812	722	520

A

男性
最适：	1005	995	973	962	934	892	454
正常：	1059	1039	1012	982	952	892	520
高正常：	903	879	857	819	795	726	441

B

图 5-4　根据基础血压分类的无高血压女性(A)和男性(B)的累计心血管事件(由于心血管疾病、心肌梗死、脑卒中或充血性心力衰竭而死亡)发病率。最适血压：<120/80 mmHg，正常血压：<130/85 mmHg，高正常血压：<140/90 mmHg。(Adapted from Vasan RS, et al: Impact of high-normal blood pressure on the risk of cardiovascular disease. N Engl J Med 2001；345：1291–1297. Copyright ⓒ 2001, Massachusetts Medical Society. All rights reserved.)

药物治疗

对于那些不能进行肾动脉血管重建的患者，其血压控制可以单独应用ACE抑制剂或与利尿剂合用。当这些患者开始用ACE抑制剂治疗时，应严密监测肾功能和血清钾离子浓度。原发性醛固酮增多症的妇女采用醛固酮拮抗剂来治疗，如螺内酯，但阿米洛利主要用于男性患者，因为螺内酯可能导致男子乳腺发育。

高血压危象

定义

高血压危象的典型表现是血压超过180/120 mmHg，根据有无急性或进行性的靶器官损害，可将其分类为高血压危症和高血压急症。慢性高血压患者可以比先前血压正常的人耐受更高的血压，并且更可能出现高血压急症，而不是高血压危症。

高血压危症

有急性或进行性靶器官损害(脑病、大脑内出血、急性左心力衰竭合并肺水肿、不稳定性心绞痛、主动脉夹层动脉瘤、急性心肌梗死、子痫、微血管性溶血性贫血或肾功能不全)的患者需要立即药物干预来降低血压。脑病很少在慢性高血压患者中发生，除非在舒张压超过150 mmHg时，然而患有妊娠性高血压的产妇在舒张压小于100 mmHg时也可能出现脑病的体

表 5-4	特殊种类抗高血压药的适应证
并存病	**抗高血压药物的种类**
心肌梗死后	ACE 抑制剂
	醛固酮拮抗剂
	β-受体阻滞剂
心力衰竭	ACE 抑制剂
	醛固酮拮抗剂
	ARB
	β-受体阻滞剂
	利尿剂
高危的冠状动脉疾病	ACE 抑制剂
	β-受体阻滞剂
	钙通道阻滞剂
	利尿剂
糖尿病	ACE 抑制剂
	ARB
	β-受体阻滞剂
	钙通道阻滞剂
	利尿剂
慢性肾病	ACE 抑制剂
	ARB
预防脑卒中复发	ACE 抑制剂
	利尿剂

ACE，血管紧张素转换酶；ARB，血管紧张素受体阻滞剂。

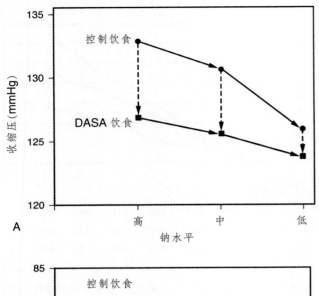

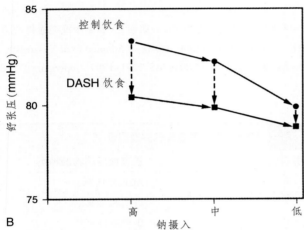

图 5-5　减少钠摄入和终止高血压膳食疗法（DASH），对收缩压的影响（**A**），对舒张压的影响（**B**）。（Reprinted with permission from Sacks FM, et al: Effects on blood pressure of reduced dietary sodium and the Dietory Approaches to Stop Hypertension (DASH) Diet. N Engl J Eed 2001;344:3–10. Copyright © 2001, Massachusetts Medical Society. All rights reserved.）

征。即使没有症状，一个舒张压高于109 mmHg的产妇也被认为是高血压危症，需要紧急处理。高血压危症的治疗目标是迅速但又要逐步地降低舒张压。如果血压急剧下降至正常水平可能引起冠状动脉或脑缺血的发生。通常情况下，平均动脉压在第一个60分钟内下降约20%，然后再逐渐下降。此后，血压在随后的2~6小时内可降至160/110 mmHg，以不出现靶器官灌注不足的情况作为可接受的速度。

高血压急症

　　高血压急症是指血压严重升高，但患者并没有靶器官损害的证据。这些患者可表现为头痛、鼻出血或焦虑。所选择的患者可受益于口服降压药的治疗，因为不服从或无法获得处方药通常是发生这种情况的主要原因。

药物治疗

　　高血压危症药物治疗的初步选择在于对患者的合并症以及症状和体征的分析（表5-6）。建议在使用有效的血管活性物质治疗时，使用一个动脉内导管连续监测体循环血压。对于大多数类型的高血压危症来说，可选择硝普钠0.5 ~10 μg/(kg·min)静脉注射。硝普

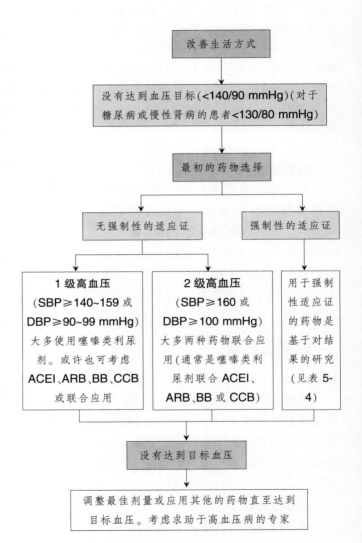

图 5-6　高血压治疗规则。ACEI，血管紧张素转换酶抑制剂；ARB，血管紧张素受体拮抗剂；BB，β-受体阻滞剂；CCB，钙通道阻滞剂；DBP，舒张压；SBP，收缩压。（Reprinted with permission from Chobanian AV, et al: Seventh Report of the Joint National Committee on Prevention, Detection, Evaluation, and Treatment of High Pressure. Hypertension 2003;42:1206–1252.）

表 5-5	常使用的抗高血压药物		
类别	**亚类别**	**普通名称**	**商品名称**
利尿剂	噻嗪类	氯噻嗪	Diuril
		氢氯噻嗪	Hydrodiuril, icrozide
		吲达帕胺	Lozol
		美托拉宗	Zaroxolyn, Mykrox
	祥利尿剂	布美他尼	Bumex
		呋塞米	Lasix
		托拉塞米	Demadex
	保钾利尿剂	氨托利	Midamor
		螺内酯	Aldactone
		氨苯蝶啶	Dyrenium
肾上腺素能拮抗剂	β-受体阻滞剂	阿替洛尔	Tenormin
		比索洛尔	Zebeta
		美托洛尔	Lopressor
		纳多洛尔	Corgard
		普萘洛尔	Inderal
		噻吗洛尔	Blocadren
	α_1-受体阻滞剂	多沙唑嗪	Cardura
		哌唑嗪	Minipress
		特拉唑嗪	Hytrin
	α 和 β-受体阻滞剂	卡维地洛	Coreg
		拉贝洛尔	Normodyne, Trandate
	中枢性抗高血压药物	可乐定	Catapress
		甲基多巴	Aldomet
血管扩张剂		肼屈嗪	Apresoline
ACE 抑制剂		贝那普利	Lotensin
		卡托普利	Capoten
		依那普利	Vasotec
		福辛普利	Monopril
		赖诺普利	Prinivil, Zestril
		莫昔普利	Univasc
		喹那普利	Accupril
		雷米普利	Altace
		群多普利	Mavik
血管紧张素受体阻滞剂		坎地沙坦	Atacand
		依普沙坦	Teveten
		厄贝沙坦	Avapro
		氯沙坦	Cozaar
		奥美沙坦	Benicar
		替米沙坦	Micardis
		缬沙坦	Diovan
钙通道阻滞剂	二氢吡啶类	氨氯地平	Norvasc
		非洛地平	Plendil
		伊拉地平	Dynacirc
		尼卡地平	Cardene
		硝苯地平	Adalat, Procardia
		尼索地平	Sular
	非二氢吡啶类	地尔硫䓬	Cardiazem, Dilacor, Tiazac
		维拉帕米	Calan, Isoptin, Coer, Covera

ACE, 血管紧张素转换酶。

表 5-6 高血压危症的治疗

病因/表现	主要药物	注意事项	注释
脑病和颅内高压	硝普钠、拉贝洛尔、非诺多泮、尼卡地平	自动调节机制的改变引起的低血压可导致脑缺血 氰化物中毒的危险 硝普钠可使颅内压升高	较低的血压可以缓解颅内出血 被升高的血压通常自动减退
心肌缺血	硝酸甘油	急性充血性心力衰竭时避免使用β-受体阻滞剂	包括吗啡和吸氧治疗
急性肺水肿	硝酸甘油、硝普钠、非诺多泮	急性充血性心力衰竭时避免使用β-受体阻滞剂	包括吗啡、祥利尿剂和吸氧治疗
主动脉壁夹层	艾司洛尔、血管扩张剂、曲美芬	血管扩张剂可引起反射性心动过速	目标:减轻左心室收缩的搏动压力
肾功能不全	非诺多泮、尼卡地平	非诺多泮可出现快速性耐药	可能需要紧急血液透析 避免使用 ACE 抑制剂和 ARB 类药物
先兆子痫和子痫	甲基多巴、肼屈嗪 硫酸镁 拉贝洛尔、尼卡地平	肼屈嗪可引起狼疮样综合征 有引起一过性肺水肿的风险 钙通道阻滞剂可减少子宫血流量和抑制产程	分娩是一种确切的治疗手段 ACE 抑制剂和 ARB 类药物由于具有致畸作用,在妊娠期间是禁忌的
嗜铬细胞瘤	酚妥拉明、酚苄明、普萘洛尔	在α-激动剂之后给予β-受体阻滞剂可使高血压加重	
可卡因中毒	硝酸甘油、硝普钠、酚妥拉明	在α-激动剂之后给予β-受体阻滞剂可使高血压加重	

钠起效迅速、持续时间短,可持续点滴,但硝普钠可以产生乳酸酸中毒和氰化物中毒。尼卡地平是另一种选择,可能对心脏和脑缺血有所改善。多巴胺(特别是 DA_1)激动剂非诺多泮可增加肾血流量并抑制钠的重吸收,对于肾功能不全的患者是一种很好的药物。艾司洛尔单独或与其他药物组合使用都是有效的。拉贝洛尔是一种α和β-阻滞剂,也可以用于高血压的紧急治疗。

原发性高血压患者的麻醉管理

尽管早些时候建议术前停用抗高血压药物治疗,但多数可以有效降压的药物应在围术期持续应用,以确保最佳的血压控制。高血压患者的麻醉管理总结参见表5-7。

术前评估

原发性高血压患者的术前评估应确定其血压控制是否充分,在整个围术期继续使用已经使患者血压恢复至正常的降压药物进行治疗。支持在择期手术之前应该使高血压患者血压控制为正常的观点是合理的。那些在麻醉诱导之前高血压的患者在麻醉维持过程更易发生低血压和心肌缺血。而且高血压患者与血压正常者相比,麻醉期间血压下降的幅度更大。然而,

表 5-7 高血压患者的麻醉处理

术前评估
确认血压控制是否充分
回顾降压药物的药理学知识
评估终末器官损害的表现
持续用药控制血压
麻醉诱导和维持
预先考虑到机体对麻醉药物过度的血压反应
限制直接喉镜检查时间
采用平衡麻醉控制高血压反应
考虑有创血流动力学监测
监测心肌缺血
术后处理
预先做好处理高血压的准备
持续监测终末器官功能

术中血压升高通常发生在有高血压病史的患者,无论其术前血压是否被控制(表5-8)。

没有证据表明高血压患者(舒张压高达110 mmHg)在接受择期手术之后并发症的发病率增加(见表5-8)。然而,并存高血压可能会使那些有心肌梗死病史的患者术后再次发生心肌梗死的概率增加,同时会使颈动脉内膜剥脱的患者神经系统的并发症发生率增加。在出现靶器官损伤的高血压患者中,如果终末器官的损害加重或者该损害的进一步评估可能会改变麻醉计划,那么应推迟择期手术。

患者在入院时血压升高(白大衣综合征)的情况并不少见,反映了患者的焦虑,随后血压通常会下降。然而,这部分表现为焦虑相关性高血压的患者可能在直接喉镜检查时表现出明显夸大的升压反应,在围术期有可能比其他人更易出现心肌缺血或需要降压药物治疗。

终末器官损伤(心绞痛、左心室肥厚、充血性心力衰竭、脑血管疾病、脑卒中、周围血管疾病、肾功能不全)应进行术前评估。原发性高血压患者先被假定为有缺血性心脏病,直到证明并非如此。继发于慢性高血压的肾功能不全是一个普遍的高血压疾病进程的标志。

回顾抗高血压治疗的药理学和药物潜在副作用是很有帮助的(见表5-5)。许多药物都会干扰自主神经系统的功能。术前可能表现为体位性低血压,麻醉期间失血、正压通气或体位突然变化时会出现异常的血压下降,这表明由于自主神经系统抑制作用血管的代偿能力已被损坏。给予血管升压类药物(如去氧肾上腺素和麻黄碱),这些患者会出现可预见性和适当的血压反应。

整个围术期需要持续降压治疗的另外一个有说服力的理由是高血压具有反弹的风险,尤其是β-肾上腺素受体拮抗剂和可乐定被突然中断时。那些不依赖于自主神经系统的降压药,如ACE抑制剂,与高血压反弹无关。

心动过缓可能是交感神经系统活性选择性改变的表现。但是没有任何证据表明,经抗高血压药物治疗的患者会失去对手术刺激或手术失血的心率反应,并且当正常使用增加副交感神经系统活性的药物(如抗胆碱酯酶药物)时,临床经验并不支持此时会出现异常心率减慢反应的可能性。可乐定产生的镇静作用可减少麻醉药物的需要量。补钾后仍出现低钾血症(<3.5 mEq/L)仍是使用利尿剂治疗患者的常见术前表现,但这类药物引起的低血钾并不增加心律失常的发生率。高钾血症可见于正在应用ACE抑制剂治疗的患者,这些患者也可能正在补钾或合并肾功能不全。

ACE抑制剂　接受ACE抑制剂治疗的患者在麻醉过程中存在发生血流动力学不稳定和低血压的风险。存在3个维持正常的血压的系统。麻醉诱导使自主反应系统迟钝,而ACE抑制剂使得肾素-血管紧张素-醛固酮系统变得迟钝,唯一剩下的维持血压的系统是血管加压素系统,因此血压很可能变为容量依赖性(图5-7)。ACE抑制剂通过减轻血管紧张素对容量血管的

表 5-8	高血压患者全身麻醉择期手术的风险	
术前血压状况	**围术期高血压 发生率(%)**	**术后心脏并发症 发生率(%)**
血压正常	8*	11
治疗后血压正常	27	24
治疗后血压仍高	25	7
未治疗高血压	20	12

*P < 0.05 与同一栏其他组的比较。

Reprinted with permission from Goldman L, Caldera DL: Risk of general anesthesia and elective operation in the hypertensive patient. Anesthesiology 1979;50:285–292.

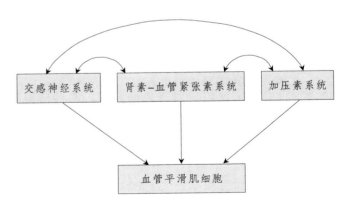

图5-7　血管加压系统对血压的调节。血压调节涉及 3 个不同的血管加压系统。每一个都作用于相同的靶目标,即血管平滑肌细胞,主要是通过诱发的胞浆游离钙升高,继之细胞收缩而实现的。每一个系统都与其他系统相关联,并且可能协同作用。(Reprinted with permission from Colson P, Ryckwaert F, Coriat P: Renin angiotensin system antagonists and anesthesia. Anesth Analg 1999;89:1143–1155.)

影响而减少静脉收缩来降低心排出量,这将导致静脉回流减少。对于长期使用这些药物治疗的患者,在手术过程中血管内液体量的维持至关重要。对于正在进行ACE抑制剂治疗的患者,涉及大量液体转移的外科手术会使其血压下降,这种低血压对输液和拟交感神经药物治疗敏感。如果这些措施不能提升血压,那么可能需要使用加压素或加压素受体激动剂。仔细调整麻醉药物剂量可能会防止或限制由于ACE抑制剂所引起的低血压。

对于那些术中存在发生低血容量和低血压风险较高的患者,术前24~48小时停止使用ACE抑制剂是一种明智之举。停药的主要缺点是潜在地对血压失去控制。

血管紧张素受体阻滞剂 血管紧张素受体阻滞剂(ARB)可通过阻止血管紧张素Ⅱ与其受体结合,有效地治疗高血压。与ACE抑制剂相同,ARB对肾素-血管紧张素-醛固酮系统的阻断增加了麻醉期间发生低血压的可能性。在麻醉诱导后,持续ARB治疗的患者比那些在手术前一天停药的患者更多地出现需要血管收缩剂治疗的低血压。此外,用ARB类药物治疗的患者发生低血压可能是应用常规血管收缩剂(如麻黄碱和去氧肾上腺素)难以治疗的,因此需要使用加压素或其类似物。基于这些原因,建议在手术前一天停用ARB类药物。

麻醉诱导

当血管内液体量减少时,使用快速起效的静脉注射药物行麻醉诱导可能会产生血压的异常下降,这种情况更可能出现在舒张期高血压的患者中。对于持续使用ACE抑制剂或ARB治疗直至术前的患者,诱导期间低血压更为显著。

直接喉镜检查和气管插管能使原发性高血压患者产生显著的高血压,即使这些患者在术前血压已变得正常。有证据表明,伴随喉镜检查和气管插管而出现的高血压和心动过速可能会引起心肌缺血。静脉诱导药物不会抑制气管插管所引起的循环反应。气管插管时抑制气管反射和自主反应的措施对那些可能发展为心肌缺血的高危患者很有好处,如深度吸入麻醉及注射阿片类药物、利多卡因、β-阻滞剂或血管扩张药物。此外,喉镜检查期间限制对疼痛刺激的升压反应尤为重要。不超过15 s的直接喉镜检查有助于将血压变化降到最低。

麻醉维持

麻醉维持期间血流动力学的目标是尽量减少血

压大幅度波动。对于这些患者,术中血压不稳定的处理与术前高血压控制同样重要。

区域麻醉可以用于高血压患者。不过高节段的感觉神经麻醉及与其相关的交感神经阻断可以引起意想不到的低血容量发生。

手术中的高血压 最可能引起术中血压变化的因素是疼痛刺激产生的高血压,即浅麻醉。事实上,那些被诊断为原发性高血压的患者在围术期中高血压事件的发生率是增高的,即使他们的血压在术前已得到控制(见表5-8)。挥发性麻醉药对于减轻那些可引起升压反应的交感神经系统活动很有帮助。挥发性麻醉药可产生剂量依赖性的降血压作用,这表明了体循环血管阻力降低和心肌抑制。没有任何证据表明,一种挥发性麻醉药物对于术中高血压的控制比另外一种更优越。

一种"氧化亚氮-阿片药物"技术可被用于维持麻醉,不过在控制高血压时很可能需要一种挥发性药物,例如在手术刺激突然改变的时候。在使用挥发性麻醉剂时,可选择快速注射或连续输注抗高血压药物进行术中的血压控制。没有任何证据表明,哪一种特定的神经肌肉阻滞剂对高血压患者来说是最好的。泮库溴铵能引起血压轻度升高,但没有证据表明这种升压反应在原发性高血压患者中也存在异常升高的表现。

术中低血压 在麻醉维持过程中的低血压可以通过降低麻醉深度和(或)增加输液速率来治疗。在低血压的根本原因没有被查明和纠正前,麻黄碱或去氧肾上腺素等拟交感神经药对于恢复重要器官的灌注压可能很有必要。尽管许多抗高血压药物对自主神经系统具有抑制作用,但丰富的临床经验证实,患者对拟交感神经药物的反应是适当的和可预见的。正在进行ACE抑制剂或ARB治疗的患者术中发生的低血压对静脉输液非常敏感,可以应用拟交感神经药和(或)加压素处理。心律失常导致房室失去连续性的收缩,如房室交界性心律与房颤也可能导致低血压的发生,必须及时治疗。

监测 手术的复杂性会影响对原发性高血压患者的监测。心电图监测对于发现在剧烈疼痛刺激时出现的心肌缺血特别有帮助,如在喉镜检查和气管插管时。如果计划实施范围广泛的外科手术,同时有左心功能不全或其他重要终末器官损害的证据,那么就需要通过动脉内导管和中心静脉或肺动脉导管进行有创监测。经食管超声心动图是左心功能和血容量替代是否充足的优良监测仪器，但它需要受过专业训练的人员来操作，而且对设备要求较高，因此没有得到广泛的使用。

术后处理

原发性高血压患者术后常见高血压。这种高血压需要及时评估和治疗，以降低发生心肌缺血、心律失常、充血性心力衰竭、脑卒中和出血的危险。尽管术后疼痛得到充分治疗，但持续存在的高血压仍可能需要静脉注射抗高血压药物来控制（如拉贝洛尔），并逐渐转为口服抗高血压药物治疗。

肺动脉高压

本节讨论特发性肺动脉高压。（与心脏病或肺部疾病相关的肺动脉高压见第6章。）原发性肺动脉高压（PAH）是一种罕见的疾病，在总人口中发病率为每百万人中有1~2例。虽然大多数与其他内科疾病无关的肺动脉高压的病例是散在的，但家族性常染色体显性遗传占这些病例的10%。被诊断为特发性PAH之后，中位存活周期为2.8年，大多数患者死于渐进性的右心功能衰竭。特发性PAH患者面临着围术期右心功能衰竭、低氧血症及冠状动脉缺血的风险。发生呼吸衰竭的风险可能会高达28%，心律失常为12%，充血性心力衰竭为11%，行非心脏手术时围术期整体死亡率为7%。

定义

肺动脉压的正常值：收缩压为18~25 mmHg，舒张压为6~10 mmHg，平均压为12~16 mmHg。肺动脉高压的定义是平均肺动脉压在休息时高于25 mmHg或在活动时高于30 mmHg。特发性PAH，以前被称为原发性肺动脉高压，它是在没有左心疾病、心肌病、先天性心脏病和临床上任何显著的呼吸道疾病、结缔组织病或慢性血栓栓塞性疾病情况下发生的。发生特发性PAH时，肺动脉嵌顿压不超过15 mmHg，肺血管阻力（PVR）高于3 Wood单位 ［mmHg/(L·min)］（表5-9）。2003年肺动脉高压第三届世界研讨会发表了一篇文献，报道了意大利威尼斯的新的肺动脉高压分类标准，如表5-10所示。

临床表现和评估

PAH经常呈现出模糊的症状，包括呼吸困难、无

表5-9	肺血管阻力的计算
$\dfrac{(\overline{PAP}-PAOP)\times80}{CO}$	PVR 用 dynes/(sec·cm⁻⁵) 表示，其正常值为 PVR=50~150 dynes/(sec·cm⁻⁵)
$\dfrac{(\overline{PAP}-PAOP)}{CO}$	PVR 用 Wood 单位表示[mmHg/(L·min)]，其正常值为 PVR=1 Wood 单位

CO，心排出量(L/min)；PAOP，肺动脉嵌顿压(mmHg)；$\overline{PAP}$，平均肺动脉压(mmHg)；PVR，肺血管阻力。

力、疲劳和腹胀。晕厥和心绞痛预示着心排出量严重受限和可能出现的心肌缺血。体格检查显示患者可能存在胸骨旁抬举性搏动，肺动脉瓣关闭不全(Graham-Steell杂音)和(或)三尖瓣反流的杂音，明显的肺动脉S_2、S_3奔马律，颈内静脉扩张，外周水肿，肝肿大和腹水。检查任何原因导致的肺动脉高压的实验室评估和诊断研究列于表5-11中。一项6分钟的步行测验可用来评价功能状态和无创性评估治疗的进展。右心导管检查提供了一种明确的方法来判定疾病严重程度，以及确定哪些患者可以对血管扩张剂的治疗有反应。可以应用的有效血管扩张剂有前列环素、一氧化氮、腺苷或前列腺素E_1。血管扩张试验阳性的表现包括：患者有反应，PVR和平均肺动脉压都剧烈下降20%或更多。只有约1/4的患者会对血管扩张试验有一个良好的反应。

生理学和病理生理学

正常肺循环可容纳的流量是6~25 L/min，肺动脉压仅轻度变化。肺血管收缩、血管壁重塑和原位血栓的形成，可导致PAH出现。由于肺动脉高压所致的后负荷增加，右心室壁压力增大。右室搏出量和左心室充盈量减少，这将导致低心排出量和体循环低血压。室壁压力增加使右心室扩张，这会导致右侧的心脏瓣膜环形扩张，出现三尖瓣关闭不全和(或)肺动脉瓣关闭不全。在收缩期和舒张期，右心室都可接受冠状动脉的血流。当右心室室壁压力增加和右心室收缩压接近体循环收缩压时，右心室的心肌灌注会急剧受限。

有3种机制可使PAH患者发生低氧血症的风险：(1)由于右侧压力增加，可经由未闭的卵圆孔发生右到左的分流；(2)维持心排出量不变时，增加氧消耗会产生低氧血症；(3)通气不良的肺泡灌注后可导致V/Q失调。如果发生缺氧性肺血管收缩，肺动脉高压将恶化。

表 5-10	肺动脉高压的诊断分类

1. 肺动脉高压
   1.1 特发性的
   1.2 家族性的
   1.3 与下列因素有关的
       1.3.1 胶原血管疾病
       1.3.2 先天性体循环至肺循环的分流
       1.3.3 (肝)门静脉高压
       1.3.4 HIV 感染
       1.3.5 药物和中毒
       1.3.6 其他 [甲状腺疾病、糖原贮积病、高歇(Gaucher)病、遗传性出血性毛细血管扩张症、血红蛋白病、骨髓增生紊乱、脾切除术]
   1.4 与静脉或毛细血管显著受累有关
       1.4.1 肺静脉闭塞性病
       1.4.2 肺毛细血管多发性血管瘤
   1.5 新生儿持续性肺动脉高压
2. 肺动脉高压合并左心疾病
   2.1 左侧心房或心室疾病
   2.2 左侧瓣膜疾病
3. 与肺部疾病和(或)低氧血症有关的肺动脉高压
   3.1 慢性阻塞性肺疾病
   3.2 间质性肺疾病
   3.3 睡眠障碍性呼吸
   3.4 肺泡通气不足
   3.5 长期生活在高海拔环境下
   3.6 发育异常
4. 由于慢性血栓和(或)栓子栓塞造成的肺动脉高压
   4.1 近端的肺动脉血栓栓塞
   4.2 远端的肺动脉血栓栓塞
   4.3 非血栓性的肺动栓塞(肿瘤、诸虫、杂质)
5. 多种因素复合 [结节病、组织细胞增多症 X、淋巴管瘤病、肺血管受压(腺病、肿瘤、纤维性纵隔炎)]

HIV,人类免疫缺陷病毒。

Reprinted with permission from Simonneau G, Galiè N, Rubin L J, et al: Clinical classification of pulmonary hypertension. J Am Coll Cardiol 2004;43 (12 Supp):5S–12S. Copyright 2004, the American College of Cardiology Foundation.

表 5-11	肺动脉高压的临床表现
诊断方式	主要表现
胸片	肺动脉段突出
	右房和右室扩大
	肺实质病变
心电图	肺性 P 波
	电轴右偏
	右室劳损或肥大
	完全性或不完全性的右束支阻滞
二维超声心动图	右房扩大
	右心室肥大、扩张或体积超负荷
	三尖瓣反流
	估计的肺动脉压升高
	先天性心脏病
肺功能检查	梗阻或限制性表现
	弥散量下降
V/Q 扫描	通气–灌注比例失调
肺血管造影	血管充盈缺损
胸部 CT 扫描	肺动脉主干> 30 mm
	血管充盈缺损
	镶嵌式灌注缺损
腹部超声或 CT 扫描	肝硬化
	门静脉高压
血液检测	抗核抗体
	类风湿因子
	全血细胞计数
	凝血谱
	HIV 浓度测定
	促甲状腺激素
睡眠监测	高呼吸障碍指标

CT,计算机断层扫描;HIV,人类免疫缺陷病毒;V/Q,通气–灌注比。

Reprinted with permission from Dincer HE, Presberg KW: Current management of pulmonary hypertension. Clin Pulm Med 2004; 11:40–53.

肺动脉高压的治疗

图5-8总结了一个治疗流程。

氧气、抗凝和利尿剂

氧疗对减少缺氧性肺血管收缩的程度有所帮助。主要针对慢性阻塞性肺疾病患者进行了研究,应用氧疗明显提高了生存率,减缓了肺动脉高压的进展。由于肺血流缓慢、右心扩张、静脉瘀血和体力活动受限,这使得血栓形成和发生血栓栓塞的风险增加,因此也推荐抗凝治疗。对于右心力衰竭的患者,尤其是当肝淤血、腹水和严重的外周性水肿出现时,可用利尿剂减轻前负荷。

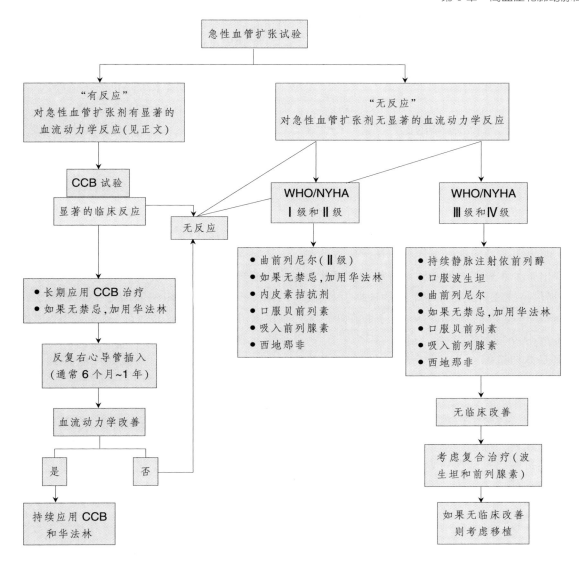

图 5-8　肺动脉高压的门诊治疗。CCB，钙通道阻滞剂；NYHA，纽约心脏病协会；WHO，世界卫生组织。(Reprinted with permission from Dincer HE, Presberg KW：Current management of pulmonary hypertension. Clin Pulm Med 2004；11：40–53.)

钙通道阻滞剂

对PAH患者长期有益的一线药物是钙通道阻滞剂。钙通道阻滞剂可用于那些在心脏导管检查中血管扩张试验呈阳性的患者。硝苯地平、地尔硫䓬和氨氯地平是最常用于肺动脉高压治疗的钙通道阻滞剂，并已使5年生存率得到明显改善。

磷酸二酯酶抑制剂

磷酸二酯酶抑制剂可导致肺血管扩张，改善心排出量。尽管在改善远期死亡率方面的优势尚未得到证实，但是西地那非（万艾可）的应用可改善运动能力和减少右室容量。磷酸二酯酶抑制剂可抑制cGMP水解，降低细胞内钙离子浓度及产生平滑肌松弛。当单独给药时是有效的，并且可以增加吸入一氧化氮的疗效。

吸入一氧化氮

吸入一氧化氮的浓度在20~40 ppm时可用于治疗PAH。当吸入后，一氧化氮扩散至血管平滑肌，激活鸟苷酸环化酶，使细胞内的cGMP升高，从而降低细胞内钙离子浓度，导致平滑肌松弛。在扩散进入血管内之后，一氧化氮与血红蛋白结合形成亚硝高铁血红蛋白，迅速代谢为高铁血红蛋白并经肾脏排出体外。所有一氧化氮在肺循环内无活性，从而最大限度地减少全身副作用。因为它是通过吸入给药，所以一氧化氮优先分配到通气良好的肺泡中，造成这些区域的血管扩张。这将改善通气–灌注比例和氧合。在急性呼吸窘迫综合征及其他与严重肺动脉高压有关的疾病，一氧化氮已被证实具有改善氧合和降低肺动脉压力的作用,但还没有证据表明一氧化氮在这些情况下可以降低死亡率。与一氧化氮治疗的相关问题包括:肺动脉高压反弹、抑制血小板、高铁血红蛋白血症、有毒的硝酸盐代谢物的形成和其应用的技术要求。

前列环素

前列环素是体循环和肺循环的血管扩张剂,也具有抗血小板活性。前列环素可降低PVR,改善心排出量和运动耐力。然而,严重的肺内分流,肺动脉高压反弹,和与给药途径有关的问题,如体循环低血压、感染和支气管痉挛,这些并发症可能会出现。前列环素可短期和长期持续输注(通过一个泵与长期留置的中心静脉导管相连接)、吸入或通过间歇皮下注射给药。所有的前列环素表现出至少在短期内的心肺血流动力学显著改善,但尚未提供持续改善或死亡率下降的证据。目前使用的前列环素包括依前列醇(Flolan)、曲前列尼尔(Remodulin)和依洛前列素(Ventalis)。

内皮素受体拮抗剂

内皮素可与两种受体相互作用:内皮素A受体和内皮素B受体。内皮素A受体引起肺血管收缩和平滑肌细胞增生,而内皮素B受体通过增强内皮素的清除以及增加一氧化氮和前列环素的生成引起血管扩张。内皮素受体拮抗剂已被证明可以降低肺动脉压力、肺血管阻力并能改善右室功能、运动耐量、生活质量和死亡率。目前在美国一般情况下使用的唯一内皮素受体拮抗剂是波生坦(Tracleer)。

手术治疗

右心室辅助装置可在重度肺动脉高压和右心力衰竭中使用。房间隔气囊造口术是一种试验性手术,建立一个房间隔缺损,并允许血液由右向左分流,从而降低右心室压力。它是以降低对动脉血氧饱和度的预期和良好耐受为代价而获得运动耐力的改善。目前,这种手术作为一种右心力衰竭的治疗和心脏移植的过渡被保留下来。在儿童中体外膜式氧合的好处已被确认,但这一模式在成人中并未得到广泛使用。肺移植是多种类型的PAH唯一的根治性治疗。单侧或双侧肺移植的长期生存率相似。

麻醉管理

PAH患者围术期右心力衰竭的风险显著增加。其机制包括右心室后负荷增加、低氧血症、低血压和右心室前负荷不足。整个围术期应持续应用治疗PAH的药物。应连续输注常规剂量的肺血管扩张剂,以防止肺动脉高压反弹。可能需要利尿剂来控制水肿,但过度利尿可能存在右心室前负荷降低的危险。由于心排出量是相对不变的,因此吸入麻醉药或镇静药所引起的体循环血管阻力下降可能是危险的。必须积极治疗低氧、高碳酸血症和酸中毒,因为这些疾病可增加PVR。维持窦性心律至关重要,心房"跳动"对于左、右心室足够充盈很必要。

术前准备和诱导

对于最近被诊断为PAH而未经过长期治疗的患者,术前给予西地那非或L-精氨酸可能会有所帮助。经过长期肺血管扩张剂治疗的患者必须持续治疗。应该具备可以立即吸入一氧化氮或前列环素的设备。镇静剂应谨慎使用,因为呼吸性酸中毒可能会增加PVR。阿片类药物、异丙酚、硫喷妥钠及去极化或非去极化神经肌肉阻滞剂均可安全使用。氯胺酮和依托咪酯可以抑制肺血管舒张的一些机制,应该避免使用。硬膜外麻醉已被用于剖宫产手术以及其他适合的外科手术,但必须密切关注血管内容量和体循环血管阻力。同样重要的是,要记住前列环素和一氧化氮能抑制血小板功能。区域麻醉平面应缓慢诱导,并且行有创血流动力学监测,以便对心脏变量可以及时作出调整。

监测

推荐使用中心静脉导管,在放置中心静脉导管和肺动脉导管时必须小心谨慎,因为导管或金属线可引起窦性心律停止,这可能是一个严重的事件。动脉内血压监测也被推荐。

麻醉维持

吸入性麻醉药、神经肌肉阻断剂和阿片类药物,除了那些与组胺释放有关的药物,均可被用于麻醉维持。低血压可以使用去甲肾上腺素、去氧肾上腺素或液体纠正。有效的肺血管舒张剂,如米力农、硝酸甘油、一氧化氮或前列环素可用于治疗重度肺动脉高压。在机械通气期间,体液平衡和呼吸机设置必须结合起来以防止出现静脉回流减少。

术后期间

由于日益恶化的PAH、肺血栓栓塞、心律失常和体液转移,肺动脉高压患者在术后早期有发生猝死的风险。在术后期间,这些患者必须严密监护,以帮助维持其血流动力学参数和可接受的氧合水平。最佳的疼痛控制是这些患者术后护理的重要组成部分。

产科人群

产钳分娩可以减少患者用力,是被推荐的。由于

子宫血液回流至中央循环内,而PAH患者不能很好地耐受,因此在子宫回缩期间,硝酸甘油应立即使用。

要 点

- 高血压药物治疗的目标是体循环血压低于140/90 mmHg。然而,对于糖尿病或肾脏疾病的患者,目标定为<130/80 mmHg。

- 原发性高血压患者的术前评估包括血压控制是否充分,抗高血压药物治疗是否使患者血压恢复正常,以及靶器官损害的评估。

- 尽管希望在择期手术之前使患者的血压恢复正常,但没有证据表明接受择期手术的高血压患者(舒张压高达110 mmHg)术后并发症的发生率增加。

- 术后对于那些长期使用ACE抑制剂和ARB的患者与那些已经在手术前一天停止这种治疗的患者相比,更多的出现需要血管收缩剂治疗的低血压情况。

- 直接喉镜检查和气管插管可能会导致原发性高血压患者的血压显著升高,即使这些患者在术前已经接受了抗高血压药物治疗,并且血压恢复了正常。

- PAH的定义是静息时平均肺动脉压>25 mmHg,或运动时>30 mmHg。

- 平滑肌增生、内膜纤维化、中层肥厚、小血管管腔闭塞和称为丛样病变的内皮细胞的肿瘤样生长都是肺动脉高压的病理生理的一部分。此外,血小板功能增强,原位血栓形成是一种常见的表现。

- 一氧化氮扩散至血管平滑肌,在那儿可激活鸟苷酸环化酶,使细胞内的cGMP升高,从而降低细胞内钙离子浓度,导致平滑肌松弛。

- 钙通道阻滞剂、前列环素、一氧化氮、内皮素受体阻滞剂和磷酸二酯酶抑制剂是肺血管扩张剂,有助于PAH患者的治疗。所有长期性肺血管扩张剂的治疗必须在整个围术期持续使用。

- 在围术期,PAH患者发生右心力衰竭或猝死的风险显著增加。这可能是由于右心室后负荷增加、前负荷不足、低氧血症、低血压、心律失常或肺血栓栓塞而造成的。

(翁亦齐 译 喻文立 校)

参 考 文 献

Aggarwal M, Kahn I: Hypertensive crisis: Hypertensive emergencies and urgencies. Cardiol Clin 2006;24:135–146.

Bedford RF, Feinstein B: Hospital admission blood pressure: A predictor for hypertension following endotracheal intubation. Anesth Analg 1980;59:367–370.

Behina R, Molteni A, Igic R: Angiotensin-converting enzyme inhibitors: Mechanisms of action and implications in anesthesia practice. Curr Pharm Design 2003;9:763–776.

Bertrand M, Godet G, Meersschaert K, et al: Should the angiotensin II antagonists be discontinued before surgery? Anesth Analg 2001;92:26–30.

Blaise G, Langleben D, Hubert B: Pulmonary arterial hypertension: Pathophysiology and anesthetic approach. Anesthesiology 2003;99:1415–1432.

Brabant SM, Bertrand M, Eyraud D, et al: The hemodynamic effects of anesthetic induction in vascular surgical patients chronically treated with angiotensin II receptor antagonists. Anesth Analg 1999;88:1388–1392.

Colson P, Ryckwaert F, Coriat P: Renin angiotensin system antagonists and anesthesia. Anesth Analg 1999;89: 1143–1155.

Dincer HE, Presberg KW: Current management of pulmonary hypertension. Clin Pulm Med 2004;11:40–53.

Galié N, Manes A, Branzi A: Evaluation of pulmonary arterial hypertension. Curr Opin Cardiol 2004;19:575–581.

Goldman L, Caldera DL: Risks of general anesthesia and elective operation in the hypertensive patient. Anesthesiology 1979;50:285–292.

Haj RM, Cinco JE, Mazer CD, et al: Treatment of pulmonary hypertension with selective pulmonary vasodilators. Curr Opin Anaesth 2006;19:88–95.

Hanada S, Kawakami H, Goto T, Morita S: Hypertension and anesthesia. Curr Opin Anesth 2006;19:315–319.

Howell SJ, Sear JW, Foëx P: Hypertension, hypertensive heart disease and perioperative cardiac risk. Br J Anaesth 2004;92:570–583.

Howell ST, Sear YM, Yates D, et al: Hypertension, admission blood pressure and perioperative cardiovascular risk. Anaesthesia 1996;51:1000–1004.

Licker M, Schweizer A, Hohn L, et al: Cardiovascular responses to anesthetic induction in patients chronically treated with angiotensin-converting enzyme inhibitors. Can J Anaesth

2000;47:433–440.

Moser M, Setaro JF: Resistant or difficult-to-control hypertension. JAMA 2006;355:385–392.

Peppard PE, Young T, Palta M, et al: Prospective study of the association between sleep-disordered breathing and hypertension. N Engl J Med 2000;342:1378–1384.

Prys-Roberts C: Anaesthesia and hypertension. Br J Anaesth 1984;56:711–724.

Ramakrishna G, Sprung J, Ravi BS, et al: Impact of pulmonary hypertension on the outcomes of noncardiac surgery: Predictors of perioperative morbidity and mortality. J Am Coll Cardiol 2005;45:1691–1699.

The Seventh Report of the Joint National Committee on Prevention, Detection, Evaluation, and Treatment of High Blood Pressure (JNC VII): NIH Publication No. 03-5233, December 2003. Also Hypertension 2003;42:1206–1252.

Steen PA, Tinker JH, Tarhan S: Myocardial reinfarction after anesthesia and surgery: An update: Incidence, mortality and predisposing factors. JAMA 1978;239:2566–2570.

Stone JG, Foex P, Sear JW, et al: Risk of myocardial ischaemia during anaesthesia in treated and untreated hypertensive patients. Br J Anaesth 1988;61:675–679.

Weksler N, Klein M, Szendro G, et al: The dilemma of preoperative hypertension: To treat and operate, or to postpone surgery? J Clin Anesth 2003;15:179–183.

第6章　心力衰竭和心肌病

Wanda M. Popescu

心力衰竭

定义

心力衰竭(简称"心衰")是指心脏不能以适当的速度灌注或射血来满足组织需要的一种复杂的病理生理状态。主要临床表现为呼吸困难和疲劳的症状,以及循环淤血或灌注不足的体征。

流行病学和医疗费用

在美国,心力衰竭是一个主要的健康问题,困扰着大约500万成年人,每年新诊断为心力衰竭的患者又有55万人。心力衰竭主要发生于老年人,因此人口老龄化也促使该病发生率增加。在65岁及以上的人群中,心力衰竭的发生率接近10/1000。在中年男性人群中,由于冠状动脉疾病(CAD)的高发生率,收缩性心力衰竭(SHF)的发生更为常见。而对于老年女性人群,由于其绝经以后高血压、肥胖和糖尿病的发生率增加,则更容易患上舒张性心力衰竭(DHF)。

心力衰竭是最常见的医疗保险出院诊断,花费在心力衰竭的诊断和治疗的医疗保险费用远高于其他疾病。据估计,在美国,每年直接或者间接用于心力衰竭的花费达380亿美元。

病因

心力衰竭是不同病因导致的临床综合征,其主要的病理生理表现是心脏不能灌注或排空心室。引起心力衰竭的常见原因包括:(1)继发于缺血性心脏病或心肌病的心肌收缩能力受损;(2)心脏瓣膜异常;(3)体循环高血压;(4)心包疾病;(5)肺动脉高压(肺源性心脏病)。右室衰竭最常见的病因是左室(LV)衰竭。

心室功能障碍的类型

心力衰竭可按多种方式进行分类:收缩性或舒张性,急性或慢性,左心力衰竭或右心力衰竭,高排量性或低排量性心力衰竭。在心力衰竭发展的早期,不同类别的心力衰竭可能有不同的临床表现和治疗方法,但最终由于心室功能的改变以及神经激素的调节,所有形式的心力衰竭都将发展至心室舒张末高压的状态。

收缩性和舒张性心力衰竭

心室收缩期室壁收缩运动下降反映出收缩功能障碍,而舒张功能障碍则以心室舒张异常以及顺应性下降为主要特征。两者在心肌结构和功能上都有所不同。根据临床症状和体征不能准确区分收缩和舒张功能障碍。

收缩性心力衰竭

收缩性心力衰竭的病因有CAD、扩张型心肌病(DCM)、慢性压力超负荷(主动脉狭窄和慢性高血压)以及慢性容量超负荷(反流性瓣膜损害和高排量性心力衰竭)。CAD通常导致心室收缩部分受损,但随着时间的推移会发展成全部受损,而其他引起SHF的病因都会导致全部心室功能障碍。室性心律失常常见于LV功能障碍的患者。伴有左束支传导阻滞和SHF的患者发生猝死的风险较高。

作为慢性LV收缩功能障碍的表征，射血分数下降与左室舒张期容量增加密切相关(图6-1)。监测LV射血分数可通过超声心动图、放射性核素显像或者心室造影，这样量化以后有助于记录心室收缩功能障碍的严重程度。

舒张性心力衰竭

LV收缩功能正常或接近正常的患者如果出现心力衰竭的症状很可能是由于心脏舒张功能障碍造成的。然而，DHF也可能并存于SHF的患者身上。DHF的患病率具有年龄依赖性，45岁以下的患者患病率小于15%，50~70岁的患者为35%，70岁以上的患者患病率则大于50%。DHF可分为4个阶段。Ⅰ期DHF的特征是LV舒张异常但左房压力正常。Ⅱ、Ⅲ和Ⅳ期DHF的特征是舒张异常伴有LV顺应性下降，从而引起左室舒张末压力(LVEDP)增加。作为代偿机制，左房压力会增加，以使在LVEDP增加的情况下LV仍然能够充盈。诱发心室扩张能力下降的因素有心肌水肿、纤维化、肥大、老化以及压力超负荷。缺血性心脏病、慢性原发性高血压和进行性主动脉狭窄是造成DHF最常见的原因。与SHF相比，DHF多发于女性。SHF患者和DHF患者的住院率和死亡率基本相同。表6-1列出了SHF和DHF的主要不同点。

急性和慢性心力衰竭

急性心力衰竭是指心力衰竭的症状和体征发生改变需要急救治疗的一种情况。慢性心力衰竭多发生于有长期心脏疾病的患者身上，通常，慢性心力衰竭伴有静脉淤血，但血压得以维持。心排出量急骤降低会导致急性心力衰竭发生，这时出现体循环低血压但并没有外周水肿的体征。引起急性心力衰竭的临床病因包括3种：(1)慢性心力衰竭恶化；(2)伴有心脏瓣膜破裂、大面积心肌梗死或者严重高血压危象的新发性心力衰竭；(3)难治性的终末期心力衰竭。

左心力衰竭和右心力衰竭

心室压力增加以及随后由心室受累导致的淤血产生了心力衰竭的临床症状和体征。在左心力衰竭中，高LVEDP促使肺静脉淤血。患者主诉有呼吸困难、端坐呼吸和阵发性呼吸困难，最终可能发展成肺水肿。右心力衰竭则造成全身静脉淤血，外周水肿及淤血性肝大是其最显著的临床表现。右心力衰竭可能由肺动脉高压或者右室心肌梗死引起，但最常见的原因是左心力衰竭。

低排量性和高排量性心力衰竭

正常的心指数介于2.2~3.5 L/(min·m²)。诊断低排

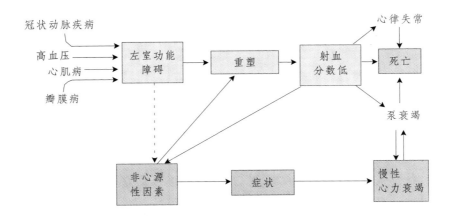

图6-1 任何原因导致的左室功能障碍都将会引起进行性的心室重塑，进而引起心室扩张及射血分数的下降。这就可能发生心律失常、进行性心力衰竭以及过早死亡。左室功能障碍可引起诸如神经激素刺激、血管收缩和肾脏钠潴留等非心源性因素的改变，最终导致左室重塑，并产生充血性心力衰竭临床综合征的特征症状(呼吸困难、疲劳、水肿)。(Adapted from Cohn JN: The management of chronic heart failure. N Engl J Med 1996;335:490–498. Copyright 1996 Massachusetts Medical Society.)

表 6-1 舒张性心力衰竭患者和收缩性心力衰竭患者的特征		
特征	舒张性心力衰竭	收缩性心力衰竭
年龄	常为老年人	一般为 50~70 岁
性别	常为女性	更多见于男性
左室射血分数	维持,≥40%	降低,≤40%
左室腔大小	通常正常,经常伴有左室向心性肥厚	通常扩大
胸片	充血±心脏扩大	充血和心脏扩大
奔马律表现	第四心音	第三心音
高血压	+++	++
糖尿病	+++	++
陈旧性心肌梗死病史	+	+++
肥胖	+++	+
慢性肺部疾病	++	0
睡眠呼吸暂停	++	++
透析	++	0
心房颤动	+	+
	通常为阵发性	通常为持续性

+,偶尔相关;++,经常相关;+++,通常相关;0,不相关。

量性心力衰竭较为困难,这是因为患者可能在静息状态下心指数接近正常,但在有压力或运动时其心脏却不能充分应答。引起低排量性心力衰竭的最常见原因有CAD、心肌病、高血压、瓣膜病和心包疾病。

高排量性心力衰竭的病因包括贫血、妊娠、动静脉瘘、严重的甲状腺功能亢进、脚气病和Paget病。心室功能障碍的原因一方面是血流动力学负担增加,另一方面则是甲状腺毒症、脚气病以及长期严重贫血引起的心肌缺氧对心肌造成的直接毒性。

心力衰竭的病理生理

心力衰竭在临床上和细胞水平都是一个复杂的现象。我们对于心力衰竭病理生理的理解也处于不断发展中。引起心力衰竭的起始机制有压力超负荷(主动脉狭窄、原发性高血压),容量超负荷(二尖瓣或主动脉瓣反流),心肌缺血/梗死,心肌炎症疾病,以及限制性舒张期充盈疾病(缩窄性心包炎、限制性心肌炎)。在功能障碍的心室,各种不同的代偿机制得以启动来维持正常的心排出量。这些机制包括:(1)Frank-Starling关系;(2)交感神经系统的激活;(3)变力状态,心率和后负荷的改变;(4)体液免疫介导的反应。在心力衰竭发展的晚期阶段,这些机制都将失代偿,最终导致心肌重塑,这也是心力衰竭发生发展过程中

主要的病理生理改变。

Frank-Starling 关系

Frank-Starling关系指的是随着LV舒张末容量和压力的增加,每搏输出量也相应增加(图6-2)。每搏输出量增加是因为心室收缩时心肌的张力增大,这时心肌纤维的静息长度是增加的。通过改变心室肌纤维的张力来增加的每搏输出量的大小依赖于心肌收缩能

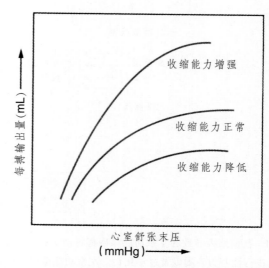

图 6-2 Frank-Starling 关系显示每搏输出量与心室舒张末压直接相关。

力。例如,当心肌收缩能力下降时,正如出现心力衰竭时的情况,即使增加LV舒张末的压力,每搏输出量的增加量也会减少(见图6-2)。通过Frank-Starling关系,静脉容量血管收缩使血液向心转移,增加了前负荷,维持了心排出量。

交感神经系统的激活

交感神经系统的激活促进了微动脉和静脉的收缩。微动脉收缩使得即使在心排出量下降的情况下体循环血压仍然可以维持。通过Frank-Starling关系,静脉张力增加后,血液从外周向心转移,从而增加了静脉回心血量,维持了心排出量。此外,微动脉收缩使血液在肾脏、内脏器官、骨骼肌和皮肤进行了重新分布,来维持冠状动脉和脑的血流量,尽管这时心排出量已有所下降。肾脏的血流量下降激活了肾素-血管紧张素-醛固酮系统(RAAS),这样就增加了肾小管对钠和水的重吸收作用,导致增加的血容量最终通过Frank-Starling关系使心排出量增加。这些代偿反应在短期内可能有效,但长期来看它们却加重了心力衰竭的病情。例如,液体潴留、静脉回心血量增加及后负荷增加加重了功能障碍的心肌的工作量,增加了心肌的耗能,进而降低了心排出量和组织灌注。目前心衰治疗策略的目的是中断这一恶性循环。

尽管心力衰竭与中枢神经系统的激活有关,但也发现其β-肾上腺素能受体下调。心力衰竭患者的血浆和浓缩尿中的儿茶酚胺类增加,这与不良的临床结果相关。血浆中高水平的去甲肾上腺素具有直接的心肌毒性作用,可促使心肌细胞坏死和细胞死亡,导致心室重塑。使用β-阻滞剂治疗可试图减少儿茶酚胺类对心脏的这些有害作用。

变力状态、心率和后负荷的改变

变力状态指的是由心肌收缩速度反映的心肌收缩能力。最大收缩速度是V_{max}。当心脏的变力状态增加,正如儿茶酚胺类存在时,V_{max}增加。相反,当心力衰竭发生时心肌收缩能力受损,V_{max}减少。

后负荷是指心室收缩打开主动脉瓣或肺动脉瓣时所遇到的张力。当体循环微动脉收缩和高血压发生时,左室后负荷增加。心力衰竭患者通过服用血管扩张剂可增加其远期的LV每搏输出量。

当发生SHF并且心排出量较低时,每搏输出量相对恒定,这时心排出量的增加主要依赖于心率的加

快。SHF伴有较低射血分数时出现了心动过速,这也反映了交感神经系统的激活。然而,如果是DHF,由于心室充盈时间不足,心动过速反而会使心排出量下降。因此,控制心率是DHF治疗的一个目标。

体液免疫介导的反应和生化途径

随着心力衰竭的进展,为维持运动乃至静息时足够的心排出量,各种不同的神经体液途径被激活。多种机制可以促使体循环血管收缩,这包括中枢神经系统和RAAS活性的增加,副交感作用的减退,循环中高水平的加压素,内皮作用功能障碍,以及炎症介质的释放。

为了试图平衡这些机制,心脏进化成"一个内分泌器官"。这一观点产生于20多年前,Bold和他的同事报道了在大鼠的心房内发现了一种有效的利尿剂和血管扩张剂。心房钠尿肽贮存于心房肌内,当心动过速或血容量过多等造成心房内压力增加时,心房就会释放心房钠尿肽。最近,B型钠尿肽(BNP)被发现,心房肌和心室肌都分泌这一物质。对于衰竭的心脏,心室成为产生BNP的主要位置。钠尿肽控制血压,保护心血管系统免受容量和压力超负荷的损害。钠尿肽的生理效应有利尿、利钠、扩血管、抗肥厚、抗炎以及抑制RAAS和中枢神经系统。随着时间的推移,心力衰竭的患者对体内内源性钠尿肽的水平升高的应答变得不敏感。然而,给予外源性的BNP对于治疗急性心力衰竭还是有用的。

心肌重塑

心肌重塑是机体维持心排出量所用的各种内源性机制作用的结果。机械因素、神经激素和遗传因素通过这一过程改变LV的大小、形状和功能。这一过程包括心肌肥厚,心肌扩张和室壁变薄,间质胶原沉积增多,心肌纤维化,心肌细胞死亡瘢痕形成。心肌肥厚是心脏对慢性压力超负荷的代偿机制,这一机制的作用也有限,因为肥厚的心肌是在低于正常心肌的变力状态下发挥作用的。当容量超负荷时心脏扩张,这样通过Frank-Starling关系增加了心排出量。然而,通过扩大心室半径、增加室壁张力,心肌的氧耗也相应增加,最终导致心脏的效率降低。引起心肌重塑的最常见原因是缺血性损伤,这包括左室肥厚和扩张。血管紧张素转换酶抑制剂(ACEI)已被证实可以"逆转-重塑"过程。因此,ACEI成为心力衰竭治疗的一线用药。

心力衰竭的症状和体征

心力衰竭的血流动力学结果是心排出量降低，LVEDP增加，外周血管收缩，水钠潴留，组织氧供减少伴动静脉氧差增大。LV衰竭的症状和体征是肺水肿，而右室衰竭的结果是体循环静脉压升高和外周水肿。患者感到疲劳，其器官系统也出现功能障碍，这都与心排出量不足有关。

心力衰竭的症状

呼吸困难反映出呼吸功增加，是由于肺间质水肿引起肺部变硬造成的，这是LV衰竭患者最早的自觉症状之一。起初，这一症状只在劳累时出现，通过询问患者可以爬多少阶楼梯，或者以正常的速度走路到感到呼吸困难时能走多远，可以量化这一症状。心绞痛患者主诉有胸骨下不适，感到憋气。呼吸困难也可由其他一些疾病引起，如哮喘、慢性阻塞性肺疾病（COPD）、气道梗阻、焦虑和神经肌肉无力。与心力衰竭有关的呼吸困难还有其他的支持依据，例如端坐呼吸、夜间阵发性呼吸困难、第三心音、体格检查中肺部的罗音及BNP水平升高的病史。

心力衰竭患者处于卧位时，其衰竭的左室不能处理增加的静脉回心血量，这时出现端坐呼吸。临床上，患者仰卧位时出现干咳，坐起后症状缓解。端坐呼吸的咳嗽不同于慢性支气管炎患者有分泌物的清晨咳，也应与ACEI引起的咳嗽区分开。夜间阵发性呼吸困难是指患者入睡后突然因呼吸急促而惊醒。这一症状必须与焦虑引发的过度通气，以及慢性支气管炎患者分泌物累积引起的哮鸣区分开。由肺淤血引起的夜间阵发性呼吸困难和哮鸣（"心源性哮喘"）是伴发的，X线可证实肺部淤血。

心力储备下降以及心排出量减少的标志是休息或少量活动时即感到疲劳虚弱。活动时，衰竭的心室不能增加心排出量来为肌肉运输足够的氧。这些发现，尽管是非特异的，但在心力衰竭患者中却很常见。

心力衰竭患者可能主诉食欲减退、恶心或肝淤血肿大引起的腹部疼痛，以及肾前性氮质血症。脑血流量下降可能引起意识模糊、注意力不集中、失眠、焦虑或者记忆力缺失。夜尿可能导致失眠。

体格检查

LV衰竭患者体格检查中典型的表现是呼吸急促以及湿罗音。轻度的LV衰竭患者，罗音可只局限于肺的底部，而发生急性肺水肿时，罗音遍布全肺。其他的表现有静息时心动过速及第三心音（S₃奔马律或心室舒张期奔马律），这种心音是血液流入顺应性降低的左室使其扩张时产生的。心力衰竭发展严重时，尽管外周血管收缩，但仍出现体循环低血压，患者四肢苍白湿冷。嘴唇和甲床可能会出现发绀。脉压窄伴舒张压高，反映每搏输出量下降。显著的体重下降，即心源性恶病质，是严重的慢性心力衰竭的指征。体重下降是由多种因素造成的，包括代谢率升高、食欲减退、恶心、内脏淤血引起肠道吸收能力下降，以及循环中高水平的细胞因子。

当发生右心力衰竭或全心力衰竭时，颈静脉可出现扩张，这也可在按压肝脏时诱发出现（肝颈静脉回流征）。右心力衰竭或全心力衰竭时，肝脏一般最先出现肿胀，肝肿胀时会出现右上腹疼痛和压痛，严重时还会出现黄疸，可能还会有胸腔积液（通常是右侧）。右心力衰竭时会出现典型的双侧胫骨前指凹性水肿，这与静脉淤血和水钠潴留有关。

心力衰竭的诊断

心力衰竭的诊断是基于病史、体格检查以及实验室和相关检查而作出的。其症状和体征已如前文所述。

实验室检查

呼吸困难的鉴别诊断非常困难。血清BNP可作为心力衰竭的一个生物标志物来帮助医生确立呼吸困难的病因。血浆BNP水平低于100 pg/mL提示心力衰竭的可能性不大（90%阴性预测值）；BNP介于100~500 pg/mL提示心力衰竭发生的可能性为中度；高于500 pg/mL时可诊断为心力衰竭（90%阳性预测值）。血浆BNP的水平也受其他因素影响，比如性别、老年、肾清除率、肥胖、肺栓塞、心房颤动和（或）其他快速心律失常。因此，这些因素会对BNP水平的解释产生影响。

在评估心力衰竭患者时，一份完整的代谢检查具有指导意义。肾血流量减低导致肾前性氮质血症，后者的特点是出现与血清肌酐浓度不相称的血尿素氮浓度的增加。当出现中度肝淤血时,肝功能检查会轻度升高,当肝淤血严重时,凝血酶原时间延长。可能也会出现低钠、低镁和低钾血症。

心电图

通常心力衰竭患者的十二导联心电图(ECG)是异常的。因此,这一检查对心力衰竭诊断的预测价值较低。ECG可以为此提供依据,比如陈旧性心肌梗死,LV肥厚,传导异常(左束支传导阻滞、QRS波宽大),各种不同的心律失常,尤其是心房颤动和室性心律失常。

胸片

胸片(正位和侧位)对于诊断心力衰竭很有用,因为它可以检测到肺部疾病、心脏扩大、肺静脉淤血和肺间质或肺泡性肺水肿的存在。LV衰竭和伴随的肺静脉压增高的早期X线检查影像指征是肺上叶肺血管影增强,血管周围水肿显示的是肺门或门周云雾状阴影,肺门变大,边界不清。Kerley线也会显示,小叶间隔内水肿如在上肺区域出现Kerley A线,在下肺区域出现Kerley B线,或在肺的基底部位呈现蜂窝状,即Kerley C线。肺泡水肿时,肺部出现均匀密度阴影,典型的呈蝴蝶状,也可能发现胸腔积液和心包积液。肺水肿的X线影像证据滞后于临床表现达12小时。同样,在心脏充盈压恢复正常并且临床症状消退后,肺淤血的X线影像还能持续几天。

超声心动图

超声心动图是诊断心力衰竭最有用的检查。全面的二维超声心动图加上多普勒血流检查可以评估心肌、心脏瓣膜或心包是否有异常。这一检查提出了如下主题:射血分数,LV结构和功能,诸如瓣膜和心包疾病等结构异常,舒张功能障碍,右室功能。这些信息可以估计出射血分数、LV大小和室壁厚度、左房大小和肺动脉压的数值。评估舒张功能提供了左室充盈压和左房压的有关信息。如果术中患者情况恶化,术前的超声心动检查可为术中的评估提供参考。

心力衰竭的分级

心力衰竭有多种分级方式。最常用的是美国纽约心脏病学会提出的分级方案,它是根据患者在特定时间的功能状态划分的。功能状态可能恶化或改善。这些患者都有器质性的心脏疾病和心力衰竭的症状。有以下4个分级。

Ⅰ级:平时一般活动不引起心力衰竭症状。

Ⅱ级:平时一般活动即出现心力衰竭症状。

Ⅲ级:小于平时一般活动下出现心力衰竭症状。

Ⅳ级:休息状态下也出现心力衰竭症状。

这一分级非常有用,因为心力衰竭症状的严重性与患者的生存和生活质量有着很好的关联。美国心脏病学会和心脏协会出版了《2005年慢性心力衰竭诊断与处理的最新指南》,并且介绍了一种基于病情进展的新的分级方案。这一分级有4个阶段。

A阶段:患者有心力衰竭的高危因素,但无心脏器质性病变或者心力衰竭的症状。

B阶段:患者具有心脏器质性病变,但无心力衰竭的症状。

C阶段:患者具有心脏器质性病变,并且以前或目前有心力衰竭的症状。

D阶段:患者有难治性心力衰竭,需要专门的干预。

这一分级作为纽约心脏病学会分级的补充,应用于指导心力衰竭的治疗。

心力衰竭的处理

目前心力衰竭的治疗策略主要是逆转心力衰竭的病理生理改变并中断不适当代偿机制的恶性循环(图6-3)。心力衰竭患者的短期治疗目标包括缓解循环淤血症状,增加组织灌注,改善患者的生活质量。然而,处理心力衰竭不仅仅是对症治疗。LV功能障碍的进展可能不依赖于症状的发展。因此,长期的治疗目标是通过减慢或逆转心室重塑的进展来延长患者生命。

慢性心力衰竭的处理

目前推荐的慢性心力衰竭治疗方案是基于大规模的有效的临床随机试验的结果,以及美国心脏病学会/心脏协会和欧洲心脏病学会关于慢性心力衰竭诊断和治疗的指南。根据这些指南,治疗方案包括改善生活方式,患者及其家属的教育,药物治疗,矫正手术,植入装置和心脏移植(图6-4)。

改善生活方式的目的是降低心脏病的危险因素,

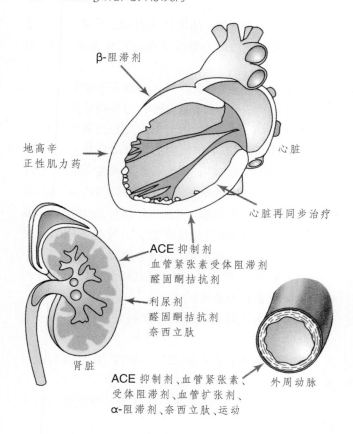

图 6-3 心力衰竭治疗的主要目标。心力衰竭患者的治疗选择要能够影响心力衰竭过程中激发的病理生理机制。血管紧张素转换酶抑制剂(ACEI)和血管紧张素Ⅱ受体阻断剂通过干扰肾素–血管紧张素–醛固酮系统降低了后负荷，使外周血管扩张。它们也影响左室肥厚、重塑和肾血流量。心力衰竭时由肾上腺产生的醛固酮增多，醛固酮促使肾脏保钠排钾，促进心室和血管肥厚，醛固酮拮抗剂对抗醛固酮有许多效应。利尿剂通过刺激肾脏利尿，可以降低前负荷。地高辛影响心肌细胞的 Na^+-K^+-ATP 酶，增加了心肌收缩能力，诸如多巴酚丁胺和米力农等正性肌力药也增强了心肌收缩能力。β-阻滞剂抑制了交感神经系统和肾上腺素能受体，它们减慢了心率，降低了血压，通过增强逆转心室重塑，对心肌具有直接的有利作用。同样也阻断α-肾上腺素能受体的选择性药物可引起血管扩张。血管扩张剂比如联合应用肼苯达嗪和硝酸异山梨酯降低了后负荷，这是通过对抗外周血管的收缩实现的。双室起搏的心脏再同步治疗改善了左室的功能，有利于逆转心室重塑。奈西立肽(脑钠尿肽)通过促进利尿降低了前负荷，通过扩张血管降低了后负荷。运动改善了外周血流，对抗了外周血管收缩，也同样改善了骨骼肌的生理。(Reproduced with permission from Jessup M, Brozena S: Heart failure. N Engl J Med 2003;348:2007–2018. copyright © 2003 Massachusetts Medical Society. All rights reserved.)

包括戒烟、控制钠盐摄入的健康饮食、控制体重、适当运动、饮酒适度及控制血糖。

收缩性心力衰竭的处理

治疗SHF的药物主要有以下几类:RAAS抑制剂、β-肾上腺素能受体阻滞剂、利尿剂、地高辛、血管扩张剂和他汀类药物。大多数心力衰竭患者需要联合应用几种药物。应用ACEI和β-阻滞剂有利于改善长期结果。

肾素–血管紧张素–醛固酮系统抑制剂

可以从几个水平抑制RAAS：抑制使血管紧张素Ⅰ转换成血管紧张素Ⅱ的酶，阻断血管紧张素Ⅱ受体，或阻断醛固酮受体。

血管紧张素转换酶抑制剂

ACEI阻断了血管紧张素Ⅰ转换成血管紧张素Ⅱ。这就降低了RAAS的活性,也减慢了缓激肽的降解。有利作用包括促进血管扩张,减少水钠的重吸收,促进保钾。这类药物已被证实具有减缓心室重塑的作用,甚至"逆转–重塑"。大规模临床试验都证实ACEI可以降低任一阶段心力衰竭的发病率和死亡率。正是如此,它们成为心力衰竭治疗的一线用药。然而,非裔美国人并没有像白种人那样从ACEI治疗中获取同样多的临床效果。ACEI的副作用包括低血压、晕厥、肾功能障碍、高钾血症及无分泌物的咳嗽和血管性水肿。应用ACEI治疗应从小剂量开始,以避免显著的低血压。然后,逐渐增加剂量直到达到临床试验的目标剂量。

血管紧张素Ⅱ受体阻滞剂

顾名思义,血管紧张素Ⅱ受体阻滞剂阻滞血管紧张素Ⅱ受体。这类药物与ACEI相比有相似但不优于ACEI的疗效。目前,血管紧张素受体阻滞剂只推荐应用于不能耐受ACEI的患者。有些应用ACEI治疗的患者,由于有其他的途径产生血管紧张素,其血管紧张素水平可恢复到正常。这类患者如果加用血管紧张素受体阻滞剂,可能会受益。

醛固酮拮抗剂

在心力衰竭晚期,循环中会有高水平的醛固酮。醛固酮促进水钠潴留、低钾血症和心室重塑。螺内酯,一种醛固酮拮抗剂,可以逆转这些效应。有充足的临床证据表明,应用低剂量的醛固酮拮抗剂可以降低纽约心脏病学会分级Ⅲ和Ⅳ级患者的死亡率和住院率。在应用螺内酯期间,应监测患者的肾功能和钾水平,螺内酯的用量也相应地做出调整。

β-阻滞剂

β-阻滞剂可应用于对抗心力衰竭中激活中枢神

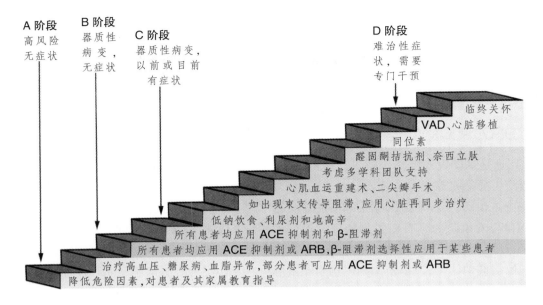

图 6-4　心力衰竭的阶段以及收缩性心力衰竭的治疗方案。处于 A 阶段的心力衰竭患者具有心力衰竭的高危因素,但还没有心脏器质性病变或者心力衰竭的症状。该组包括患有高血压、糖尿病、冠状动脉疾病、以前接触过心毒性药物或者有心肌病家族史的患者。处于 B 阶段的心力衰竭患者具有心脏器质性病变,但无心力衰竭的症状。该组包括患有左室肥厚、陈旧性心肌梗死、左室收缩功能障碍或者心瓣膜病的患者,所有这些患者都有纽约心脏病学会(NYHA)Ⅰ级的症状。处于 C 阶段的心力衰竭患者具有心脏器质性病变,并且以前或目前有心力衰竭的症状。这些患者目前的症状可能是 NYHA 分级Ⅰ、Ⅱ、Ⅲ或者Ⅳ级。处于 D 阶段的心力衰竭患者尽管有最强的药物治疗,但在休息时仍出现难治性的心力衰竭症状,需要住院治疗、专门的干预或者临终关怀,这些患者具有 NYHA 分级Ⅳ级的症状。ACE, 血管紧张素转换酶;ARB, 血管紧张素受体阻滞剂;VAD, 心室辅助设备。(Reproduced with permission from Jessup M, Brozena S: Heart failure. N Engl J Med 2003;348:2007–2018. Copyright © 2003 Massachusetts Medical Society. All rights reserved.)

经系统后的有害效应。最近的临床试验一致表明,这类药物具有降低发病率和住院率的效果,并且可以改善生活质量,提高生存率。β-阻滞剂可以提高射血分数,减慢心室重塑。美国心脏病学会和心脏协会指南推荐将β-阻滞剂作为心力衰竭治疗不可缺少的一部分。具有反应性气道病的患者、时常有低血糖发作的糖尿病患者以及有慢性心律失常或心脏传导阻滞的患者,在应用β-阻滞剂时应十分慎重。

利尿剂

与其他药物相比,利尿剂能快速缓解循环淤血及伴随的肺部和外周血管的水肿,在几小时内就可改善症状。利尿剂可以降低心室舒张压,这样就降低了室壁的舒张压力,避免了持续的心脏扩张,心脏过分扩张会干扰心内膜下的灌注,不利于心肌代谢和功能。推荐将噻嗪类和(或)祥利尿剂作为心力衰竭治疗的基本组成部分。长期应用利尿剂治疗的患者需要补充钾和镁,以防止发生心律失常。过量应用利尿剂可以引起血容量不足、肾前性氮质血症或者不希望的低心排出量,这与不良的临床结果相关。

洋地黄类药物

洋地黄可增加心肌收缩能力,降低中枢神经系统和RAAS的活性, 后者与洋地黄可恢复心脏压力感受器对中枢神经系统的抑制效应有关。应用洋地黄是否能改善生存率目前还不清楚,但它可以对抗心力衰竭恶化,减少住院率。当患者应用利尿剂、ACEI和β-阻滞剂治疗后仍有心力衰竭症状时,可以把洋地黄加入标准治疗方案中。有心力衰竭同时伴有心房颤动的患者应用地高辛治疗效果较好。老年人或者肾功能受损的患者应用洋地黄时要十分慎重,因为此类患者易于发生洋地黄中毒。洋地黄中毒的表现有食欲减退、恶心、视力模糊和心律失常。处理洋地黄中毒包括纠正低钾血症,治疗心律失常,使用抗洋地黄药物和(或)放置心脏临时起搏器。

血管扩张剂

血管扩张剂可松弛血管平滑肌,降低左室射血阻力,增加静脉容量。左室扩张的患者应用血管扩张剂可增加每搏输出量,降低心室充盈压。非裔美国人似乎对应用血管扩张剂治疗反应良好,当联合使用肼苯达嗪和硝酸盐类时临床结果得到了改善。

他汀类药物

由于他汀类药物有抗炎和降脂作用，它们已被证实可以降低SHF患者的发病率和死亡率。有研究表明，DHF患者可从他汀类治疗中获得相似的效果。

舒张性心力衰竭的处理

SHF的处理是基于大规模临床随机试验的结果，但DHF的治疗主要还是靠经验。通常认为，DHF最佳的治疗策略应是预防，美国心脏病学会和心脏协会指南建议有DHF高发风险的患者应提早治疗。遗憾的是，目前还没有选择性改善舒张性扩张的药物。目前的治疗方案包括低钠饮食，谨慎使用利尿剂来缓解肺淤血又不过分降低前负荷，维持正常的窦性心律使心室充盈最佳化，纠正诸如急性心肌缺血和体循环高血压等诱因。长效硝酸盐类和利尿剂可以缓解DHF的症状，但不能改变心力衰竭的自然病程。他汀类在心力衰竭的早期治疗中可能发挥着重要作用，因其可以减慢心室重塑并减缓心力衰竭进展。DHF患者的一般处理方案列在表6-2中。

心力衰竭的手术处理

心力衰竭处理策略的一部分是试图消除疾病的病因。LV缺血可以做经皮冠状动脉介入或者冠状动脉搭桥手术，可纠正的心脏瓣膜损害如症状日益严重，可通过手术缓解，心肌梗死后留有较大心室疤痕的患者可以做室壁瘤切除术。心力衰竭的根治性治疗是心脏移植，然而，有限的心脏供者使这项治疗在大多数患者中难以实现。

心室辅助设备包括体外膜式氧合器和植入性搏动装置。这些机械泵承担了受损心室的功能，促进了正常血流动力学和组织血流的恢复。这些设备对于那些需要心脏休息来恢复功能的患者以及那些等待心脏移植的患者来说非常有帮助。

心脏再同步治疗（CRT）主要针对心力衰竭晚期有心室传导延迟（ECG上显示QRS波延长）的患者。这样的传导延迟产生了机械不同步，损害了心室的功能，并使预后恶化。CRT，也称作双心室起搏，要放置一个双腔心脏起搏器，并有额外的一个导联放入冠状窦/冠状静脉直至到达不同步的LV壁。将这一导联放在合适的位置，心脏收缩将更加有效，心排出量也更大。纽约心脏病学会将CRT推荐给LV射血分数小于35%的Ⅱ/Ⅳ级患者以及QRS宽度在120~150 ms的患者。与单纯药物治疗的类似患者相比，应用CRT的患者症状更少，运动耐力更好，心室功能得到改善。CRT逆转心室重塑的作用也改善了这些患者的生存率。遗憾的是，大约1/3患者对这一治疗没有反应。

植入性心脏电复律器/除颤器（ICD）用以预防晚期心力衰竭患者的猝死。大约一半心力衰竭患者的死亡是突发的，原因是心律失常。目前推荐使用ICD的有猝死风险的患者如表6-3所示。

急性心力衰竭的处理

急性心力衰竭可能是慢性心力衰竭失代偿的结果，也可能是新发生的。麻醉医师要处理的急性心力衰竭的情况有急症手术中出现明显的心力衰竭或者术中失代偿。急性心力衰竭治疗包括：急救阶段、入院治疗阶段和出院前阶段。对于麻醉医师来说，急救阶

表 6-2	舒张性心力衰竭的处理策略
目标	**处理策略**
通过降低危险因素阻止舒张性心力衰竭的发展	治疗冠状动脉疾病
	治疗高血压
	控制体重增长
	治疗糖尿病
通过降低心率使左室充盈时间充足	β-受体阻滞剂、钙通道阻滞剂、地高辛
控制容量超负荷	利尿剂、长效硝酸盐类、低钠饮食
恢复并维持窦性心律	心脏复律、胺碘酮、地高辛
减慢心室重塑	血管紧张素转换酶抑制剂、他汀类
纠正诱因	主动脉瓣置换
	冠状动脉重建

表 6-3	预防猝死的植入性心律转复除颤器适应证
心力衰竭的原因	**状况**
冠状动脉疾病	射血分数<30%
	射血分数<40%，但电生理检查显示出可诱发的室性心律失常
所有其他病因	首次晕厥或者室性心动过速/心室纤颤中止后

段与其关系最密切，也是这里要讲述的。急性心力衰竭的血流动力学特点是高心室充盈压、低心排出量以及高或低血压。传统的治疗包括利尿剂、血管扩张剂、强心类药物、机械辅助设备（主动脉内气囊泵和心室辅助装置）以及急诊心脏手术。较新的治疗包括钙增敏剂、外源性BNP和一氧化氮合酶抑制剂。

利尿剂和血管扩张剂

袢利尿剂可以迅速改善症状，但剂量偏高会对临床结果产生不利的影响。如果联合使用小剂量的袢利尿剂和静脉血管扩张剂，效果比较好。硝酸甘油和硝普钠可以降低LV充盈压和体循环血管阻力，增加每搏输出量。然而，有急性心肌梗死的患者使用硝普钠可能会给临床结果造成负面的影响。

强心类药物

正性肌力药已成为心源性休克患者的主要用药。这类药物的正性肌力作用是通过增加环磷酸腺苷实现的，后者可以促进细胞内钙水平升高，因此，兴奋–收缩耦联过程得到改善。儿茶酚胺类（肾上腺素、去甲肾上腺素、多巴胺和多巴酚丁胺）是通过直接激动β-受体实现这一过程的，而磷酸二酯酶抑制剂（氨力农、米力农）则是通过阻碍环磷酸腺苷降解实现的。正性肌力药的副作用包括心动过速、心肌耗能耗氧量增加、心律失常、DHF恶化、β-受体下调。长期应用此类药物会造成心毒性，加速心肌细胞死亡。

钙增敏剂

肌丝钙增敏剂是一类新的正性肌力药，它可以增加收缩能力但不增加细胞内钙水平。因此，心肌耗氧量和心率不会明显增加，也不易发生心律失常。这类药物中应用最广泛的是levosemindan，它可以增加心肌收缩强度，促进全身、肺和冠状动脉的扩张。它不会恶化舒张功能。研究表明，levosemindan在心肌缺血发生时尤其有用。欧洲指南关于急性心力衰竭的治疗中包括levosemindan，但目前在美国还没有上市应用。

外源性B型钠尿肽

奈西立肽（脑促钠尿排泄肽）是能与A型和B型钠尿排泄受体结合的BNP重组体。它促进动脉、静脉和冠状动脉扩张，因而降低了LVEDP，改善了呼吸困难。奈西立肽诱导利尿利钠。它有许多作用与硝酸甘油相似，但一般不造成低血压，并且比硝酸甘油的利尿作用更强。

一氧化氮合酶抑制剂

由心力衰竭刺激产生的炎症级联反应在心脏和血管内皮中产生了大量的一氧化氮。这些高水平的一氧化氮具有负性肌力作用和强大的血管扩张效应，从而导致了心源性休克和血管的塌陷。一氧化氮合酶抑制剂具有降低这些有害反应的作用，L-NAME（N–硝基–L–精氨酸甲酯）是正在研制的一种主要药物。

机械装置

如果急性心力衰竭的病因是大面积心肌梗死，这时应考虑插入一个主动脉内气囊泵。主动脉内气囊泵是通过股动脉插入，恰好放置在左锁骨下动脉处。气囊在舒张期充气，增加了主动脉舒张压和冠状动脉灌注压。气囊在收缩期放气，形成一种"吸力"效应来增强左室射血功能。主动脉内气囊泵的并发症有股动脉或主动脉夹层、出血、栓塞和感染。

在心源性休克严重的病例，急救插入LV和（或）右室辅助装置对于患者的生存很有必要。

预后

尽管治疗手段不断进步，但心力衰竭的死亡例数却持续稳步增加，心力衰竭确诊后前4年的死亡率高达40%。预后不良的相关因素包括尿素和肌酐水平升高、低钠血症、低钾血症、射血分数降低、高水平的内源性BNP、极差的运动耐力及多发性室性期前收缩。心力衰竭患者的预后取决于潜在的心脏疾病和是否存在诱因，如果心力衰竭的病因能有效消除，患者的预后就能改善。

麻醉管理

术前评估与管理

心力衰竭已经成为预测心脏手术围术期发病率和死亡率的唯一最重要的危险因素。在术前阶段,应找到心力衰竭的所有诱发因素并在择期手术进行前积极治疗。

心力衰竭患者的用药不止一种,这些药可能会影响麻醉管理。一般认为利尿剂应在手术当天停用。β-阻滞剂需要维持使用,因为许多研究已经表明,β-阻滞剂可降低围术期发病率和死亡率。由于抑制了RAAS,ACEI患者术中发生低血压的风险可能增加。这种低血压可以使用一些药物纠正,诸如拟交感神经药(麻黄碱)等、α-激动剂(去氧肾上腺素)等、加压素及其类似物。如果ACEI是用来预防心力衰竭患者的心室重塑和糖尿病患者的肾功能障碍,停用一天不会显著改善这些效应。然而,如果ACEI是用来治疗高血压,手术当天或者前一天停用可能会造成显著的高血压。血管紧张素受体阻滞剂可以产生强大的RAAS阻滞效果,应在术前停用。服用地高辛可以一直到手术当天。

应对患者最近的电解质、肾功能和肝功能进行检查,并且对近期的ECG和超声心动图进行评估。

术中管理

各种全身麻醉药已经成功地应用于心力衰竭患者。然而,药物的剂量可能需要进行调整。阿片类对于心力衰竭患者来说似乎尤其有益,因为其作用于δ-受体可以抑制肾上腺素能激活。正压通气和呼气末正压通气对于降低肺淤血、改善动脉氧合可能有效。

根据手术的复杂程度调整监测项目。当心力衰竭患者做大手术时,需要做有创动脉血压监测。监测心室充盈情况和血流状态是一项更具挑战性的工作。围术期阶段液体超负荷可能会促进心力衰竭的发展或者使心力衰竭恶化。术中使用肺动脉导管可以帮助确定最佳的液体负荷,但在DHF和心室顺应性较差的患者,准确评估LV舒张末容量变得非常困难。经食管超声心动图是一项更好的选择,它不仅可以监测心室充盈,还可以监测心室壁运动和瓣膜功能。然而,经食管超声心动图要求接受过专门培训的人员来操作和解释,因此,并非在所有情况下都能应用。

区域麻醉对于心力衰竭患者做某些适合的手术还是可以接受的。事实上,外周中枢神经系统阻滞后体循环血管阻力适度下降可能会增加心排出量。然而,硬膜外麻醉或者脊髓麻醉造成的体循环血管阻力下降通常不好预测,也不易控制。因此,必须仔细权衡心力衰竭患者区域麻醉。

对于那些经历过心脏移植手术而现在又需要做其他手术的患者,必须仔细加以考虑。这些患者使用长期的免疫抑制治疗,感染风险会较高。当进行任何侵入性操作时必须严格无菌,比如中心静脉导管或神经阻滞等操作。移植的心脏是切除神经的,因此,增加心率只能通过应用诸如异丙肾上腺素和肾上腺素等直接作用于β-肾上腺素能受体的激动剂。如果给予阿托品或者泮库溴铵则不会增加心率,对α-肾上腺素能激动剂反应也很迟钝。移植的心脏通过增加每搏输出量增加了心排出量,因此,这些患者主要依赖于前负荷的多少,需要有足够的血管内容量。

术后管理

术中有急性心力衰竭发生的患者应被转移到重症监护室,这样,侵入性监测在术后还可以继续使用。应积极治疗疼痛,因为疼痛和血流动力学变化可能会使心力衰竭恶化。患者应尽快恢复使用其日常应用的药物。

心肌病

心肌病的定义来自美国心脏协会2006年的专家共识,在一篇命名为"心肌病的当代定义和分类"的文章中指出:

> 心肌病是一组与机械和(或)电活动功能障碍有关的异质性心肌疾病,通常(但不总是)表现为不适当的心室肥厚或扩张。心肌病的原因有多种,且经常是遗传性原因。心肌病或是局限于心脏的疾病,或是广泛的全身疾病的一部分,通常会导致心血管疾病性死亡,或者进行性心力衰竭相关的残疾。

根据美国心脏协会新的分类,心肌病可以分为两大类:原发性心肌病和继发性心肌病。原发性心肌病完全(或主要)局限于心肌,可以是遗传性的、获得性的或者混合性的。继发性心肌病是多器官功能失调下心脏受累的表现。表6-4和表6-5列出了新指南给出的心肌病最常用的分类。有必要强调的是,先前使用的术语

表 6-4	原发性心肌病的分类
遗传性	肥厚型心肌病 致心律失常型右室心肌病 左室致密化不全 糖原贮积症 传导系统疾病(Lenègre 病) 离子通道病变:长 QT 综合征、Brugaga 综合征、短 QT 综合征
混合性	扩张型心肌病 原发性限制性非肥厚型心肌病
获得性	心肌炎(炎症性心肌病):病毒性、细菌性、立克次体性、真菌性、寄生虫性(Chagas 病) 应激性心肌病 围生期心肌病

"缺血性心肌病"、"限制性心肌病" 和"闭塞性心肌病"已经不再出现在美国心脏协会的分类中。本节讨论手术室常见的心肌病:肥厚型心肌病、扩张型心肌病、围生期心肌病及伴有限制性生理的继发性心肌病。

肥厚型心肌病

肥厚型心肌病(HCM)是一种复杂的心脏疾病,具

表 6-5	继发性心肌病的分类
浸润	淀粉样变性 Gaucher 病 Hunter 综合征
贮积	血色素沉着症 糖原贮积症 Niemann-Pick 病
中毒	药物:可卡因、酒精 化疗药物:多柔比星、daunarubicin、环磷酰胺 重金属:铅、汞 放疗
炎症 心内膜心肌	结节病 高嗜酸粒细胞(Löffler)综合征 心内膜心肌纤维化症
内分泌	糖尿病 甲状腺功能亢进/减退 嗜铬细胞瘤 肢端肥大症
神经肌肉	Duchenne-Becker 营养不良 神经纤维瘤病 结节性硬化症
自身免疫	红斑狼疮 风湿性关节炎 硬皮病 皮肌炎 结节性多发性动脉炎

有独特的病理生理特点和多样化的形态、功能以及临床特征。这种疾病可累及所有年龄段的患者,在普通人群中的患病率达到1/500。它是最常见的遗传性心血管疾病,为常染色体显性遗传,外显率可变。这种疾病以LV肥厚为特征,不存在其他诸如高血压或主动脉狭窄等可导致心室肥厚的心脏疾病。HCM最常见的形式是室间隔和前外侧游离壁肥厚。组织学特点包括心肌细胞肥大以及心肌瘢痕片状区域。

　　HCM的病理生理与以下因素有关:心肌肥厚、动态LV流出道(LVOT)梗阻、二尖瓣收缩期前移和二尖瓣反流、舒张功能障碍、心肌缺血及心律失常。心脏收缩期间,肥厚的室间隔强力收缩,加速血流通过狭窄的LVOT,于二尖瓣前叶产生了Venturi效应,使其发生收缩期前移,收缩期前移进一步促使动态LVOT梗阻和显著的二尖瓣反流(图6-5)。LVOT梗阻可以在静息时出现,也可以经Valsalva动作诱发,使LVOT梗阻加剧的情况如表6-6所示。在HCM患者,与LVOT梗阻相比,舒张功能障碍更常见。肥厚的心肌舒张期延长,顺应性下降。HCM患者无论其是否有CAD,都伴有心肌缺血。若干原因可引起心肌缺血,包括冠状动脉异常、心室质量和冠状动脉大小不匹配,为满足冠状动脉灌注造成的LVEDP增加,舒张期充盈时间缩短,由于肥厚造成的耗氧量增加,细胞水平上用氧时代谢紊乱。HCM患者并发心律失常的原因是紊乱的细胞结构、心肌瘢痕和间质增多。心律失常是年轻HCM患者猝死的

表 6-6	心肌肥厚患者左室流出道梗阻的影响因素
加剧流出道梗阻的因素	
心肌收缩能力增强	
β-肾上腺素能刺激(儿茶酚胺类)	
洋地黄	
前负荷减低	
低血容量	
血管扩张剂	
心动过速	
正压通气	
后负荷减低	
低血压	
血管扩张剂	
降低流出道梗阻的因素	
心肌收缩能力减弱	
β-肾上腺素能阻滞剂	
吸入麻醉药	
钙内流阻滞剂	
前负荷增加	
高血容量	
心动过缓	
后负荷增加	
高血压	
α-肾上腺素能刺激	

原因。

症状和体征

　　HCM的临床过程差别很大,大多数患者一生都无症状。但是,有一些患者有严重的心力衰竭症状,一些突然死亡。HCM的主要症状是心绞痛、疲劳或晕厥(可能导致猝死)、快速心律失常和心力衰竭。有趣的是,HCM造成的心绞痛在患者躺下时常常得到缓解。据推测,伴随体位改变引起的LV大小的改变降低了LV流出道梗阻。

　　心脏体格检查可发现双重的心尖搏动、奔马律及心脏杂音和震颤。LV流出道梗阻或二尖瓣反流产生了杂音,这易和主动脉瓣或二尖瓣疾病相混淆。某些对抗动作可使这些杂音的强度明显改变,例如,增加LV流出道梗阻的Valsalva动作可增强胸骨左缘收缩期杂音,此法也可增强二尖瓣反流杂音,硝酸甘油和站立位(相对于躺下)可增强这些杂音的响度。

　　猝死是已公认的HCM的并发症,心室肥厚的严重性与猝死风险直接相关。心室肥厚严重的年轻患者,即

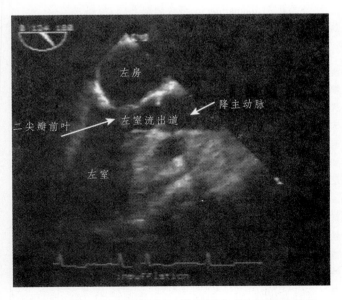

图 6-5　二维超声心动图显示心肌肥厚患者心脏收缩期间二尖瓣前叶邻近肥厚的室间隔,阻碍了左室流出道(LVOT)。

使症状很少或没有症状，也应考虑给予干预措施以避免猝死。猝死尤其可能发生在10~30岁的患者中，因此，一般认为年轻HCM患者不应参加竞技运动。大多数心室轻度肥厚的患者发生猝死的风险较小。

诊断

ECG可以典型地描述出LV肥厚。对于无症状的患者，不明原因的LV肥厚可能是疾病的唯一迹象。HCM患者中有75%~90%的12导联ECG是异常的。ECG异常包括由于肥厚造成的QRS高电压，ST段和T波改变，与心肌梗死相似的异常Q波，左房扩大。诊断HCM时应考虑到ECG与先前心肌梗死一致的年轻患者也可能患有HCM，因为并非所有HCM患者都有LV肥厚的ECG证据。

超声心动图可以显示出心肌肥厚。射血分数通常大于80%，反映出心脏处于过度收缩的状态。超声心动图也可以评估二尖瓣的结构和收缩期前移的存在。彩色血流多普勒通过显示涡流出现及二尖瓣反流的存在，反映了LVOT梗阻，整个LVOT的压力阶差可以测量出来。超声心动图在评估舒张功能时也很有用。

心导管检查可以直接测量增加的LV舒张末压以及左室和主动脉之间的压力阶差，可能需要对抗动作来诱发出LVOT梗阻的存在，心室造影特征性显示出腔隙闭塞。

HCM的确定性诊断是心内膜心肌活检和DNA分析，但这些诊断方式通常适用于那些通过其他方式无法诊断的患者。

治疗

HCM具有不同的临床和遗传特征，这就不可能制定出精确的治疗指南(图6-6)。然而，人们也发现有些患者猝死的风险很高，必须积极治疗。减少HCM症状和体征的主要方法是通过药物治疗来改善舒张期充盈，降低LV流出道梗阻，尽可能减少心肌缺血。通过手术切除引起流出道梗阻的肥厚心肌，只适用于5%的流出道梗阻显著并有严重症状但药物治疗无效的患者。

药物治疗

β-阻滞剂和钙通道阻滞剂已经广泛应用于治疗HCM。β-阻滞剂对改善呼吸困难、心绞痛和运动耐力的作用，可能得益于其减慢了心率，进而延长了心脏

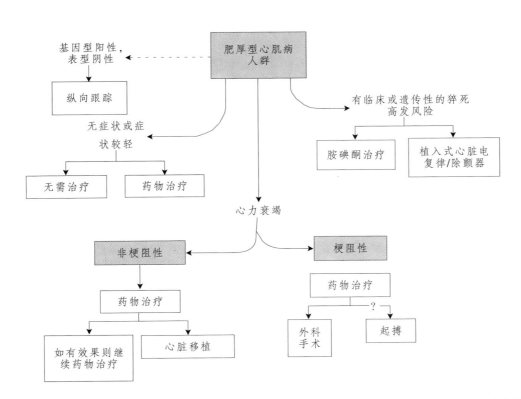

图6-6 肥厚型心肌病的临床表现和相关的治疗策略。箭头的大小表示每个分组的患者所占的大约比例。虚线箭头表示该分组的大小还不确定。(Adapted from Spirito P，Seidman CE，McKenna WJ，et al：The management of HCM. N Engl J Med 1997；336：775–785. Copyright 1997 Massachusetts Medical Society.)

的舒张期,并且延长了心室被动充盈的时间。β-阻滞剂通过阻滞中枢神经系统的活性,可以降低耗氧量及运动时动态流出道梗阻状况。同样,钙通道阻滞剂(例如,维拉帕米和地尔硫䓬)对于改善HCM的症状也有效,因为它们改善了心室充盈,减少了心肌缺血。患有充血性心力衰竭的患者尽管已经使用了β-阻滞剂或钙通道阻滞剂,但如加用利尿剂,症状可能改善。然而,由于存在舒张功能障碍,而且要求有相对较高的心室充盈压来保证足够的心排出量,因此应用利尿剂时必须十分谨慎。有猝死高发风险的患者可能需要胺碘酮治疗,或者放入内置的心脏电复律器/除颤器。

心房颤动经常发生在HCM患者身上,这使血栓栓塞、充血性心力衰竭和猝死的发生风险增加。胺碘酮是预防心房颤动的最有效的药物,β-阻滞剂和钙通道阻滞剂能控制心率,频发或慢性房颤的患者应长期抗凝。

手术治疗

那些有较大流出道阶差(≥50 mmHg)并且经药物治疗后仍有严重充血性心力衰竭症状的一小群患者适合手术治疗。通过手术切除室间隔的一小块心肌(间隔肌肉切除术),可降低流出道阶差。手术可为大部分患者解除或者大大降低LVOT阶差,心室内收缩压和舒张末压显著降低,这样就改善了LV充盈和心肌耗氧量。

预后

HCM的总体年死亡率大约是1%,然而,有猝死高发风险(猝死家族史或恶性心律失常史)的一类患者的年死亡率为5%,只有大约1/4的被诊断为HCM患者将发展成LVOT梗阻。

麻醉管理

HCM患者的麻醉目标是使LVOT梗阻最小化。任何降低心肌收缩能力、增加前负荷或后负荷的药物或事件都能减轻LVOT梗阻。相反,交感神经刺激、低血容量和血管扩张都会加重LVOT梗阻(见表6-6)。HCM患者术中可能发生严重的低血压、心肌缺血、急性心力衰竭和室上性或室性快速心律失常。以前未知患有HCM的患者,术中可能表现出难以解释的低血压或出现收缩期杂音,这与急性出血或药源性血管扩张有关。

术前评估与处理

考虑到HCM在一般人群中也有一定的患病率,因

此有相当一部分患者在手术室中会表现出这种疾病。已经确诊为HCM患者在择期手术前应重新进行心脏评估。这种评估应包括12导联ECG和超声心动图检查。服用β-阻滞剂或钙通道阻滞剂的患者在围术期都应持续服用这些药物。带有ICD的患者应在术前阶段停用ICD,并且在手术室内应提前备好体外的除颤器。

更具挑战性的一项工作是对那些还未确诊为HCM的患者进行术前评估。这些患者通常都很年轻,表面上看起来很健康。术前应向每一位患者询问其是否有心脏病的症状以及心脏病或猝死的家族史。若出现收缩期杂音应高度怀疑HCM的可能。如果在这个环节中发现ECG是异常的,心脏评估必须慎重。

对于HCM患者,术前应用一些药物来减轻焦虑及伴随的交感神经系统的激活是合理的。术前扩容对于预防LVOT梗阻,最小化正压通气对中枢血容量的副作用也很有用。

术中管理

只要麻醉医师了解促发LVOT梗阻的主要病理生理机制,就可以为HCM患者选择施行区域麻醉还是全身麻醉,并根据需要制定出一套合适的麻醉方案。

应用静脉药物做麻醉诱导是可以的,但应记住避免体循环血管阻力突然降低,以及心率及心肌收缩能力的增加。适度的直接抑制心肌还是可以接受的。直接喉镜检查前给予吸入麻醉药或者β-肾上腺素能阻滞剂可以降低由气管插管引起的中枢神经系统反应。正压通气可以显著降低前负荷,这就使低血容量的患者易于发生动态LVOT梗阻。为避免这种情况发生,应该调小潮气量,调快呼吸频率,避免使用呼气末正压通气。腹腔镜手术腹部充气时也会遇到由LVOT梗阻引起的前负荷降低和严重低血压的情况。外科医师应被告知有这种可能性,腹部充气时应缓慢并且压力不要超过15 mmHg。

HCM患者应使用非去极化肌松药,因为这种肌松药对体循环的影响最小。应避免使用可能增加心率的泮库溴铵或者具有组胺释放作用的其他神经肌肉阻滞剂。

麻醉的维持应使用轻度抑制心肌收缩能力并对前负荷和后负荷影响较小的药物。中等剂量的吸入麻醉药满足这一要求。

有创的动脉血压监测是有帮助的。鉴于HCM特殊的病理生理机制,在手术和麻醉期间,经食管超声心动图对HCM患者尤其有用。中心静脉压监测和肺动脉

压监测都不能诊断LVOT梗阻或者收缩期前移，这些监测装置也不能准确评估LV充盈。

由于前负荷或后负荷降低引起的低血压应使用α-肾上腺素能激动剂治疗，比如去氧肾上腺素。β-肾上腺素能激动剂，比如麻黄碱、多巴胺和多巴酚丁胺，对于治疗这类患者的低血压是禁忌的，因为这类药物会增加心肌收缩能力和心率，进而加重LVOT梗阻。快速补充失血和静脉液体滴定对于维持前负荷和血压是很重要的。然而，由于存在舒张功能障碍，过快的输注液体可能会引起肺水肿。血管扩张剂不应用来降低血压，因为体循环血管阻力的下降会加重LVOT梗阻（见表6-6）。

维持正常的窦性心律很重要，因为充足的心室充盈依赖于左房的收缩。术中发生室上性快速心律失常的患者应立即给予药物或者电击复律。必须在手术室内备好心脏电复律器/除颤器。β-阻滞剂，例如美托洛尔和艾司洛尔，可用来减慢持续增快的心率。

产妇

尽管存在妊娠导致的体循环血管阻力下降，也存在由于主动脉腔静脉受压引起的静脉回心血量减少的危险，但HCM患者通常都能很好地耐受妊娠。患有HCM的产妇可能会给麻醉带来很大的挑战，因为诸如能引起儿茶酚胺释放的产痛，"用力产出胎儿"等情况会加重LVOT梗阻。还没有证据表明，区域麻醉会增加患有HCM的产妇经阴道分娩时并发症的发生率。硬膜外麻醉已经成功应用于这类患者。维持等容或者轻度增多的血容量是有好处的。如果规范区域麻醉下发生了对液体输注不起反应的低血压，这时应给予去氧肾上腺素来增加后负荷。鉴于缩宫素有扩张血管的效应和代偿性的心动过速，以及出现由于子宫收缩发生的大量血液突然流向中枢循环的情况，必须小心给予缩宫素。

患有HCM的产妇产后有发生肺水肿的情况，这说明此类患者的液体需求量很棘手。患有HCM的患者治疗肺水肿时如果存在低血压，可以应用去氧肾上腺素，可以应用艾司洛尔来减慢心率，延长舒张期充盈时间，降低心肌收缩能力，所有这些措施都会减轻LVOT梗阻。利尿剂、地高辛和硝酸盐类在这种情况下不能用于治疗肺水肿。它们会诱发进一步的LVOT梗阻，进而使病情恶化。

术后管理

HCM患者术后早期必须在恢复室或者重症监护病房严密监测。所有这些刺激交感神经活动的因素，比如疼痛、颤抖、焦虑、缺氧及高碳酸血症，都应予以消除。正如在手术室一样，维持等血容量并及时纠正低血压是关键。

扩张型心肌病

扩张型心肌病(DCM)是原发性心肌疾病，以LV或者双室扩张，收缩功能障碍，LV壁厚度正常为特征。DCM的病因目前还不清楚，但可能是遗传性的，也可能与感染有关，比如B组柯萨奇病毒感染。大约30%的病例是家族遗传性的，通常是常染色体显性遗传。许多类型的继发性心肌病具有DCM的特征。这些疾病包括与酒精、可卡因、围生期状态、嗜铬细胞瘤、感染性疾病(人类免疫缺陷病毒)、不可控的心动过速、Duchenne肌营养不良、甲状腺疾病、化疗药物、放射治疗、高血压、CAD及瓣膜疾病有关的心肌病。非裔美国男性发生DCM的风险较高。DCM是心肌病最常见的类型，是导致心力衰竭第三个最常见的原因，也是心脏移植最常见的适应证。

症状和体征

DCM最初的临床表现通常是心力衰竭的症状和体征。一些患者在劳累时会发生类似心绞痛的胸痛。心室扩张如此显著以至于会发生功能性二尖瓣和(或)三尖瓣反流。室上性和室性心律失常、传导系统异常和猝死是常见的。全身栓塞也很常见，这是在扩张的运动功能减退的心腔内形成附壁血栓的结果。

诊断

心电图常常显示ST段和T波异常以及左束支传导阻滞。心律失常很常见，包括室性期前收缩和房颤。胸片显示4个心腔都扩大，但LV扩大是DCM最主要的形态改变。

超声心动图通常发现4个心腔都扩大，尤以左室扩张显著。全部室壁运动减弱。在DCM中可能发现局部室壁运动异常，但不一定表明存在CAD。可以检测到附壁血栓，由于瓣环扩大造成的瓣膜反流也很常见。

应做实验室检查来排除其他引起心脏扩张的病因，比如甲状腺功能亢进。DCM患者的冠状动脉造影通常是正常的。右心导管检查显示肺毛细血管楔压升高，体循环血管阻力增大，心排出量降低。不推荐进行心内膜心肌活检。

治疗

DCM的治疗包括一般性支持治疗,例如充足的休息、控制体重、低钠饮食、限制液量、戒烟戒酒以及心脏失代偿阶段减少体力活动。心脏康复,如果可能的话,将会改善一般状况。

DCM的药物治疗类似于慢性心力衰竭所使用的药物。DCM患者具有全身栓塞和肺栓塞的风险,因为血液淤滞在收缩性减弱的心室内易导致凝血系统激活。患有严重LV功能障碍、房颤、具有血栓栓塞史或者超声心动图显示存在心内血栓的患者,心脏栓塞形成的风险最大。特发性DCM和症状性心力衰竭的患者,常常需要华法林抗凝治疗。

DCM患者尽管没有症状,但非持续性室性心动过速却很常见。然而,用药物治疗抑制这种心律失常并不会改善生存率。对于那些从以前的心脏骤停中幸存下来的心力衰竭患者来说,植入ICD能降低猝死的风险(见表6-3)。

DCM仍是成人和儿童心脏移植的首要指征。那些以前身体强壮的年龄小于60岁的患者,应用最好的药物治疗后仍出现难治的心力衰竭症状,如果接受心脏移植将会获益。

预后

三级医疗保健中心所指的有症状的DCM患者5年死亡率达50%。如果心肌病累及左右两个心室,预后就会变差。提示预后不良的血流动力学异常情况包括射血分数低于25%,肺毛细血管楔压高于20 mmHg,心指数低于2.5 L/(min·m²),体循环低血压,肺动脉高压,中心静脉压增高。酒精性心肌病如果彻底戒酒的话,在很大程度上是可逆的。

麻醉管理

由于DCM是心力衰竭的一个病因,这类患者的麻醉管理与本章心力衰竭一节中所讲述的内容是相同的。

对于部分DCM患者来说,区域麻醉可以作为全身麻醉的替代选择。然而,抗凝治疗可能限制了这一选择。

围生期心肌病

围生期心肌病发生在围生期,即妊娠末3个月到分娩后5个月,原因不明,是一种罕见的扩张型心肌病。其患者既往没有心脏病史。围生期心肌病的发生率约在每3000~4000次分娩中有1例。危险因素包括:肥胖、多胎产、高龄产妇(年龄大于30岁)、多胎妊娠、先兆子痫以及非裔美国人。这种心肌病的可能病因包括:病毒性心肌炎、妊娠免疫应答异常以及妊娠时对血流动力学压力的不适反应。

症状和体征

围生期心肌病的症状和体征与心力衰竭相同:呼吸困难、疲劳和外周水肿。然而,这些症状和体征在妊娠末3个月都很常见,没有明确标准来精确地将心力衰竭症状和正常妊娠晚期区分开。考虑诊断围生期心肌病时必须将类似心力衰竭的临床情况排除掉,比如羊水栓塞或肺栓塞。

诊断

诊断围生期心肌病是基于分娩期间出现难以解释的LV功能障碍以及超声心动图发现心腔扩张伴有LV收缩功能障碍。

治疗

治疗的目标是减轻心力衰竭的症状。可以应用利尿剂、血管扩张剂和地高辛。ACEI有致畸作用但分娩后可能有帮助。妊娠期间,应联合应用血管扩张剂、肼苯达嗪和硝酸盐类。静脉注射免疫球蛋白可能会产生有利的影响。血栓栓塞并发症并不少见,通常建议使用抗凝治疗。如经久不见改善,可以考虑心脏移植。

预后

围生期心肌病的死亡率为25%~50%,大多数死亡病例发生在分娩后3个月。死亡通常是充血性心力衰竭发展的结果,或者是心律失常或栓塞导致的猝死。预后似乎取决于分娩后6个月LV大小和功能的正常化程度。

麻醉管理

患有围生期心肌病的产妇的麻醉管理需要评估心脏的状况,并且要为分娩制定严格的镇痛和(或)麻醉计划。区域麻醉可以提供理想的降低的后负荷。

伴有限制性生理的继发性心肌病

伴有限制性生理的继发性心肌病的病因是全身性疾病影响到了心肌并产生了严重的舒张功能障碍。这类心肌病最常见是由淀粉样变性引起的。其他全身疾病,比如血色素沉着症、结节病及类癌,可能会引起一种相似类型的心肌病。诊断时应注意患者有心力衰竭的症状,但没有心脏扩大或收缩功能障碍的证据。这些不正常物质的沉积造成心肌硬度不断增加。尽管舒张功能受损,心室顺应性变差,收缩功能还基本正常。伴有限制性生理的心肌病必须与具有类似生理的缩窄性心包炎区分开。有心包炎的临床病史使诊断为缩窄性心包炎的可能性更大。

症状和体征

由于伴有限制性生理的心肌病可能影响两个心室,LV和(或)右室衰竭的症状和体征都可能出现。在这种心肌病的晚期阶段,心力衰竭的所有症状和体征都会出现,但是心脏没有扩大。淀粉样变性导致的心肌病常常出现血栓栓塞的并发症。房颤也很常见。心脏传导障碍在淀粉样变性和结节病中尤其常见。随着时间的推移,传导系统的受累可以导致心脏传导阻滞或室性心律失常,最终导致猝死。

诊断

ECG可能显示传导异常。胸片显示肺充血和(或)胸腔积液,但没有心脏扩大的征象。应进行化学实验室检查来诊断导致心脏受累的全身性疾病。

超声心动图显示明显的舒张功能障碍,但收缩功能正常。由于心房压升高,心房有所扩大,但心室大小是正常的。在淀粉样变性的心脏,心室看起来有斑点,这是淀粉样蛋白沉积的特征标志。超声心动图的许多标准能够区分伴有限制性生理的继发性心肌病和缩窄性心包炎。心内膜心肌活检能够揭示浸润性心肌病的确切病因。

治疗

对症治疗类似于DHF,包括使用利尿剂来治疗肺部及全身性充血。过量的利尿剂会降低心室充盈压及心排出量,造成低血压及灌注不足。淀粉样变性患者

使用地高辛时必须慎重,因为地高辛有潜在的致心律失常作用。房颤导致的心室充盈不足持续发展,可能会大大恶化舒张功能障碍,快速的心室反应会进一步损害心排出量。维持正常的窦性心律是十分必要的。因为伴有限制性生理的心肌病患者的每搏输出量是趋于固定的,心动过缓的发生会诱发急性心力衰竭,所以严重的心动过缓或传导系统疾病需要植入心脏起搏器。心脏结节病患者,其恶性室性心律失常是很常见的,此时植入ICD是很有必要的。房颤和(或)低心排出量患者需要使用抗凝治疗。心脏移植并不能作为一项治疗选择,因为移植后的心脏会再次发生心肌浸润。

预后

伴有限制性生理的继发性心肌病患者的预后很差。

麻醉管理

限制性心肌病患者的麻醉管理与心脏压塞性患者有相同的原则(见第7章)。由于每搏心排出量是相对固定的,维持正常的窦性心律并避免心率显著下降是很重要的。保证静脉回心血量和血容量对于维持一个可接受的心排出量也是有必要的。使用抗凝治疗后不便于做出区域麻醉的选择。

肺源性心脏病

肺源性心脏病中右室扩大[肥厚和(或)扩张]并且可能进展至右心力衰竭。它是由诱发肺动脉高压的疾病造成的。肺心病可以由多种肺部疾病引起,包括COPD、限制性肺疾病及中央性呼吸功能障碍(肥胖性低通气综合征)。它也可以由特发性肺动脉高压引起,也就是说,肺动脉高压发生时不存在左侧心脏疾病、心肌疾病、先天性心脏病和其他任何临床上显著的呼吸疾病、结缔组织病或慢性血栓栓塞性疾病。肺心病最常见的病因是COPD。

这种疾病多见于50岁以上的患者,因其与COPD相关。男性的患病率是女性的5倍。

病理生理学

肺心病的主要病理生理机制是肺动脉高压。慢性肺疾病通过各种机制导致肺血管阻力增加。在此过程

中,慢性肺泡缺氧（PaO₂<55 mmHg）是最主要的因素。急性缺氧，正如在COPD急性发作或肥胖性低通气综合征患者睡眠时出现的情况，会导致肺血管收缩。长期慢性缺氧会促进肺血管重塑及肺血管阻力增加。即使是轻度的缺氧也会导致血管重塑，所以似乎有其他因素加剧肺心病的进展。

由于肺动脉高压，右室工作负荷增加，右室肥厚逐渐出现。随着时间的推移，右室功能障碍开始出现，最终发展至右室衰竭。

症状和体征

肺心病的临床表现可能会被并存的肺部疾病所掩盖。临床体征出现在病程后期，且最突出的表现是外周水肿。由于右室功能减退，呼吸困难增加，也可能发生与劳累相关的晕厥。肺部第二心音增强，由于肺动脉瓣关闭不全导致的舒张期杂音以及由于三尖瓣反流引起的收缩期杂音的出现，提示存在严重的肺动脉高压。右室衰竭的明显证据有颈静脉高压和肝脾肿大。

诊断

ECG可显示有右房和右室肥厚的迹象。右房肥厚时在Ⅱ、Ⅲ和aVF导联出现高尖P波（肺性P波）。右室肥厚患者常见心电轴右偏，部分或完全性右束支传导阻滞。然而，心电图正常也不能排除肺动脉高压存在的可能性。

肺心病患者X线表现为右肺动脉宽度增加，肺外周血管影减少。侧位胸片中，胸骨后间隙变小表明右室扩大。然而，这都是晚期征象。

超声心动图是非常有用的诊断工具。它可以对肺动脉压做出数值估计，评估右房右室的大小和功能以及三尖瓣或肺动脉瓣反流的严重程度。经胸超声心动图在COPD患者是很难进行的，因为其过度充气的肺影响了超声波的传输。

治疗

治疗肺心病的目标是降低肺血管阻力和肺动脉压来减少右室的工作负荷。如果肺动脉收缩是可逆的，正如COPD急性发作时的情况，这一目标可通过纠正PaO₂，PaCO₂及动脉pH到正常值来实现。

在右室衰竭急性治疗和长期治疗中，补充氧气使PaO₂维持在60 mmHg（SpO₂>90%）以上是有益的。长期

氧疗能够降低肺心病的死亡率，改善患者的认知功能和生活质量。

如果动脉血气纠正后右心力衰竭的状况不改善，这时可以使用利尿剂和洋地黄类。使用利尿剂时要十分谨慎，因为利尿剂会导致代谢性碱中毒。代谢性碱中毒会加重二氧化碳潴留，抑制二氧化碳作为呼吸刺激因子的有效性，从而加重通气不足。利尿剂还可以增加血液黏度，加重心肌的工作负荷。洋地黄类药物可以用于治疗房颤，但使用时必须十分谨慎，因为在低氧血症、酸中毒和电解质紊乱时，洋地黄类药物中毒风险会增加。

尽管使用了大量的药物治疗，但肺心病仍继续进展，这时单肺或双肺移植，或者心肺联合移植能够明显改善心肺衰竭的状况。

预后

肺心病患者的预后取决于导致肺动脉高压的疾病。COPD患者若动脉氧合维持在接近正常的水平，肺动脉高压也是轻度的，其预后就比较好。患有严重的不可逆的肺动脉高压的患者，其预后不佳。

麻醉管理

术前管理

由慢性肺疾病引起的肺心病患者术前准备的重点包括:(1)消除并控制急性和慢性肺部感染;(2)改善支气管痉挛;(3)清除气道分泌物;(4)扩张塌陷或通气不良的肺泡;(5)补液;(6)纠正电解质紊乱。术前动脉血气分析会为围术期管理提供指导。患有心瓣膜疾病的患者(三尖瓣或肺动脉瓣关闭不全)应考虑使用抗生素来预防心内膜炎。

术中管理

全身麻醉的诱导可通过使用任何可用的方法或药物来完成。在气管插管前，必须保证有足够的麻醉深度，因为这一刺激在麻醉程度较浅的患者中会引发反射性支气管痉挛。

通常使用吸入麻醉药联合其他用药来维持麻醉。吸入麻醉药是有效的支气管扩张剂。应避免使用大剂量的阿片类药物，因为它们会延长术后通气抑制的时间。鉴于组胺对气道阻力和肺血管阻力的副作用，也应避免使用具有组胺释放作用的肌肉松弛药。

正压通气可以改善氧合情况，原因可能是促使通气-灌注比例。加湿吸入气体，有助于保持气道湿润，

稀释分泌物,并保持纤毛功能。

肺心病患者的术中监测受手术操作入侵程度的影响。动脉插管允许多次测定血气结果并随之调整吸入的氧浓度。依据手术的复杂程度,中心静脉导管或肺动脉导管也可能有用。右房压的趋势值可以反映出右室功能的一些信息。直接测量肺动脉压,有助于确定何时治疗肺动脉高压及发现治疗后的反应。经食管超声心动图是监测右室功能和液体状态的另一种方法。然而,正如前面提到的,受过培训的人员和昂贵设备的需求限制了这一监测模式的广泛应用。

区域麻醉可以在适当情况下应用于肺心病的患者,但对于要求麻醉感觉和运动平面较高的手术最好避免使用区域麻醉。辅助呼吸肌功能的丧失,对于患有肺部疾病的患者是非常不利的。此外,如患有顽固性肺动脉高压,任何体循环血管阻力的下降都会导致显著的体循环低血压。

术后管理

在术后必须密切监测肺心病患者的呼吸和心血管系统的状态,也必须避免任何加剧肺动脉高压的因素,比如缺氧和高碳酸血症。应根据需要决定是否保留氧疗。

要　点

• 心力衰竭是心脏不能以适当的速度灌注或射血来满足组织需要的一种复杂的病理生理状态。心力衰竭以特异性症状(呼吸困难和疲劳)以及循环淤血(罗音、外周水肿)或灌注不足的体征为特征。

• 心力衰竭在美国患病率很高(500万人),给社会造成很大的财政负担。必须做出努力来防止或制止这种疾病的进展。

• 心力衰竭发生和发展的主要病理生理紊乱是心室重塑。心力衰竭患者的主要治疗目标是避免或减少心室重塑并促进重塑逆转。已证明可以降低发病率和死亡率并促进重塑逆转现象的治疗措施包括ACEI、β-阻滞剂和心脏再同步化治疗。

• 手术室急性心力衰竭的处理包括使用低剂量的袢利尿剂,结合血管扩张剂、正性肌力药、外源性BNP和(或)机械装置。

• 肥厚型心肌病是最常见的遗传性心脏疾病。

其病理生理与LVOT梗阻和可引起猝死的室性心律失常的发生有关。

• HCM中LVOT梗阻的诱发因素包括低血容量、心动过速、心肌收缩能力增加和后负荷降低。LVOT梗阻可通过补充液体、增加后负荷(去氧肾上腺素)、减慢心率和心肌收缩能力(β-阻滞剂和钙通道阻滞剂)处理。

• DCM是心肌病最常见的形式,是第二个最常见的心力衰竭的病因。其治疗和麻醉措施与慢性心力衰竭的患者类似。

• 在肺源性心脏病,右室扩大[肥厚和(或)扩张]并且可能进展至右心力衰竭。它是由促进肺动脉高压发生的疾病造成的。

• 患有慢性肺部疾病的患者,其肺动脉高压和肺源性心脏病发生的最重要的病理生理机制是肺泡缺氧。改善这些患者预后可采用的最好的治疗方法便是长期氧疗。

(孙云菲 译　于泳浩 校)

参 考 文 献

Gheorghiade M, Zannad F, Sopko G, et al: International Working Group on Acute Heart Failure Syndromes: Acute heart failure syndromes: Current state and framework for future research. Circulation 2005;112:3958–3968.

Groban L, Butterworth J: Perioperative management of chronic heart failure. Anesth Analg 2006;103:57–75.

Hunt SA, Abraham WT, Chin MH, et al: ACC/AHA 2005 Guideline Update for the Diagnosis and Management of Chronic

of Cardiology/American Heart Association Task Force on Practice Guidelines (Writing Committee to Update the 2001 Guidelines for the Evaluation and Management of Heart Failure): Developed in collaboration with the American College of Chest Physicians and the International Society for Heart and Lung Transplantation: Endorsed by the Heart Rhythm Society. Circulation 2005;112:154–235.

Jessup M, Brozena S: Heart failure. N Engl J Med 2003;348:2007–

2018.

Maron BJ, Towbin JA, Thiene G, et al: Contemporary definition and classification of the cardiomyopathies: An American Heart Association Scientific Statement from the Council on Clinical Cardiology, Heart Failure and Transplantation Committee; Quality of Care and Outcomes Research and Functional Genomics and Transplantational Biology Interdisciplinary Working Groups; and Council on Epidemiology and Prevention. Circulation 2006;113:1807–1816.

Poliac LC, Barron ME, Maron BJ: Hypertrophic cardiomyopathy. Anesthesiology 2006;104:183–192.

Rauch H, Motsch J, Böttiger BW: Newer approaches to the pharmacologic management of heart failure. Curr Opin Anesthesiol 2006;19:75–81.

Swedberg K, Cleland J, Dargie H, et al: Guidelines for the diagnosis and treatment of chronic heart failure: Executive summary (update 2005): The Task Force for the Diagnosis and Treatment of Chronic Heart Failure of the European Society of Cardiology. Eur Heart J 2005;26:1115–1140.

Weitzenblum E: Chronic cor pulmonale. Heart 2003;89:225–230.

Yan AT, Yan RT, Liu PP: Narrative review: Pharmacotherapy for chronic heart failure: Evidence from recent clinical trials. Ann Intern Med 2005;142:132–145.

第7章 心包疾病和心脏创伤

Raj K. Modak

心包疾病可由多种原因引起,但是临床结果和病理表现相似。引起心包损伤的3种最常见的原因是急性心包炎、心包积液和缩窄性心包炎。一旦心包中的液体在压力下积累,将可能出现心脏压塞。理解心包疾病引起的心血管功能的变化,对患有心包疾病的患者的麻醉管理将会大有裨益。

急性心包炎

病毒感染常常被认为是引起急性心包炎的病因(表7-1)。大多数急性心包炎的病例病程短暂而并不复杂,因此这种综合征通常被称作急性良性心包炎。急性良性心包炎并不伴发大量心包积液或心脏压塞,很少进展为缩窄性心包炎。

心包炎可以发生于心肌梗死后。它最常发生于透壁性心肌梗死后1~3天,是正在愈合的坏死心肌与心包膜作用的结果。Dressler综合征(心肌梗死后综合征)是急性心包炎的一种延迟形式,可能发生于急性心肌梗死后几周到几个月。人们认为心肌梗死后综合征是自身免疫过程的结果,是由于坏死的心肌作为抗原进入血液循环而引起的。

诊断

急性心包炎的临床诊断是基于胸痛、心包摩擦音和心电图的改变。急性心包炎伴发的胸痛通常起初有一个急性期,它被描述为一种位于前胸的剧烈疼痛。这种疼痛常随呼吸加重,这可与心肌缺血的疼痛相鉴别。患者经常主诉由仰卧位变为坐位时疼痛缓解。也

表 7-1	急性心肌炎和心包积液的病因
感染因素	
病毒	
细菌	
真菌	
结核	
心肌梗死后(Dressler 综合征)	
外伤后/心脏切开术后	
(肿瘤)转移性疾病	
药物	
纵隔放射治疗	
系统性疾病	
类风湿性关节炎	
系统性红斑狼疮	
硬皮病	

存在低烧和窦性心动过速。胸部听诊可听到摩擦音,尤其是急性发作时。这些高调而粗糙的杂音发生在心室充盈和射血的早期,这时心脏的容积变化最大。心包摩擦音存在于整个心动周期,这可与和呼吸相关的胸膜摩擦音相鉴别。

浅表心肌的炎症是心电图上弥漫性改变的最合理解释。一般来讲,急性心包炎的心电图变化要经历4个阶段:第一阶段,广泛的ST段抬高和PR段的压低;第二阶段,ST段和PR段正常;第三阶段,广泛的T波倒置;第四阶段,T波正常。早期出现的ST段抬高常常出现在所有导联中,但心电图上弥漫性改变更加局限化。弥漫分布和不存在对应的ST段压低可与心肌梗死的心电图改变相鉴别。心电图PR段压低反映了浅表心房肌的损伤,可能是急性心包炎心电图最早迹象。尿毒症心包炎患者通常不具有典型的心包炎心电图异常。急性心包炎不伴有心包积液时,不会改变心功能。

治疗

水杨酸类或非甾体类抗炎药可能会减轻心包炎症。阿司匹林是最常用的处方药,酮咯酸也有较好的疗效。要缓解急性心包炎性疼痛,也可以口服止痛药,如可卡因。在有些情况下也应用秋水仙素缓解疼痛。糖皮质激素,如泼尼松也可以减轻急性心包炎的症状。然而,它们在急性心包炎早期的使用会增加停药后的复发率。因此,常规治疗疗效不佳的患者才使用类固醇治疗。

复发性心包炎

任何原因引起的急性心包炎可能都会经历一个周期性的或慢性的复发过程。复发性心包炎有两种临床表型:持续性和间歇性。持续性心包炎患者一般是指停药或试图中断抗炎药物治疗时,几乎总是在6周或更少时间内复发的患者。间歇性心包炎患者是指脱离药物治疗超过6周无症状的患者。许多复发性心包炎的患者症状包括虚弱、疲劳、头痛和胸部不适。虽然复发性心包炎的患者存在不适症状,但很少危及生命。治疗方法包括标准治疗急性心包炎和(或)糖皮质激素(泼尼松)或免疫抑制剂(如硫唑嘌呤)。

心脏术后心包炎

心脏术后综合征主要表现为急性心包炎。此综合征的原因可能是感染或自身免疫性疾病。它可以出现于钝伤或穿透伤、心包积血或心外膜起搏器植入术之后。最常见的是进行心包切开术的患者。心脏术后出现术后综合征的概率为10%~40%,儿童患者更常见。心脏移植后患者的风险较低,大概是由于他们处于免疫抑制状态。心脏压塞是一种心脏术后罕见的并发症,发病率在0.1%~6%。该综合征的治疗与其他类型急性心包炎相似。

心包积液和心脏压塞

几乎任何形式的心包疾病都有心包积液在心包腔中聚集。心包积液导致的病理生理学变化取决于积液是否产生越来越大的压力。当积液在心包腔的压力影响心脏充盈时就会发生心脏压塞。非创伤性和创伤性心包积液的常见原因列于表7-1。原发性心包积液占20%。肿瘤性心包积液是非手术患者心脏压塞的常见原因。

心包积液可分为漏出液和渗出液。当心包疾病缘于癌症、肺结核或放射暴露时,心包积液通常为血清(渗出)液。渗出性心包积液也发生在终末期肾病透析治疗的患者。外伤通常引起心包积血。从中央静脉插入导管或置入心脏起搏器导线也可能导致心脏穿孔和随后的心脏压塞。

症状和体征

心包积液的症状和体征取决于它的积液量和持

续时间(急性与慢性)。心包内通常有15~50 mL的心包液。这种液体是血浆的超滤液,来源于心包膜。心包液润滑心脏,促进心脏在心包内的正常运动。心包容量100 mL的改变也可能会导致心包内压力的增加及进展为心脏压塞。相反,如果心包积液逐渐发展,则可以容纳较大量的心包积液。在这种情况下,压力-容积关系改变,心脏压塞可能不会发生,因为心包膜有时间延伸,以容纳增加的积液(图7-1)。因此,心包积液慢性发展可以允许积液量超过2 L。如果心包内的压力仍然偏低,患者可以有大量积液而没有明显的症状和体征。然而当心包压力增大到右心房压力也同时升高时,右心房压力便可以准确反映心包内压力改变,此时,患者可有心脏压塞的体征和症状。

心脏压塞

　　心脏压塞随着血流动力学异常的严重程度不同而表现不同,而不是一种全或无的表现。大量心包积液的症状反映临近解剖结构被压迫,特别是食管、气管和肺。在这种情况下,常见的症状有厌食、呼吸困难、咳嗽和胸部疼痛。一些症状如吞咽困难、打嗝和声嘶可能表明对这些临近组织更高的压力。

　　Adolf Kussmaul 于1873年描述了心脏压塞和缩窄性心包炎两个重要的体征。 Kussmaul征是伴随吸气时的颈内静脉扩张。Kussmaul把奇脉描述为"脉搏减弱并且不规律,吸气时消失,呼气时恢复"。奇脉的现代定义是吸气时收缩压下降>10 mmHg(图7-2)。这种血流动力学变化反映了左室舒张充盈能力的选择性损害。约75%急性心脏压塞的患者出现奇脉,但只有约30%慢性心包积液的患者出现奇脉。Kussmaul征和奇脉都显示右心室和左心室在呼吸循环时充盈的不同步或相反。另一个描述这一现象的术语是心室不协调。

　　Beck三联征包括心音减弱, 颈内静脉压力上升,以及低血压。1/3的急性心脏压塞的患者有Beck三联征。另一个三联征(心音减弱、中心静脉压升高和腹水)常见于慢性心包积液的患者。症状性慢性心包积液的患者更常表现为窦性心动过速、颈静脉扩张、肝大及周围性水肿。 Ewart征是心包积液的一个罕见的症状。当心包积液压迫左下肺叶时,在左肩胛骨下角可闻及支气管呼吸音,叩诊呈浊音。

　　根据心脏压塞的严重程度,体循环血压可能会降低或维持在正常范围内。中心静脉压几乎总是增加的。交感神经系统的激活是试图通过心动过速及周围血管收缩来维持心排出量和血压。只要维持中心静脉压超过右心室舒张末期压力即可维持心排出量。但是随着心包腔内压力逐步增加,最终导致右心房和右心室舒张末压力均衡。最后,心包内压力的增加导致心脏舒张充盈功能受损,每搏输出量降低及低血压。

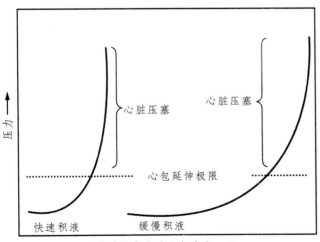

图 7-1　心包压力-容积曲线显示,随着时间的推移心包腔容积缓慢或迅速增加。左侧曲线显示,心包积液迅速增加,很快超过了心包拉伸极限,引起心包压急剧增加。右侧曲线显示,心包积液速度较慢而需要更长的时间超过心包拉伸极限,因为有更多的时间使心包膜伸展并激活代偿机制。(From Spodick DH:A-cute cardiac tamponade. N Engl J Med 2003;349:684 –690. Copyright 2003 Massachusetts Medical Society, with permission.)

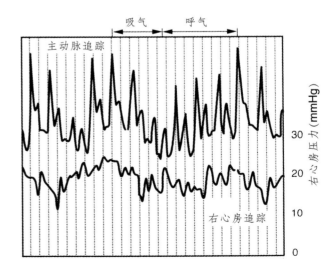

图 7-2　心脏压塞时,吸气时动脉压下降超过 10 mmHg,左心室搏出量随之下降。当不存在心脏压塞时,情况则相反,这称之为奇脉。

心脏压塞可能是心脏术后早期低心排血量综合征的原因。心脏压塞也可能是在心脏导管室和重症监护病房行各种侵入性操作的一种并发症。急性心脏压塞也可能是由于主动脉夹层、心脏穿透伤或急性心肌梗死产生心包积血所致。

局限性心包积液

局限性心包积液可以选择性地压缩一个或多个心腔从而形成局限性心脏压塞。这最常见于心脏手术后血液积聚在胸骨后，有选择地压迫右心室和右心房。前胸壁创伤后可以出现类似的反应。对局限性心包积液来说，经食管超声心动图检查比经胸超声心动图更佳。

诊断

超声心动图是诊断心包积液和心脏压塞最准确、最实用的方法。超声心动图可发现小到20 mL的心包积液。心脏和心包膜之间无回声空间的测量使积液量的测定变得容易，并可以提供有关积液形成原因的信息。计算机断层扫描和磁共振成像检测也可用于心包积液和心包增厚的诊断。在存在大量的积液时，心电图可显示低电压。胸部X线检查常常显示典型的"烧瓶样心"，但这不是心包积液的特异性表现。心包穿刺诊断可能对诊断（肿瘤）转移性疾病或感染有用。

超声心动图虽然可以明确地诊断心包积液，但不能总是明确心脏压塞的存在（表7-2）。然而，舒张早期右心房或右心室室壁向内运动（"塌陷"），既反映了心腔内和心包内压力相等，也提示心脏压塞的存在。超声心动图也可以显示心室不协调。当心脏压塞存在时，脉冲多普勒检查二尖瓣及三尖瓣的流入速度峰值时将显示在吸气时二尖瓣流量减少，三尖瓣流量增加。吸气时还可以看到心室中隔偏往左边。心脏压塞时最终各心腔内部压力平衡。临床上可以通过右心导管检查证实。肺动脉阻塞压和肺动脉舒张压（用来评估左心房和左心室舒张末压力）、右心房压力及右心室舒张末期压力几乎相等。

治疗

部分轻度心脏压塞患者可保守治疗，但彻底的治疗是去除积液，尤其是当中心静脉压升高时，更应采取这一治疗方法。心包积液可以通过心包穿刺或手术的方法去除，手术包括剑突下心包膜切开术、胸腔镜心包膜切开术或开胸心包膜切开术。即使去除少量的

表 7-2	心脏压塞的症状和体征
中心静脉压升高	
奇脉	
心脏充盈压相同	
低血压	
心电图低电压	
交感神经系统激活	

心包积液仍可导致心包内压力大大下降。

对症治疗可能有助于维持每搏输出量，直到心脏压塞彻底治疗，对症治疗包括扩充血容量，给予儿茶酚胺增加心肌收缩力，纠正代谢性酸中毒。扩充血容量可通过静脉滴注胶体或晶体溶液来实现。然而，血流动力学的改善可能是有限的，因此心包穿刺术不应再拖延。

连续静脉滴注儿茶酚胺（如异丙肾上腺素）可能是一种有效的对症治疗手段，可以增加心肌收缩力和心率。心包内压力的增加，通过迷走神经反射引起心动过缓，可能有必要使用阿托品治疗。输注多巴胺增加体循环血管阻力，也可以被用来治疗心脏压塞。血管内补液的同时，相对于药物治疗更应该及时行心包穿刺术。

治疗心脏压塞时，必须纠正代谢性酸中毒。治疗由低心排出量引起的代谢性酸中毒以纠正严重酸中毒合并的心肌抑制，改善儿茶酚胺的正性肌力作用。

麻醉管理

在心脏压塞存在时，全身麻醉和正压通气从血流动力学上可导致危及生命的低血压。这种低血压可能是由于麻醉引起周围血管扩张，直接心肌抑制，或因胸内压力增加导致静脉回流减少，胸内压力增加与正压通气相关。局部麻醉下心包穿刺术往往是心脏压塞低血压患者的首选方案。经皮心包穿刺血流动力学状态改善后，全身麻醉和正压通气的建立可便于手术探查，并便于心脏压塞的彻底治疗。麻醉诱导往往选择氯胺酮或氧化亚氮结合苯二氮䓬类药物。由于泮库溴铵对循环系统的影响，因此它特别适合作为这类患者的肌松药。术中监测通常包括动脉和中心静脉压的监测。

如果麻醉诱导前无法缓解心脏压塞，那么麻醉诱导的主要目标是保持足够的心排出量和血压。麻醉诱

导必须避免心肌收缩力抑制、体循环血管阻力和心率降低。由于诱导时的屏气或咳嗽以及机械通气引起的胸腔内压力增加可能会进一步引起静脉回流的下降。一些学者主张切口准备和铺单优先于麻醉诱导和气管插管，这将缩短麻醉/机械通气导致血流动力学变化的时间，直到心脏压塞缓解。氯胺酮用于麻醉诱导，因为它能增加心肌收缩力、体循环血管阻力和心率。应用苯二氮䓬类药物诱导，然后以氧化亚氮加芬太尼（或其他合成镇痛药）复合肌松药泮库溴铵维持的方法已被成功使用。应于诱导前持续监测血压和中心静脉压。静脉输液和（或）连续输注儿茶酚胺可维持心排出量，直到手术引流成功，心脏压塞被缓解。严重心脏压塞经过引流，往往有一个从低血压到高血压的血压巨大波动。这种变化应该提前预见并立即给予合适的治疗，特别是当心脏压塞的病因是主动脉血肿、夹层或动脉瘤时，更应引起注意。

缩窄性心包炎

缩窄性心包炎常常是原发的，或者继发于心脏手术和放射治疗。肺结核也可能会导致缩窄性心包炎。慢性缩窄性心包炎的特点是瘢痕纤维化和粘连破坏心包腔在心脏周围制造"坚硬外壳"。病程较长的病例中可有钙化。亚急性缩窄性心包炎比慢性钙化性心包炎常见，这种情况下引起缩窄的是纤维弹性组织。

症状和体征

心包缩窄表现出的典型的症状和体征是由于中心静脉压升高和心排出量降低共同作用的结果。心包缩窄的症状包括运动耐力下降和疲劳。心包缩窄的体征如颈静脉扩张、肝淤血、腹水及外周水肿与右心力衰竭相似，但没有肺淤血。右心房压力、右心室动脉舒张末压和肺动脉闭塞压升高并最终相等是缩窄性心包炎和心脏压塞的共同特征。随着心包压力增大，右心房压力也同时增大，因此，中心静脉压可准确反映心包内压力。心房心律失常（心房颤动或扑动）在慢性缩窄性心包炎患者中常见，据推测这反映了病程中窦房结受累。

缩窄性心包炎与心脏压塞相似，阻碍心脏舒张充盈并引起中心静脉压升高，最终降低心排出量。但是，在诊断体征上，这两种疾病是不同的。奇脉是心脏压塞的常见特点，但在缩窄性心包炎中并不经常看到。

与那些心脏压塞患者相比，Kussmaul征（吸气时中心静脉压力增加）更常发生在缩窄性心包炎患者中。舒张早期杂音（"心包叩击音"）常发生于缩窄性心包炎患者，而不会发生在心脏压塞患者中。颈静脉压力波形中显著的Y波下降（Friedreich征），反映了在舒张早期右心室充盈占主导，这是缩窄性心包炎患者的特点。这种舒张早期的快速充盈也可被右心室压力曲线呈舒张早期低垂状所反映。心室在快速充盈期即完全充盈，余下的舒张期持续为舒张末期，也就是说，心室的容量维持不变。与延长的舒张末期相对应，心室舒张期压力在舒张期后2/3是不变的。心室舒张压的这种模式在缩窄性心包炎患者中被描述为"平方根征"或"低垂和高原"形态（图7-3A）。

诊断

缩窄性心包炎很难诊断，其症状和体征往往被错误地归因于肝脏疾病或特发性心包积液。缩窄性心包炎的临床诊断依赖于中心静脉压升高，而没有心脏疾病的其他症状或体征。胸部X线检查心脏大小和肺野正常，但心包钙化可以在30%~50%的病例中出现。心电图只有轻微的、非特异性的改变。超声心动图在很多情况下是相当有用的，它通过显示室间隔异常运动和心包膜的增厚来推断缩窄性心包炎的存在。经食管超声心动图、胸部CT和磁共振成像对于显示心包增厚优于经胸超声心动图。和心脏压塞一样，心室运动不协调是缩窄性心包炎的特点。脉冲多普勒检查常发现二尖瓣和三尖瓣随呼吸变化的舒张期流速的巨大改变。心导管检查显示一些典型的异常，包括中心静脉压升高，左、右心室不能扩张但能正常收缩，右侧和左侧心脏充盈压接近平衡，出现在右心室压力波形上的低垂高原波形（见图7-3A和B）。许多缩窄性心包炎的特征也可能在限制性心肌病患者中出现，但有几个特征有助于区分这两种疾病（表7-3）。心室不协调是缩窄性心包炎的特征，而不会出现在限制性心肌病。Kussmaul征和奇脉出现在缩窄性心包炎中，但限制性心肌病缺乏此特点。两种超声心动图技术还可以帮助鉴别。脉冲超声多普勒显示缩窄性心包炎的心室不协调。组织多普勒超声可用于检查二尖瓣环的运动。限制性心肌病的二尖瓣环运动受到限制。缩窄性心包炎的二尖瓣环的运动是正常的。心导管检查通过同时记录左右心室的收缩压，显示心室的不一致性。如果吸气时，右心室收缩压峰值升高，而左心室

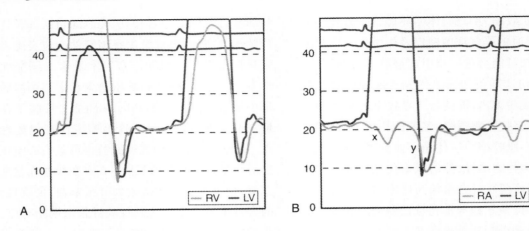

图 7-3 缩窄性心包炎患者的压力记录。(A)同时记录右心室(RV)和左心室(LV)压力,可以看出舒张压相等曲线以及"低垂和高原"形态。(B)同时记录右心房(RA)和左心室压力,可以看到右心房和左心室舒张压相等。注意显著的 Y 波下降。(From Vaitkus PT, Cooper KA, Shuman WP, Hardin NJ:Images in cardiovascular medicine:Constrictive pericarditis. Circulation 1996;93:834-835,with permission.)

收缩压峰值下降,则存在不一致。这种心室不一致表明缩窄性心包炎,而不是限制性心肌病的存在。

治疗

由急性心包炎发展的缩窄性心包炎有时会自愈。但是,几乎所有缩窄性心包炎的患者需通过手术剥离和切除粘连缩窄的心包来彻底治愈。此过程可能引起心外膜表面大量出血。偶尔会用体外循环来辅助心包剥离,特别当出血难以控制时。不像心脏压塞中立即出现血流动力学改善,心包切除后心排出量改善或右心房压力降低不会立即出现。通常情况下,术后3个月右房压力恢复正常。血流动力学改善的情况没有立即出现,可能反映心肌纤维的失用性萎缩或硬化的心外膜引起的持续缩窄的效应没有因心包切除而消失。心包切除手术后短期内症状复发可能反映相关心肌疾病的存在,特别是放疗引起的心包疾病患者。

麻醉管理

尽量选择对心率、体循环血管阻力、静脉回流和心肌收缩力影响小的麻醉药品和技术。联合应用阿片类药物、苯二氮䓬类、氧化亚氮加或不加低剂量吸入性麻醉药可以用来维持麻醉。最好选择对循环影响小的肌松药,尽管泮库溴铵使心率略有增加但仍可使用。术前血管内容量的优化是必不可少的。当术前心包腔内的压力升高导致血流动力学变化(低血压)出现时,要针对心脏压塞行麻醉管理。

因为切除粘连心包可能是较繁琐且时间较长的手术,往往存在显著的液体/血液丢失,需行有创动脉压和中心静脉压监测。心律失常很常见,大概反映心脏受到直接的机械刺激。静脉给予液体和血液制品对治疗与心包手术相关的大量液体/血液损失来说是很必要的。

术后呼吸功能不全可能需要持续机械通气。术后可能还需治疗心律失常和低心排出量。

心包和心脏创伤

胸部钝伤可导致心血管损伤。轻者可像擦伤一样轻微,重者可在几分钟内死亡。尽管创伤缺乏明显的外部标志,但是可能存在严重的心血管损伤。创伤,尤其是车祸,是胸部钝伤的主要原因。车祸时胸部碰撞方向盘后急剧减速,这是损伤的主要机制。速度突然减少至20英里/小时可能会导致严重的伤害。软的活动组织可能因胸骨和肋骨的撞击而碎裂。对胸部内部结构的剪切力会导致脆弱的组织出现裂缝。主动脉的损伤包括血肿、剥离和破裂。心包可以撕裂或破裂,心脏可疝入心包缺损的部位。心脏本身可以挫伤或破裂,或内部结构遭受损害(瓣膜),或它的血液供应受损。由于直接损伤胸骨下位置,右心室可能比左心室更易受到严重损伤。来自主动脉或心脏损伤的血液,可以填满心包腔造成心脏压塞。胸部钝伤还可导致肺

表 7-3	缩窄性心包炎与限制性心肌病的鉴别	
特征	缩窄性心包炎	限制性心肌病
病史	心包炎、心脏手术史、外伤、放射治疗、结缔组织病	无上述病史
二尖瓣或三尖瓣反流	常不存在	经常存在
随吸气的室间隔运动	吸气时向左心室运动	向左心室少量的运动
二尖瓣和三尖瓣随呼吸的血流速度变化	大多数病例超过 25%	大多数病例少于 15%
舒张期所有心腔压力均衡	几乎所有的病例在 5 mmHg 之内	仅有少量病例
心室收缩压峰值随呼吸的变化	右心室和左心室收缩压峰值不同步(不一致)	右心室和左心室收缩压峰值同步
MRI/CT	大多数病例可显示心包增厚	很少能显示心包增厚
活组织检查	正常或无特异性	在一些病例显示蛋白淀粉样变

Adapted from Hancock EW: Differential diagnosis of restrictive cardiomyopathy and constrictive pericarditis. Heart 2001;86:343–349.

挫伤,可表现为低氧血症,胸片上实变或胸腔积液。气管支气管出血常合并肺挫伤。

心包创伤

尸检研究表明,心包裂伤常见于因突然减速造成严重胸壁创伤的人群。撕裂伤可以限制在心包或累及临近结构,如胸膜和膈肌。心包和胸膜的裂缝导致心脏疝出和窒息。当膈肌受损时,受损膈肌部位的心包可以破裂,可导致肠疝入心包膜或心脏疝入腹部。

一项有关心脏及心包顿挫伤的回顾性研究发现,在心包破裂的患者中,18%膈肌也有裂缝,9%右侧胸腔存在裂缝,9%存在纵隔裂缝。近30%的患者有心脏疝,这类患者的存活率仅为33%。

小的疝可表现为心脏充盈受损,或当冠状动脉血流降低时表现为心肌缺血。大的疝可由于心室充盈和射血受损导致心脏绞窄。

诊断

心包破裂和心脏疝的症状及体征没有特异性,这造成诊断困难。脉搏和血压在复苏后早期发生原因不明的改变,可以怀疑心包外伤/心包破裂,特别是如果存在胸骨骨折和(或)多个肋骨骨折时。触诊和听诊可以发现心脏位于异常的位置。应进一步做胸部X线检查以发现纵隔积气,从而排除心包积气,这提示心包裂伤的存在。胸部X线或CT扫描很少能发现心脏疝的证据。

治疗

轻伤或小的心包裂伤往往被忽视。这些患者可发展为伴或不伴心包积液的"特发性"心包炎。伴随血流动力学不稳定的严重撕裂伤和心脏疝需要紧急开胸手术。然而,机械通气可以加重血流动力学的失衡。心

排出量应通过液体和(或)血管活性药物维持,直到心脏疝解除。

心肌挫伤

症状和体征

心肌挫伤的症状通常包括胸痛和心悸。胸部疼痛类似心绞痛,但硝酸甘油不能缓解。心律失常常使心肌挫伤加重,但心力衰竭不常见。

诊断

存在胸痛和心电图变化,特别是年轻患者,应及时追问最近是否有胸部创伤的病史,但在受伤时这些创伤可能较轻。心电图改变包括ST-T波异常,室上性和室性心律失常以及房室结功能障碍。然而,即使没有心肌挫伤,弥漫性非特异性ST-T波异常在外伤患者中也常见。

心脏挫伤可通过经胸或经食管超声心动图识别,它可以显示室壁运动障碍、瓣膜关闭不全或心包积液。室壁运动异常通常在几天内消失。

血肌酸激酶浓度及CK-MB的浓度增加,但这往往是非特异性的,因为骨骼肌损伤后也释放肌酸激酶。不过,心肌标志物肌钙蛋白I和T可以提供有关心肌损伤的特异性信息。

治疗

心肌挫伤的治疗是改善症状并预测可能出现的并发症。危及生命的心律失常可发生在伤后24~48小时。心肌严重挫伤可能也需要血流动力学支持。重度心肌挫伤患者可能存在其他损伤需要紧急手术治疗。在这种情况下应该行心电监护和有创血流动力学监护。避免使用抑制心肌的麻醉药物,应立即备好心脏复律器/除颤器及治疗心律失常的药物。

要 点

- 大多数急性心包炎的病例病程短暂且并不复杂,因此这种综合征通常被称作急性良性心包炎。
- 心脏术后综合征主要表现为急性心包炎。它可以出现于钝伤或穿透、创伤、心包积血或心外膜起搏器植入术之后。不过,最常见的是进行心包切开术的患者。
- 心包积液导致的病理生理学变化取决于积液是否产生越来越大的压力。当积液在心包腔的压力影响心脏充盈时就会发生心脏压塞。
- 奇脉的定义是吸气时收缩压下降>10 mmHg。这种血流动力学变化反映了左室舒张充盈能力的选择性损害。奇脉显示右心室和左心室在呼吸循环时充盈的不同步或相反。另一个描述这一现象的术语是心室不一致。
- 心脏压塞时只要维持中心静脉压超过右心室舒张末期压力即可维持心排出量,但是随着心包腔内压力逐步增加,最终导致右心房和右心室舒张末压力均衡。最后,心包内压力的增加导致心脏舒张充盈功能受损,每搏输出量降低及低血压。
- 对症治疗可能有助于维持每搏输出量,直到心脏压塞被彻底治疗,对症治疗包括扩充血容量,给予儿茶酚胺增加心肌收缩力,纠正代谢性酸中毒。

- 彻底治疗心脏压塞的方法是去除积液,尤其是当中心静脉压升高时,更应采取这一治疗方法。心包积液可以通过心包穿刺或手术的方法来去除。即使去除少量的心包积液也可导致心包内压力大大下降。
- 局部麻醉下心包穿刺术往往是心脏压塞低血压患者的首选方案。经皮心包穿刺血流动力学状态改善后,全身麻醉和正压通气的建立可便于手术探查,并便于心脏压塞的彻底治疗。
- 许多缩窄性心包炎患者的特征也可能出现在限制性心肌病患者,但有几个特性有助于区分这两种疾病。Kussmaul征和奇脉出现于缩窄性心包炎,而在限制性心肌病缺少此特征。心室不一致是缩窄性心包炎而不是限制性心肌病的特征。
- 创伤,尤其是车祸,是胸部钝伤的主要原因。车祸时胸部碰撞方向盘后急剧减速,这是损伤的主要机制。对主动脉的损伤包括血肿、剥离和破裂。心包可以撕裂或破裂,心脏可疝入心包缺损的部位。心脏本身可以挫伤或破裂,或内部结构遭受损害(瓣膜),或它的血液供应受损。由于直接损伤胸骨下位置,右心室可能比左心室更易受到严重损伤。

(张文静 译 单世民 校)

参 考 文 献

Alpert MA, Ravenscraft MD: Pericardial involvement in end-stage renal disease. Am J Med Sci 2003;325:228–236.

Asher CR, Klein AL: Diastolic heart failure: Restrictive cardiomyopathy, constrictive pericarditis, and cardiac tamponade: Clinical and echocardiographic evaluation. Cardiol Rev 2002;10:218–229.

Goyle KK, Walling AD: Diagnosing pericarditis. American Family Physician 2002;66:1695–1702.

Hancock EW: Differential diagnosis of restrictive cardiomyopathy and constrictive pericarditis. Heart 2001;86:343–349.

Karam N, Patel P, deFilippi C: Diagnosis and management of chronic pericardial effusions. Am J Med Sci 2001;322:79–87.

Little WC, Freeman GL: Pericardial disease. Circulation 2006;113:1622–1632.

Shabetai R: Recurrent pericarditis: Recent advances and remaining questions. Circulation 2005;112:1921–1923.

Soler-Soler J, Sagrista-Sauleda J, Permanyer-Miralda G: Management of pericardial effusion. Heart 2001;86:235–240.

Soler-Soler J, Sagrista-Sauleda J, Permanyer-Miralda G: Relapsing pericarditis. Heart 2004;90:1364–1368.

Spodick DH: Acute pericarditis: Current concepts and practice. JAMA 2003;289:1150–1153.

Sybrandy KC, Cramer MJ, Burgersdijk C: Diagnosing cardiac contusion: Old wisdom and new insights. Heart 2003;89:485–489.

Wall MJ Jr, Mattox KL, Wolf DA: The cardiac pendulum: Blunt rupture of the pericardium with strangulation of the heart. J Trauma 2005;59:136–141.

第 8 章　血管疾病

Marbelia Gonzalez

接受非心脏手术的患者,其围术期发病率和死亡率的主要原因是心脏并发症。与普通外科的患者相比,接受血管手术的患者,这些并发症的发生率更高。

行血管手术的患者有较高的冠状动脉疾病发生率,并且围术期心肌梗死的风险极大。然而,基于所行血管手术的类型,围术期心脏并发症的风险也不尽相同。例如,周围血管手术心血管并发症的发生率,实际上比像主动脉瘤修补这样的中心血管手术更高。最近主动脉和周围血管疾病往往采用血管内治疗技术,可能会在很大程度上改变心血管并发症的风险。

胸主动脉和腹主动脉疾病

主动脉的疾病大多数是动脉瘤。周围动脉则更易发生闭塞性疾病。主动脉及其主要的分支会被这两种病变所侵袭,两种病变可能同时存在,或是发生于疾病过程的不同阶段。动脉瘤是动脉壁的3层全部扩张,通常定义为直径比正常动脉扩张了50%。动脉的直径取决于年龄、性别和身体状态。动脉瘤偶尔可由于对周围组织的压迫产生症状,但动脉瘤破裂出血是最可怕的并发症。主动脉瘤包括胸主动脉动脉瘤或是腹主动脉的升段或降段的动脉瘤。

动脉夹层发生于血液进入动脉壁的中层。大动脉的中层为多层组织紧密结合构成,这些组织离心脏越远含量越少。主动脉夹层最初为内膜撕裂。血液会通过内膜裂口迅速涌入,形成血管腔外通道,称为假腔。假腔的血液可以沿着动脉夹层的任何部位重新进入真正的主动脉内腔。夹层会累及主动脉的起始部分,使之受到损害,产生主动脉瓣关闭不全。一连串的事件可在数分钟至数小时内发生。诊断或治疗的延误可能会是致命的。

胸主动脉动脉瘤和夹层

主动脉夹层可以发生于主动脉全长的任何部位,但最常见的部位是胸部升主动脉处,其位于主动脉瓣的上方、左锁骨下动脉起始部远端、靠近动脉韧带的附着点。动脉瘤是胸主动脉修复手术最常见的病因。

病因

体循环高血压是胸主动脉夹层最重要的危险因素。主动脉夹层的病因包括非遗传因素和遗传因素。

非遗传因素包括主动脉的手术操作或是钝性损伤。例如在交通事故中,减速性损伤引起的钝性创伤是导致胸主动脉夹层的重要原因。典型的夹层包含胸降主动脉,开始于主动脉在胸腔的固定点,也就是左锁骨下动脉起始处远端的动脉韧带。主动脉插管、主动脉阻断及主动脉瓣置换术中的主动脉切开处,或是搭桥术中近端吻合处都可能出现医源性主动脉夹层并发症。主动脉夹层以男性为主,但也可见于妊娠女性。40岁以下的女性主动脉夹层患者,大约一半发生于妊娠,通常是在妊娠末期。

遗传性综合征所致的胸主动脉动脉瘤和夹层已有充分地报道。这些血管遗传疾病既包括累及大动脉(如主动脉)的病变,也包括累及微血管的病变。现已知影响大动脉的4种主要的遗传性疾病包括:马方综合征(MS)、埃-当综合征(Ehlers-Danlos)、二叶式主动脉瓣和非综合征家族性主动脉夹层。最近,重要的观察结果改变了以往对这些疾病引起的主动脉病变的病理生理观点。人们曾经认为,突变的结缔组织蛋白损坏了正常等位基因(显性负效应)的蛋白质。当这与主动脉的正常消耗相结合,导致了扩张和夹层。现在已经知道,除了其机械功能外,基质蛋白在产生它们的平滑肌细胞的平衡中扮演重要角色。基质蛋白发挥了隔离、存储的关键代谢功能,并参与精确控制生物活性分子的活化和释放。在与主动脉夹层相关的遗传病症中,这种功能(生化而不是机械)的缺失被认为是改变了平滑肌细胞的平衡。最终的结果是基质代谢的变化,导致了主动脉结构性弱点。

虽然马方综合征(MS)患者的胸主动脉动脉瘤的基因已被充分证实,但对动脉瘤出现的家族模式知道得很少,其不与任何特定的胶原或血管疾病有关。有19%的胸主动脉瘤和夹层的患者没有传统上认为的诱发其主动脉疾病的综合征。然而,这些人往往有胸主动脉瘤疾病的亲属,提示了很强的遗传易感性。

MS是最常见的遗传性结缔组织疾病之一。它的遗传方式是常染色体显性遗传。MS是由原纤维蛋白-1基因突变引起的。原纤维蛋白是一种重要的结缔组织蛋白,存在于晶状体囊、动脉、肺、皮肤和硬膜中。原纤维蛋白的突变能导致这些组织产生疾病表现。因为原纤维蛋白是弹性蛋白不可缺少的一部分,所以原纤维蛋白突变的识别推测出MS的主动脉临床表现是继发于主动脉壁的先天弱点,并随着老化而加剧。然而,对MS患者的主动脉组织学的研究也表明基质代谢方面的异常,可能导致基质的异常破坏。

Ehlers-Danlos综合征代表了一组结缔组织病,与皮肤脆性、容易淤血和骨关节炎有关。这种综合征有几种分型,但只有Ehlers-Danlos综合征Ⅳ型增加早产儿死亡的危险。Ehlers-Danlos综合征的血管是由Ⅲ型前胶原蛋白基因突变形成的。Ⅲ型胶原蛋白在肠壁和动脉壁含量丰富。Ehlers-Danlos综合征Ⅳ型的Ⅲ型胶原蛋白的改变引起这些患者最常见的临床表现,即动脉夹层或是肠破裂。

二叶式主动脉瓣是导致主动脉扩张/夹层的最常见的先天性异常。它的发生率占总人口的1%。组织学研究显示主动脉瓣上方的主动脉内弹性蛋白退化。超声心动图显示,即使年轻的二叶式主动脉瓣患者其主动脉根部扩张也很常见。二叶式主动脉瓣呈家族性聚集,在受累患者中大约9%的直系亲属也发现该病。

行胸主动脉瘤或主动脉夹层修复的患者,大约20%发现了非综合征家族性主动脉夹层和动脉瘤。这些家族不符合MS的临床标准,也没有Ⅲ型胶原蛋白的生化异常。大部分家族的遗传方式表现为可变外显率占主导。至少3个染色体区域迄今已定位在非综合

征型胸主动脉瘤的家族中。特定的易感胸主动脉瘤疾病的生化异常尚待确定。

分类

主动脉瘤在形态学上可分为梭形和囊状。梭形的动脉瘤是累及整个主动脉壁圆周的均匀性扩张,而囊状动脉瘤是一种偏心的主动脉扩张,由可变大小的颈与主腔相交通。动脉瘤也可以基于主动脉壁的病理发现分类(例如,由于动脉粥样硬化或囊状中层坏死)。

动脉硬化是位于肾下腹主动脉、胸腹主动脉和胸降主动脉的动脉瘤原发病变。累及升主动脉的动脉瘤是原发性的主动脉中层退变的结果,病理过程称作囊性中层坏死。

胸腹主动脉瘤也可以按其解剖位置分类。两种分类法广泛用于主动脉夹层(图8-1),即DeBakey分型和Stanford分型。DeBakey分型包括Ⅰ~Ⅲ型。在Ⅰ型,内膜撕裂起始于升主动脉,夹层累及升主动脉、弓部和一定长度的胸降主动脉及腹主动脉。在DeBakeyⅡ型,夹层限于升主动脉。在Ⅲ型,夹层限于胸降主动脉(Ⅲa型),或是延伸到了腹主动脉和髂动脉 (Ⅲb型)。

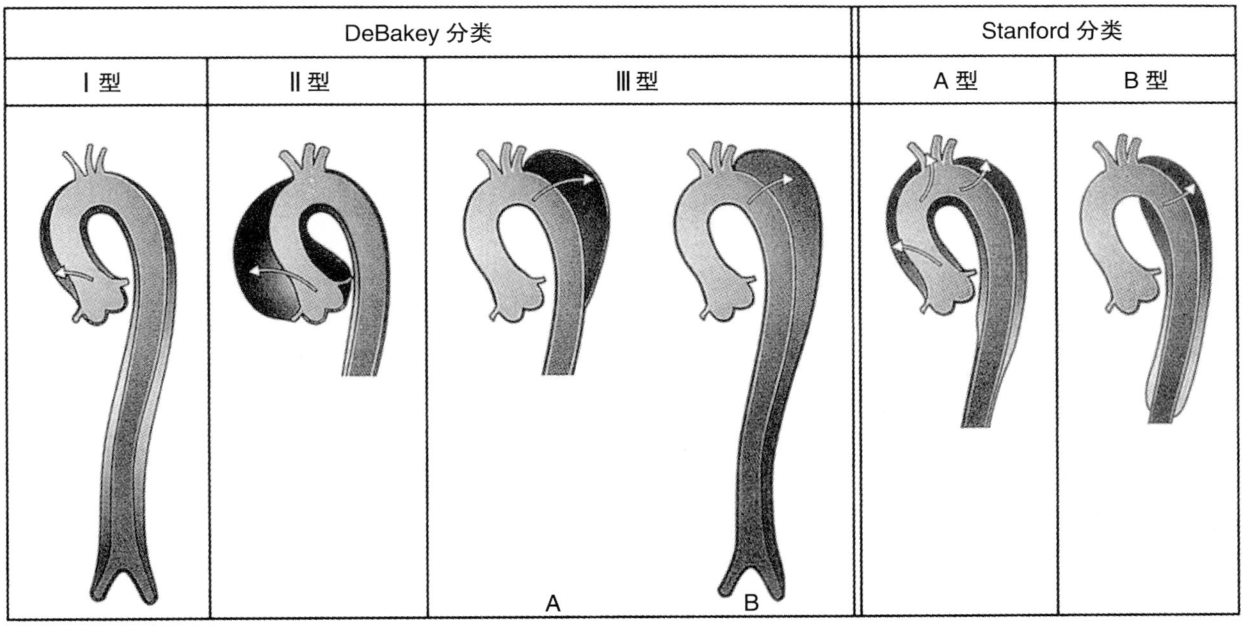

图 8-1 主动脉夹层两种最广泛使用的分类。DeBakey 分类包括 3 种类型:Ⅰ型,内膜的撕裂通常始于近端升主动脉,夹层累及升主动脉和一定长度的主动脉弓部、降部及腹主动脉;Ⅱ型,夹层限于升主动脉;Ⅲ型,夹层限于胸降主动脉(Ⅲa 型)或是延伸到腹主动脉和髂动脉(Ⅲb 型)。Stanford 分类有 2 种类型:A 型,所有夹层累及升主动脉的病例,弓部或降主动脉累及或不被累及;B 型,升主动脉未被累及的病例。(From Kouchoukos NT, Dougenis D:Surgery of the thoracic aorta. N Engl J Med 1997;336:1876-1888. Copyright 1997 Massachusetts Medical Society with permission.)

Stanford分型把胸主动脉瘤描述成A型或是B型。A型包括所有夹层累及升主动脉的病例,主动脉弓部或降主动脉可累及或不被累及。B型包括所有未累及升主动脉的夹层。

体征和症状

很多胸主动脉瘤的患者是无症状的,在检查其他疾病时检查出了动脉瘤。胸动脉瘤引起的症状通常反映了动脉瘤对临近组织的压迫。左侧喉返神经被牵拉会导致声嘶,压迫气管引起喘鸣,压迫食管引起吞咽困难,压迫肺导致呼吸困难,压迫上腔静脉导致充血和水肿。与主动脉瓣环扩张有关的升主动脉瘤患者可出现主动脉瓣关闭不全和充血性心力衰竭的体征。

在胸前、颈部或是两肩胛之间,急性、严重的锐痛是胸主动脉夹层表现出的典型症状。疼痛可随着夹层沿主动脉移行。主动脉夹层患者常出现近似休克状态(血管收缩),然而体循环血压可能很高。其他急性主动脉夹层的症状和体征反映出主动脉分支的栓塞,如外周脉搏的减弱或消失。主动脉夹层的神经系统并发症可包括:颈动脉阻塞导致的中风,与上、下肢缺血相关的外周神经局部缺血,以及脊髓血供受损引起的麻痹或截瘫。心肌梗死可反映冠状动脉阻塞。可能会发生胃肠道缺血。肾动脉梗阻可被血清肌酐浓度升高证实。夹层经Valsalva窦破裂出血进入心包腔,导致心脏压塞,是一个主要的死亡原因。急性升主动脉夹层未施行手术的患者,大约90%在3个月内死亡。

诊断

胸片上纵隔影增宽可能是胸主动脉瘤的诊断。然而,升主动脉的增大可能被局限在胸骨后区域,而使主动脉轮廓显示正常。计算机断层扫描(CT)和磁共振成像可以用来诊断胸主动脉疾病,但在急性主动脉夹层,最迅速、安全的诊断是使用彩色多普勒经食管超声心动图。择期胸主动脉手术患者需做主动脉的血管造影术,以便能够确定夹层的完整范围和所有受损的主动脉分支的位置。

术前评估

由于心肌缺血/梗死、呼吸衰竭、肾衰竭和中风是胸主动脉手术发病率和死亡率的主要原因,需要对这些器官系统功能行术前评估。为了危险分层和设法减少风险,需要对存在的心肌缺血、陈旧性心肌梗死、心脏瓣膜功能不全和心力衰竭进行评估。在一些缺血性心脏病患者,主张术前行经皮冠状动脉介入治疗或冠状动脉搭桥术。心力衰竭或主动脉瓣关闭不全的患者,需调整药物控制前负荷和后负荷。

吸烟和存在慢性阻塞性肺疾病,是胸主动脉手术后呼吸衰竭的重要预测因子。肺功能检查和动脉血气分析可更好地确定这种危险。可逆性气道阻塞和肺部感染,应使用支气管扩张药、抗生素及胸部理疗,应尽量戒烟。

术前存在的肾功能不全,是胸主动脉手术后发生急性肾衰竭的最重要的预测因子。术前进行补液,防止围术期出现低血容量、低血压和低心排出量,避免肾毒性药物,能够降低术后肾衰竭的可能性。

对有中风或短暂脑缺血发作史的患者,在术前可行颈动脉成像及头臂和颅内动脉血管造影术。有单侧或双侧颈动脉或颈内动脉严重狭窄的患者,应在择期胸主动脉手术前考虑颈动脉内膜剥脱术。

手术适应证

当动脉瘤直径超过5 cm时,应考虑选择行胸主动脉瘤修补术。对有明显家族史或是血管遗传疾病既往诊断的患者,可以放宽瘤体大小的限制。许多重要的技术进展已经降低了胸主动脉手术的危险。这些进展包括:远端主动脉灌注、深低温停循环、监测大脑和脊髓诱发电位以及脑脊液引流。

升主动脉和主动脉弓的夹层需行紧急手术或急症手术。与升主动脉相比,胸降主动脉夹层通常伴有更高的存活率,而且很少需急症手术。

A型夹层

急性主动脉夹层国际注册研究对来自世界各地的21个大的转诊中心进行了登记。研究表明,升主动脉夹层的住院死亡率在及时成功手术的患者中大约为27%。相比而言,药物治疗的住院死亡率是56%。其他住院死亡的独立预测因子包括:年龄、内脏缺血、低血压、肾衰竭、心脏压塞、昏迷和脉搏短绌。

长期生存率,即出院后生存1~3年,在手术治疗组为90%~96%,在初次住院行药物治疗组为69%~89%。因此,由于种种原因而不能接受手术治疗的患者积极的药物治疗和影像监测需要谨慎。

升主动脉

所有急性夹层累及升主动脉的患者应考虑接受外科手术治疗。最常应用的手术方法是用复合移植术置换升主动脉和主动脉瓣(包含人工动脉瓣涤纶移植片),或是置换升主动脉和主动脉瓣悬吊部分。

主动脉弓

在急性主动脉夹层的患者中,主动脉弓(即从无名动脉起始部延伸至左锁骨下动脉起始部的主动脉段)切除术是手术适应证。主动脉弓的手术需要体外循环、深低温和一段时间的停循环。目前的技术,在机体温度在15~18 ℃停循环30~40分钟,大多数患者可以耐受。局部和弥漫性神经功能缺损是主动脉弓切除术相关的主要并发症。这些并发症的发生率在3%~18%。

胸降主动脉

对退化性或慢性的动脉瘤患者,择期的切除术适于动脉瘤直径超过5~6 cm,或是已出现症状。

急性B型主动脉夹层并不严重的患者,即存在正常的血流动力学、没有主动脉周的血肿及未累及分支血管,可用内科治疗。治疗包括:(1)动脉内血压监测和尿量监测;(2)使用药物控制血压和左室收缩力。通常应用β-受体阻滞剂和硝普钠达到这一目的。患者群体有10%~12%的死亡率。

B型主动脉夹层患者手术指征为有破裂倾向(持续疼痛、低血压、左侧血胸),腿部、腹腔内脏或是脊髓缺血,以及(或)肾脏衰竭。远端主动脉夹层的外科治疗相关住院死亡率为29%。

血管内修复术 血管内放置管腔内支架植入治疗胸降主动脉瘤,对老年人和患有内科病的患者特别有用,例如高血压、慢性阻塞性肺疾病和肾功能不全,这些并存疾病将会显著增加常规手术治疗的危险。主动脉瘤的血管内治疗通过一个或更多的跨过损伤长度范围的覆膜支架经皮植入来完成。支架在动脉瘤囊架桥,将它隔离在主动脉高压血流之外,考虑到支架周围有囊内血栓形成,可能会重塑主动脉壁。

目前,胸内主动脉瘤血管内修复术聚焦于胸降主动脉,也就是说,左锁骨下动脉远端的部分。与腹主动脉血管内修复术相比,胸主动脉血管内修复术存在几个特有的难题。首先,血流动力明显更剧烈,并且对胸腔血管内移植物提出更大的机械需求。须密切关注植入支架移位、打折和后期结构故障等潜在风险。第二,胸内植入支架需要更大的柔顺性来适应近端降主动脉自然的曲线和形状扭曲的病变部位。第三,因为需要更大的支架适应胸主动脉的直径,进入动脉难度更大。第四,正如常规开放式胸主动脉瘤修补一样,截瘫仍旧是血管内术式可能的并发症,尽管未采用主动脉阻断。

目前临床试验中有3种体内植入支架用于胸主动脉瘤修补术。尽管每种支架都有独特之处,却使用相同的基础结构设计。血管内支架是由一个覆盖着织物(多酯类或聚四氟乙烯)的支架(镍钛记忆合金或不锈钢)组成。

在胸主动脉支架植入方面的文献主要是中小样本的病例和中短期的跟踪随访。所有的这些研究阐明了常见的预后结果。总的来说,有85%~100%的病例成功地进行了支架植入术,围术期死亡率在0%~14%,等于或低于择期手术5%~20%的死亡率。随着时间的推移,专业能力不断提高,支架的技术也有了进步,因此结果有所改善,并且患者的选择标准也有了提高。目前报道的胸内支架植入经验表明,有87%的病例成功地植入支架,在择期手术的病例中30天死亡率为2%~5%,截瘫和内漏发生率为4%~9%。

内漏是支架植入治疗最普遍的并发症。内漏通常多发生在近端或远端支架附着处(Ⅰ型内漏)。Ⅰ型内漏很严重并且需要迅速干预,因为这表明在动脉瘤囊和主动脉血流之间有一个直接交通。可选择的治疗包括:经导管弹簧圈或胶水栓塞、球囊血管成形术、血管内植入延伸移植物和开放的外科修补手术。

手术特有的风险 胸主动脉瘤外科切除术与许多严重的,甚至危及生命的并发症有关。有脊髓缺血(脊髓前动脉综合征)的危险,可导致轻截瘫或截瘫。阻断和放开主动脉可能引起有害的血流动力学反应,例如心肌缺血和心力衰竭。低温是重要的神经保护方法,可能会造成凝血障碍的发生。肾功能不全/肾衰竭发生率达到30%。大约6%的患者需要血液透析。肺部并发症很常见。呼吸衰竭的发病率接近50%。心脏并发症是死亡的首要原因。

脊髓前动脉综合征

阻断胸主动脉能导致脊髓的缺血损害(图8-2)。脊髓损伤的发生率的变化从择期的肾下腹主动脉瘤修补术的0.2%到择期的胸主动脉瘤修补术的8%,再上升到确定为累及胸降主动脉的急性主动脉夹层或主动脉破裂的40%。脊髓前动脉综合征的表现包括四肢低位迟缓性轻瘫及肠和膀胱的功能障碍。感觉和本体感觉缺乏。

脊髓血液供应

脊髓是由1支脊髓前动脉和2支脊髓后动脉供血。脊髓前动脉在2支椎动脉分支结合处开始,依赖6~8支

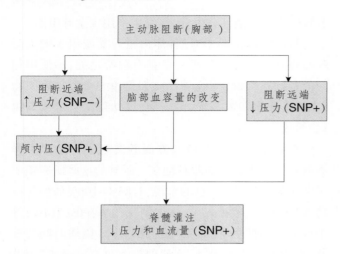

图 8-2 在胸主动脉阻断期间脊髓血流和灌注压，输或不输硝普钠（SNP）。箭头表示主动脉阻断本身的反应。AoX，主动脉阻断；ICP，颅内压；SNP+，输注 SNP 加强了效应；SNP–，输注 SNP 抵消了效应。（Adapted from Gelman S. The pathophysiology of aortic cross-clamping and unclamping. Anesthesiology 1995;82: 1026–60. ⓒ 1995, Lippincott Williams & Wilkins.)

根动脉维持血供，其中最大和最重要的是粗大的 Adamkiewicz 根动脉。脊髓在多个水平没有根动脉分支的供血，因此留下分水岭区域，对缺血损害尤其敏感。这些区域在主动脉阻断或低温期间处于危险之中。损害也可能由外科将 Adamkiewicz 动脉切除（因为其起始部位不明）引起，或是该动脉的起始部位被钳闭所阻断。在这种情况下，不仅脊髓前动脉的血流直接减少，而且潜在的到脊髓的侧支血流也减少，因为阻断远端的主动脉压力是非常低的。

危险因素　在胸主动脉手术期间，截瘫的危险是由 4 个影响因素所决定的：（1）脊髓血流的减少，（2）神经元代谢的速率，（3）缺血后再灌注，（4）再灌注后的血流。主动脉阻断的时间在决定截瘫的风险方面起关键作用。短时间的胸主动脉阻断（<30 分钟）通常是可以耐受的。如果阻断时间超过 30 分钟，脊髓有显著缺血的危险，并且建议应用脊髓保护技术。这些技术包括部分循环辅助（左心房向股动脉转流），当可能时行关键的肋间动脉重建，脑脊液引流，阻断期间保持近端高血压，通过中度低温（30~32 ℃）减少脊髓代谢，避免高血糖症，以及甘露醇、皮质类固醇和（或）钙通道阻滞剂的应用。

主动脉阻断的血流动力学反应

胸主动脉阻断和开放，几乎使所有的器官系统产生严重的血流动力学改变和内环境紊乱，因为主动脉钳夹的远端血流减少，而主动脉阻断之上的血流大量增多。体循环血压和体循环血管阻力都有大幅度增加，而心率没有明显改变。伴随这些改变，心排出量通常减少。主动脉血流阻力增加导致体循环高血压（增大的后负荷）。另外，由于主动脉远端的静脉系统萎陷和收缩引起血容量的重新分配，前负荷增大。这种血容量重新分配的证据可以通过充盈压力的增加证实（中心静脉压、肺毛细血管嵌压、左室舒张末期压力）。在不同的钳夹水平，如胸部、腹上和肾下的主动脉阻断，可以反映出主动脉阻断的血流动力学反应本质的差异。平均动脉压、舒张末期与收缩末期左心室面积和射血分数以及经食管超声评估的室壁运动异常方面的变化在肾下主动脉阻断期间最小，而在胸内主动脉阻断期间的改变是令人吃惊的。一些差异在某种程度上是血容量重新分配的结果。如果钳闭的主动脉远离腹腔动脉，前负荷可以不增长，因为从远端静脉血管系统回来的血容量可以被重新分配进内脏循环。要耐受前负荷和后负荷的增加，必须增加心肌收缩力，并自动调整以增加冠状动脉血流量。如果冠状动脉血流量和心肌收缩力不能增加，很可能发生左室功能障碍。实际上，在主动脉阻断期间，超声心动图经常显示左室室壁运动异常，提示心肌缺血的存在。在主髂动脉闭塞病的患者，主动脉阻断的血流动力学反应是迟钝的。

想要抵消主动脉阻断，特别是胸主动脉阻断的血流动力学效应，使用药物进行治疗的效果与所用的药物在动脉和（或）静脉容量方面的效应有关。例如，血管扩张药（像硝普钠和硝酸甘油）常能减少钳闭导致的心排出量和射血分数的降低。这个效应最近乎合理的解释是药物引起了体循环血管阻力、后负荷及增加了的静脉容量的降低。

然而，重要的是认识到主动脉阻断远端的灌注压是降低的，并且直接依赖于近端主动脉压力，也就是，主动脉钳闭水平之上的压力。主动脉阻塞远端组织中的血流（肾脏、肝脏、脊髓）是通过侧支血管或是通过分流供给，它们在主动脉阻断期间显著下降。主动脉钳闭远端重要器官的血流依赖于灌注压，而不是心排出量或是血管内容量。

临床上，必须调整药物和容量补充来保持主动脉远端的灌注压，即使这将导致钳闭近端的血压升高。在主动脉阻断期间和之后的心肌保护策略包括降低后负荷,保持前负荷、冠状动脉血流和收缩力正常。临时的分流、供应远端组织(脊髓)的动脉再植术和低温等疗法可以影响药物的选择和治疗的终点。

左锁骨下动脉远端的胸主动脉阻断,与脊髓血流、肾血流、肾小球滤过率和尿量的严重降低(大约90%)有关,肾动脉下的主动脉阻断与肾血管阻力显著增加和肾血流的减少(大约30%)有关。肾功能不全由肾灌注不足引起。主动脉手术之后的肾衰竭几乎总是由急性肾小管坏死引起的。肾脏的缺血再灌注损伤在这种肾衰竭的发病机制中起到核心作用。

胸主动脉阻断不仅和主动脉远端的脊髓前动脉压力降低有关,而且使脑脊液的压力降低。据推测,颅内高压是由于阻断之上的体循环高血压产生了血容量再分布和颅内间隔的充血(颅内血容量过多)。这导致了脑脊液的再分布进入脊髓液间隙,引起脊髓液间隙顺应性的下降。脑脊液引流术可增加脊髓血流和降低神经系统并发症的发生率。

与主动脉阻断和开放相关的肺损害反映在肺血管阻力增加(特别是主动脉开放)、肺毛细血管细胞膜通透性的增强和肺水肿的发生。涉及的机制包括肺血容量的增多和不同血管活性递质的效应。

主动脉阻断与激素因子的形成与释放(交感神经系统和肾素-血管紧张素-醛固酮系统的活化)及其他递质(前列腺素、氧自由基、补体级联)有关。这些递质可以加重或减弱主动脉阻断和开放的伤害效应。总的来说,脊髓、肺、肾脏和腹腔内脏的损害主要归因于缺血,而随后的再灌注损害归因于主动脉阻断(局部效应)和(或)来自缺血再灌注组织的递质的释放(远端效应)。

主动脉开放的血流动力学反应

胸主动脉开放与体循环血管阻力和体循环血压大幅下降有关。心排出量可以是增加、下降或是保持不变。左室舒张末期压力下降并且心肌的血流增加。建议主动脉钳逐步松开,以便有时间恢复容量,减慢血管活性递质和心肌抑制递质从缺血组织中冲出。

开放升主动脉而致低血压的主要原因包括:(1)再灌注组织中的血液淤积引起的中心血容量不足,(2)低氧介导的血管扩张使得在主动脉钳夹水平之下的组织中血容量增加,(3)这些组织中血管活性递质和心肌抑制代谢产物的堆积。随着主动脉开放,这些组织释放二氧化碳和氧耗短暂的增加,血管扩张和低血压可能会进一步恶化。代谢性酸中毒的纠正不会对主动脉开放后低血压有明显的改善。

麻醉管理

接受胸主动脉瘤切除术患者的麻醉管理需考虑监测体循环血压、神经系统功能和血管内容量,以及药物治疗和血流动力学的管理,以便在主动脉阻断期间控制高血压。在这些患者中,恰当的监测比麻醉药物的选择更重要。

监测血压

胸主动脉瘤的外科修补术需要在左锁骨下动脉远端或是左锁骨下动脉与左颈总动脉之间做主动脉阻断。因此,血压监测必须经由右臂的动脉,因为主动脉的阻断可以妨碍左臂血压的测量。在动脉瘤上(桡动脉)和下(股动脉)两处同时监测血压,一般很少做,但可能会有用。这种方法可以在阻断期间对脑、肾和脊髓的灌注压进行评价。

供应主动脉阻断以下组织的血流,相对于前负荷和心排出量,会更依赖于灌注压。因此在胸主动脉阻断期间,除非应用其他手段(如暂时的分流或低温),近端主动脉的压力应当保持在心脏可以安全耐受的尽可能高的水平。可能需要拟交感神经药或血管扩张药来调节主动脉阻断水平之上和之下的灌注压。艾司洛尔可以用来控制血压,效果与硝普钠相当,但没有硝普钠起作用时伴随的反射性心动过速和氧分压的降低。通常推荐在阻断之上区域保持平均动脉压近100 mmHg, 在阻断远端的区域保持平均动脉压超过50 mmHg。

在主动脉阻断之上使用治疗高血压的血管扩张药,必须权衡考虑钳闭水平以下组织中灌注压的降低。实际上,硝普钠可以降低脊髓的灌注压力,既可通过降低远端主动脉压力,也可通过脑血管扩张从而引起脑脊液压力增加(见图8-2)。对降低近端主动脉压力和引起脑血管扩张的药物应慎用。想要保持肾和脊髓的灌注时,可以考虑绕过胸主动脉阻断行暂时转流(近端主动脉向股动脉或是左心房向股动脉转流)。部分体外循环是保持远端主动脉灌注的另一种选择。

监测神经系统功能

在主动脉阻断期间,躯体感觉诱发电位和脑电描记术是评估中枢神经系统损伤情况的监测方法。不幸的是,在主动脉手术期间,躯体感觉诱发电位不能完全可靠地发现脊髓缺血,因为躯体感觉诱发电位监测反映的是背侧柱(感觉束)的功能。不能发现脊髓前部功能(运动束)的缺血改变。监测运动诱发电位能反映脊髓前部的功能,但是不实用,因为它禁止使用神经肌肉阻滞药。

监测心功能

在胸主动脉手术期间,经食管超声能提供有价值的信息,包括:胸主动脉内动脉粥样硬化的存在、心脏瓣膜的能力、心室功能、心肌灌注的充分性和血管内容量状态。肺动脉导管提供的数据能补充从经食管超声获得的信息。

监测血管内容量和肾功能

全身血流动力学包括循环血容量的优化,是保护肾脏免受主动脉阻断的缺血影响最有效的措施。在主动脉阻断前应用利尿药(如甘露醇)也是有益的。甘露醇改善肾皮质的血流和肾小球滤过率。降低内皮肿胀和产生渗透性利尿。

在主动脉阻断期间和之后,缺血组织会合成或释放激素及体液因子,将来可能应用特异性拮抗剂来预防或改善重要器官的缺血。

麻醉诱导和维持

麻醉诱导和气管插管须尽量降低不良的体循环血压升高,高血压能使主动脉夹层恶化或动脉瘤破裂。应用双腔支气管导管可使左肺萎陷,在胸主动脉瘤切除术期间易于暴露术野。

全身麻醉可以用吸入性麻醉药和(或)阿片类药物维持。全身麻醉可以部分降低大脑代谢率,这在手术期间尤为可取。神经肌肉阻滞药的选择依赖于药物对肾清除率的影响。

术后管理

后外侧开胸术是最疼痛的外科切口之一,因为主要的肌肉被横断并使肋骨移位。另外,胸导管插入处可能非常疼痛。疼痛的改善对患者的舒适、促进咳嗽和预防肺不张的操作是必不可少的,通常由轴索阿片类药物和(或)局部麻醉药来减轻疼痛。鞘内的或硬膜外的导管置入给予间歇或持续的镇痛药物输入,适合提供基本的患者自控镇痛。溶液中包含的局部麻醉药可以产生感觉和运动阻滞,可能延缓脊髓前动脉综合征的识别。而且,当证实有神经功能缺损,硬膜外也可能被认为是截瘫的原因。如果术后早期使用椎管镇痛,与局部麻醉药相比,阿片类物质更能预防对脊髓前动脉综合征的掩盖。

胸主动脉瘤切除术后早期,患者在恢复过程中,有发生心、肺和肾衰竭的危险。脑血管意外可能由外科切除病变主动脉期间产生的空气或血栓栓子引起。并存脑血管疾病的患者可能更容易发生新的中枢神经系统并发症。脊髓损害,例如轻截瘫或弛缓性瘫痪,可在术后早期表现出来。截瘫的延迟性表现(术后12小时至21天)与严重动脉粥样硬化疾病的患者术后低血压有关,这些患者脊髓存在着充分的边缘侧支循环。

体循环高血压较常见,并且可以危及外科修补的完整性和(或)诱发心肌缺血。必须考虑到疼痛在高血压病因学中的作用。使用抗高血压药物(如硝酸甘油、硝普钠、肼苯达嗪和拉贝洛尔)是恰当的。一些患者从同时应用β-受体阻滞剂中获益,这减弱了高动力循环的表现。

腹主动脉瘤

腹主动脉瘤传统上被认为是由动脉粥样硬化引起的。动脉粥样硬化包含几种高度关联的进程,包括脂质紊乱、血小板活化、血栓形成、内皮功能障碍、炎症、氧化性应激、血管平滑肌细胞活化、基质代谢改变、重塑和遗传因素。动脉粥样硬化是对管壁损伤的反应,引起损伤的因素包括感染、炎症、动脉壁内蛋白酶活性增加、胶原纤维蛋白遗传上调控缺陷和机械因素。促发腹主动脉瘤的初始事件为细胞外基质弹性蛋白和胶原蛋白的降解。几种蛋白水解酶(包括金属蛋白酶)在主动脉壁的降解和重塑期间极为重要。氧化性应激,主动脉内淋巴细胞和单核细胞的渗入,以及免疫球蛋白的沉积和管壁的生物力学压力也对动脉瘤的形成和破裂起作用。另外,腹主动脉瘤患者直系亲属(通常是男性)中的12%~19%会发展成动脉瘤。特殊的基因标记和产生这种病理改变的生物化学变化仍有待阐明。

诊断

腹主动脉瘤通常被发现时是无症状的搏动性腹部包块。腹部超声对腹主动脉瘤的检出非常敏感。CT也很敏感,并且在估计动脉瘤的大小上要比超声更精确。

CT技术的改进,如螺旋CT和CT血管造影术,增加了CT影像在腹主动脉瘤的评估和治疗中的作用。螺旋CT提供了极佳的三维解剖细节,对动脉瘤的血管内支架植入修复的可行性评估尤其有用。

磁共振成像可用于对动脉瘤大小的精确测量和相关血管解剖的评估,而不需电离辐射或造影剂。

治疗

直径大于 5 cm 的腹主动脉瘤通常建议手术。这种建议基于临床研究, 研究表明大于 5 cm 的动脉瘤 5 年内破裂的危险是 25%~41%。较小的动脉瘤破裂可能性不大。动脉瘤直径小于 5 cm 的患者应当用多次超声追踪检查。这些建议是仅有的指南。必须评估每一例患者存在的使动脉瘤加速生长和破裂的危险因素,如吸烟和家族史。如果腹主动脉瘤扩张超过每年 0.6~0.8 cm,通常建议修复术。外科的风险和全身健康状况也是动脉瘤修复术时评估的一部分。血管内动脉瘤修复术是一个可替代外科修复术的治疗方法。

术前评估

要将术后并发症降低到最低限度,需要在术前发现并存的疾病,尤其是冠状动脉疾病、慢性阻塞性肺疾病和肾功能不全。心肌缺血/梗死是造成大多数择期腹主动脉瘤切除术术后死亡的原因。其他的术后心脏事件包括心律失常和充血性心力衰竭。心功能的术前评估包括运动或药物负荷试验,以及(或不包含)超声心动图、放射性核素成像。肺活量和 1 s 内用力呼气量严重降低及肾功能异常可阻碍腹主动脉瘤的切除术,或是显著增加择期动脉瘤修复术的风险。

腹主动脉瘤的破裂

仅有大约一半的腹主动脉瘤破裂的患者出现典型的三联征(低血压、背痛和搏动性腹部包块)。肾绞痛、憩室炎和胃肠道出血可能与腹主动脉瘤破裂相混淆。

大多数的腹主动脉瘤破裂进入左侧腹膜后腔。尽管可出现低血容量休克,腹膜后腔的凝固和填塞效果可防止大量失血。正常容量的复苏可以延迟到术间,在主动脉破裂被外科手术控制以后,因为正常容量的复苏和因之产生的血压升高在出血没有被外科控制时可能导致失去腹膜后的填塞,进一步失血,高血压及死亡。

疑有腹主动脉瘤破裂的不稳定患者需要立即手术,行近端主动脉的控制,无需术前确认试验或最佳容量复苏。

麻醉管理

腹主动脉瘤切除术的麻醉管理通常需要考虑这类患者群体的相关疾病:缺血性心脏病、高血压、慢性阻塞性肺疾病、糖尿病和肾功能不全。监测血管内容量和围术期心、肺及肾的功能是必不可少的。通过动脉内导管持续监测体循环血压。肺动脉导管置入术适用于大多数患者,但它不是总能预测中心静脉压是否与左室充盈压相平行,特别是之前有心肌梗死、心绞痛或是充血性心力衰竭的患者。如果有适当的人员和设备,超声心动图可用于评估主动脉阻断和开放时的心脏反应,左室充盈容量,以及局部和总体的心肌功能。需要持续监测尿量。

没有哪种麻醉药物或技术对所有择期腹主动脉瘤患者都是理想的。通常吸入性麻醉药和(或)阿片类药物联合使用,用或不用氧化亚氮。连续硬膜外麻醉复合全身麻醉,可以降低整体麻醉药物需要量,减弱与主动脉阻断有关的体循环血管阻力增加,以及便于术后疼痛管理。虽然如此,对接受同样的主动脉手术的高危患者,没有证据显示硬膜外麻醉联合全身麻醉比单独全身麻醉降低了术后心、肺的发病率。然而,术后的硬膜外镇痛可以改善术后过程。腹主动脉手术期间的抗凝引起了关于硬膜外导管置入和硬膜外血肿形成的远期危险的争论。

行腹主动脉瘤修复术的患者通常会有显著的失液和失血。通过对心、肾功能相应的监测,联合应用平衡盐和胶体溶液(及必要时输血)便于维持足够的血管内容量、心排出量和尿的生成。平衡盐和(或)胶体溶液应在主动脉阻断期间输入以形成血管内容量储备,从而使主动脉开放时低血压降至最低限度。尽管补充足够的液体和血液,如果尿量仍降低,可考虑用甘露醇或呋塞米利尿治疗。低剂量的多巴胺在腹主动脉瘤手术中保护肾功能的效果未被证实。

肾下的主动脉阻断和开放是主动脉手术期间重要事件。腹主动脉阻断的预期后果包括增加体循环血管阻力(后负荷)和减少静脉回流(见"主动脉阻断的血流动力学反应")。在肾下水平阻断主动脉后,心肌工作能力和循环变化常常保持在可接受的范围。在一些患者中需改变麻醉深度或输入血管扩张药,以保持心肌工作能力在可接受的水平。

当主动脉阻断钳移开时,可能发生低血压(见"主动脉开放的血流动力学反应")。预防主动脉开放后低血压和保持稳定的心排出量,常通过开放前高于正常肺毛细血管嵌压的容量负荷达到。同样的,主动脉阻断的逐步开放,通过允许一部分混合静脉血回到中心循环,使体循环血压的降低达到最小限度。当阻断钳放开,从阻断以下的缺血区域洗出的酸性代谢产物,对开放后低血压的作用远不如中心血容量不足重要,碳酸氢钠预处理不能可靠地减弱主动脉开放所致的低血压。如果开放后低血压持续超过数分钟,必须考虑存在隐匿性出血或是输入容量不足。这时,超声心动图在决定容量补充是否充足和心功能方面可能有特别的作用。

术后管理

从腹主动脉瘤修复术恢复的患者,术后期间易于发生心、肺和肾功能不全。对植入血管的通畅性和下肢血流量的评估是重要的。充分的镇痛,使用椎管内阿片类药物或是患者自控镇痛对促进早期拔管非常重要。

体循环高血压在术后期间很常见,并且术前合并高血压的患者中可能更多。术中过多的补液和(或)术后低体温可导致代偿性血管收缩,会加重术后高血压。治疗术后高血压应通过去除相应的病因或遵循高血压治疗规范。术前使用可乐定可以减少术后期间的高血压。

血管内主动脉瘤修复术

在过去的10年中,人们研发了许多修复腹主动脉瘤的血管内装置。血管内修复需要进入到腹主动脉管腔,通常经由股动脉上的小切口。全身麻醉或是局部麻醉对这种操作都是合适的。监测至少包括血管内血压和尿量。必须考虑到转为开放性动脉瘤修复术的潜在可能。

美国食品和药品管理局在1999年批准了腹主动脉瘤修复术的镀膜支架,而且现在已获得了5年结果的数据。血管内修复术的住院和30天死亡率似乎比开放修复术低。然而,在血管内修复术和开放修复术组之间,由各种原因导致的5年死亡率没有显著差异。中转开放性修复术的发生率接近3%。

周围血管疾病

周围动脉疾病可导致四肢的血流受损。四肢血流的慢性损害最常归咎于动脉粥样硬化,而动脉栓塞最

表 8-1	周围血管疾病
慢性周围动脉闭塞性疾病(动脉粥样硬化)	
主动脉远端或髂动脉	
股动脉	
锁骨下动脉窃血综合征	
冠状动脉-锁骨下动脉窃血综合征	
急性周围动脉闭塞性疾病(栓塞)	
系统性脉管炎	
多发性大动脉炎	
血栓闭塞性脉管炎	
韦格纳肉芽肿	
颞动脉炎	
结节性多动脉炎	
其他血管综合征	
雷诺现象	
川崎病	

可能导致急性动脉闭塞(表8-1)。血管炎也可能引起周围血流受损。

周围动脉疾病最普遍接受的定义是踝肱指数低于0.9,也就是说,踝关节的收缩压(通过多普勒超声测量)与肱动脉的收缩压之比低于0.9。踝肱指数低于0.9与血管造影呈阳性的疾病相关性极好。

周围动脉粥样硬化与主动脉、冠状动脉和颅外脑动脉的粥样硬化相似。周围动脉粥样硬化的发病率随着年龄而增加,在75岁以上的个体中超过70%。周围动脉疾病估计已使近两百万有症状的美国人生活质量降低,数百万或更多的人没有跛行,但可能要遭受周围动脉疾病伴随的损害。在存在跛行的患者中,80%有股腘动脉的狭窄,40%有胫腓动脉的狭窄,30%有主动脉或髂动脉的损害。

动脉粥样硬化是一种全身性疾病。因此,合并周围动脉疾病的患者易发生心血管缺血事件,例如心肌梗死、缺血性发作和死亡,总的危险是那些没有这种疾病的患者的3~5倍。严重肢体缺血与很高的中期发病率和死亡率有关,主要是由于心血管事件。

危险因素

与周围动脉粥样硬化发展相关的危险因素类似于那些引起缺血性心脏病的因素,如糖尿病、高血压、吸烟、血脂异常、过高半胱氨酸血症和过早动脉粥样硬化的家族史。吸烟者的周围动脉疾病和跛行的危险是不吸烟者的2倍,并且持续吸烟增加了从稳定的跛

行进展到严重的肢体缺血和截肢的危险。

合并下肢周围动脉疾病患者,由于伴发的冠状动脉疾病和脑血管疾病,其预后与心血管缺血事件的高风险有关。这些心血管缺血事件要比实际的肢体缺血事件发生频率更高。

体征和症状

间歇性跛行和静息痛是周围动脉疾病的主要症状。运动的骨骼肌代谢需要超过了氧输送,会发生间歇性跛行。动脉血供甚至不能达到患肢的最小营养需要时会发生静息痛。对缺血足,即使较小的伤口也会发生不愈合的皮肤病损。

动脉搏动减弱或消失是与周围血管疾病相关的最可靠的体格检查结果。在腹部、骨盆或腹股沟区听诊的杂音以及股、腘、胫后或足背的脉搏减弱可提示动脉狭窄的解剖部位。慢性腿部缺血的体征包括皮下萎缩、脱毛、凉、苍白、发绀和依赖性发红。

诊断检查

多普勒超声和产生的脉搏容量波形常被用来辨别有狭窄损害的动脉。在有严重缺血存在时,动脉波形可能完全消失。踝肱指数是评估周围动脉狭窄存在和严重性的一个定量工具。跛行时比率低于0.9,静息痛时低于0.4, 缺血性溃疡形成或将要坏疽时低于0.25。多普勒超声除能确认动脉狭窄引起的血流异常外,还能确认斑块形成和钙化的区域。经皮的血氧测定能被用来评估周围动脉疾病患者皮肤缺血的严重性。静息足正常的经皮氧张力测定大约是60 mmHg,在皮肤缺血的患者可能低于40 mmHg。无创性检查和临床评价的结果通常足以诊断周围动脉疾病。磁共振成像和对比血管造影常是作为血管内介入或外科重建术的前奏。

治疗

内科治疗周围动脉疾病包括运动方案、鉴别及治疗或纠正动脉粥样硬化的危险因素。监护下的运动训练方案,虽然未能证实改善肢体血流,但能提高周围动脉疾病患者的步行能力。据推测,运动能力的改善是由于骨骼肌代谢效率的改变。停止吸烟的患者比持续吸烟的患者有更好的预后。积极的降脂疗法减慢了周围动脉粥样硬化的进程,同时也是糖尿病的治疗方法。高血压的治疗使得心血管的危险减少。抗高血压

药物治疗通常不包括β-受体阻滞剂,因为这些药物可以诱发外周皮肤血管收缩,对临界性肢体缺血特别有害。然而,β-阻滞剂不会对跛行有不利的影响。抗高血压的血管扩张药不会减轻跛行的症状或是减少严重肢体缺血的并发症。

血运重建术适于合并致残跛行、缺血性静息痛或是即将截肢的患者。肢体的预后取决于动脉疾病的范围、肢体对缺血的敏感度及恢复动脉循环的速度和可行性。在慢性动脉阻塞疾病和症状持续进展的患者,即新的创伤、静息痛或坏疽的发生,除非完成血运重建术否则预后很差。由于潜在的小动脉疾病发生动脉栓塞,而引起急性闭塞事件的患者,其肢体的长期预后,取决于不可逆的局部组织缺血或神经损害前血运重建术的速度和完整性。

血运重建术可以通过血管内介入或是手术重建完成。髂动脉经皮腔内血管成形术有很高的早期成功率,并可通过支架放置进一步提高。股动脉和腘动脉经皮腔内血管成形术比髂动脉经皮血管成形术成功率低。然而,随着镍钛记忆合金自张式SMATR支架的引入,股浅动脉术后12个月的通畅率近于80%,这大大提高了以往的通畅率。尽管经皮腔内血管成形术和外周支架植入的远期结果得到改善,再狭窄仍是一个显著的问题,特别是在较长病变、小直径血管和再狭窄病变中。目前治疗的方法集中在机械装置、支架、覆膜支架、血管放射和药物上,不过这些方法中还没有一种方法能成功解决这个问题。

在冠状动脉和周围循环生长新的动脉的可能是非常激动人心的。使用血管内皮生长因子在动物和人中诱导血管生成的初步结果令人鼓舞,但在其成为周围动脉疾病治疗的一个常规治疗手段之前,仍需要做更多的研究。

适用于血管重建的外科手术依赖于周围动脉狭窄的位置和严重程度。双侧主动脉-股动脉分流是用于治疗主髂动脉疾病标准的外科手术。腹部的主髂动脉重建术不能用于有严重并存病的患者。然而,在这些患者中, 双侧腋动脉-股动脉分流术能够绕过腹主动脉并且获得双腿的血运重建。股-股动脉旁路移植术可在单侧的髂动脉闭塞的患者中进行。腹股沟下的旁路移植术使用大隐静脉或人工血管,包括股腘动脉和胫腓动脉重建。腰交感神经切除术很少用于治疗严重的肢体缺血。显然这些肢体缺血的血管已经最大限度的扩张了。对晚期肢体缺血的患者需行截肢术,在

这些患者中已不能行血运重建术或已失败。

周围动脉重建手术的手术风险,像腹主动脉瘤切除术一样,主要与伴随的粥样硬化血管病,特别是缺血性心脏病和脑血管病有关。在手术期间周围动脉疾病的患者,心肌梗死和心源性死亡的发病率增加,与这类患者群体的冠状动脉疾病的高发病率有关。合并缺血性心脏病、冠状动脉旁路移植术病史或是术前有充血性心力衰竭证据的患者,血运重建术术后的死亡通常是心肌梗死的结果。有严重或不稳定缺血性心脏病和跛行的患者,可以考虑在行血运重建术之前,通过经皮冠状动脉介入疗法或冠状动脉旁路移植术治疗缺血性心脏病。然而,有显著解剖学改变但稳定的冠状动脉疾病的患者,能够完成择期的血管手术,其死亡率和发病率与在血管手术之前接受冠状动脉血运重建术的患者相似。

麻醉管理

下肢的血运重建术的麻醉管理纳入了类似于腹主动脉瘤修复术患者的管理所描述的原则。例如,在周围血管重建手术期间主要的危险是缺血性心脏病。因为有跛行的患者通常不能进行运动应激试验,而药理学应激试验、做或不做超声心动图或核影像对检测术前缺血性心脏病存在和严重程度很有帮助。

美国心脏病学会/美国心脏协会关于围术期β-受体阻滞剂治疗的指南,确定了下列患者群体为围术期β-受体阻滞剂的候选者:(1)接受血管手术的患者有或没有术前缺血的证据,以及有或没有高度或中度危险因素;(2)正在接受长期β-受体阻滞剂治疗的患者;(3)接受血管外科手术的患者,即使他们只有低危因素。

麻醉方法的选择必须针对每个患者的情况而定。局部麻醉和全身麻醉分别具有一定的优点和缺点。患者的偏好,技术因素如肥胖或既往行脊椎外科手术,以及抗血小板/抗凝药物的应用,这些都可以妨碍局部麻醉方法的应用。有严重慢性阻塞性肺疾病、端坐呼吸或痴呆的患者也很难耐受局部麻醉。硬膜外或脊椎麻醉具有增加移植血流、术后镇痛、更少的凝血系统活化和更低的术后呼吸系统并发症等优点。在术中肝素化前至少1小时置入硬膜外导管,不会增加不良神经病学事件的发生率。硬膜外镇痛可以减弱术后应激介导的高凝状态。

当原位和(或)重复手术需要较长手术时间,或是必须从上肢取得静脉,则须行全身麻醉。尚无有力的证据表明哪种特定类型的全身麻醉更有优势。

在行主髂动脉或主股动脉手术期间,有周围血管闭塞疾病但侧支循环充分的患者,肾下的主动脉阻断所致的血流动力学紊乱要比行腹主动脉瘤切除术的患者低。同样的,这些患者腹主动脉开放相关的血流动力学改变也较少。因为主要的血流动力学改变不容易看到,一些人使用了中心静脉测压导管来取代肺动脉导管,特别是在没有左心室功能不全症状时。经食管超声心动图的应用有助于监测左心室功能和血管内容量。

肝素通常在应用血管阻断前给予,来降低血栓栓子并发症的危险。然而,远端栓塞仍可能发生。主动脉阻断引起的粥样硬化栓塞碎片移动,甚至可能发生肾栓塞。为使发生远端栓塞的可能最小化,在处理和钳闭粥样硬化的动脉时需密切监护,这与应用肝素同等重要。腿部外科血运重建术相关的脊髓损害是极为罕见的,没必要对此并发症行特殊监测。

术后管理

术后管理包括术后镇痛,液体和电解质紊乱的治疗,以及控制心率和血压来降低心肌缺血/梗死的发生率。右美托嘧啶,一种α2-激动剂,能够减少血管手术患者麻醉中发生心率和血浆儿茶酚胺浓度的增加。另外,右美托嘧啶能产生镇痛和镇静作用而没有心脏或呼吸的抑制。因此,在这些患者中,它是较传统的术后镇痛方法和血流动力学管理的另一种可选药物。

锁骨下动脉窃血综合征

椎动脉起始处近端锁骨下或无名动脉的阻塞,可以导致通过同侧椎动脉的血流逆行进入远端锁骨下动脉(图8-3)。血流的逆行使来自脑部的血流转向供应手臂(锁骨下动脉窃血综合征)。通常存在中枢神经系统缺血的症状(晕厥、眩晕、共济失调、偏瘫)和(或)手臂缺血症状。同侧手臂的运动可加重这些血流动力学改变并且可引起神经系统症状。在同侧手臂经常有脉搏减弱或消失,并且收缩压可能比另一个手臂至少低20 mmHg。锁骨下动脉上可以听到杂音。大多数患者是由左锁骨下动脉狭窄导致的这种综合征。锁骨下动脉内膜切除术可能会治愈该病。

冠状动脉-锁骨下动脉窃血综合征

使用乳内动脉行冠状动脉重建术的一个罕见的

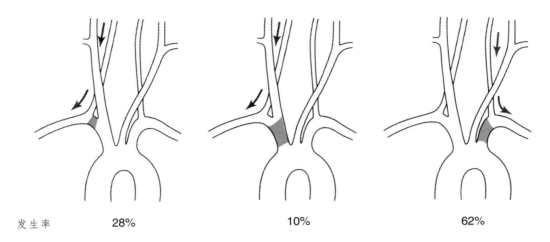

发生率　　　　　　28%　　　　　　　10%　　　　　　62%

图 8-3　左、右和双侧锁骨下动脉窃血综合征的发生率的比较。(Adapted from Heidrich H, Bayer O: Symptomatology of the subclavian steal syndrome. Angiology 1969;20:406–413.)

并发症是冠状动脉–锁骨下动脉窃血综合征。当做锁骨下动脉近端狭窄产生血液通过开放的乳内动脉移植血管逆行就发生了这种综合征(图 8-4)。这种窃血综合征的特征为心绞痛、中枢神经系统缺血的体征和

椎动脉

70/45

锁骨下动脉

160/60

移植血管

左前降支

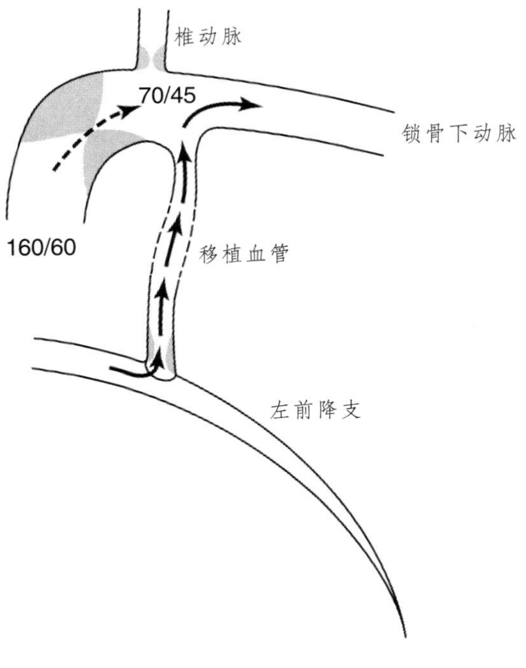

图 8-4　冠状动脉–锁骨下动脉窃血综合征。左锁骨下动脉部分狭窄的发展,导致通过乳内移植血管(左乳内动脉)的血流逆行,从而使流向左前降支的血流转向。(Adapted from Martin JL, Rock P: Coronary-subclavian steal syndrome: Anesthetic implications and management in the perioperative period. Anesthesiology 1988;68:933–936.)

同侧手臂收缩压低20 mmHg或更多。与冠状动脉–锁骨下动脉窃血相关的心绞痛需要外科旁路移植术。

急性动脉闭塞

急性动脉闭塞不同于动脉粥样硬化引起的动脉闭塞那样逐步发展,它通常是心源性栓塞的结果。体循环血栓栓子可由左室的附壁血栓产生,血栓的形成归因于心肌梗死或是扩张型心肌病。体循环栓子的其他心脏来源包括瓣膜性心脏病、人工瓣膜、感染性心内膜炎和左心房黏液瘤。心房颤动,或由瓣膜性心脏病引起,或在无瓣膜性心脏病时发生,是系统性栓子形成的重要易感因素。急性动脉闭塞的非心脏原因包括来自主动脉、髂动脉或股动脉的粥样硬化栓子。主动脉夹层和创伤能通过破坏血管管腔的完整性而迅速堵塞动脉。

体征和症状

四肢的急性动脉闭塞出现的体征为肢体缺血、剧烈疼痛、感觉异常和动脉闭塞部位远端活动无力。在动脉闭塞远端会出现可触及的周围血管搏动消失、皮肤发凉和边界清楚的皮肤颜色改变(苍白或发绀)。大的栓子碎片常卡在动脉的分叉处,例如主动脉分叉或是股动脉分叉。

诊断

无创检查能提供周围动脉闭塞的其他证据,并显

示局部缺血的严重程度,但这类检查不应延迟根治性治疗。动脉造影术可被用来确定急性动脉闭塞的部位和血运重建术的恰当性。

治疗

外科栓子清除术用来治疗较大的外周动脉的急性栓塞,即典型的血栓栓塞。栓子清除术很少用于动脉粥样硬化栓塞,因为动脉粥样硬化的物质通常会碎成非常小的片。然而,动脉栓塞的主要来源可被切除,特别是它在肾动脉远端时。一旦急性动脉栓塞的诊断被证实,就开始用肝素抗凝来防止血栓的传播。应用尿激酶或重组组织型纤维蛋白酶原激活剂动脉内溶栓,可以恢复急性闭塞的动脉并使人工旁路移植的血管开放。临床预后结局高度依赖心脏病的严重程度。一些患者需行截肢术。

麻醉管理

由于全身性栓塞导致的急性动脉闭塞,其外科治疗的麻醉管理与慢性周围动脉疾病的患者管理类似。

系统性血管炎

周围血管疾病可表现为系统性血管炎或由结缔组织病、败血症或恶性肿瘤造成的血管壁炎症的一部分。由系统性血管炎引起的血管痉挛症的诊断,可以通过相关器官的活检和中性粒细胞细胞质（核外）直接自身抗体检测来完成。系统性血管炎的最有可能的病因是免疫机制。

多发性大动脉炎

多发性大动脉炎是一种罕见的非特异性、慢性、进行性阻塞性血管炎症,可导致体循环和肺循环动脉狭窄、血栓或动脉瘤形成。在主动脉及其分支的大血管内,炎性改变是首发症状。它还可以被称作无脉症、梗阻性血栓性大动脉病和主动脉弓综合征。本病最常见于亚洲年轻女性。多发性大动脉炎的确诊完全依靠对比血管造影术。

症状和体征

多发性大动脉炎的临床症状和体征是由主动脉及其分支的管腔进行性阻塞造成的(表8-2)。由颈动脉病变造成的脑灌注减少,可以表现为眩晕、视觉障碍、癫痫或突然的偏瘫和半身不遂。头部的过度伸展

表 8-2	多发性大动脉炎的症状和体征
中枢神经系统	
眩晕	
视觉障碍	
晕厥	
癫痫发作	
脑缺血或梗死	
心血管系统	
周围动脉的多发性闭塞	
缺血性心脏病	
心脏瓣膜功能不全	
心脏传导缺陷	
肺	
肺动脉高压	
通气–灌注比例失调	
肾	
肾动脉狭窄	
肌肉骨骼系统	
强直性脊柱炎	
类风湿性关节炎	

可以进一步减少这些患者的颈动脉血流量。因此,这些患者经常保持头部屈曲（"下垂"）位以防晕厥发生。锁骨下动脉病变可以导致手臂脉搏消失。在狭窄的颈动脉或锁骨下动脉上常常可以听到杂音。

大约50%的患者可发生肺动脉炎症,从而导致肺动脉高压。由于肺小动脉狭窄引起的通气–灌注比例失调,患者可能有低氧血症表现。心肌缺血可由冠状动脉炎症引起。心脏瓣膜和传导系统也被累及。肾动脉狭窄可以导致肾功能不全和肾血管性高血压的发展。这种综合征还可伴有强直性脊柱炎和类风湿性关节炎。

治疗

多发性大动脉炎可以用皮质类固醇激素疗法。有适应证的患者可以给予抗凝血药和抗血小板药。在高血压患者中,使用钙通道阻滞剂或血管紧张素转换酶抑制剂效果很好。致命的或严重的动脉阻塞,有时需要借助于外科介入治疗。

麻醉管理

准备行外科手术或产科保健的患者,或是准备行像颈动脉内膜剥脱术的血管手术患者,可能会被偶然发现患多发性大动脉炎。麻醉管理必须考虑到这些综合征的药物治疗,同时还有血管炎引起的多器官并发

症。例如，长期行皮质类固醇激素治疗的患者，会产生肾上腺功能抑制，所以在围术期应该建议进行激素增量治疗。在术前评估期间，需要确认头部位置变动对脑功能的影响。考虑到这一点，在直接喉镜下气管插管时，头部如过度伸展就会影响颈动脉血流量。

麻醉选择

在遇到多发性大动脉炎患者时，局部麻醉可能比较困难。当然，抗凝血治疗也是局部麻醉的禁忌证。伴随的肌肉骨骼的改变，使麻醉医师完成腰部的硬膜外和脊椎麻醉困难增加。局部麻醉引起的低血压，可以危及重要脏器的灌注压力，特别是脑组织；但在对脑血管疾病患者进行局部麻醉时，可以有效地监测清醒患者的脑功能。在多发性大动脉炎患者做剖宫产时，硬膜外麻醉和脊椎麻醉已经被成功地应用。

全身麻醉可以防止由局部麻醉引起的交感神经阻滞，并可以协助维持有效的血压。选择短效的麻醉药，可以使患者快速苏醒并评估患者的精神状态，这些对患者特别有益。

不管选择何种麻醉方法和药物，在围术期必须保持适当的动脉灌注压力。由心排出量下降或体循环血管阻力下降引起的体循环血压降低，必须快速识别并在必要时纠正。应当避免过度换气，因为这样可以影响脑血流量。

监测　由于锁骨下动脉和桡动脉管腔狭窄，在上肢行无创血压监测是比较困难的。现在不清楚的是，可能参与炎症过程的动脉内置管应用是否安全，以及（或）从动脉监测中获得的数据是否有意义。一些麻醉医师会行桡动脉穿刺来监测血压，而其他的人习惯通过股动脉内导管来监测体循环血压。在某些患者，可能考虑用桡动脉和股动脉两处同时监测体循环血压。

心电图监测和尿量测量可以为冠状动脉和肾动脉的血流量是否充足提供数据。在某些大手术时可能需要肺动脉置管或经食管超声。在颈动脉血流明显下降的患者中，术中用脑电图来监测脑缺血是很有效的。

血栓闭塞性脉管炎（Buerger病）

血栓闭塞性脉管炎是一种导致四肢中小动脉和静脉闭塞的血管炎。这种疾病好发于男性，且典型的发病年龄在45岁之前。最重要的易感因素是吸烟。已经确定病症为被尼古丁触发的自身免疫反应。传统诊断血栓闭塞性脉管炎有以下5个标准：吸烟史、发病年龄在50岁之前、膝腘动脉闭塞症、上肢血管炎症

或移行性静脉炎，以及除吸烟外缺乏动脉粥样硬化的危险因素。血栓闭塞性脉管炎的确诊依靠病变血管的活检。

症状和体征

四肢动脉病变造成前臂、小腿或脚的间歇性跛行。手和脚严重缺血可引起静息痛、溃疡和皮肤坏死。雷诺现象常见于血栓闭塞性脉管炎，且冷刺激可加重这种症状。血管痉挛期和静止期可以交替出现。大约40%的患者会发生游走性浅静脉炎。

治疗

血栓闭塞性脉管炎患者，最有效的治疗方法就是戒烟。因为病变累及远端的小血管，外科血运重建术通常不是可行的方法。尚无确证有效的药物治疗方案，抗血小板抑制剂、抗凝血药和溶栓治疗的疗效未被确定。最近，应用血管内皮生长因子的基因治疗，发现可以帮助治疗缺血性溃疡和缓解静息痛。由于该疾病具有自身免疫性质，已尝试应用环磷酰胺治疗。

麻醉管理

在血栓闭塞性脉管炎患者的麻醉管理中，应避免损害已经缺血的四肢。体位的摆放和受压点的衬垫必须精心。手术室的环境温度应该是温暖的，而且吸入气体应该是温暖潮湿以便维持患者的正常体温。体循环血压监测应选择无创血压，而不是通过动脉内测压的方式。在吸烟患者中，需考虑并存的肺疾病和升高的碳氧血红蛋白浓度。

局部麻醉或全身麻醉都适用于这些患者。如果选择的是局部麻醉技术，就应该谨慎地去除局部麻醉药液中的肾上腺素，以防止任何血管痉挛加重的可能。

韦格纳肉芽肿（Wegener肉芽肿）

韦格纳肉芽肿是以血管炎致坏死性肉芽肿形成为特征，其中主要累及神经系统、呼吸道、肺脏、心血管系统和肾脏（表8-3）。患者可存在鼻窦炎、肺炎或肾衰竭。喉黏膜可被肉芽组织取代，从而引起声门开口或声门下区域的狭窄。血管炎可能导致肺血管闭塞。肺部肉芽肿可能随机分布在间质内，伴随周围的感染和出血。进行性肾衰竭是韦格纳肉芽肿患者死亡的主要原因。抗中性粒细胞胞浆抗体检测对于韦格纳肉芽肿具有很高的特异性，提示了免疫功能障碍和对未知抗原的超敏反应在这种血管炎的病因学中的作用。环磷酰胺治疗韦格纳肉芽肿，可以产生显著的缓解效果。大约90%的患者在治疗后得到缓解，但是

表 8-3	韦格纳肉芽肿的症状和体征
中枢神经系统	
颅内动脉瘤	
周围神经病变	
呼吸道和肺	
鼻窦炎	
喉头狭窄	
会厌破坏	
通气-灌注比例失调	
肺炎	
咯血	
支气管破坏	
心血管系统	
心脏瓣膜破坏	
心脏传导系统障碍	
心肌缺血	
肾	
血尿	
氮质血症	
肾衰竭	

超过一半的患者会在3个月到16年间复发。在复发阶段，相对于首发表现，可有相同或不同的器官被累及。

韦格纳肉芽肿患者的麻醉管理，要求麻醉医师认识到这种疾病会累及多个脏器系统。还应考虑到环磷酰胺对免疫系统的潜在抑制作用以及这种药物相关的溶血性贫血和白细胞减少症。环磷酰胺还可以降低血浆内胆碱酯酶的活性，但是在给予琥珀胆碱后，没有骨骼肌肌松作用延长的报道。

在直接喉镜下插管时，避免损伤组织是很重要的，因为可能会发生肉芽肿出血和易碎的溃疡组织脱落。如果声门开口因肉芽肿增大变狭窄的话，需用比预计更小的气管插管。可能需要用吸引器清理气道内的坏死组织碎片。在围术期，肺脏病变的存在，强调了辅助供氧的必要。因外周血管的动脉炎症，要避免通过置入动脉导管来监测血压，或是限制由动脉穿刺获得血气样本的次数。

在决定对韦格纳肉芽肿的患者实施局部麻醉前，必须进行详细的神经功能检查。神经肌肉阻滞药物的选择和剂量，可能会受肾功能不全的程度影响。对于由神经炎引起的骨骼肌萎缩，应用琥珀胆碱可以不必过于谨慎。如果疾病过程累及心肌和心脏瓣膜时，吸入性麻醉药可能会加重心肌抑制。心电图能够监测心脏传导系统的异常。

颞动脉炎

颞动脉炎是累及头部和颈部动脉的炎症，最常见的症状是头痛、头皮压痛或颌跛行。凡超过50岁的患者，如果有单侧头痛的症状便可以怀疑这种疾病。颞动脉的表浅分支常会发生触痛和扩张。眼动脉的分支动脉炎症可以导致缺血性视神经炎和单侧失明。因此，为了防止失明，对于存在视觉症状的患者，应该尽快给予皮质类固醇激素治疗。在大约90%的患者中，颞动脉标本活检都存在动脉炎症。

结节性多发性动脉炎

结节性多发性动脉炎是一种常见于女性、与乙型肝炎抗原血症和药物超敏反应相关的血管炎症。中小动脉炎症可导致肾小球炎、心肌缺血、外周神经病和癫痫。高血压是常见症状，推测可能反映了肾脏病变。肾衰竭是患者死亡的最常见原因。多发性动脉炎样的血管炎可能伴随获得性免疫缺陷综合征。

结节性多发性动脉炎的诊断，依靠血管活检的组织学证据和动脉造影呈现特征性的动脉瘤。治疗是经验性的，通常包括应用皮质类固醇和环磷酰胺，去除致病药物，治疗潜伏的疾病（如癌症）。

结节性多发性动脉炎麻醉管理需要考虑到可能并存的肾脏疾病、心脏病和体循环高血压。已经接受了皮质类固醇治疗的患者，需要适当补充这些药物。

川崎病

川崎病（皮肤黏膜淋巴结综合征）主要见于儿童，表现为发热、结膜炎、黏膜炎、手脚肿胀带有红斑、躯干皮疹和颈部淋巴结病。血管炎会在疾病早期出现。随后，冠状动脉和其他中型肌肉动脉表现为局部节段性的破坏。大约有25%的儿童患者，会发生冠状动脉的扩张或动脉瘤。这种综合征的并发症包括心包炎、心肌炎、心绞痛、心肌梗死和脑出血。这种综合征可能是由反转录病毒引起的。治疗包括γ-球蛋白和阿司匹林。

这些儿童的麻醉管理必须考虑到术中心肌缺血的可能。当指（趾）端的活性受到威胁时，可以考虑应用周围神经阻滞，以阻断支配外周炎症动脉的交感神经。

雷诺现象

雷诺现象是指(趾)端发生的缺血性阵发性血管痉挛。它多见于女性。在寒冷刺激和复温后,雷诺现象可以出现指(趾)发生苍白、发绀和潮红的特征。苍白是由于指(趾)血管痉挛引起的缺血现象。静脉和毛细血管内的去氧合血液形成导致发绀。潮红是复温后指(趾)端血管痉挛解除后充血造成的。烧灼跳痛通常会随着缺血的发作而出现。

分类

雷诺现象可以分为原发病 (也被称为雷诺病)或与其他疾病相关的继发病。这些其他疾病为免疫系统疾病,多为硬皮病或系统性红斑狼疮(表8-4)。雷诺病常为双侧性、发作频繁而病情缓和,常见于许多年轻女性。继发的雷诺现象则常为单侧性,也可为硬皮病患者的首发症状,不过系统性疾病可能直到几年后才表现出来。

表8-4	雷诺现象的继发病因
结缔组织病	
硬皮病	
系统性红斑狼疮	
风湿性关节炎	
皮肌炎	
周围动脉闭塞性疾病	
动脉粥样硬化	
血栓闭塞性脉管炎	
血栓栓塞	
胸廓出口综合征	
神经综合征	
腕管综合征	
反射性交感神经营养障碍	
脑血管意外	
椎间盘突出	
外伤	
冷热损伤(冻伤)	
冲击伤(震动工具)	
药物	
β-肾上腺素能受体拮抗剂	
三环类抗抑郁药	
抗代谢药	
麦角生物碱类	
苯丙胺类	

病因

人们推测雷诺现象的病因有以下几种机制:交感神经系统兴奋性增加、指端血管对血管收缩刺激的高反应性、循环中血管活性激素及血管内压力的降低。交感神经系统的兴奋性增加的作用还不是很清楚,且交感神经切除术不能达到预期的效果。雷诺病的患者确实在指(趾)端动脉中发现$α_2$-肾上腺素受体数量增加,并且许多患者有体循环低血压。由于近端动脉阻塞性疾病或指端血管闭塞引起的指(趾)端血管压力下降,会在血管收缩刺激后增加指(趾)端血管痉挛发生的可能性。

诊断

雷诺现象患者的评估使用无创检查,包括指(趾)端脉搏容积记录、指(趾)端收缩压的测量和指(趾)血流量。测量红细胞沉降率、抗核抗体滴度、类风湿因子、冷球蛋白和冷凝集素对明确雷诺现象的继发性病因是很有用的。诊断这种疾病没必要行血管造影术,但如果指(趾)端缺血是由动脉粥样硬化或血栓引起的,并考虑行血运重建术,则血管造影术是有利的。

雷诺现象是大多数硬皮病(CREST综合征)患者初始的症状。CREST是以下症状英文首字母的缩略词:皮下钙质沉积症、雷诺现象、食管活动障碍、指(趾)端硬化(硬皮病限于手指)和毛细血管扩张。雷诺现象应该与手足发绀相区别,后者具有持续的手足发绀并在寒冷刺激后加重的特点。手足发绀在男性和女性发病率上是相同的,其预后很好,几乎没有指(趾)端组织的病变。

治疗

原发和继发的雷诺现象常可以经保守治疗,通过保护手足隔离寒冷刺激。除了手足外,肢体和头部也应该保暖,从而减少反应性血管收缩。在患者的保守治疗效果不好时,药物治疗是适应证。钙通道阻滞剂(例如,硝苯地平)和交感神经拮抗剂(哌唑嗪)可以用来治疗雷诺现象。极少数情况下,需行外科交感神经切除术来治疗严重持续的指(趾)端缺血。

麻醉管理

雷诺现象的患者在选择药物来进行全身麻醉时

并没有明确的指南。最基本的要求是升高手术室环境温度和维持正常体温。体循环血压通常是由无创血压监测完成的。在一些情况下,对于大手术患者,桡动脉穿刺的风险/收益比是必须认真考虑的。如果需要动脉内置管监测血压的话,CREST综合征患者可以用较大的动脉(例如,股动脉)。

局部麻醉可以在雷诺患者行外周手术时应用。如果选择的是局部麻醉,那么应当慎重,不能在局部麻醉药里加入肾上腺素,因为儿茶酚胺可以引起显著的血管收缩。

颈动脉疾病

脑血管意外(脑卒中)的特征是由于缺血、出血或血栓事件造成的突然的神经功能缺损。缺血性脑卒中可根据受累脑部面积和病因机制来描述。出血性脑卒中可以分成大脑内的或蛛网膜下腔的出血。短暂的缺血是由突发的受累血管局部神经功能丧失引起的,这可以在发病后24小时内恢复。短暂脑缺血发作不是单独存在的疾病,但是也不能将其视为进一步发生的缺血性脑卒中的证据。

在美国,卒中是致残的首要原因,位居死亡原因的第三位。卒中发病机制在不同的种族是略有区别的。颅外的颈动脉疾病和心源性血栓是非西班牙裔白人发病最常见的原因,然而颅内血栓栓塞是非裔美国人最常见的发病原因。在75岁之前,女性脑卒中的发病率要低于男性。但在75岁后,她们的脑卒中发病率达到高峰。

脑血管的解剖

脑血流供应(20%的心排出量)是通过两对动脉血管:颈内动脉和椎动脉(图8-5)。这些血管连接起来构成主要的颅内血管(大脑前动脉、大脑中动脉、大脑后动脉)和Willis环。特定的主要颅内动脉的阻塞会导致一系列可预见的临床神经功能缺损。单独的大脑前动脉阻塞很少见。大脑中动脉阻塞造成的神经功能缺损是比较常见的,这就说明脑部的大部分血流是由这个动脉及其分支来供应的。

椎动脉的主要分支构成脊髓的动脉和后下叶小脑动脉,供应后叶小脑和侧叶延髓血流。两个椎动脉汇合后形成基底动脉。椎动脉或基底动脉阻塞的症状和体征是由阻断动脉的水平决定的。基底动脉止于两

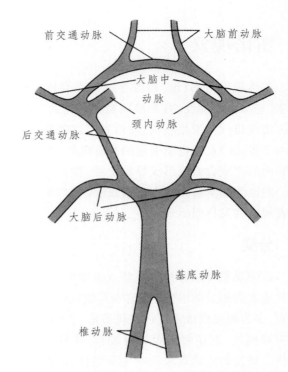

图 8-5 脑循环和大脑动脉环(Willis)。大脑的血供来自椎动脉(起于锁骨下动脉)和颈内动脉(起于颈总动脉)。

个大脑后动脉,大脑后动脉供应中颞叶、枕叶和部分丘脑的血流。

传统的血管造影术可以显示急性血管栓塞或位于血管分叉处的栓子。血管也可以通过CT造影和磁共振造影来显影。经颅多普勒超声波检查可以提供间接的主要血管栓塞的证据和具有床旁实时监测患者溶栓治疗的优点。

急性缺血性脑卒中

急性缺血性脑卒中最常见于心源性栓塞、大血管动脉血栓栓塞(例如,颈动脉分叉处疾病)或小血管栓塞疾病(腔隙梗死)。长期患有糖尿病或体循环高血压的患者最易导致急性缺血性脑卒中,这是由于小血管栓塞造成的。在评估心源性血栓的来源时,超声心动图是非常有用的。

危险因素 体循环高血压是最显而易见的急性缺血性脑卒中的危险因素。有效的治疗收缩期或舒张期高血压,可以显著降低第一次脑卒中发生的危险。吸烟可以大大增加急性缺血性脑卒中的风险。高脂血症也是这种疾病发生的危险因素,接受他汀类药物治疗的患者可以降低脑卒中的风险。糖尿病是脑卒中的另一个常见原因。过量的酒精摄入(每天6杯酒以上)似乎可增加脑卒中危险,然而适量的酒精摄

入(每天1~2杯酒)可能起到一定的保护作用。同型半胱氨酸水平升高也是一个独立的脑卒中发生的危险因素。

颈动脉内膜切除术

外科治疗有症状的颈动脉狭窄,可以极大地降低脑卒中发生率,特别是对于严重颈动脉狭窄的男性患者。两个大样本的随机试验,北美症状性颈动脉内膜切除试验和欧洲颈动脉外科试验,都报道了严重狭窄(70%~90%)有症状的患者外科治疗相对于药物治疗有利的结果。经颅多普勒和多普勒超声研究中得出的数据表明,在颈动脉狭窄处管腔残余直径为1.5 mm(70%~75%狭窄)时,血流通过狭窄处后发生了压力下降,也就是说狭窄造成明显的血流动力学改变。所以,如果大脑侧支血流量不足的话,就可发生短暂的缺血发作和缺血性梗死。

外科治疗无症状的疾病仍然是有争议的。绝对危险似乎减少得很小(在前几年大约每年1%),但是随着长期随访绝对危险减少才不断增加。因此,脑卒中预防可使这类患者能够长久生存,而外科治疗无症状的颈动脉狭窄的益处也就消失了,这是由于较高的围术期并发症发生率。只有那些并发症发生率为3%或更低的中心,才应仔细考虑为无症状的患者行颈动脉内膜剥脱术。

颈动脉血管成形术和支架可作为颈动脉内膜切除术的替代选择。

术前评估

除了神经系统评估外,择期行颈动脉内膜切除术患者应当检查合并的心血管和肾脏疾病。可预见的是,有脑血管栓塞的患者可能也有其他动脉的栓塞。颈动脉内膜剥脱术后,缺血性心脏病是发病率和死亡率升高的一个主要原因。围术期心肌梗死报道的发病率为0%~4%。对于同时有严重冠状动脉疾病和颈动脉栓塞疾病患者会比较棘手。分阶段先行颈动脉内膜切除术的方法,能引起心脏疾病发病率和死亡率的显著升高。另一方面,先行冠状动脉重建术可能导致脑卒中较高的发病率。还没有随机研究确定联合治疗对比阶段性治疗的益处所在。这群患者的处理必须因人而异。

在脑血管疾病患者中,慢性原发性高血压是一个很常见的症状。在术前为每个患者确定通常的血压范围,有利于在麻醉和手术期间提供更合理的灌注压力。应该弄清楚患者头部位置的改变对脑功能产生的影响。并存椎动脉疾病患者头部旋转、屈曲或伸展,都可以导致颈动脉成角度或受压迫。在术前认识到这些,当患者全身麻醉无意识时,可以避免头部位置(特别是过度伸展)变动带来的危险。

麻醉管理

颈动脉内膜切除术的麻醉管理必须考虑到预防心脏和脑部的缺血发生。控制患者的心率、血压、疼痛和应激反应,是很有必要的。在手术结束时,患者必须达到彻底的清醒以便做神经系统检查。

颈动脉内膜剥脱术可以用局部麻醉(颈丛阻滞)或全身麻醉。局部麻醉允许患者保持清醒,在钳闭颈动脉期间方便评估患者的神经功能。这种方法需要患者的配合。全身麻醉的患者在手术期间,血压的波动性可能会很大。但是,麻醉诱导降低了脑部氧代谢消耗,可以起到某种程度的脑保护。并没有特定的麻醉药物推荐用于全身麻醉的诱导和维持。但是,必须满足以下两点:在手术室维持血流动力学稳定;允许快速评估患者的神经功能。

在颈动脉内膜切除术期间,有效的血压维持是很重要的,因为自身调节系统可能在这些患者中出现异常。在颈动脉阻断时,可能需要血管收缩或舒张药来维持一个合适的灌注压力。术者操作颈动脉窦时,可能引起心率和血压的显著波动。普遍认为,在这些患者难以预测$PaCO_2$变化所引起的局部脑血流的改变。所以,建议维持正常的$PaCO_2$。

术中监测通常包括动脉内置管。左室功能不全和(或)严重冠状动脉疾病的患者,可能需要中心静脉导管、肺动脉导管或经食管超声,但这些不是常用的必备监测。脑和心脏灌注的血流动力学目标是相似的,达到这些目标对于两个脏器系统都有益处。行中心静脉穿刺时应该谨慎小心,以防误穿颈动脉产生血肿,血肿在颈动脉阻断时会压迫侧支血流。

当全身麻醉下行颈动脉内膜切除术时,应该考虑行脑缺血、灌注不足和脑栓塞的监测。这些患者监测脑功能的基本原因,是可以选择在阻断颈动脉时建立的分流会不会有益于患者自身。在颈动脉阻断致脑灌注不全时,标准脑电图是敏感的指示器,而且术中并发症与脑电图缺血改变有一定的关联。但是,在行颈动脉内膜剥脱术时，应用脑电图监测有几个限制因素：(1)脑电图不能发现皮层下或小的皮层阻塞；(2)假阴性结果并不少见（以前的脑卒中或短暂的脑缺血发作患者，具有较高的假阴性检测结果）；(3)脑电图不仅受到脑缺血的影响，而且还有温度、血压和麻醉深度改变的影响。体表诱发电位监测能够发现局部脑血流下降导致的特异性改变，但是比较困难的是如何辨别这些改变是由麻醉、低温、血压波动或脑缺血造成的。残端压力（颈内动脉反向压力）难以反映有效的脑灌注压力。经颅多普勒超声波检查可以持续监测血流速度和微栓子发生情况。它可以用来决定建立分流的必要性，以及辨别分流引起的功能不全及控制术后高灌注。总之，在颈动脉内膜切除术脑功能监测时，清醒神经功能评估是最简便、最有效和最可靠的方法。

术后管理和并发症

在颈动脉内膜切除术术后早期，患者必须观察心脏、气道和神经系统并发症。这些包括高或低血压、心肌缺血/梗死、进行性显著软组织水肿或颈部血肿，以及提示可能有新的脑卒中或手术部位的急性栓塞的神经病学的症状和体征的出现。

高血压是术后早期常见的并发症，常见于有原发性高血压的患者。血压常在术后2~3小时达到最高，并持续24小时。应当治疗高血压，以防止发生脑水肿和心肌缺血的危险。在术后存在高血压的患者中，新的神经功能缺损发生率会增加3倍。持续输注硝普钠或硝酸甘油和应用长效药物（如肼屈嗪或拉贝洛尔）都是控制血压的合适选择。这种术后高血压发生机制，可能与颈动脉动脉窦活性改变或手术期间去神经支配引起颈动脉窦功能丧失有关。

低血压也是术后早期常见的并发症。这种低血压可以解释为颈动脉窦的高敏感性引起的。术前颈动脉窦在粥样斑块的遮挡下，现在能够更确切地感知血压波动，并且对于这些刺激有一段高反应性。颈动脉窦高敏性所致的低血压，通常可以用收缩血管药物（如去氧肾上腺素）来治疗。它通常会在12~24小时内消失。

在颈动脉内膜切除术后，与大多数短暂损伤类似，有可能发生颅内神经功能障碍。患者应该接受检查，发现舌下神经、喉返或喉上神经损伤的证据。这种损伤可以导致吞咽或气道保护困难并产生误吸。

在颈动脉术后，颈动脉体去神经支配也可能损害心脏和呼吸系统对低氧血症的反应性。在双侧颈动脉内膜剥脱术或应用麻醉药后，这可以引起明显的临床症状。

颈动脉疾病血管内治疗

正在研发用于治疗颈动脉疾病的颈动脉支架技术。它可能成为颈动脉内膜剥脱术的主要替代方法。颈动脉支架术的主要并发症，是手术过程中动脉粥样硬化物质形成的微栓子进入脑循环。在手术期间，栓子防护设备已经研发来防止或降低形成栓子的风险，从而降低脑卒中发生的危险。颈动脉内膜切除术高风险患者行有保护装置的支架和血管成形术研究(SAPPHIRE)是首次随机多中心试验，比较了在颈动脉内膜剥脱术高风险患者中，血栓保护装置的颈动脉支架术的安全性和有效性。这项试验的主要发现是，在手术危险增加的患者中，血栓保护作用的颈动脉支架与颈动脉内膜剥脱术对于预防脑卒中、死亡或心肌梗死的结果是相似的。

颈动脉内膜切除术与支架植入术对血运重建的对比研究(CREST)以及颈动脉支架植入术与内膜剥脱术的对比研究(SPACE)完成后，关于低风险和高风险患者临床转归将会有更多的数据，并能有助于建立颈动脉阻塞疾病血管内技术应用的临床指南。

外周静脉疾病

深静脉血栓（通常包括一个腿部静脉）和随后的肺栓塞是术后发病率和死亡率升高的主要原因。血管内凝块形成被认定为血栓，同时要与正常的血管外血液凝固相区别。栓子是血栓的一部分，它可以脱落并在血液循环中流动，直到停留在血管某处的狭窄位置。来源于静脉的栓子常常栓塞在肺血管，而起源于动脉的栓子通常阻塞远端小动脉。

有很多血栓栓塞诱发因素，包括麻醉和手术相关的事件（表8-5）。例如，术后制动或妊娠引起的静脉淤积导致无法稀释或快速清除激活的凝血因子，从而诱发血栓形成。任何造成血管壁内皮粗糙的原因，如感染、创伤和药物刺激，也都是血栓形成的诱发因素。

深静脉血栓

相当数量的前列腺切除术或髋关节术后、年龄超

表 8-5	血栓栓塞的诱因

静脉血淤积
　近期手术史
　创伤
　缺少离床活动
　妊娠
　心排血量降低(充血性心力衰竭、心肌梗死)
　中风
静脉壁的异常
　静脉曲张
　药物刺激静脉
高凝状态
　手术
　雌激素治疗(口服避孕药)
　肿瘤
　缺乏内源性的抗凝因子(抗凝血酶Ⅲ、C 蛋白、S 蛋白)
　手术应激反应
　肠道炎症
既往的血栓栓塞病史
严重肥胖症
高龄

肺部,引起肺栓塞。静脉淤积、血管内皮损伤和血凝过快,都是深静脉血栓的诱发因素。在膝关节下或上肢形成的静脉血栓,很少产生明显的肺栓塞,但是如果血栓位于髂股的静脉系统,则可以导致致命性的肺栓塞。同样的,由于房颤原因导致右房形成的血栓,也是肺栓塞常见的原因。

诊断

血栓性浅静脉炎很少导致肺栓塞。严重炎症伴随血栓性浅静脉炎,会很快导致全静脉栓塞。静脉典型的表现是,触诊到条索状结构并被红斑、发烫和水肿包围。发热表明有细菌感染。血栓性浅静脉炎的治疗通常是保守治疗,包括抬高患肢,加热疗法,以及疑似感染时给予抗生素。

单纯依靠临床症状诊断深静脉血栓是不可靠的。静脉加压 B 型超声波检测对于近端深静脉血栓(腘静脉或股静脉)检测具有很高的敏感性,但是检测腓静脉血栓敏感性较低(图 8-6)。这种方法常用来评估怀疑有深静脉血栓的患者,因为它要比静脉造影术创伤小,比电阻抗体积描记法更准确。静脉血栓的诊断特异性和敏感性都大于 95%。

大多数术后的静脉血栓出现在下肢,特别是比目鱼肌窦和引流腓肠肌的大静脉。但是,大约 20% 的患者,血栓来自于近端静脉。左侧未治疗的深静脉血栓

过 40 岁的患者可发现深静脉血栓。这些血栓大多数无临床症状,且在患者运动恢复后完全消退。有些累及

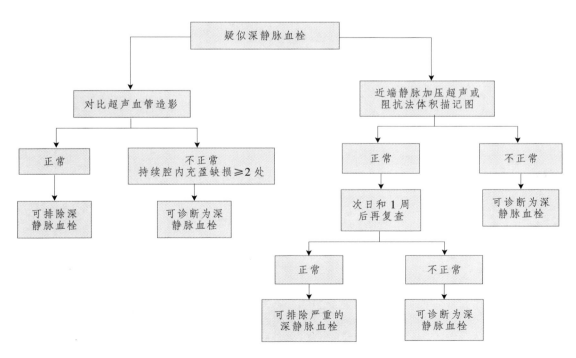

图 8-6 深静脉血栓的诊断步骤。(Adapted from Ginsberg JS: Management of venous thromboembolism. N Engl J Med 1996;335: 1816–1828. Copyright 1996 Massachusetts Medical Society.)

可以进入较大的近端静脉,这样就有可能导致致命性的肺栓塞。

血栓形成倾向是指可能有遗传性复发血栓的倾向。初发或复发性静脉血栓/栓子相关的实验室异常,包括先天性缺乏抗凝血酶Ⅲ、蛋白C、蛋白S和纤维蛋白溶酶原。先天性抵抗激活蛋白酶C和抗磷脂抗体水平增加,也与静脉血栓栓塞相关。可能存在未能解释的静脉血栓家族史。

治疗

确诊深静脉血栓后,抗凝血治疗是所有患者的一线治疗方法。治疗首先用肝素(普通肝素或低分子肝素),因为其可以快速达到抗凝效果。给予肝素可以持续静脉输入或皮下注射。肝素的治疗窗很窄,患者的个体反应性相差非常大。与普通肝素相比,低分子肝素的优点包括较长的半衰期、可预测的剂量反应性和较小的出血并发症。

口服维生素K拮抗剂(华法林)可以在肝素治疗24小时内使用,调节凝血酶时间达到国际标准比值2.0~

3.0。当华法林已经达到疗效后,可以停用肝素。口服抗凝药物可能要持续3~6个月或更长时间。

置入下腔静脉滤器适用于经充分抗凝治疗后还有复发性肺栓塞或抗凝治疗禁忌的患者。

抗凝治疗的并发症

大约5%接受普通肝素治疗的患者有明显的出血。然而低分子肝素治疗的患者似乎很少发生出血。接受普通肝素治疗的患者中,约3%患者发生了免疫相关性血小板减少症(肝素诱导血小板减少症),血小板数量少于100 000/mm^3。自相矛盾的是,肝素诱导血小板减少症可以并发更广泛的静脉血栓或形成新的动脉血栓。肝素诱导血小板减少症的治疗是经验性疗法,其中包括停止肝素使用(图8-7)。

静脉血栓栓塞的预防

临床危险因素

临床危险因素识别出可从预防性措施中获益的患者,目的是减少深静脉血栓发生的风险(表8-6)。低

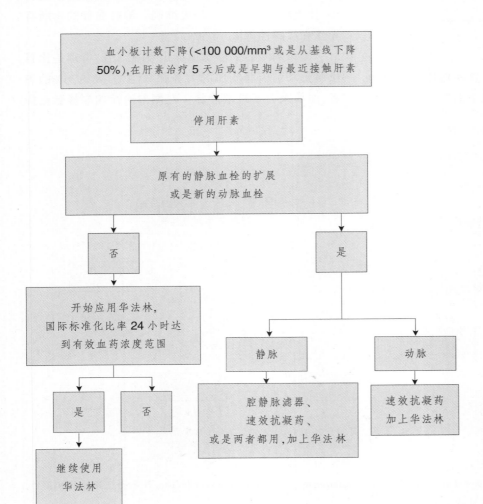

图 8-7　静脉血栓栓塞和肝素诱导的血小板减少的患者管理步骤。(Adapted from Ginsberg JS: Management of venous thromboembolism. N Engl J Med 1996; 335:1816–1828. Copyright 1996 Massachusetts Medical Society.)

表8-6	创伤或手术后深静脉血栓形成的危险及诱因		
事件	低危	中危	高危
普通外科手术	<40岁,手术时间<60分钟	>40岁,手术时间>60分钟	>40岁,手术时间>60分钟,既往深静脉血栓、肺栓塞,广泛创伤,严重骨折
骨科手术			膝或髋关节置换
创伤			广泛软组织损伤,严重骨折,多发性创伤
内科情况	妊娠	分娩后,心肌梗死,充血性心力衰竭	中风
无预防的深静脉血栓的发生率	2%	10%~40%	40%~80%
有症状的肺栓塞	0.2%	1%~8%	5%~10%
致死性的肺栓塞	0.002%	0.1%~0.4%	1%~5%
减少深静脉血栓形成的措施	压力梯度袜,早期下床活动	体外气动压缩,皮下肝素,静脉输注右旋糖酐	体外气动压缩,皮下肝素,静脉输注右旋糖酐,腔静脉滤器,华法林

Adapted from Weinmann EE, Salzman EW: Deep-vein thrombosis. N Engl J Med 1994;331:1630–1642.

风险患者只要采取简单的预防性措施,如术后早期离床活动和使用加压袜,这样可以加速推进血液从踝关节回流到膝关节。年龄超过40岁,手术时间大于1小时,特别是下肢、骨盆的骨科手术或腹部手术,以及术后需要卧床或制动延长恢复期的患者,其深静脉血栓形成风险可能会加大。癌症也可以增加血栓性并发症的风险。

每天2次皮下注射肝素5000 U,可以用来预防患者腹部和骨科手术后发生深静脉血栓的中等风险。间歇性外部充气加压下肢,可以预防中度危险的患者发生深静脉血栓(见表8-6)。

局部麻醉

与全身麻醉相比,硬膜外麻醉或脊椎麻醉下行全膝关节或全髋关节置换术患者,术后深静脉血栓的发生率可以大大降低(20%~40%)。术后硬膜外镇痛不会增加这种益处,但可以允许早期离床活动,这样可以减少深静脉血栓的风险。

可预测的是,局部麻醉相对于全身麻醉的好处包括:(1)血管舒张可以加速静脉血流,(2)能够提供优质的术后镇痛和早期离床活动。

要 点

● 动脉粥样硬化是全身性疾病。患有周围动脉疾病的患者,易发生心血管缺血事件,例如心肌梗死、缺血性发作和死亡,总的危险是那些没有这种疾病的患者的3~5倍。心血管事件导致的肢体缺血危象有较高的中期发病率和死亡率。

● 动脉粥样硬化发展的一些高度相关病理过程包括:脂类代谢紊乱、血小板激活、血栓、内皮的功能不全、炎症、氧化刺激、血管平滑肌细胞激活、细胞基质代谢改变、细胞重塑和遗传因素。

● 主动脉的阻断和开放,可以导致明显的血流动力学紊乱,这是由阻断时远端血流下降和阻断水平的近端血流上升引起的。有体循环血压大幅度增加。高血压产生的原因是主动脉流出的阻力增加(后负荷加大)。主动脉阻断时的血流动力学反应,随着阻断水平的不同而改变:胸主动脉、腹主动脉或肾下主动脉的阻断。

● 主动脉阻断后的远端灌注压力下降,其直接依靠主动脉阻断之上的压力通过侧支血管或分流供给远端血流。阻断远端的重要脏器血流,是由灌注压力决定的,而不是心排出量或血管内容量。

● 主动脉阻断是与激素因子的形成及释放(交感神经系统和肾素-血管紧张素-醛固酮系统)和其他调节因子(前列腺素、氧自由基和补体级联反应)有一定的相关性。这些调节因子可以加重或减弱阻断和开放后的不利影响。总之,脊髓、肺脏、肾脏和腹部脏器的损伤,主要是由于主动脉阻断(局部效应)后的缺血和再灌注损伤,以及(或)缺血和再灌注组织释放的因子(远端效应)引起的。

- 开放后的低血压主要原因包括:(1)再灌注组织血液充盈引起的中心低血容量;(2)低氧介导的血管扩张,造成阻断水平之下组织的血管容量增加;(3)在这些组织中累积的抑制血管和心肌的代谢产物。

- 主动脉、颈动脉和周围动脉的血管内介入手术,已经成为替代动脉修补的微创方法。关于住院和30天的死亡率,腹主动脉瘤的血管内修复术要比开放式修复术低。但是,两者因各种原因导致的5年死亡率没有显著差异。大约3%的患者转为开放修复术。

- 急性动脉阻塞通常是由心源性栓子引起的。系统性栓子可能来源于左心室附壁血栓,是由心肌梗死或扩张型心肌病引起的。其他系统性栓子的来源包括:心脏瓣膜病、人工心脏瓣膜、感染性心内膜炎和左房黏液瘤。房颤是系统性栓塞形成的一个重要的诱发因素。非心源性的急性动脉阻塞原因包括主动脉和髂或股动脉的动脉栓子。

- 血栓闭塞性脉管炎是一种累及四肢中小动脉和静脉闭塞的血管炎。这种疾病好发于男性,且典型的发病年龄在45岁之前。最重要的发病原因是吸烟。尼古丁引起的自身免疫功能反应激活,明显会导致机体功能紊乱。

- 经颅多普勒和颈动脉多普勒超声研究中得出的数据表明,在颈动脉狭窄处管腔残余直径为1.5 mm(70%~75%狭窄),血流通过狭窄处后发生了压力下降,也就是说狭窄造成明显的血流动力学改变。所以,如果大脑侧支血流量不足的话,就可发生短暂的缺血发作和缺血性栓塞。

- 在颈动脉内膜切除术后,高血压是早期常见的并发症。这时的高血压,可能与原发性高血压、颈动脉窦活性改变或手术期间去神经支配引起颈动脉窦功能丧失有关。应当治疗高血压,以防止发生脑水肿和心肌缺血的危险。

- 低血压也是颈动脉内膜切除术术后早期可见到的并发症。这种低血压与颈动脉窦的高敏感性有关。术前颈动脉窦在粥样斑块的遮挡下此刻能够更确切地感知血压波动,并且对于这些刺激有一段高反应性。

- 对于深静脉血栓形成的低风险患者只需采取简单的预防性措施,如术后早期离床活动和使用加压袜。手术时间超过1小时的40岁以上患者,特别是下肢、骨盆的骨科手术或腹部手术和术后需要卧床或制动延长恢复期的患者,其深静脉血栓形成风险可能会加大。癌症也可以增加血栓性并发症的风险。皮下注射肝素(小剂量)和间歇性外部充气加压下肢,可以用来预防腹部和骨科手术后中度危险的患者深静脉血栓的形成。

(王鹏 译 单世民 校)

参 考 文 献

Asymptomatic Carotid Surgery Trial (ACST) Collaborative Group: Prevention of disabling and fatal strokes by successful carotid endarterectomy in patients without recent neurological symptoms: Randomised controlled trial. Lancet 2004;363:1491–1502.

Chaturvedi S, Bruno A, Feasby T, et al: Carotid endarterectomy—an evidence-based review: Report of the therapeutics and technology assessment subcommittee of the American Academy of Neurology. Neurology 2005;65:794–801.

Cremonesi A, Setacci C, Angelo Bignamini A, et al: Carotid artery stenting: First consensus document of the ICCS-SPREAD Joint Committee. Stroke 2006;37:2400–2409.

European Carotid Surgery Trialists' Collaborative Group: MRC European Carotid Surgery Trial: Interim results for symptomatic patients with severe (70–99%) or with mild (0–29%) carotid stenosis. Lancet 1991;337:1235–1243.

EVAR Trial Participants: Endovascular aneurysm repair versus open repair in patients with abdominal aortic aneurysm (EVAR trial 1): Randomised controlled trial. Lancet 2005;365:2179–2186.

EVAR Trial Participants: Endovascular aneurysm repair and outcome in patients unfit for open repair of abdominal aortic aneurysm (EVAR trial 2): Randomised controlled trial. Lancet 2005;365:2187–2192.

Freeman A, Shulman S: Kawasaki disease: Summary of the American Heart Association guidelines. Am Fam Physician 2006;74:1441–1448.

Geerts WH, Heit JA, Clagett GP, et al: Prevention of venous thromboembolism. Chest 2001;119:132S–175S.

Gelman S: The pathophysiology of aortic cross-clamping and unclamping. Anesthesiology 1995;82:1026–1060.

Hirsch AT, Haskal ZJ, Hertzer NR, et al: ACC/AHA 2005 practice guidelines for the management of patients with peripheral arterial disease (lower extremity, renal, mesenteric, and abdominal aortic): A collaborative report from the American Association for Vascular Surgery/Society for Vascular Surgery, Society for Cardiovascular Angiography and Interventions, Society for Vascular Medicine and Biology, Society of Interventional Radiology, and the ACC/AHA Task Force on Practice Guidelines (writing committee to develop guidelines for the management of patients with peripheral arterial disease): Endorsed by the American Association of Cardiovascular and Pulmonary Rehabilitation; National Heart, Lung, and Blood Institute; Society for Vascular Nursing; TransAtlantic Inter-Society Consensus; and Vascular Disease Foundation. Circulation 2006;113:e463–e654.

Katzen BT, Dake MD, MacLean AA, Wang DS: Endovascular repair of abdominal and thoracic aortic aneurysms. Circulation 2005;112:1663–1675.

Kouchoukos NT, Dougenis D: Surgery of the thoracic aorta. N Engl J Med 1997;336:1876–1888.

McFalls EO, Ward HB, Moritz TE, et al: Coronary artery revascularization before elective major vascular surgery. N Engl J Med 2004;351:2795–2804.

第 9 章　呼吸系统疾病

Viji Kurup

脂肪栓塞
肺移植
- 麻醉管理

- 肺移植的生理影响
- 肺移植并发症
- 肺移植受者麻醉注意事项

术前存在呼吸系统疾病的患者在围术期发生呼吸并发症的可能性增加。术后肺部并发症对患者发病率、死亡率及住院时间的影响日益得到医师的重视。肺部并发症同样是术后长期死亡率的重要影响因素。纠正疾病的严重性并调整患者状态到最佳能够显著减少这些并发症的发生率。

为了便于讨论呼吸系统疾病对麻醉管理的影响，现将其分为以下几类：急性上呼吸道感染、哮喘、慢性阻塞性肺疾病(COPD)、急性呼吸衰竭、限制性肺疾病、肺栓塞和肺移植。

急性上呼吸道感染

每年有大约2500万的患者因为上呼吸道感染就诊。这些普通的感冒症状造成大约2000万个工作日无法正常工作，大约2200万个工作日中无法正常学习，而且有大量处于上呼吸道感染急性期的患者需要进行择期手术治疗。

感染性(病毒性或者细菌性)鼻咽炎大约占所有上呼吸道感染的95%，常见致病病毒为鼻病毒、冠状病毒、流感病毒、副流感病毒和呼吸道合胞病毒。非感染性鼻咽炎多由过敏性血管收缩引起。

症状和体征

上呼吸道感染患者具有很多不典型的症状和体征。打喷嚏、流鼻涕及过敏病史表明一种过敏病因。而与感染相关的症状有发热史、脓性鼻涕、排痰性咳嗽、发热以及周身不适。体格检查会发现，患者可能存在呼吸急促、气喘或其他中毒体征。

诊断

上呼吸道感染的诊断多是基于临床体征及症状。虽然病毒培养及实验室检查能够明确诊断，但是这些检查灵敏性不足，而且在繁忙的临床工作中不便于操作。

麻醉管理

术前

旨在探讨上呼吸道感染对术后并发症的影响的研究已经在儿科患者中开展。有证据表明，术前存在诸如分泌物增多、气管插管、早产、父亲(或母亲)吸烟、鼻充血、气道反应性疾病及气道手术等病史的患者，其呼吸道并发症的发生率增加。存在明显的感染性全身体征如发热、脓性鼻黏膜炎、排痰性咳嗽以及打鼾的患者，在接受择期手术，特别是气道手术时，围术期出现不良事件的风险很大。因此，必须与手术医师就该手术是否紧急进行沟通。当患者已存在数天或数周的上呼吸道感染，抑或患者情况稳定、情况有所改善，则可认为麻醉管理期间相对安全，不必推迟手术。然而，如果患者需要在发生上呼吸道感染4周内接受麻醉，则推迟手术并不能降低呼吸系统不良事件的发生。气道高反应性需要至少6周时间治疗改善。因此，在做推迟手术的决定之前，应考虑取消手术是否可行，在经济上是否更划算。

病毒感染，特别是在感染急性期，能够引起呼吸道上皮细胞形态和功能的变化。但是，呼吸道上皮损伤、病毒感染、气道反应性和麻醉之间的关系仍不明确。全身麻醉能够抑制气管内纤毛运动和肺的内在杀菌能力。正压通气可能加剧感染从上呼吸道向末端气道播散。机体的免疫反应也会受到手术及麻醉的影响而产生变化。B淋巴细胞数量的减少，T淋巴细胞反应性的降低，抗体产生能力的下降可能和麻醉有关，但是其中的临床显著性还有待阐明。

术中

上呼吸道感染患者的麻醉管理包括：积极地减少气道分泌，提供充足的气体湿化，由于气道存在潜在的敏感性应尽量减少气道操作。喉罩可作为气管插管的良好替代方法，能够降低由于气道操作引起气管痉挛的风险。预防性应用气管扩张剂对于减少围术期气管痉挛的作用还未得到证实。

术后

已报道的上呼吸道感染患者可能出现的呼吸道不良事件包括气管痉挛、喉痉挛、气道梗阻、插管后哮吼、氧合不足和肺萎陷。上呼吸道感染患者麻醉后可能产生的长期并发症还未得到深入研究。术中及术后即刻低氧血症较为常见，充分的供氧可使其缓解。

表 9-1	诱发哮喘的刺激因素
1. 过敏原	
2. 药物制剂：阿司匹林、β-受体阻滞剂、部分非甾体抗炎药、亚硫酸剂	
3. 感染：呼吸道病毒	
4. 运动：通常运动后发作，而不是在运动进行中发作	
5. 精神应激：内啡肽和迷走神经调节	

哮喘

哮喘具有以下特征：慢性气道炎症、经刺激后出现可逆性呼出气流梗阻及支气管高反应性。据推测，哮喘患者占美国人口的4%~5%。美国国家卫生统计中心的数据显示，在2002年有3080万患者被诊断为哮喘。成年人由于哮喘在1180万个工作日无法正常工作。支气管哮喘可在任意年龄段发病，但容易在幼年发病。大约一半的病例发生在10岁之前，另有1/3的病例发生在40岁之前。在发病儿童中，男女比例约为2:1，但到30岁时，性别比例趋于相等。

症状和体征

哮喘为无症状期伴随急性发作的突发性疾病。大部分为短期发作，持续数分钟至数小时，临床多见患者发作后彻底缓解。然而，患者可能在每天的一定时期内都发生一定程度的气道梗阻。这一时期可以非常和缓，可叠加或不叠加到严重的哮喘发病中，但也可能非常严重，能够产生持续数天乃至数周的明显气道梗阻。哮喘持续状态的定义是在进行治疗的情况下，依然存在威胁生命的支气管痉挛。

哮喘的临床表现包括喘息，排痰或不排痰咳嗽，呼吸困难，可导致空气缺乏胸部不适或压迫感。

发病机制

哮喘是异质性疾病，遗传因素（遗传性过敏性疾病）以及诸如病毒、职业性暴露和过敏原等环境因素，均能影响哮喘的发生和持续。各种诱发哮喘发作的刺激因素如表9-1所示。

以下几项因素能够诱发过敏原引起的免疫反应性哮喘：(1)遗传性过敏症是哮喘病情发展的最大独立危险因素；(2)个人史和(或)家族史中存在免疫性疾病，诸如鼻炎、荨麻疹和湿疹；(3)皮内注射风媒过敏原提取物后，皮肤出现风疹团和红斑的皮肤阳性反应；(4)血清免疫球蛋白E水平升高和(或)包括吸入特定过敏原等在内的激发试验反应阳性；(5)具有血清总免疫球蛋白E升高与遗传性过敏症相关联的遗传学证据。

哮喘具有的特征性表现可能是由于自主神经系统对异常神经调节而产生的，特别是兴奋性（支气管收缩剂）和抑制性（支气管扩张剂）神经传入间的平衡。这可能是由于肥大细胞释放的化学介质影响了自主神经系统。一些化学介质能够刺激气道受体，从而触发反射性支气管收缩；而另一些化学介质能够使支气管平滑肌对乙酰胆碱的作用更加敏感。另外，刺激毒蕈碱受体能够促进肥大细胞释放化学介质，从而为持续的炎症反应和气管收缩提供正反馈环路。

诊断

1 s内用力呼气量(FEV_1)和最大呼气中期流速是直接检测呼气梗阻严重程度的指标(图9-1和表 9-2)。这些测量为评估哮喘严重程度及监测哮喘加重的过程提供了客观数据。典型的哮喘患者到医院就诊时，其FEV_1低于正常值的35%，最大呼气中期流速等于或低于正常值的20%。气流容量环中，吸入、呼出曲线较平缓，它有助于区分由气道梗阻（异物、气管狭窄、纵隔肿瘤）引起的喘息和哮喘(图9-2和图9-3)。在中重度哮喘发作，功能残气量(FRC)可能大大增加，但是肺总容量通常仍然在正常范围之内。一氧化碳弥散功能没有改变。在临床工作中，支气管扩张反应能够提供支持哮喘存在的证据。存在呼气梗阻的患者，吸入支气管扩张剂后出现气流增加提示哮喘。在急性哮喘发作后，尽管缺乏症状，但肺功能试验异常还将持续数天。由于哮喘是突发性疾病，在肺功能正常时，仍有诊断成立的可能。

温和的哮喘通常伴有正常的PaO_2和$PaCO_2$。在急性哮喘发作时出现的呼吸急促和过度通气并不反映动

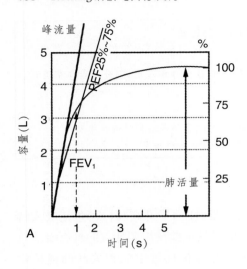

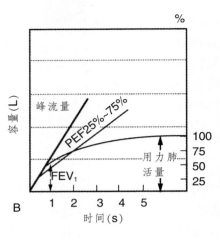

图 9-1 正常人（A）和支气管痉挛患者（B）的呼吸运动变化。当存在气道阻塞性疾病时，1 s 内用力呼气量（FEV₁）通常低于80%潮气量。在这些患者中（B），峰流量和最大呼气中期流速（FEF₂₅%₋₇₅%）也有所减低。（Adapted from Kingston HGG, Hirshman CA: Perioperative management of the patient with asthma. Anesth Analg 1984;63:844-855.）

脉血氧不足，而是反映肺神经反射。有哮喘表现时，低碳酸血症和呼吸性碱中毒是最常见的动脉血气分析结果。呼出气梗阻严重程度增加时，伴随出现的通气-灌注比例失调可能导致呼吸空气时 PaO₂ 低于60 mmHg。FEV₁ 少于预计值的25%时，PaCO₂ 可能增加。呼吸肌疲劳可能与高碳酸血症的发展有关。

胸片检查可提示肺过度通气，也可用来诊断和哮喘相混淆的肺炎或充血性心力衰竭。哮喘发作时，心电图检查可提供急性右心力衰竭和心室激惹状态的诊断依据。

哮喘的鉴别诊断包括病毒性气管支气管炎、肉状瘤病、类风湿关节炎支气管炎及上呼吸道外源性压迫（胸腔动脉瘤、纵隔肿瘤）或内源性压迫（会厌炎、哮吼）。上呼吸道梗阻表现出特征性的气流-容量环（见图9-3）。上呼吸道梗阻类似哮喘表现的患者近期存在创伤、手术或气管插管史。充血性心力衰竭和肺栓塞可能引起呼吸困难和喘息。与肺水肿同时出现的喘息以"心源性哮喘"为特征。给予吸入气管扩张剂治疗后病情有所改善者亦不能排除喘息的原因为心源性哮喘。

治疗

哮喘的传统治疗旨在应用支气管扩张剂预防和控制支气管痉挛。然而，认识到哮喘患者亦存在持续的气道炎症后，药物治疗也有所变化。现在的治疗重点是预防和控制支气管炎症。支气管扩张剂治疗并不能影响气道的炎症反应，并且可能因缓解症状而掩盖潜在的炎症，患者能够继续暴露在过敏原环境下。表9-3列出了治疗哮喘的各种药物。

哮喘治疗有两个要素。首先应用"控制剂"治疗，旨在缓解气道环境从而降低急性气道狭窄的发生率。控制剂治疗包括吸入和全身应用皮质类固醇、茶碱及白三烯阻断剂。另一个治疗哮喘的要素是，在急性支气管痉挛时，应用"缓解剂"或者急救药品。缓解治疗包括β-肾上腺素受体激动剂和副交感神经抑制剂。

连续肺功能监测对监测治疗效果是非常有意义的。当 FEV₁ 恢复到大约正常值的50%时，患者通常症状不明显或已无症状。长期哮喘治疗是否充分同样能够通过定期检查气道对外源性刺激的高反应性而予以评

表 9-2	根据呼出气道梗阻的严重程度划分哮喘等级			
严重程度	FEV₁(%预计值)	FEF₂₅%₋₇₅%(%预计值)	PaO₂(mmHg)	PaCO₂(mmHg)
轻度(无症状)	65~80	60~75	>60	<40
中度	50~64	45~59	>60	<45
显著	35~49	30~44	<60	>50
重度(哮喘持续状态)	<35	<30	<60	>50
FEF₂₅%₋₇₅%，25%~75%用力肺活量时的用力呼出气流；FEV₁，1 s 内用力呼气量。				
Adapted from Kingston HGG, Hirshman CA: Perioperative management of the patient with asthma. Anesth Analg 1984;63:844-855.				

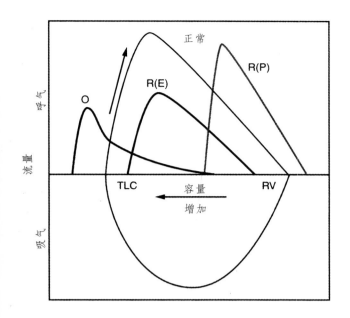

图 9-2 不同情况下的流速–容量曲线：O，阻塞性疾病；R(E)，吸气和呼气受限的肺外限制性疾病；R(P)，肺内限制性疾病。在各种情况下，描计用力呼气量；只在正常情况下，描计用力吸气量。RV，残气量；TLC，肺总量。一般情况下，肺容量增加移至横轴左侧。沿正常状况曲线所示的箭头表示呼气自 TLC 至 RV 的方向。（Adapted from Weinberger SE：Disturbances of respiratory function. In fauci B，Braunwald E，Isselbacher KJ，et al [eds]：Harrison's Principles of Internal Medicine，24th ed. New York，McGraw-Hill，1998.）

估，外源性刺激包括醋甲胆碱或组织胺，测定指标包括痰嗜酸性粒细胞计数和呼出气一氧化氮含量。

哮喘持续状态

哮喘持续状态被定义为经治疗仍无法缓解的、可危及生命的支气管痉挛。哮喘持续状态的紧急治疗包括经气道应用计量吸入器或喷雾器重复给予β₂-受体激动剂。β₂-受体激动剂可以每隔15~20分钟重复给予，由于拟肾上腺作用的过度兴奋，患者可能出现不舒适的感觉，但不会产生明显的血流动力学不良反应。应在治疗早期静脉给予皮质类固醇，因为该药物需要数小时才能起效。常用的皮质类固醇包括：(1)静脉给予2 mg/kg皮质醇（Solu-Cortef）后0.5 mg/(kg·h)持续输注；(2)每6小时静脉给予60~125 mg甲泼尼龙（Solu-Medrol）。充分的氧供以保持动脉氧饱和度在90%以上。开始依经验应用广谱抗生素治疗。传统治疗方法诸如充分湿化、吸入盐水喷雾、黏液溶解治疗和胸部物理治疗的作用有限。

肺功能指标在评估哮喘持续状态的严重程度和治疗效果上非常有益。当患者FEV₁或呼气流速峰值降至正常的25%甚至更低时，意味着存在高碳酸血症和呼吸衰竭的风险增加。尽管进行充分的抗炎和扩张支气管治疗，高碳酸血症的存在（PaCO₂>50 mmHg）仍然提示呼吸衰竭，需进行气管插管和机械通气。机械通气模式的设定对处于哮喘持续状态的患者十分重要。由于支气管收缩，气道峰压高需要输入合适的潮气量。高气流量可减少吸气时间，延长呼气时间。必须延长呼气相来完成呼气过程，并预防自身出现的呼气末正压（PEEP）。为防止气压伤，部分医师推荐可有适度

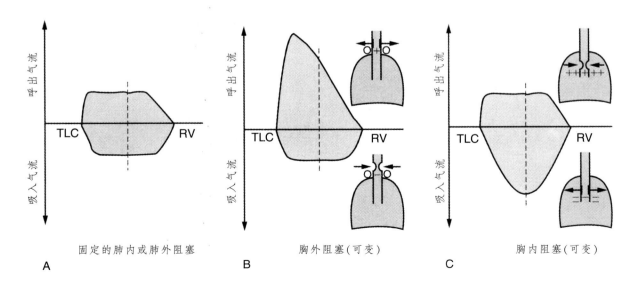

图 9-3 在固定阻塞和可变阻塞时的流速–容量曲线。(A)固定阻塞，胸内或胸外。(B)胸外阻塞(可变)。(C)胸内阻塞(可变)。RV，残气量；TLC，肺总量。（Adapted from Benumof J [ed]：Anesthesia for Thoracic surgery，2nd ed. Philadelphia，WB Saunders，1995.）

表 9-3	治疗哮喘使用的药物		
分类	药物	作用	不良反应
抗炎药	皮质类固醇：倍氯米松、曲安西龙、氟尼缩松、氟替卡松、布地奈德	减少气道炎性反应，降低气道高反应性	发音困难、喉肌病、口咽念珠菌症
	色甘酸	抑制肥大细胞释放介质，稳定细胞膜	
	白三烯调节剂：扎鲁司特(安可来)、普伦斯特(Ultair)、孟鲁司特(顺尔宁)、齐留通(Zyflo)	通过抑制 5-脂氧合酶减少白三烯合成	增加肝酶水平
支气管扩张剂	β-肾上腺素能激动剂：沙丁胺醇、奥西那林、沙美特罗	激动气管 β_2-受体	心动过速、震颤、心律失常、低钾血症
	抗胆碱药物：异丙托溴铵、阿托品、格隆溴铵	阻滞气道平滑肌 M 受体，降低迷走神经张力	
甲基黄嘌呤	茶碱	抑制磷酸二酯酶增加 cAMP，阻滞腺苷受体，释放内源性儿茶酚胺	打乱睡眠周期、烦躁、恶心、呕吐、厌食症、头痛、心律失常

cAMP，环磷酸腺苷。

的高碳酸血症。当FEV_1或呼气流速峰值达到正常值的 50%或更多时，患者通常症状减轻，甚至无症状。在这种情况下，支气管扩张治疗的频率和强度可以有所降低，随后可以脱离器械通气。

当患者对治疗反应不佳时，则可能存在主要由于肺水肿或胸内分泌物增加引起的呼出气流梗阻。事实上，处于哮喘持续状态的患者可能由于黏液堵塞气管而有窒息的危险。在极少数情况下，当危及生命的哮喘持续状态在积极药物治疗后仍得不到缓解时，有必要考虑应用全身麻醉来产生支气管扩张作用。氟烷、恩氟烷、异氟烷和七氟烷都可作为有效的气管扩张剂应用到此情况中。

麻醉管理

深入理解哮喘发病机制和支气管痉挛的处理，有利于哮喘患者在麻醉及围术期的安全。

术前

哮喘患者的术前评价包括评估疾病严重程度、目前用药的有效性及术前是否需要其他治疗。术前评估的目的在于制定麻醉计划，预防和减缓呼气道梗阻。

术前评估可以从能反映患者哮喘严重程度及哮喘特征的临床病史开始(表9-4)。体格检查应注意患者的一般情况和呼吸中辅助呼吸肌的情况。胸部听诊来探查喘息或捻发音是非常重要的。通常血中性粒细

胞计数与气道炎症的严重程度具有相关性，气道高反应可间接评估目前哮喘的状态。扩张气管治疗前后进行肺功能检查(特别是FEV_1)适合于计划行择期手术的患者。术前胸部理疗、抗体治疗和气管扩张治疗能够改善哮喘中可逆的病理过程。当对通气频率或氧合状态有所疑虑时可行动脉血气分析。

应用抗胆碱药物进行治疗应根据患者情况确定，值得注意的是，这类药物可增加气道分泌物的黏稠度，使其难以从气道排出。因此，通过肌内注射一定剂量的抗胆碱药作为麻醉前用药来抑制节后胆碱能受体以达到减少气道阻力的目的是不可行的。

抗炎和气道扩张治疗应持续至麻醉诱导。如果用

表 9-4	术前需要评估的哮喘特征
发病年龄	
触发因素	
哮喘院内治疗	
急诊科的就诊频率	
是否需要插管和机械通气	
过敏因素	
咳嗽	
痰性状	
目前所用药物	
麻醉史	

来治疗哮喘的药物可能具有抑制下丘脑-垂体-肾上腺轴的作用,可在大手术前给予负荷剂量的皮质类固醇,但是下丘脑-垂体-肾上腺轴通常不会被吸入皮质类固醇药物抑制。对于特定的患者来说,术前口服一段时期的皮质类固醇可能是有益的。

术前患者应无喘息症状,呼气流速峰值应超过预计值的80%或处于患者自身最佳峰值水平。

术中

存在哮喘气道高反应的患者,在麻醉诱导和维持期间有必要避免机械刺激后由气道反应引起的支气管收缩。那些一般情况下不引起气道反应的刺激,在哮喘患者中可能引起危及生命的迅速的支气管收缩。

为了避免气道操作和气管插管,如果手术区域允许,那么局部麻醉是很好的选择。尚未发现由于麻醉平面高引起的交感神经阻滞导致支气管痉挛。

如果选择全身麻醉,最常用的方法是应用静脉诱导药进行麻醉诱导。在哮喘患者,应用硫喷妥钠诱导比应用丙泊酚诱导更易引起喘息的发生。硫喷妥钠本身不能引起支气管痉挛,但是它可能不完全抑制上呼吸道反射,从而气道操作可能触发支气管痉挛。丙泊酚相关的支气管扩张作用的机制尚不清楚。氯胺酮可能产生平滑肌松弛作用,特别是在喘息发作的患者,还可减少气道阻力。

意识消失后,肺脏经常需进行一段时间的肺通气,吸入气体为含有吸入麻醉药的混合气体,其目的是建立麻醉深度,充分抑制高反应气道的气道反射,使得气管插管时不会出现突发的支气管痉挛。刺激性较小的氟烷和七氟烷(与异氟烷和地氟烷相比)可能会引起咳嗽,可触发支气管痉挛,但很少发生。插管前抑制气道反射的另一个方法在气管插管前1~3分钟,经静脉或经气管给予利多卡因。

气管插管后,可能很难区分麻醉减浅和由于肺顺应性降低引起的支气管痉挛。给予神经肌肉阻滞剂可以解除由于麻醉减浅引起的通气困难,但对支气管痉挛没有作用。

通常用非去极化肌松药来引起骨骼肌松弛。应选择组胺释放作用小的药物。虽然琥珀胆碱具有组胺释放作用,但在哮喘患者中尚没有证据表明该药与气道阻力增加有关。

理论上,应用抗胆碱酯酶药拮抗神经肌肉阻滞能够触发气道平滑肌节后胆碱受体兴奋引起的支气管痉挛。应用抗胆碱酯酶药后,支气管痉挛的发生是不

可预测的,其原因可能是由于抗胆碱酯酶药引起了保护性气管扩张效应。

术中机械通气能够提供满意的动脉氧饱和度和通气量。在哮喘患者,对于血流灌注而言,较慢的吸气流速可优化气体分布。充分的呼气时间有助于预防气体滞留。吸入气体的湿化和适温对运动诱发的哮喘非常有用,因为在运动诱发性哮喘患者中,气管痉挛被认为是由于经黏膜热量丢失引起的。围术期充分的液体供给对于保持充分湿化,减少气道分泌物黏稠度以促进其易于排出都是非常重要的。

手术结束,在麻醉尚足以抑制高反应气道的气道反射时拔除气管插管是谨慎的。在患者没有完全苏醒之前拔管被认为是不明智的,应抑制气道反射和(或)静脉给予利多卡因,或提前吸入支气管扩张剂来降低支气管痉挛的风险。

术中支气管痉挛

术中引发支气管痉挛的因素通常和引发哮喘的因素不同(表9-5)。在排除呼吸回路、气道或气管内导管等机械梗阻引起的哮鸣之后,才能制定支气管扩张剂治疗方案。哮喘引起的支气管痉挛可能对吸入麻醉药加深麻醉有反应。如果支气管痉挛持续存在,可考虑应用β-受体激动剂。

如果应用β₂-受体激动剂和加深麻醉后,仍存在支气管痉挛,则有必要应用皮质类固醇。值得注意的是,皮质类固醇要经过数小时才能起效。

哮喘患者的急症手术中有一个棘手的问题:既要保护存在哮喘风险的气道,也要避免触发支气管痉挛。另外,可能手术前没有充足的时间优化支气管扩

表 9-5 术中支气管痉挛和喘息的鉴别诊断
气管内导管的机械梗阻
导管打折
分泌物
套囊过度充气
麻醉深度不足
主动呼气
功能残气量减少
气管内插管
误吸
肺水肿
肺栓塞
气胸
急性哮喘发作

张治疗的方案。如果手术部位允许,可以考虑进行局部麻醉。

慢性阻塞性肺疾病

COPD是较常见的疾病,主要与吸烟有关。COPD的治疗费用日益增长,据预测,至2020年COPD将位居全世界疾病治疗费用的第5位。COPD的特点是进行性、不可逆性气流受限。它包括伴有小气道阻塞的慢性支气管炎和伴有囊性扩张的肺气肿、肺实质破坏、肺弹性降低及小气道关闭。

发生COPD的危险因素包括:(1)吸烟;(2)呼吸道感染;(3)职业粉尘暴露,特别是在煤矿、金矿和纺织工业;(4)基因缺陷,如α_1-抗胰蛋白酶缺乏症。

症状和体征

体格检查情况随COPD的严重程度不同而不同,在疾病早期,体格检查结果可能仍是正常的。随着呼出气流阻塞程度增加,呼吸急促和呼气相延长就更加明显。呼吸音可能会减弱,呼气性哮鸣音常见。

诊断

慢性排痰性咳嗽和进行性运动受限是COPD特征之一持续呼出气流阻塞的标志(表9-6和表9-7)。虽然这些症状是非特异性的,但如果患者有长期吸烟史,则COPD的诊断将更加明确。患者表现出明显的慢性支气管炎,经常伴有慢性排痰性咳嗽,然而表现出明显的肺气肿的患者主诉呼吸困难。表现出肺气肿的患者在日常活动中可出现呼吸困难,此时FEV_1低于正常值的40%。严重COPD患者可出现端坐呼吸,尤其存在大量气道分泌物时。由COPD引起的端坐呼吸可能很难与由充血性心力衰竭引起的端坐呼吸相鉴别。一过性痰颜色改变可能与呼吸道感染有关。当黏液积聚时,常出现喘息,这和哮喘症状类似。慢性支气管炎和可逆性支气管痉挛的结合被定义为哮喘性支气管炎。

肺功能检查

肺功能检查显示FEV_1/FVC(用力肺活量)比值降低,25%~75%肺活量的用力呼气流量($FEF_{25\%～75\%}$)降低得更多。肺容量检测显示残气量增加,功能残气量和肺总量也普遍增加(图9-4)。减慢呼气流量和早闭气道后方的气体截留可以增加残气量。COPD患者中,增加的残气量和功能残气量可形成的病生理"优势"是气道直径增加,呼气的弹性回缩增加。在较高肺容积水平呼吸时,呼吸做功增加。

胸部X线片

即使在严重COPD存在的情况下,X线异常微乎其微。由于肺外围动脉血管缺乏引起的超射线透射性和过度通气(横膈膜正常圆顶型变扁平,心影垂直)提示肺气肿的诊断。如果存在肺大疱,则可确立肺气肿的诊断。然而,只有少部分肺气肿患者存在肺大疱。胸部断层扫描对肺气肿诊断也很有益。胸部X线对诊断慢性支气管炎作用有限。

动脉血气

动脉血气可将COPD患者分为"红喘型"(PaO_2通常高于60 mmHg,$PaCO_2$正常)或"紫肿型"(PaO_2通常低于60 mmHg,$PaCO_2$缓慢增加到45 mmHg以上)。红喘型患者通常较瘦,右心力衰竭的体征不明显,并且有严重肺气肿。紫肿型通常咳嗽和排痰,频繁呼吸道

表 9-6	慢性阻塞性肺病的对比特征	
特征	**慢性支气管炎**	**肺气肿**
气道阻塞机制	黏液和炎症引起气道腔减小	弹性回缩力降低
呼吸困难	中度	重度
FEV_1	降低	降低
PaO_2	显著降低("紫肿型")	中度降低("红喘型")
$PaCO_2$	增加	正常或降低
弥散能力	正常	降低
红细胞比容	增加	正常
肺心病	显著	轻度
预后	差	好
FEV_1,1 s 内用力呼气量。		

表 9-7	根据应用支气管扩张剂后 FEV_1 划分不同严重程度 COPD 的肺活量
分级	**特征**
0: 存在风险	正常肺活量
	慢性症状(咳嗽、有痰)
Ⅰ: 轻度 COPD	$FEV_1/FVC<70\%$
	$FEV_1\geqslant80\%$ 预计值,伴有或不伴有慢性症状(咳嗽、有痰)
Ⅱ: 中度 COPD	$FEV_1/FVC<70\%$
	$50\%\leqslant FEV_1,<80\%$预计值,伴有或不伴有慢性症状(咳嗽、有痰)
Ⅲ: 重度 COPD	$FEV_1/FVC<70\%$,
	$30\%\leqslant FEV_1,<50\%$预计值,伴有或不伴有慢性症状(咳嗽、有痰)
Ⅳ: 极重度 COPD	$FEV_1/FVC<70\%$
	$FEV_1<30\%$预计值或 $FEV_1<50\%$预计值,伴有慢性呼吸衰竭,如 $PaO_2<60$ mmHg 和(或)$PCO_2>50$ mmHg

COPD,慢性阻塞性肺疾病;FEV_1,1 s 内用力呼气量;FVC,用力肺活量。

Adapted from the Global Initiative for Chronic Obstructive Lung disease: global strategy for the diagnosis, management and prevention of COPD: Update 2005. At www.goldcopd.com.

感染,并且肺心病反复发作。这些患者可能产生与肺气肿一致的病理变化,但也更符合慢性支气管炎的标准。

这两种动脉血气分型在心血管系统的效应也有所不同。紫肿型患者由肺血管收缩引起的呼吸性酸中毒与动脉低氧血症可造成肺动脉高压,也可由于低氧血症继发红细胞增多症。慢性肺动脉高压可能引起右心室肥大和肺心病。右心室衰竭导致体循环静脉充血、颈静脉怒张、外周水肿、肝淤血及偶尔存在腹水。

红喘型患者可出现由肺毛细血管减少和肺泡壁破坏形成的肺气肿肺。这种肺毛细血管床的减少可通过肺扩散能力降低来检测。PaO_2通常只是略有降低,所以肺血管收缩并不显著,也不会继发红细胞增多症。

治疗

COPD的治疗旨在缓解症状,减慢病情进展。

戒烟和充分氧供

戒烟和长期氧供是仅有的两个能够改善COPD自然进程的治疗干预措施。戒烟可使慢性支气管炎的症状缓解或彻底消失,同时也可减慢持续吸烟患者肺功能丧失的速度。如果$PaCO_2$低于55 mmHg,血细胞比容高于55%或者存在肺心病的证据时,则推荐应用长期氧供(家庭氧供治疗)。充分氧供的目标是使PaO_2达到60~80 mmHg。该目标通常可经鼻导管,2 L/min输送氧而达到。最后,氧供流量可根据动脉血气分析做相应调整。充分氧供在缓解低氧血症方面比其他任何已知的目的在于减少肺血管阻力、预防红细胞增多症的药物治疗都有效。

药物治疗

目前COPD的主要治疗药物是支气管扩张剂。支气管扩张剂只是略提高FEV_1,但可能通过降低肺过度通气和呼吸困难来缓解症状。尽管肺功能检查结果未有明显好转,但运动耐受性还是有所改善。应用β_2-受体激动剂的另一个好处在于,由于该药物能够减少诸如流感嗜血杆菌等细菌对呼吸道上皮细胞的附着,因

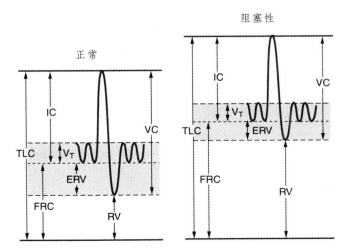

图 9-4 与正常值相比,慢性阻塞性肺疾病的肺容量。当存在阻塞性肺疾病时,肺活量(VC)正常或降低,残气量(RV)和功能残气量(FRC)增加,TLC(肺总量)正常或增加,并且 RV/TLC 比值增加。ERV,补呼气量;IC,吸气量;V_T,潮气量。

此可减少感染。与β₂-受体激动剂相比，抗胆碱药对COPD的治疗作用更为有效。β₂-受体激动剂对哮喘治疗更为有效。吸入皮质类固醇药物已广泛用于COPD治疗中。周期性使用广谱抗生素（氨苄星青霉素、头孢菌素、红霉素）适用于急性期呼吸困难伴有大量脓痰。每年接种流感疫苗有益。也推荐肺炎球菌疫苗。COPD的加重可能归因于上呼吸道病毒感染或者非感染因素，因此抗生素治疗不总是必需的。当患者出现肺水肿和右心力衰竭且伴有外周水肿时可考虑利尿治疗。利尿引起的氯消耗可能导致低氯性代谢性碱中毒，从而抑制通气，可能加重慢性二氧化碳潴留。尽管缺乏对FEV₁监测的改善作用，但体能训练项目能够增加COPD患者的运动能力。然而，当停止体能训练时，机体状况会快速下降。

肺减容手术

当肺气肿患者存在一定肺组织区域的过度膨胀、肺组织功能极差时，可考虑应用肺减容手术。手术去除过度膨胀区域，可使得正常肺组织区域扩大，这不仅能改善肺功能，还可提高生活质量。

肺减容手术麻醉管理包括应用双腔支气管插管以便肺部隔离，避免应用氧化亚氮及过度气道正压通气。在这种情况下，监测中心静脉压作为液体管理的指导并不可靠。

麻醉管理

术前

COPD患者病史和体格检查将为术后肺部并发症发生的可能性提供一个比肺功能检查或动脉血气检测更为准确的评估。如具有以下病史：运动耐受力差、慢性咳嗽，或不能解释的呼吸困难伴有呼吸音减弱，喘息，呼气相延长，则提示术后肺部并发症发生的风险增加。COPD患者的术前准备包括戒烟、治疗支气管痉挛和消除细菌感染。

术前肺功能检查　常规术前肺功能检查的价值尚存在争议。肺功能检查及动脉血气分析对肺切除术后评估肺功能有意义，但在非胸部手术后，这些检查不能有效预测术后肺部并发症发生的可能性。临床表现（吸烟、弥漫性哮鸣、排痰性咳嗽）对肺部并发症的预测较肺功能检查结果更有意义。轻微肺疾病患者在接受外周手术时，不需进行肺功能检查。如果存在疑虑，简单的肺功能检查检测FEV₁就足够了。

即使经肺功能检查（FEV₁<70%预计值，FEV₁/FVC<65%）或动脉血气检查（PaCO₂>45 mmHg）后被定义为高风险的患者也能接受包括肺切除手术在内的手术，其术后发生肺部并发症的风险尚可接受。这些肺功能检查可被视为优化管理术前肺功能的工具，但是不能作为预测术后肺部并发症风险的手段。术前肺功能评价指标[可能包括咨询肺科医师和（或）肺功能检查]的适应证通常包括：（1）吸入空气时存在低氧血症或需要家庭供氧治疗且原因不明；（2）既往未做肺疾病评估的患者，碳酸氢盐高于33 mEq/L或PCO₂高于50 mmHg；（3）存在呼吸衰竭病史，且其致病因素持续存在；（4）由于存在呼吸性疾病而引起严重呼吸急促；（5）择期肺切除术；（6）从临床体征上难以评估肺功能；（7）鉴别明显呼吸障碍的潜在病因；（8）确定患者对支气管扩张剂的反应；（9）可疑肺动脉高压。

对晚期肺疾病患者应通过临床检查和超声心动图仔细评估右心室功能。

流速容量环路　对通气功能的检测，静态状态下检测肺容量；动态状态下检测流速。在检测肺功能时，呼出气体流速可随肺容量测量出相应流速，从而绘出流速-容量曲线。当吸入气体流速也增加至该曲线上时，即得到流速-容量曲线环路。在呼气开始之前，达到肺总量时，气体流速为零。一旦开始用力呼气，很快即能达到气体流速峰值，肺容量减少至残气量的过程中，流速与肺容量呈线性关系。从残气量至肺总量的最大吸气过程中，在吸气中点时吸入气体流速最快，使得吸气曲线呈U形。

COPD患者，在任何特定的肺容量下，呼出气体流速都有所减少。由于存在统一的气道排空，呼出气体曲线呈上凹形。由于空气滞留，残气量有所增加。限制性肺疾病的患者，所有的肺容量均有所降低（见图9-2）。

包括气道狭窄和甲状腺肿在内的上呼吸道固定病灶，使得流速-容量环路的吸入和呼出曲线呈平台状（见图9-3A）。可变胸腔外梗阻通常是由声带麻痹引起的，引起吸入曲线的平台状（见图9-3B）。可变的胸腔内梗阻由支气管内肿物引起，这使得流速-容量环路呼出曲线呈平台状（见图9-3C）。

降低风险的策略

降低术后肺部并发症的策略包括术前、术中和术后干预（表9-8）。

戒烟与肺部并发症　大约20%的美国成年人吸烟。吸烟是COPD病情发展、肺疾病导致死亡的最重要的独立危险因素。吸烟对不同器官的影响参见表9-9。

表 9-8	减少术后肺部并发症危险因素的对策

术前

戒烟至少 6 周

对症治疗呼出气道阻塞

抗生素治疗呼吸道感染

指导患者有关肺容量扩张练习

术中

在可能的情况下利用微创手术(内镜)技术

考虑应用区域麻醉

避免可能需要 3 小时以上的手术过程

术后

进行肺容量扩张练习(自主深呼吸、诱导性肺量计、持续气道
正压通气)

最大化镇痛(椎管内阿片类药物、肋间神经阻滞、患者自控镇
痛)

Adapted from Smetana GW: Preoperative pulmonary evaluation. N Engl J Med 1999;340:937–944, copyright 1999 Massachusetts Medical Society.

美国公共卫生服务机构强烈鼓励戒烟(http://www.sur-geongeneral.gov/tobacco)。他们建议应系统地确认所有和卫生保健机构取得联系以寻求帮助并希望戒烟的烟草使用者。

在吸烟者中,对肺部并发症具有预测作用的因素包括小于预计值的肺一氧化碳弥散量(DLCO)和大于60包–年数的吸烟史。每年吸烟超过60包的人比吸烟少于60包的人,其发生任何肺部并发症的风险将增加1倍,发生肺炎的风险将增加2倍。戒烟使得慢性支气管炎的症状减轻,甚至消失,可减缓持续吸烟者肺功

表 9-9	吸烟对不同器官系统的影响

吸烟对心脏的影响

1. 吸烟是引起心血管疾病的危险因素

2. 一氧化碳减少氧转运,增加心肌做功

3. 吸烟促进儿茶酚胺释放,引起冠状动脉收缩

4. 吸烟降低运动能力

吸烟对呼吸的影响

1. 吸烟是引起慢性肺疾病的主要危险因素

2. 吸烟减少纤毛运动

3. 吸烟导致气道高反应性

4. 吸烟降低肺免疫功能

吸烟对其他器官系统的影响

1. 吸烟延缓伤口愈合

能丧失的速度。

戒烟的短期效应　一氧化碳对携氧能力的不良影响以及尼古丁对心血管系统的不良影响都是短暂的。当吸入空气时,一氧化碳的消除半衰期大约是4~6小时。停止吸烟后12小时,50%血红蛋白被氧饱和时的PaO_2从22.9 mmHg上升至26.4 mmHg,碳氧血红蛋白的血浆水平从6.5%降至大约1%。一氧化碳可能具有负性肌力作用。尽管对血浆碳氧血红蛋白浓度产生积极的作用,但并没有证据显示短期戒烟能够降低术后肺部并发症的发生率。尼古丁对心脏的拟交感作用也是短暂的,只持续20~30分钟。

吸烟能够引起黏液分泌过多,纤毛运动减弱和小气道狭窄。与戒烟对碳氧血红蛋白浓度的短期积极效应相比,戒烟能够改善纤毛及小气道功能,减少痰的生成,这一效应要在戒烟后几周的时间才能显现。吸烟可干扰正常的免疫反应,也可降低在麻醉及手术后吸烟者对肺感染的反应能力。恢复至正常的免疫功能需要至少6周的戒烟时间。烟草的一些成分能够刺激各种肝脏内酶。正如免疫反应,肝脏内酶活力可能需要戒烟后6周才能恢复到正常水平。

尽管长期戒烟的优点是显而易见的,但在手术前立即戒烟也存在一些缺点。这包括痰量增加,患者对于应对压力的自信不足,诸如易怒、烦躁不安、睡眠障碍和抑郁等尼古丁戒断症状。

用于戒烟的辅助方法很多。大多数是劝导和药物治疗。尼古丁替代治疗有不同的方式,包括贴剂、吸入剂、鼻喷雾、锭剂和口香糖等,一般都能较好地耐受。主要的副作用是给药部位的局部炎症。缓释制剂的非典型抗抑郁药安非他酮 (Wellbutrin) 也能够辅助戒烟。该药物通常在停止吸烟前1~2周开始使用。

术前戒烟是值得推荐的。戒烟使术后肺部并发症减少,其原因可能和改善生理性纤毛运动、巨噬细胞活性和小气道功能以及减少痰量有关。然而,这些变化需要几周,甚至几个月时间才能显现。

术中

局部麻醉适合那些不侵入腹膜的手术以及四肢手术。下腹部手术同样可以应用局部麻醉。在上腹部手术和胸部手术中,全身麻醉是常用的麻醉方式。麻醉方式的选择或特殊麻醉药物并不能改变术后肺部并发症的发生率。对COPD患者的研究表明,接受全身麻醉的患者其术后呼吸衰竭的发生率更高,但是这是否反映了手术的本质或者复杂性和(或)手术部位、麻

醉药的选择及麻醉方式尚不清楚。在麻醉持续时间和术后肺部并发症的发生之间是否有关联尚存在争议。有报道认为，如果手术时间超过3小时更有可能伴有术后肺部并发症。

在围术期，COPD患者更容易出现急性呼吸衰竭。在上腹部手术或者胸部手术，持续气管插管和机械通气可能很有必要。另外，术后椎管内应用阿片类药物进行镇痛可以减轻呼吸疼痛，从而能够提前拔管。

局部麻醉 与脊髓麻醉或全身麻醉相比，通过外周神经进行局部麻醉，诸如腋路阻滞其肺部并发症的风险将降低。当患者不需大剂量的镇静和抗焦虑药物时，局部麻醉对COPD患者是非常有益的选择。特别值得注意的是，COPD患者对镇静药物的呼吸抑制作用特别敏感。老年患者对这种呼吸抑制尤其敏感。通常小剂量的苯二氮䓬类药物（比如咪达唑仑）给予1~2 mg IV时，不会产生不良的呼吸抑制。局部麻醉产生的麻醉感觉平面不应高于T6，因为这个平面高度可能会损害积极呼气的呼吸功能，诸如补呼气量、呼气流速峰值及最大分钟通气量。在临床上，其表现为咳嗽不足以清除气道分泌物。

全身麻醉 全身麻醉通常应用吸入麻醉药。这是因为这些药物（特别是地氟烷和七氟烷）能够快速经肺排出，减少在术后早期出现的残余呼吸抑制。另外，吸入麻醉药能够产生气管扩张作用。

氧化亚氮经常与一种吸入麻醉药联合使用。当应用氧化亚氮时，存在有利于该气体进入肺大疱的势能。这会导致肺大疱的扩大，甚至破裂，从而导致张力性气胸。应用氧化亚氮的另一个潜在缺点是限制吸入氧浓度。吸入麻醉药可减少局部缺氧性肺血管收缩和产生更多的肺内分流，这一点须牢记。可能有必要通过增加FIO_2以补偿缺氧性肺血管收缩引起的损失。

在COPD患者的麻醉维持中，阿片类药物比吸入麻醉药应用得少。其原因在于它们代谢或消除的速率较慢，从而延长呼吸抑制作用。与一般个体相比，由诸如戊巴比妥和咪达唑仑等药物引起的呼吸抑制在COPD患者中也得到延长。当在麻醉维持中应用阿片类药物时，吸入高浓度的氧化亚氮对保持遗忘作用可能很有必要，但如果需要高FIO_2，可能无法达到这一效果。

气管内插管几乎覆盖整个气道湿化系统，因此需要进行吸入气体的湿化并应用低气体流量来保持气道分泌物的潮湿。

COPD患者接受手术进行全身麻醉时，机械通气对其优化氧合十分有用。大潮气量（10~15 mL/kg）结合吸入气体低流速可减少湍流发生的可能性，并且有助于保持合理的通气-灌注比例。低呼吸频率（6~10 bpm）能够提供充足的时间来完成呼气过程，如果存在空气滞留减少，这就显得更为重要。低呼吸频率同样能够为静脉回流提供充足的时间，并且不易产生不良的过度通气。在存在肺大疱时，应特别注意肺气压伤引起的危害，特别是为提供充足通气而应用高气道正压时。术中可应用大潮气量和低呼吸频率，由于其在保持动脉氧合方面与PEEP同样有效，因此可避免PEEP对心血管及呼出气流的有害作用。

如果麻醉中允许COPD患者保持自主呼吸，应注意，与正常个体相比，吸入麻醉药引起的呼吸抑制作用在COPD患者中可能更为明显。

术后
防止术后肺部并发症应基于保持足够的肺容量，特别是FRC并促进有效的咳嗽。FRC作为最重要的肺容量，在术后一段时期内的识别可为治疗提供一个明确的目标。

肺扩张锻炼 在高危患者中，肺扩张锻炼（深呼吸锻炼、诱导性肺量计、胸部理疗、正压呼吸技术）对于预防术后肺部并发症很有益。这些措施通过增加肺容量而降低肺萎陷发生的风险。所有的治疗方案在降低术后肺部并发症的发生率上都有一定作用（与未治疗相比，降低2倍）。诱导性肺量计操作简便且价格合理，为监测患者状态提供了客观指标。患者需达到并保持一个给定的目标吸入气体流量。这提供了持续的肺膨胀，对萎陷肺泡的再膨胀非常重要。诱导性肺量计的主要不足是需要患者配合才能完成治疗。术前使患者熟悉肺扩张训练比术后使患者熟悉能够更大限度地减少肺部并发症的发生，但没有证据表明术前开始肺部扩张训练是有价值的。

间歇性正压呼吸能够降低术后肺部并发症的发生率，但是它的费用和复杂性限制了其在临床上的应用。持续气道正压是用于不能进行深呼吸训练或者不能进行诱导性肺量计的患者，以预防术后肺部并发症所采取的保留措施。鼻气道正压可降低术后肺容量的减少值，但是价格合理的肺扩张训练更为可取。

术后应用阿片类药物进行椎管内镇痛可能有利于提早拔管。椎管内的阿片类药物不会产生由局部麻醉药引起的交感神经阻滞、肌肉松弛和本体感觉丧失。因此,患者可以脱离卧床,提早活动。患者活动有助于增加FRC和氧合, 其原因可能是改善通气-灌注比例。椎管内应用阿片类药物也许在胸部手术和上腹部手术中更为有益。暴发性疼痛可能需要通过负荷剂量或者患者自控除痛的全身应用阿片类药物。镇静药可联合椎管内阿片类药一起给予,但当应用溶解性差的阿片类药物(如吗啡)时会出现延迟性呼吸抑制。

椎管内镇痛(硬膜外或者脊髓)比肠外应用阿片类药物的效果更好,但是还不能做如下结论:椎管内镇痛能够降低临床中出现的明显术后肺部并发症的发生率,或者椎管内镇痛在减少术后肺部并发症方面比肠外应用阿片类药物更有效。在高风险的胸部、腹部和大血管手术后推荐术后椎管内镇痛。如果椎管内镇痛效果不佳或存在操作技术上的难题,则间断或持续的肋间神经阻滞是可供选择的方法。

机械通气　从术后即刻起的一段时间内,对存在严重COPD且接受腹部大手术或胸内手术的患者,持续机械通气可能是必要的。术前FEV_1/FVC比值小于0.5或术前$PaCO_2$高于50 mmHg的患者可能需要术后机械通气。如果$PaCO_2$缓慢持续增加,切忌过快纠正高碳酸血症,因为这会导致代谢性碱中毒进而引起心律失常、中枢神经系统兴奋,甚至神经系统疾病发作。

当有必要进行持续机械通气时,F_{IO_2}和呼吸机设置应调整到保持PaO_2在60~100 mmHg,$PaCO_2$保持在使pH维持在7.35~7.45的水平。停止机械通气和拔除气管导管需根据患者的临床表现和肺功能测定指标而定。

胸部理疗　结合体位引流附加术前教授的深呼吸练习可能会降低术后肺部并发症的发生率。据推测,由于物理疗法引起的胸壁震动导致黏液栓子从外周气道脱落。适当的体位有助于促进松动的黏液栓子排出。

慢性阻塞性肺疾病和急性呼吸衰竭

严重COPD患者通常可适应一定程度的动脉低氧血症和高碳酸血症。肺功能的快速恶化可被诸如肺炎、充血性心力衰竭及发热引起的二氧化碳代谢增多等事件触发。与COPD恶化相伴的逐渐加重的低氧血症和高碳酸血症会导致呼吸困难越来越严重,分泌物滞留及恶化的气体交换可能伴随有意识的改变。通过处理导致急性肺功能恶化的始动因素,改善气体交换直至解决潜在的不良触发事件可以打破这样的恶性循环。

治疗

动脉血气分析对于COPD急性加重期的治疗非常重要。充分供氧以保持PaO_2在60 mmHg以上。保持供氧时,COPD患者出现轻度高碳酸血症是较为常见的现象, 只要动脉pH不低于7.2,高碳酸血症是可以接受的。鼓励咳嗽,给予吸入支气管扩张剂,全身应用皮质类固醇,以及为治疗潜在感染而应用抗生素可促进支气管肺引流。COPD急性加重期经常伴有持续的呼吸性酸中毒和呼吸做功增多。

当高碳酸血症非常严重使得动脉pH低于7.2以及患者出现精神状态恶化的表现或呼吸肌疲劳时,机械通气是十分必要的。当患者出现血流动力学紊乱、嗜睡或分泌物不能有效排除时,必须进行气管插管。如果高碳酸血症的患者仍然清醒,通过面罩进行正压通气(无创通气)是可替代气管插管的手段。常用的无创通气能够输送特定量的氧气,保持一定的吸入气体压力(15~20 cmH_2O)和低水平的呼出气体压力(3~5 cmH_2O),从而减少触发呼吸机所需的做功。无创通气的优点包括降低院内感染的风险, 缩短在重症监护室的治疗时间,减少镇静剂的用量,以及降低死亡率。应用面罩进行无创通气的并发症是鼻梁皮肤的坏死。

当需要进行气管插管来治疗COPD急性加重时,初始的呼吸机参数设定应包括大潮气量和低呼吸频率。存在慢性高碳酸血症的患者,其$PaCO_2$不应快速降至正常水平,因为这样会导致呼吸性碱中毒和心律失常。呼吸机设置应旨在调整$PaCO_2$至先前的基础水平,从而避免过度通气和明显自主PEEP, 否则会增加气压伤的风险,造成中心静脉导管和肺动脉导管读数的误差,增加呼吸做功,干扰静脉回流。

术后肺部并发症的危险因素

术后肺部并发症的主要危险因素如表9-10所示。肥胖和轻中度哮喘没有被列为独立的危险因素。接受非心胸手术的患者,减少其肺部并发症的流程见图9-5。

呼气气流阻塞的不常见原因

呼气气流阻塞的发生较慢性支气管炎和肺气肿

表 9-10	与术后肺部并发症有关的主要危险因素

患者相关因素

1. 年龄>60 岁
2. ASA 分级>Ⅱ级
3. 充血性心力衰竭
4. 已患有肺疾病（COPD）
5. 功能性依赖
6. 吸烟

手术相关因素

1. 急诊手术
2. 腹部、胸外科手术、头颈部手术、神经外科、血管/主动脉瘤手术
3. 麻醉时间延长（>2.5 hr）
4. 全身麻醉

实验室指标

1. 清蛋白水平<3.5 g/dL

ASA,美国麻醉医师学会;COPD,慢性阻塞性肺疾病。

Adapted from Smetana GW, Lawrence VA, Cornell JE: Preoperative pulmonary risk stratification for noncardiothoracic surgery. A systematic review for the American College of Physicians. Ann Intern Med 2006;144:581–595.

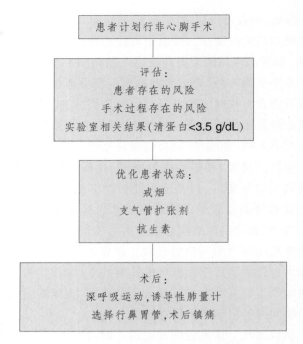

图 9-5 接受非心胸手术的患者，减少其肺部并发症的流程。(Adapted from Qaseem A, Snow V, Fitterman N, et al: Risk assessment for and strategies to reduce perioperative pulmonary complications for patients undergoing noncardiothoracic surgery: A guideline from the American College of Physicians. Ann Intern Med 2006;144:575–580.)

少见，导致呼气气流阻塞的原因包括支气管扩张症、囊肿性纤维化、闭塞性细支气管炎和气管狭窄。

支气管扩张症

支气管扩张症是一种慢性呼吸道化脓性疾病，如果累及范围足够广泛，可能会引起与COPD类似的呼气气流阻塞。虽然抗生素可用于治疗，但支气管扩张症是慢性排脓痰性咳嗽的重要原因，在大咯血的患者中，支气管扩张症也占有很大的比例。

病理生理学

支气管扩张症的特点是局部的、不可逆的支气管扩张，多由累及支气管壁的破坏性炎症引起。细菌或分枝杆菌感染被认为与大部分支气管扩张症的病例有关。气道扩张性破坏的最重要后果是对持续细菌感染或细菌感染复发存在易感性，这也反映出气道纤毛活性受损以及扩张气道内黏液淤积。细菌二重感染一旦确定几乎是不可能杜绝的，而且存在每天持续的浓痰咳出。

诊断

存在慢性咳嗽咳脓痰的病史，对支气管扩张症有重要提示作用。大多数患有明显支气管扩张症的患者

存在杵状指的体征,这是有价值的诊断线索,尤其当杵状指不是由COPD引起时,更具有诊断价值。支气管扩张症时,肺功能的变化存在很大差异,变化范围从无变化到类似COPD的特征,或者限制性肺疾病的特征。计算机断层扫描提供了扩张支气管的清晰图像,并且可确定疾病的存在和累及范围。

治疗

支气管扩张症的治疗包括抗生素应用和体位引流。周期性痰培养指导抗生素的选用。假单胞杆菌是培养出的最常见的微生物。咯血可用适当的抗生素治疗控制。然而,大咯血(24小时内>200 mL)可能需要手术切除患肺或者进行选择性支气管动脉栓塞。体位引流有益于将淤积在远端患病气道中的痰排出。胸部叩击和震动理疗也有助于支气管引流。通过现代抗生素治疗手段,手术切除在支气管扩张治疗中的作用逐渐降低,只有诸如严重症状持续出现或并发症复发时考虑手术。

麻醉管理

择期手术前,抗生素治疗和体位引流可将支气管

扩张症患者的肺部状况调整至最佳状态。气道管理可能包括应用双腔支气管导管以防止脓痰溢入肺的正常区。支气管扩张症患者慢性鼻窦炎的发生率很高，因此应避免使用经鼻孔的设备。

囊性纤维化

囊性纤维化是最常见的致寿命缩短的常染色体隐性遗传疾病。在美国估计有30 000人受累。

病理生理学

囊性纤维化的病因是编码囊性纤维化跨膜电导调节物的7号染色体单基因突变。这种突变导致氯离子转运入肺部、胰腺、肝脏、胃肠道和生殖器官上皮细胞减少。氯转运减少通常伴有钠和水转运的减少，从而引起脱水，以及与管腔阻塞、破坏、各种外分泌物腺瘢痕有关的分泌物黏稠。胰腺功能不全、出生时胎粪性肠梗阻、糖尿病、肝胆道阻塞性疾病、无精症通常和囊性纤维化并存，但是囊性纤维化患者高发病率和死亡率的主要原因是慢性肺感染。

诊断

汗液中氯离子浓度高于80 mEq/L，加上典型的临床表现(咳嗽、慢性化脓性痰、劳力性呼吸困难)或存在囊性纤维化的家族病史即可确定囊性纤维化的诊断。慢性全鼻窦炎几乎是普遍存在的。放射性检查提示鼻窦正常是诊断囊性纤维化不存在的有力证据。应用胰酶治疗后，患者出现营养不良的反应是存在与囊性纤维化有关的外分泌腺分泌不足的有力证据。经睾丸活检确定的梗阻性无精症也是存在囊性纤维化的有力证据。支气管肺泡灌洗液通常显示出高比例的中性粒细胞，这是气道炎症的表现。事实上，COPD几乎在所有囊性纤维化成年患者中存在，并且病情持续发展。

治疗

囊性纤维化的治疗与支气管扩张症的治疗类似，目的在于减轻症状(调动、清除下呼吸道分泌物和治疗肺感染)并纠正器官功能障碍(胰酶替代治疗)。

清除气道分泌物 囊性纤维化患者的痰液黏性异常，导致痰液潴留，气道梗阻。主要的非药物治疗旨在加强肺分泌物清除的手段，包括肺部理疗和体位引流。用于高频率胸部按压的充气背心和用于气道振荡的翼型阀可作为胸部理疗的替代治疗，能够减少治疗时间同时无需专门人员进行治疗。

支气管扩张治疗 囊性纤维化患者对组胺和其他刺激因素的支气管反应比普通人更为强烈。如果吸入支气管扩张剂后，患者的FEV_1增加10%以上，则应考虑应用支气管扩张治疗。

降低痰液黏稠度 气道分泌物黏度异常主要是由于存在中性粒细胞及其降解产物。中性粒细胞释放的DNA可形成与痰液黏度有关的长纤维。重组人脱氧核糖核酸I能够清除这种DNA，增加患者痰液的清除。

抗生素治疗 囊性纤维化的患者存在肺感染周期性发作，其诊断主要基于症状的加重和痰量的增加。抗生素治疗是基于从痰标本中分离细菌来做细菌鉴定实验和细菌敏感实验。对于细菌培养后未发现致病菌的患者，可考虑用支气管镜清除下呼吸道的分泌物。许多囊性纤维化的患者需要长期的抗生素治疗，目的是希望抑制慢性感染和支气管扩张的进展。

麻醉管理 囊性纤维化患者的麻醉管理原则与COPD和支气管扩张症患者的麻醉管理原则相同。囊性纤维化患者的择期手术应推迟，直至通过控制支气管感染和促进气道分泌物排出优化患者的肺功能状态。如果患者肝功能差或者患者从胃肠道吸收脂溶性维生素的能力受损，可以考虑应用维生素K治疗。应用吸入麻醉药进行麻醉维持可以使用高吸入浓度的氧气，降低支气管平滑肌张力来减少气道阻力，以及抑制高反应性气道的反应。吸入气体湿化作用、水合作用和避免使用抗胆碱药对保持分泌物在低黏度状态是非常有用的。经常性经气管吸痰也是必要的。

原发性纤毛运动障碍

原发性纤毛运动障碍的特点是呼吸道上皮细胞和精子尾部(精子是存活的,但不能运动)纤毛活动先天受损。呼吸道纤毛运动能力受损导致慢性鼻窦炎、经常复发的呼吸道感染和支气管扩张。除了男性不育症之外，由于输卵管也存在纤毛上皮，女性生育力也会下降。慢性鼻窦炎、支气管扩张及内脏逆转三者联合被称为Kartagener综合征。据推测,人体器官的正常不对称定位是依赖于胚胎上皮中的正常纤毛功能。如果缺少正常的纤毛功能,器官定位在左还是右则是随机的。正如预期的那样,具有先天性无功能纤毛的患者大约有一半出现内脏逆转。单纯的右位心几乎都和先天性心脏病有关。

术前准备旨在治疗活动性肺感染和确定是否存在任何重要器官的倒转。右位心存在时,有必要颠倒心电图导联得到准确的心电图指示。大血管的倒转是选择左侧颈内静脉进行中心静脉插管的原因。在这样的患者中,子宫异位理论上应移至右侧。是否应用双腔支气管导管,有必要鉴别由肺倒转引起的解剖改变。鉴于鼻窦炎的高发生率,应避免使用鼻咽通气道。

闭塞性细支气管炎

细支气管炎是儿童时期的疾病,最常见的病因是呼吸道合胞病毒感染。闭塞性细支气管炎是成人COPD的罕见病因。这个过程可能会伴有病毒性肺炎、胶原血管疾病(尤其是类风湿关节炎)、吸入二氧化氮(青贮饲料工人病),或者也可能是骨髓移植后移植物抗宿主后遗症。闭塞性细支气管炎迁延性肺炎是一个临床疾病实体,这样的患者都具有某些间质性肺炎和闭塞性细支气管炎的特征。对闭塞性细支气管炎的治疗通常是无效的,不过皮质类固醇可用于旨在抑制累及细支气管的炎症。然而,闭塞性细支气管炎迁延性肺炎对皮质类固醇治疗反应良好。应用支气管扩张剂可能也有助于改善症状。

气管狭窄

气管狭窄通常在长期气管插管后进展。气管黏膜缺血可进展至软骨环的破坏,通过应用带有高容量气囊的气管导管可减少继发性管周收缩性疤痕形成。感染和低血压也可最终导致气管狭窄。

诊断

当成人气管管腔小于5 mm时出现气管狭窄症状。直到拔管后数周,症状可能才会出现,主要是即使在休息状态下也可能存在的呼吸困难。这些患者需要在呼吸周期中的各个时期应用辅助呼吸肌,同时呼吸频率减慢。呼出气体流速峰值降低。可听到哮鸣音。气体流速–容量环显示出平坦的吸入和呼出曲线 (见图9-3A)。 X线断层照片证实气管狭窄的存在。

麻醉管理

对一些患者来说,气管扩张是有益的,但也需要手术切除狭窄气管再行吻合。应进行经喉气管内插管。手术暴露后,打开正常气管远端,插入无菌带套囊的导管,连接麻醉回路。用挥发性麻醉药进行麻醉维持对确保最大量的吸入氧浓度是非常有益的。高频通气对部分患者有益。在吸入气体中加入氦气有利于气管切除术的麻醉实施,这降低了气体的浓度,可能有助于改善气管狭窄处的气流。

限制性肺疾病

限制性肺疾病包括急性和慢性内源性肺疾病以及累及胸膜、胸壁、横膈膜和神经肌肉功能在内的外源性肺疾病(肺外)。限制性肺疾病特征为所有的肺容量都减少、肺顺应性降低及呼气流速不变(图9-6)。

急性内源限制性肺疾病

肺水肿是由于血管内液体渗漏到肺的间质以及肺泡中所致。急性肺水肿可由于增加毛细血管压力(流体力学或心源性肺水肿),或增加毛细血管通透性引起。肺水肿典型的胸部X线表现为两侧对称性混浊。肺门周围的不透明状(蝴蝶影)是很常见的。然而,这种不透明的表现在毛细血管压力增高时较毛细血管通透性增加时更为常见。胸部X线存在空气支气管征提示渗透性肺水肿。心源性肺水肿的特点是极度呼吸

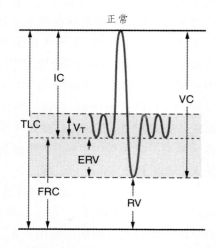
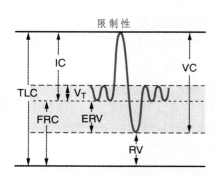

图9-6 与正常值相比,限制性肺疾病患者的肺容量。ERV,补呼气量;IC,吸气量;RV,残气量;TLC,肺总量;VC,肺活量;V_T,潮气量。

困难、呼吸急促和交感神经系统激活(高血压、心动过速、出汗)体征,这些体征可能比在毛细血管渗透性肺水肿患者中更为显著。毛细血管渗透性增加引起的肺水肿的特征是水肿液中含有高浓度蛋白质和分泌物。弥漫性肺泡损害通常存在于通透性增加肺水肿中,且伴有急性呼吸窘迫综合征(ARDS)。

吸入性肺炎

吸入的酸性胃液很快分布到整个肺部,破坏表面活性物质产生细胞和肺毛细血管上皮细胞,从而导致肺不张和血管内液体漏入肺,引起毛细血管通透性肺水肿。临床表现与ARDS相似。通常存在动脉低氧血症。另外,还可能存在呼吸急促、支气管痉挛和急性肺动脉高压。胸部X线在吸入酸性胃液后6~12小时内可能没有吸入性肺炎的征象。如果患者在仰卧位时吸入酸性胃液,吸入性胃炎的证据最可能出现在右下肺叶。

胃液pH值检测是非常有用的,因为它反映了吸入液体的pH值。气管内吸入物pH检测是没有价值的,因为吸入的胃液会迅速被气管内分泌物稀释。吸入的胃液也会很快分布到肺外周区域,因此,除非有颗粒物吸入,否则肺部灌洗液的用处不大。

吸入性肺炎最好通过充分氧供和PEEP治疗。支气管扩张剂可用来缓解支气管痉挛。没有证据表明,预防性应用抗生素能够降低肺部感染的发病率或改善预后。皮质类固醇治疗吸入性肺炎是存在争议的。尽管缺乏确切的证据证明皮质类固醇治疗是有益的,但也有医生应用大剂量甲泼尼龙或地塞米松治疗吸入性肺炎。

神经源性肺水肿

神经源性肺水肿在急性颅脑损伤的部分患者中发生。这种肺水肿通常出现在中枢神经系统损伤后数分钟到数小时,并可能出现在围术期。有大量来自损伤的中枢神经系统的交感神经冲动,导致广泛的血管收缩以及血容量转而进入肺循环。据推测,增加的肺毛细血管压力导致液体渗出到肺间质和肺泡。肺动脉高压和肺血容量增多也可损伤肺血管。

与肺水肿相关的近期中枢神经系统损伤则提示神经源性肺水肿的诊断。鉴别诊断主要是与吸入性肺炎相鉴别。与神经源性肺水肿不同,化学性肺炎多由吸入引起,通常持续时间更长且伴有继发性细菌感染。

神经源性肺水肿的治疗主要是明确中枢神经系统损伤的原因,降低颅内压,充分氧供及通气支持。除非血容量增多,否则不应使用利尿剂,因为低血容量性低血压会造成中枢神经系统损伤。

药物性肺水肿

急性非心源性肺水肿可出现在给予大量药物之后,尤其是阿片类药物(海洛因)和可卡因。出现高渗透性肺水肿提示水肿液中存在高浓度蛋白质。可卡因也可引起肺血管收缩、急性心肌缺血和心肌梗死。没有证据表明纳洛酮能够加快阿片类药物引起的肺水肿的恢复。对药物性肺水肿患者主要是支持治疗,包括为保护呼吸道进行气管插管和机械通气。

高原性肺水肿

高原性肺水肿可能发生在2500~5000 m高度并受上升到那个高度的速度的影响。症状出现往往是渐进性的,但通常在到达高海拔地区48~72小时内出现。暴发性肺水肿可能先出现较轻的急性高山病的症状。据推测,高渗透性肺水肿的病因是缺氧性肺血管收缩,这可增加肺血管压力。治疗包括供氧和从高海拔地区迅速撤离。吸入一氧化氮可能有利于改善氧合。

萎陷肺复张

萎陷肺迅速复张可导致同侧肺水肿。解除气胸或胸腔积液后,引起复张性肺水肿的风险与以下因素有关:胸腔内的空气或液体量(>1 L风险增加)、萎陷持续时间(>24小时)以及快速的复张。水肿液中高浓度蛋白质提示毛细血管膜通透性增强在复张性肺水肿的发展中十分重要。复张性肺水肿的治疗主要是支持治疗。

负压性肺水肿

负压性肺水肿可能在急性上呼吸道梗阻(梗阻后肺水肿)解除后发生,急性上呼吸道梗阻多是由于拔管后喉痉挛、会厌炎、肿瘤、肥胖、打嗝或自主呼吸患者出现阻塞性睡眠呼吸暂停引起的。通常在解除呼吸道梗阻后的几分钟至两三小时发生肺水肿。呼吸急促、咳嗽及无法维持血氧饱和度在95%以上是容易与吸入性肺病或肺栓塞相混淆的常见体征。很多术后血氧饱和度下降的病例可能是由于未被识别的负压性肺水肿引起的。

负压性肺水肿的发生与胸腔内负压升高有关,升高的负压是由于机体对抗上呼吸道梗阻而用力呼吸引起的。胸腔内高负压降低了间隙静水压,增加静脉回流,增加左室后负荷。此外,这样的负压导致激烈的交感神经系统激活、高血压及血容量向心性转移。这些因素通过增加跨毛细血管压力梯度引起急性肺水肿。

保持上呼吸道通畅和充分氧供治疗已经足够,因为负压性肺水肿通常是一过性、自限性的。可能偶尔需要短时期应用机械通气。血流动力学监测提示左、右心室功能正常。中心静脉压和肺动脉闭塞压是正常的。肺水肿的影像学证据在12~24小时内消失。

麻醉管理

术前 急性限制性肺疾病患者应推迟接受择期手术，并且须努力优化心肺功能。可能需要排出大量胸腔积液。持久性低氧血症可能需机械通气和PEEP。在评估和治疗肺水肿时，血流动力学监测是非常有益的。

术中 这类患者病情危重。术中管理应是重症治疗的延续，应制定术中呼吸管理计划。对急性呼吸衰竭和限制性肺疾病患者，最好的通气方式在临床试验中尚未得到明确。但是，由于其病理生理机制与急性肺损伤相似，且应用大潮气量和气道高压存在血流动力学紊乱及气压伤的风险，因此，应用小潮气量（比如6 mL/kg）但稍快的呼吸频率（14~18 bpm）以保持吸气末平台压低于30 cmH$_2$O是较为合理的。一般的麻醉呼吸机可能不能满足严重ARDS患者的需要，部分患者可能需要更先进的重症监护呼吸机。限制性肺疾病患者的典型呼吸是浅快呼吸，因此，如果当气体交换和其他指标令人满意时，不能仅仅因为脱机过程中出现呼吸急促而推迟拔管。

慢性内源限制性肺疾病

慢性内源限制性肺疾病的特点在于多由肺纤维化引起的肺脏内部性质的变化。肺动脉高压和肺心病即由渐进的肺纤维化发展而来，导致肺血管病变。主要表现为呼吸困难，且为浅快呼吸。

结节病

结节病是一种累及多组织的全身性肉芽肿疾病，但主要累及胸内淋巴结和肺脏。2/3的患者无症状表现，而经异常的胸片检查结果确定。患者可能存在呼吸系统症状，如呼吸困难和咳嗽。眼结节病可能引起葡萄膜炎，心肌结节病可能引起传导阻滞和心律失常。结节病累及神经系统最常见的表现为单侧面部神经麻痹。支气管内结节病比较常见。高达5%的患者发生喉结节，喉结节病可能会干扰成人规格气管导管的通过。可出现肺心病。不足10%的患者出现高钙血症，但这是结节病的典型表现。

患者诊断结节病时可能需要用纵隔镜采集淋巴结组织。结节病的血管素转换酶活性增高，可能是由于肉芽肿内的细胞生成了这种酶。但是血管素转换酶活性的这种增高并不具有诊断价值或预后意义。应用皮质类固醇可抑制结节病的临床表现，并可治疗高钙血症。

过敏性肺炎

过敏性肺炎的特点是吸入含有真菌、芽孢、动植物成分的粉尘后，肺内出现的弥漫性间质性肉芽肿反应。过敏性肺炎的症状和体征包括吸入抗原4~6小时后，开始呼吸困难和咳嗽，以及随后产生的白细胞增多、嗜酸性粒细胞增多及常伴动脉低氧血症。胸部X线片提示多重肺浸润。反复发作的过敏性肺炎导致肺纤维化。

嗜酸性肉芽肿

肺纤维化的伴发疾病被称为嗜酸性肉芽肿（组织细胞增生症X）。尚无明确的治疗手段证实对该病有益。

肺泡蛋白沉积症

肺泡蛋白沉积症的特征是肺泡中脂蛋白沉积，但疾病原因不明。呼吸困难和动脉低氧血症是典型的临床表现。该疾病可单独发病或与化疗、获得性免疫缺陷综合征、吸入粉尘伴随出现。虽然可能存在自发缓解，但重症病例的治疗需要全肺灌洗，从而清除肺泡物质，改善巨噬细胞功能。低氧血症患者进行肺灌洗可能会进一步降低氧合水平。肺灌洗麻醉期间的气道管理包括置入双腔支气管导管以便单侧肺灌洗，改善灌洗期间的氧合。

淋巴管平滑肌瘤

淋巴管平滑肌瘤是在育龄女性中出现的呼吸道、淋巴管和血管平滑肌增生。肺功能检查提示限制性和阻塞性肺疾病伴弥散性功能下降。淋巴管平滑肌瘤临床表现为进行性呼吸困难、咯血、复发性气胸和胸腔积液。几乎所有的淋巴管肌瘤细胞表达黄体酮受体。黄体酮或他莫昔芬可用于治疗，但是也可使肺功能逐渐恶化，许多患者在症状出现10年内死亡。

麻醉管理

术前 患者通常伴有呼吸困难和干咳，也可表现为肺心病。听诊可闻及呼吸音增粗伴捻发音。胸部X线片显示毛玻璃样及结节样影。动脉血气分析显示正常二氧化碳的低氧血症。肺功能检查显示限制性通气障碍以及一氧化碳扩散能力降低。肺活量少于15 mL/kg提示严重肺功能不全。应积极治疗感染,清除分泌物,术前应戒烟。

术中　限制性肺疾病患者FRC值偏低,氧储存较差,因此,患者对无通气的耐受很差。全身麻醉、仰卧体位及控制呼吸都能进一步减少FRC。FRC的改变和缺氧的风险将持续至术后。由于患者FRC偏小,其对吸入麻醉药摄取更快。气道峰压应保持尽可能小以降低气压伤的风险。

慢性外源限制性肺疾病

慢性外源限制性肺疾病多由胸廓(胸壁)疾病妨碍肺部扩张而引起(表9-11)。肺脏受到压缩,肺容量减少。由于胸部异常机械运动和因肺容量减少引起的气道阻力增加,患者的呼吸功增加。任何胸廓畸形可引起肺血管压缩,导致右心功能不全。无力咳嗽引起的反复肺部感染可能发展为COPD。

肥胖

在肥胖患者中,体重压迫对胸廓产生直接的限制作用;当患者处于仰卧位时,增大的腹膜限制了膈肌运动,对胸廓产生间接的限制作用。FRC降低,通气-灌注比例失调及发生低氧血症的可能性增加。肥胖患者可能在运动时出现严重的呼吸困难,其原因是他们需要做更多的功来移动胸部和腹部的重量。运动时出现的浅快呼吸反映出大量负荷与呼吸系统顺应性降低的综合效应。在病态肥胖患者中,可能出现日间高碳酸血症,特别是在阻塞性睡眠呼吸暂停时。

胸椎骨骼结构畸形

胸椎骨骼畸形的两个基本类型是脊柱侧凸(脊柱侧弯伴扭转)和脊柱后凸(脊柱前屈),最常表现为并发脊柱后侧凸。先天性脊柱后侧凸畸形(占病例的80%)常开始于儿童期晚期或青春期早期,并随着骨骼迅速生长病情加重。轻中度脊柱后侧凸畸形(侧凸角度<60°)通常伴有轻微的至轻度的限制性通气障碍。运动时可能会出现呼吸困难,但是由于骨骼畸形加重、肺活量下降,即使在适度活动时,呼吸困难也会经常发生。严重畸形(侧凸角度>100°)可导致慢性肺通气不足、低氧血症、继发性红细胞增多症、肺动脉高压和肺心病。当

脊柱后侧凸患者的肺活量小于预测值的45%且侧凸角度超过110°时,易发生呼吸衰竭。潜在的肺组织压缩导致肺泡-动脉氧分压差增大。严重脊柱后侧凸患者由于应用中枢神经系统抑制剂,其发生肺炎和肺换气不足的风险增加。夜间通气支持补充充分的氧供治疗可能有效。

表 9-11	限制性肺疾病病因
急性内源限制性肺疾病(肺水肿)	
急性呼吸窘迫综合征	
误吸	
神经源性问题	
阿片药物过量	
高海拔	
肺萎陷后复张	
上呼吸道阻塞(负压)	
充血性心力衰竭	
慢性内源限制性肺疾病	
结节病	
过敏性肺炎	
嗜酸性肉芽肿	
肺泡蛋白沉着症	
淋巴管肌瘤	
药物引起的肺纤维化	
慢性外源限制性肺疾病	
肥胖	
腹水	
怀孕	
肋脊骨骼结构畸形	
脊柱后侧凸	
强直性脊柱炎	
胸骨畸形	
连枷胸	
神经肌肉疾病	
脊髓横断	
格林-巴利综合征	
重症肌无力	
Eaton-Lambert 综合征	
肌肉萎缩	
胸膜、纵隔疾病	
胸腔积液	
气胸	
纵隔肿瘤	
纵隔气肿	

胸骨畸形

胸骨和肋软骨关节畸形具有漏斗胸(下端胸骨向内凹陷)和鸡胸(上、中或下端胸骨向外突起)的特点。大多数漏斗胸患者,没有明显的功能限制。肺容量和心血管功能尚可。当胸骨畸形伴有由肺功能限制或心血管功能障碍,则提示应给予手术纠正。

连枷胸

多处肋骨骨折,特别是当多个骨折的肋骨在垂直方向上相互平行时,可出现连枷胸。连枷胸的特点是吸气时出现逆向运动,即吸气时,胸廓的不稳定部分向内运动,胸廓的稳定部分向外运动。呼气时,胸廓的相同部分向外运动。连枷胸的病理生理也可由于胸骨正中切开后裂开,比如在心脏手术中。连枷胸引起潮气量减少的原因是胸壁畸形的肺组织在呼气时容积反常性增加,而在吸气时容积减少。其结果是渐进的低氧血症和肺泡通气不足。连枷胸的治疗是应用正压通气,直至确定胸廓稳定化过程已经完成或骨折肋骨固定。

神经肌肉疾病

神经肌肉疾病干扰了吸气肌和呼气肌所需的中枢神经系统传入神经的支配作用,导致限制性肺疾病。脊髓、外周神经、神经肌肉接头或者骨骼肌的异常可能导致无法产生正常呼吸压力,从而形成限制性肺功能障碍。与胸廓机械障碍时有效的咳嗽通常被保留的情况相反,神经肌肉疾病时的呼气肌无力将无法提供充足的呼出气流速度,从而无法产生有力的咳嗽。极端的例子是颈部脊髓损伤时,腹部和肋间肌瘫痪严重降低了咳嗽能力。当肺不张合并肺炎(由咳嗽不足后分泌物潴留引起)或者应用抗抑郁药物时,很可能发生急性呼吸衰竭。神经肌肉疾病患者在某种程度上要依靠维持觉醒状态来保持充足的通气。在睡眠期间,可能发生低氧血症和高碳酸血症,且易促发肺心病。肺活量是神经肌肉疾病对通气功能总的影响的重要指标。

膈肌麻痹

在无呼吸道并发症存在的情况下,神经肌肉疾病很少进展至高碳酸性呼吸衰竭,除非存在膈肌无力或膈肌瘫痪。因此,保存膈神经和膈肌功能的四肢瘫痪患者在无肺炎和未应用中枢神经系统抑制性药物的情况下不易发展为呼吸衰竭。仰卧位时,膈肌瘫痪患者可产生与连枷胸相似的通气模式(腹内容物将膈肌推入胸腔)。直立位时,患者肺活量显著增加,氧合和通气情况得到改善。单侧膈肌麻痹的病例多数是膈神经肿瘤浸润的结果。在缺乏相关的胸膜肺疾病时,大多数单侧膈肌麻痹的成年患者不表现出症状,而是通过胸部X线片检查偶然发现的。与此相反,婴儿更依赖于双侧膈肌功能以获得充分的呼吸泵功能。在这些患者和有症状的成年患者中,膈肌折叠术对防止胸廓连枷动作可能是必要的。

一过性膈肌功能障碍可发生在腹部手术后。肺容量下降、肺泡-动脉氧分压差增加及呼吸频率增加。这些变化可能是由于在膈肌刺激下,膈神经反射活动受到抑制而引起的。由于术后膈肌功能不全,可出现肺不张和动脉低氧血症。诱导性肺量计可缓解这些异常。

脊髓横断

四肢瘫痪患者(横断面必须达到或低于C4或者膈肌瘫痪)的呼吸维持完全或主要依靠于膈肌。膈肌只在吸气中起作用,因此,需要包括腹壁肌在内的呼气肌作用才能产生的咳嗽运动在四肢瘫痪患者中几乎是完全不存在的。当膈肌下降产生胸腔内负压时,肋间肌可固定上端胸廓以防止胸廓向内塌陷。当进行腹式呼吸时,上端胸廓会在吸气时产生逆向向内运动,导致潮气量减小。当四肢瘫痪的患者被置于直立体位时,腹内容物牵拉膈肌以及腹壁肌紧张性缺乏导致膈肌的有效作用降低。腹带被用来取代失去的腹部肌肉张力,当在直立位潮气量减少时,腹带是相当有用的。失去脊髓交感神经的抑制,四肢瘫痪患者中存在由副交感神经紧张引起的轻度支气管收缩。抗胆碱能支气管扩张药物的使用可以扭转这种异常。四肢瘫痪的患者在不存在诸如肺炎等并发症的情况下,几乎不会发生呼吸衰竭。

格林-巴利综合征

20%~25%的格林-巴利综合征患者存在呼吸功能不全,需进行机械通气。通气支持是必要的,平均应用时长为2个月。少数患者有持续骨骼肌无力,而且容易发生与肺感染相关的反复发作的呼吸衰竭。

神经肌肉传递障碍

重症肌无力是最常见的影响神经肌肉传递且可

能导致呼吸衰竭的疾病。肌无力综合征(Eaton-Lambert综合征)可能与重症肌无力相混淆。在应用非去极化神经肌肉阻滞剂后,可能发生持续骨骼肌麻痹或骨骼肌无力。

肌肉萎缩症

假性肥大(Duchenne型)肌肉萎缩症、强直性肌营养不良和其他形式肌肉萎缩的患者易患肺部并发症及呼吸衰竭。吸气肌无力可导致慢性肺泡通气不足;呼气肌无力可削弱咳嗽,若伴有吞咽肌无力则可导致胃内容物吸入肺中。与所有的神经肌肉症状一样,应避免使用中枢神经系统抑制性药物,如必须给予则从最小剂量开始给药。夜间无创通气(如鼻间歇正压通气或外部负压通气)对患者可能是有益的。

胸膜纵隔疾病

胸膜和纵隔疾病可能会导致肺部机械改变从而妨碍肺的有效扩张。

胸膜纤维化

胸膜纤维化可在血胸、脓胸或为治疗反复发作的气胸而进行的胸膜固定术后出现。由于胸膜腔闭塞,功能限制性肺部异常通常是存在的,但比较轻微。手术剥除较厚的纤维膜在技术上是困难的,且只有在限制性肺疾病症状明显时才考虑手术。

胸腔积液

胸腔积液经常通过胸部X线片被发现,当出现肋膈角变钝时,至少存在25~50 mL的胸腔积液。大量流体产生特征性的均匀浑浊影,与胸壁构成新月形凹面。超声检查及计算机断层扫描在评价胸腔积液方面是非常有用的。在充血性心力衰竭的患者,小叶间液体作为胸腔积液可出现在叶间裂隙中。不同类型的液体可在胸膜腔内积聚,包括血液(血胸)、脓(脓胸)、血脂(乳糜胸)和浆液性液体(胸水)。所有这些疾病具有相同的X线表现。

胸腔积液是通过胸腔穿刺术进行诊断和治疗的。胸水可以是漏出性也可以是渗出性的,进一步的鉴别诊断需进一步评估。血性胸水常见于恶性疾病、创伤或肺梗死的患者。

气胸

气胸是气体在胸腔内出现,其原因是壁层胸膜断裂(外部穿透伤)或脏层胸膜断裂(肺实质撕裂或破裂)。当气体来源于肺时,破裂可能发生在不存在肺部疾病的情况下(单纯性气胸),或是继发器质性疾病的结果(继发性气胸)。自发性气胸往往发生于年龄在20~40岁的高瘦男子中,多由胸膜顶肺泡破裂引起。吸烟能够使得原发性自发性气胸的风险增加20倍。自发性气胸大多在患者休息时发生。运动或航空旅行不增加自发性气胸的风险性。

症状和体征 呼吸困难经常伴气胸存在。大多数患者也存在患侧胸痛和咳嗽。可发生动脉低氧血症、低血压和高碳酸血症。体格检查结果往往不明显,无论在什么时候,当患者出现呼吸困难和急性胸痛时,都应考虑气胸诊断的可能性。心动过速是最常见的体征。当患者出现大范围气胸时,体格检查可发现患侧胸壁运动减弱、叩诊浊音且呼吸音减弱或消失。

治疗 气胸的对症治疗是通过胸膜腔放置一个小口径塑料导管或放置胸腔管抽吸放气。70%的带有小或中号导管的自发性气胸患者,抽气后可成功拔除导管。当气胸量小(<15%的半胸容积)或无症状气胸时,可继续观察病情。充分氧供可加速胸膜对空气的重吸收。如果胸腔内存在持续漏气则需要置入胸管。大部分漏气可在7天之内吸收。胸管引流的并发症包括疼痛、胸膜感染、出血和与肺复张有关的肺水肿。复发性气胸可能需要手术治疗或化学胸膜固定术治疗。

张力性气胸

张力性气胸是吸气时气体进入胸腔,但呼气时气体无法排出胸腔,结果导致滞留在胸腔中的气体逐渐增多,胸腔内压力(张力)逐渐增高。张力性气胸发生在不足2%的自发性气胸患者中,但较常见于肋骨骨折、中心置管和机械通气时气压伤,可伴有严重的呼吸困难、低氧血症和低血压。立即用针或小口径导管穿入第二肋间隙放气可以挽救生命。

纵隔肿瘤

在纵隔扩大的评估中,对比增强CT可以辨别血管结构、软组织、钙化淋巴瘤、胸腺瘤、畸胎瘤和胸骨后甲状腺肿,这些多为前纵隔肿瘤的常见原因。大纵隔肿瘤可能造成渐进的呼吸道梗阻,肺容量减少,肺动脉或心脏压塞,以及上腔静脉阻塞。

上腔静脉综合征是纵隔肿瘤阻碍上胸段上腔静脉血液回流的一组体征。静脉压力增高导致:(1)胸部和颈部侧支静脉扩张;(2)面部、颈部和上胸部水肿发绀;(3)结膜水肿;(4)颅内压力增加的表现,包括头痛及精神状态改变。呼吸困难是较为常见的。几乎所有的上腔静脉综合征病例都是由癌症引起的。

纵隔炎

急性纵隔炎通常由食管穿孔后细菌污染引起,症状包括胸痛和发烧,应用广谱抗生素及手术引流治疗。

纵隔积气

纵隔积气可发生在食管、支气管撕裂或肺泡破裂后,不过多为独立发病。滥用可卡因后可出现自发性纵隔积气。胸骨后胸痛和呼吸困难症状常在突然发病时出现,经常伴随呼吸过度用力(咳嗽、呕吐、Valsalva动作)。皮下气肿可以在颈部、手臂、腹部和阴囊上广泛蔓延。纵隔内的气体可释放到胸腔,导致气胸,通常位于左侧。依靠胸部X线片诊断纵隔气肿。自发性纵隔气肿无需特殊治疗。若纵隔气肿是器官破裂引起的,则需要手术引流及修复。

支气管囊肿

支气管囊肿是由内衬呼吸道上皮细胞的原始肠组织充液或充气形成的。它们通常位于纵隔或肺实质。该囊肿可以无症状,而表现为反复发作的肺部感染或危及生命的呼吸道阻塞。纵隔囊肿由液体填充多于由气体填充,通常不直接与气道相连。这些肿块随着生长引起呼吸道压迫症状,手术切除是必要的。

理论上对支气管囊肿患者的影响包括氧化亚氮和正压通气的危害。氧化亚氮可扩散到充气的支气管囊肿中,产生危及呼吸系统或心血管系统的囊肿扩张。对正压通气的设定,可能需要有球阀效应,特别是在已压迫支气管树、存在空气滞留的囊肿中。尽管存在这些问题,临床经验证实,氧化亚氮和正压通气用于支气管囊肿患者是安全有效的。

麻醉管理

术前

纵隔肿瘤患者的术前评估包括胸部X线片、流速-容量环、胸部影像学检查及气管支气管压缩迹象的临床评价。纵隔肿物的大小和气管压缩程度可通过计算机断层扫描确定,该项检查对预测麻醉期间是否存在困难气道非常有用。表面麻醉下,应用可屈纤维支气管镜对评估气道梗阻检查也有帮助。有趣的是,术前肺部症状的严重性与麻醉期间可能遇到的呼吸系统危害无关。事实上,相当数量的无症状患者反而会在麻醉期间发生意外的气道阻塞。应尽可能考虑进行术前放射治疗。如果可行的话,最好对有症状的患者在局部麻醉下进行组织活检。纵隔肿瘤患者在清醒时可无症状,但在仰卧位接受麻醉时可出现气道梗阻。在麻醉过程中,肿瘤的大小可能会因静脉怒张而增加,肿瘤的位置可有所转变,它可能会压迫气道、腔静脉、肺动脉或心房并造成威胁生命的低氧血症、低血压,甚至心脏骤停。

术中

限制性肺疾病并不影响麻醉诱导药物或麻醉维持药物的选择。由于具有呼吸抑制作用的长效药物其药效可持续到术后,因此应避免使用。高度怀疑存在气胸时,需停止应用氧化亚氮。行外周手术时,可应用局部麻醉,但必须意识到,当感觉阻滞水平高于T10时,会引起呼吸肌活动受损,而限制性肺疾病患者就是依靠呼吸肌的活动来维持一定的通气量。在手术期间进行机械通气有利于优化氧合和通气。由于肺顺从性差,增加吸入气道压力可能是必要的。当患者肺功能明显受损时,则需要术后机械通气。限制性肺疾病能够增加术后肺部并发症的风险。

在纵隔肿瘤存在的情况下,麻醉诱导和气管插管的方法取决于术前气道评估。外部水肿与上腔静脉综合征可伴有类似的口腔和咽下部水肿。如果由静脉阻塞引起的水肿较为严重,则有必要在腿部而不是手臂建立静脉通道。中心静脉导管或肺动脉导管可经股静脉插入,应考虑有创动脉血压监测。有症状的患者可能需要坐位以保证充分呼吸。如果是这样,在气道安全性得到保证后,麻醉诱导可以在这个体位进行。气道表面麻醉,有或没有镇静剂均可用于纤维喉镜检查。在年轻患者中,保留自主呼吸的吸入麻醉诱导可能是必要的。如果发生严重的呼吸道梗阻,将患者置于侧卧或俯卧位可得到缓解。只要有可能,应建议手术过程保留自主呼吸,可能会因为术中大量补液而使上腔静脉综合征加重。利尿剂可减少肿瘤体积,但在静脉回流受损的患者中前负荷减少可能导致严重的低血压。因为中心静脉压增高,手术出血量通常增加。

术后

由于部分切除或活检,可引起肿瘤肿胀,这可能会增加气道梗阻而需要重新气管插管法。

肺疾病患者诊断过程

纤维支气管镜检查可通过肉眼观察气管,并且能够采样做培养、细胞学和活组织检查,从而已普遍取代了硬式支气管镜检查。在支气管肺活检后5%~10%

的患者以及周围型肺癌经皮穿刺活检后10%~20%的患者可发生气胸。胸膜活组织检查主要的禁忌证是凝血异常。

纵隔镜检查是在全身麻醉下于胸骨上切迹上方切开一个小横切口来进行。沿气管前筋膜钝性分离可进行隆凸水平的气管旁淋巴结活检。并发症包括气胸、纵隔出血、静脉空气栓塞、喉返神经损伤引起的声音嘶哑和声带麻痹。纵隔镜也能对右无名动脉施压，造成右臂脉搏消失及右颈总动脉血流损害。

急性呼吸衰竭

呼吸衰竭是无法提供足够的动脉氧合和（或）无法有效消除二氧化碳。

诊断

急性呼吸衰竭是在不存在右向左心内分流且充分供氧的情况下，PaO_2低于60 mmHg。在急性呼吸衰竭存在的情况下，$PaCO_2$增加、不变或降低，这取决于肺泡通气量与代谢产生的二氧化碳之间的关系。当不存在对代谢性碱中毒的呼吸代偿时，$PaCO_2$高于50 mmHg则符合急性呼吸衰竭的诊断。

急性呼吸衰竭区别于慢性呼吸衰竭是基于$PaCO_2$与动脉血pH（pHa）之间的关系。急性呼吸衰竭通常是伴随着$PaCO_2$突然增加和pHa的相应降低。在慢性呼吸衰竭的情况下，尽管$PaCO_2$增加，但pHa通常在7.35~7.45。这个正常的pHa反映了经肾小管重吸收碳酸氢盐对呼吸性酸中毒具有肾代偿作用。

呼吸衰竭往往伴随着FRC（功能残气量）和肺顺应性下降。如果持续呼吸衰竭，则有肺血管阻力增加和肺动脉高压加重的倾向。

急性/成人呼吸窘迫综合征

成人呼吸窘迫综合征是由肺炎性损伤引起的，临床表现为急性低氧性呼吸衰竭。

流行病学和发病机制

与ARDS相关的临床疾病和危险因素包括与肺直接损伤相关的事件以及体循环过程中引起肺间接损害的各种原因（表9-12）。总体而言，败血症是急性肺损伤进展至ARDS过程中最大的风险因素。ARDS急性期表现为迅速发生呼吸衰竭伴难治性的动脉血氧不足，以及与心源性肺水肿较难鉴别的X线表现。由于肺泡毛细血管膜渗透性增加，富含蛋白质的水肿液流入肺泡。存在中性粒细胞介导肺损伤的证据。促炎细胞

表 9-12	急性呼吸衰竭的治疗
供氧	
气管插管	
机械通气	
呼气末正压	
改善血管液体量	
利尿治疗	
强心治疗	
糖皮质激素(?)	
清除分泌物	
感染的控制	
营养支持	
吸入 β-肾上腺素受体激动剂	

?，表明疗效有待证实。

因子可在肺局部产生。急性期通常可以彻底痊愈，但在某些患者会发展为弥漫性纤维化性肺泡炎伴持续动脉低氧血症，以及肺顺应性下降。ARDS恢复期或缓解期的特点是逐步缓解的低氧血症和逐步改善的肺顺应性。通常，X线片异常将完全消失。

症状和体征

通常在充分供氧治疗后，顽固动脉低氧血症是第一个体征。出现症状之前，可能已经出现X线征象。患者通常具有正常的肺毛细血管楔压。由于肺动脉血管收缩和部分肺毛细血管床闭塞可产生肺动脉高压，严重时，可引起右心力衰竭。ARDS的死亡多为败血症或多脏器衰竭所致，而非呼吸衰竭，不过有些患者的死亡与肺损伤直接相关。

诊断

ARDS的诊断依据是存在急性、难治性低氧血症，符合肺水肿的弥漫浸润性胸片征象，以及肺毛细血管楔压小于18 mmHg。该PaO_2/FIO_2比值通常小于200 mmHg。当ARDS不太严重时，表现为急性肺损伤，其表现形式与ARDS类似，但PaO_2/FIO_2比值小于300 mmHg。心源性和非心源性肺水肿相鉴别的临床分型如图9-7所示。

治疗

急性呼吸衰竭的治疗旨在通过一定的治疗来增加氧合和通气。急性呼吸衰竭治疗需达到3个主要目标：(1)纠正低氧血症，(2)清除过多的二氧化碳，(3)给予上呼吸道开放。

改善对急性肺损伤和急性呼吸窘迫综合征患者

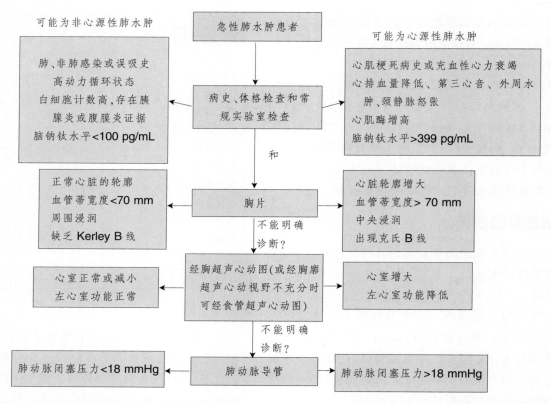

图 9-7 心源性肺水肿与非心源性肺水肿临床差异流程图。(Adapted from Ware LB, Matthay MA: Acute pulmonary edema. N Engl J Med 2005;353:2788–2796. Copyright Massachusetts Medical Society, 2005.)

的支持治疗,可有助于改善生存率(表9-13)。应对造成ARDS的潜在原因进行彻底研究,尤其应该注意那些可治疗的感染性疾病(诸如败血症和肺炎等)的致病可能性。预防或及早治疗院内感染是至关重要的。最好通过肠内营养的方式提供充足的营养物质。预防胃肠道出血和血栓栓塞也是很重要的。目前不建议常规使用表面活性剂或吸入一氧化氮治疗。然而,今后,为了尽快达到ARDS缓解期应该应用诸如加强肺泡液消除能力、维持改善氧合等治疗策略,这些策略可能与传统通气治疗一样重要。吸入β-受体激动剂可能有助于消除肺水肿液、刺激表面活性剂的分泌,甚至发挥抗炎作用,这些可帮助恢复正常的肺血管通透性。

气管插管和机械通气　对不能充分氧合的急性呼吸衰竭和ARDS患者的最初治疗步骤是气管插管和机械通气。调整吸入氧浓度使PaO_2维持在60~80 mmHg。过去治疗ARDS应用较高的潮气量(12~15 mL/kg),但这可能会降低肺顺应性并可导致肺泡过度膨胀和气压伤。可通过调整潮气量来降低气压伤的风险,因为这样气道压峰值增加不会应超过35~40 cmH_2O。应通过评估呼吸力学来确定理想的潮气量而不是通过测量动脉血气。

应用的PEEP是改善ARDS患者氧合最有效的方法之一。PEEP有助于防止呼气末肺泡塌陷,从而增加肺容量(尤其是FRC),改善通气–血流匹配,降低肺内

表 9-13	与急性肺损伤和急性呼吸窘迫综合征相关的临床紊乱
直接肺损伤	
肺炎	
吸入胃内容物	
肺挫伤	
脂肪栓子	
溺水	
吸入性损伤	
间接肺损伤	
败血症	
创伤相关休克	
大量输血	
体外循环	
药物过量	
急性胰腺炎	

右到左分流的严重程度。PEEP不能降低血管外肺水量或防止肺水肿液形成。但是,水肿液可重新分布至肺间质部,使原先充满液体的肺泡重新通气。

当需要吸入高浓度氧($FiO_2>0.5$)才能保持住一个可被接受的PaO_2且此时氧中毒的风险增加, 则提示可应用PEEP。PEEP可降低ARDS时与肺泡开启和关闭相关的剪应力。为达到可接受的氧合程度,应在无毒氧气浓度下,应用最低水平的PEEP。高水平的PEEP降低心排出量,增加气压伤的发生率。达到最佳肺顺应性状态的PEEP水平通常与达到最佳氧合状态的PEEP水平相似。PEEP通常增加$2.5\sim5.0$ cmH_2O直到PaO_2维持在至少60 mmHg,FiO_2低于0.5。当PEEP水平低于15 cmH_2O时,大多数患者在氧转运和肺顺应性方面得到很大改善。继续提高PEEP水平可通过过度扩张肺泡从而压缩肺泡周围毛细血管、分流更多血液至通气减少区域来降低氧分压。

PEEP干扰了静脉回流,引起室间隔左移限制了左室充盈,因此,PEEP的重要的不利影响是降低心排出量。在血容量过低时,PEEP影响心排出量的表现更加明显。补充血管内液体容量、给予强心药可抵消PEEP对静脉回流的影响,改善心肌收缩力。应用PEEP治疗的患者,采用肺动脉导管来监测液体补充的充分性、心肌收缩力和组织氧合是非常有益的。监测肺动脉闭塞压,可因PEEP(肺泡内压力)压传输到肺部毛细血管而使得监测结果更加复杂,产生错误的肺动脉闭塞压数值。

反比例通气 反比例通气的特点是吸气时间超过了呼气时间,即吸气/呼气比大于1。这是通过增加一个吸气末暂停来保持肺泡压力稳定在一定的水平来完成的。不增加分钟通气量或者PEEP也可能增加动脉氧合。反比例通气的风险包括气压伤以及由于缩短呼气时间形成自发PEEP而导致的低血压。虽然反比例通气可以改善部分ARDS患者的氧合,但前瞻性研究并没有证实其对大多数患者有益。

液体和血流动力学管理 对急性肺损伤和ARDS患者限制液体入量的目的是降低肺水肿的严重程度。肺动脉闭塞压小于15 mmHg可能反映血管内液体容量不足。尿量在$0.5\sim1.0$ mL/(kg·hr)则说明心排出量和血管内液量充足。使用呋塞米利尿,可有效扭转补液过量带来的不良反应,其有效性可通过氧合作用的改善和肺浸润的消散而得到证明。在ARDS患者中,中央静脉压的监测不是指导血管内液体量的可靠指标。

合理的液体治疗目标是使得血管内液体量处于满足器官充足灌注的最低水平,该水平可通过代谢性酸碱平衡和肾功能来评估。如果恢复血管内液体量后不能维持器官血液灌注,如脓毒性休克患者,给予血管升压药治疗可能是必要的,这样可以改善器官组织灌注压力并恢复组织氧供。

皮质类固醇 尽管在急性肺损伤和ARDS中炎症的作用已得到公认,但在病程早期应用皮质类固醇的作用尚未得到证实。皮质类固醇在治疗ARDS晚期纤维化肺泡炎以及在严重ARDS患者治疗无效的情况下作为抢救性药物可能是有价值的。

清除分泌物 充分水化作用和吸入气体湿化有利于气道分泌物的清除。气管吸痰、胸部理疗和体位引流也可增强分泌物的清除。纤维支气管镜可用于去除引起肺不张的浓稠分泌物。

控制感染 根据痰培养和药敏性检查,特效抗生素控制感染对控制ARDS是有益的。然而,不建议预防性应用抗生素, 因为这可导致抗药微生物过度生长。ARDS患者感染最早期表现是肺功能进一步恶化,这种情况并不少见。

营养支持 营养支持对防止骨骼肌无力非常重要。低磷血症可促进骨骼肌无力的发生,且与伴有急性呼吸衰竭和ARDS的膈肌收缩乏力有关。增加热量的摄入,特别是静脉输入营养液,提高呼吸比,从而增加了二氧化碳的生成,产生更多的肺泡通气。在严重受损的患者,只有通过机械通气才能得到充分的通气量。

机械通气支持

应用鼻导管、文丘里(Venturi)面罩、非重复呼吸面具或三通管对存在自主呼吸的患者进行充分氧供。这些设备很少能够使得吸入氧气浓度在50%以上,因此其应用价值仅仅只是在纠正由轻度至中度通气-灌注比例失调引起的低氧血症。当这些输送氧的方法不能维持PaO_2大于60 mmHg, 应尝试通过面罩进行持续正压通气。持续气道正压可以通过开放塌陷的肺泡和减少肺内右向左分流来提高肺容量。通过面罩连续气道正压的缺点是,通气需要密闭面具,这可能会增加患者呕吐时误吸的风险。维持PaO_2在80 mmHg以上是没有益处的, 因为此时血红蛋白的氧饱和度已接近100%。在某些患者,有必要进行气管插管和开始机械通气以维持可接受的氧合和通气。提供正压通气的典型设备包括容量循环和压力循环通气。

容量循环通气 容量循环通气提供了固定的潮气量,通气压力是因变量。可设定压力限值,当通气压力超过此值时,泄压阀防止气流进一步增多。此阀防止了气道峰压和肺泡压力增高的危险性,并能预警已经发生的肺顺应性变化。气道峰压的急剧升高反映了肺水肿加重、存在气胸、气管导管扭结、气管导管或大气管被黏液阻塞。尽管气道峰压存在较小变化,还应该保持潮气量,这与压力循环通气相反。容积循环通气的缺点是这些设备无法弥补输送系统气体泄漏。使用容量循环通气的主要方式包括辅助控制通气和同步间歇指令通气(图9-8)。

辅助控制呼吸 在控制模式下,预设呼吸频率能够确保患者即使在不做吸入动作的情况下,也可以接受预先设置的机械呼吸次数。然而,在辅助模式下,如果患者产生小的负的气道压力,机器会以目前的潮气量输送一次呼吸。

同步间歇指令通气 同步间歇指令通气技术允许患者以任何呼吸频率和潮气量进行自主呼吸,由机器提供特定的分钟通气量。可完善气体输送回路,为自主呼吸提供足够的气体流量,并允许间断强制输送与患者吸气努力同步的呼吸。理论上讲,同步间歇指令通气与辅助控制通气相比,其优势在于使患者持续使用呼吸肌,降低平均气道压和平均胸内压力,防止呼吸性碱中毒,改善患者与呼吸机间的呼吸协调。

压力循环通气 压力循环通气向肺内输送气体,直至达到预设的气道压力。潮气量是因变量。潮气量随肺顺应性和气道阻力的不同而变化。

机械通气患者的管理

需要机械通气的危重病患者可能会受益于持续输注镇静药物来治疗焦虑和激动,并促进患者与呼吸机送气之间的协调。镇静不足或焦虑可导致许多危及生命的问题,诸如自我拔管、气体交换急性恶化和气压伤。如果镇静效果满意,神经肌肉阻滞药物的应用可减少。然而,当达到满意的镇静条件时,不可能不影响血流动力学,可能需要骨骼肌松弛以确保适当的通气和氧合。

镇静 地西泮、丙泊酚和麻醉剂是最常见的药品,用于在机械通气期间减轻患者焦虑、引起遗忘、提高舒适度以及镇痛。较新的机械通气方式允许存在高碳酸血症($PaCO_2$可能达到50 mmHg),这给患者带来更多的不适,需要深度镇静。连续滴注比间歇注射给药更能提供一个稳定理想的药效水平。每日中断输注镇静药物,允许患者"觉醒"可方便评估患者的精神状态,最终缩短机械通气时间。对于此种方法,持续输注丙泊酚是唯一有吸引力的选择,因为该药物短暂的时–量相关半衰期,可不受输注持续时间影响,并且快速觉醒是可预测的。从雷米芬太尼作用中迅速恢复也同样不受静脉输注持续时间的影响。

肌肉松弛 当镇静不足或伴随应用镇静药物而出现低血压时,非去极化神经肌肉阻滞剂可产生良好的骨骼肌松弛以允许最佳的机械通气治疗。应考虑这些药物依靠肾脏清除的情况。间断给予肌肉松弛剂比连续给药更能周期性评估患者的镇静程度,以及判断是否需要继续应用肌肉松弛剂。监测神经肌肉阻滞程

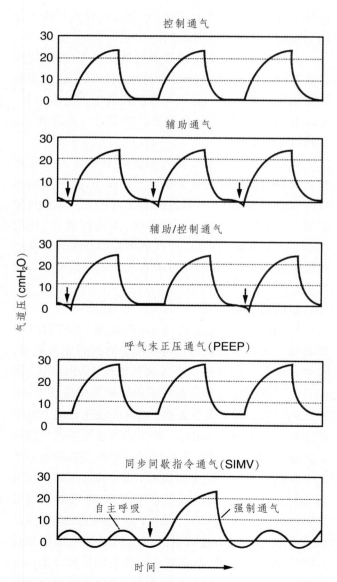

气道压(cmH₂O)

控制通气

辅助通气

辅助/控制通气

呼气末正压通气(PEEP)

同步间歇指令通气(SIMV)

自主呼吸 强制通气

时间 →

图 9-8 经气管插管,不同通气模式下的潮气量和气道压。箭头表示患者的自主呼吸触发呼吸机进行机械辅助呼吸。

度并滴定肌肉松弛药物的剂量以确保颤搐反应仍然存在,是比较谨慎的做法。应用药物引起的骨骼肌长时间松弛有加重与基础危重疾病伴发的弥漫性多发性神经病的危险。

并发症

感染 急性呼吸衰竭进行机械通气的患者,气管插管是唯一最重要的医源性肺炎（呼吸机相关性肺炎）的诱发因素。主要的发病机制是气管套管周围污染分泌物轻微吸入。在急性呼吸衰竭的情况下,诊断肺炎可能是存在困难的,因为发烧、肺部浸润可能已经在急性呼吸衰竭时出现。

院内鼻窦炎与经鼻气管插管密切相关。医院内鼻窦炎的治疗包括抗生素,用口腔管代替鼻导管,应用减充血剂及头部抬高以利于鼻窦引流。

肺泡过度膨胀 由潮气量大（10~12 mL/kg）和气道压力高（>50 cmH₂O）引起的肺泡过度膨胀可能会导致肺泡破裂和肺泡出血。在急性肺损伤和ARDS存在的情况下,呼吸机输送的气体优先沿阻力最小的路径达到通气较好的肺组织或者区域,使这些肺泡存在过度膨胀的风险。这些肺泡可能萎陷并重复张开多次,这可能与机械通气所致肺损伤有关。温和的机械通气形式:使用5~8 mL/kg的潮气量,气道压力不超过30 cmH₂O,提示可治疗急性呼吸衰竭和ARDS。然而,应用这种通气形式可能需要接受某种程度的高碳酸血症和呼吸性酸中毒,而且PaO₂通常小于60 mmHg。

允许范围内的高碳酸血症或控制性通气不足可能伴有潮气量和气道压力的减小,目的是避免肺泡过度膨胀。允许范围内的高碳酸血症会引起呼吸动力增加,从而产生不适的感觉,需要深度镇静、骨骼肌松弛,或两者皆需。当患者存在颅内压增高、心律失常或肺动脉高压时,不建议出现允许范围内的高碳酸血症。

气压伤 气压伤可能会以皮下气肿、纵隔积气、肺间质气肿、气腹、心包积气、动脉气体栓塞或张力性气胸的形式出现。这些症状表明,肺泡外空气均来自过度膨胀和破裂的肺泡。感染可能通过削弱肺组织来增加气压伤的风险。张力性气胸是最常见由呼吸机引起的威胁生命的气压伤表现。低血压、渐进性低氧血症及气道压力增高提示存在张力性气胸。

肺不张 肺不张是在机械通气过程中引起低氧血症的常见原因。当不存在低血压时,出现氧合程度急剧恶化,则应考虑迁移的气管导管进入左或右主支气管或产生黏液栓。由于肺不张引起的动脉低氧血症通过增加FiO₂不能缓解。机械通气患者突发性低氧血症的其他原因包括张力性气胸、肺栓塞,与肺不张相反的是,这些原因常伴有低血压。支气管镜检查可能有助于清除导致持久性肺不张的黏液栓。

危重病性肌病 接受机械通气治疗的急性呼吸衰竭患者在呼吸衰竭病因得到处理后的很长时期内,仍存在神经肌肉无力的风险。弥漫性骨骼肌肉无力的常见原因是危重症多发性神经病,即当败血症及多器官功能衰竭存在时的一种轴突障碍。长期应用非去极化神经肌肉阻滞剂可能促发急性肌病的进展,尤其是在那些接受皮质类固醇合并治疗的患者中。药物引起的肌肉麻痹比特异性神经肌肉阻滞剂引起的肌肉麻痹在肌肉持续无力方面的作用更大。由于肾和(或)肝功能障碍引起的对非去极化神经肌肉阻滞剂的活性代谢产物降解减少,也是当长期应用药物后持续肌无力时需要考虑的问题。

治疗监测

监测急性呼吸衰竭的治疗进程包括评估肺气体交换（动脉和静脉血气,pHa）及心脏功能（心排出量、心脏充盈压、肺内分流）。应用肺动脉导管有助于监测这些指标。

脱离呼吸机 当患者在无其他辅助下,能够维持氧合和排除二氧化碳,则可以停止机械通气支持。在考虑患者是否可以安全地脱离机械通气并允许拔管时,患者须保持清醒并能够合作,能够耐受自主呼吸试验且没有过度的呼吸急促、心动过速或明显呼吸窘迫是重要的。提示可停止机械通气的原则包括:(1)肺活量超过15 mL/kg;(2)当吸入100%氧气时,肺泡氧分压－动脉血氧分压小于350 cmH₂O;(3) 当FiO₂小于0.5时,PaO₂大于60 mmHg;(4) 吸气负压大于20 cmH₂O;(5)pHa正常;(6)呼吸频率少于20 bpm;(7)无效腔通气量/潮气量（V_D/V_T）小于0.6。高呼吸速率和低潮气量呼吸通常标志着不能拔管。然而,最终决定尝试停止机械通气需要根据患者的具体情况而定,不仅要考虑肺功能,也要考虑并存的其他异常情况,如贫血、低血钾及低血容量。

当患者准备尝试停止机械通气支持,可以考虑3种选择:(1)同步间歇指令通气,允许患者进行自主呼吸,在自主呼吸期间,每分钟内逐渐强制呼吸输送,直到患者能够在无辅助条件下进行自主呼吸;(2)间断尝试完全脱离呼吸机支持,并通过三通管呼吸;(3)采用低水平压力支持通气。总体而言,对成功拔管而言,纠正需要机械通气的潜在病因比单纯脱机更为重要。停止机械通气后氧合情况恶化反映出可能存在渐进性肺泡塌陷,应用持续气道正压对此有效,而不是重新建立机械通气治疗,原因可能是持续气道正压有助于维持FRC。

有若干因素可能干扰脱机和成功气管拔管。呼吸性碱中毒和持续镇静可能抑制通气动力。过度膨胀引起的呼吸肌过度做功、大量分泌物、支气管痉挛,发热引起的肺水增加或二氧化碳产生增多,以及胃肠外营养大大降低了成功拔管的可能性。

气管拔管 当患者脱离T管后能够耐受2个小时的自主呼吸,或者当患者在同步间歇指令通气比例为1~2 bpm的情况下,无血气分析、精神状态或心功能方面的状态恶化,则可以考虑气管拔管。当吸入氧浓度不足50%时,仍保持PaO_2在60 mmHg以上。同样,$PaCO_2$应保持低于50 mmHg,而pHa应保持高于7.30。气管拔管的其他标准还包括所需PEEP应小于5 cmH_2O,自主呼吸呼吸率不超过30 bpm,超过15 mL/kg的肺活量。患者意识清醒且存在活跃的喉反射,能够发动有效的咳嗽并能够清除分泌物。具有保护作用的声门闭合功能可能在气管拔管后受损,使得误吸风险增加。

补充氧气 拔管后往往需要补充氧气,这个需要反映出通气-灌注比例失调持续存在。通过逐渐减少吸入氧浓度,应用脉搏氧饱和度仪监测SpO_2以及监测PaO_2来指导完成停止补充氧气的过程。

氧气交换与动脉氧合 可通过PaO_2来反映经肺泡-毛细血管膜进行的氧气交换是否充分。计算得出的PaO_2与检测出的PaO_2的差等于氧气交换的效能。计算PAO_2-PaO_2有助于评估肺的气体交换功能以及鉴别不同原因引起的动脉低氧血症(表9-14)。

只有当PaO_2低于60 mmHg时,才会发生动脉血氧饱和度明显下降。通气-灌注比例失调,肺内从右向左分流和肺通气不足是动脉低氧血症的主要原因(表9-14)。增加吸入氧浓度有可能改善以上情况中的PaO_2,但除外心排出量超过30%的肺内从右向左分流。

动脉血氧变化引起的代偿反应,一般的原则是,当PaO_2急剧降低且低于60 mmHg时,可激发代偿反应;在慢性缺氧时,当PaO_2低于50 mmHg,也存在代偿反应。动脉血氧不足的代偿性反应包括:(1)颈动脉体引起肺泡通气增加;(2)区域肺动脉血管收缩(缺氧性肺血管收缩),使肺血流量不流经低氧肺泡;(3)增加交感神经系统活性,从而提高心排出量,增加组织供氧。在慢性血氧不足时,红细胞增加,改善血液的携氧能力。

二氧化碳消除 $PaCO_2$能够反映相对于代谢产生的二氧化碳肺泡通气量是否充分(表9-15)。V_D/V_T能够反映二氧化碳跨肺泡-毛细血管膜转运的效能,这一比例描述了通气充分但血流不充分或没有血流的肺部区域。这些区域内的肺泡被形容为"无效通气"。通常情况下,V_D/V_T小于0.3,但当无效通气增加时,V_D/V_T可能升高到0.6,甚至更高。当存在急性呼吸衰竭、心排出量减少(如应用麻醉药或低血容量)和肺栓塞时,V_D/V_T会升高。

高碳酸血症定义为$PaCO_2$大于45 mmHg。允许范围内的高碳酸血症是指为避免或推迟患者进行气管插管和机械通气,允许自主呼吸的患者$PaCO_2$增加至55 mmHg。高碳酸血症的症状和体征取决于$PaCO_2$的增长速度和最终水平。$PaCO_2$急性升高与脑血流升高和颅内压升高有关。$PaCO_2$急剧升高超过80 mmHg可能导致中枢神经系统抑制和癫痫发作。

混合静脉血氧分压 混合静脉氧分压(PvO_2)和动静脉氧差(CaO_2-CvO_2)反映氧气运输系统(心排出量)相对于组织氧摄取整体是否充足。例如,心排出量减少,在组织耗氧量不变的情况下导致PvO_2降低,CaO_2-CvO_2增加。这些变化反映了当组织血流量减少时有相同量的氧被继续提取。PvO_2低于30 mmHg或CaO_2-CvO_2大CaO_2于6 mL/dL提示需要增加心排出量以促进

机制	PaO_2	$PaCO_2$	PAO_2-PaO_2	给氧后反应
吸入氧浓度低(高地)	降低	正常或降低	正常	改善
肺通气不足(药物过量)	降低	增加	正常	改善
通气-灌注比例失调(COPD、肺炎)	降低	正常或降低	增加	改善
右向左分流(肺水肿)	降低	正常或降低	增加	差或无效
弥散障碍(肺纤维化)	降低	正常或降低	增加	改善

表 9-14 动脉低氧血症机制

COPD,慢性阻塞性肺疾病;PAO_2-PaO_2,肺泡动脉氧分压差。

表 9-15	高碳酸血症机制		
机制	PaCO₂	V_D/V_T	PAO₂–PaO₂
药物过量	升高	正常	正常
限制性肺疾病(脊柱后侧凸)	升高	正常或升高	正常或升高
慢性阻塞性肺疾病	升高	升高	升高
神经肌肉疾病	升高	正常或升高	正常或升高
PAO₂–PaO₂,肺泡动脉氧分压差;V_D/V_T,无效腔量与潮气量比值。			

组织氧含量。肺动脉导管可用来抽样混合静脉血,监测Pvo₂,计算Cvo₂。

动脉血pH　监测pHa有助于发现酸血症或碱血症。可预测的代谢性酸中毒常伴随动脉低氧血症和组织供氧不足而发生。由于呼吸或代谢紊乱引起的酸血症与心律失常和肺动脉高压有关。

碱血症往往与机械过度通气及使用利尿剂导致氯和钾离子减少有关。心律失常的发生率由于代谢性或呼吸性碱中毒可能会增加。急性呼吸衰竭恢复期的患者在存在碱血症时,由于为了纠正pH紊乱而出现的代偿性肺换气不足,会延缓或妨碍呼吸机撤机。

肺内分流　当肺泡存在肺血流而没有肺通气时,可出现肺内右向左分流。实际效果是Pao₂下降,反映了由于未通气肺泡中的血含氧少,引起通气肺泡内的氧被稀释。计算分流分数可评估通气–灌注比例程度,并可用于估计急性呼吸衰竭治疗期间肺脏对多种治疗干预的反应。

生理性分流通常占心排出量的2%~5%。正常程度的右向左肺内分流反映了肺动脉血通过支气管静脉和心最小静脉直接回到左侧循环。值得注意的是,在吸入浓度不足100%氧气的患者中测定分流分数可反映出通气–灌注比例失调和右向左肺内分流的影响。根据吸入100%氧气患者中测得的分流分数计算结果排除了通气–血流不匹配的影响。

肺栓塞

外科手术易引起肺栓塞,甚至会迟发于术后1个月,尽管在预防和诊断深静脉血栓方面已经有了很大的进步,但肺栓塞的死亡率和复发率仍然很高。

诊断

准确检测肺栓塞仍然十分困难,鉴别诊断十分广泛(表9-16)。肺栓塞可伴发其他相似的心肺疾病。肺栓塞的临床表现是非特异性的,往往很难单纯依靠临床表现来建立肺栓塞的诊断(表9-17)。在急性肺栓塞中,最一致的症状是急性呼吸困难。肋膜炎或胸骨下疼痛、咳嗽或咯血提示存在由近胸膜表面的小栓塞引起的肺梗死。呼吸急促及心动过速是肺栓塞最常见但非特异性的表现。其他体征包括气喘、发烧、罗音、胸膜摩擦音、第二心音的肺动脉瓣成分响亮、右心室抬高及颈静脉鼓胀。动脉血气可以是正常的,动脉低氧血症和低碳酸血症(激活气道刺激性受体引起过度换气)不是肺栓塞的特异性表现。在卵圆孔未闭或房间隔缺损,可发生反常栓塞,心房间右向左血液分流可能引起严重的血氧不足。大多数伴有急性肺栓塞患者心电图检测结果包括ST-T段改变和电轴右偏。如果肺动脉栓塞足够大以至于导致急性心肺病时,则可能出现P波高尖、房颤及右束支传导阻滞。心电图主要用于鉴别肺动脉栓塞、急性心肌梗死及其他可能的诊断。

经胸壁超声心动图,特别是对危重患者怀疑其存在肺栓塞时有用,并且能帮助确定右心室压力超负荷、心肌梗死、分析主动脉解剖结构以及确定与肺栓

表 9-16	肺栓塞鉴别诊断
心肌梗死	
心包炎	
充血性心力衰竭	
慢性阻塞性肺疾病	
肺炎	
气胸	
胸膜炎	
胸带状疱疹	
焦虑/过度通气综合征	
胸主动脉剥离	
肋骨骨折	

表 9-17	肺栓塞症状和体征
症状/体征	**发生率(%)**
急性呼吸困难	75
呼吸急促(>20 bpm)	70
胸膜炎胸痛	65
罗音	50
干咳	40
心动过速(>100 bpm)	30
第二心音肺动脉瓣成分加强	25
咯血	15
发热(38~39 ℃)	10
Homans 征	5

塞表现类似的心脏压塞。

在麻醉期间,肺动脉栓塞没有特异性表现且往往短暂。麻醉过程中提示肺栓塞的变化包括原因不明的动脉低氧血症、低血压、心动过速和支气管痉挛。心电图检测和中心静脉压检测可能提示存在肺动脉高压和右心室功能不全。

二氧化碳图能够表明呼气末二氧化碳的减少和肺泡-动脉二氧化碳差的增加,这说明无效腔量增加。经食管超声心动图可显示右心房、右心室的急性扩张,肺动脉高压,甚至偶尔在大肺动脉出现的血栓。

有助于诊断急性肺栓塞的实验室检查包括D-二聚体检查。D-二聚体阳性说明可能存在肺栓塞。D-二聚体阴性有力地提示血栓栓塞是不存在的(阴性预测值>99%)。肌钙蛋白水平可升高,可能说明由于急性右心室过度舒张引起的右心室心肌细胞损伤。

螺旋CT对比扫描对诊断急、慢性肺动脉栓塞非常有效,而且在许多医疗中心已逐渐取代肺通气-灌注扫描。它对检测肺内大动脉、叶动脉和段动脉中的凝块非常有用,但对检测小血管内的血栓灵敏性不足。然而,正是这些大血栓才具有最重要的临床意义。

肺动脉造影是肺栓塞诊断的金标准。当其他初步检测不能确定是否存在肺栓塞,且必须确诊肺栓塞或排除肺栓塞时,可应用肺动脉造影。

肺通气-灌注扫描和腿静脉超声扫描是可以帮助诊断深静脉血栓形成和(或)肺栓塞的无创检查。

治疗

急性肺动脉栓塞的治疗包括抗凝、溶栓、下腔静脉滤器置入和栓子切除手术。

肝素仍然是治疗急性肺动脉栓塞的基础。任何高度怀疑肺栓塞的患者,应立即静脉给予负荷量的普通肝素(5000~10 000 U),之后持续静脉输注。另一种治疗是皮下注射低分子量肝素。肺栓塞后抗凝治疗的最佳持续时间尚未明确,但已知的是,持续6个月抗凝治疗期比持续6周抗凝治疗期能够预防更多的血栓复发。这个长期抗凝治疗通常是用华法林完成的,应用剂量维持国际标准化比值在2.0~3.0。

对不能接受抗凝、抗凝时有明显的出血或是尽管接受抗凝仍复发肺栓子的患者,可置入腔静脉滤器来预防下肢的血栓成为肺栓子。

溶栓治疗被认为可使肺动脉栓塞迅速溶解,特别是存在血流动力学紊乱或严重低氧血症时。出血是溶栓治疗的主要副作用,因此这种治疗方法在高危出血患者中属禁忌。

由肺栓塞引起的低血压可能需使用正性肌力药如多巴胺、多巴酚丁胺或血管收缩剂(如去甲肾上腺素)来治疗。肺血管舒张药可能需要用来控制肺动脉高压。气管插管和机械通气可能是必要的。止痛药用于治疗肺动脉栓塞引起的疼痛是非常重要的,但必须小心管理,因为其可能引起潜在的心脏血管不稳定。当患者出现大量肺栓塞且对药物治疗无反应或不能接受溶栓治疗时,可考虑应用肺动脉取栓术。

麻醉管理

在威胁生命的肺栓塞手术中,麻醉管理的目的是支持重要脏器功能,尽量减少由麻醉引起的心肌抑制。患者通常在到达手术室后进行气管插管和机械通气,往往吸入高浓度氧。对动脉压和心脏充盈压监测是必要的。右心房充盈压力可以指导静脉输液,有助于完善右心室充盈压,优化当右心室的后负荷量显著增加时的每搏输出量。可能需要应用正性肌力药来支持心排出量。儿茶酚胺类药(如多巴胺和多巴酚丁胺)可增加心肌收缩力,但对肺血管阻力的影响不大。磷酸二酯酶抑制剂氨力农和米力农可增加心肌收缩力,是极好的肺动脉扩张剂。在这种情况下,这种组合效果特别有益。

麻醉诱导和维持必须避免任何程度的动脉低氧血症、体循环低血压和肺动脉高压。麻醉维持可以选用任何不产生明显心肌抑制作用的药物或是联合药物。氧化亚氮可能不是合适的选择,因为应用该药需给予高浓度氧,且它可增加肺血管阻力。在这种情况下,不释放组胺的非去极化神经肌肉阻滞剂是最好的选择。

外科医师在肺主动脉主干行切开吸引术,去除远端肺动脉的栓塞片段时,应用正压将利于进行手术。尽管这些患者的心肺状态在手术前是危险的,明显的血流动力学改善常发生于术后。

脂肪栓塞

脂肪栓塞的症状通常出现在长骨骨折的12~72小时后(神志清醒时期),尤其是股骨或胫骨骨折。脂肪栓塞综合征在急性胰腺炎、体外循环、静脉输注脂肪和吸脂术中也能观察到。在胫骨或股骨骨折的患者中出现低氧血症、精神症状和淤斑三联征,应怀疑脂肪栓塞。如合并肺功能不全可能仅出现动脉低氧血症(持续存在),也可能是暴发性、从呼吸急促发展到肺泡毛细血管渗漏及急性呼吸窘迫综合征。中枢神经系统功能障碍的表现从意识模糊到烦躁,最后昏迷。淤斑,尤其是遍及颈部、肩部和胸部,发生于至少50%的存在脂肪栓塞临床表现的患者中,并被认为是栓塞的脂肪引起的,而不是由血小板减少症或其他凝血机制障碍引起的。血清脂肪酶浓度增加或脂类尿存在提示脂肪栓塞,但也可能会发生在不存在脂肪栓塞的外伤后。往往存在明显的发热和心动过速。磁共振成像能提示脂肪栓塞综合征急性期的典型脑部病变。

引起脂肪栓塞的脂肪来源最可能来自骨髓脂肪架构的破坏。脂肪栓塞综合征的病理生理机制涉及脂肪颗粒阻塞血管,以及由于脂肪酶的作用自脂肪颗粒释放出的游离脂肪酸的有害作用。这些游离脂肪酸可引起急性弥漫性血管炎,尤其是在脑和肺血管。脂肪栓塞综合征的治疗包括治疗急性呼吸窘迫综合征和固定长骨骨折。对高危患者预防性应用皮质类固醇可能有益,但对已经存在的脂肪栓塞综合征,皮质类固醇的有效性尚未被证实。从概念上讲,皮质类固醇可通过限制游离脂肪酸引起的内皮损伤降低脂肪栓塞综合征的发生率。

肺移植

肺移植的4个主要方式包括:(1)单肺移植,(2)双肺连续移植,(3)心肺移植,(4)活体肺叶移植。表9-18列出了典型的肺移植适应证。

表 9-18	肺移植适应证
1. 慢性阻塞性肺疾病
2. 囊性纤维化
3. 自发性肺纤维化
4. 原发性肺动脉高压
5. 支气管扩张
6. Eisenmenger 综合征
7. 再次移植

Adapted from Singh H, Bossard RF: Perioperative anaesthetic considerations for patients undergoing lung transplantation. Can J Anaesth 1997;44:284–299.

肺心病不是心肺移植的适应证,因为单纯肺移植后,右心室功能可快速彻底地恢复。在现存自体肺中出现肺动脉高压、血管阻力增高的患者则需要同种异体移植脏器来调整几乎整个心排出量,这可导致术后立即出现再灌注肺水肿和移植物功能不全。肺纤维化疾病对单肺移植的反应较好,因为通气和血流都优先分布到移植肺。双肺连续移植指一次手术中,按顺序进行两个单肺移植。当不存在严重肺动脉高压时,移植一侧肺脏的同时对对侧肺脏进行通气,可避免应用体外循环。双肺移植的主要适应证是肺囊性纤维化和支气管扩张症的其他表现形式。术中开始使用免疫抑制剂,而且需终身应用。

麻醉管理

肺移植麻醉管理与肺切除术的麻醉管理遵循同样的原则。

术前

从生理角度讲,选择肺移植的患者最常伴有限制性肺疾病和$PA_{O_2}-Pa_{O_2}$的差较大。这些患者通常伴有不可逆的、渐进的肺疾病。(恶性肿瘤被认为是移植的禁忌证,因伴随免疫抑制,有肿瘤复发的风险。)存在轻中度的肺动脉高压和一定程度的右心力衰竭。吸烟者在进行移植手术前,至少戒烟6~12个月。在肺切除前钳夹肺动脉时,会引起肺血管阻力急剧增加,医师需要评估此时的右心室能否保持足够的每搏输出量。医师也要评估患者对氧气的依赖、应用类固醇、血液生化分析及肺和其他主要器官功能的检测。

术中

单肺移植行后外侧胸廓切开,双肺移植或双肺连续移植行胸骨前胸廓切开。如果心肺状况不稳定,则需行体外循环。在单肺移植中移除灌注较少的肺。监测手段包括动脉内置管及肺动脉置管。肺动脉压监测尤为重要。必须注意确保肺动脉导管从要被夹闭的肺动脉撤出，漂入非手术肺。经食管超声心动监测可用来评估右、左心功能及体液平衡。关于肺移植中麻醉维持和诱导的麻醉药物以及骨骼肌肉松弛药方面没有特别的建议。药物引起的组胺释放是不希望出现的，而药物引起的支气管扩张作用是有益的。

应用双腔支气管导管进行气管插管，用纤维支气管镜验证双腔管是否放置在合适的位置。术中可能遇到的问题包括动脉低氧血症，特别是单肺通气过程中。在上肺应用连续气道正压，在下肺应用PEEP，或应用某种形式的差异性肺通气，有利于减少肺内分流。当肺动脉被钳夹时可能出现严重的肺动脉高压和右心力衰竭。输注肺血管扩张药(如环前列腺素)或吸入一氧化氮有助于控制肺动脉高压。在极端的情况下，部分体外循环支持是必需的。将供体肺与受者连接通常按照以下顺序：肺静脉连接至左心房，肺动脉吻合，最后支气管吻合，通常由大网膜包裹。

术后

术后机械通气是否继续应视需要而定。肺移植死亡的主要原因是支气管裂开和由于败血症或排异导致的呼吸衰竭。去神经支配的供体肺使得患者不能产生来自下呼吸道正常的咳嗽反射，容易罹患肺炎。在无排异反应的情况下，肺功能检查通常是正常的。

肺移植的生理影响

终末期肺部疾病患者进行单侧或双侧肺移植能显著改善肺功能。达到最佳的改善状态通常需要3~6个月。动脉氧合作用迅速恢复正常，不再需要补充供氧。在肺血管疾病的患者，单侧肺移植或双侧肺移植都能引起肺血管阻力和肺动脉压即刻和持续的正常化，通常还伴随心排出量迅速增加以及表现为右心室壁厚度逐渐减小的心室重建。运动能力的提高使得大多数肺移植患者恢复到积极的生活方式。

当对供体肺实施肺切除时，该侧肺脏的神经支配、淋巴系统和支气管循环都会受到影响。肺去神经产生的影响主要是丧失咳嗽反射，从而使患者存在误吸和肺感染的风险。术后早期黏膜纤毛清除率受损。横断气管和支气管引起的淋巴引流紊乱会在术后2~4周重新建立。即使肺功能有所改善，仍持续出现对二氧化碳的通气反应迟钝。心脏去神经支配是患者接受

心肺移植时另一个需要考虑的因素。

肺移植并发症

轻度一过性肺水肿在刚移植后的肺中比较常见。然而，在某些患者，肺水肿却足以导致急性呼吸衰竭，称为初次移植失败。胸部X线片所见的浸润影和术后72小时内出现的严重低氧血症可明确诊断。治疗主要是支持疗法和机械通气，死亡率高。

支气管吻合口裂开要求立即手术纠正或再次移植。支气管吻合口狭窄是最常见的气道并发症且最常发生于移植后数周。临床显著气道狭窄的依据包括病灶部位喘息声、反复发作的下呼吸道感染和肺功能不佳。

肺移植受者的感染率比其他器官移植受者的感染率高出数倍，这很可能与移植物暴露于外界环境有关。下呼吸道细菌性感染是肺感染最常见的表现。通过吸入而获得的最普遍的细菌为曲霉菌，其常定植在肺移植受者的呼吸道，然而曲霉菌仅引起少数患者出现临床感染。

肺移植急性排异反应常见，通常在移植后100天内出现。其临床表现是非特异性的，包括身体不适、低热、呼吸困难、氧合作用受损和白细胞增多。为明确诊断经支气管肺活检是必要的。急性排异反应的治疗包括静脉注射甲泼尼龙。多数患者有快速的临床反应，不过即使没有临床症状和体征，也存在排异反应的组织学证据。

慢性排异反应表现为闭塞性细支气管炎，存在于小气道的纤维增生过程，从而使黏膜下纤维化和管腔闭塞。闭塞性细支气管炎在移植后的最初6个月内较为少见，但在术后生存至少5年的患者中其发生率超过60%。此症状起病隐匿，典型表现是呼吸困难、咳嗽以及与绿脓杆菌定植气道有关的反复发作的化脓性气管支气管炎。总体预后不佳。对严重闭塞性细支气管炎，再次移植是唯一根治治疗方法。

肺移植受者麻醉注意事项

肺移植后需行手术治疗的患者，其麻醉应注意：(1)移植肺的功能；(2)移植肺可能存在的排异反应或感染；(3)免疫抑制治疗对其他器官系统的影响，以及存在功能障碍的其他器官系统对移植肺的影响；(4)自体肺脏疾病；(5)计划实施手术过程及其对肺的可能影响。

术前

术前评估包括询问与排异反应及感染有关的病

史、肺部听诊(一般是呼吸音清)、肺功能检查、动脉血气分析和胸部X线片。如果怀疑存在排异反应或感染,应推迟择期手术。应注意免疫抑制药物的副作用。在许多患者中,存在与环孢霉素有关的高血压和肾功能不全。

由于移植肺可能存在进行性排异反应从而对肺功能造成不良影响,因此建议术前进行肺活量测定。不易区分慢性排异反应和感染。慢性排异反应时,FEV_1、肺活量和肺总容量有所减少,动脉血气表明肺泡–动脉血氧梯度增加,但罕见二氧化碳潴留。移植3个月后,闭塞性细支气管炎通常表现为干咳,症状与上呼吸道感染类似,包括发热和疲劳。在数月内出现呼吸困难,其后的临床过程类似慢性阻塞性肺病。胸部X线片显示支气管周围及间质浸润。

如果肺功能正常,可应用术前用药。高碳酸血症在术后早期较为常见。对阿片类药物的敏感性增加。由于分泌物增多,可应用止涎剂。在时间较长的大手术中可补充皮质类固醇。肺移植后患者发病率和死亡率的主要原因是感染。可预防性应用抗生素,在血管内置管需严格遵循无菌原则。肺去神经支配限制了呼吸模式的作用,但气道高反应和支气管狭窄都较为常见。去神经支配削弱了气管吻合水平以下的传入感觉。患者咳嗽反射丧失,易引起分泌物潴留和无症状性误吸。对二氧化碳的反应性呼吸是正常的。

术中

由于肺移植受者在气管吻合水平之下缺乏咳嗽反射,患者只有在清醒状态下才能清除分泌物。因为咳嗽反射减弱、存在支气管狭窄的可能以及肺感染的风险增加,建议只要条件允许应尽可能选择局部麻醉。硬膜外麻醉和脊髓麻醉是可以接受的。然而,肋间肌功能减弱对这些患者有特殊的影响。采用任何神经

阻滞都会伴随感染的风险。无菌技术在这个高风险人群中的重要性无论怎样强调都不为过。对肺移植后患者,在脊髓或硬膜外阻滞之前补充液体是存在风险的,因为移植肺淋巴回流受阻,引起组织间液蓄积,这在移植术后早期尤其明显。

对心肺移植受者,液体管理是一个难题,因为心脏需要足够的前负荷以维持心排出量,但引起肺水肿的液体阈值降低。在这种情况下,有创监测可能是非常有用的,但应权衡其所带来的益处与感染的风险。经食管超声心动图可用于监测容量状态和心功能。如果经颈内静脉置入中心静脉导管,应选择自体肺一侧的颈内静脉。在接受过心肺移植的患者中,心脏去神经支配是另一个需要考虑的因素。这些患者术中可能出现阿托品不能纠正的心动过缓,可能需要肾上腺素和(或)异丙肾上腺素提高心率。

麻醉管理的重要目标是迅速恢复足够的呼吸功能和早期气管拔管。患者对挥发性麻醉药的耐受性良好,在不存在肺大疱时,氧化亚氮是可以应用的。免疫抑制药可能与神经肌肉阻滞剂存在相互作用,免疫抑制药引起的肾功能受损可能会延长某些肌肉松弛剂的效果。非去极化神经肌肉阻滞剂的作用通常需用药物拮抗,因为即使是微小残留的肌肉无力都能危及患者的通气功能。

当定位气管内导管时,最好是将套囊放置在刚刚越过声带的位置,以尽量减小损伤气管吻合口的风险。应绝对避免将气管导管置入单侧自体肺或者单侧移植肺的失误。如果手术过程需要双腔支气管导管,最好是把导管的支气管部分置于自体支气管内,从而避免与气管吻合口接触。在单肺移植后应用正压通气可能会比较复杂,因为自体肺和移植肺之间存在肺顺应性的差异。

要　　点

● 术前存在呼吸系统疾病的患者其术中和术后发生呼吸系统并发症的风险增加。

● 近期上呼吸道感染的患者其麻醉管理应注意减少分泌物和减少对高反应气道的麻醉操作。

● 哮喘治疗包括两部分。首先,控制治疗用以改善气道环境,从而降低急性气道狭窄的发生率。控制治疗包括吸入和系统应用皮质类固醇、茶碱和抗白

三烯药物。哮喘治疗的另一个部分是在支气管痉挛时应用缓解药或抢救药。缓解治疗包括β-肾上腺能激动剂和抗胆碱药。

● 在哮喘患者,麻醉诱导和维持的目标是充分抑制气道反应,从而避免气道机械刺激引起的支气管收缩。

● 戒烟和长期氧气治疗是可积极改变伴有血氧

不足的COPD自然进程的仅有的两个治疗性干预。

● 肺功能检测在预测术后肺部并发症方面的作用有限，单独的肺功能检测结果不能用来拒绝患者手术。

● COPD患者需低频率通气以便为呼气提供足够的时间，这可以减少空气滞留和自主PEEP的风险。

● 在COPD患者，预防术后肺部并发症发生的基础是恢复减小的肺容量，特别是FRC，发动有效的咳嗽清除气道分泌物。

● 吸入性肺炎最有效的治疗是充分供氧和建立PEEP。

● ARDS急性期表现为突发呼吸衰竭伴有难治性动脉低氧血症，影像学结果与心源性肺水肿不易区分。急性期通常可彻底缓解，但在一些患者中，可发展为伴有持续低氧血症且肺顺应性降低的纤维性肺泡炎。ARDS的恢复或缓解期特点是低氧血症逐渐好转，肺顺应性改善。

● 急性肺栓塞的治疗包括抗凝、溶栓、置入下腔静脉滤器和手术栓子切除术。

● 肺移植后肺去神经的主要影响是丧失咳嗽反射，使患者存在误吸和肺感染的风险。

● 对心肺移植受者，液体管理是一个难题，因为心脏需要足够的前负荷以维持心排出量，但引起肺水肿的液体阈值降低。

（王靖 译 单世民 校）

参 考 文 献

Arcasoy SM, Kotloff RM: Lung transplantation. N Engl J Med 1999;340:1081–1091.

Barrera R, Shi W, Amar D, et al: Smoking and timing of cessation: Impact on pulmonary complications after thoracotomy. Chest 2005;127:1977–1983.

Benumof J (ed): Anesthesia for Thoracic Surgery. Philadelphia, WB Saunders, 1995.

Bishop MJ, Cheney FW: Anesthesia for patients with asthma: Low risk but not no risk. Anesthesiology 1996;85:455–456.

Campbell NN: Respiratory tract infection and anesthesia. *Haemophilus influenzae* pneumonia that developed under anaesthesia. Anaesthesia 1990;45:561–562.

Goldhaber SZ, Elliott CG: Acute pulmonary embolism: Part I: Epidemiology, pathophysiology and diagnosis. Circulation 2003;108:2726–2729.

Goldhaber SZ, Elliott CG: Acute pulmonary embolism: Part II: Stratification, treatment and prevention. Circulation 2003;108:2834–2838.

Heikkinen T, Järvinen A: The common cold. Lancet 2003;361:51–59.

Kain ZN: Myths in pediatric anesthesia. ASA Refresher Courses Anesthesiol 2004;32:121–134.

Kostopanagiotou GMDP, Smyrniotis VMDP, Arkadopoulos NMD, et al: Anesthetic and perioperative management of adult transplant recipients in nontransplant surgery. Anesth Analg 1999;89:613–622.

Kroenke K, Lawrence VA, Theroux JF, et al: Postoperative complications after thoracic and major abdominal surgery in patients with and without obstructive lung disease. Chest 1993;104:1445–1451.

Mellor A, Soni N: Fat embolism. Anaesthesia 2001;56:145–154.

Pullerits J, Holzman R: Anaesthesia for patients with mediastinal masses. Can J Anesth 1989;36:681–688.

Qaseem A, Snow V, Fitterman N, et al: Risk assessment for and strategies to reduce perioperative pulmonary complications for patients undergoing noncardiothoracic surgery: A guideline from the American College of Physicians. Ann Intern Med 2006;144:575–580.

Ramsey BW: Management of pulmonary disease in patients with cystic fibrosis. N Engl J Med 1996;335:179–188.

Schreiner MS, O'Hara I, Markakis DA, Politis GD: Do children who experience laryngospasm have an increased risk of upper respiratory tract infection? Anesthesiology 1996;85:475–480.

Singh H, Bossard RF: Perioperative anaesthetic considerations for patients undergoing lung transplantation. Can J Anesth 1997;44:284–299.

Smetana GW: Preoperative pulmonary evaluation. N Engl J Med 1999;340:937–944.

Smetana GW, Lawrence VA, Cornell JE: Preoperative pulmonary risk stratification for noncardiothoracic surgery: A systematic review for the American College of Physicians. Ann Intern Med 2006;144:581–595.

Smith AD, Cowan JO, Brassett KP, et al: Use of exhaled nitric oxide measurements to guide treatment in chronic asthma. N Engl J Med 2005;352:2163–2173.

Steinbrook R: How best to ventilate? Trial design and patient safety in studies of the acute respiratory distress syndrome. N Engl J Med 2003;348:1393–1401.

Tait AR: Anesthetic management of the child with an upper respiratory tract infection. Curr Opin Anaesthesiol 2005;18:603–607.

The National Heart Lung and Blood Institute Acute Respiratory Distress Syndrome Clinical Trials Network: Efficacy and safety of corticosteroids for persistent acute respiratory distress syndrome. N Engl J Med 2006;354:1671–1684.

Ware LB, Matthay MA: Acute pulmonary edema. N Engl J Med 2005;353:2788–2796.

Warner DO: Helping surgical patients quit smoking: Why, when, and how. Anesth Analg 2005;101:481–487

第 10A 章　影响脑的疾病

Jeffrey J. Pasternak，William L. Lanier

视神经疾病
- 遗传性视神经萎缩
- 色素性视网膜炎
- Kearns-Sayer 综合征
- 缺血性视神经疾病
- 皮质盲
- 视网膜动脉阻塞
- 眼静脉阻塞

患有影响脑或中枢神经系统功能疾病的患者可能需经手术治疗此种疾病或其相关疾病，而对于患有其他疾病的患者，手术的需求则与神经系统疾病无关。无论需手术治疗的原因如何，共存的神经系统疾病通常会严重影响麻醉药物、麻醉技术和监测的选择。对于这些患者要特别注意脑保护和复苏。本章阐述了这些问题及各种视网膜和视神经疾病。

脑血流量、血容量和代谢

脑血流量（CBF）通常受脑代谢率、脑灌注压（CPP）［定义为平均动脉压（MAP）和颅内压（ICP）的差］、动脉血二氧化碳分压（$PaCO_2$）和氧分压（PaO_2）、各种药物的影响及颅内病理性改变的影响。正常情况下脑血流量是可以自我调节的，或者说在一定的灌注压范围内脑血流量是相对恒定的。健康成年人在脑灌注压为50~150 mmHg时其每百克脑血流量约为50 mL/min。

正常的脑代谢率为每百克3.0~3.8 mL O_2/min，通常通过脑氧耗率（$CMRO_2$）来测量。温度下降和许多麻醉药物可以使脑代谢率降低，而温度升高和癫痫发作则使其升高。

对于患有神经系统疾病的患者，麻醉和重症监护重点是控制颅内容量和颅内压。反过来，颅内压和容量间接受脑血容量（CBV）的影响，而CBV通常假设为CBF。实际上，CBV和CBF的变化不是一致的。例如，麻醉所致的血管扩张和高碳酸血症使CBF和CBV都增加。相反，适度的体循环低血压会使CBF降低，但代偿性的血管扩张使CBV增加。同样，颅内动脉的部分阻塞（例如，脑栓塞）会使局部CBF降低。然而，为了恢复循环，阻塞远端血管的扩张会使CBV增加。

动脉二氧化碳分压

$PaCO_2$的改变会相应地改变CBF（图10A-1）。$PaCO_2$每升高1 mmHg，每百克CBF（正常值约为50 mL/min）增加1 mL/min。同样，低碳酸血症时CBF降低，当$PaCO_2$快速降至20 mmHg时，CBF大约降低50%。$PaCO_2$对CBF的影响是通过小动脉壁周围的脑脊液（CSF）pH的变化介导的。CSF的pH值降低使脑血管扩张，而CSF的pH升高使脑血管收缩。血流阻力的相应改变可预测CBF的变化。在麻醉所致的CBV降低的基础上，$PaCO_2$还可以调节CBV。总之，使血管收缩的麻醉药减弱了$PaCO_2$对CBV的影响。

低碳酸血症可以迅速降低CBF、CBV和ICP，对于临床神经科麻醉的实施非常重要。当$PaCO_2$低于20 mmHg时，对血管收缩所致的脑缺氧的担忧尚无法得到证实。在长时间的低碳酸血症之后，CSF的pH值恢复至正常值，使低碳酸血症所致的CBV、ICP降低减弱。这就减弱了诱发的低碳酸血症长时程控制颅内高压的效果。这一适应性改变反映了重碳酸盐离子在CSF中的转运，CSF的pH值需要大约6个小时恢复正常。

动脉氧分压

只有当PaO_2降至50 mmHg时才会影响CBF（见图10A-1）。在这个阈值以下，脑血管明显扩张，CBF增

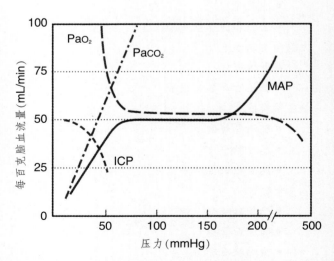

图10A-1　颅内压（ICP）、PaO_2、$PaCO_2$ 和平均动脉压（MAP）对脑血流量的影响。

加。此外,动脉低氧血症和高碳酸血症有协同作用,其增加CBF的作用超过这两个因素单独作用。

脑灌注压和脑的自我调节

脑的这种不受CPP改变的影响维持CBF在一个恒定水平的能力称为自我调节。自我调节是血管的活性反应,其特点是(1)当血压升高时动脉收缩;(2)当体循环血压下降脑动脉相应扩张。例如,血压正常的患者,其自我调节的CPP低限为50 mmHg,不过对于这个确切的数值仍有争议。在这个阈值以下,脑血管最大限度的扩张,CBF下降,与CPP直接相关(例如,压力依赖性血流)。当CPP在30~45 mmHg时,就会出现脑缺血的症状,表现为恶心、头晕及大脑活动减慢。CBF的自我调节也存在一个上限,超过此限血流与CPP成正比例。血压正常的患者其自我调节的CPP上限为150 mmHg。超过这个阈值,脑血管最大限度的收缩,此后CBF增加,成为压力依赖性。这会导致脑血管壁的过度扩张,血管内液体会被迫透过血管壁到脑组织,导致脑水肿。

慢性高血压会影响CBF的自我调节,表现为自我调节曲线右移,也就是说出现压力依赖性CBF的CPP高低阈值都高于正常值。脑血管需要一段时间来适应血压升高。急性高血压患者,如急性肾小球肾炎的儿童或孕期短时间的高血压患者,经常会产生慢性高血压患者在耐受高MAP时所出现中枢神经系统紊乱的症状。同样,在血压正常的患者,由于喉镜暴露或手术操作造成的一段时间的高血压会破坏自我调节。慢性高血压患者的自我调节低限也上调,他们不能耐受血压正常患者可耐受的低血压。因此,慢性高血压患者血压过快降低(使用血管扩张药物)至正常值就可能引发脑卒中。在使用抗高血压药物治疗一段时间后,血压逐渐降低,自我调节曲线就会移至原来的正常位置,大脑对低血压的耐受就会增强。

在很多情况下,CBF的自我调节都会受影响,包括:颅内肿瘤或颅脑创伤,使用吸入性麻醉药物。颅内肿瘤周围血管自我调节的消失是因为酸中毒导致最大限度的血管扩张,从而使血流量变成压力依赖性。

静脉压

静脉压对CPP或CBF的影响非常小,但可以显著影响CBV。为了使血液可以从颅内回流到颅外,ICP必须高于中心静脉压。由于中心静脉压(CVP)升高会导致CBV增加,静脉压的增加会导致颅内手术时脑体积增加和出血增多。其他可以使颅内静脉压增加的因素包括:静脉窦栓塞,或由于颈部过度弯曲,或扭转造成颈静脉受压。还有一些静脉压慢性升高的情况,例如上腔静脉综合征,由于压差降低,颅内血液回流受限,同时也会出现ICP和CBV增加。咳嗽时,胸内压力增加使CVP升高,会导致脑内静脉回流一过性中断,但这只是一个很短暂的过程。如果是有气管插管的患者出现咳嗽或"跃起",由于气管插管的存在声门一直处于开放状态,就不会出现胸膜腔内压和CVP升高。在这种情况下,由于肌肉传入介导的脑刺激导致CBF和CBV增加,CVP不升高,而ICP仍升高。

麻醉药物

在正常生理状态下,$CMRO_2$的改变通常会导致CBF随之发生改变,这个概念被称为$CBF/CMRO_2$耦合。相反,当使用吸入性麻醉药物(如异氟烷、七氟烷和地氟烷)浓度超过0.6~1.0 MAC值时,脑血管会明显扩张,从而CBF呈剂量依赖性增加,而同时脑代谢需氧减少。在1 MAC以下时,吸入性麻醉药对CBF的影响很小,部分原因是麻醉药物的任何直接效应能被$CBF/CMRO_2$耦合所平衡。当吸入性麻醉药物诱导的$CMRO_2$降低达到最大限度时(例如,同时存在脑电活动的最大抑制),大剂量的吸入麻醉药会进一步使脑血管扩张。这会导致CBF、CBV和ICP升高。氟烷的临床剂量不会像其他吸入麻醉药(例如,异氟烷、七氟烷、地氟烷)一样引起$CMRO_2$降低,主要效应是血管扩张,导致CBF增加,其程度大于使用同等剂量的其他吸入麻醉药物。氟烷导致ICP升高使其不能成为神经科麻醉的理想药物,因为神经科麻醉中CBV和ICP的控制是非常重要的。在使用吸入性麻醉药物时,低碳酸血症可以使CBV的增加降到最低限度,而正常血碳酸水平下这些药物会使CBV增加。有血管收缩作用的麻醉药物(例如,戊硫代巴比妥或丙泊酚)同样也可以减轻CBV和ICP增加的效应。

和其他吸入麻醉药相比,氧化亚氮对CBF的影响较小且不会影响CBF的自我调节。氧化亚氮对脑血流动力学的影响很难确定,因为氧化亚氮的MAC值在人类的变化范围很大,且在人类研究中同时使用的其他全身麻醉药物也对此有影响。硬膜关闭后,氧化亚氮可能会造成颅腔积气,因为硬膜关闭后颅腔内可能会存留空气,而氧化亚氮在空气的溶解性大于氮气,从而导致气体容量增加。临床上,紧张性颅腔积气通常在全身麻醉开颅术延迟出现。

与吸入性麻醉药相似,氯胺酮也被认为是一种脑血管扩张药。和吸入麻醉药及氯胺酮相比,巴比妥类、依托咪酯、丙泊酚和阿片类药物都被归为脑血管收缩药,前提是患者没有呼吸抑制和高碳酸血症。有脑血管收缩作用的药物可以使CBV和ICP降低。

丙泊酚和巴比妥类药物(例如,戊硫代巴比妥)有很强的脑血管收缩作用,可以使CBF、CBV和ICP降低。阿片类药物有收缩脑血管的作用,前提是阿片类药物造成的通气受限不会造成$PaCO_2$升高。

非去极化肌松药的使用似乎对ICP没有影响。然而为了达到足够的麻醉深度,肌松药可以防止直接喉镜暴露时患者体动或咳嗽造成的ICP急性升高。然而,阿曲库铵、d-筒箭毒碱和甲筒箭毒造成的组胺释放理论上会使脑血管扩张,造成CBV和ICP升高,尤其是在大量快速给药时。琥珀胆碱使ICP升高的作用更显著,但只是一过性的ICP升高。这种效应的机制可能是肌肉传入冲动增加,似乎和可见的肌束颤动无关。此效应可以导致脑觉醒并表现在脑电图上,同时造成CBF和CBV增加。

颅内压增高

颅腔和椎管内包含神经组织(例如,脑和脊髓)、血液和脑脊液,并被硬膜和骨质封闭。这个腔隙的压力被称为ICP。正常情况下,脑组织、颅内CSF和颅内血液总体积大约为1200~1500 mL,正常的ICP为5~15 mmHg。颅内容量的任何一个成分增加必然会导致其他成分的减少,从而防止ICP增高。正常情况下,这些变化可以很好地代偿;然而,如果超过阈值,即使颅内容物很小的变化就会造成ICP显著升高(图10A-2)。这种情况被称为颅内回缩性增加。由于CPP随ICP变化,起初稳态机制可以通过增加MAP,从而克服ICP的升高;然而,最终代偿机制消失,导致脑缺血。

改变CSF流动或其被脉管系统吸收的因素常会导致ICP升高。CSF的产生有两种机制:(1)脉络丛细胞超滤和分泌;(2)经水、电解液和其他物质的通道透过血脑屏障。可见,CSF是中枢神经系统细胞外液间隙的直接产物。正常成人每天产生500~600 mL CSF,并储存在脑室系统、脊髓中央管和蛛网膜下腔,这些也是中枢神经系统的细胞外液间隙。CSF被蛛网膜微绒毛和

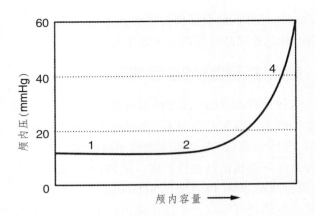

图10A-2 颅内回缩性曲线描绘了颅内容量增加对颅压(ICP)的影响。当颅内容量从点1增至点2,ICP不增加,因为脑脊液从颅内转移至脊髓蛛网膜下腔。当患者的情况处于曲线的上升部分时(点3),颅内容量的增加不能得到代偿;ICP开始升高,并引发相关的临床症状。麻醉药物引发的脑血容量增加会使颅内容量在点3额外增加,使ICP突然升高(点4)。

硬膜的蛛网膜颗粒吸收,分隔静脉窦和窦管。

值得注意的是,颅内的空间是被分隔开的。颅内有许多脑膜屏障来分隔其内容物:大脑镰(硬膜的返折,使大脑的两个半球分开)、小脑幕(位于小脑角区的硬膜返折,是幕上和幕下的分隔)。脑的某一区域容量增加可能会导致这一区域ICP升高,进一步发展,这一部分脑就会移动或疝出到另一个腔隙。各种类型的脑疝综合征的分类基于受影响的脑的区域(图10A-3)。大脑镰下的大脑半球疝出称为大脑镰疝。这种疾病通常会导致大脑前动脉的分支受压,且影像学检查可以明显看出中线移位。幕上脑组织疝出小脑幕被称为小脑幕切迹疝,以嘴侧到尾侧的方式出现脑干受压的症状,导致意识改变、凝视障碍、传入眼球反射,最终导致血流动力学改变和呼吸窘迫直至死亡。钩回(颞叶的中间部分)可能疝出小脑幕导致一种小脑幕切迹疝的亚型,称为钩回疝。特征性体征是由于动眼神经受脑干压迫使同侧的动眼神经受损,导致瞳孔散大、上睑下垂及受累眼左右偏差,这些都出现在脑干受压症状和死亡之前。幕下压力的增加会导致小脑扁桃体疝出枕骨大孔。典型的体征为延髓受损,出现呼吸循环不稳定,很快导致死亡。

颅内高压的非特异性的症状和体征包括:头痛、恶心、呕吐和视神经盘水肿。随着ICP的升高,脑灌注减少,意识水平下降,可能会出现昏迷。最后,急性的ICP升高不能如慢性颅内压升高那样被耐受。

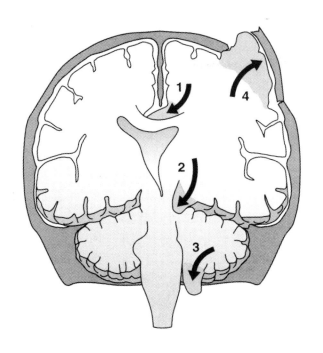

图 10A-3 脑疝综合征。由于肿物、水肿或血肿造成的幕上脑容量的增加会导致脑疝：(1) 镰下扣带回疝出导致大脑镰疝；(2) 小脑幕上脑组织疝出导致小脑幕切迹疝；(3) 小脑扁桃体疝出枕骨大孔；(4) 脑内容物还可从外伤所致的颅骨缺损处疝出。(Adapted from Fishman RA：Brain edema. N Engl J Med 1975；293：706.)

临床上通过上述症状、影像学检查和直接 ICP 测量来诊断颅内高压。由于病因不同，CT 和 MRI 有不同的诊断作用。例如，大的肿物和血肿是很明显的。如果导水管狭窄，第三脑室会扩大，而不是第四脑室。

目前我们有很多种方法来监测和测量 ICP。应根据临床情况来选择测量方法。可在无菌的情况下将压力传感器放入硬膜下隙（被称为硬膜下筛查）、脑实质或脑室。放入脑室又被称为脑室造瘘术，优点是不但可以监测压力，还可以引流 CSF。主要的好处是，可以使 CSF 在高于某一设定的压力时被引流。这一技术可以控制 ICP。脑室造瘘术的另一个优点是可以很容易地采集 CSF 做实验室检查。在腰部放置蛛网膜下腔导管是另一种方法。它也具有和脑室造瘘术相似的优点，可以在 ICP 升高到某一设定数值时引流，或使 CSF 被动流出。与脑室造瘘术相比，这一技术的缺点是腰部 CSF 的压力不能在所有情况下都准确反映 ICP，因为颅内容物都是被分隔开的。值得注意的是，在某些临床情况下（如肿瘤），通过腰部蛛网膜下腔引流 CSF 有发生小脑扁桃体疝的风险。

正常的 ICP 波是随着心脏搏动和自主呼吸而跳动和改变的。平均 ICP 应低于 15 mmHg。在持续监测颅内压时，当 ICP 突然升高至 100 mmHg，特征性的 ICP 曲线为高原波。这时患者会出现脑灌注不足的体征，自发地过度通气或意识状态改变。焦虑和疼痛可以刺激 ICP 突然升高。

降低颅内压的方法

降低 ICP 的方法包括：抬高头部，过度通气，CSF 引流，使用高渗药物、利尿药、皮质类固醇类药物和有脑血管收缩作用的麻醉药（例如，巴比妥类、丙泊酚），手术减压。不可能准确鉴别出每个患者的 ICP 水平是否干扰局部 CBF 或改变脑功能及健康状况。因此，推荐如果 ICP 持续高于 20 mmHg，则需治疗。当 ICP 低于 20 mmHg 时，如果出现一过性的高原波说明患者颅内弹性增加，也需要治疗。

体位对于保证脑的静脉回流很重要。例如，将患者的头部抬高，大约高于心脏水平 30° 可以加快脑的静脉回流，降低 ICP。患者头部过度弯曲或旋转会进一步阻塞颈静脉，限制脑的静脉回流。避免头低位，因为这个体位会使 ICP 升高。

通过过度通气降低 $PaCO_2$ 是快速降低 ICP 的有效方法。推荐成人维持 $PaCO_2$ 在 30~35 mmHg。进一步降低 $PaCO_2$ 并不能进一步降低 ICP，且可能导致全身生理状态的不良反应。是否使用血管扩张性麻醉药物可以影响 $PaCO_2$ 降低 ICP。即使不考虑麻醉药物，过度通气的效应会在 6~12 小时后逐渐消失。长时间的过度通气一旦停止，ICP 反跳性升高是一个潜在的问题，尤其是在血碳酸浓度迅速恢复正常时。

从侧脑室或腰部蛛网膜下腔引流 CSF 可以减少颅内容量，降低 ICP。当手术暴露困难时常会保留腰部 CSF 引流管，例如，下垂体手术或颅内动脉瘤手术。腰部 CSF 引流不能作为颅内高压的常规治疗方法，尤其是肿瘤，因为由于引流造成的压力差可能造成脑疝。如果是慢性的颅内压增高，应选择 CSF 脑室分流术。将 CSF 引流到右心房（脑室右房分流术）或腹膜腔（脑室腹腔分流术）。

使用类似甘露醇的高渗药物可以有效地降低 ICP。这些药物可以一过性提高血浆渗透压，使组织（包括脑组织）中的水渗出。渗透性利尿药物的利尿和使全身血容量减少的副作用类似袢利尿剂。使用甘露醇（及其他利尿药物）应注意防止显著的体循环低血容量和低血压,因为过度的液体的丢失会造成低血压和脑灌注不足。此外,利尿会造成电解质丢失,尤其是钾离子,需要严密监测和治疗。另外,必须保证血脑屏障的完整性,这样甘露醇就能发挥其减少脑体积的最大作用。如果血脑屏障被破坏,这些药物就会进入脑,引起脑水肿,使脑体积增大。最终,脑组织会适应长时间的血浆高渗,所以长时间的使用高渗药物其效果会降低。

甘露醇的理想剂量是0.25~0.5 g/kg,静脉输注15~30分钟。过大的初始剂量对于降低ICP几乎没有递增效应,反而可能会造成患者ICP反跳性升高。所以,最好以0.25~0.5 g/kg静脉输注为初始剂量,如果不能达到想要的效果,可以考虑再给一次药或其他治疗。理想条件下,甘露醇可以使患者脑组织脱水约100 mL。给药后,30分钟内出现ICP降低,1~2小时内出现最大效应。从开始给药后的1个小时开始,尿量可达到1~2 L。鉴于药物利尿作用的活跃,适当输注胶体液和晶体液可以防止血浆电解质浓度的改变,并维持血管内血容量。相反,甘露醇一开始会增加血管内血容量,对于心功能储备差的患者应严密监测,例如充血性心力衰竭患者。甘露醇还有直接的血管扩张作用。有趣的是,对于那些颅压正常的患者,它可以使CBV和ICP一过性升高,而对于颅内高压患者,甘露醇不会进一步增加ICP。甘露醇产生的高渗作用可以维持大约6小时。

袢利尿剂,尤其是呋塞米,可以用于迅速降低ICP。呋塞米可以用于血管内容量增加和肺水肿的患者,还可以用于并存充血性心力衰竭或肾病综合征的患者,他们都不能耐受最初使用甘露醇时血管内容量的增加。在这种情况下,使用利尿药和全身脱水既可以增加动脉氧合,还可以同时降低ICP。呋塞米对血浆渗透压的影响比甘露醇小,但也会造成低钾血症。

皮质类固醇,如地塞米松或甲泼尼龙可以有效地降低由于肿瘤引起的局部血管性脑水肿造成的颅内高压。其作用机制尚不清楚,可能与稳定毛细血管膜和减少CSF生成有关。在给药后的12~36小时内,脑肿瘤患者神经状态就会得到改善,并且头痛消失。皮质类固醇对于治疗脑假瘤(良性颅内高压)患者的ICP升高有效。相反,皮质类固醇对于一些其他形式的颅内高压无效,例如闭合性颅脑损伤。需注意的是,皮质类固醇会使血糖升高,对已经存在脑缺血的患者会产生不良影响。如上所述,除了一些特殊情况,皮质类固醇不可以治疗颅内高压。

大剂量的巴比妥类药物对于治疗急性颅脑损伤后的ICP升高有效。丙泊酚在这种情况下也有效。然而长时间输注丙泊酚的患者,尤其是儿科患者,应监测与药物相关的酸中毒,因为酸中毒有可能是致命的。

颅内高压的具体原因

ICP升高是颅内病变的一种表现,通常不会单独造成脑功能不全。因此,分析ICP升高的原因也是治疗的一部分。引起ICP升高的原因有很多。肿瘤可以造成ICP升高:(1)肿瘤的大小与ICP直接相关;(2)肿瘤造成的周围正常脑组织的水肿间接使ICP升高;(3)肿瘤还会引起CSF回流受限,常见于第三脑室肿瘤。颅内血肿引起ICP升高的情况与肿瘤相似。此外,如蛛网膜下腔出血造成的血性脑脊液会阻塞蛛网膜颗粒重吸收CSF。感染(脑膜炎或脑炎)会导致水肿或阻塞CSF的重吸收。下文将介绍一些在本章中未提及的引起颅内高压的原因。

导水管狭窄

中枢神经系统的狭窄性病变会阻止CSF回流,从而导致ICP升高。导水管狭窄是阻塞性脑积水的常见原因,是由于连接第三和第四脑室的导水管先天狭窄引起的。当狭窄严重时,在婴儿时期就会形成阻塞性脑积水。比较轻的阻塞会导致脑积水缓慢进展,直到成人才表现出症状。导水管狭窄造成的症状与其他形式的颅内高压症状相似。大约1/3的这类患者会发生癫痫。头CT可以帮助确定是否有阻塞性脑积水。可以用脑室分流术来治疗有症状的导水管狭窄。脑室分流术的麻醉管理关键是处理已经存在的颅内高压。

良性颅内高压

良性颅内高压(脑假瘤)是ICP大于20 mmHg的一种综合征:CSF成分正常,感觉系统正常,没有局部颅内损害。这种失常典型地发生于月经不规律的肥胖妇女。CT扫描提示正常或者轻微减少的脑室系统。会发生典型的疼痛和双向视觉障碍。值得注意的是,怀孕期间其症状会加重。有趣的是,在大多数患者都找不到使ICP升高的原因。然而,其预后通常良好。

良性颅内高压的紧急处理包括:通过腰部蛛网膜下腔的针或导管抽出20~40 mL脑脊液,同时使用乙酰唑胺来减少脑脊液的生成。患者也会对皮质类固醇治疗有反应。治疗的主要指征是视力下降。初始的治疗方法是反复的腰穿排出脑脊液,同时也可以测量颅内压。此外,CSF通过硬膜穿刺点的持续漏出也有治疗作用。长期使用乙酰唑胺治疗会造成酸血症,反映了其对肾小管分泌氢离子的抑制。只有在药物治疗无效和患者视力受损时才进行手术治疗,通常采用腰-腹腔分流术,也可以选择视神经鞘开窗术。

腰-腹腔分流手术的麻醉处理包括:防止颅内高压加重,保证脑灌注。必须避免低氧和高碳酸血症。对于临产患者,最好采用椎管内麻醉,因为脑脊液的持续漏出是可以接受的。因为腰-腹腔分流的存在,局部麻醉药可能会流至腹腔,导致麻醉不足。因此,这些患者选择全身麻醉更理想。

正常颅压脑积水

通常表现为痴呆、步态改变和尿失禁三联征,病程为数周至数月。机制可能与近期蛛网膜下腔出血、脑膜炎或颅脑损伤造成的代偿的但受损的脑脊液重吸收有关;然而,大多数病例是找不到病因的。腰穿通常是正常或低CSF压力,而CT或MRI通常会出现脑室扩大。治疗通常为脑脊液引流,脑室腹腔分流或脑室心房分流。

颅内肿瘤

颅内肿瘤通常分为原发肿瘤(起源于脑或脑膜)和转移瘤。肿瘤可以起源于中枢神经系统的任意一种细胞类型。幕上肿瘤常见于成人,通常表现为头痛、癫痫或新的神经损伤,而幕下肿瘤通常见于儿童,表现为阻塞性脑积水和共济失调。肿瘤的类型和位置决定了治疗方法和预后。治疗方法包括手术切除或减积、化疗或放疗。伽马刀的射线和传统的放疗是不同的,伽马刀需使用多种放射源,可以从多个角度定位肿瘤,使肿瘤接受的辐射量达到最大,而周围正常脑组织却不接受辐射。这一目的还可以通过使用直线加速器产生辐射来实现。

肿瘤类型

星形细胞瘤

星形细胞是中枢神经系统最常见的神经胶质细胞,可以作为许多种幕上和幕下肿瘤的起源。高分化(低级别)的神经胶质瘤是星形细胞起源的肿瘤中恶性程度最低的。它们通常发生于年轻人,伴发癫痫。其影像学检查通常表现为低对比强化。低级别的神经胶质瘤通过手术或放疗,患者可以没有症状并长期生存。

纤维状细胞的星形细胞瘤通常发生于儿童和年轻人。它们通常起源于小脑(小脑星形细胞瘤)、大脑半球、下丘脑或视路(视神经胶质瘤)。肿瘤通常表现为对比强化,边界清晰,没有周围脑组织的水肿。因为其病理学特征为良性,手术切除的预后通常良好;而某些部位的肿瘤(如脑干)不能切除。

恶性的星形细胞瘤分化低,由于破坏了血脑屏障,影像学表现为对比强化,通常会转变为多形性恶性胶质细胞瘤。治疗方法包括手术切除、放疗或化疗。预后介于低级别的神经胶质细胞瘤和多形性恶性胶质细胞瘤之间。

多形性恶性胶质细胞瘤(Ⅳ级神经胶质细胞瘤)占成人颅内原发肿瘤的30%。由于中央坏死和周围脑组织水肿表现为环状强化。治疗通常包括手术减瘤联合放化疗。由于肿瘤细胞对正常脑组织的侵犯,只行手术切除是不够的。手术减瘤联合放化疗的目的是减轻症状而不是治愈。不管治疗与否,生存期只有几个星期。

少突神经胶质瘤

少突神经胶质瘤起源于中枢神经系统的髓鞘质细胞,只占颅内原发肿瘤的6%。通常癫痫发作先于影像学表现,甚至提前许多年。肿瘤常会发生钙化并表现在CT检查上。肿瘤通常由少突胶质细胞和星形胶质细胞组成。病理特点决定其治疗方法和预后。早期治疗包括手术切除,放疗对肿瘤中的少突胶质细胞无效。因为肿瘤中有星形胶质细胞,肿瘤的后期表现通常类似恶性星形胶质细胞瘤或多形性恶性胶质瘤。

室管膜瘤

室管膜瘤起源于脑室和脊髓中央管的膜细胞,通常见于儿童和年轻人。最常见的位置是第四脑室底。症状包括:阻塞性脑积水、头痛、恶心、呕吐和共济失调。治疗包括手术切除和放疗。肿瘤常侵犯周围脑组织,使手术不能完全切除。然而手术切除的程度决定了预后。

原始神经外胚层肿瘤

原始神经外胚层肿瘤代表了许多种肿瘤,包括:成视网膜细胞瘤、成神经管细胞瘤、成松果体细胞瘤和成神经细胞瘤,这些都起源于原始神经外胚层细胞。成神经管细胞瘤是儿童最常见的原发恶性脑肿瘤,并可以通过脑脊液播散至脊髓。成神经管细胞瘤的表现和室管膜瘤相似。治疗为手术切除联合放疗,它对放疗敏感性很高。如果通过治疗在MRI上未发现肿瘤以及CSF中无肿瘤细胞存在,那么儿童预后非常好。

脑膜瘤

脑膜瘤是起源于蛛网膜帽细胞的(而不是硬膜)、轴索外的(起源于脑组织成分之外)、生长缓慢的、界限清晰的良性肿瘤。因为生长缓慢,发现肿瘤时它通常已经长得很大。它可发生于任何蛛网膜帽细胞存在的位置,但最常见于矢状窦、大脑镰和大脑凸面。由于有钙化存在,因此肿瘤在X线平片和CT通常都很明显。MRI和常规的血管造影检查通常会发现这些肿瘤由颈外动脉供血。手术切除是主要的治疗方式。预后通常很好;而有些肿瘤会复发需要再切除。恶性脑膜瘤很少见。

垂体肿瘤

垂体腺瘤通常起源于垂体前叶的细胞。垂体瘤内还可能含有甲状旁腺细胞和胰岛细胞,这些都是多发性内分泌瘤病1型的一部分。垂体瘤通常被分为有功能的(例如,激素分泌)和无功能的。有功能的垂体瘤患者由于瘤分泌的激素通常表现为内分泌紊乱。有功能的垂体瘤通常在很小(直径<1 cm)时就能被诊断,被称为微腺瘤。大腺瘤通常是无功能的,症状通常和肿块有关(例如,头痛和由于对视交叉的压迫出现视觉改变),在诊断时瘤体通常很大,直径大于1 cm。由于瘤体对正常功能垂体的压迫,两种类型的垂体瘤都可能引起垂体功能减退。垂体瘤还可能表现为脑卒中,突然出现头痛、视觉改变、眼肌麻痹,由于瘤内出血、坏死或梗死造成精神状态改变。垂体瘤还可以侵犯海绵窦或颈内动脉或压迫各颅神经,引起一系列症状。瘤的类型决定了治疗方式。泌乳素瘤通常先采取溴隐亭药物治疗。经鼻手术切除或开颅切除通常可以治愈大部分垂体瘤。

听神经瘤

听神经瘤是内耳道内包含前庭成分的第Ⅷ对颅神经的良性神经鞘瘤,通常单发。然而,神经纤维瘤病2型也会出现双侧的肿瘤。症状通常包括:听力丧失、耳鸣和失去平衡。一些较大的肿瘤超出了内耳道侵入桥小脑角,可能压迫颅神经而引发相应的症状,最常受累的是面神经(第Ⅶ对颅神经)和脑干。治疗包括手术切除联合放疗或不进行放疗。术中需要通过肌电图或脑干听觉诱发电位监测颅神经。预后非常好,但常见复发。

中枢神经系统淋巴瘤

这是一种非常罕见的原发于脑的肿瘤,通常被称为小神经胶质细胞瘤,或者是通过全身的淋巴瘤播散转移到脑。原发性中枢神经系统淋巴瘤可以生长在脑的任何部位,但最常见于幕上,特别是灰质深部或胼胝体。原发性中枢神经系统淋巴瘤和许多全身性疾病有关,包括:系统性红斑狼疮、Sjogren综合征、类风湿性关节炎、免疫抑制状态和EB病毒感染。症状由肿瘤的位置来决定。通过影像学检查和活检来诊断。由于这类肿瘤对类固醇激素敏感,因此在等待活检病理结果的过程中,应使用类固醇药物治疗(如地塞米松)。也正因为如此,如果在活检前使用类固醇药物治疗就可能因为肿瘤的消散而不能诊断此病。主要的治疗方法为化疗(包括脑室内给药)和全脑放疗。即使治疗预后也非常差。

转移瘤

颅内转移瘤通常的原发灶是肺或乳腺。恶性黑色素瘤、肾上腺样瘤和结肠癌也可能转移至脑。当颅内出现一个以上的病灶时才可诊断为脑转移瘤。

麻醉管理

对于接受颅内肿瘤切除术患者的麻醉管理是具有挑战性的,因为患者可能处于不同年龄段,且手术体位各异。此外,某些操作需要电生理监测,可能会影响麻醉的选择和肌松药的使用。一些操作甚至需要患者保持清醒以便于切除接近大脑关键功能区的肿物,如运动皮层。主要的麻醉目标包括:(1)保证脑的正常灌注和氧合;(2)优化手术条件以利于肿瘤切除;(3)当操作需要进行神经功能评定时保证患者迅速清醒;(4)适当的时候,使患者的状态适合进行术中电生理监测。

术前处理

对于颅内肿瘤患者的术前评价主要是判断是否存在ICP升高。ICP升高的症状包括:恶心、呕吐、意识水平改变、瞳孔散大、瞳孔对光反应减弱、视盘水肿、心动过缓、高血压和呼吸紊乱。CT或MRI表现为中线移位(>0.5 cm),提示存在ICP升高。

有颅内病变的患者对阿片类药物和镇静药物的中枢神经系统抑制作用十分敏感。药物引发的通气减少会导致动脉二氧化碳蓄积并使ICP进一步升高,而且镇静药会掩盖由于颅内高压引起的意识水平改变。相反,术前镇静还可以揭露一些平时不明显的微小的神经缺陷。这是因为受损神经元对各种麻醉药物和镇静药物的抑制作用的敏感性增加。考虑到所有术前用药的副作用,减少颅内肿瘤患者的术前用药,甚至不用术前药是不可避免的决定。对于意识水平下降的患者,术前应避免使用有抑制作用的药物。对于清醒的颅内肿瘤成年患者,使用苯二氮䓬类药物可以减轻焦虑并不影响通气。是否存在ICP升高对是否使用抗胆碱类药物或H_2-受体拮抗剂没有影响。

麻醉诱导

麻醉诱导应使用快速使意识消失而并不引起ICP升高的药物(例如,戊硫代巴比妥、依托咪酯、丙泊酚)。随后给予插管剂量的非去极化肌松药。琥珀胆碱会引起轻度的、一过性ICP升高。机械通气控制患者$PaCO_2$在35 mmHg左右。在喉镜暴露前患者需要足够的麻醉深度和足够的肌肉松弛,因为一个有害的刺激或体动会使CBF、CBV和ICP突然升高。

通过电刺激引起的神经肌肉传导消失可用于判断患者是否已具有足够的肌肉松弛接受直接喉镜暴露气管插管。另外静脉给予一些其他诱导药物(利多卡因1.5 mg/kg或短效阿片类药物)可以减弱喉镜暴露或其他术中刺激(例如,放置头架、切皮)的反应。

突然持续血压升高会伴随不良的CBF、CBV和ICP升高,尤其是那些脑血管调节功能已丧失的区域,从而造成脑水肿。还需避免持续的低血压,因为如果CPP降低就会出现脑缺血。气管插管时的骨骼肌反应通常反映麻醉深度不足或肌肉松弛不足,这两者都会影响ICP和脑容量。同样也应该避免新发的癫痫或反复发作的癫痫。插管后机械通气的频率和潮气量需维持患者$PaCO_2$在35 mmHg左右。呼气末正压通气对ICP的影响不确定,可能会使ICP升高、降低或不变。所以应谨慎使用呼气末正压通气,并在使用时严密监测它对ICP、MAP和CPP的影响。

麻醉维持

接受幕上肿瘤切除术的患者的麻醉维持通常是联合应用多种药物,包括氧化亚氮、吸入性麻醉药、阿片类药、巴比妥类药物和丙泊酚。尽管不同药物联合使用对脑血管的影响不同,但尚没有证据表明其对ICP的影响和患者的短期预后有显著差异。

虽然理论上氧化亚氮的使用不会影响坐位患者静脉气栓的发生率,但存在有静脉气栓风险的患者(手术采取坐位)使用氧化亚氮是有争议的。一旦发生静脉气栓,为了防止气栓容量进一步扩大、后果更严重,需停止使用氧化亚氮。因为氧化亚氮和其他吸入性药物都有直接扩张脑血管的作用,所以使用时可能

使CBV和ICP升高。然而低浓度的吸入麻醉药物(0.6~1.0 MAC)可以防止或降低由于手术恶性刺激造成的血压升高。此外,吸入麻醉药物可以使麻醉深度加深并减弱患者对恶性刺激的反应,有助于保持CBV和ICP。使用周围血管扩张药物(硝普钠或硝酸甘油)尽管可以降低血压,但是会使CBV和ICP升高,CPP(由MAP和ICP决定)明显减少。所以,最好在开颅后和打开硬膜后再使用血管扩张药物。

必须防止患者术中体动,因为体动可能有升高ICP、造成脑疝或术区出血(使手术暴露困难)的风险。因此,术中不但要维持足够的麻醉深度,还需足够的肌松。

液体治疗

相对等渗的溶液(0.9%生理盐水、乳酸林格液)不会影响脑组织的水含量或脑水肿的形成,前提是血脑屏障完整且使用剂量适当。相反,低渗溶液(0.45%氯化钠)中的水会迅速分布至全身,包括脑,可能会严重影响ICP。高渗溶液(3%氯化钠)可以增加血浆渗透压并使脑组织含水减少。不管是晶体液还是其他溶液,如果大量使用都会增加脑瘤患者的CBV和ICP。因此,术中的输液速度应采用滴定法来维持正常的血容量,并防止低血容量。由于术中失血造成的血容量丢失应用浓缩红细胞或胶体液配以平衡盐溶液来补充。应谨慎使用含糖溶液,因为高血糖会导致中枢神经系统缺血,会加重神经损伤,使预后恶化。

监测

在周围动脉置入导管可以连续监测血压并可以重复进行血样检测。二氧化碳图可以指导通气和$PaCO_2$的管理,并可以监测是否发生了静脉空气栓塞(见"坐位和静脉空气栓塞")。尽管持续ICP监测不是常规的,但很有价值。鼻咽或食管体温监测可以防止发生体温过高或不可控制的体温过低。尿管可以帮助监测和指导围术期液体容量治疗。如果需采用利尿治疗,尿管就很重要;糖尿病尿崩症、抗利尿激素分泌失调综合征或其他水盐代谢异常的患者也必须下尿管;预计手术时间很长或膀胱膨胀时必须下尿管。

应放置大孔径静脉通路以利于出血时快速输注液体。中心静脉导管可作为可靠的大孔径的静脉通路,且可以监测液体状态。当坐位患者发生静脉空气栓塞时还可以通过中心静脉导管抽吸经静脉进入心腔的空气。经食管超声心动图也可以帮助诊断静脉内空气栓塞并可以监测心功能。有心脏疾患的患者应考

虑放置肺动脉导管。

外周神经刺激器可以帮助监测肌松药的作用时间。如果脑瘤造成了某个肢体麻痹或瘫痪,就必须注意鉴别与正常肢体相比,麻痹肢体对非去极化肌松药的抵抗(敏感性下降)(图10A-4)。因此,监测麻痹肢体的TOF结果就不准确。例如,TOF反应可能被错误地理解为肌松药用量不足。同样,在手术结束时,同样的反应可能被认为肌松恢复,然而神经肌肉阻滞仍然存在。在这些情况下,肌肉对肌松药反应的改变说明去神经后乙酰胆碱敏感性胆碱受体增生。

心电监测可以发现患者对颅内肿瘤或手术操作的反应。心电变化可以反映ICP升高或更重要的信息:手术操作侵及了脑干或颅神经。心血管中心、呼吸控制区域和低位颅神经核都位于脑干附近。侵及脑干的操作可能会造成高血压和心动过缓,或低血压和心动过速。心律失常可以表现为急性窦性心律失常,也可以表现为室早或室速。

术后处理

最理想的状态是,在颅内手术结束时,麻醉药物和肌松药的作用都消失或被药物拮抗。这样就可以检测患者的神经状态并检查手术是否造成了不良结果。当患者清醒后应减弱气管插管对患者的刺激。术中麻醉性镇痛药的使用和最佳的拔管时机是很重要的。利多卡因0.5~1.5 mg/kg静脉注射可以减轻患者对气管插管的生理反应。然而,必须注意,这个局部麻醉药有

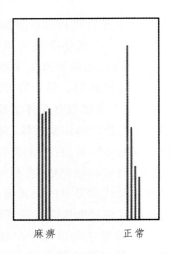

图 10A-4 局部麻痹肢体的 TOF(0.6)高于正常肢体(0.3),说明局部麻痹的肢体对非去极化肌松药的肌松作用有抗阻。(Adapted from Moorthy SS, Hilgenberg JC: Resistance to nondepolarizing muscle relaxants in paretic upper extremities of patients with residual hemiplegia. Anesth Analg 1980;59:624–627.)

图下方标注:麻痹   正常

全身麻醉药的特性,它可以对中枢神经系统产生抑制并减弱上呼吸道的保护性反射。如果患者术前的意识状态差或由于手术操作造成了新的神经缺陷,最好延迟拔管时间,直到确定患者呼吸道反射恢复、自主呼吸足以防止二氧化碳潴留。低体温也是造成术后苏醒延迟的原因之一。其他造成术后苏醒延迟的因素还包括:神经肌肉阻滞残留、镇静药物的残留作用(例如,麻醉性镇痛药、苯二氮䓬类、吸入麻醉药)或中枢神经系统的原发病(如缺血、血肿和颅腔积气)。

麻醉之后,之前已经存在的神经缺陷可能会由于麻醉药物的镇静作用而变得明显。这可能是由于受损的神经元对麻醉药物的抑制作用更敏感。通常,一段时间后,这些神经缺陷就会消失,神经功能又恢复到原来的状态。如果出现新的神经功能缺陷,且没有很快恢复就需进一步检查。

坐位和静脉空气栓塞

幕上肿瘤开颅切除术通常采取仰卧位,患者头抬高10°~15°以利于静脉回流。幕下肿瘤切除术的体位要求比较特殊,可能是侧卧位、俯卧位或坐位。

坐位手术需引起我们注意,因为除了肩部和甲状腺手术,非神经科手术很少采用这种体位,麻醉过程中需注意的问题也很多。后颅窝肿物的暴露和切除、动脉瘤夹闭、解除颅神经压迫或植入小脑刺激电极、颈椎或颈后部肌肉手术都需采用坐位。坐位的优点包括手术暴露好,静脉和CSF回流好,减少出血,降低ICP,但是这些优点都被其血压下降、心排出量减少和发生静脉空气栓塞的风险抵消了。基于以上原因,可采取侧卧位或俯卧位。但是,如果没有禁忌证(例如,卵圆孔未闭),坐位患者的预后与水平位相似,甚至比水平位更好。如果采用坐位,需高度注意静脉空气栓塞的可能。

后颅窝开颅术后的并发症可能是由于血肿形成、颅腔积气或颅神经损伤造成的窒息。巨舌症可能也是一种原因,推测是由于舌静脉回流受阻引起的。这可能与过度的颈部弯曲有关,或受口内器械(如气管内插管、口咽通气道、食管听诊器、经食管超声探头)同时应用的影响。

当手术部位高于患者心脏水平时就有发生静脉空气栓塞的风险,因为暴露的静脉内的压力低于大气压。尽管这一并发症在神经科手术最常见,但在其他手术中也可以发生,包括:颈部手术、胸部手术、腹部

和盆腔手术、心脏手术、肝和腔静脉破口修补术、产科和妇产科手术、全髋关节置换术。接受开颅手术的患者空气栓塞的可能性更大，不仅是因为其手术部位高于心脏水平，还因为颅内的静脉和颅骨或硬膜相连，在手术操作时不塌陷。颅骨切开的边缘（包括颅骨钻孔）是空气进入静脉最常见的区域。

据推测，当空气进入右房和右室就会影响右心排出量及进入肺动脉的血流。而最终进入肺动脉的空气会诱发肺水肿和放射性的支气管收缩。由于气阻造成右心排出量骤然下降、急性肺源性心脏病或由于心肺的累及而造成动脉低氧都会导致死亡。

小量的空气有时可以通过肺血管达到冠状动脉和脑循环；大量的空气可以通过先天性卵圆孔未闭或室间隔缺损造成的右向左分流直接进入体循环。这种右向左分流的空气栓塞路径被称为反常的空气栓塞。因此，已知的可能导致右向左分流的心脏缺陷（卵圆孔未闭等）的患者是坐位手术的相对禁忌证。

即使没有分流机制或心内缺陷也可能发生经体循环静脉的空气造成致命的脑梗死。这也可能是由于超声心动检查没有发现已经存在的先天性卵圆孔未闭和室间隔缺损。有很多理论上的原因会造成诊断失败。原因之一是Valsalva或其他刺激手法不能很好地模拟全身麻醉过程中或真正静脉空气栓塞时的生理改变，这样就有可能低估了发生空气经右向左分流进入体循环的可能性。反常的空气栓塞甚至发生于平均右房压不高于左房压时。原因是各心室收缩时间的微小差别，因此而产生一过性的压力差逆转，造成双向分流。非常严重的右向左分流可以使一部分空气气泡进入左心腔，如果这些气泡栓塞在脑就会造成严重的后果。此外，多种麻醉药物还可以减弱肺循环滤除空气栓子的能力，这样就使静脉空气栓子易于到达动脉循环。

坐位时患者正常的动脉间压力差通常会逆转，使神经科手术患者更易发生反常的空气栓塞。当发生静脉空气栓塞的风险增大时，可以于术前放置右心导管，但不是必需的。反常的空气栓塞会造成冠状动脉阻塞，导致心肌缺血和室颤。空气栓塞入脑后会造成神经损伤。

静脉空气栓塞早期发现是治疗成功的关键。右心结构的多普勒超声检查是发现心内空气栓塞的最敏感指标之一。且有时超声发现的空气量很小，小到没有临床意义。所以，不能通过超声判断进入静脉循环的空气的量。经食管超声心动检查也有助于发现和量

化心内的空气。呼气末$PaCO_2$突然降低说明肺泡无效腔增加和（或）由于空气栓塞造成心排出量减少。右房和肺动脉压力升高说明发生了急性的肺源性心脏病，这和呼气末二氧化碳突然下降有关。尽管这些改变比多普勒超声检查和经食管超声心动检查的敏感性低，但可以反映静脉空气栓塞的量。呼气末氮气浓度的增加可以对空气栓塞定性、定量。呼气末氮气浓度的改变通常早于呼气末$PaCO_2$的降低或肺动脉压的升高。在控制呼吸的患者，如果突然出现自主呼吸（"呼吸反射"）可能是发生静脉空气栓塞的第一个指征。静脉空气栓塞的晚期表现是低血压、心动过速、心律失常和发绀。通过食管听诊器发现特征性的"磨轮样杂音"可以确定是发生了静脉空气栓塞，但可惜这是非常晚才出现的症状。

一旦发现静脉内有空气，术者应用水冲洗术区，在所有的颅骨边缘使用封闭材料，并试图找出空气进入的其他来源（例如，静脉窦破口）。试着通过右心导管抽吸空气。对于右心导管尖端的最佳位置仍存在争议，但有证据表明上腔静脉和右房连接处最佳，因为此处可以最快的速度抽吸空气。多腔右心导管和单腔右心导管相比，可以抽出更多的空气。因为管腔小且血液回流速度慢，肺动脉导管不能用于空气抽吸，但是可以通过发现肺动脉压升高来诊断静脉空气栓塞。停止使用氧化亚氮，以防止其增加静脉空气栓塞的量。事实上，在发现静脉空气栓塞后，清除吸入气体中的氧化亚氮会导致肺动脉压下降。同时，用氧替代了氧化亚氮，可以使用呼气末正压或直接颈静脉压迫来提高术区静脉的压力。尽管这种操作合乎逻辑，但预防性使用呼气末正压通气对阻止静脉空气栓塞的形成没有价值。

严重的低血压需使用拟交感药物来提高灌注压。同样，显著的心排出量下降需使用β-肾上腺素受体激动剂（例如，多巴胺或多巴酚丁胺）。需吸入（定量吸入器）或静脉使用β_2-肾上腺素受体激动剂解除支气管痉挛。传统方法通过将患者侧卧位尽量抬高右侧胸腔来治疗静脉空气栓塞很少可行，且在颅内手术中不安全。在尝试达到这种体位的过程中，可能会失去宝贵的时间，而这段时间最好是能用于抽吸空气和循环支持。

在治疗静脉空气栓塞成功后，可继续进行手术。然而是否再使用氧化亚氮则因人而异。如果决定不使用氧化亚氮，则需要大剂量的吸入麻醉药或静脉麻醉药来维持足够的麻醉深度。如果在吸入气体中加入氧

化亚氮,在循环中的残余空气可能再次产生症状。

高压治疗对严重的静脉空气栓塞和反常的空气栓塞都有效。如果可以在8小时内将患者转移至高压舱可以使空气气泡减少并使血流量增加。

大脑植物功能紊乱

昏迷

昏迷是由于药物、疾病或外伤而影响中枢神经系统,造成一种无意识状态。通常是由于大脑维持意识的区域功能失调造成的,例如,网状上行激动系统、中脑或大脑半球。造成昏迷的原因很多,可以大致分为两类:结构损伤(例如,肿瘤、脑卒中、脓肿、颅内出血),或全身紊乱(例如,低体温、低血糖、肝性或肾性脑病、癫痫后状态、脑炎、药物作用)。最常见的评价昏迷程度的指标是格拉斯哥量表(Glasgow Coma Scale)(表10A-1)。

对于任何昏迷患者的首要治疗是建立气道并保证足够的氧合、通气和循环。之后,需判断昏迷的原因。可以向家庭成员或照料者采集病史,如果可能,在诊断后进行体格检查。生命体征很重要,因为它们可

表 10A-1	格拉斯哥量表
反应	**评分**
睁眼	
自发活动	4
言语	3
疼痛刺激	2
无	1
运动反应	
遵嘱	6
定位	5
缩回(屈曲)	4
腹壁反射	3
伸肌反射	2
无	1
言语反应	
正常	5
交谈混乱	4
用词不当	3
费解的发音	2
无	1

能反映昏迷的原因,例如低体温。呼吸方式也有助于诊断。呼吸不规则反映中枢神经系统的某个部位异常(表10A-2)。由于创伤、出血导致延髓神经通路的紊乱或肿瘤压迫延髓,均会导致共济失调性呼吸,其特点是完全随机的潮气量。脑桥损伤会导致长吸呼吸,特点是吸气末停顿超过30 s。颅底动脉阻塞造成的脑桥梗死是长吸呼吸常见的病因。陈-施(Cheyne-Stokes)呼吸的特点是潮气量逐渐加大,之后又逐渐减少(增减模式),伴有15~20 s窒息。动脉血气也呈循环波动。这种呼吸反映大脑半球、基底节损伤或动脉低氧血症及充血性心力衰竭。对于充血性心力衰竭,从肺毛细血管到颈动脉体循环的延迟是陈-施呼吸的原因。急性的神经损伤(如脑栓塞、梗死或闭合性颅脑损伤)是造成中枢性过度通气最常见的原因。这种过度通气是自发的,且$PaCO_2$通常会降至20 mmHg以下。基本的神经科检查是诊断的关键,至少应该检查瞳孔,瞳孔对光反应,通过反射检查眼外肌的功能,以及总体的肢体运动反应检查(表10A-3)。

正常情况下,瞳孔直径为3~4 mm,且等大等圆,对光反应灵敏,但是有将近20%的人瞳孔生理性不等大(他们两侧的瞳孔有小于1 mm的差别)。如果中脑和丘脑受到压迫,瞳孔会缩小至2 mm,但对光反射存在,可能是影响了交感神经的传出纤维。中脑受压迫时,瞳孔中等大小(5 mm)无对光反射。通常动眼神经受压会导致瞳孔放大(>7mm)固定,见于脑疝以及抗胆碱药物或拟交感药物中毒。针尖样瞳孔(1mm)通常见于阿片类药物或有机磷中毒,也见于脑桥损伤或神经系统梅毒。

通过眼外肌功能的评价了解动眼神经、滑车神经和展神经(第Ⅲ、Ⅲ、Ⅵ颅神经)的功能从而了解脑干的功能。昏迷患者可以通过头部被动旋转来进行检查(眼脑反射或洋娃娃眼现象)或用冷水刺激鼓膜(眼前庭反射或冷热试验)。在脑干功能正常的无反应患者,眼脑反射表现为水平眼动,眼前庭反射表现为朝向冷水刺激的外耳道的眼动。单侧动眼神经或中脑损伤会影响展神经,但对侧展神经功能正常。完全没有反应提示脑桥损伤或全身紊乱。

评价患者对疼痛刺激的运动反应也可以帮助找到昏迷的原因。轻至中度的弥漫性间脑水平以上脑功能障碍通常对疼痛刺激的反应为有目的性或半目的性。单侧反应提示单侧有损害,如脑卒中或肿瘤。对疼痛刺激的去皮层反应表现为肘屈曲、肩内收、膝和踝

表 10A-2	不正常的呼吸方式	
异常	方式	受损部位
共济失调（Biot 呼吸）	呼吸频率和潮气量都混乱	延髓
长吸呼吸	重复喘息，吸气后停顿延长	脑桥
陈-施呼吸	潮气量循环增减并伴有窒息停顿	大脑半球
		充血性心力衰竭
中枢性低通气	高碳酸血症	脑栓塞或梗死
过度通气后窒息	清醒窒息并伴有 $PaCO_2$ 下降	额叶

伸直，通常提示间脑功能失调。去大脑反应表现为肘伸直、前臂内旋、腿伸直，通常提示大脑功能严重损害。脑桥或延髓损伤的患者通常对疼痛刺激物无反应。

有一些昏迷原因不明的病例需进行实验室鉴别检查，包括电解质和血糖，以评估是否存在钠和糖异常。肝功能和肾功能检查可以帮助评价是否出现了肝性脑病或肾性脑病。药物和毒理学检查帮助鉴定是否存在外源性毒物。全血细胞计数和凝血功能检查可提示颅内出血（例如，血小板减少或凝血病）。CT 或 MRI可以提示结构改变，例如肿瘤或脑卒中。如果怀疑脑膜炎或蛛网膜下腔出血，需行腰穿。

昏迷患者的预后是由多种因素决定的，但通常和昏迷原因及脑组织损伤的程度有关。

麻醉处理

昏迷患者在手术室不仅包括治疗昏迷的病因（例如，颅骨钻孔引流颅内血肿），也包括治疗由于昏迷造成的损害（例如，醉酒患者由于车祸造成骨折）。麻醉医师必须注意昏迷的原因，因为昏迷的原因和手术计划决定了麻醉的处理方式。首要的目标是建立安全的气道，提供充足的脑灌注和氧合，并优化手术条件。需

注意避免由于刺激事件造成患者 ICP 升高。需采取措施降低 ICP 基线，可行颅内压监测。动脉置管可以帮助维持血压在最佳状态，还对过度通气的实施有帮助。应避免使用有 ICP 升高作用的麻醉药，如氯胺酮和氟烷，但是可以少量使用其他吸入麻醉药（如异氟烷、七氟烷和地氟烷）（<1 MAC），或有脑血管收缩作用的静脉麻醉药。如果已知或怀疑患者有颅腔积气（例如，近期颅内手术、颅底骨折）应避免使用氧化亚氮。非去极化肌松药可以减弱插管刺激，并消除患者体动；由于琥珀胆碱可能使 ICP 一过性升高，应避免使用。

脑死亡和器官捐献

脑死亡的定义为全部脑功能永久停止。脑死亡的传统标准改编自哈佛准则（1968年），具体如下：

1. 由于某种不可逆的原因出现昏迷。在排除一切可逆的致昏迷的因素后，所列的试验和反射都需进行检查。

a. 要注意，即使缺乏自主运动，脊髓反射也可能是完整的。

b. 缺乏所有的颅神经反射且功能都消失。这包括如果静脉给予 0.04 mg/kg 阿托品，患者心率增加不

表 10A-3	小脑幕切迹疝时脑干受压的神经表现		
受压部位	瞳孔检查	眼脑反射或冷热试验的反应	总体的运动检查
间脑	小瞳孔（2 mm），对光反应阳性	正常	有目的性、半目的性或去皮层状态（屈曲）
中脑	瞳孔中等大小（5 mm），对光无反应	可能受损	去大脑状态（伸直）
脑桥或延髓	瞳孔中等大小（5 mm），对光无反应	无	无反应

在早期，间脑受压（如丘脑区域）。由于下丘脑受压而影响交感神经造成小瞳孔。早期动眼反射完整，运动反应是有目的性或半目的性（例如，定位疼痛刺激），但可能发展为对疼痛刺激表现去大脑状态。中脑受压使动眼神经功能丧失，导致瞳孔对光反应消失。因为中脑颅神经核支配眼外肌（例如，动眼和滑车），如果受影响，则对眼脑反射和冷热刺激试验无反应。此外，这个时期还可以看到去大脑状态。随着压迫进一步加剧，影响到脑桥和延髓，瞳孔无反应，眼动反射消失，患者通常对刺激完全没有反应。

Adapted from Aminoff MJ, Greenberg DA, Simon RP: Clinical Neurology, 3rd ed. Stamford, CT, Appleton and Lange, 1996, p291.

超过5 bpm,提示迷走神经核功能丧失,迷走神经张力消失。

  c. 呼吸暂停试验阳性说明患者脑干控制呼吸的神经核功能丧失。这个试验需保证$PaCO_2$在40±5 mmHg,动脉血pH为7.35~7.45。然后患者用100%纯氧通气大于10分钟,同时监测生命体征,气管内充氧100%,停止机械通气10分钟。停止机械通气后5分钟和10分钟分别行动脉血气分析,评价患者是否有自主呼吸。因为高碳酸血症($PaCO_2$>60 mmHg)可以诱发呼吸,如果没有呼吸运动,说明呼吸暂停试验阳性。

  其他验证试验包括:通过脑电图证明没有电活动,经多种技术(如经颅多普勒检查、脑血管造影和MRA)检查未发现CBF。

  脑死亡诊断确定后,和家属、法定监护人或近亲商议是否停止人为生命支持并采集器官,并确保这是患者本人、家属或法定监护人的意愿。

麻醉管理

  对于需采集多个器官的患者的麻醉,其主要目标是维持所采集器官的最佳氧合和灌注。必须注意脑死亡的各种后遗症,这和器官受体的生理指标直接相关,而不是供体。由于没有中枢血流动力学自我调节机制(例如,神经源性休克),脑死亡患者通常血压很低。由于糖尿病尿崩症、第三间隙液丢失或药物(例如,甘露醇、对照染料)作用导致脑死亡患者血容量低而致的低血压,应考虑液体复苏,在努力避免低血容量时,可能会造成肺水肿、心脏扩张或肝淤血。在用药物控制低血压时,应避免使用周围血管收缩药物。正性肌力药物(多巴胺和多巴酚丁胺)应作为容量正常患者维持血压的首选,低剂量的肾上腺素可作为二线药物。对于那些需采集心脏的供体,应尽量减少儿茶酚胺药物的剂量,因为有发生儿茶酚胺心脏病的风险。可能会出现心电图异常(ST和T波改变)和心律失常。可能的原因包括:电解质异常、迷走神经功能丧失、ICP升高及心脏挫伤(如果是创伤所致死亡)。可以用药物或电击来处理心律失常。

  低氧血症可能是由于心排出量下降或肺部疾病,例如,误吸、肺水肿、肺挫伤和肺不张。吸入氧浓度和通气指标的设置应使患者保持正常的血氧和正常的血二氧化碳浓度。应避免过度使用呼气末正压通气,因为它会影响心排出量,同时会增加创伤肺气压伤的风险。输注血制品可治疗凝血病和贫血,从而使组织供氧达到最佳状态。

  脑死亡的患者通常会发生糖尿病尿崩症,如果不治疗,就会导致低血容量、高渗透压和电解质紊乱,最终导致低血压和心律失常。应使用低张溶液进行容量治疗,滴定输入至正常容量状态并保证电解质浓度正常。重症患者需正性肌力药物支持:血管活性药物(0.04~0.1 U/hr,静脉输注)或加压素(0.3 µg/kg,静脉输注)。因为血管活性药物有收缩血管的作用,所以应尽量减少用量,避免出现末端器官缺血。可联合使用各种血管扩张药(如硝普钠),避免血管活性药物的使用造成高血压和末端器官血管过度收缩。

  最后,由于体温调节机制缺失,脑死亡患者温度随外界改变,需采取措施避免低体温。尽管轻度的低体温有一定的器官保护作用,但它也会导致心律失常,凝血异常,组织氧供减少,因此对所采集器官造成损害。对器官供体的处理原则为"100原则",即收缩压大于100 mmHg,尿量大于100 mL/hr,PaO_2大于100 mmHg,血红蛋白大于100 g/L。

脑血管疾病

  由于缺血(88%)或出血(12%)造成的突然神经功能缺陷称为脑卒中(表10A-4)。缺血性脑卒中按病变区域和病因机制分类。出血性脑卒中分为颅内(15%)或蛛网膜下腔(85%)。

  在美国,脑卒中占死亡原因的第三位,而脑卒中的幸存者是残疾的主要原因。脑卒中的发病机制因人种不同而不同。与颅外颈动脉疾病和心脏疾病相关的栓塞是非西裔白种人缺血性脑卒中的常见原因;而颅内栓塞疾病是非裔美国人的常见原因。各年龄段女性患者比男性患者脑卒中的发生率都低,而大于75岁的女性患者脑卒中发生率增加。总之,在过去的几十年里,脑卒中所致的死亡率有所下降,原因可能是对并存疾病的控制(如高血压、糖尿病),戒烟,且人们对脑卒中及其危险因素的预防意识提高了。

  其他的脑血管疾病包括:颈动脉粥样硬化、脑动脉瘤、动静脉畸形(AVM)及烟雾病。

脑血管解剖

  颈内动脉和椎动脉为大脑供血(占心排出量的20%)(图10A-5)。血管在大脑底面汇合形成Willis环。两侧颈内动脉进入颅内分支为大脑前动脉,然后继续分支为大脑中动脉。这些起源于颈动脉的血管组成了

表 10A-4	脑卒中各亚型的特点				
指标	全身低灌注	栓塞	血栓	蛛网膜下腔出血	颅内出血
风险因素	低血压	吸烟	吸烟	通常没有	高血压
	出血	缺血性心脏病	缺血性心脏病	高血压	凝血异常
	心搏骤停	周围血管病变	周围血管病变	凝血异常	药物
		糖尿病	糖尿病	药物	创伤
		白种男性	白种男性	创伤	
发病	类似的危险因素	突然	通常先发 TIA	突然,通常发生于用力时	逐渐进展
症状和体征	苍白	头痛	头痛	头痛	头痛
	发汗			呕吐	呕吐
	低血压			一过性意识丧失	意识水平下降
					癫痫
影像学	CT(黑色)	CT(黑色)	CT(黑色)	CT(白色)	CT(白色)
	MRI	MRI	MRI	MRI	MRI

CT,计算机断层扫描;MRI,磁共振成像;TIA,一过性缺血发作。

Adapted from Caplan LR: Diagnosis and treatment of ischemic stroke. JAMA 1991;266:2413-2418.

前循环,最终为额叶、顶叶和颞叶,基底节和大部分内囊供血。两侧椎动脉形成大脑后下动脉,并在脑桥水平汇合形成基底动脉。基底动脉又分为两个大脑前下动脉和两个大脑上动脉,然后分支形成一对大脑后动脉。

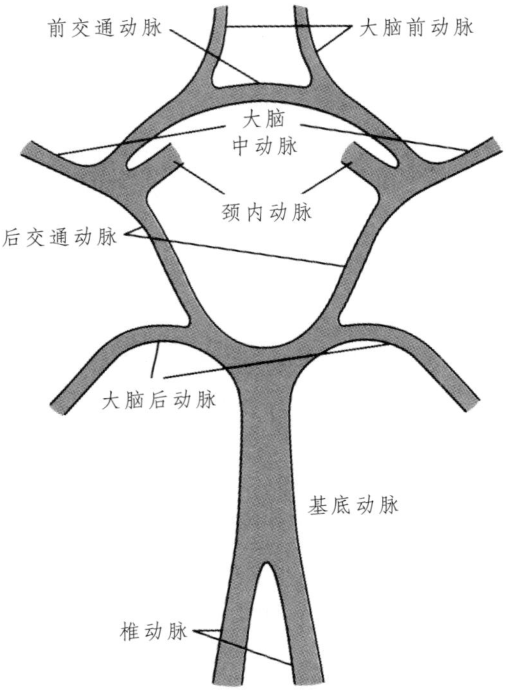

图 10A-5　脑循环和 Willis 环。脑供血由椎动脉(起源于锁骨下动脉)和颈内动脉(起源于颈总动脉)提供。

脉。从椎基底动脉系统获得主要供血的血管组成后循环,为脑干、枕叶、小脑、颞叶内侧和大部分丘脑供血。前后循环通过后交通动脉相联系,左右大脑前动脉通过前交通动脉相联系。Willis 环的某个动脉远端的阻塞会导致神经功能损伤的临床症状(表10A-5)。

急性脑卒中

如果患者突然出现神经功能缺陷或出现神经症状和体征,并持续数分钟至数小时,那么该患者很可能发生了脑卒中。一过性缺血发作(TIA)是由于血管原因引起的局部神经功能障碍,但很快就消失了(24小时之内)。TIA不是一个独立的疾病,而是即将发生的缺血性脑卒中的证据。值得注意的是,缺血性脑卒中是一种急症,如果栓塞是引发症状的诱因,那么从出现症状到溶栓治疗开始的时间长短是患者预后的决定因素。尽早治疗,恢复脑血供,才能有好的预后。

急性缺血性脑卒中的最显著的危险因素是高血压,长期治疗收缩压或舒张压高血压可以明显低发生第一次脑卒中的危险性。此外,吸烟、高血脂、糖尿病、过度饮酒和血浆同型半胱氨酸浓度增加都会增加急性缺血性脑卒中的风险。

对于可疑脑卒中的患者,首先应进行非强化CT检查,以鉴别是缺血性疾病,还是急性颅内出血。这个鉴别诊断非常重要,因为对于出血性脑卒中和缺血性脑卒中的治疗方式是完全不同的。在脑卒中后的前几个

表 10A-5	脑血管阻塞综合征的临床特点
阻塞的动脉	**临床症状**
大脑前动脉	对侧下肢无力
大脑中动脉	对侧偏轻瘫和感觉缺失(面部和上肢症状重于下肢)
	失语症(优势半球)
	对侧视野缺损
大脑后动脉	对侧视野缺损
	对侧偏轻瘫
深穿支动脉	对侧偏轻瘫
	对侧半身感觉缺失
基底动脉	动眼障碍和(或)共济失调合并交叉感觉和运动障碍
椎动脉	下方颅神经受损和(或)共济失调合并交叉感觉障碍

Adapted from Morgenstern LB, Kasner SE: Cerebrovascular disorders. Sci Am Med 2000:1–15.

小时,CT对缺血性改变(血管高密度,灰白质界限消失)并不敏感,而对颅内出血非常敏感。

常规的血管造影可以显示动脉阻塞。还可以通过非侵入性的检查CT或MRA来显示血管状况。此外,经颅多普勒检查可以间接地显示主要血管的阻塞,而且为接受溶栓治疗的患者提供床旁实时监测。

急性缺血性脑卒中另一个重要因素是来自心脏的栓子,例如,房颤、心肌梗死后心室无动力、扩张型心肌病、心脏瓣膜病、大血管粥样硬化栓塞(粥样硬化造成狭窄,尤其是在大动脉分叉处,如颈部颈动脉分叉)及小血管阻塞疾病(腔隙性梗死)。长期患有糖尿病或高血压的患者由于小血管阻塞疾病常会发生急性缺血性脑卒中。超声心动图可以评价患者心脏的状态,寻找造成栓塞的解剖或血管异常。

急性缺血性脑卒中的治疗

阿司匹林通常是急性缺血性脑卒中患者治疗的推荐药物,且可以预防脑卒中复发。在急性脑卒中发病后的3个小时内,患者可以使用静脉内重组组织纤维蛋白原激活物进行溶栓治疗。还可以向阻塞血管直接注入溶栓药物(尿激酶或重组组织纤维蛋白原激活物),或联合使用静脉内重组组织纤维蛋白原激活物。即使对急性缺血性脑卒中的患者采取治疗,大多数患者仍会有神经功能缺陷。脑卒中开始的严重程度决定了预后,而早期的症状缓解提示预后较好。

治疗的首要目标是气道、氧合、通气、血压、血糖和体温。大多数重症脑卒中患者有脑水肿和ICP升高,这使临床治疗复杂化。随着梗死的进展可能会引发局部或弥漫的肿块效应,在脑卒中开始后的2~5天达到顶峰。大的半球梗死可能会造成恶性的大脑中动脉综合征,也就是水肿的梗死脑组织对大脑前和大脑后动脉造成压迫,导致继发梗死。同样,小脑梗死也可能导致基底动脉受压和脑干缺血。大脑中动脉综合征和小脑梗死的死亡率都是80%。

一小部分脑卒中患者可以通过手术减压。开颅行部分大脑切除可以防止继发的脑干和血管压迫,从而挽救急性脑卒脑卒中患者的生命。恶性大脑中动脉综合征需行偏侧颅骨切除术。

对于所有脑卒中患者都应迅速评价其呼吸功能。除了延髓或半球大面积梗死,患者的呼吸中枢功能是完整的。需紧急气管插管的患者肺部保护功能受损,可能发生误吸。大多数患者在足够氧供的情况下,不需气管插管也可保持动脉血氧饱和度高于95%。

维持血压也是很重要的,因为CPP决定了缺血区域的血供。脑卒中开始通常表现为高血压,之后血压迅速地下降会影响CBF,并使缺血损伤加重。患者的血压通常在急性脑卒中后的前几天内逐渐下降。当血压高于185/110 mmHg时,为减少心肌耗氧和兴奋性才需药物治疗高血压(例如,静脉使用小剂量拉贝洛尔)。维持急性脑卒中患者的血管内容量可以改善心排出量和脑血供。血液稀释可以在不影响氧输送的情况下降低血黏度,从而增加CBF。

急性缺血性脑卒中患者血糖高与预后差相关。脑卒中时细胞缺氧,葡萄糖代谢产生乳酸,导致组织酸中毒并增加组织损伤。推荐维持血糖在正常水平,适当的时候使用胰岛素治疗,肠外营养应避免使用葡萄糖或尽量减少用量。

根据动物实验数据，低体温可以减少神经元氧耗、减轻脑水肿和神经递质毒性，从而改善急性缺血性脑卒中的预后。目前还缺乏低体温对降低急性脑卒中患者发病率和死亡率的效应评价的人类研究。所以对于低体温，这种治疗方式始终存有争议。急性脑卒中的患者需避免发热。即使轻度的体温升高也是有害的，对于近期急性缺血性脑卒中的患者应使用退热剂和冰毯来维持正常的体温。

急性缺血性脑卒中患者需从一开始就预防深静脉血栓的形成。常用的治疗方法是每12小时皮下注射5000 U肝素。因急性出血不能使用肝素治疗的患者可以使用气动的压力袜治疗。

急性出血性脑卒中

急性出血性脑卒中的病因有大脑内出血和蛛网膜下腔出血两种。

大脑内出血

非裔美国人多发大脑内出血，且大脑内出血的死亡率是缺血性脑卒中的4倍。只凭临床标准不能鉴别出血性脑卒中和缺血性脑卒中。通过CT检查可以判断是否是出血性疾病。估计的出血量和意识水平是决定预后的关键。急性出血后的24~48小时，由于脑水肿，患者的临床症状通常会加重。晚期的血肿消散并不能降低死亡率，而早期手术清除血肿以减轻周围脑组织缺血性损伤和水肿的效果也不清楚。在出现出血症状4小时内静脉输注重组活性因子Ⅶ A不但可以减少出血量，还可以改善临床预后。脑室内出血是一种恶性并发症，因为血液会阻碍CSF引流，需立即采取脑室引流的方法来治疗脑积水。给患者进行气管插管时可以使用镇静药(丙泊酚、巴比妥类或苯二氮䓬类)联合或不联合肌松药。对昏迷患者推荐ICP监测。对于大脑内出血患者，高血压的治疗是存在争议的，因为考虑到ICP升高患者的CPP会有所下降。对于严重高血压患者，治疗目标是维持MAP低于130 mmHg。

蛛网膜下腔出血

自发性蛛网膜下腔出血的病因通常是颅内动脉瘤破裂。脑动脉瘤的病因有很多，包括：高血压、主动脉缩窄、多囊肾、纤维肌肉发育不良以及直系亲属患有脑动脉瘤。动脉瘤的大小决定了动脉瘤破裂的风险，动脉瘤直径≥25 mm的患者在第一年有6%的风险会破裂。其他破裂的危险因素包括：高血压、吸烟、吸毒、女性和服用口服避孕药。

基于临床症状(例如，最严重的头痛)和CT显示蛛网膜下腔有血液就可以诊断蛛网膜下腔出血。MRI对于急性出血的显示没有CT敏感，尤其是蛛网膜下腔只有薄层的血液。不过MRI可以显示亚急性或慢性蛛网膜下腔出血，还可以显示CT检查已经恢复正常的梗死灶。除了严重的头痛，突然出现畏光、颈项强直、意识水平下降和局部神经功能改变都提示蛛网膜下腔出血。快速诊断和治疗动脉瘤可以降低发病率和死亡率。最常见的蛛网膜下腔出血的分级方法是Hunt-Hess分类和世界神经外科医师联盟分级系统(表10A-6)。分级系统不但可以帮助判断病情的严重程度和预后，还可以作为评价各种治疗效果的方法。

蛛网膜下腔出血通常会造成心电图的改变(例如，T波倒置和ST段压低)。通常在出血后48小时内这种改变最明显，与儿茶酚胺释放有关。儿茶酚胺释放还会导致心律失常，从而产生肺水肿。超声心动图还显示蛛网膜下腔出血的患者可能发生与冠状动脉疾病无关的一过性的心肌收缩抑制。需注意，因为心尖没有交感神经支配，所以功能不受影响。

蛛网膜下腔出血的治疗包括：通过常规血管造影或MRA定位动脉瘤，然后手术夹闭动脉瘤囊，同时保留载瘤动脉。出血后72小时内是治疗的最佳时机。通过手术夹闭动脉瘤狭窄段是最佳治疗方式。对于没有狭窄段的大的或梭形的动脉瘤，可以手术包裹动脉瘤或圈套动脉瘤。后一种手术方式通常用颞浅动脉作为动脉瘤远端的旁路，然后夹闭动脉瘤的近端和远端。还可以在动脉瘤腔内放置柔软的金属线圈代替手术治疗，但不是所有的动脉瘤都可以采用这种治疗方式，尤其是那些没有狭窄处或狭窄不明显的动脉瘤。对于手术治疗死亡率高的基底尖动脉瘤应使用血管内治疗。

对于症状严重(例如，昏迷)的患者通常会推迟手术，可以选择放射介入治疗。由于会发生癫痫，应使用抗惊厥药物。必须控制血压，因为高血压会造成再次出血。蛛网膜下腔出血后常会出现脑积水，通过脑室外引流治疗。如果出现意识状态的改变，应迅速行CT检查，判断是否再次出血或发生了脑积水。

蛛网膜下腔出血患者无论是否接受了手术治疗或放射介入治疗，都应预防血管痉挛(颅内动脉狭窄)及其后果。触发血管痉挛的机制有很多，最重要的机制是游离血红蛋白和脑动脉的腔面接触。血管痉挛的发生率和严重程度与CT显示的蛛网膜下腔血量有关，

表 10A-6	常用的蛛网膜下腔出血分级系统	
Hunt-Hess 分级		
分数	神经症状	死亡率
0	动脉瘤未破裂	0%~2%
1	动脉瘤破裂,轻度头痛,无神经功能缺陷	2%~5%
2	中至重度头痛,只有颅神经麻痹	5%~10%
3	嗜睡,意识模糊,或轻微的局部运动功能缺陷	5%~10%
4	昏迷,明显的偏轻瘫,早期出现去大脑状态	25%~30%
5	深昏迷,去大脑强直	40%~50%
世界神经外科医师联盟分级系统		
分数	GCS	主要病灶缺损
0		完整,动脉瘤未破裂
1	15	无
2	13~14	无
3	13~14	有
4	7~12	有或无
5	3~6	有或无

GCS,格拉斯哥评分。

Adapted from Lam AM: Cerebral aneurysms: Anesthetic considerations. In Cottrell JE, Smith DS(eds): Anesthesia and Neurosurgery, 4th ed. St. Louis, Mosby Inc., 2001.

这一点并不令人吃惊。血管痉挛通常发生于蛛网膜下腔出血后3~15天。因此,应每天用经颅多普勒超声检查是否发生了血管痉挛,一旦出现,就采取"三H治疗"(高血压、高血容量、被动血液稀释)。输注晶体液和胶体液,并用血管活性药物支持治疗。研究发现,在蛛网膜下腔出血后第一天开始,连续21天使用钙离子通道阻滞剂尼莫地平可以改善患者的预后,说明尼莫地平可以预防血管痉挛。尼莫地平的这种效应在血管造影中不表现为血管腔扩大。脑血管造影技术也是机械性(通过球囊)或化学性(动脉内使用罂粟碱)扩张收缩动脉的安全方式。

麻醉管理

颅内动脉瘤手术的麻醉目标是降低动脉瘤破裂的风险,预防脑缺血,改善手术暴露。

麻醉诱导时的目标是防止动脉瘤囊的透壁压升高,从而降低动脉瘤破裂风险。所以,应避免血压显著升高。对于那些无ICP升高和动脉瘤未破裂的患者,在打开硬膜前应避免过度降低ICP(过度通气,降低动脉瘤外表面的填塞压力)。术前有ICP升高的患者的麻醉处理是一个挑战,因为患者不能耐受为了防止动脉瘤破裂而降低MAP,有造成脑缺血的风险。对于血管痉挛患者的处理也存在困难,因为虽然高血压可以增加

通过痉挛血管的血流,却也会增加动脉瘤再出血的风险。在患者发生血管痉挛的高危时期进行动脉瘤夹闭术会增加死亡率。所以,对于需接受麻醉的血管痉挛患者,应提高CPP,保证通过痉挛血管的血流量。

需直接动脉压监测,以保证直接喉镜暴露时动脉压不过度升高。为防止喉镜暴露时血压升高,可提前静脉给予短效的β-肾上腺素受体阻滞剂艾司洛尔、利多卡因、丙泊酚、巴比妥类或短效阿片类药物(芬太尼、舒芬太尼、瑞芬太尼)。静脉给予硫喷妥钠、丙泊酚或依托咪酯可使意识消失。常用的肌松药是非去极化神经肌肉阻滞剂。

考虑到有可能出现血容量降低,术中大量使用高渗液或袢利尿剂,术中动脉瘤破裂及液体复苏,因此需放置中心静脉导管。如果患者有心脏病,考虑放置肺动脉导管和经食管超声心动检查。电生理监测(脑电图、体感或运动诱发电位)可以发现术中脑缺血,但由于其复杂性限制了临床的常规应用。

麻醉维持的目标包括:麻醉深度适应手术刺激水平,使脑放松以利于手术暴露,维持CPP,在夹闭动脉瘤时降低动脉瘤的透壁压,手术结束时患者迅速清醒以利于神经功能评价。准备好药物、液体和血制品以便术中动脉瘤破裂时的复苏。通常,术中动脉瘤破裂

的风险约为7%，且在手术后期最常见。麻醉处理包括：积极容量复苏保持正常血容量，且控制降压(使用硝普钠)来短暂控制出血，使神经外科医师可以控制动脉瘤。还可以短暂夹闭供血血管来控制破裂的动脉瘤，之后使血压恢复正常水平或适当升高血压以增加侧支循环血供。

通常使用吸入麻醉药(异氟烷、地氟烷、七氟烷)联合或不联合使用氧化亚氮，以及间断(芬太尼)或连续输注阿片类药物(瑞芬太尼)来维持足够的麻醉深度。还可以使用全凭静脉技术(丙泊酚和短效的阿片类药物)。有脑血管收缩作用的麻醉药物(例如，巴比妥类药物和丙泊酚)可以降低颅内容量，且巴比妥类药物还有一定的缺血保护作用，丙泊酚可能也有此作用。肌松药在夹闭动脉瘤时可防止患者体动。

考虑到颅内动脉瘤破裂造成蛛网膜下腔出血患者早期行手术治疗的趋势，可以预测许多患者会出现术中脑水肿。因此，充分的脑松弛是麻醉维持的重要组成部分，并联合使用腰部CSF引流，轻度的过度通气，使用袢利尿剂和(或)高渗利尿剂，以及有利于脑静脉回流的体位，这些都有利于手术暴露。术中液体治疗的依据是术中出血、尿量及心脏灌注压。最好通过平衡盐溶液来维持正常的血容量。不推荐使用含葡萄糖的溶液，因为它可以加重局部或全脑的缺血损伤。尽管动物实验和人类心脏骤停复苏病例研究证明轻度低温对脑有保护作用，但动脉瘤夹闭术中低体温无任何益处。但是必须避免高体温，因为高体温会增加CMRO$_2$和CBV。

传统上，术中使用药物进行控制降压来降低动脉瘤透壁压，从而降低了分离和夹闭过程中动脉瘤破裂的风险。然而，现在使用控制降压的病例减少了，因为蛛网膜下腔出血后自我调节机制受损，脑血管对控制降压的不可预知的反应，可能有脑缺血的风险。取而代之的是，通过在供应动脉瘤的载瘤动脉放置血管钳局部控制的低血压可以预防动脉瘤破裂，而不会造成全脑缺血。理论上讲，夹闭供血动脉的时间不能超过10分钟；但如果需要更长的夹闭时间，可以使用抑制脑代谢的麻醉药(巴比妥类)来保护大脑而不发生缺血和梗死。在夹闭供血动脉期间，应控制血压高于患者正常水平，以利于侧支循环。

手术结束后，患者应迅速清醒，以利于神经功能评估。使用短效的吸入麻醉药和静脉麻醉药可以达到这一目的。患者清醒后，可能需增加降压药物(拉贝洛

尔、艾司洛尔)的用量。某些患者可以耐受收缩压大于180 mmHg，因为动脉瘤可能就是在这一点被从循环中移除的。可以静脉注射利多卡因来抑制气道反射和气管插管刺激。清醒的、自主呼吸和上呼吸道保护反射恢复的患者可在术后立即拔除气管插管。术前意识差的患者术后需继续带管和机械通气。术中动脉瘤破裂的患者康复缓慢，也应在术后带管并进行机械通气。

在麻醉复苏室或重症监护室需多次评估患者的神经功能状态。动脉瘤夹闭术后，患者偶尔会出现迟发的或局部的神经功能障碍，很难鉴别是药物诱发(如差异性苏醒)，还是手术 (缺血或脑组织机械损伤)造成的。然而如果出现新发的局部神经功能缺陷就应该高度怀疑手术损伤，因为麻醉药物不会造成患者原发的脑组织损伤。出现术前不存在的瞳孔不等大也提示手术损伤。如果患者术后没有立即苏醒，需行CT或血管造影检查。即使手术成功，在术后数小时至数天也可能由于血管痉挛出现神经功能缺陷，需积极治疗(例如，高血压、高血容量、被动血液稀释、放射介入治疗)。

血管造影脑动脉内放置线圈的患者，其麻醉目标类似动脉瘤夹闭术。在这个操作中只需使用少量的镇静剂或全身麻醉。轻度镇静的优点是可以在术中进行神经功能检查；然而，操作过程中患者的体动有造成动脉瘤破裂的风险，还有可能使线圈放置的位置错误从而导致线圈栓塞。基于以上原因，在放置线圈时应使用全身麻醉。麻醉目标包括：控制ICP，保持足够的脑供血但不过度升高血压 (会增加动脉瘤破裂的风险)，术后可以迅速进行神经功能评价。

脑血管畸形

有5种影响中枢神经系统的血管畸形，它们都不是肿瘤。

动静脉畸形

AVM是一团动脉和静脉杂乱的血管，没有毛细血管床。此外，病灶内没有神经组织。它们通常表现为高流、低阻、血管透壁压低于动脉压；所以，临床上，急性或慢性高血压不会造成其破裂。这种疾病是先天的，常见成人发病，表现为出血或新发的癫痫。AVM造成癫痫的原因尚不清楚，可能是由于盗血(即血流通过旁路从正常脑组织流至低阻力的AVM)或既往出血造

成含铁血黄素沉积过多。大多数AVM见于幕上。4%~10%的脑动脉瘤与AVM有关。新生儿或儿童时期的AVM通常包括伽林（Galen）静脉，症状包括脑积水或巨头，额静脉突出，高心排出量状态或心力衰竭。通过MRI或血管造影诊断。

在出现聚焦的、高剂量放射和脑血管造影前，AVM的传统治疗方式死亡率很高。目前，治疗方法包括联合手术切除和高聚焦（伽马刀）放射治疗（见"颅内肿瘤"），或在血管造影引导下进行栓塞。对于AVM较小的患者，只需放射或栓塞治疗；而对于AVM较大的患者，可以在手术前用上述两种技术减小AVM的体积，降低手术的难度和风险。Spetzler-Martin AVM分级系统根据AVM的3个特征来分级（表10A-7），可以预测患者的预后和围术期风险。

静脉血管瘤

静脉血管瘤或畸形是由一团静脉组成。此疾病通

表 10A-7	Spetzler-Martin 动静脉畸形分级系统
分级依据	评分
病灶大小	
小（<3 cm）	1
中（3~6 cm）	2
大（>6 cm）	3
周围脑组织受累情况 *	
未受累	0
受累	1
静脉回流情况	
只有表浅静脉	0
只有深部静脉或表浅和 深部静脉	1

依据 Spetzler-Martin 动静脉畸形分级系统判断手术预后

分级	术后无神经功能缺陷的比例
1	100
2	95
3	84
4	73
5	69

* 受累脑组织代表感觉、运动、语言或视功能区，还包括下丘脑、丘脑、内囊、脑干小脑脚和深核。

AVM，动静脉畸形。

Adapted from Spetzler RF, Martin NA: A proposed grading system for arteriovenous malformations. J Neurosurg 65:476; 1986.

常没有症状，在通过脑血管造影或MRI检查其他疾病时才发现；罕有表现为出血或新发癫痫的病例。低流量、低压力的病灶内常含有脑实质，所以只有在出血或出现难治癫痫时才需治疗。

海绵状血管瘤

海绵状血管瘤是由没有大的供血动脉或静脉的血管组成的良性病变。病灶内没有脑实质。这种低流量、边界清楚的病变通常表现为新发的癫痫，偶尔也表现为出血。病变在CT或MRI上显影，在脑血管造影表现为流空现象。治疗为手术切除有症状的病灶。此疾病放射治疗无效，且由于它在血管造影时不显影，不能采用栓塞治疗。

毛细血管扩张

毛细血管扩张表现为低流量、增大的毛细血管，可能是目前了解最少的中枢神经系统血管性疾病。此疾病血管造影不显影且很难在生前诊断。出血的风险很低，除非病变位于脑干部位。通常在尸检时发现此病，与Osler-Weber-Rendau综合征和Sturge-Weber综合征有关。没有治疗此病的方法。

动静脉瘘

动静脉瘘是静脉和动脉不通过病灶血管直接交通的一种疾病。此病通常发生于硬脑膜内脑膜血管之间或海绵窦内颈动脉和静脉窦之间。一些动静脉瘘是自发的，大多数其他病例与近期外伤或近期（可能没有症状）颅内颈动脉瘤破裂有关。硬膜动静脉瘘通常表现为搏动性耳鸣或头痛，24%的病例会累及枕动脉，因为通常枕动脉是供血动脉。通过血管造影引导栓塞或手术结扎，但应注意手术操作中可能有快速失血的风险。

颈动脉海绵窦动静脉瘘的患者通常表现为眼窝痛或眼窝后疼痛、结膜动脉化或视力改变。通过磁共振或常规血管造影诊断。有效的治疗方式为栓塞。

麻醉管理

手术切除低流量的血管畸形（例如，静脉瘤和海绵窦血管瘤）通常没有类似切除高流量（例如，AVM和动静脉瘘）血管瘤的术中和术后并发症。此外，AVM通常有许多供血和引流血管，与只有一套供血、引流血管的动静脉瘘不同，因此AVM切除术的术中和术后处理有一定难度。

术前应评价颅内血管畸形患者是否有脑缺血或ICP升高。应了解畸形的大小、部位、静脉引流的机制、是否与动脉瘤有关及治疗史，根据这些因素可以评估患者围术期并发症，例如，术中出血和术后并发症。应给予辅助药物，如抗癫痫药(如果患者同时有癫痫发作)。术前行血管造影的患者因高渗造影剂的使用可能会出现水电解质异常。

除了基本监测，麻醉诱导前放置动脉导管有利于快速评价血压。控制血压是关键，因为低血压会导致低灌注区域的缺血，高血压会增加相关动脉瘤破裂的风险，还会加重术中出血或颅内高压。栓塞或手术切除血管畸形可以只采用麻醉监护。需全身麻醉的病例应首先保证平缓和血流动力学稳定的麻醉诱导。硫喷妥钠、丙泊酚或依托咪酯都是安全且有效的诱导药物。肌松药应选用非去极化肌松药，因为去极化肌松药(如琥珀胆碱)可能使ICP进一步增加，且如果有运动缺陷会导致血钾升高。需降低患者由刺激(如喉镜暴露、安装头架和切皮)造成的血流动力学反应。可以使用的药物包括利多卡因、短效的β-肾上腺素受体阻滞剂(例如，艾司洛尔)及硝普钠，或使用高浓度的吸入麻醉药、小剂量诱导药物、短效阿片类药物或静脉利多卡因加深麻醉。由于术中有出血风险，尤其是AVM和动静脉瘘手术，需保证通畅的静脉通路。中心静脉导管既可以监测容量状态，又可以快速补液或输注血制品。患有心脏疾病的患者可以放置肺动脉导管或经食管超声心动探头。

在切除大的或高流量血管畸形的手术时，手术医师和麻醉医师需经常交流，因为病灶的情况和手术的要求会在术中有所改变。例如，术前对病灶的评估与术中最终所见情况有一定程度的差别，或者在切除巨大的、复杂的病灶时，不同时期的手术要求不同。麻醉维持的目标包括：血流动力学稳定、手术暴露佳、手术结束时迅速苏醒。静脉和吸入麻醉都可以作为麻醉维持，药物的选择需个体化。

应避免使用低张溶液和含葡萄糖的溶液，因为低张溶液会加重脑水肿，而含葡萄糖的溶液会使缺血性神经疾病恶化。轻度的过度通气($PaCO_2$为30~35 mmHg)有利于手术暴露。腰部CSF引流可以减少颅内容量，改善手术暴露。脑水肿是AVM术中会发生的重要问题，因为AVM是高流量、低阻力的血管病变，因此在切除或栓塞过程中需结扎供血血管，血流直接进入正常脑组织造成脑水肿。治疗脑水肿的机制包括：适度的过度通气是临时的治疗方法，使用利尿药(包括甘露醇和呋塞米)，降低血压。在一些重症病例，可能需使用大剂量巴比妥类药物或丙泊酚，或临时的开骨瓣减压，也可能需术后机械通气支持。

大多数患者对手术切除反应良好，麻醉苏醒快速、平稳。可以使用β-受体阻滞剂、利多卡因或硝普钠控制短时间的高血压。麻醉苏醒后迅速进行神经功能评价。

烟雾病

烟雾病的特征是颅内血管进行性硬化，继发毛细血管网形成。Moyamoya是日文"一股烟雾"的意思，指的是血管造影为一团细小的异常血管的表现。这种疾病的发展具有家族遗传倾向，也可见于头部创伤后或与其他疾病有关，例如，多发性神经纤维瘤、结节性脑硬化和纤维肌营养不良。受累动脉内膜增厚，中膜变薄。由于在其他器官也可能发现类似的病理改变，中枢神经系统的病变可能只是全身疾病的一种表现。烟雾病患者颅内动脉瘤的发生率升高。缺血症状(一过性的缺血或梗死)是儿童烟雾病患者最常见的症状，而成人通常表现为出血。通过常规血管造影或MRA可以发现一团细小的异常的血管，从而可以诊断此病。而其MRI表现为组织缺损，CT表现为出血。

内科治疗的目的是减轻出血症状，通常联合使用抗凝治疗和血管扩张药物治疗。手术操作可以将颞浅动脉与大脑中动脉吻合（被称为颅外-颅内旁路），还有一些其他的间接的血管重建操作与颅外-颅内旁路联合。手术操作包括脑肌联合术(将颞肌直接覆盖在脑表面)和脑硬膜动脉联合术(将颞浅动脉和硬膜缝合在一起)。无论治疗与否，总体预后不良；只有约58%的患者可以恢复正常的神经功能。

麻醉管理

烟雾病患者术前评价包括：病历记载的已经存在的神经功能缺陷，出血史或目前是否有颅内动脉瘤。需停用抗凝药和抗血小板药，避免术中出血。

麻醉诱导和维持的目标包括：(1)维持血流动力学稳定，因为低血压会导致异常血管分布区域的缺血，高血压会引起出血；(2)避免导致脑或外周血管收缩的因素(例如，低二氧化碳血症和去氧肾上腺素)，因为这会对供血或受血血管造成不良影响；(3)术后迅速苏醒以利于神经功能评估。除了基础的监测外,动脉置管可以实时监测血压。如果有可能,应在术前建立直接动脉压监测,可以保证诱导过程中血流动力学的稳定。中心静脉导管可以指导液体治疗,还可以通过此通路给予血管活性药物或血制品,但不是必须放置中心静脉导管。除了氯胺酮,其他的静脉诱导药物都是安全的。儿童可以使用七氟烷吸入诱导。已经存在神经功能缺陷的患者使用琥珀胆碱时须注意有造成高血钾的风险。与动脉瘤和AVM的术中处理相似,这个手术也要避免刺激事件造成的血流动力学反应。吸入麻醉维持技术理论上具有增强血管扩张的优点。需避免过度的过度通气,以免造成脑血管收缩。可用胶体液或非低渗的晶体液治疗低血压和低血容量。可以使用多巴胺和麻黄碱纠正低血压,因为这样可以避免使用纯血管收缩药物对脑血管造成的副作用。应避免贫血以防止部分已受损脑区的缺血。

术后并发症包括:脑卒中、癫痫和出血。这些都可能表现为苏醒延迟或不能苏醒或苏醒后出现新的神经功能缺陷。

创伤性脑损伤

在美国,创伤性脑损伤是导致年轻成人残疾和死亡的主要原因。造成脑损伤的原因包括闭合性颅脑损伤和子弹或异物造成的穿通伤。还可能同时发生颈髓损伤和胸腹外伤,通常伴有急性脑外伤。外伤相关的全身疾病还可能使脑损伤进一步恶化,包括大量出血造成的低血压和低氧血症、肺挫伤、误吸或成人呼吸窘迫综合征。

急性颅脑损伤患者的处理包括:颈椎制动,建立气道,防止胃内容物反流造成肺损伤,纠正低血压以保证脑组织血供。CT是最简单、最迅速的诊断手段,须尽早进行此项检查。CT可以鉴别硬膜外和硬膜下血肿。符合下列标准的患者可以不进行常规CT检查:没有头痛或呕吐,小于60岁,没有醉酒,无短期记忆障碍,体格检查未发现锁骨上有外伤,无癫痫。

颅脑损伤患者最初病情稳定、清醒或轻度昏迷,而后迅速恶化的病例并不少见。通常是由于迟发血肿形成或脑水肿。对常规治疗无反应的难治性脑水肿也可能造成神经功能突然恶化。细胞水平的继发损伤是造成脑水肿和随后不可逆脑损伤的重要原因。

可以用格拉斯哥昏迷评分反复评价脑损伤（分

数<8提示严重损伤)的严重程度和患者的神经功能状态（见表10A-1)。小于8分的颅脑损伤患者定义为昏迷,约50%的患者死亡或持续植物状态。颅脑损伤的类型和患者的年龄是影响低分患者预后的决定性因素。例如,急性硬膜下血肿患者的预后比弥漫性脑挫伤患者的预后差。严重颅脑损伤的儿童患者的死亡率低于成人患者。

围术期管理

急性颅脑损伤患者(例如,摩托车车祸)围术期处理必须考虑到脑缺血造成的继发损伤和外伤对其他器官系统的影响。最初CBF降低,之后随着时间的推移逐渐增加。造成颅脑损伤患者预后不良的因素包括:ICP升高、收缩压低于70 mmHg。急性颅脑损伤患者CBF的自我调节机制通常被破坏,但二氧化碳反应通常保留。推荐使用甘露醇或呋塞米降低ICP,一些患者需手术去骨瓣减压。虽然过度通气可以有效地控制ICP,但可能导致颅脑损伤患者脑缺血,因此,除非必须,否则应避免过度通气。当其他传统的控制高血压的方法无效时,可以使用巴比妥酸昏迷。轻度低温不能改善成人急性颅脑损伤患者的预后。高渗盐水和甘露醇可以减少脑容量。并存的肺损伤会影响这些患者的氧合和通气,需机械通气。神经性肺水肿也可能造成急性肺功能不全。其机制尚不清楚,可能与交感神经系统过度兴奋有关,导致肺的Starling力改变以及肺水肿。颅脑损伤患者可能会发生凝血障碍,低体温和大量输血会加重凝血功能障碍。严重颅脑损伤后可发生弥散性血管内凝血。可能与脑组织的促凝血酶原激酶释放至体循环有关。促凝血酶原激酶可以激活凝血级联反应。需补充凝血因子。

麻醉管理

颅脑损伤患者可能需行神经外科手术,包括:血肿清除、脑水肿开骨瓣减压或脊柱固定手术。还可能因为非神经科的问题需行手术治疗,包括:四肢骨折和腹部损伤。麻醉处理包括:改善CPP,降低脑水肿的发生率,避免某些药物或操作使ICP升高。维持CPP大于70 mmHg,不采用过度通气,除非需暂时控制ICP。在急性硬膜外或硬膜下血肿的手术中,手术减压可能造成血压下降,需积极复苏。严重颅脑损伤的患者可能有氧合和通气障碍,使术中处理更复杂。液体复苏和保证容量是很重要的。高渗晶体液,如3%的生理盐水,可以增加血浆渗透压,使脑间质的水移出。避免使用低渗晶体液,因为它们会降低血浆渗透压,加重脑水肿,甚至造成正常脑组织水肿。除非一些特殊情况(例如,实验室检查发现低血糖),尽量避免使用含糖的溶液,因为高血糖会加重神经功能损伤。

麻醉诱导和维持

在血流动力学稳定的患者,可以使用静脉药物和非去极化肌松药诱导。如果可疑气管插管困难,加重神经功能损伤(例如,颈椎损伤)或已有气道损伤,可以选择纤支镜插管或气管切开。对于濒临死亡的患者,首先应建立安全有效的气道,因为他们几乎不需要使用麻醉药物。麻醉医师还要注意患者是否有其他系统的损伤(如骨折、气胸),因为这些损伤会导致额外的失血和呼吸循环的不稳定。通常使用持续静脉输注麻醉药或低剂量吸入麻醉药物维持麻醉,并注意优化CPP和防止ICP升高。需避免使用氧化亚氮,因为有造成颅腔积气的风险或一些非神经科损伤(如气胸)。在吸入麻醉药物中,低剂量的七氟烷是唯一一种可以改善受损的脑自我调节功能的药物,不过低剂量的异氟烷也是一个很好的选择。如果发生了急性脑水肿,需立即判断和纠正致病因素,如高碳酸血症、低氧血症、高血压和静脉回流受阻。直接动脉血压监测是很有帮助的,而由于时间限制可能不能进行CVP或肺动脉导管的监测。

术后处理

术后,可能因机械通气需维持肌松。许多患者需连续监测ICP。

血肿

颅脑外伤会导致血肿形成。通常根据血肿的位置可以分为4种类型:硬膜外、蛛网膜下、硬膜下和实质内。

硬膜外血肿

动脉出血至颅骨和硬膜之间形成硬膜外血肿。病因通常是由于颅骨骨折造成脑膜动脉撕裂。患者通常表现为与颅脑损伤相关的意识丧失,随后意识恢复,清醒期时间不定。颅脑损伤几个小时后突然出现偏瘫、瞳孔散大和心动过缓,说明发生了颞叶钩回疝或脑干受压。如果CT显示硬膜外血肿,需立即引流。

外伤性蛛网膜下腔血肿

蛛网膜下腔出血通常见于颅内动脉瘤破裂;但也可见于外伤导致皮层内血管出血。40%中至重度颅脑损伤患者会发生蛛网膜下腔出血。由于进一步出血,病情会随着时间进展,与动脉瘤造成的蛛网膜下腔出血一样,通常会出现脑血管痉挛。

硬膜下血肿

硬膜下血肿是由于桥静脉撕裂,使血流入硬膜和蛛网膜之间的间隙。因为硬膜下的血不能进入蛛网膜下腔,所以脑脊液是清亮的。通过CT检查可诊断硬膜下血肿。颅脑损伤是硬膜下血肿的常见原因。患者可能遗忘了受伤的过程,这种表现在老年患者中尤其明显。还有一些硬膜下血肿是自发的,如血液透析的患者或使用抗凝药物治疗的患者。

因为血肿形成的原因是缓慢的静脉出血,所以硬膜下血肿的症状和体征的特点是在数天内缓慢进展(与硬膜外血肿对比)。主诉通常为头痛,特征性表现为嗜睡或反应迟钝,但是病情会有所波动。最终会出现偏侧神经症状,如偏瘫、偏盲和语言混乱。高龄患者还可表现为不可解释的进行性痴呆。

病情稳定的患者可以采取保守治疗。然而最常见的治疗方式是手术清除血肿,因为如果一旦发生昏迷,患者的预后非常差。通常大多数硬膜下血肿可以通过颅骨钻孔引流,这个手术可以在全身麻醉、局麻或麻醉监护下进行。如果硬膜下血肿很大或是慢性的且有凝血块,就需开颅清除血肿。由于硬膜下血肿的常见原因是静脉出血,血肿清除术中应维持血二氧化碳浓度正常,使脑组织体积略大以利于静脉填塞止血。

实质内血肿

脑组织内的异常血液积聚称为实质内血肿。由于其位置深且血肿体积常会突然增大,所以治疗很困难。因此,除非血肿很大或增长速度很快,可能会造成脑疝,否则通常采取保守治疗。

脑的遗传性疾病

神经系统的先天性疾病通常表现为神经系统发育或结构异常。这些疾病通常有遗传性。其病理改变可以是弥散的或只累及与解剖和功能相关的神经元。

希阿利畸形

希阿利畸形是由于小脑先天移位造成的一组症状。希阿利Ⅰ型为小脑扁桃体下移至颈髓,Ⅱ型为小脑蚓下移,常并发脑脊膜脊髓膨出,Ⅲ型很罕见,表现为小脑移位至枕部脑膨出。

希阿利Ⅰ型的症状和体征可以出现在任何年龄。最常见的主诉是枕部头痛,通常放射至肩臂部,且伴有相应区域皮肤的感觉迟钝。咳嗽和移动头部会加重头痛。主要症状包括：视觉损害、间歇性眩晕和共济失调。约50%的此类患者会出现脊髓空洞症。希阿利Ⅱ型通常表现为胎儿时期的阻塞性脑积水、低位脑干和颅神经功能异常。

希阿利畸形的治疗包括通过解除粘连和扩大枕骨大孔达到手术减压的目的。麻醉处理必须注意可能出现ICP升高或术中大量失血，尤其是希阿利Ⅱ型的病例。

结节性脑硬化

结节性脑硬化（Bourneville病）是一种常染色体显性疾病，特点是智力低下、癫痫和面部纤维血管瘤。从病理学角度来看，结节性硬化是一组良性错构瘤增生性损害，病变可以累及全身各个器官。脑损害包括：皮层结节和大细胞星型细胞瘤。心脏横纹肌细胞瘤虽然罕见，但它是与结节性硬化相关的最常见的心脏良性肿瘤，超声心动和MRI都可以诊断这种肿瘤。还有一种伴有结节性硬化的Wolff-Parkinson-White综合征，血管肌脂肪瘤和肾囊肿同时出现，可能导致肾衰竭。口部病变包括结节性肿瘤、纤维瘤或乳头状瘤，可以出现在舌、上颚、咽和喉。累及器官的多少决定了结节性硬化患者的预后，可以表现为无症状，也可以表现为危及生命的并发症。

麻醉管理需考虑到患者智力低下，以及用抗癫痫药物治疗癫痫。需术前评估上呼吸道异常。心脏病变可能会导致术中心律失常。肾功能损害会影响依靠肾代谢的药物的清除。尽管临床经验有限，但这些患者对吸入和静脉注射药物（包括阿片类）的反应似乎正常。

成血管细胞瘤病

成血管瘤病是家族性的，常染色体携带致病基因且外显率不一的疾病。特点是视网膜血管瘤、成血管细胞瘤、中枢神经系统（尤其是小脑）和内脏肿瘤。尽管肿瘤是良性的，这些肿瘤也会通过压迫周围脑组织或出血引起症状。这种疾病患者嗜铬细胞瘤、肾囊肿和肾癌的发病率增加。这些患者需开颅手术切除成血管细胞瘤。

必须考虑成血管瘤病的患者是否有嗜铬细胞瘤。当诊断为存在嗜铬细胞瘤后，术前需使用降压药物治疗。由于脊髓也可能发生成血管细胞瘤，因此限制了椎管内麻醉的使用，不过有报道称曾在硬膜外麻醉下

表 10A-8	神经纤维瘤病的表现
浅褐色色斑
神经纤维瘤（皮肤、神经、血管）
颅内肿瘤
脊髓肿瘤
假关节
脊柱后侧突
矮小
癌症
内分泌异常
没有学习能力
癫痫
先天性心脏病（肺动脉狭窄）

行剖宫产术。如果在喉镜暴露时或手术刺激突然改变时血压升高，可以使用艾司洛尔、拉贝洛尔或硝普钠（或这些药物联合使用）降压。

神经纤维瘤病

神经纤维瘤是由于常染色体的突变导致的，不受种族限制。发病的男女比例和严重程度相似。表达率各异，而外显率则为100%。临床表现分为典型的（神经纤维瘤病）、听觉的或局部的。

神经纤维瘤临床表现的多样性说明了这种疾病是千变万化的（表10A-8）。所有此类患者都常见的特点是疾病随着时间进行性发展。

99%的患者会出现浅褐色的色斑（皮肤的异常色素沉着）；直径大于1.5 cm的色斑有6块或6块以上时可以诊断为神经纤维瘤。通常在出生时即有浅褐色色斑，且在出生后10年间逐渐增多增大；色斑大小在1~15 cm以上。色斑的分布是随机的，但脸上很少出现。除了影响容貌，浅褐色色斑对身体无直接伤害。

神经纤维瘤通常累及皮肤，也可累及深部的周围神经和神经根，以及自主神经系统支配的内脏或血管。神经纤维瘤可以是结节性、散在的或弥漫交错分布至周围组织。尽管神经纤维瘤在组织学上是良性的，但它会造成某些功能损害并影响容貌。如果喉、颈椎或纵隔区出现神经纤维瘤会影响患者的气道。神经纤维瘤血供丰富。孕期或青春期会导致其数量和面积增加。

5%~10%的神经纤维瘤病患者会发生颅内肿瘤，这是造成发病率和死亡率升高的主要原因。如果考虑

诊断为神经纤维瘤病,需行CT检查排除颅内肿瘤。有浅褐色色斑且出现双侧听神经瘤的患者可以诊断为神经纤维瘤病。

先天性假关节(自发骨折且不愈合)的病因通常是神经纤维瘤。通常累及的是胫骨,其次是桡骨。通常每个患者只累及一处。假关节的严重程度从无症状的影像学表现到需截肢。约有2%的神经纤维瘤患者会出现脊柱后侧突,通常累及颈段和胸段。脊柱旁通常会出现神经纤维瘤,但它们和脊柱后侧突的关系尚不清楚。如果不治疗,脊柱后侧凸通常会进行性发展,导致心肺功能和神经功能受累。矮小是神经纤维瘤患者的特点。

神经纤维瘤患者癌症发病率升高。相关的肿瘤包括:神经纤维肉瘤、恶性施旺细胞瘤、威尔姆斯瘤、横纹肌肉瘤和白血病。其他的癌症与神经纤维瘤相关性较差,如成神经细胞瘤、甲状腺髓样癌和胰腺癌。

对于神经纤维瘤病会导致弥漫性内分泌紊乱是一个误解。相关的内分泌紊乱包括:嗜铬细胞瘤、青春期发育迟缓、甲状腺髓样癌和甲状旁腺功能亢进。不足1%的患神经纤维瘤的成年患者会伴有嗜铬细胞瘤,儿童的发病率尚不清楚。

约40%的神经纤维瘤患者有智力损害。学习能力低下比智力低下更常见。在学龄时通常智力低下明显,且不随时间进行性发展。神经纤维瘤的常见并发症是癫痫。癫痫可能是自发的或反映了颅内肿瘤的存在。

神经纤维瘤的治疗包括控制症状的药物治疗(如抗癫痫药物)和适时的手术治疗。对于外貌或功能受损的患者不建议手术切除皮肤病灶。手术固定是进行性脊柱后侧凸的最佳治疗方式。神经纤维瘤造成的有症状的神经系统改变或相关的内分泌紊乱是手术治疗的指征。

麻醉管理

对于神经纤维瘤患者的麻醉管理需考虑到该疾病的多种临床表现。尽管嗜铬细胞瘤很罕见,仍应对此进行术前评估。ICP升高的体征可能反映有颅内肿瘤。喉部的神经纤维瘤可能会影响气道的开放。神经纤维瘤和脊柱侧突的患者通常有颈椎损害,会影响直接喉镜暴露的体位和手术操作。患者对肌松药的反应存在个体差异,有报道称患者对琥珀胆碱既敏感又存在抵抗,对非去极化肌松药敏感。如果选择椎管内麻醉,必须考虑到患者将来脊髓也可能发生神经纤维瘤。然而,硬膜外麻醉是剖宫产和自然分娩过程中有效的麻醉方式。

脑部退行性疾病

中枢神经系统的退行性疾病通常指某些解剖区域神经功能异常或消失,这代表了一大类疾病状态。

阿尔茨海默病

阿尔茨海默病是一种慢性的神经退行性疾病。它是65岁以上老年患者痴呆的最常见原因,在造成65岁以上患者死亡的原因中排第四位。其病理特征为弥漫性淀粉样老年斑和神经纤维缠结。通常还会有突触和许多重要神经递质活性的改变,尤其是乙酰胆碱受体和中枢神经系统的烟碱受体。阿尔茨海默病分为2型:早发型和迟发型。早发型阿尔茨海默病通常在60岁之前发病,病因为3个以上基因的错义突变导致染色体显性遗传。迟发型阿尔茨海默病通常在60岁以后发病,且遗传因素不是发病的主要风险。这两型疾病的患者都表现为进行性认知功能障碍,包括记忆障碍和运动不能、失语症和失认症。尸检是诊断的金标准,它通常使阿尔茨海默病的生前诊断仅作为一种排除手段。目前,阿尔茨海默病不能治愈,治疗通常只能控制症状。可以选择的药物包括:胆碱酯酶抑制剂(他克林)、多奈哌齐、雷沃斯的明和加兰他敏。药物治疗需结合非药物治疗,包括护理者培训和家庭支持。无论治疗与否,阿尔茨海默病的预后差。

患有阿尔茨海默病的老年患者通常需接受多种手术治疗。患者通常思维混乱且有时不合作,很难实施麻醉监护或局麻。对于这类患者不能使用单一的麻醉技术或单一的麻醉药。最好选用短效的镇静/催眠药物、麻醉药物,因为这些药物可以使患者更快地恢复至原来的意识状态。最后,麻醉医师须注意药物的相互作用,尤其是由于服用胆碱酶抑制剂使琥珀胆碱作用时间延长或对非去极化肌松药相对抵抗的患者。

帕金森病

帕金森病是一种病因不明的神经系统退行性疾病。发生这种疾病的最重要的危险因素是年龄增长;但目前也发现焊接工接触锰与此病有关,且有许多遗传因素也与此病有关。特征性表现为基底核多巴胺能纤维丢失,从而造成局部多巴胺耗竭。通常认为多巴胺可以抑制控制锥体外系运动系统神经元的纤维传导速度。多巴胺耗竭导致对这些神经元抑制作用消失,不能对抗乙酰胆碱的刺激。

帕金森病的主要症状为骨骼肌颤、强直和运动不能。骨骼肌强直最先出现于颈部近端肌肉。早期表现为行走时没有摆臂运动,转身时没有头部转动。面部不动的特点为瞬目减少,缺乏情绪反应。震颤是有节奏的,拇指和其他手指以每秒4~5次的频率做屈伸运动("搓丸样震颤")。震颤最常见于静止的肢体,而在自主运动时消失。患者通常会有皮脂溢出、油性皮肤、膈肌痉挛和动眼神经危象。通常会出现痴呆和抑郁。

多巴胺治疗的机制为增加基底核多巴胺的浓度或减少乙酰胆碱的神经反应。标准的药物治疗为联合使用多巴胺前体左旋多巴和脱羧酶抑制剂(抑制左旋多巴在外周转换为多巴胺,使更多的左旋多巴进入中枢神经系统)。左旋多巴是帕金森病最有效的治疗药物,早期使用该药可以延长寿命。左旋多巴也有很多副作用,包括:运动不能(最严重的副作用,服药1年后80%患者会出现)和精神失常(包括焦虑、幻觉、躁狂和偏执狂)。服药患者出现心肌收缩力和心率增加说明循环中由左旋多巴转换的多巴胺水平升高。服药患者可能会出现明显的直立性低血压。左旋多巴治疗的胃肠道副作用包括恶心、呕吐,可能是刺激延髓化学感受器的触发区域的反应。

据报道,抗病毒药物金刚烷胺可以控制帕金森病的症状;但是并不清楚其治疗的机制。B型单胺氧化酶抑制剂司来吉兰通过抑制中枢神经系统多巴胺的代谢来控制帕金森病的症状。司来吉兰与非特异性单胺氧化酶抑制剂相比,优点是司来吉兰对A型单胺氧化酶的抑制作用很弱,其同工酶主要位于胃肠道。因此,司来吉兰不会造成与酪胺相关的高血压危象。如果A型单胺氧化酶被药物抑制,且食物中含有酪胺(如奶酪、红酒),酪胺进入循环系统就会由于酪胺的拟交感作用造成肾上腺素过多的状态,导致高血压危象。

只有那些残疾和药物治疗无效的症状才考虑手术治疗。通过植入脑深部刺激装置来刺激丘脑下核可以减轻或控制震颤。苍白球切除术可以明显地改善左旋多巴诱导的运动障碍,不过这种改善是短暂的。如果移植的胚胎多巴胺能神经元可以在受体内存活就可以移植胚胎组织来治疗帕金森病;然而这种治疗的效果尚不明确。

麻醉管理

帕金森病患者麻醉管理的关键是了解患者疾病治疗的方式及与药物相关的副作用。左旋多巴和其产物多巴胺的消除半衰期很短,所以停药6~12小时会导致治疗效果突然消失。突然停药会导致骨骼肌肉强直从而影响肺通气。基于此,在围术期应继续服用左旋多巴治疗,包括手术当日早晨的常规剂量。麻醉诱导前20分钟可以口服左旋多巴,术中和术后可以通过口胃管或鼻胃管给药,以防止帕金森症状加重。

麻醉过程中应注意左旋多巴治疗患者可能出现低血压和心律失常。此外,必须注意丁酰苯类药物(氟哌利多、氟哌啶醇)对基底核多巴胺作用的抑制。使用阿芬太尼后的急性肌张力障碍反映了阿片诱导的中枢多巴胺能传递降低。对于氯胺酮的使用是存在争议的,因为它可能激发交感神经系统的反应增大。而使用左旋多巴治疗的患者可以安全地使用氯胺酮。帕金森病不影响肌松药的选择。

蛋白球色素退变综合征

蛋白球色素退变综合征是罕见的累及基底核的常染色体隐性遗传病。通常在儿童晚期发病,进展缓慢,从发病到死亡大约10年。没有特异性的实验室检查可以诊断此病,且没有有效的治疗方法。常见症状为痴呆、肌张力障碍、斜颈和脊柱侧凸。麻醉诱导后,肌张力障碍姿势消失,不过一些慢性病例可能伴有骨骼肌收缩和骨骼改变,导致颞下颌关节和颈椎固定,即使在全身麻醉程度很深或药物诱导的骨骼肌麻痹时也不能活动。

麻醉过程中必须注意这类患者在麻醉诱导后可能还不能达到气管插管的理想体位。类似清醒插管这样的有害刺激会使肌张力障碍加重。因此,可以采用吸入麻醉诱导并保留自主呼吸。对于琥珀胆碱的使用是有争议的,因为骨骼肌废用和脑内轴突弥漫性改变(包括上神经元)会使钾离子释放增加;但是也有琥珀胆碱安全使用的报道。慢性的肌肉过度活动会导致类似运动员的肌肉和心血管效应,抵消了中枢性的肌肉废用。可以通过增加吸入麻醉药的浓度或使用非去极化肌松药来满足肌松需求。麻醉苏醒时,患者就会恢复肌张力障碍体位。

亨廷顿病

亨廷顿病是早产儿的中枢神经系统变性疾病,特点为尾状核明显萎缩,壳核和苍白球萎缩症状略轻。生化异常包括:基底核乙酰胆碱(和它的合成酶胆碱乙酰转移酶)缺乏，γ-氨基丁酸缺乏。γ-氨基丁酸的选择性丢失会减少对多巴胺黑质纹状体系统的抑制。此病为常染色体遗传病，而一些35~40岁才发病的迟发病例干扰了有效的遗传咨询。识别基因缺陷可以在出生前和出生后(包括成人)，对有基因缺陷的患者预测该疾病的风险。

亨廷顿病的表现包括伴有进行性痴呆的舞蹈症状。通常认为此病以舞蹈样动作为首发症状；所以这种病通常先诊断为亨廷顿舞蹈病。在不自主动作出现前数年即有行为改变(例如，抑郁、攻击性感情爆发、情绪波动)。由于累及咽部肌肉，患者常会误吸。病程持续数年，通常伴有抑郁，这使自杀成为此类患者的常见死因。从开始出现临床症状到死亡，亨廷顿病的生存期限平均为17年。

亨廷顿病的治疗主要是减少舞蹈样动作，主要使用氟哌啶醇和其他丁酰苯类药物控制舞蹈样动作和疾病相关的情绪不稳定。最常用的控制不自主动作的药物作用机制是通过拮抗(如氟哌啶醇、氟非那嗪)或清除(如利舍平、四苯喹嗪)多巴胺干扰多巴胺神经递质的作用。

亨廷顿舞蹈病患者可使用的麻醉药物和操作非常有限。术前使用丁酰苯类药物(氟哌利多或氟哌啶醇)镇静可以控制舞蹈样动作。如果累及咽部肌肉，就必须注意误吸的风险。可以使用氧化亚氮和其他的吸入麻醉药。硫喷妥钠、琥珀胆碱和美维库安都没有副作用，但是已经发现由于血浆胆碱酯酶活性降低，琥珀胆碱的作用时间延长。这些患者对非去极化肌松药敏感。

斜颈

通常人们认为基底核功能紊乱造成斜颈。最常见的表现形式为颈项肌肉痉挛性收缩，还可能进展并累及四肢肌和带型肌。可能出现胸锁乳突肌肥厚。脊柱周围肌肉痉挛会导致脊柱前凸、脊柱侧弯，影响通气。此病没有特别有效的治疗方式，但是可以将C1和C3双侧的前神经根及脊柱副神经切断，或许有效。这个手术可能会造成术后膈肌麻痹，导致呼吸抑制。还可以对受累颈部肌肉选择性去神经。与麻醉药物选择相关的问题尚不清楚，但是在骨骼肌麻痹前颈项肌肉的痉挛会影响上呼吸道的通气。此外，对于慢性骨骼肌痉挛的患者(颈椎固定)必须选择清醒插管。手术体位可能会采取坐位，那么就须考虑坐位手术的注意事项

(参见"坐位和静脉空气栓塞")。据报道，给予麻醉药物后突然出现斜颈，可以静脉注射苯海拉明25~50 mg来迅速逆转这种药物诱导性斜颈。

传播性海绵状脑病

人类的传播性海绵状脑病包括：克-雅病(CJD)、库鲁病、格斯特曼综合征和致死性家族性失眠症。这些非感染性中枢神经系统疾病的病因为慢性传染性蛋白病原体朊蛋白的传播。朊蛋白和病毒的区别是它没有RNA和DNA，不能引起免疫反应。传播性海绵状脑病的诊断基础是临床症状和神经病理表现(弥漫性或局部的簇状圆形小空泡，也可以融合)。家族性进展性皮质下神经胶质过多和一些遗传性丘脑痴呆也可能是海绵状脑病。牛的海绵状脑病(疯牛病)是发生于动物的传播性海绵状脑病。骨骼肌、牛奶或血液中未检测到致病物质。

CJD是最常见的传播性海绵状脑病，世界的发病率为百万分之一。朊蛋白的传播和致病机制尚不清楚。实际上有一大群人是CJD朊蛋白的携带者，通常没有临床症状。此外，约10%~15%的CJD患者有此疾病的家族史；因此，感染和遗传因素可能都和发病有关。从感染到出现症状的潜伏期为数月至数年。异常蛋白作为中枢神经系统的递质不断积聚，从而引发疾病。编码朊蛋白的特异性基因会发生不定时的随机突变，导致各种各样的CJD。伴有共济失调和肌阵挛的快速进展性痴呆提示该诊断，然而需脑活检才能确诊，因为没有可靠的、无创的诊断方法。此病很难和阿尔茨海默病相鉴别。与毒性和代谢性紊乱相比，肌阵挛在CJD发病的初期罕有发生，癫痫也是该病的晚期症状。没有有效的疫苗和治疗。

照料CJD患者的医护人员需一般感染防护 (与照料乙肝患者或艾滋病患者相同)，但不需特殊防护。接触CSF的医护人员需特殊防护(双层手套、防护镜、标本标有"感染")，因为CSF是唯一可以导致灵长类患病的体液。在进行活检或尸检时需要同样的防护，不过此病传染的风险比乙肝和艾滋病血清反应阳性患者低。然而，CJD传播的主要风险来自于确诊该病的脑部尸检。使用的器械应为一次性，或经次氯酸盐浸泡消毒或高压灭菌。

该患者与人之间的传播主要是由于未注意的手术操作(角膜移植、用近期使用过的电极进行立体定向、神经外科手术器械受污染和尸体硬膜移植)。还有

一些病例是由于使用生长激素和促性腺激素治疗。尽管注射或移植人体组织会导致传染性朊蛋白的传播，但是此病似乎不通过血液传播，因为血友病患者群此病的发生率并不高于其他人群。即使如此，仍不能使用已知感染此病患者的血液。

麻醉过程需注意感染防护，使用一次性器械，使用次氯酸钠消毒任何重复使用的器械（喉镜片）。确诊或怀疑此病的患者的手术应安排在最后，以利于手术器械和手术室彻底消毒。参加手术和麻醉的人数应尽量少，需穿防护衣、手套及带透明目镜的面罩保护眼睛。人群中可能有部分朊蛋白的携带者，而感染和遗传两种因素同时存在才会导致发生临床症状，所以接触CJD朊蛋白后感染CJD的风险很低。但对此类患者也应采取基本防护措施。

多发性硬化

多发性硬化是一种影响中枢神经系统的遗传性自身免疫疾病。虽然双胞胎同时发病的概率很大，而且如果患者直系亲属患有该病，其患病风险增加，另外患病与地域也有关（例如，北欧、澳大利亚南部和北美发生率最高），但尚未发现明显的遗传、环境或感染等致病因素。对于中枢神经系统特定部位损伤的免疫致病过程也不清楚，同样对于疾病演变的过程和致残的严重程度也不清楚。女性的发病率是男性的2倍。多发性硬化的女性患者在怀孕期间复发率降低，尤其是孕后期；产后前3个月复发率增加。患有病毒性疾病可能会诱发该病复发。多发性硬化的病理改变的特点是多种中枢神经系统的炎症、脱髓鞘改变和轴突损伤的结合。在形成脱髓鞘斑块后，轴突的髓鞘就开始丢失。多发性硬化不累及周围神经。

多发性硬化的临床表现反映其累及多个病灶。病程可能是亚急性的，缓解期后又复发，也可能是慢性或进行性。多发性硬化的表现反映了中枢神经系统和脊髓脱髓鞘的位点。例如，视神经炎症（视神经炎）会引起视觉障碍，累及小脑会导致步态改变，而脊髓损伤会导致肢体麻木、无力及尿潴留和性功能障碍。视神经炎的表现为视力下降，瞳孔对光反应消失。骨骼肌的痉挛性瘫痪通常很明显。如果病灶出现在颈髓内，则表现为Lhermitte征（当颈部弯曲时，突然产生电击样感觉，并从背部向腿部放射）。通常，数天内出现症状，并稳定数周，再加重。因为中枢神经系统的髓鞘不能再生，症状缓解通常是由于短暂地纠正了紊乱的

化学和生理环境（由于髓鞘不完整，化学和生理环境会影响神经传导）。此外，体温升高会使症状加重，因为温度的升高使脱髓鞘部位的神经传导进一步改变。多发性硬化患者癫痫的发生率增加。

多发性硬化症状缓解和加重的间隔不一定，可能要数年。缓解期也会残留一些症状，导致视觉障碍、步态异常、骨骼肌痉挛无力和尿潴留。然而一些多发性硬化的患者病程是良性的，发病频率低且症状轻，缓解期长，偶尔会永久处于缓解期。35岁后发病的多发性硬化通常为慢性病程。

多发性硬化诊断的确定程度不一（可能或确定），可以单凭临床特点或临床特点联合CSF内出现异常单克隆免疫球蛋白，脱髓鞘造成神经传导减慢导致潜伏期诱发电位延长，头部MRI白质信号改变。

对于多发性硬化没有有效的治疗方法，只能控制症状或减缓疾病的进程。皮质类固醇激素是多发性硬化急性发作的基本治疗方法，它有免疫调节和抗炎作用，从而保持血脑屏障的完整，减轻水肿，改善轴突传导。皮质类固醇激素的治疗可以缩短发作期，加速康复，但并不清楚其是否可以影响疾病的整个进程。对于发作–缓解期的患者可以采用β-干扰素治疗。使用β-干扰素治疗的最常见的副作用是在注射后的24~48小时出现一过性流感样症状。还可能出现血清转氨酶浓度略升高、白细胞减少或贫血，并加重抑郁症状。格拉默是随机合成的多肽混合物，可以模拟髓鞘基础蛋白。格拉默可以替代β-干扰素，尤其是对于那些由于血清中和反应造成对β-干扰素抵抗的患者。米托蒽醌是一种免疫抑制剂，它可以抑制淋巴细胞的增殖。由于其严重的心脏毒性，它只限用于急性进展期的患者。硫唑嘌呤是嘌呤类似物，可以抑制细胞免疫和体液免疫。这种药物可以降低多发性硬化的复发率，但是不能影响病程。当患者对β-干扰素或格拉默治疗无反应时可以考虑使用硫唑嘌呤。低剂量的甲氨蝶呤相对无毒，可以抑制细胞免疫和体液免疫达到抗炎效果。这种药物更适合用于继发性进展性多发性硬化的患者。

麻醉管理

对多发性硬化患者实施麻醉必须考虑到手术应激对疾病自然进程的影响。例如，不管围术期使用何种麻醉方式或药物，术后多发性硬化的症状都可能加重。这可能是由于感染或发热等。基于此，术后体温升高（即使是1 ℃）是多发性硬化加重的主要原因，而不

是药物。体温升高可能使脱髓鞘的神经出现完全的传导阻滞。值得注意的是，不可预知的临床症状的加重和缓解循环可能会导致对围术期疾病严重程度和药物或事件之间的因果关系得出错误的结论。

当选择局麻时，必须注意多发性硬化患者围术期神经科症状的改变。腰麻会导致多发性硬化患者术后症状加重，而没有报道硬膜外麻醉或周围神经阻滞会使该病加重。关于腰麻和硬膜外麻醉作用不同的机制尚不清楚，但可能反映了局麻药的神经毒性。据推测，多发性硬化的脱髓鞘反应使脊髓对局麻药的神经毒性更敏感。硬膜外麻醉之所以比腰麻风险低是由于其脊髓白质局麻药的浓度低于腰麻。然而，对于患有多发性硬化的产妇，腰麻和硬膜外麻醉都使用过。

对于多发性硬化患者最常使用的是全身麻醉。全身麻醉药和多发性硬化之间没有相互作用，也没有证据表明使用哪种吸入或静脉麻醉药更好。在使用肌松药时要注意，对这些患者使用琥珀胆碱可能会导致肌肉释放钾离子增多，从而造成高钾血症。非去极化肌松药作用时间延长是因为患者本身就存在骨骼肌无力（类似肌无力）和骨骼肌组织减少。相反，对非去极化肌松药的抵抗效应可能反映了上运动神经元损伤造成的接头外胆碱受体的增殖。

长期使用皮质类固醇激素治疗的患者围术期不能停药。必须防止患者体温升高（大于1 ℃），因为即使是轻度的体温升高也可能使症状加重。术后需定期行神经科查体，检查疾病是否加重。

脊髓灰质炎后遗症

脊髓灰质炎是由肠道病毒引起的网状内皮系统感染。在少数患者，病毒进入中枢神经系统并累及脑干和脊髓前角的运动神经元。在脊髓灰质炎疫苗发明后，全世界的脊髓灰质炎发病率明显下降；但是还有很多地方，如印度、巴基斯坦和尼日利亚仍是病毒的主要贮存地。美国1979年仅有6例脊髓灰质炎，且都与疫苗相关。由于脊髓灰质炎很罕见，临床上脊髓灰质炎后遗症患者比急性脊髓灰质炎患者更常见。脊髓灰质炎后遗症表现为疲劳、骨骼肌无力、关节疼痛、不能耐受寒冷、吞咽困难以及睡眠和呼吸问题（阻塞性睡眠窒息），这些可能都反映了由于脊髓灰质炎病毒感染造成的神经损伤。脊髓灰质炎病毒会损伤网状激动系统，导致患者对麻醉药物的镇静作用异常敏感，造成麻醉苏醒延迟。常会出现对非去极化肌松药敏感。

由于骨骼肌萎缩和脊柱侧凸，患者术后会出现严重的背痛。由于患者对寒冷高度敏感，术后寒战很严重。术后痛敏增加可能是由于脊髓灰质炎病毒损伤了大脑和脊髓的内源性阿片分泌细胞。此类患者不适于接受门诊手术，因为他们并发症风险高，尤其是会出现继发的呼吸肌无力和吞咽困难。

癫痫

癫痫是由大脑的一组神经元一过性、阵发性及同时放电引发的。癫痫是最常见的神经系统疾病之一，可发生于任何年龄，大约10%的人会在一生中的某个时间发生癫痫。癫痫放电的部位和累及神经元的数量及持续时间决定了临床表现。大脑功能一过性异常，例如，低血糖、低钠、体温高和药物中毒，会导致单发的癫痫；调整潜在的异常就可以治疗癫痫。相反，癫痫病的定义为由于先天的或获得性（例如，脑疤痕）因素造成的反复发作的痉挛；它的发病率大约为0.6%。

目前的癫痫分型是以1981年国际抗癫痫联盟分型和术语委员会的修订为基础，癫痫分型基于两个因素：意识消失和癫痫发作的中心。单纯的癫痫没有意识丧失，而复杂癫痫伴有不同程度的意识改变。有一部分人单侧半球神经元受累出现部分癫痫，而全身癫痫是由于双侧大脑半球神经元弥漫受累。部分癫痫只表现于身体的某一部位（如右臂），可能随后进展为全身性的，累及双侧大脑半球，这个过程称为杰克逊步伐。

在检测癫痫患者大脑结构方面，MRI优于其他方法。脑电图可以判断癫痫灶的位置及中心，还可以描述放电特点。使用摄像和脑电图可以同时记录电活动和临床癫痫表现。皮层脑电描记法是通过手术将电极直接放置于大脑皮质，不仅可以更准确地定位癫痫灶，还可以在脑表面解剖（在手术切除时非常有用）背景下描绘电活动。此外，刺激皮层脑电描记电极可以在癫痫灶切除前确认需切除的区域，而避免手术中其他部位的损伤。

药物治疗

癫痫治疗通常先使用抗惊厥药物，开始只使用一种药物，必要时通过增加药量来控制癫痫。当一种药物治疗失败时，才考虑联合多种药物治疗。根据患者的临床反应（例如，效果和副作用）来调整药物剂量，而不是根据血清药物浓度。如果患者癫痫得到控制且没有药物中毒的表现。则不需要监测血清药物浓度。有效的抗惊厥药物可以降低神经元兴奋性或增加神经元抑制。治疗部分癫痫有效的药物包括：卡马西平、苯妥英和丙戊酸。治疗全身性癫痫的药物包括：卡马西平、苯妥英、丙戊酸、巴比妥、加巴喷丁和拉莫三嗪。除了加巴喷丁，所有的抗癫痫药物在经肾排泄前都需经肝代谢。加巴喷丁不在体内代谢，原形经肾排出。卡马西平、苯妥英和巴比妥有酶诱导作用，长时间使用这些药物治疗会改变患者自身的代谢速率及其他药物的代谢速率。对于使用抗癫痫药物治疗的患者应注意药代动力学和药物相互作用。

抗惊厥药物最常见的副作用是剂量依赖性的神经毒性反应。所有的抗惊厥药物都可以抑制脑功能，达到镇静的效果。

苯妥英有很多副作用，包括：低血压、心律失常、齿龈增生和再生障碍性贫血。它还会造成各种各样的皮肤表现，如多形性红斑和Stevens-Johnson综合征。血管外或动脉内注射苯妥英会造成严重的血管收缩，导致紫手套综合征，最终导致皮肤坏死、间隔综合征和坏疽。磷酸化的磷苯妥英钠没有苯妥英钠的这些副作用，是一种更好的静脉使用的抗惊厥药物。

使用丙戊酸钠的患者每10 000人会发生1例肝衰竭。对于肝脏毒性的机制尚不清楚，可能是一种特异性的超敏反应。使用丙戊酸钠时可能发生胰腺炎。长期使用丙戊酸钠会使术中出血增加，尤其是儿童。目前其机制尚不清楚，可能是由于血小板减少和丙戊酸钠诱发的von-Willebrand因子和Ⅷ因子减少。

卡马西平会造成复视、剂量依赖性白细胞减少和低钠（通常无临床意义），还会改变其他药物的肝代谢。

与抗惊厥药物相关的血液系统的副作用可以表现为轻度贫血到再生障碍性贫血，最常见的相关药物为卡马西平、苯妥英钠和丙戊酸钠。

手术治疗

对于抗惊厥药物无反应的患者，可考虑手术治疗。现在手术治疗比过去大大提前，尤其是年轻患者，可以避免药物副作用和持续的癫痫造成的社交能力退化。切除脑组织的病变区域（例如，切除肿瘤、错构瘤或瘢痕组织）可以治疗部分癫痫。胼胝体切断术可以防止部分癫痫发展至对侧脑半球。有时持续的严重的癫痫需大脑半球切除术治疗。

手术准备包括：通过皮层脑电图确定癫痫灶的位置，通过MRI获得患者的相关信息。最常见的手术为颞叶切除术。这个手术最严重的副作用为永久的半身瘫痪。对于药物难治性癫痫的更保守的手术方法为植入左侧迷走神经刺激器。之所以选择左侧迷走神经是因为右侧迷走神经支配心脏，可能导致严重的心动过缓。迷走神经刺激器产生治疗效果的机制尚不清楚。大多数患者疗效很好，但是由于迷走神经对喉的支配，某些病例会出现声音嘶哑。

癫痫持续状态

癫痫持续状态是一种危及生命的疾病，表现为持续的痉挛或顺序发生的两次或多次痉挛之间意识没有恢复。

癫痫持续状态的治疗目标为快速建立静脉通路，之后给予抑制癫痫的药物，同时开放气道、通气，维持循环稳定。可以通过快速血糖检查排除低血糖。如果出现低血糖，可以静脉注射50 mL50%葡萄糖。不推荐在确定存在低血糖前常规给予葡萄糖，因为高血糖会加重脑损害。气管插管可以防止患者误吸，利于氧输送和二氧化碳排出。如果有肌肉活动（不依赖电生理监测）应避免使用长效肌松药，这是评价疗效的主要方法。通常在气管插管时使用抗惊厥麻醉药（例如，丙泊酚或硫喷妥钠）可以使痉挛暂时停止。监测动脉血气分析和pH值可以保证足够的氧合与通气。持续痉挛常见的后遗症为代谢性酸中毒。在这种情况下，静脉输注碳酸氢钠可以治疗严重的酸碱平衡失调。癫痫持续状态常会由于肌肉过度活动和脑代谢增加而造成体温升高，需降温。

麻醉管理

癫痫患者的麻醉管理包括：考虑抗惊厥药物对器官功能的影响及麻醉药物对癫痫的影响。抗惊厥药物产生的镇静作用会和麻醉药物的作用叠加，而其酶诱导作用会改变其他药物的药代动力学。

在选择麻醉诱导和维持药物时，必须考虑到它们对中枢神经系统电活动的影响。例如，美索比妥可以激动癫痫灶，被推荐用于接受癫痫手术治疗患者术中皮层脑电监测判断癫痫灶。阿芬太尼、氯胺酮、恩氟烷、异氟烷和七氟烷也可以引起无癫痫病史患者皮层脑电图出现癫痫样棘波，但也可以抑制癫痫或癫痫样活动。在使用丙泊酚麻醉时，曾出现罕见痉挛和角弓反张,所以在对癫痫患者使用该药时应特别注意。在选择肌松药时应注意:劳丹素有中枢神经系统刺激效应,阿曲库铵和顺式阿曲库铵的代谢产物可能诱发惊厥。多种抗惊厥药物(尤其是苯妥英钠和卡马西平)通过药代动力学使非去极化肌松药作用时间延长。托吡酯可能引起无法解释的代谢性酸中毒,因为它可以抑制碳酸酐酶。

大多数吸入麻醉药(包括氧化亚氮)都曾有引发癫痫的报道。卤素原子是吸入麻醉药物致惊厥的重要因素,氟是致癫痫的主要因素。

癫痫患者应避免使用有致癫痫作用的药物。可以使用硫代巴比妥、阿片类药物和苯二氮䓬类药物。癫痫患者还可以使用异氟烷、地氟烷和七氟烷。不管麻醉使用了什么药物,在整个围术期都应继续使用抗癫痫药物。

视神经疾病

视神经系统疾病是影响视网膜、视神经和颅内视神经系统的疾病。视系统的退行性疾病包括:遗传性视神经萎缩、色素性视网膜炎和Kearns-Sayer综合征。最常见的引起术后失明的原因是视神经缺血。其他引起术后视觉障碍的原因包括皮质盲、视网膜动脉阻塞和视静脉阻塞。

遗传性视神经萎缩

遗传性视神经萎缩的特点是视网膜变性和视神经萎缩最终导致失明。这种疾病是迄今发现的第一种人类线粒体遗传疾病。这种罕见疾病通常表现为青春期或青年早期中枢视觉丧失,通常和其他神经疾病有关(包括多发性硬化和肌张力障碍)。

色素性视网膜炎

色素性视网膜炎是一种遗传性疾病,它的临床表现为视网膜变性。这一疾病是人类视觉障碍的常见形式,发病率大约为1/3000。视网膜检查会发现色素沉着区域,尤其在周边。视觉丧失从视网膜周边进展到中心,直到视觉全部丧失。

Kearns-Sayer综合征

Kearns-Sayer综合征为发生于20岁之前的视网膜色素沉着和进行性眼外肌麻痹。常发生心脏传导阻滞,可以表现为束支阻滞到房室传导阻滞。后者可能突然发生,导致猝死。还可以发现中枢神经系统广泛变性。这一发现及CSF中蛋白浓度增加提示可能为病毒感染所致。尽管Kearns-Sayer综合征很罕见,但这些患者可能需在麻醉下行心脏起搏器植入。

麻醉管理需高度警惕可疑的或新近发生的Ⅲ度房室传导阻滞,并做好治疗准备。对于高度的心脏阻滞首选经胸起搏。对于麻醉诱导药和维持药物的选择经验很少。由于该疾病不累及神经肌肉接头,推测患者对琥珀胆碱、去极化肌松药的反应没有改变。

缺血性视神经疾病

对于任何类型的手术后第一周出现失明的患者,首先怀疑缺血性视神经疾病。缺血性视神经损伤可能导致中央和周围视觉都丧失。

根据供血不同,视神经从功能上划分为前后两个部分(图10A-6)。前部的血供为视网膜中央动脉和睫动脉的小分支。而后部的血供是眼动脉和视网膜中央动脉的小分支。后部的供血明显比前部少。因此,视神经前部和后部缺血事件的风险因素不同,且表现也不同;但视力恢复的预后都很差。如果怀疑缺血性视神经病变,需紧急眼科会诊,排除其他可治疗的围术期失明的原因。

前部视神经缺血性病变

与视神经前部缺血相关的视觉丧失是由于短的后睫动脉小分支之间的分水岭区域梗死。常见的症状包括:突然出现疼痛,单眼视力损害,程度从轻度视力改变到失明。最早出现的体征为无症状的视盘水肿。通常会发现先天性小视盘。预后不同,最常见的是视力恢复甚微。

术后非动脉性的前部视神经缺血比动脉性的更常见。通常与低血压和(或)贫血造成视盘氧输送减少有关。这种形式的视觉丧失与失血性低血压(胃肠道出血)、贫血、心脏手术、头颈外伤、心脏骤停和血液透析有关,也可能是自发性的。比动脉性少见的非动脉性视神经前部缺血与短的后睫动脉炎症和栓塞有关。颞动脉活检发现巨细胞动脉炎可以确诊此疾病。通常使用大剂量的皮质类固醇激素来治疗动脉缺血性前视神经病变,同时也可以预防对侧眼出现相同的疾病。

后部视神经缺血性病变

后部视神经缺血性病变表现为视觉突然丧失,视觉缺损区域和前部缺血性视神经病变相似。病因为视

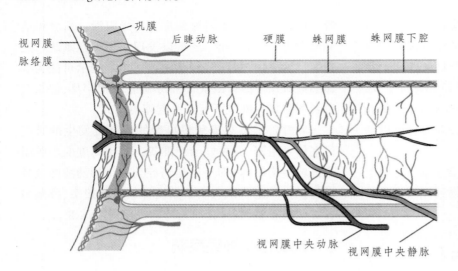

图 10A-6 视网膜和视神经的血供。注意中央视网膜动脉为视神经前部提供大部分血供。视神经的后部由软膜的穿支血管供血,明显少于前部供血。(Adapted from Hayreh SS: Anatomy and physiology of the optic nerve head. Trans Am Acad Ophthalmol Otolaryngol 1974;78:240-254.)

神经孔和视网膜中央动脉入口处的后部视神经氧供不足。其自发性的情况少于前部视神经缺血性病变;而在围术期失明的原因中后部视神经缺血性病变多于前部视神经缺血性病变。初期眼底检查无异常,说明病变累及的是球后视神经。数天后出现轻度的视盘水肿,眼眶CT显示眶内视神经增大。

术后视神经缺血的病因是多因素的,包括:低血压、贫血、先天性视网膜中央动脉缺如、视盘解剖改变、空气栓塞、静脉阻塞和感染。出现在长时间的俯卧位脊柱手术后、心脏手术后、颈清术后和髋关节成形术后。与手术无关的一些因素包括:心脏骤停、恶性高血压的急性治疗、钝挫伤和严重贫血(例如,与胃肠道出血有关)。可以推测(尽管这些推测尚未被证实),如果要降低后部视神经缺血的风险就需避免贫血、低血压及过度补液。

皮质盲

皮质盲是继严重的低血压或循环骤停之后(例如,心脏复苏的并发症),由于顶叶或枕叶分水岭区域低灌注和梗死造成的。在一些手术后(例如,心脏手术、开颅手术、喉头切除术、剖宫产术)也可能发生皮质盲,可能是由于体外循环时空气或特定栓子栓塞。皮质盲的特点是视觉丧失,但对光反射存在,眼底检查正常。患者可能不能发现局部视野的缺损,而视野缺损随着时间的推移可以好转。顶叶或枕叶CT或MRI检查的异常可以确定这一诊断。

视网膜动脉阻塞

视网膜中央动脉阻塞表现为无痛性单眼失明,视网膜动脉某一分支阻塞导致局部视野缺损或视力下降。开始时视野缺损通常很严重,但不同于缺血性视神经损害,随着时间的推移,症状将有所好转。眼底检查可见苍白水肿的视网膜。与缺血性视神经损害不同的是,视网膜中央动脉阻塞通常是由于同侧颈动脉溃疡的粥样硬化斑块脱落形成的栓子。大多数视网膜动脉阻塞是由于栓子在心脏手术打开心脏时迅速分解造成的。颈清手术后由于术中出血和低血压造成的血管痉挛或栓塞会引起视网膜中央动脉阻塞。在鼻腔内注射α-肾上腺素受体激动剂也会造成同样的后果。星状神经节阻滞可以改善一些患者的视力。

眼静脉阻塞

如果患者术中体位使眼眶受压会阻塞眼静脉的回流。在俯卧位神经外科手术使用头垫时须保证患者眼眶不受压。眼底检查可以发现静脉充血肿胀、黄斑水肿。

要　点

- 神经科手术的主要麻醉目标包括:保持脑部足够的氧输送,优化手术条件,苏醒快速平稳,以利于术后迅速进行神经功能检查。
- 围术期影响CBF的因素包括:动脉氧分压和二氧

化碳分压,动脉血压和脑的自我调节,静脉压及各种药物。

- 降低ICP的主要措施包括:抬高头部,过度通气,CSF引流,使用高渗药物、利尿剂、皮质类固醇及脑血管收缩药。

- 在很多情况下都会发生静脉空气栓塞,最常见的是坐位患者。可以监测空气进入颅内的方法包括:经胸的多普勒超声检查、经食管超声心动检查、

呼气末氧和氮气的含量。治疗包括:停止使用氧化亚氮,用液体冲洗手术区域,通过中心静脉导管抽吸空气,以及血流动力学支持。

- 神经科患者使用琥珀胆碱时应格外小心,因为ICP会一过性升高,但更重要的是有造成去神经疾病患者高钾血症的风险,从而造成神经肌肉接头乙酰胆碱受体上调。

（张媛媛译 喻文立校）

参 考 文 献

Adams H, Adams R, Del Zoppo G, Goldstein LB: Guidelines for the early management of patients with ischemic stroke: 2005 guidelines update a scientific statement from the Stroke Council of the American Heart Association/American Stroke Association. Stroke 2005;36:916–923.

Black S, Cucchiara RF, Nishimura RA, Michenfelder JD: Parameters affecting occurrence of paradoxical air embolism. Anesthesiology 1989;71:235–241.

Browne TR, Holmes GL: Epilepsy. N Engl J Med 2001;344:1145–1151.

Centers for Disease Control and Prevention (CDC): Paralytic poliomyelitis—United States, 1980–1994. MMWR Morb Mortal Wkly Rep 1997;46:79–83.

Clifton GL, Miller ER, Choi SC, et al: Lack of effect of induction of hypothermia after acute brain injury. N Engl J Med 2001;344:556–563.

Dodson BA: Interventional neuroradiology and the anesthetic management of patients with arteriovenous malformations. In Cottrell JE, Smith DS (eds): Anesthesia and Neurosurgery, 4th ed. St. Louis, Mosby, 2001:401.

Endovascular versus surgical treatment in patients with carotid stenosis in the Carotid and Vertebral Artery Transluminal Angioplasty Study (CAVATAS): A randomised trial. Lancet 2001;357:1729–1737.

Gupta R, Jovin TG, Krieger DW: Therapeutic hypothermia for stroke: Do new outfits change an old friend? Expert Rev Neurother 2005;5:235–246.

Ho VT, Newman NJ, Song S, et al: Ischemic optic neuropathy following spine surgery. J Neurosurg Anesthesiol 2005;17:38–44.

Homocysteine and risk of ischemic heart disease and stroke: A meta-analysis. JAMA 2002;288:2015–2022.

Huang Y, Cheung L, Rowe D, Halliday G: Genetic contributions to Parkinson's disease. Brain Res Brain Res Rev 2004;46:44–70.

Jankovic J: Searching for a relationship between manganese and welding and Parkinson's disease. Neurology 2005;64:2021–2028.

Konstas AA, Choi JH, Pile-Spellman J: Neuroprotection for ischemic stroke using hypothermia. Neurocrit Care 2006;4:168–178.

Lambert DA, Giannouli E, Schmidt BJ: Postpolio syndrome and anesthesia. Anesthesiology 2005;103:638–644.

Lanier WL, Weglinski MW: Intracranial pressure. In Cucchiara

RF, Michenfelder JD (eds): Clinical Neuroanesthesia. New York, Churchill Livingstone, 1990:77–115.

Lanier WL, Milde JH, Michenfelder JD: Cerebral stimulation following succinylcholine in dogs. Anesthesiology 1986;64:551–559.

Lee LA, Roth S, Posner KL, et al: The American Society of Anesthesiologists Postoperative Visual Loss Registry: Analysis of 93 spine surgery cases with postoperative visual loss. Anesthesiology 2006;105:652–659.

Leipzig TJ, Morgan J, Horner TG, et al: Analysis of intraoperative rupture in the surgical treatment of 1694 saccular aneurysms. Neurosurgery 2005;56:455–468.

Lusseveld E, Brilstra EH, Nijssen PC, et al: Endovascular coiling versus neurosurgical clipping in patients with a ruptured basilar tip aneurysm. J Neurol Neurosurg Psychiatry 2002;73:591–593.

Mayer SA, Brun NC, Begtrup K, et al: Recombinant activated factor VII for acute intracerebral hemorrhage. N Engl J Med 2005;352:777–785.

Mendelow AD, Gregson BA, Fernandes HM, et al: Early surgery versus initial conservative treatment in patients with spontaneous supratentorial intracerebral haematomas in the International Surgical Trial in Intracerebral Haemorrhage (STICH): A randomised trial. Lancet 2005;365:387–397.

Muth CM, Shank ES: Gas embolism. N Engl J Med 2000;342:476–482.

Myers MA, Hamilton SR, Bogosian AJ, et al: Visual loss as a complication of spine surgery. A review of 37 cases. Spine 1997;22:1325–1329.

Nagele P, Hammerle AF: Sevoflurane and mivacurium in a patient with Huntington's chorea. Br J Anaesth 2000;85:320–321.

Nichols WC, Pankratz N, Hernandez D, et al: Genetic screening for a single common LRRK2 mutation in familial Parkinson's disease. Lancet 2005;365:410–412.

Noseworthy JH, Lucchinetti C, Rodriguez M, Weinshenker BG: Multiple sclerosis. N Engl J Med 2000;343:938–952.

Practice advisory for perioperative visual loss associated with spine surgery: A report by the American Society of Anesthesiologists Task Force on Perioperative Blindness. Anesthesiology 2006;104:1319–1328.

Qureshi AI, Tuhrim S, Broderick JP, et al: Spontaneous intracerebral hemorrhage. N Engl J Med 2001;344:1450–1460.

Sirven JI: Antiepileptic drug therapy for adults: When to initiate and how to choose. Mayo Clin Proc 2002;77:1367–1375.

Stocchetti N, Maas AI, Chieregato A, van der Plas AA: Hyperventilation in head injury: A review. Chest 2005;127:1812–1827.

Thom T, Haase N, Rosamond W: Heart disease and stroke statistics—2006 update: A report from the American Heart Association Statistics Committee and Stroke Statistics Subcommittee. Circulation 2006;113:85–151.

Todd MM, Hindman BJ, Clarke WR, Torner JC: Mild intraoperative hypothermia during surgery for intracranial aneurysm. N Engl J Med 2005;352:135–145.

Ueki K, Meyer FB, Mellinger JF: Moyamoya disease: The disorder and surgical treatment. Mayo Clin Proc 1994;69:749–757.

Wass CT, Lanier WL: Glucose modulation of ischemic brain injury: review and clinical recommendations. Mayo Clin Proc 1996;71:801–812.

Zaroff JG, Rordorf GA, Ogilvy CS, Picard MH: Regional patterns of left ventricular systolic dysfunction after subarachnoid hemorrhage: Evidence for neurally mediated cardiac injury. J Am Soc Echocardiogr 2000;13:774–779.

第10B章 脊髓疾病

Jeffrey J. Pasternak, William L. Lanier

创伤是急性脊髓损伤的最常见原因。其他的疾病，包括肿瘤以及各种脊髓和脊柱的先天性疾病、退行性疾病，也能导致脊髓损伤。

急性创伤性脊髓损伤

在车祸等意外事故发生时，由于颈椎的移动性使其极易受到损伤，尤其是过伸性损伤。据统计，在所有的严重创伤遇难者中颈椎损伤的发生率为1.5%~3%。同时，头部创伤与急性脊髓损伤具有一定的联系，在成功送往医院治疗的头部创伤患者中，有2%的患者会合并有颈椎损伤。创伤同样可以导致胸段和腰段脊髓损伤。

急性脊髓横断最先导致迟缓性瘫痪，同时伴有脊髓受伤平面以下的感觉丧失。虽然脊髓并不是在解剖学意义上的横断，但在相应的体表皮节区节段以下会出现神经功能的完全丧失或是接近完全丧失。因此，从功能学的角度上来说，脊髓是有可能出现横断性损伤的。脊髓损伤对生理功能的影响主要取决于损伤平面，颈段脊髓损伤会导致严重的生理功能紊乱，而下段的脊髓损伤对生理功能的干扰则相对较轻。脊髓损伤平面以下肢体温觉以及脊髓反射消失。在急性创伤性脊髓损伤中经常出现血压下降，尤其是伴有颈段脊髓损伤时。血压的变化主要受以下两方面因素的影响：(1)交感神经系统活性的丧失和血管阻力降低；(2) 心脏失去T1~T4交感神经支配从而出现的心动过缓。胸腰段脊髓损伤也可以导致低血压,不过血压下降的程度没有颈段脊髓损伤严重。脊髓损伤幸存者的血流动力学的改变和脊髓休克往往要持续1~3周。在颈段和上胸段脊髓损伤患者中,出现并发症的主要原因是肺泡通气不足合并清除支气管分泌物能力的丧失。在下胸段和腰段脊髓损伤时,呼吸肌并未受到影响,因此在这类损伤中呼吸功能很少受损。然而,在脊髓休克过程中,胃液及胃内容物的误吸、肺炎、肺栓塞是危险因素。

急性颈段脊髓损伤

为了避免对隐匿性颈段脊髓损伤的漏诊,对于多发性创伤的患者通常要进行颈椎的X线片检查。符合以下5项标准的患者发生颈段脊髓损伤的可能性较小:(1)无颈椎压痛;(2)无局部神经功能缺失;(3)感觉正常;(4)无中毒;(5)无疼痛性损伤。符合以上标准的患者不需要为了排除隐匿性颈段脊髓损伤而进行常规的影像学检查。

大约有2/3的多发性创伤的患者,因为其他各种损伤的存在而影响了对颈段脊髓损伤的评估。评估的手段通常包括CT和MRI检查。然而,对于一些不便于进行转移的高危和不稳定的患者进行常规的影像学检查是不切实际的。因此,经常需要使用便携式的X线设备为患者拍颈椎的X线片,从而对是否存在颈段脊髓损伤进行评估。不管使用哪种方法进行颈椎的影像学检查,整个颈椎包括T1都必须被成像并进行相应地评估。根据X线检查对椎骨颈线(侧位观)、骨折(全方位观)及椎间盘和软组织的情况进行综合的分析和评估。但是,X线平片检查的敏感性并不是100%的,因此必须要结合其他临床症状和危险因素去判断颈段脊髓损伤的可能性。如果存在任何疑问,针对急性颈段脊髓损伤,都要把其作为潜在的危险因素进行谨慎地处理。

颈椎骨折易位的处理必须立即进行固定,以限制颈部的活动。另外,柔软的颈圈对于限制颈部屈曲几乎不起任何作用,只能适当限制颈部伸展。硬颈圈限制颈部屈曲和伸展约占25%。通过颈托固定装置进行固定和牵引对于预防颈部活动是最有效的手段。在喉镜直视下进行气管插管,为了减少颈椎的屈曲和伸展则推荐手动的方法以维持线性稳定(助手将手置于患者脸部两侧,手指固定于乳突上,通过向下的压力使头部固定于中线位置而不能移动)。

直视喉镜操作时,由于颈椎的活动主要集中在枕骨的中轴区域,即使是使用手动方法维持线性稳定的情况下,也会增加患者脊髓受到损伤的风险。

在颈段脊髓损伤时,由于颈部的活动不仅导致了脊髓在力学上的变形,同时有可能因为对脊髓的牵拉造成血管的纵向狭窄,从而影响脊髓的血供,这将是一个更加严重的危险因素。事实上,在颈椎损伤时,为了预防脊髓损伤,保证足够的灌注远比维持体位要重要得多。

麻醉管理

急性脊髓横断性损伤患者的气道管理往往需要特殊的预防措施。在直视喉镜下进行气管插管时,减少颈部的活动是首要的原则。但是,即便担心会出现脊髓压迫(由于不稳定的脊柱损伤)也不能阻止进行必要的气道干预。如果可以保证以下两个条件并且具有丰富的临床经验的话,可以进行直视下的经口气管插管术:(1)为了避免患者颈部的过度伸展,在插管过程中要保持头部的固定;(2)对患者的气道条件进行评估并且没有证据显示存在相关技术困难的可能性。

如果患者合并有气道损伤并伴有出血、分泌物及解剖学畸形等情况,在不影响纤支镜视野的前提下,清醒条件下进行纤支镜检查或局麻有助于气管插管的顺利进行。值得注意的是,常规气管插管或是纤支镜下气管插管过程中,咳嗽可能导致颈椎的移位。在进行这些操作时,由助手始终维持颈椎的线性稳定是合理的。另外一种选择就是使用静脉麻醉药和肌松药进行快速诱导。当颈椎不稳定或高度怀疑颈椎损伤存在时,小心谨慎的操作显得十分重要,因为颈椎的过度伸展可能进一步导致脊髓损伤。然而,如果对颈椎不稳定的患者采取合理的、安全的措施减少颈部的活动,没有证据表明对其进行清醒或者是麻醉状态下的选择性的或紧急经口气管插管会增加神经病学的发病率。清醒气管切开术多用于那些非手术不能确保气道安全的极为困难的气道条件,包括合并面部骨折的颈部损伤或者是气道解剖结构严重异常。综合考虑所有因素,对于存在颈椎损伤患者的气道管理要遵循各种常识,而不是通过武断的方法去解决。当然,丰富的临床经验可以保证实施各种技术的安全性。

由于没有代偿性交感神经系统应答,在出现体位、失血以及气道正压的急性改变之后,颈段脊髓损伤或上胸段脊髓损伤的患者极易出现血压显著下降。为了将这些因素的影响降到最低，通过晶体液的输注，快速扩充血容量，进行容量替代治疗是必要的。急性的血液丢失应立即进行替代治疗。在脊髓损伤的急性期，常出现心电图的异常，尤其是颈段脊髓出现损伤时。最佳的呼吸管理是进行机械通气，因为全身麻醉可以加重腹肌以及肋间肌的无力，甚至使其麻痹，从而增加呼吸衰竭，以及随之而来的低氧血症和高碳酸血症的发生率。如果脊髓横断面以下出现体温改变，则应该进行体温的监测和管理。麻醉的维持要以能确保生理功能稳定和可以耐受气管插管为目标。挥发性气体麻醉药和静脉麻醉药均能满足这些需求。在有复合型损伤或有可能存在封闭空间的情况下，氧化亚氮的使用应注意（伴有颅骨骨折和肋骨骨折，可能导致脑脊液鼻漏和气胸）。脊髓损伤后动脉低氧血症常见，也增加了对持续血氧饱和度监测和持续输氧的要求。

　　肌松药的应用取决于手术部位和脊髓横断的水平。如果需要使用肌松药，泮库溴铵的拟交感效应使其成为一个有吸引力的选择。然而，其他非去极化肌松药也能安全应用。琥珀胆碱在脊髓损伤的前几个小时不会导致细胞内钾的大量释放。即使在这些情况下，琥珀胆碱的优点远远超过其潜在的副作用，包括起效快及作用时间短。在麻醉诱导和气管插管前，使用非去极化肌松药并通过面罩进行通气则是另外一种气道管理方式。后一种气道管理方式的优点则在于一旦完成气管插管，非去极化肌松药作用时间长的特点对于摆放患者体位是非常有利的。

慢性脊髓损伤

　　慢性脊髓损伤的后遗症包括：肺泡通气功能受损、自主神经反射亢进、慢性呼吸道感染、泌尿生殖道感染、贫血和体温失调（表10B-1）。在急性期，发生在更靠近头侧的脊髓损伤倾向于出现较明显的系统性反应。慢性泌尿生殖系统感染反映患者膀胱完全排空能力的丧失和形成结石的倾向。因此，对于慢性脊髓损伤的患者，有可能发生肾衰竭，并且是常见的死亡原因之一。另外，长时间卧床可能会导致骨质疏松、骨骼肌萎缩和褥疮。更重要的是，卧床可能增加患者形成深静脉血栓的可能性，因此预防性的措施包括：静脉曲张袜、低剂量抗凝和静脉腔滤网植入。病理性骨

表 10B-1	脊髓损伤患者的早期和晚期并发症
并发症	发生率（%）
损伤后 2 年	
泌尿生殖系感染	59
骨骼肌痉挛	38
寒战	19
褥疮	16
自主神经反射亢进症	8
骨骼肌挛缩	6
异位骨化	3
肺炎	3
肾衰竭	2
术后伤口感染	2
损伤后 30 年	
褥疮	17
骨骼肌、关节痛	16
胃肠功能紊乱	14
心血管功能紊乱	14
泌尿生殖道感染	14
感染性疾病、癌症	11
视、听觉障碍	10
尿潴留	8
男性不育	7
肾结石	6

折可能在转移患者的时候发生。为了将皮肤损伤的可能性和褥疮的发展降到最小，应严格保护受压部位。

　　抑郁和慢性疼痛是脊髓损伤中常见的问题，神经根性疼痛发生在脊髓横断的水平及其附近。内脏痛是由于膀胱的扩张或是肠扩张造成的。幻觉痛发生在感觉完全丧失的部位。因为精神抑郁以及疼痛的存在，这些患者可能需要抗抑郁药和强效阿片类药物的治疗，这些在麻醉管理计划中都是需要考虑的因素。

　　在急性脊髓损伤几周之后，脊髓反射逐渐恢复，患者进入慢性期，这一时期的特点是自主神经系统过度兴奋和不自主的骨骼肌痉挛。在这些患者中，巴氯芬是一种治疗痉挛的有效方法，其可以起到强效抑制γ-氨基丁酸的效应。巴氯芬治疗的突然中断可能会导致显著的撤药反应，包括癫痫，住院患者可能出现这种情况。地西泮和其他苯二氮䓬类药物可以易化对γ-氨基丁酸的抑制作用，并且对于接受巴氯芬治疗的患者可能发挥作用。难治性痉挛状态可能需要进行外科治疗，通过背部神经根切断术、脊髓切开术，或者是

植入脊髓刺激器和蛛网膜下腔的巴氯芬泵。

C5或其以上的脊髓横断，因为横膈膜失去神经支配(C3~C5)，有可能导致呼吸暂停。当横膈膜的功能未受损伤时，潮气量可以保持足够。然而伴有颈或胸脊髓损伤的患者，咳嗽和清除气道分泌物的能力通常是受损的，这是因为肋间肌和腹肌失神经支配使呼气量下降所致的。事实上，颈脊髓的急性横断性损伤伴有肺活量的显著下降。同时，颈脊髓损伤的早期就伴有动脉低氧血症。气管支气管吸痰多同时引起心动过缓和心脏骤停，在吸痰之前应保证最佳的动脉血氧合状态。

麻醉管理

慢性脊髓横断性损伤患者的麻醉管理应该集中在预防自主神经反射亢进。当进行全身麻醉时，肌松药的应用有利于气管插管的进行，并且可以预防外科刺激造成的反射性肌痉挛。非去极化肌松药是全身麻醉的首选用药，因为琥珀胆碱可能导致高钾血症，尤其是在脊髓横断的前6个月(或更长时间)。综合所有因素，对于发生颈段脊髓损伤超过24小时的患者，避免应用琥珀胆碱是合理的选择。

植物性神经反射亢进症

植物性神经反射亢进症出现在脊髓休克之后，并且与脊髓反射的恢复具有相关性。这种反射性的反应可以通过对脊髓横断水平以下进行各种皮肤或内脏的刺激而被启动。中空脏器的扩张(如膀胱、直肠)和外科手术都是常见的刺激因素。

脊髓横断水平以下的刺激激发了进入脊髓的传入冲动(图10B-1)。因为反射完全属于脊髓水平，这些冲动通过内脏神经的传出通路引起交感神经系统活动增强。对于神经未受损伤的患者，这一传出通路可以通过来自中枢神经系统的高级中心的抑制性冲动而被调节。然而，由于脊髓横断性损伤的存在使损伤以下平面传出通路失去了上级抑制性冲动的调节，就导致了脊髓损伤平面以下血管收缩的发生。

高血压和反射性心动过缓是植物性神经反射亢进症的主要特征，因为对颈总动脉窦的刺激而出现心动过缓。在脊髓横断水平以上出现反射性血管扩张，鼻塞就是这种血管扩张的表现。严重高血压的患者可能主诉有头痛、视野模糊。血压急剧上升可能导致大

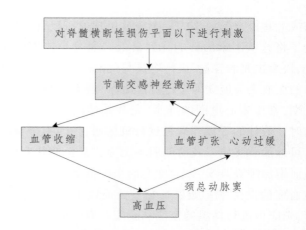

图10B-1 与植物性神经反射亢进症相关的连续性事件。因为控制血管扩张的传入冲动无法达到失去脊髓神经支配的部位，所以脊髓横断平面以下的血管收缩，导致高血压。

脑、视网膜以及蛛网膜下腔出血，同时也会增加手术中的失血量。另外，还可能会出现意识丧失、癫痫，各种心律失常也常有发生。在这类患者中，由于心脏后负荷的增加所导致的急性左心力衰竭可以引起肺水肿的发生。

植物性神经反射亢进症的发生率取决于脊髓横断的水平。例如，T6以上水平的脊髓横断损伤的患者大约有85%出现这种反射，而T10以下水平的损伤与这种反射几乎没有相关性(图10B-2)。因为大、小以及最小的内脏神经分别受T5~T9、T10~T11和T12的支配，失去高级中枢对这些神经和交感神经系统的传入冲动将会增加身体大部分区域出现自主神经反射的风险性。尤其是在T5~T6以上水平的脊髓损伤使内脏神经完全失去高级中枢的控制，然而腰脊髓损伤则会保持周围交感神经系统的完整性。

对高危患者的管理应该从预防植物性神经反射亢进症的进展开始。有相关病史的患者在外科手术期间存在发病的风险，因为外科手术会产生强烈的刺激。在进行外科手术和其他刺激之前，应该给予全身麻醉或是在失去感觉神经支配的区域进行局麻。硬膜外麻醉可以治疗分娩过程中子宫收缩而引起的植物性神经反射亢进。然而，硬膜外麻醉对于预防植物性神经反射亢进的效果没有腰麻有效，这是因为硬膜外麻醉对骶尾部的阻滞相对较差。在膀胱镜检查中，因为硬膜外麻醉并没有阻滞膀胱的本位感受器，这种感受器是通过感受膀胱扩张而发生冲动。

不管选择何种麻醉方法，为了能治疗突发性的高

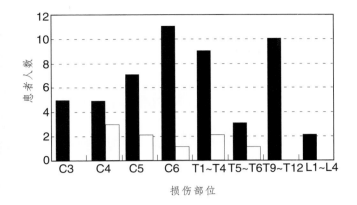

图 10B-2 T9 以下的脊髓横断性损伤的患者和体外冲击波碎石的患者不会发生植物性神经反射亢进。黑色柱形代表有脊髓横断性损伤的患者数 ($n=52$)，白色柱形代表发生植物性神经反射亢进的患者数 ($n=9$)。(Adapted from Stowe DF，Bernstein JS，Madsen KE，et al：Autonomic hyperreflexia in spinal cord injured patients during extracorporeal shock wave lithotripsy. Anesth Analg 1989；68：788–791.)

血压应该随时准备好血管扩张药(如硝普钠)。如果高血压持续存在则可以静脉连续输注短效血管扩张药，同时也可以用长效的药物作为替代治疗(如肼屈嗪)。值得注意的是，当麻醉药的作用开始减退时，术后最先出现的表现可能就是植物性神经反射亢进。

脊髓肿瘤

脊髓肿瘤分为两大类，在所有影响到脊柱的肿瘤中，髓内肿瘤大约占 10%，其中神经胶质瘤和室管膜瘤占髓内肿瘤的大部分。髓外肿瘤包括硬膜内肿瘤和硬膜外肿瘤。神经纤维瘤和脑膜瘤占硬膜内肿瘤的大多数。硬膜外肿瘤最常见的病因是转移性肿瘤，通常是从肺癌、乳腺癌、前列腺癌以及骨髓瘤转移而发病的。其他的脊髓占位性病变，包括脓肿和血肿，也表现出与肿瘤相似的临床症状和体征。

脊髓肿瘤的主要症状是脊髓压迫。疼痛是常见的表现，并且疼痛会因咳嗽和运动过度而加剧。也可能出现运动症状、括约肌功能失调以及脊柱的触痛。对脊髓肿瘤的诊断通常是在症状和影像学检查的基础上进行的，MRI 是首选的影像学技术。治疗和预后则取决于病变的性质，治疗方法包括激素治疗、放疗、化疗、外科减压和切除术。

麻醉管理包括确保脊髓充分的氧合以及灌注。可以通过保证足够的 PaO_2、避免低血压以及贫血来完成。具体的麻醉管理则需要根据损伤的脊髓水平和神经损伤的程度来实施。

颈脊髓肿瘤可能会影响到安全气道的建立。颈椎的显著移动通过对脊髓的压迫以及减少脊髓的灌注将导致脊髓更严重的损伤。如果病变本身有造成颈椎受到新的损伤的危险，那么气道管理方法就与之前讨论的急性脊髓损伤的气道管理相类似。这包括直视喉镜下或是清醒气管插管时应注意保持颈椎的线性稳定。如果患者的管理方法尚不明确，在给予镇静药和麻醉药之前，将患者置于有利于进行气道管理的体位(如将患者转移到手术床上)，然后进行实际的气道管理操作，并且在麻醉诱导之前谨慎的移动患者的头和颈部到理想的体位，这样做对保证患者安全是十分有利的。移动所导致的症状的出现或加剧提示临床医师使用纤支镜进行气管插管或采用其他方式来减少移动对脊髓造成损伤的可能性。如光导喉镜或 Bullard 喉镜可以在不使颈部过伸的前提下完成气管插管。

安全的切除肿瘤可能要求术中进行神经电生理学监测。肌电图、躯体感觉诱发电位和运动诱发电位等监测对于麻醉药的应用有一定的反应，所以监测方法的选择也会因情况而定。我们建议读者参考有关讨论术中应用监测手段的综述性文章。

脊髓肿瘤患者应用琥珀胆碱时应注意，因为有发生高钾血症的风险。同时，应使用 4 个成串刺激对神经肌肉功能进行监测。上级运动神经元的损伤可能导致乙酰胆碱受体的上调，因此下级对非去极化阻滞产生相对拮抗。肿瘤导致的脊髓功能失调可能导致对神经肌肉阻滞反应性的改变，如果有任何相关因素存在的话，对面神经进行 TOF 监测是一个合理的选择。应该注意的是，监测的指标是引发的肌颤，而不是直接监测对肌肉的刺激。

椎间盘疾病

背部疼痛是最常见的就诊原因之一，仅次于上呼吸道疾病，位居第二位。大约有 70% 的成年人都有过背部疼痛的经历。在各种慢性疾病中，背部疼痛是导致 45 岁以下的患者出现活动受限的最常见病因。原发性或转移性肿瘤是最常见的影响椎体的系统性疾病，不过它占所有背部疼痛的原因不足 1%。

背部疼痛最常见的原因是椎间盘疾病。椎间盘由髓核、纤维环和上、下软骨板构成，纤维环是围绕于髓核周围的纤维软骨。椎间盘可以缓冲椎体间的震动。创伤或是退行性改变导致了椎间盘的改变。当髓核从纤维环中突出时，将会导致神经根或脊髓受压。单一的神经根受压，患者通常主诉相应的皮区疼痛或者是肌肉乏力。脊髓受压将会导致受损伤平面以下出现复杂的感觉、运动以及自主神经症状。以上是颈、胸椎间盘突出的脊髓受压的表现，当腰椎间盘突出时则会出现马尾神经受压的症状。CT或MRI检查有助于椎间盘突出的诊断和定位。

颈椎疾病

颈椎间盘侧突常发生在C5~C6、C6~C7间隙。突出可能是创伤导致的，也可以是自发性的。症状会在咳嗽时加重，骨赘压迫神经根也会表现出相同的症状。

颈椎间盘突出最初通常采取保守治疗，包括休息、控制疼痛及类固醇硬膜外注射。如果保守治疗不能使症状得到缓解，那么外科减压则是必要的治疗手段。

腰椎疾病

腰椎间盘突出最常见于L4~L5和L5~S1。这两个间隙椎间盘突出均会出现背部疼痛，疼痛向下放射至大腿的后侧、外侧以及臀部(坐骨神经痛)。症状的分布和表现方式取决于受累的脊髓水平和神经根。患者多忽视创伤病史，其通常会引起背部的突发性疼痛和椎间盘突出的症状。咳嗽或过度牵拉坐骨神经的动作可使疼痛加重，直腿抬高试验就是对坐骨神经进行过度牵拉。这些体征将有助于椎间盘突出和周围神经疾病的鉴别诊断。例如，糖尿病相关周围神经病变也会表现出相同的症状，但是并没有椎间盘突出的体征。

急性腰椎间盘突出症的治疗通常包括卧床、镇痛和使用作用于中枢的肌肉松弛剂。在急性背部疼痛的患者中，在疼痛允许的范围内进行持续的日常活动要比卧床或单纯的背部练习恢复更快。当保守治疗不能缓解持续的神经病学症状时，则应该考虑通过椎板切除术或小关节盘切除术为受累的神经根进行减压。对于有些患者来说，皮质激素硬膜外注射可以代替外科治疗。皮质激素可以减轻周围神经的炎症和水肿。抑制下丘脑-垂体-肾上腺素轴是治疗和麻醉管理中值得参考的一种选择。有外科手术指征的患者可以使用外源性皮质激素进行治疗。尽管皮质激素硬膜外注射可以在短时间内缓解坐骨神经痛的症状，但这种治疗方法并没有使功能得到明显改善，同时也不能降低对外科手术的需求。

脊柱的先天性缺陷和后天性疾病

隐性脊柱裂是一种常见的先天性脊柱疾病，椎骨脱离和脊椎前移是脊柱退行性疾病。多种退行性疾病同时存在并不罕见，这种情况将会导致神经病学症状的快速进展，并且需要外科手段的干预。

隐性脊柱裂(腰骶部椎板的缺如，无其他异常)是一种先天畸形，发生率大约在20%。因为隐性脊柱裂通常没有临床症状，是在对其他疾病进行评估的影像学检查结果中发现的。因为该疾病并没有潜在的异常，所以进行腰麻的风险并未增加，大多数患者可以安全地接受腰麻。但是对伴有椎管闭合不全的变异性隐性脊柱裂可能会有不止一个椎板的缺如，这些缺陷的数量可能与脊髓栓系相关 (脊髓终止于L2~L3间隙以下)，有缺陷的椎板数量可能直接影响神经病学症状的进展。50%以上脊髓栓系的患者有皮肤表现，包括毛发过多、色素沉着过度、皮肤脂肪瘤及皮肤粗糙等，对此类患者实施腰麻会增加脊髓损伤的风险。

椎体脱位是一种常见的非先天性疾病，可以导致骨赘形成和椎间盘退行性疾病。椎体脱位和椎管狭窄可以视为同义词，在椎间孔存在椎管狭窄、骨赘压迫脊髓或骨刺压迫神经根。脊髓功能受损可能是骨性压迫椎动脉造成脊髓的继发性缺血及梗死。症状大约从50岁以后就开始潜在的发展。颈椎脱位表现为颈部疼痛，并伴有肩膀和手臂的放射痛、感觉丧失以及骨骼肌萎缩。接着，大腿会出现运动和感觉的变化，如步态不稳。腰椎脱位的疼痛会向下肢放射，并伴有下肢骨骼肌的萎缩，而括约肌功能紊乱在各种脊椎脱离中都不常见。脊柱的影像学检查结果显示骨关节的改变，但这些改变与神经病学症状并没有很大的相关性。外科治疗对于缓解症状是必要的，尤其是在伴有运动障碍时。

脊椎前移就是指一个椎体相对于另外一个椎体向前的半脱位，最常见于腰骶关节。放射性症状通常累及半脱位的椎体前方的神经根。如果症状仅表现为下背部的疼痛，通常采用的治疗方法包括镇痛、抗炎以及理疗。外科治疗通常适用于脊髓病、神经根病以及伴有神经性跛行的患者。

脊髓的先天性缺陷和后天性疾病

脊髓空洞症

脊髓空洞症是脊髓的一种囊性空洞,其实质是一种瘘管。脊髓空洞症常见于先天性疾病,但也可能继发于脊髓创伤之后或与各种肿瘤有关(如神经胶质瘤)。空洞向头侧扩展至脑干时称为延髓空洞症。脊髓空洞症的两种主要形式取决于病灶是否与蛛网膜下腔或中央管相交通。在交通性脊髓空洞症,一种情况是单纯的中央管扩张即脊髓积水,另一种情况是病灶与脊髓实质以及脑脊液相交通。交通性脊髓空洞症通常与基板蛛网膜炎或希阿利畸形病史相关。相反,没有与蛛网膜下腔相交通的脊髓空洞症即非交通性脊髓空洞症,通常与创伤、肿瘤以及蛛网膜炎病史相关。

脊髓空洞症通常在20~40岁发病,早期的主诉是感觉障碍,包括上肢疼痛、温觉。这是因为中央管附近疼痛和温觉神经通路受到破坏。随着脊髓空洞症的进展,下肢运动神经元继而被破坏,导致骨骼肌萎缩和反射消失。脊柱侧凸可能是由于椎管旁的肌肉萎缩造成的。延髓空洞症的主要特征是腭、舌、声带麻痹以及面部感觉丧失。MRI检查是主要的诊断方法。

目前尚没有已知的可以有效终止脊髓变性的治疗方法。外科手术重建正常的脑脊液流通也没有被证实为是有效的治疗方法。

脊髓空洞症或延髓空洞症患者的麻醉管理应该考虑到与该疾病相关的神经病学损害。胸椎侧突导致通气-灌注比例失调。下肢运动神经系统的疾病导致了骨骼肌萎缩,这种情况下应用琥珀胆碱可能诱发高钾血症。同样,患者对非去极化肌松药的反应性增强,体温调节的能力也受到损害。但是麻醉诱导和维持用药的选择并未受到限制。对于延髓空洞症的患者,任何一种保护性气道反射的减弱或缺失都可能影响到术后的拔管时间。

肌萎缩性侧索硬化症(ALS)

肌萎缩性侧索硬化症是一种退行性疾病,该疾病包括:脊髓灰质前角的低级运动神经元和皮质脊髓束,导致上、下运动神经元变性,常发生在40~60岁男性。当变性仅局限在大脑皮质的运动区时,称为原发性侧索硬化,局限于脑干者即为延髓麻痹。Werdnig-Hoffmann综合征与ALS类似,只是发病年龄在2~3岁。

尽管ALS的病因尚不清楚,但偶尔会表现出一种遗传倾向。病毒病原学也是一种观点。

ALS的症状和体征主要表现为上、下运动神经元的功能障碍,同时伴有重症肌无力相似的肌电图改变。最开始的表现通常包括骨骼肌萎缩、无力、震颤,这些表现常从手部肌肉开始出现。随着病程的进展,患者大多数的骨骼肌均受累并出现萎缩和无力,包括舌、咽、喉和胸。延髓的早期症状包括舌肌震颤、吞咽困难,这些症状可能导致误吸。眼肌并未受到累及,病因不明。自主神经系统的功能障碍表现为体位性低血压和安静状态下的心动过速。情绪失控是特征表现。常见的主诉为痛性痉挛和疼痛,尤其是大腿。肺癌与ALS具有相关性。与慢性多发性肌炎不同的是,ALS的血浆肌酸激酶的水平正常。ALS并没有有效的治疗方法,可能在临床症状出现后的6年内死亡,患者主要死于呼吸衰竭。

ALS患者的全身麻醉可能会有严重的通气抑制。ALS是低级运动神经元疾病,给此类患者应用琥珀胆碱也极易出现高钾血症。同时,非去极化肌松药作用时间也会有所延长。咽部的肌肉功能障碍可能是导致误吸的原因。没有证据显示某种麻醉药或联合用药对ALS患者是最佳的选择。因为担心会加重症状,通常避免进行局部麻醉。然而目前还没有对神经病学和肺功能改变的ALS患者成功进行硬膜外麻醉的病例报道。

遗传性共济失调

遗传性共济失调是一种常染色体隐性遗传病,以脊髓小脑和锥体束的变性为主要特点,并且有10%~50%的患者伴有心肌病。有将近80%的患者会出现脊柱侧凸,并导致肺功能的持续恶化。共济失调是最主要的症状。其他可能出现的表现包括:构音困难、眼球震颤、骨骼肌无力和麻痹及糖尿病。遗传性共济失调通常在患者刚成年时即致命,患者常死于心力衰竭。

遗传性共济失调的麻醉管理方法与ALS类似。如果患者合并有心肌病,选择麻醉药时应注意其是否存在负性肌力作用。尽管临床经验比较有限,但遗传性共济失调患者对肌松药的反应性是正常的,脊柱后侧凸使硬膜外麻醉较为困难,但是有成功进行腰麻的病例。遗传性共济失调的患者术后发生呼吸衰竭的可能性会增加,尤其是伴有脊柱后侧凸的患者。

要　　点

● 当处理脊髓疾病或是进行脊髓或脊柱外科手术时，为了立即做出神经功能的评定，应该注意以下几个方面：维持足够的氧供，优化手术条件，给予快速平稳的麻醉。

● 脊髓损伤患者应用琥珀胆碱应给予注意，因为琥珀胆碱使此类患者神经肌肉接头处的乙酰胆碱受体的表达上调，有出现高钾血症的风险。

● 对于急性脊髓损伤，主要处理包括气道支持、维持呼吸以及循环稳定。在建立气道过程中，一定要避免颈部的过度活动。琥珀胆碱可以在损伤后24小时内应用，该时间段并没有发生高钾血症的显著风险。

● 颈、胸脊髓损伤的患者对于外科手术、肠扩张及膀胱扩张等刺激存在发生反应性自主神经反射亢进症的风险。预防自主神经反射亢进是最主要的目标，全身麻醉和腰麻均能有效阻滞该通路的传入冲动。膀胱镜检查目前应用硬膜外麻醉，而这种麻醉方式不能有效预防自主神经反射亢进症。

（王艳平 译　于泳浩 校）

参 考 文 献

Agusti M, Adalia R, Fernandez C, Gomar C: Anaesthesia for caesarean section in a patient with syringomyelia and Arnold-Chiari type I malformation. Int J Obstet Anesth 2004;13:114–116.

Bird TM, Strunin L: Hypotensive anesthesia for a patient with Friedreich's ataxia and cardiomyopathy. Anesthesiology 1984;60:377–380.

Calder I: Spinal cord injury in patients with undiagnosed cervical spine fractures. Anesthesiology 1998;88:1411–1412.

Carette S, Leclaire R, Marcoux S, et al: Epidural corticosteroid injections for sciatica due to herniated nucleus pulposus. N Engl J Med 1997;336:1634–1640.

Deyo RA, Rainville J, Kent DL: What can the history and physical examination tell us about low back pain? JAMA 1992;268:760–765.

Ditunno JF Jr, Formal CS: Chronic spinal cord injury. N Engl J Med 1994;330:550–556.

Gugino V, Chabot RJ: Somatosensory evoked potentials. Int Anesthesiol Clin 1990;28:154–164.

Hara K, Sakura S, Saito Y, et al: Epidural anesthesia and pulmonary function in a patient with amyotrophic lateral sclerosis. Anesth Analg 1996;83:878–879.

Hastings RH, Marks JD: Airway management for trauma patients with potential cervical spine injuries. Anesth Analg 1991;73:471–482.

Hoffman JR, Mower WR, Wolfson AB, et al: Validity of a set of clinical criteria to rule out injury to the cervical spine in patients with blunt trauma. National Emergency X-Radiography Utilization Study Group. N Engl J Med 2000;343:94–99.

Holland NR: Intraoperative electromyography. J Clin Neurophysiol 2002;19:444–453.

Kubal K, Pasricha SK, Bhargava M: Spinal anesthesia in a patient with Friedreich's ataxia. Anesth Analg 1991;72:257–258.

Lambert DH, Deane RS, Mazuzan JE Jr: Anesthesia and the control of blood pressure in patients with spinal cord injury. Anesth Analg 1982;61:344–348.

Lennarson PJ, Smith D, Todd MM, et al: Segmental cervical spine motion during orotracheal intubation of the intact and injured spine with and without external stabilization. J Neurosurg 2000;92:201–206.

Lotto ML, Banoub M, Schubert A. Effects of anesthetic agents and physiologic changes on intraoperative motor evoked potentials. J Neurosurg Anesthesiol 2004;16:32–42.

Malmivaara A, Hakkinen U, Aro T, et al: The treatment of acute low back pain—bed rest, exercises, or ordinary activity? N Engl J Med 1995;332:351–355.

McLeod AD, Calder I: Spinal cord injury and direct laryngoscopy—the legend lives on. Br J Anaesth 2000;84:705–709.

Meschino A, Devitt JH, Koch JP, et al: The safety of awake tracheal intubation in cervical spine injury. Can J Anaesth 1992;39:114–117.

O'Malley KF, Ross SE: The incidence of injury to the cervical spine in patients with craniocerebral injury. J Trauma 1988;28:1476–1478.

Ravindran RS, Cummins DF, Smith IE: Experience with the use of nitroprusside and subsequent epidural analgesia in a pregnant quadriplegic patient. Anesth Analg 1981;60:61–63.

Rosenbaum KJ, Neigh JL, Strobel GE: Sensitivity to nondepolarizing muscle relaxants in amyotrophic lateral sclerosis: Report of two cases. Anesthesiology 1971;35:638–641.

Suderman VS, Crosby ET, Lui A: Elective oral tracheal intubation in cervical spine-injured adults. Can J Anaesth 1991;38:785–789.

第10C章 自主神经系统和外周神经系统疾病

Jeffrey J.Pasternak, William L.Lanier

外周神经系统是由脑和脊髓以外的神经系统组成，主要包括自主神经系统和周围神经。自主神经系统紊乱可能导致血流动力学的显著变化，对于那些通过肾上腺素受体而发挥作用的药物也会发生异常的反应。外周神经疾病往往会影响到对围术期患者的管理，包括肌肉松弛剂的选择和神经性疼痛的控制。

自主神经紊乱

夏伊–德雷格综合征

夏伊–德雷格综合征属于一组异质性紊乱，其特征为多系统性萎缩。在过去的几年中，多系统萎缩被认为包含3种互不相关的疾病：纹状体黑质变性、橄榄体脑桥小脑萎缩和夏伊–德雷格综合征。多系统萎缩的标志是多种中枢神经系统结构的变性和功能障碍，如基底核、小脑皮层、蓝斑、锥体束、下橄榄、迷走神经运动核和脊髓小脑束。不同区域的变性会表现出各自的症状和体征。夏伊–德雷格综合征的主要特征是自主神经系统功能障碍，主要是由于与之功能相关的神经系统结构的变性造成的，如蓝斑、脊髓中间外侧柱和周边自主神经元。重要的是，要注意到上述中枢神经系统的其他区域也可能受到影响，只不过是程度较低。因此，纹状体黑质病变（如帕金森病）和橄榄体脑桥小脑的萎缩（如共济失调）的特点也可能存在于夏伊–德雷格综合征的患者中。特发性体位性低血压，而不是夏伊–德雷格综合征，目前被认为在没有中枢神经系统变性而发生自主神经系统功能障碍时发生。

夏伊–德雷格综合征的症状和体征与自主神经系统功能障碍有关，主要表现为体位性低血压、尿潴留、排便功能障碍和性功能障碍。往往严重的体位性低血压可以导致晕厥。血浆去甲肾上腺素浓度不能在站立或运动后而出现正常的升高反应。瞳孔反射可能变得迟缓,对于呼吸的控制出现异常。自主神经系统功能障碍的进一步证据是,当血压下降时,压力感受器未能使机体出现心率增加或血管收缩的反应。

体位性低血压的治疗主要是对症处理,包括弹力袜,高钠饮食以增加血管内的液体量,给予血管收缩的α_1-肾上腺素受体激动剂(如米多君)或α_2-肾上腺素受体拮抗剂(如育亨宾)。这些药物能够促使节后神经元释放去甲肾上腺素。患者在确诊后往往在8年之内死亡,主要是由于长期低血压导致脑缺血。左旋多巴可以减少帕金森症的症状,但通常疗效很差。

麻醉管理

围术期评估可能显示自主神经系统功能障碍,主要表现为体位性低血压和与深呼吸相关的心率变异性的缺失。麻醉管理应该考虑到自主神经系统活性下降会影响到心血管对体位改变、正压通气和急性失血的反应。麻醉药物的负性肌力作用也应被考虑在内。

尽管这些患者面对围术期突发事件时存在明显的生理缺陷,但临床经验表明,这些患者能够耐受全身麻醉和局部麻醉。麻醉处理的要点包括连续性的血压监测和通过补充晶体或胶体液及时的纠正低血压。如果需要使用血管升压药,应考虑到这些患者可能对那些通过刺激去甲肾上腺素释放而间接发挥作用的药物异常敏感。相反,那些直接作用于血管的升压药(如去氧肾上腺素)应该作为首选药物。药物应从小剂量开始使用,直至患者出现反应。这是因为在夏伊-德雷格综合征(由于长期的相对的去自主神经支配)中,α-肾上腺素受体的上调表达使得一个小剂量的药物就能够产生异常的生理反应。持续输注去氧肾上腺素可用于维持全身麻醉过程中受累患者的血压。也可以考虑腰麻或硬膜外麻醉,不过血压下降的担忧会使麻醉医师付出更大的努力,而且要更加谨慎。挥发性麻醉药可以降低心肌收缩力和心排量,导致异常的低血压。这是由于在缺少颈动脉窦的活动时诸如血管收缩和心率增快等代偿性反应无法出现。导致低血压的心动过缓最好用阿托品或格隆溴铵来治疗。深麻醉的指征可能不太明显,因为这些患者的交感神经系统对伤害性刺激的反应下降。肌松剂推荐选择对体循环影响较小的药物,如维库溴铵。硫喷妥钠或异丙酚的剂量和给药速度应加以调整,以适应患者已被削弱的代偿

反应。相反,给予氯胺酮后体循环血压升高只有理论上的可行性。

直立耐受不能综合征

直立耐受不能综合征是一种慢性特发性自主调节紊乱性疾病,它主要以出现与体循环血压改变无关的短暂性或体位性的心动过速为特征。直立耐受不能综合征可能表现为多种不同的病症,包括直立性心动过速综合征、疲劳综合征、高动力β-肾上腺素能状态、高动力性心动过速、特发性血容量减少、易激心、二尖瓣膜脱垂综合征、神经性循环衰弱症及其他病症。这种疾病常见于年轻女性,症状通常包括心悸、发抖、轻度头晕、乏力和晕厥。该综合征的病理生理机制尚不清楚,不过可能的解释包括β_1-肾上腺素受体敏感性增加、低血容量、站位时静脉过度充盈、原发性自主神经机能异常和下肢的去交感神经支配。

医学上治疗直立耐受不能综合征的方法包括增加血管内液体量(增加钠和水的摄入,应用盐皮质激素)以增加静脉回流。长期应用α_1-肾上腺素受体激动剂(如米多君),可以弥补患者下肢交感神经系统活性的降低并通过压力感受器反射激活的站立时迟钝的心率反应。

直立耐受不能综合征患者的麻醉处理包括术前输注晶体液以扩大血管内的液体量。考虑到下肢的去交感神经系统支配可能导致α_1-肾上腺素受体上调和敏感性增加, 小剂量的去氧肾上腺素应谨慎的使用。扩容的同时配合使用小剂量的去氧肾上腺素可以提高外周血管张力,维持体循环血压,当患者面对有血管舒张作用的麻醉药物(挥发性麻醉药)和麻醉方法(硬膜外或腰麻)时,可以降低自主神经系统的不稳定性。椎管内的阿片类药物对术后疼痛的处理有作用。β-肾上腺素受体拮抗剂可能对处理钝性心动过速是有作用的,但应注意避免由于这些药物的使用所引起的过度低血压。

头和颈部的血管球瘤

血管球瘤是一种在胚胎上源于神经嵴细胞的副神经节瘤。这些肿瘤在临床上出现在头部和颈部,在依附于颈动脉、主动脉、舌咽神经和中耳傍的神经内分泌组织内。当一个血管球瘤出现时,它可能已是第二个颅颈副神经节瘤;通常颈动脉体瘤也会存在。这些肿瘤很少是恶性的。

肿瘤的位置决定了症状和体征,通常表现为中耳和颅神经的侵袭。单侧搏动性耳鸣、传导性耳聋、耳胀和鼓膜后出现蓝红色团块,是中耳被侵袭的典型特征,而面瘫、发声困难、听力丧失和疼痛是颅神经受累的典型症状。反复误吸、吞咽困难和上呼吸道阻塞也可能是颅神经受累的表现。后颅窝入侵可能阻碍脑水导管,造成脑积水。颈静脉球瘤常侵犯颈内静脉。

颈静脉球瘤能分泌一种激素类物质。最常见的分泌物是去甲肾上腺素的,产生类似嗜铬细胞瘤的症状。胆囊收缩素的分泌被认为与肿瘤切除术后肠梗阻的高发生率有关。5-羟色胺或激肽释放酶的释放可以产生类似类癌症候群的症状,如支气管收缩、腹泻、头痛、面部潮红和高血压。最后,组胺或缓激肽的释放可引起支气管收缩和低血压。

小血管球瘤在外科手术之前通常采取的是放射治疗,它可作为一种独立的治疗手段或是复合栓塞疗法。如果出现骨质破坏,则建议手术治疗。术前血清去甲肾上腺素和儿茶酚胺代谢物(即3-甲基肾上腺素、香草基扁桃酸)含量的测定可用于对那些似乎有嗜铬细胞瘤表现的患者进行鉴别。然而,与嗜铬细胞瘤不同,血管球瘤不分泌肾上腺素,因为它们缺乏必要的转移酶,不能将去甲肾上腺素转变为肾上腺素。术前应用酚苄明或哌唑嗪可用于降低血压,并且利于对那些血清去甲肾上腺素浓度升高的患者进行扩容。对于那些血清5-羟(基)吲哚乙酸浓度升高,特别是与类癌综合征症状相似的患者,术前应接受奥曲肽治疗,通常采取皮下注射。

麻醉管理

这些患者的麻醉管理是一个艰巨的挑战。麻醉风险包括:儿茶酚胺分泌,产生类似嗜铬细胞瘤的症状;5-羟色胺分泌,产生类癌综合征的症状;由于颅神经功能障碍导致肿瘤切除后的误吸;由于迷走神经功能障碍导致的胃排空减少;静脉空气栓塞的威胁;大量失血。手术操作过程中组胺和缓激肽的释放可引起异常的血压下降。脑部神经缺陷可在手术前出现(迷走神经、舌咽神经、舌下神经),也可能因肿瘤切除而引发。脑神经损伤后有出现气道梗阻的风险。单侧声带麻痹,这在成年人通常不会导致完全的气道阻塞,当其与气道水肿或喉变形相互叠加时就能导致气道梗阻。

在麻醉期间,有创动脉和静脉压监测是必要的,同时还需要留置尿管监测尿量。当术中出现类嗜铬细胞瘤和类癌样指征的危险时,用于治疗高血压(如硝普钠、酚妥拉明)和类癌样指征(如奥曲肽)的药物应即刻应用。当试图在右心房或肺动脉留置导管时,一定不要将导管插入一个被肿瘤侵犯的颈内静脉之中。

静脉空气栓塞是一种风险,尤其是在开放颈内静脉切除肿瘤时。如果已侵入颞骨的肿瘤在切除时导致了那些由于骨性附属物而不能塌陷的静脉大量暴露,这也是一个风险。当存在静脉空气栓塞的风险时,适当的监测静脉中空气的装置被认为是必要的(参见第10A章中"静脉空气栓塞和坐位")。在肿瘤切除过程中,突然出现的原因不明的心血管性虚脱和死亡,可能表明机体出现了静脉空气或肿瘤栓塞。如果外科医师需要分辨面神经,那么应该避免过深的肌肉麻痹,以便维持肉眼可见的肌颤搐。颈静脉球瘤的出现并不影响麻醉药物的选择,不过发生静脉空气栓塞时,氧化亚氮会产生潜在的不利影响。

颈动脉窦综合征

颈动脉窦综合征是一种罕见的疾病,它是由于正常活动中的压力感受器对机械刺激产生异常反应造成的。例如,外部按摩刺激颈动脉窦,这在正常人仅会产生轻度的心率减慢和血压下降,而对于颈动脉窦综合征的患者就可产生晕厥的症状。受累及的个人外周血管疾病的发病率上升。颈动脉窦综合征是一种被公认的继发于颈动脉内膜切除术的并发症。

当发生颈动脉窦过敏症时,会有两种不同的心血管反应。在大约80%的受累及个体中,由迷走神经介导的心动抑制反射,造成明显的心动过缓。在大约10%的受累及个体中,由交感神经系统血管紧张度抑制导致的血管减压反射,造成体循环血管阻力下降和深度低血压。其余10%表现为上述两种反射。

颈动脉窦综合征可使用药物、需求型人工心脏起搏器或颈动脉窦消融治疗。抗胆碱能药和血管升压药物的使用由于它们的副作用而受到限制,同时它们对应用血管降压药物或合并颈动脉窦过敏症的患者很少有效。由于大多数患者所患的是心动抑制型颈动脉窦综合征,因此人工心脏起搏器的植入通常是最初的治疗。对于那些血管减压反射对心脏起搏无效的患者,可以尝试颈动脉窦的去神经支配。既然舌咽神经为颈动脉窦综合征提供了能够产生其症状反射的传入支神经,那么可以选择阻断此神经来治疗那些对于人工心脏起搏或药物治疗无效的患者。当舌咽神经途经茎突前方时,可以用神经刺激针接近此神经。当电神经刺激时,患者主诉此神经所支配的区域(如外耳和咽部)有模糊的感觉,即成功定位。起初可以使用局部麻醉试阻断,如果颈动脉按摩的症状减轻,得到这样一个预期的效果时, 就可以使用乙醇消融此神经。

麻醉管理

颈动脉窦综合征患者的麻醉管理往往由于低血压、心动过缓和心律失常的出现而变得复杂。在解剖分离之前在颈动脉窦周围使用局部麻醉药浸润,通常能改善血流动力学的稳定性,但也可能干扰了确定消融的完整性。使用诸如阿托品、异丙肾上腺素和肾上腺素药物心脏起搏,可能在许多情况下是更为有效的选择。

外周神经系统疾病

特发性面神经麻痹

特发性面神经麻痹的特征是急性发作,所有由面神经支配的肌肉麻痹或肌动力不足。通常,疾病最初是在晨起照镜子时发现的。其他症状可包括舌体前2/3的味觉丧失,听觉过敏,以及唾液和泪液的分泌减少。皮肤感觉丧失,尤其是三叉神经所支配的面部的皮肤。特发性面神经麻痹可能的机制是面神经的炎症和水肿,在颞骨的面神经管内最为频发。一种病毒的炎性机制(也许是单纯疱疹病毒)可能是其病因。事实上,在单脑神经病变发病之前往往出现一种病毒性前驱症状。在怀孕期间,特发性面神经麻痹发生率会增加。这种疾病的存在并不影响麻醉技术的选择。

自然恢复通常发生在大约12周之后。如果在16~20周没有恢复的迹象出现,那么临床的症状和体征也可能不是由于特发性面神经麻痹所引起的。泼尼松[1 mg/(kg·d)口服,持续5~10天,视面神经麻痹的程度而定]显著减轻疼痛,同时减少完全性去面神经神经支配的患者数目。如果患者不能眨眼,应该包扎受累及的眼睛以防止角膜脱水。

对于持久或严重的病例,或继发于创伤的特发性面神经麻痹,可能需要行面神经减压术。在对无意识患者的上呼吸道的保护过程中,由于下颌角的过度牵拉可造成面神经出现牵张性损伤。葡萄膜腮腺炎(赫尔伏特综合征)是一种结节病的变异体,它的特征是双侧前葡萄膜炎、腮腺炎、轻度发热,以及50%~70%的患者会出现面神经麻痹。与术后葡萄膜腮腺炎相关联的面部神经麻痹可能被错误地归因于全身麻醉过程中对神经的机械压迫。

在放置治疗腰椎穿刺后头痛的硬膜外血液补片后,会发生面神经麻痹。据推测,颅内压力的突然上升可能短暂地削弱了血液流向面部神经。

三叉神经痛

三叉神经痛的特点是,由患侧局部的感官刺激所促发的急性短暂发作的单侧面部剧烈疼痛。仅根据临床症状和体征就可诊断三叉神经痛。患者主诉在面或口部的一个或多个三叉神经支配的区域发生短暂性的单个或一连串的刺痛, 最常发生于下颌骨的区域。三叉神经痛最常发生于较年长的中年健康人。这种神经痛出现在较早时应该怀疑多发性硬化症。尽管与三叉神经痛有关的病理生理学机制还不清楚,但有一种可能的机制是三叉神经根压迫,即由中枢髓磷脂(由少突胶质细胞产生)转变为周围髓磷脂(由施旺细胞产生)的部位被异常血管压迫,最常见于小脑上动脉的分支。抗癫痫药物对于三叉神经痛的治疗有作用,但是很少有临床证据支持此种适应证。抗惊厥药卡马西平是可选择的治疗药物,但巴氯芬和拉莫三嗪也同样有效。对于药物治疗无效的难治性疼痛建议采取手术治疗(三叉神经纤维的选择性射频销毁、三叉神经感觉神经根的离断、三叉神经根显微减压)。

三叉神经痛患者并没有什么特殊的麻醉管理。然而在患者接受手术治疗期间,在破坏神经纤维时可能出现体循环血压升高, 必要时可使用降压药物治疗。在预测药物的作用时,必须要考虑到抗癫痫药物的潜在的酶诱导作用。卡马西平可导致肝功能改变,产生白细胞减少和血小板减少。

舌咽神经痛

舌咽神经痛的特点是在喉、颈、舌和耳部偶发的剧烈性疼痛。吞咽、咀嚼、咳嗽或说话可以触发疼痛。这种神经痛也可能与严重的心动过缓和晕厥伴随出现,可能与迷走神经运动核的激活有关。低血压,由于脑缺血造成的癫痫发作,甚至某些患者可能出现心搏骤停。

舌咽神经痛通常是原发性的,但也可见于小脑脑桥角血管畸形和肿瘤,椎动脉和颈动脉闭塞,蛛网膜炎,以及源于咽、喉和扁桃体的颅外肿瘤的患者。如果舌咽神经分布的区域疼痛,并且可由口咽部(通常是扁桃体弓和窝处)的表面麻醉得到缓解,则支持舌咽神经痛的诊断。触发区很少。

在没有疼痛的情况下,与舌咽神经痛有关的心脏症状可能与病窦结综合征或颈动脉窦综合征相混淆。病窦综合征可能由于心电图上缺乏特征性的改变而被忽视。如果颈动脉窦按摩未能引出相应的心脏症状,可排除颈动脉窦过敏。舌咽神经阻滞有助于区分舌咽神经痛和非典型性三叉神经痛,但是不能区分舌咽神经痛与颈动脉窦综合征,因为这两种病症的传入路径都是由舌咽神经介导的。

应积极治疗与舌咽神经痛相伴随的心脏症状,因为它有发生猝死的风险。紧急治疗心血管病症方法是应用阿托品、异丙肾上腺素、人工体外心脏起搏器,或联合使用这些方法。可以应用抗癫痫药物长期治疗与此相关的疼痛,如卡马西平和苯妥英钠。心血管症状的防治和有望缓解疼痛的方法可以通过颅内手术横断舌咽神经和上部的两个迷走神经根来实现。尽管反复的舌咽神经阻断可以长期缓解疼痛,但因为这种神经痛足以危及生命,所以针对那些对药物治疗无反应的患者行颅内的神经离断术是必要的。

麻醉管理

术前舌咽神经痛患者要针对血管内液体量和心脏状况进行评估。可能存在低血容量,因为这些患者避免进食及其相关的咽部刺激,以免触发疼痛发作。此外,流涎和唾液的损失也会导致血容量减少。如果术前就有与阵发性疼痛同时发作的晕厥或心动过缓的病史,那么在麻醉诱导前可能需要紧急经皮心脏起搏或预防性放置经静脉心脏起搏器。连续动态的心电图和体循环血压监测(通过动脉导管)是有益的。用利多卡因对口咽部进行表面麻醉,对于预防心动过缓和低血压是有帮助的,因为它们的发生可能是由于直接喉镜的刺激引起的。在开始插管之前可推荐静脉给予阿托品或格隆溴铵。

我们应该预计到手术操作和颅内离断舌咽及迷走神经根时的心血管变化。例如,在迷走神经手术操作的过程中,很可能出现心动过缓和低血压。立即给予抗胆碱能药物有利于治疗迷走神经介导的反应。高血压、心动过速和室性早搏可能在离断舌咽神经和上部的两个迷走神经根时出现。这些事件可能表明突然失去了源于颈动脉窦的感觉传入。高血压通常是暂时

出现的,但由于交感神经系统活性的增加,也能持续至术后。在这种情况下,肼屈嗪可能是有用的。由于经验有限,不推荐特殊的麻醉药物或肌肉松弛剂。当气管拔管后出现呼吸道阻塞,应该考虑到继发于迷走神经离断而出现的声带麻痹的可能性。

夏科–马里–图思病

腓骨肌萎缩症1A型 (CMT1A或腓骨肌肉疾病)是遗传性周围神经病中最常见的类型,发病率为1/2500。腓骨肌萎缩症多为常染色体显性遗传,但是也存在着一个X-连锁的变异体。这种疾病主要表现为远端骨骼肌无力、萎缩和腱反射消失,通常在青少年中期发病。这种神经疾病典型地表现为腿部的下1/3受累, 形成足畸形(高足弓和畸形足)和腓骨肌萎缩("鹤立腿"的表现)。这种疾病可能进展缓慢,包括股四头肌肌肉和手、前臂的肌肉萎缩。许多患者可能出现手套状的感觉丧失。妊娠可能与CMT1A的病情加重有关。

CMT1A的治疗只限于支持性的措施,包括夹板、腱移植术和各种关节融合术。虽然寿命并不减少,但是许多CMT1A患者都会长期残疾。

CMT1A的麻醉管理受两个因素的影响:患者对神经肌松剂的反应和术后由于呼吸肌无力出现呼吸衰竭的可能性。这种神经病变所引起心脏症状包括传导障碍(心房扑动)和心肌病,但这没有始终受到关注。众所周知, 引发恶性高热的药物已被安全用于CMTD患者, 不过对于CMT1A患者曾报道过1例在围术期发生恶性高热。然而,这种对于恶性高热易感性的现象可能是与CMT1A无关的一次偶发事件。CMT1A患者对神经肌肉阻滞药物的反应似乎有可预测性。对于患有神经肌肉疾病的患者应用琥珀胆碱后会引起血钾的过度释放,基于这种理论,避免使用琥珀胆碱似乎是合理的。然而,琥珀胆碱已被安全地用于一些患者而没有产生高钾血症或引发恶性高热。已描述分娩时硬膜外麻醉的应用。

臂丛神经病变

臂丛神经病变 (特发性臂丛神经炎、帕斯尼奇–特纳综合征、肩胛带综合征)的特点是上臂急性发作的重度疼痛,在神经病发作时,强度最大。当疼痛减轻时,由臂丛神经分支所支配的骨骼肌会出现一个片状麻痹的表现,特别是累及肩胛带和手臂的骨骼肌肉萎缩常见。臂丛神经病变多见于右侧,不过有10%~30%

的患者,病变和疼痛累及双侧,且双侧同时或连续受累。虽然这种神经病变似乎更好发于臂丛神经的上干(腋神经、肩胛上神经、胸长神经),但它可能累及多种上肢的神经。据估计,70%的患者腋神经受累。

臂丛神经病变的诊断和去神经支配的多病灶的模型都可以用电诊断的方法很好地评估。我们可以观察到肌纤维震颤和神经传导速度减慢。最常受到累及的骨骼肌,向下排序依次是三角肌、冈上肌、冈下肌、前锯肌、二头肌和三头肌。隔膜也可能受累。大多数患者会出现感觉障碍,但表现很轻微并且随时间而消退。这种病变的发生率男性是女性的2~3倍。总体而言,恢复健康可能需要24~36个月,但几乎可以痊愈。臂丛神经病变的年发病率估计是每百万人1.64例。

遗传性臂丛神经病变和帕斯尼奇-特纳综合征的神经活检表明,这些臂的神经丛有一个炎症-免疫的发病机制。自身免疫性神经病变也可能会发生在术后而与手术部位无关。可能与手术的刺激激活了一种潜伏于神经根的尚未查明的病毒有关,这种情况与手术后发生带状疱疹的情况类似。此外,剧烈运动或妊娠可能是臂丛神经病变的诱发因素。这种外周神经病变的一个遗传类型已被描述。

格林-巴利综合征(急性特发性多神经炎)

格林-巴利综合征的特点是骨骼肌肉无力或麻痹突然发作,最初从腿部开始,随后的几天逐步侵及臂、躯干和面部骨骼肌。实际上,除脊髓灰质炎之外,这种病症已成为引起急性全身瘫痪的最常见的病因,它的年发病率为每百万人0.75~2.0例。累及延髓的病变最常表现为双侧面瘫。由于咽部肌肉无力所导致的吞咽困难和由于肋间肌麻痹所导致的通气功能障碍是这种病变最为严重的症状。由于累及下位运动神经元,所以出现弛缓性麻痹,以及相应的腱反射减弱。感觉障碍(如感觉异常)一般先于瘫痪,并在四肢远端最突出。疼痛通常表现为头痛、背痛或骨骼肌的深压痛。

自主神经系统功能障碍是格林-巴利综合征患者的显著表现,通常表现为体循环血压广泛波动、突然大量出汗、周围血管收缩、静息时心动过速和心脏传导异常。体位性低血压可能是非常严重的,以至于一个枕头所引起的患者头部的提高都会导致晕厥。血栓栓塞发生的频率增加。与此种疾病有关联的猝死很可能是由于自主神经系统功能紊乱造成的。

当节段性脱髓鞘作为主要的病理改变时,急性特

发性多神经炎可在几个周内完全恢复。轴索变性(被肌电图扫描所检测到的)可能导致今后几个月恢复缓慢,并遗留某种程度的永久性肌无力。格林-巴利综合征的死亡率为3%~8%,最常见的死因是败血病、急性呼吸衰竭、肺栓塞和心脏停搏(最可能与自主神经系统功能障碍有关)。

格林-巴利综合征的诊断主要是根据临床症状和体征(表10C-1),脑脊液蛋白浓度增加可支持诊断。脑脊液细胞计数通常保持在正常范围内。大约有一半的患者是继发于呼吸系统或胃肠道感染而发病的,基于这样的观察,诊断此种疾病需要寻找病毒病因学或支原体感染的证据。

格林-巴利综合征主要是对症治疗。进行肺活量监测,当其下降到低于15 mL/kg时,考虑机械支持患者的通气。动脉血气监测有助于评估通气和氧合是否充足。如果咽部肌肉无力,即使在没有出现通气不足的情况下,也可能需要在气管内插入一根带套囊的导管或行气管切开,以防止分泌物和胃液吸入肺部。自主神经系统功能障碍可能需要高血压或低血压的治疗。对于此种病症的治疗,皮质类固醇被认为是无效的。血浆置换或注射γ-球蛋白可能对一些患者有效。

麻醉管理

格林-巴利综合征患者的麻醉管理计划应该考虑到自主神经系统功能的改变和下位运动神经元病变这两个主要因素。代偿性的心血管反应可能不会出现,这将会使由于体位变化、血液丧失或正压通气所导致的低血压进一步恶化。相反,诸如直接喉镜操作的伤害性刺激会导致血压的异常升高,这反映出自

表 10C-1	格林-巴利综合征的诊断标准
诊断必需的要点	
双侧腿和臂渐进性无力	
反射消失	
强烈支持诊断的要点	
症状进展超过 2~4 周	
对称性的症状	
轻度的感觉症状或体征(有明确的感觉平面时,诊断是被怀疑的)	
颅神经受累(尤其是双侧面神经无力)	
自然恢复开始于病程进展结束后的 2~4 周	
自主神经系统功能障碍	
不发烧	
脑脊液中蛋白质浓度升高	

主神经系统的不稳定性。鉴于体循环血压不可预知的变化，我们需要小心谨慎地通过动脉内导管进行连续性血压监测。患者可能对间接作用的血管升压药物出现异常增强的反应，这可能与突触后受体表达上调有关。

琥珀胆碱不应该应用于这些患者,因为它可能引起去神经支配的骨骼肌过度释放钾的风险。对循环影响最小的非去极化肌松剂,例如顺式阿曲库铵或维库溴铵,似乎是一个合理的选择。即使是术前存在自主呼吸,术中也可能由于麻醉药物的呼吸抑制作用而需要机械通气,同样术后也通常需要持续的呼吸支持。

压迫性神经病变

压迫性神经病变通常出现的解剖位置是在周围神经途经狭窄通道的部位(腕部的正中神经和腕管、肘部的尺神经和肘管),因为这些部位的神经很可能受压。合并全身性的多发性神经病变(例如,糖尿病或遗传性周围神经病变)的患者,其周围神经对压迫(缺血)更为敏感。如果同样的纤维在近端被部分损伤后,外周神经可能会对压迫更为敏感(双重挤压假说)。因此,脊神经根的压迫(颈部神经根病)很可能会增加远端神经纤维的易损性,如腕部的腕管。另外,骨关节炎可以解释双重挤压现象所引起的症状。由压迫所致的周围神经的损伤取决于压迫的严重程度和神经的解剖。在大多数情况下,最外层的神经纤维(即那些支配更近端组织的神经纤维)与那些位于神经束中更深处的神经纤维相比更容易受压缺血。周围神经中不同束的损伤使得准确定位神经受损的部位非常困难,不过对神经传导的研究是有帮助的。局灶性神经纤维脱髓鞘使通过受损区域的神经冲动传导减慢或被阻断。肌电图可以辅助神经传导的研究,它可反应去神经的冲动的出现和最终通过残存的轴突肌纤维恢复神经支配。

腕管综合征

腕管综合征是一种最常见的压迫性神经病变,它是由于正中神经受压所引起的,正中神经走形于腕横韧带和腕骨之间,而腕横韧带形成了腕管的顶。这种压迫性神经病变最常发生在健康妇女(女性发病率是男性的3倍),通常是双侧发病,最初先累及优势手。患者表现为腕部和正中神经分布的手部(拇指、食指和中指)区域反复发作的疼痛和感觉异常,常在睡眠或睡醒时发生。基于人口的研究表明,大约有3%的成年人有电诊断的症状,被证实患有腕管综合征。

腕管综合征的病因还不清楚,不过患者可能从事那些需要手和手指反复活动的职业。神经传导检查是明确诊断的方法。有些患者先前没有症状,但是在做了一种不相关的手术之后出现了腕管综合征的症状,这很可能是由于第三间隙的液体积聚,导致组织压力升高,压迫神经所致。对于这类患者,随后进行的神经检查和神经生理学检测会发现他们所患的腕管综合征,而这在术前的评估中是没有症状的。妊娠及相关的外周神经水肿也可能促成了腕管综合征的初期表现。颈部的神经根病变也可能产生类似的症状,但通常是单侧的,双侧非常罕见。

用夹板固定腕部是一种常见的腕管综合征的治疗方法,而这种腕管综合征很可能是短暂的(妊娠)或是由一种医学上可以治疗的疾病 (甲状腺功能减退症、肢端肥大症)引起的。向腕管内注入皮质类固醇可以减轻症状,但很少能够治愈。腕管综合征的根治治疗是手术切割腕横韧带行正中神经减压术。

肘管卡压综合征

当尺神经穿过髁沟进入肘管后受压可能导致出现临床症状,这被认为是典型的尺神经病变。尺神经在髁沟内受压所产生的临床症状与在肘管内卡压所产生的症状难以区分。手术治疗肘管卡压综合征(通过肘管减压术和神经移位)可能有助于缓解症状,但也可能使症状恶化,可能与影响神经的血液供应有关。

与周围神经病变相关的疾病

糖尿病

糖尿病通常与周围多发性神经病变有关,而这种神经病变的发病率是随着糖尿病的持续时间与低胰岛素血症的程度而增加的。高达7.5%的非胰岛素依赖型糖尿病患者在被诊断时就已出现临床神经病变。神经肌电图可显示去神经支配的证据,神经传导速度有可能减慢。最常见的神经病变是远端的、对称性的并且主要是感觉性的。主要表现是令人不快的刺痛、麻木、灼痛、下肢疼痛、骨骼肌肉无力和远端的感觉丧失。有时,一个孤立的坐骨神经病变提示椎间盘突出的存在。合并糖尿病的坐骨神经病变患者,并不出现与直腿抬高相关的疼痛,这区别于腰椎间盘突出症引起的外周神经病变。不适症状主要出现在夜间,走路时缓解。症状常进展,并可延伸至上肢。阳痿、尿潴留、胃轻瘫、休息性心动过速和体位性低血压是常见的,说明了自主神经系统功能障碍。基于某些不明的原因,糖尿病患者的周围神经在压迫或牵张性损伤（如可能发生在术中及术后定位阶段）后更容易缺血，尽管在这期间已接受了填充和定位的处理。

酗酒

慢性酒精中毒性多发性神经病几乎总是与营养和维生素的缺乏有关。典型症状从下肢开始，伴随足部的疼痛和麻木。早期表现为足部内在肌无力和压痛、跟腱反射消失和套袜样的痛觉减退。恢复适当的饮食、酒精戒断和多种维生素治疗可促进神经病变缓慢的但是可预见性的消除。

维生素B$_{12}$缺乏

维生素B$_{12}$缺乏症的最早的神经症状类似于在酗酒患者中所见过的神经病。腿部感觉异常伴随着袜样的感觉丧失和跟腱反射消失是典型的表现。长期暴露于氧化亚氮的牙科医师和那些由于非医学目的的长期暴露于氧化亚氮的个人都有发生类似的神经病学改变的报道。氧化亚氮可灭活某些维生素B$_{12}$依赖性酶，它可以导致神经功能改变的症状。

尿毒症

慢性肾衰竭患者伴随感觉和运动成分的远端的多发性神经病通常发生在四肢。腿部的症状往往比臂部的更加明显。据推测，代谢异常导致轴突变性和节段性脱髓鞘，并伴随着神经病变的发生。神经传导速度减慢与甲状旁腺激素和肌醇（一种髓鞘的成分）的血浆浓度有关。神经传导速度的改善往往出现在肾移植后的几天之内。血液透析对于扭转神经病变似乎并没有相同的效果。

肿瘤

周围感觉和运动神经病变发生在各种恶性肿瘤的患者，特别是那些肺癌、卵巢癌和乳腺癌的患者。发生多发性神经病变的老年患者应经常怀疑未确诊的癌症。肌无力(伊顿–兰伯特)综合征可在肺癌患者中被观察到。这种副肿瘤综合征是由于胆碱能神经元突触前的钙通道抗体的非正常的产生所造成的。由于钙通道的阻断，神经肌肉接头处神经末梢所释放的乙酰胆碱的量下降，从而导致肌无力。这也可导致对去极化和非去极化神经肌肉阻断剂的敏感性增加。肺尖肿瘤侵袭臂丛神经的下干(潘科斯特综合征)会产生手臂疼痛、感觉异常以及手和臂的肌无力。

胶原血管疾病

胶原血管疾病通常和周围神经病变有关联。最常见的疾病是系统性红斑狼疮、结节性多动脉炎、类风湿性关节炎和硬皮病。多种单一神经病变的发现表明神经主干血管炎的出现，应该激励我们对胶原蛋白性血管疾病存在的检查。

结节病

结节病是一种病因不明的疾病，即非干酪化肉芽肿发生在多个器官系统，最常见的是肺、淋巴系统、骨、肝脏和神经系统。由于周围神经肉芽肿病变的存在，多发性神经病变是一个在结节病患者中经常发生的表现。单侧或双侧面神经麻痹可能是由于该神经在腮腺被结节病所累及而出现的，这往往是结节病最初的表现形式之一。

雷弗素姆病

雷弗素姆病是一种多系统疾病，表现为多发性神经病、鱼鳞病、耳聋、视网膜色素变性、心肌病和小脑共济失调。代谢缺陷是本病的原因，表现为不能氧化植酸、脂肪酸及其随后出现的浓度过高。

要　　点

- 当护理自主神经系统疾病患者时，应小心监测，并准备治疗快速发作的心率和血压的(有时极端)变化。

- 在自主神经紊乱的情况下，可能发生儿茶酚胺释放和肾上腺素受体密度变化。因此，如果可能，应注意滴定直接作用肾上腺素能药物，避免间接长效肾上腺素能药物。

- 琥珀胆碱应谨慎用于外周神经受累的神经疾病患者，由于这种情况会出现高钾血症的风险，导致神经肌肉交界处乙酰胆碱受体向上调节。

- 有些疾病累及周边神经系统可能与显著的神经性疼痛相关。麻醉药品和非麻醉疼痛管理方案均应予以考虑。

（翁亦齐 译　喻文立 校）

参 考 文 献

Antognini JF: Anaesthesia for Charcot-Marie-Tooth disease: a review of 86 cases. Can J Anaesth 1992;39:398–400.

Atroshi I, Gummesson C, Johnsson R, et al: Prevalence of carpal tunnel syndrome in a general population. JAMA 1999;282:153–158.

Bergoffen J, Scherer SS, Wang S, et al: Connexin mutations in X-linked Charcot-Marie-Tooth disease. Science 1993;262:2039–2042.

D'Arcy CA, McGee S: The rational clinical examination. Does this patient have carpal tunnel syndrome? JAMA 2000;283:3110–3117.

Dorsey DL, Camann WR: Obstetric anesthesia in patients with idiopathic facial paralysis (Bell's palsy): A 10-year survey. Anesth Analg 1993;77:81–83.

Fibuch EE, Mertz J, Geller B: Postoperative onset of idiopathic brachial neuritis. Anesthesiology 1996;84:455–458.

Fields HL: Treatment of trigeminal neuralgia. N Engl J Med 1996;334:1125–1126.

Greenberg RS, Parker SD: Anesthetic management for the child with Charcot-Marie-Tooth disease. Anesth Analg 1992;74:305–307.

Horlocker TT, O'Driscoll SW, Dinapoli RP: Recurring brachial plexus neuropathy in a diabetic patient after shoulder surgery and continuous interscalene block. Anesth Analg 2000;91:688–690.

Jackson CG, Gulya AJ, Knox GW, et al: A paraneoplastic syndrome associated with glomus tumors of the skull base? Early observations. Otolaryngol Head Neck Surg 1989;100:583–587.

Jacob G, Costa F, Shannon JR, et al: The neuropathic postural tachycardia syndrome. N Engl J Med 2000;343:1008–1014.

Jensen NF: Glomus tumors of the head and neck: Anesthetic considerations. Anesth Analg 1994;78:112–119.

Klein CJ, Dyck PJ, Friedenberg SM, et al: Inflammation and neuropathic attacks in hereditary brachial plexus neuropathy. J Neurol Neurosurg Psychiatry 2002;73:45–50.

Lupski JR, Chance PF, Garcia CA: Inherited primary peripheral neuropathies. Molecular genetics and clinical implications of CMT1A and HNPP. JAMA 1993;270:2326–2330.

McHaourab A, Mazzeo AJ, May JA, Pagel PS: Perioperative considerations in a patient with orthostatic intolerance syndrome. Anesthesiology 2000;93:571–573.

Niquille M, Van Gessel E, Gamulin Z: Continuous spinal anesthesia for hip surgery in a patient with Shy-Drager syndrome. Anesth Analg 1998;87:396–399.

Osborne PJ, Lee LW: Idiopathic orthostatic hypotension, midodrine, and anaesthesia. Can J Anaesth 1991;38:499–501.

Partanen J, Niskanen L, Lehtinen J, et al: Natural history of peripheral neuropathy in patients with non–insulin-dependent diabetes mellitus. N Engl J Med 1995;333:89–94.

Pogson D, Telfer J, Wimbush S: Prolonged vecuronium neuromuscular blockade associated with Charcot Marie Tooth neuropathy. Br J Anaesth 2000;85:914–917.

Robertson D, Robertson RM: Cardiovascular Manifestations of Autonomic Disorders. Braunwald's Heart Disease: A Textbook of Cardiovascular Medicine. 7th ed, Philadelphia, WB Saunders, 2005:2180–2182.

Ropper AH: The Guillain-Barre syndrome. N Engl J Med 1992;326:1130–1136.

Scrivani SJ, Mathews ES, Maciewicz RJ: Trigeminal neuralgia. Oral Surg Oral Med Oral Pathol Oral Radiol Endod 2005;100:527–538.

Scull T, Weeks S: Epidural analgesia for labour in a patient with Charcot-Marie-Tooth disease. Can J Anaesth 1996;43:1150–1152.

Vaghadia H: Facial paresis after general anesthesia. Report of an unusual case: Heerfordt's syndrome. Anesthesiology 1986;64:513–514.

Warner MA, Warner DO, Matsumoto JY, et al: Ulnar neuropathy in surgical patients. Anesthesiology 1999;90:54–59.

第11章 肝脏和胆道疾病

Katherine E. Marschall

内 容 提 要

急性肝炎
- 病毒性肝炎
- 导致肝炎的其他病毒
- 药物诱发性肝炎
- 免疫介导的肝毒性
- 术后肝功能障碍的鉴别诊断

慢性肝炎
- 症状和体征
- 实验室检查
- 自身免疫性肝炎
- 慢性乙型肝炎
- 慢性丙型肝炎
- 慢性肝炎的少见病因

肝硬化
- 诊断
- 症状和体征
- 肝硬化的具体分型
- 肝硬化的并发症

- 麻醉管理

高胆红素血症
- Gilbert 综合征
- Crigler-Najjar 综合征
- Dubin-Johnson 综合征
- 良性术后肝内胆汁淤积症
- 进行性家族性肝内胆汁淤积症

急性肝功能衰竭
- 症状和体征
- 治疗
- 麻醉管理

肝移植
- 麻醉管理
- 肝移植术后患者麻醉相关因素

胆道疾病
- 胆石症和胆囊炎
- 胆总管结石

肝脏和胆道疾病可分为实质性肝病(肝炎和肝硬化)和伴或不伴有肝外胆道阻塞的胆汁淤积症。

急性肝炎

急性肝炎最常见的病因是病毒,但也可以是药物和毒素引起。急性病毒性肝炎常由下列5种病毒中的1种引起:甲型肝炎病毒(HAV)、乙型肝炎病毒(HBV)、丙型肝炎病毒(HCV)、丁型肝炎病毒(HDV),或戊型肝炎病毒(HEV)。在美国,成人急性病毒性肝炎患者大约50%是由于HAV感染,35%是HBV感染,15%是HCV感染。HDV感染很罕见(<1%),仅有输入性的HEV

病例被发现。HBV、HCV和HDV感染可能会导致慢性感染。既可引起全身性疾病，也会影响肝脏的病毒包括巨细胞病毒和EB病毒。

病毒性肝炎

病毒性肝炎的所有类型是相似的，无法通过临床特征和常规化验来显著的区分（表11-1）。感染可以没有症状或者伴随着流感的症状，有些患者随后出现黄疸。急性肝炎诊断性的化验检查是血清转氨酶的升高。病毒性肝炎的具体病因需通过血清学检查来明确。

分型

甲型肝炎 HAV是一种小核糖核酸病毒，与脊髓灰质炎病毒和鼻病毒类似。病毒存在于甲肝患者的血清和粪便中。甲肝病毒抗原成分包括提供保护的免疫球蛋白和甲肝疫苗。抗甲肝免疫球蛋白M（IgM）抗体（IgM抗体-HAV）在临床疾病早期就可被检测到，并可持续数月。免疫球蛋白（IgG）抗体在恢复期达到高滴度并且一直保持下去，从而产生免疫。将近1/2的美国人口有血清甲肝病毒抗体。

甲型肝炎具有高度传染性，通过粪口途径传播，特别是在恶劣的卫生环境下。它源于人与人的接触或人与被排泄物污染的食物和水的接触。感染甲肝的高危险人群包括去不发达地区的旅客、在日托中心的儿童、在医疗机构内的人员、男性同性恋和静脉吸毒者。病毒血症在临床症状出现数天前即存在。病毒在黄疸出现前14~21天即由粪便排出，临床发病的1~2周内病毒仍持续被排出，但患者在三周后就不再具有传染性。甲型肝炎病感染是一种自限性感染，不会导致慢性感染或肝硬化。

乙型肝炎 乙型肝炎主要通过非肠道途径或亲密的个人接触传播。它在世界许多地方流行。在美国，它是急性肝炎的第二个常见病因。在急性乙型肝炎早期，HBV存在于大多数患者的血浆和身体分泌物中。乙型肝炎常见于静脉吸毒者、男性同性恋者以及有多个性伴侣的异性恋者。母婴传播是另一个重要传播途径。因为对于HBV抗原和抗体的筛查，输血和血浆制品现在很少具有传染性。

乙型肝炎病毒表面主要由一个多肽组成，其为乙肝表面抗原（HBsAg）。大部分人群有血浆抗HBsAg抗体，产生对乙型肝炎的免疫。

丙型肝炎 HCV主要通过非肠道途径传播。目前，丙型肝炎主要是源于静脉注射毒品（60%）和性接触（15%~20%），很少一部分源于母婴传播、输血、与血液或血液制品的职业接触或针刺损伤。对HCV的筛查已从根本上消除了HCV作为输血后肝炎的一个病因。接受HCV抗体阳性供者器官的受者感染HCV的可能性很高。

HCV诱发的急性肝炎的主要并发症是进展为慢性肝炎和肝硬化。在美国，丙型肝炎已成为主要的肝脏疾病。慢性丙型肝炎进展为肝硬化可能是缓慢的，

表 11-1	病毒性肝炎的特征			
项目	甲型	乙型	丙型	丁型
传播途径	粪口被污水污染的贝类	经皮肤、性接触	经皮肤	经皮肤
潜伏期	20~37 天	60~110 天	35~70 天	60~110 天
血清抗原和抗体检测结果	IgM 在早期产生，IgG 在恢复期产生	HBsAg 和抗 HBc 抗体早期产生，并一直存在于携带者体内	抗 HCV 抗体在 6 周~9 个月内产生	抗 HDV 抗体产生晚且存留时间短
免疫	45%的人产生抗体	5%~15%的人产生抗体	未知	人体如果对乙型产生免疫可受到保护
病程	不会进展为慢性肝病	1%~5%成人和80%~90%儿童进展为慢性肝病	超过 75%的人会进展为慢性肝病	与乙型协同感染
暴露后防疫	γ-球蛋白混合液甲肝疫苗	乙型免疫球蛋白乙肝疫苗	？干扰素	未知
死亡率	< 0.2%	0.3%~1.5%	未知	急性黄疸性肝炎：2%~20%

HBc，乙型肝炎核心抗原；HBsAg，乙型肝炎表面抗原。

Adapted from Keefe EB: Acute hepatitis. Sci Am Med 1999；1-9.

但HCV相关性肝硬化导致的终末期肝病是肝移植最常见的适应证，而且HCV相关性肝硬化是肝细胞癌发病率增加的主要诱因。

丁型肝炎　HDV是一个独特的病毒，需要HBV存在时才能复制。因此，丁型肝炎仅发生在患有乙型肝炎的患者并且通过非肠道途径和性传播。同时感染HDV和HBV可能引起比单独感染HBV更严重的急性肝炎和更严重的慢性肝炎和肝硬化。

戊型肝炎　HEV通过粪口途径传播，通常是由于被污染的水和卫生条件恶劣。比HAV传染性小，在美国很少被发现。

诊断

病毒性肝炎的诊断是根据临床症状和体征、实验室检查、血清学检测，偶尔也要依赖于肝组织活检。

症状和体征　病毒性肝炎的发病可以是渐进的或突然的，最常见的表现为黑尿、乏力、厌食、恶心等症状（表11-2）。常见低烧，可能存在右上腹疼痛或广泛的腹部不适。大约有1/2的患者主诉肌痛或关节痛，尤其是乙型肝炎患者。当黄疸出现时，大多数最初的症状缓解。可能存在肝和脾肿大。如果病毒性肝炎症状很重，表明可能是急性肝功能衰竭，其症状包括意识混乱、扑翼样震颤、外周性水肿和腹水。

实验室检查　血清转氨酶浓度（天冬氨酸转氨酶、丙氨酸转氨酶）是肝细胞受损的敏感指标。AST和ALT滴度在黄疸出现前7~14天升高，并且在黄疸产生后不久即开始降低。转氨酶升高的程度与肝炎的严重程度并不平行，但如果其浓度低于500 IU/L，通常表明肝炎的程度轻。

表 11-2　急性病毒性肝炎各症状和体征的发病率	
症状和体征	发病率（%）
黑尿	94
疲劳	91
厌食	90
恶心	87
发热	76
呕吐	71
头痛	70
腹部不适	65
浅色大便	52
瘙痒症	42

Apapted from Keefe EB: Acute hepatitis. Sci Am Med 1999;1–9.

贫血和淋巴细胞增多是典型的表现。血清胆红素浓度很少超过20 mg/dL。除非在急性肝炎晚期发生胆汁淤积，碱性磷酸酯酶浓度将不会升高。严重的急性肝炎可能会损伤肝的合成功能，导致低蛋白血症和（或）凝血酶原时间的延长。

血清学标志　血清学标志通常被用来区分病毒性肝炎的类型。IgM抗-HAV在疾病的早期即出现，是急性甲型肝炎的特征。此抗体持续大约120天，然后被IgG抗-HAV替代，IgG抗-HAV参与HAV感染后的持久免疫。

感染后7~14天血清内即出现乙型肝炎表面抗原（HBsAg），并持续数月。HBsAg的测出表明HBV正活跃的复制，这些患者的血液具有传染性。感染后的60~240天HBsAg抗体出现在血液内，此时表面抗原检测不到。HBsAg抗体是长期存在的抗体，其参与免疫。HBV核心抗原抗体在感染后迅速出现，并持续6~12个月。如果表面抗原无法被检测到，那么高浓度的抗HBV核心抗原的IgM抗体是急性乙型肝炎的唯一标志物。

HCV抗体（抗-HCV）的检出是诊断急性和慢性丙型肝炎的最可靠方法。HCV RNA的检出证实存在病毒血症。

通过血清内抗-HDV抗体、HBsAg和抗HBV核心抗原的IgM抗体的测出可确诊存在HDV感染。抗-HEV抗体的发现可确诊戊型肝炎。

肝组织活检　肝组织活检不常用于确诊急性肝炎，血清学和生化测定通常就足够了。肝细胞的点状坏死和广泛的肝实质炎症是急性病毒性肝炎的典型组织学诊断。不存在纤维化。没有能区分五种病毒性肝炎可靠的组织学诊断。

病程

在黑尿和黄疸出现前，肝炎引起的典型的临床症状持续7~14天。随着黄疸的加重，食欲开始恢复，全身乏力减轻。血清胆红素浓度升高10~14天后，在未来的14~28天回落。转氨酶浓度通常在黄疸高峰前开始下降，然后迅速回落。整个临床病程通常是平静的，最终完全恢复到正常的肝功能。

除了少数患者，特别是老年或感染了HBV或HCV的患者，急性病毒性肝炎经过一年左右的迁延疗程可完全康复。急性病毒性肝炎很少导致暴发性肝衰和死亡。一些患者无法从最初的急性病毒性感染康复，而进展为慢性肝炎。甲型病毒性肝炎和戊型病毒性肝炎不会进展为慢性肝炎，但2%~7%感染HBV和60%~75%

感染HCV的患者将进展为慢性肝炎。慢性乙型和丙型肝炎的危险是发展为进展期肝硬化和原发性肝细胞癌，尽管这些不良后果可能需要经过几十年的时间才发生。

治疗

急性病毒性肝炎的治疗主要是通过限制体力活动和合理营养的对症治疗。严重的恶心和呕吐需要静脉输注液体和电解质。在急性病毒性肝炎期间建议戒除酒精。如果暴发性肝功能衰竭发生可考虑行肝移植。

预防

病毒性肝炎的预防包括避免接触病毒，采用γ-球蛋白被动免疫和采用专门的疫苗主动免疫。知道接触病毒后立刻肌肉注射γ-球蛋白混合液可显著的降低甲型肝炎的发病率。接触HAV后超过14天再注射γ-球蛋白将失去防护作用。经皮肤或黏膜接触HBV的患者应该在24小时内接受乙肝免疫球蛋白和乙肝疫苗。

甲型肝炎疫苗 甲型肝炎灭活疫苗可高效的引出抗体反应。相比免疫球蛋白的短期保护效应，灭活的甲肝疫苗可提供长达十年或更长时间的保护。去流行地区的旅行者、新生儿重症监护病房人员、食品加工者、在日托中心的儿童和军事人员都是甲型肝炎的高危人群，应该接种疫苗。

乙型肝炎疫苗 乙肝疫苗可高效的促进抗HBV抗体的产生，预防婴儿、儿童和成人感染HBV。对于可能感染HBV的高危人群包括频繁接触血液制品的医护人员、男性同性恋者、静脉吸毒者、某些血液制品的接受者和乙肝表面抗原阳性母亲所生的婴儿建议接种疫苗。疫苗接种成功后，抗乙肝表面抗原抗体滴度降低。在5年内，20%~30%的人体内保护性抗体水平不足，这些人群会对加强剂量的疫苗迅速产生反应。

导致肝炎的其他病毒

除了典型的肝炎病毒，其他引起全身疾病同时影响肝脏的病毒也可导致急性肝炎。

巨细胞病毒

巨细胞病毒是普遍存在的疱疹病毒。大约80%的成人对巨细胞病毒存在血清补体结合反应。此病毒可产生的疾病类似于传染性单核细胞增多症但不涉及腺体和咽扁桃体。巨细胞病毒导致的肝功能障碍与病毒性肝炎的共同形式相似，但通常很轻微并且不会演变为慢性肝病。确诊需要通过适当组织培养接种出病毒。

EB病毒

EB病毒通常产生轻度肝炎相关的恶心和呕吐。10%~20%的患者产生黄疸。血清转氨酶滴度略有增加。在大多数病例中，肝炎仅是传染性单核细胞增多症典型临床症状的一部分；极少数病例中，肝功能障碍很严重并且可能致命，特别是免疫抑制的患者。EB病毒常在口对口接触时通过感染的唾液传播，但也可通过胃肠外传播。潜伏期大约为28天。EB病毒特异性抗体滴度的增加可确诊。

药物诱发性肝炎

许多药物(镇痛药、吸入性麻醉药、抗生素、抗高血压药、抗惊厥药、镇静药)能诱发肝炎，从组织学上与急性病毒性肝炎很难区分。这些药物反应大多数是特异的，也就是说，很罕见、无法预知，并且不存在剂量依赖性。肝功能障碍的临床症状通常出现在药物治疗开始后2~6周，但也可即刻或直到6个月后出现。不能终止该药的继续使用可能导致进行性肝炎甚至死亡。有些患者，即使停药病情仍会进展。

对乙酰氨基酚过量

大多数人对乙酰氨基酚过量将导致完全的肝细胞坏死(详见第22章的对乙酰氨基酚毒性)。因为肝脏产生有毒代谢产物使细胞发生损伤，这些代谢产物通过与谷胱甘肽结合通常是无害的。而当对乙酰氨基酚剂量过高时，肝内的谷胱甘肽储存被耗竭，毒性代谢产物蓄积，从而损伤肝细胞。在对乙酰氨基酚过量的8小时内口服N-乙酰半胱氨酸可明显降低肝毒性的风险。如果长时间饮酒或禁食导致肝内谷胱甘肽水平降低，即使正常临床剂量的对乙酰氨基酚也能导致肝毒性。

吸入性麻醉药

吸入性麻醉药可产生轻微的、自限性术后肝功能障碍，可能归因于麻醉药诱导肝脏氧供和氧耗发生了改变。任何减少肝血流的麻醉剂都可能干扰充分的肝细胞氧合作用。事实上，α-谷胱甘肽-S-转移酶浓度(一个肝细胞损伤的敏感指标)在吸入异氟烷、地氟烷和七氟烷后短暂升高。

免疫介导的肝毒性

某些遗传易感个体使用吸入性麻醉药(特别是氟烷)后，可能诱发一个罕见但致命的肝功能障碍，其原因可能是发生免疫介导的肝毒性。一个免疫介导机制的最可靠证据是，在确诊氟烷性肝炎的大多数患者体内存在IgG抗体。这些抗体主要是针对肝细胞表面的微粒体蛋白，这些蛋白已被氟烷具有氧化活性的三氟乙酰卤化代谢产物共价修改为新抗原。实际上，肝蛋白的乙酰化将这些蛋白由自己的变为非己的(新抗原)，导致针对这些新抗原抗体的形成和一种自身免疫性肝炎。为了测定IgG抗三氟乙酰抗体，而合成三氟乙酰化兔血清白蛋白用作酶联免疫吸附试验中的抗原。抗三氟乙酰基抗体试验是高度特异性的，因为这些抗体并不会出现在其他类型肝脏疾病或其他药物存在时，除了吸入麻醉药。据推测，进一步的抗原抗体反应可导致罕见的(在吸入氟烷的成人中发病率为1:10 000~1:30 000)肝损害，肝损害是氟烷性肝炎的特点。

类似于氟烷，氟化吸入麻醉药安氟烷、异氟烷和地氟烷可以产生三氟乙酰基代谢产物，从而同氟烷产生交叉致敏。然而因为这些麻醉药代谢的比例非常小，吸入这些麻醉药后发生肝炎的发生率较之氟烷相当低。很有可能遗传易感患者被某一种吸入麻醉药(氟烷可能性最大)致敏，当接触异氟烷和地氟烷后发生药物性肝炎。事实上，一例疑似异氟烷肝炎(体内存在抗三氟乙酰基IgG抗体)已经被报道，该患者有氟烷肝炎的病史。

七氟烷的化学结构令其不会被代谢为三氟乙酰化代谢产物。因此，不同于其他氟化吸入麻醉药，七氟烷不会引发免疫介导的肝毒性或在曾接触过氟烷的患者中产生交叉致敏。

术后肝功能障碍的鉴别诊断

当术后肝功能障碍(黄疸)发生时，病史资料的分析、临床症状和体征、一系列肝功能实验和对于肝功能障碍肝外原因的查找有利于进行鉴别诊断。根据血清胆红素、转氨酶和碱性磷酸酶的测定，肝功能障碍的病因可分为肝前的、肝内的(肝细胞的)或肝后的(胆汁淤积)(表11-3)。术后肝功能障碍常是多因素的，下面这些步骤有助于确定术后肝功能障碍的病因。重要的是对病情做系统的回顾而不是假设某个麻醉药的使用史，在肝功能障碍和吸入麻醉药间建立因果关系。

1. 因为很多药物存在潜在肝损害，所以回顾所有使用过的药物(镇痛药、抗生素、非处方制剂)。使用儿茶酚胺类和缩血管药物可引起强烈的内脏血管收缩，减少肝脏血流并干扰肝细胞氧合。

2. 查找脓毒症的来源。严重感染患者常存在黄疸。

3. 评估增加外源性胆红素负荷的可能性。输注一个单位血液大约含有250 mg胆红素。一个单位血液的胆红素负荷随输血者年龄的增加而增加。如果输血者肝功能正常，即使输注大量血液胆红素浓度也不会明显增加，但对于同时患有肝病的患者反应将截然不同。

4. 排除隐匿血肿。大的血肿的吸收可产生持续几天的高胆红素血症。此外，患有Gilbert综合征的患者结合胆红素的能力有限，即使胆红素负荷轻微的增加就可能导致黄疸(见"Gilbert综合征")。

5. 排除溶血。红细胞压积的降低和网织红细胞计数的升高表明存在溶血。

6. 回顾手术记录。术中低血压、动脉低氧血症、肺通气不足和低血容量可能是术后肝功能障碍的致病

表 11-3	基于肝功能实验的肝功能障碍病因分析			
肝功能障碍	胆红素	转氨酶	碱性磷酸酶	病因
肝前的	未结合的升高	正常	正常	溶血 血肿吸收 输血导致胆红素超载
肝内的 (肝细胞的)	结合的升高	显著升高	正常或轻度升高	病毒 药物 脓毒症 低氧血症 肝硬化
肝后的 (胆汁淤积)	结合的升高	正常或轻度升高	显著升高	胆道结石 脓毒症

因素。

7. 考虑到肝外的异常情况(充血性心力衰竭、呼吸衰竭、肺栓塞、肾功能不全),也可能是术后肝功能衰竭的诱因。

8. 考虑到可能存在良性术后肝内胆汁淤积,其与广泛的手术、低血压、低氧血症和大量输血有关(见"良性术后肝内胆汁淤积症")。

9. 考虑到可能存在免疫介导的肝细胞毒性。这是基于近期使用过麻醉药(包括吸入麻醉药)的病史做的排除性诊断,可通过证实循环内抗三氟乙酰基抗体的存在而确诊。

慢性肝炎

慢性肝炎包含了不同类型的疾病,其特征是长期肝脏生化指标的升高和肝组织活检证实存在炎症。慢性肝炎常持续6个月或更长。最常导致慢性肝炎的疾病是自身免疫性肝炎和慢性病毒性肝炎(协同或不协同感染HDV的HBV感染、HCV感染)。慢性肝炎也可被药物、Wilson病、α_1-抗胰蛋白酶(α_1-AT)缺乏症所导致或是原发性胆汁性肝硬化和原发性硬化性胆管炎的早期阶段。

症状和体征

慢性肝病的症状和体征不断变化,其范围囊括了从仅有血清转氨酶轻微增高的无症状性疾病到伴有暴发性肝衰快速进展性疾病。慢性肝病最常见的症状包括疲劳、全身乏力和腹痛。常见的慢性肝病肝外症状包括关节痛、关节炎、肾小球肾炎、皮疹、闭经和甲状腺炎。

实验室检查

患有慢性肝炎的患者血清ALT和AST浓度显著升高,血清胆红素水平在慢性病毒性肝炎患者中正常,但在自身免疫性肝炎患者中升高。自身免疫性肝炎的一个典型特征是血清γ-球蛋白浓度升高。慢性肝炎的最严重形式是肝脏的合成功能受损,表现为血清白蛋白浓度降低和凝血酶原时间延长。腹部影像学检查显示不同程度的肝肿大,同时伴或不伴有脾肿大。虽然慢性肝炎具体病因常能通过联合免疫和血清学试验的临床评估来决定,但肝活检有助于确诊存在某些疾病,如:Wilson病或α_1AT缺乏症。

自身免疫性肝炎

自身免疫性肝炎的特点包括一系列的临床症状和免疫血清学的现象。高丙种球蛋白血症、血清转氨酶浓度增加和抗核抗体阳性是其特征。其他自身免疫性疾病可能同时存在。采用皮质激素治疗可延长生命。但皮质激素治疗超过18个月,大多数患者可导致糖尿病、高血压、精神异常、感染和骨质疏松。为了避免激素治疗的副作用,自身免疫性肝炎常采用皮质激素和硫唑嘌呤联合治疗。这个治疗通常是长期的。自身免疫性肝炎和慢性丙型肝炎两者的鉴别很难但也很重要,因为自身免疫性肝炎对免疫抑制药有反应而干扰素可能恶化病情。

慢性乙型肝炎

5%的世界人口存在慢性HBV感染,据预计0.5%的美国人携带HBsAg。对于慢性HBV感染的患者,长达6个多月的HBsAg都可被检测到。HBsAg持续检测为阳性,但没有任何症状,同时血清转氨酶浓度正常的患者被定义为HBsAg携带者。其他存在慢性肝病临床和实验室证据的慢性感染HBsAg的阳性患者被诊断为慢性乙型肝炎。

在HBV感染的初期,年龄是演变成慢性的一个主要决定因素,90%感染婴儿成为携带者。对于进展成慢性乙型肝炎的另一个重要危险因素是存在内在的或医源性的免疫抑制。女性比男性更能清除病毒,结果就是男性更可能成为携带者。持续存在的HBV感染是发生肝细胞癌的一个重要危险因素。

慢性乙型肝炎的治疗目的是根除病毒并且预防肝硬化和肝细胞癌的发生。目前有效的治疗可以抑制病毒复制,从而改善慢性乙型肝炎的临床、生化和组织学特征。采用拉米夫定和(或)阿德福韦、核苷酸类似物可显著抑制HBV复制。肝功能衰竭的慢性乙型肝炎患者可以实施肝移植,但几乎所有受者HBV将感染此同种移植物。肝移植术后采用拉米夫定和乙型肝炎免疫球蛋白预防可将再感染率降低到大约10%。

慢性丙型肝炎

超过75%的患者慢性HCV感染来源于急性HCV感染,并且估计1.8%的美国人携带HCV。因此慢性HCV感染比慢性HBV感染更普遍。

慢性丙型肝炎的诊断基于伴随着抗HCV抗体存

在的血清转氨酶浓度持续或间断的升高。慢性丙型肝炎的自然病程可以跨越十几年，隐匿的进展直到10~20年后最终发展为肝硬化或肝细胞肝癌。快速进展为肝硬化相关的因素包括在最初感染时的年龄大于40岁、每日饮酒量显著、男性和与其他肝炎病毒或人免疫缺陷病毒协同感染。

大约40%慢性丙型肝炎的患者干扰素可降低或使血清ALT浓度恢复正常，同时使炎症减退(组织活检可证明)，但对干扰素的持久反应很罕见。然而，干扰素和抗病毒药利巴韦林联合使用明显增加持续病毒应答患者的比例。合并肝功能衰竭的慢性丙型肝炎是最常见的肝移植指征。虽然HCV可再次感染同种移植物，但接下来的病程很轻并很少进展为肝功能衰竭。

慢性肝炎的少见病因

个别导致慢性肝炎的肝脏疾病必须与自身免疫性肝炎和慢性病毒性肝炎相鉴别。在大多数情况下，这些疾病可通过临床、生化和组织学证据识别。

药物性慢性肝炎仅出现在少数患者。甲基多巴、曲唑酮和异烟肼是公认的药物性慢性肝炎诱因。此外，某些使用磺胺类药物、对乙酰氨基酚、阿司匹林和苯妥英治疗的患者可以发生药物性慢性肝炎。一旦慢性肝炎被确诊或怀疑，就应停止应用可疑药物。如果慢性肝炎是源于药物，那么在此药停用后肝功能的异常情况和病程通常会改善。

Wilson病在缺乏伴随的神经系统症状时与慢性肝炎很相似。通过肝组织活检和测定肝内铜含量明确诊断。采用青霉胺治疗。

α_1-AT缺乏可与进展为肝硬化的肝脏疾病相关。通过蛋白电泳试验测定α_1-球蛋白降低或α_1-AT特异血清检测，α_1-AT缺乏导致的肝病可与慢性肝炎相鉴别。

通过肝组织活检原发性胆汁性肝硬化可能很难与慢性病毒性肝炎相鉴别。特异性的色素沉着过多、瘙痒和血清碱性磷酸酶浓度的急剧增高有助于鉴别诊断。

原发性硬化性胆管炎与慢性病毒性肝炎表现相似。血清碱性磷酸酶浓度标志性的升高同时伴随有肠炎可鉴别此疾病和慢性病毒性肝炎。

肝硬化

肝硬化可源于多种慢性进行性的肝脏疾病。最常见的肝硬化源于长期过量摄入酒精、HBV及HCV感染所致的慢性病毒性肝炎。可见到破坏肝脏正常结构的瘢痕和再生结节。瘢痕的模式很少能决定特定的病因，但其他组织学特征可提供肝硬化病因的线索。

诊断

经皮肝穿刺活检可确诊肝硬化。CT、磁共振成像和肝多普勒超声检查可显示与肝硬化相一致的结果(脾肿大、腹水、肝表面不规则)。上消化道镜检查可发现食管胃底静脉曲张。

症状和体征

同几乎所有类型的急慢性肝脏疾病一样，疲劳和全身乏力是各种形式肝硬化的普遍症状。特异但非诊断性肝硬化的体征包括肝掌、蜘蛛痣、男性乳腺发育、睾丸萎缩和门脉高压的证据(脾肿大、腹水)。源于门脉血流肝内阻力的增加(门脉高压)导致肝血流的减少，反映了与肝硬化相关的纤维化进程。门脉高压导致流经门脉的肝血流比例减少，同时流经肝动脉的肝血流比例增加。硬化的肝脏变大并且在肋缘下可明显被触及。血清白蛋白浓度的降低和凝血酶原时间的延长是肝硬化的特征。血清转氨酶和碱性磷酸酶浓度的升高则是很常见的。

肝硬化的具体分型

肝硬化的分型包括酒精性肝硬化、坏死后肝硬化、原发性胆汁性肝硬化、血色病、Wilson病、α_1-AT缺乏和非酒精性脂肪性肝炎。

酒精性肝硬化

酒精性肝硬化直接归因于长期大量饮酒。女性发生肝硬化所需的酒量少于男性。女性每天饮酒量在每天3~4次持续10~15年可导致酒精性肝脏疾病，而男性仍在此期间内每天饮5~6次才会发生酒精性肝硬化。尽管存在产生的条件(正常饮食能量被酒精替代)，酒精性肝硬化并不伴随营养不良。

因为许多患者隐瞒饮酒史，酗酒的诊断常比较困难。然而，酒精性肝硬化的诊断可被AST/ALT至少2:1的比率所支持，这反映了合成的增加以及由于酒精中毒时维生素B_6常缺乏导致线粒体分泌AST入血浆和ALT活性的选择性消耗。常见血清白蛋白浓度降低(<3.5 g/dL)和凝血酶原时间延长。

对于患有酒精性肝硬化的患者唯一有效的治疗方

法是终止摄入酒精。充分的营养支持可提高生存率。

坏死后肝硬化

坏死后肝硬化的特点是包含再生结节的肝脏萎缩。常见的病因是慢性病毒性肝炎、自身免疫性肝炎和隐源性肝炎。坏死后肝硬化明显临床特征包括女性更多见和血清γ-球蛋白浓度升高。坏死后肝硬化进展隐匿。常见致死原因是胃肠出血和肝功能衰竭。10%~15%患有坏死后肝硬化的患者可发生原发性肝细胞癌。主要是支持和对症治疗。如果肝硬化与自身免疫性肝炎有关可使用皮质激素治疗。

原发性胆汁性肝硬化

原发性胆汁性肝硬化常发生在30~50岁的女性，并且抗线粒体抗体的存在表明此疾病发病的免疫机制。此外，原发性胆汁性肝硬化常伴随着自身免疫性疾病如类风湿关节炎、CREST综合征、甲状腺炎、恶性贫血、干燥综合征和肾小管性酸中毒。存在肝内胆管的进行性破坏。

主诉是疲劳和泛发性皮肤瘙痒。瘙痒开始后很多年黄疸也可不出现。症状和体征主要是源于存在脂溶性维生素的吸收不良。骨质疏松更常见并且可能伴随着骨骼疼痛和自发性骨折。碱性磷酸酶浓度升高，同时血清胆固醇和IgM浓度也增加。

治疗包括给予亲水性胆汁酸、熊去氧胆酸，据预测可减少肝池内有毒胆汁酸的浓度。皮质激素不会改变原发性胆汁性肝硬化的病程。消胆胺可缓解瘙痒。脂溶性维生素补充剂和二膦酸盐常是必需的。

血色病

遗传性血色病是一种常染色体隐性遗传疾病，与身体各组织中铁的沉积有关。铁是从出生开始逐渐积累的，但在40岁前很少导致症状。女性由于月经期铁的丢失和较低的铁摄入，此疾病被进一步推迟。男性此疾病的发生率通常在10倍以上。铁蓄积在胰腺和心脏肌肉可发生糖尿病和充血性心力衰竭。皮肤呈青铜色。75%的患者发生肝肿大，即使常无症状。大多数患者最终会发生门脉高压。15%~20%患有血色病的患者发生原发性肝癌。

化验检查显血清铁、铁蛋白浓度和转铁蛋白饱和度增加。CT和磁共振成像可显示铁超负荷的迹象。血色病通过肝组织活检来证实，组织活检显示肝细胞和胆管细胞内存在铁血黄素颗粒。血清碱性磷酸酶和转氨酶浓度常轻微的增加，但黄疸并不常见。

血色病的治疗包括通过静脉切开放血。如果证实

患者是在发生肝硬化之前同时全身内铁排空完成，预期寿命可接近正常。同时患有肝硬化的患者发生原发性肝癌的风险增加，即使全身铁储存量是正常的。

Wilson病

Wilson病（肝豆状变性）是一种常染色体隐性遗传疾病，是由于编码结合铜的基因缺陷。铜随后无法排泄到胆汁导致全身铜的蓄积。发生神经功能障碍（震颤、步态障碍、言语不清）和肝功能障碍（疲劳、黄疸、腹水、脾肿大、食道静脉曲张）。伴有溶血性贫血和凯-弗二氏环（在角膜边缘细的褐色新月形色素沉着）也是诊断依据。化验检查结果包括血清铜蓝蛋白浓度的下降和尿铜排泄的增加。

Wilson病的治疗采用曲恩汀和青霉胺承担铜螯合作用。这些药物结合铜并增加尿铜的分泌。青霉胺可能伴有恶心、呕吐、白细胞减少和血小板减少，这可导致再生障碍性贫血。每周给予维生素B_6以抵消青霉胺拮抗维生素B_6的作用。铜螯合可提高生存率但不逆转肝硬化。

α_1-AT缺乏

单纯的α_1-AT缺乏很少伴有进行性的肝硬化。成人患者通常伴有肺气肿。肝脏疾病不是由于α_1-AT的缺乏而是由于异常α_1-AT在肝脏内蓄积。肝肿大的存在、肝功能化验的轻微异常和蛋白电泳α_1-AT的缺失使这个诊断成为可能。由于α_1-AT缺乏导致的肝硬化，其唯一的治疗方法是肝移植。移植后血清内的α_1-AT呈现肝供体的表现型。

非酒精性脂肪性肝炎

非酒精性脂肪肝（脂肪肝）是由于脂肪堆积而导致肝硬化。多见于女性，并与肥胖、高脂血症、糖尿病相关。肝肿大很明显，但肝功能不全的表现很轻微。肝损害的机理尚不清楚，虽然此疾病的发病常继发于糖尿病控制很差或体重的迅速下降。病情发展是渐进性的，治疗包括逐渐的减肥、运动、更好的控制糖尿病和治疗高脂血症。

肝硬化的并发症

进展期肝硬化患者肝脏本身和肝外并发症的发生是可预测的（表11-4）。酒精性肝硬化具有这些典型的并发症。急性肝功能衰竭的特征是这些并发症表现进一步增强。

门脉高压

门脉高压通常在酒精性肝炎首次发作数年后发

表 11-4	肝硬化并发症

门脉高压
食管胃底静脉曲张
腹水
高动力循环
心肌病
贫血
凝血障碍
动脉低氧血症
肝肾综合征
低血糖
十二指肠溃疡
胆结石
自发性细菌性腹膜炎
肝性脑病
原发性肝细胞癌

生。通过门脉系统血流的阻力增加同时伴有低蛋白血症和抗利尿激素的分泌增加，导致腹水的发生。体检显示肝肿大、有或无腹水。

食管胃底静脉曲张

食管静脉曲张是黏膜下层静脉的膨胀，这些静脉允许内脏静脉血由高压的门脉系统流入低压的奇或半奇静脉。并不是所有肝硬化患者都会发生食管静脉曲张，也不是所有患有静脉曲张的患者都会出血。当发生出血时，曲张静脉出血通常来源于食道和近端胃，并且血流动力学明显异常。出血性食管静脉曲张可通过上消化道内镜检查来证实。

通过对曲张静脉环扎、结扎、注入硬化剂（将可导致硬化的物质注入曲张静脉），内镜治疗可立即控制食管静脉曲张出血。环扎和硬化治疗也是长期控制复发的食管静脉曲张出血的有效方法。气管插管可被采用，以防止血液吸入肺脏，并且便于内镜下评估出血部位。硬化治疗的并发症包括食道溃疡、胸腔积液和食管狭窄或穿孔。硬化治疗后24~48小时可能发生呼吸窘迫。胃静脉曲张出血较食道静脉曲张出血少见，但更难治疗。静脉曲张出血死亡的患者占肝硬化死亡患者的1/3。

如果静脉曲张破裂出血持续或复发并且威胁生命时，经颈静脉肝内门体静脉分流术已经取代了气囊填塞（采用三腔二囊管）和急诊门脉减压术。经颈静脉肝内门体静脉分流术是用血管造影的方法在肝静脉和门静脉之间放置分流器以降低门脉循环的压力。通过显著降低门静脉和下腔静脉间的压力梯度而控制静脉曲张破裂出血。采用此种治疗的一些患者将发生肝性脑病。

复发或持续的食道静脉曲张出血是门体分流术的指征。此操作在急诊进行时存在相当高的死亡率，择期进行此操作死病率和病死率仍相当高。门体分流术无法延长患者生命但可以阻止静脉曲张破裂出血。

普萘洛尔可持续降低肝硬化患者的门脉压力，能降低首次发生静脉破裂出血和出血复发的风险。

腹水

腹水是各型肝硬化最常见的并发症。导致腹水产生的因素包括门脉高压、低蛋白血症和水钠潴留（图 11-1）。对任何新出现腹水的患者应进行肝脏、心脏和肾脏功能的评估，同时包括对腹水的分析（表11-5）。

采用醛固酮拮抗剂如螺内酯利尿是一种有效减少腹水的治疗方法。每天利尿最多不应超过1 L。快速利尿可能导致低血容量和氮质血症。螺内酯减少肾排钾，对于肾功能不全的患者可能因此引发高血钾。长期使用螺内酯常导致男性乳腺发育。

利尿剂治疗无效的腹水可通过植入一个LeVeen分流器，经由皮下将腹水由腹腔通过一个单向活瓣引流入颈内静脉。该分流器的并发症包括轻度的弥散性血管内凝血和感染，这些并发症限制了分流器的应用。一些采用利尿剂治疗的患者可选择大量穿刺放腹水（4~6 L/d）。经颈静脉放置肝内门体静脉分流器在控制腹水方面比药物治疗或穿刺放腹水更有效。

自发性细菌性腹膜炎

自发性细菌性腹膜炎可发生在晚期肝硬化患者，其症状包括发热、白细胞增多、腹痛和肠鸣音减弱。当患有腹水的患者病情突然恶化应对腹水进行分析。因为白细胞和细菌的生长，自发性细菌性腹膜炎的腹水常浑浊。自发性细菌性腹膜炎的发病机制可能与肠壁通透性增加、大量的腹膜液有利于细菌的生长，或者是肝或脾巨噬细胞清除门脉菌血症的能力受损有关。尽管采用抗生素治疗，自发性细菌性腹膜炎的死亡率仍相当高。患自发性细菌性腹膜炎后，患者两年生存率低于50%。

肝肾综合征

肝肾综合征是伴有严重肝脏疾病的功能性肾衰竭而不存在肾脏实质的异常，预后很差。超过95%的患者在发生氮质血症后几周内死亡。通常这些患者存

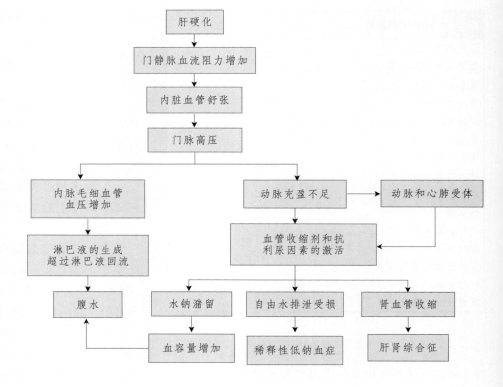

图 11-1 腹水发病机制。血管收缩剂和抗利尿因素包括去甲肾上腺素、血管紧张素 II、醛固酮，及抗利尿激素。(Reproduced with permission from Gines P, Cardenas A, Arroyo V, Rades J: Management of cirrhosis and ascites. N Engl J Med 2004;350: 1646–1654. Copyright 2004 Massachusetts medical Society. All rig rights reserved.)

在腹水。肝肾综合征的发病机制尚不明确，但由于脱水和静脉曲张出血导致肾血流和肾小球滤过率降低常发生在此综合征出现之前。肾功能恢复很罕见。

营养不良

几乎所有肝硬化患者均存在蛋白质-热量营养不良，可导致水钠潴留、免疫功能受损和肝功能康复延迟。对一些危重患者，必须采取肠外营养。巨幼细胞贫血很常见，主要是由于酒精的叶酸抵抗作用和饮食叶酸的缺乏。

高动力循环

肝硬化经常伴随着心排出量增加的高动力循环，主要由于外周和内脏血管的扩张、血管内血容量增加，由于贫血血液黏度下降和动静脉交通支的开放，特别是在肺脏。偶尔患酒精性肝硬化的患者也发生心肌病和充血性心力衰竭。

动脉低氧血症

肝硬化患者 PaO_2 值常为 60~70 mmHg。低 PaO_2 的可能原因包括由于腹水的蓄积膈肌运动受限、门脉高压导致肺内右向左分流、吸烟和慢性阻塞性肺疾病。动脉低氧血症也可能是由于肺炎导致，这常发生在酗酒患者。酗酒患者对肺炎易感是由于酒精抑制了肺内吞噬细胞的活性，因此进入呼吸道内的细菌更容易诱发肺炎。此外，由于酒精导致食管下端括约肌紧张性降

低，胃内容物更易发生反流。事实上，大多数肺脓肿发生在慢性酗酒患者。

低血糖

低血糖对于肝硬化患者是一个持续的威胁，特别是那些酗酒的患者。低血糖反映了由于营养不良加上酒精性糖异生障碍导致的糖原耗竭。肝脏负责清除体循环内的乳酸，然后将乳酸盐转化为葡萄糖。严重的肝硬化可破坏此功能，不仅导致低血糖而且同时导致代谢性酸中毒的发生。

免疫防御受损

酒精抑制免疫防御机制，表现为酗酒的患者易于感染细菌和病毒，患肺结核和癌症。无论是阶段性还是规律饮酒过度的患者都应该被看作免疫功能低下。

肝性脑病

肝性脑病是由于肝功能不全导致的神经精神疾病。可能有认知、人格、运动功能或意识的改变。可能存在意识迟钝和扑翼样震颤(双手在腕部扑翼样震颤)。脑电图显示，缓慢或平坦的脑电波证实脑病的存在。肝性脑病的病因可能是多因素的，但在大多数情况下证实存在某个诱发因素例如消化道出血、电解质异常、酸碱紊乱、动脉低氧血症、脓毒症、利尿药、镇静药或阿片类药物的使用、膳食蛋白质摄入过多，或门体分流的建立等。

表 11-5	肝硬化和腹水患者的评估
肝脏疾病的评估	
肝功能和凝血功能检测	
标准血液检测	
腹部超声和 CT 检查	
上消化道内镜检查(评估静脉曲张)	
有选择性的肝组织活检	
肾脏和循环系统功能的评估	
血清肌酐和电解质的测定	
尿钠的测定	
尿蛋白的测定	
动脉血压	
腹水的评估	
细胞计数	
细菌培养	
总蛋白的测定	
其他检测(测定清蛋白、糖、乳酸脱氢酶、淀粉酶、甘油三酯含量,抗酸涂片,细胞学检查)	

From Gines P, Cardenas A, Arroyo V, Rades J: Management of cirrhosis and ascites. N Engl J Med 2004; 350: 1646–1654.

肝性脑病的治疗需要识别并清除任何诱发因素。常规的治疗包括限制蛋白质的摄入,从而减少内源性神经活性毒素如氨的产生。非可吸收的双糖如乳果糖和抗生素如新霉素可有效的降低氨的产生和(或)胃肠道吸收。

肝移植可改善许多类型终末期肝病的预后。肝移植的禁忌证包括获得性免疫缺陷综合征、肝外恶性肿瘤、脓毒症、晚期心肺疾病和主动的酒精或物质滥用。

麻醉管理

据估计,5%~10%的肝硬化患者在生命的最后两年需要手术治疗。酒精作用下受伤的患者使病床周转率下降。这些酗酒的患者术前患有腹水、脓毒症和慢性阻塞性肺疾病,术后发病率和死亡率增加。术后并发症包括肺炎、出血、脓毒症、伤口难愈合和肝功能的恶化。这些并发症的发病机制包括亚临床心肺功能不全和免疫功能缺陷。戒酒的并发症也能影响术围术期并发症发病率。

术前准备

接受大手术的肝硬化患者某些术前特征与手术风险和术后转归相关(表11-6)。辨别协同存在的术前可能改善的问题(心肺功能、凝血功能、肾功能、血管内血容量、电解质平衡、营养状态)可降低患严重肝脏疾病患者择期手术的发病率和病死率。如果术前存在凝血酶原时间延长,凝血状态应该被评估并于术前肠外给予维生素K。肠外给予维生素K不能改善凝血酶原的合成,证明存在严重的肝细胞疾病。由于胆道梗阻和促进胃肠道吸收维生素K的胆盐缺乏导致的凝血酶原合成障碍可通过肠外维生素K治疗而迅速逆转。常与严重肝脏疾病相伴随的血小板减少也需要治疗。由于常存在低血糖,围术期可考虑输注葡萄糖液。术前应有适当的水化和尿量排出。肝硬化患者肝血流减低,而因为麻醉诱导抑制了心排出量或血压导致的任何进一步降低都能损害肝细胞氧合作用。

已证实慢性酒精摄入可增加麻醉药异氟烷的需要量(MAC),很可能是由于交叉耐药性。酒精微粒体酶诱导作用加速药物代谢也能改变达到某一麻醉深度的麻醉药量。低蛋白导致药物与蛋白结合的减少增加了静脉麻醉药的药理活性部分。酒精性心肌病通常使患者对吸入麻醉药的心脏抑制作用更敏感。对儿茶酚胺的反应有可能也降低。

醉酒的酗酒患者

与清醒的慢性酗酒患者相反,因为酒精和麻醉药之间的相加抑制作用,急性醉酒患者需要的麻醉药较少。急性醉酒患者也缺乏耐受手术压力和急性手术失血的准备。此外,酒精也可降低脑对缺氧的耐受力。由于酒精延迟胃排空并降低食管下端括约肌张力,醉酒

表 11-6	肝病患者围术期风险预测		
参数	低危	中危	高危
胆红素 (mg/dL)	<2	2~3	>3
清蛋白 (g/dL)	>3.5	3.0~3.5	<3
凝血酶原时间延长秒数	1~4	4~6	>6
脑病	无	中度	重度
营养	优	良	差
腹水	无	少量	大量

Adapted from strunin I: Preoperative assessment of the patient with liver dysfunction. Br J Anaesth 1978;25–34.

的患者更易发生胃内容物的反流。手术出血可以归咎于酒精对血小板聚集的抑制。酒精即使是中等剂量也可引起血浆儿茶酚胺浓度的升高,很可能反映了突触前神经末梢回吸收神经递质受抑制。

术中管理

存在肝脏疾病时最理想的麻醉药物选择或技术仍是未知的。然而重要的是要记住,慢性肝病一个不变的特征是由于门脉高压导致的肝血流的减少。因此,肝血流和肝细胞氧供比正常情况下更依赖于肝动脉血流。门脉血流减少期间通过舒张血管肝动脉可提供超过50%的氧供。在吸入异氟烷、地氟烷和七氟烷时肝血流和肝细胞氧供很好维持,但吸入氟烷时则相反。肝动脉为适应门脉血流减少而扩张的能力可被吸入麻醉药减弱,特别是高浓度吸入氟烷时。因为手术期间的低血压与术后发病率和病死率增加相关,所以为了降低平均动脉压持续下降的可能性应谨慎限制吸入麻醉药的剂量。静脉麻醉药是吸入麻醉药在有或没有笑气时有价值的辅助药,但如果肝脏疾病严重到减慢静脉麻醉药的代谢则药效可能蓄积。无论选用何种麻醉药,慢性肝脏疾病患者术后肝功能障碍都可能加重,据推测其原因是麻醉药和(或)应激诱导交感神经系统的激活对肝细胞氧供的影响。如果凝血状态可接受,区域麻醉对晚期肝病患者可能是有益的。

肌松药　当选定某个特定的神经肌肉阻滞剂给肝硬化患者使用时,肌松药的肝脏清除率必须被考虑。尽管严重的肝脏疾病可降低血浆胆碱酯酶活性并延长这些药物的作用时间,琥珀胆碱或米库氯铵是适合的。伴随着肝硬化(特别是同时存在腹水)药物分布容积增加将导致需要较大的非去极化肌松药首次剂量才能达到要求的血药浓度。由于肝脏清除和代谢的降低,随后的剂量较小。肝功能不全并不改变阿曲库铵和顺式阿曲库铵的消除半衰期。维库溴胺的消除半衰期不会增加除非剂量超过0.1 mg/kg,这同此药对肝清除的依赖是一致的。肌松药蛋白结合的改变作为肝硬化患者反应改变的机制是微不足道的。

监测　动脉血气和尿量的监测是必要的。是否需要有创术中监测由手术的范围和紧急程度决定。门腔分流手术的麻醉管理需要监测动脉压和心脏充盈压。液体必须谨慎输注并且适当,以达到一定指标如中心静脉压、肺动脉嵌压和尿量。术中维持适当的尿量有助于降低术后急性肾衰竭的风险。当必须输血时,储存血输注应尽可能慢以代偿硬化肝脏对枸橼酸盐清除率的降低。手术期间为预防低血糖,必要时需输注葡萄糖。实用的一点是,在已知食管静脉曲张的患者避免应用不必要的食管设备(食管听诊器、经口或经鼻胃管)。

术后管理

无论选择何种麻醉药,患有慢性肝病的患者都可能发生术后肝功能障碍/黄疸。胆汁淤积和脓毒症也可能引起术后黄疸。酒精戒断现象通常发生在停饮后24~72小时,并且可能在术后构成一个医疗紧急事件。

高胆红素血症

胆红素是血红蛋白和肌红蛋白的降解产物。在外周形成的未结合胆红素被转运到肝脏,在葡萄糖苷酸转移酶的作用下结合成单葡萄糖苷酸和双葡萄糖苷酸。这大大增强了胆红素的水溶性,促进它从体内排泄而同时降低了它通过生物膜(包括血脑屏障)的能力。高未结合胆红素血症发生在胆红素生成增加、肝摄取胆红素降低,或胆红素结合降低时。高结合胆红素血症发生在胆红素小管转运降低、急或慢性肝细胞功能障碍,或胆道梗阻时。

Gilbert综合征

遗传性高胆红素血症最常见的类型(占一般人群的7%~12%)是Gilbert综合征,是伴有可变外显率的常染色体显性遗传病。主要的缺陷是葡萄糖醛酸转移酶的变异,但通常仍有大约1/3的正常酶活性。血浆胆红素浓度很少超过5 mg/dL,但如禁食或生病将2~3倍的增加。

Crigler-Najjar综合征

Crigler-Najjar综合征是严重高未结合胆红素血症一种罕见的遗传类型,起因于葡萄糖醛酸转移酶的变异。典型葡萄糖醛酸转移酶活性降低至不足正常的10%。缺乏有效酶功能的患儿在围生期出现黄疸。核黄疸可能发生。对于神经系统未受损的患儿,最佳的治疗包括在新生儿期换血治疗、在幼年时每天光疗,并且在脑损伤发生前尽早进行肝移植。慢性苯巴比妥治疗通过刺激葡萄糖醛酸转移酶活性而减少黄疸。

对患此综合征的患儿作胆红素光疗法的麻醉处理是可行的。因禁食的压力可增加血浆胆红素浓度,应减少禁食时间。吗啡经过某个葡萄糖醛酸转移酶系统代谢,此系统不同于Crigler-Najjar综合征中缺乏的。因此,吗啡能被安全的用于这些患者。此外,巴比妥类药物、吸入麻醉药和肌松药都可选用。

Dubin-Johnson综合征

Dubin-Johnson综合征是由于肝细胞转运有机离子到胆道系统的能力降低导致高结合胆红素血症。尽管是高结合胆红素血症,但这些患者不存在胆汁淤积。此综合征是常染色体显性遗传,预后较好。

良性术后肝内胆汁淤积症

良性术后肝内胆汁淤积症常发生在手术后且持续很长时间,特别是同时并存低血压、低氧血症和需要输血时。胆红素生成过多(输注红细胞的破坏或血肿的吸收)和(或)肝清除胆红素减少可导致高胆红素血症。高结合胆红素血症的黄疸常出现在24~48小时内。除外胆红素和碱性磷酸酶肝功能化验常是正常的或仅有轻微异常。这些情况随着基本的手术和医疗条件的改善相继解决。

进行性家族性肝内胆汁淤积症

进行性家族性肝内胆汁淤积症是一种罕见的遗传代谢疾病,婴儿期表现为胆汁淤积,成年以前出现终末期肝硬化。瘙痒很严重。导致此疾病的明确的代谢缺陷仍没有被证实。肝移植是唯一有效的治疗。患进行性家族性肝内胆汁淤积症患者的麻醉管理受下列因素影响:营养不良、门脉高压、凝血异常、低蛋白血症和慢性低氧血症。

急性肝功能衰竭

急性肝功能衰竭具有的特征包括黄疸、低蛋白血症、凝血功能障碍、营养不良、易感染以及急性肝脏疾病引起的肾功能不全。暴发性肝衰是指叠加肝性脑病的急性肝功能衰竭。此肝性脑病常发生在既往无肝脏疾病的患者发病后的2~8周内,病毒性肝炎和药物诱导性肝损害占急性肝衰的大部分(表11-7)。

症状和体征

无论何种诱因,急性肝功能衰竭呈现出区别于慢性肝功能不全的临床特征。典型的非特异性症状,例如全身乏力或恶心出现在之前健康的个体。随后出现黄疸、精神状态改变,甚至昏迷,症状进展很迅速。精神状态改变和出凝血时间的延长是急性肝功能衰竭的标志。化验检查结果包括血清转氨酶浓度升高、低血糖和呼吸性酸中毒。常发生脑水肿,表现为高血压和心动过缓。低血压和体循环阻力降低很常见,并且在多数患者发生少尿性肾衰竭(肝肾综合征)。这些患者发生细菌和真菌感染的风险也增加。

妊娠急性脂肪肝的特点是脂肪在肝细胞中堆积。半数患者存在妊娠高血压综合征,并且大多数患者有

表 11-7	急性肝功能衰竭的一些病因
病毒性肝炎	
药物性肝炎,例如:对乙酰氨基酚	
毒素诱发的肝炎,例如:四氯化碳	
肝缺血	
妊娠急性脂肪肝	
瑞氏综合征	

HELLP综合征(溶血、肝酶升高及血小板减少与先兆子痫)的实验证据。妊娠急性脂肪肝的典型症状出现在妊娠后3个月。开始的症状是非特异性的(恶心和呕吐、右上腹疼痛、有全身乏力和厌食类似病毒感染样症状),随后7~14天,出现黄疸。治疗必须立即终止妊娠。如不处理,妊娠急性脂肪肝通常进展为急性肝功能衰竭甚至死亡。

治疗

对付急性肝功能衰竭没有确定的治疗方法。确定引起的原因很重要,比如对乙酰氨基酚或蘑菇中毒必须早期应用解毒剂。当出现低血糖时给予葡萄糖。有创性血流动力学检测有助于血容量的管理。血管收缩药和强心药对于肝功能衰竭相关的低血压无效。当出现脑水肿时,应积极处理以防脑疝的发生。当生存希望渺茫时,唯一的治疗方法就是肝移植。

麻醉管理

对于急性肝功能衰竭患者,应当明确手术仅仅是解除生命受到威胁的问题。术前用鲜冻血浆纠正凝血异常或许是该明确的。吸入性麻醉剂或者是低剂量的一氧化氮单独使用都可能足以为这些危重患者镇痛和失忆。由于代谢的降低,静脉麻醉药的效应可能延长。肌松药或许是必需的,以便于手术时术野的暴露和通气管理。在选择肌松药时,必须考虑到肝功能减弱以及伴随的肾功能不全对药物清除率的影响。由于拟胆碱酯酶的血浆半衰期为14天,因此,琥珀酰胆碱和美维库铵的效应延长不可能与急性肝功能衰竭有关。

急性肝功能衰竭患者给予葡萄糖是重要的,细心检测血糖以确保避免低血糖的发生。给予血浆应尽可能的慢,以尽可能减少枸橼酸中毒的可能。由于这些患者容易出现动脉低氧血症、代谢性酸中毒、低血钾、低血钙、低镁血症,因此监测动脉血气和电解质浓度是有益的。低血压及其对肝脏的血流量和肝细胞氧的不利影响必须予以考虑。静脉输注晶体或者胶体以维持尿量,在必要的时候,给予利尿药。有创血压监测对于整体的血流动力学管理是有帮助的。由于这些患者易受感染,需特别强调插入血管内导管过程中无菌操作的重要性。乳果糖在围术期治疗可降低氨负荷,有助于防止肝性脑病的发展。

肝移植

对于严重急性肝功能衰竭或晚期肝硬化患者来说,肝移植是唯一有效的治疗方法。2006年,美国进行了6650例肝移植手术,其中40%肝病与丙型肝炎相关。目前,典型的肝脏移植受者1年生存率约为85%,5年生存率约为70%。

超过90%的移植肝脏是尸体的器官。活体肝移植通常涉及肝脏一整叶(尤其是右叶)切除,对儿童产生良好的效果。然而,成人-成人活体肝移植很多问题是由于大小不匹配。小肝综合征并不少见,在手术后第一周表现为肝功能不全。很明显,如果不大于他们原来肝脏的话,捐赠的供肝越大越适合肝硬化患者。

麻醉管理

准备肝移植的患者可能存在严重得多器官功能障碍。许多生理紊乱,如凝血紊乱,在肝移植成功之前是无法纠正的。医务工作者必须考虑到肝移植受体体内可能存在HBV和HBC。

麻醉中所用的许多药物的药代动力学和药效学被重症肝病所改变。药物代谢、蛋白结合和分布容积的改变很常见。由于腹水降低了肺容量并延迟胃排空,使麻醉诱导受到影响,低氧血症和误吸是重要的麻醉风险。麻醉维持可采用阿片类药和(或)吸入麻醉药联合不依赖肝脏代谢的肌松药(阿曲库铵、顺式阿曲库铵)。氧化亚氮通常要避免使用,因为考虑到肠管扩张可能干扰手术野暴露。为了以超过1 L/min的速度输注温暖的液体或者血液制品,通常采用输液加温器和快速输液系统。有创血压和心脏充盈压的监测和放置几个大口径的静脉内导管完善输液治疗是麻醉管理的重要部分。肝脏移植手术分为三个阶段:切肝期、无肝期及再灌注或新肝期。

切肝期包括剥离肝脏周围的血管结构(肝动脉、门静脉、上下腔静脉),分离胆总管,然后移除自身肝脏。由于出血、腹内压降低所致静脉淤血、手术结扎所致的静脉回流受阻引起的心血管不稳定在此阶段很常见。

无肝期开始于肝动脉和门静脉被钳夹,自身肝脏血供被中断。为了避免静脉回流和心排出量明显减少及在下腔静脉夹闭期间内脏静脉的充血,静脉-静脉转流系统经常被使用。供肝移植时可能需要膈肌明显回缩上抬,因此可能干扰通气和氧合。由于无肝期肝脏代谢功能的缺失,可能发生代谢性酸中毒、药物代谢降低及枸橼酸盐中毒。静脉输注钙剂可治疗低钙血症。

再灌注或新肝期开始于供肝主要血管结构重新吻合后。在血管钳移除前,冲洗移植物、清除空气、组织碎片和保护液。尽管如此,接下来的开放也可能引起血流动力学不稳定、心律失常、严重心动过缓、低血压及高钾性心跳骤停。一旦移植物开始起作用,血流动力学和代谢稳定逐渐恢复并且尿量增加。药物代谢能力在移植物再灌注后很快恢复。凝血参数随着凝血因子的输注通常正常化。术后可能需要通气和氧合的支持。

肝移植术后患者麻醉相关因素

制定肝移植受者的麻醉管理计划时应考虑到潜在的不利影响(高血压、贫血、血小板减少)和与长期免疫抑制治疗相关的药物间相互作用。当然这些患者感染任何类型并发症的风险都增加。如果采用区域阻滞或有创血流动力学检测,严格的无菌操作技术是必需的。

成功行肝移植后,肝功能化验恢复正常。肝移植也会逆转肝衰竭所致的高动力循环状态。虽然肺内分流可能存在并且导致通气血流比例失调,但是氧合仍有改善。正常保护肝血流的生理机制在肝移植术后变迟钝。肝脏是正常状态下休克时自体输血的重要来源,其机制是缩血管反应,此机制在肝移植后受损。

没有证据表明肝移植受者使用吸入麻醉药后增加发生肝炎的风险。

胆道疾病

胆结石和炎性胆道疾病是美国的主要健康问题。大约3000万美国人患有胆结石。女性胆结石的发病率明显高于男性。此外,发病率随着年龄、肥胖、体重快速下降和妊娠而增加。胆结石的形成更可能与胆汁的各种成分理化性质异常相关。在高蛋白质和脂肪饮食的西方国家里, 大约90%的胆结石是射线可透的,其主要由胆固醇组成。其余的胆结石通常是不透射线的,并且通常由胆红素钙组成。这些胆结石常发生在患有肝硬化或溶血性贫血的患者。

胆石症和胆囊炎

胆囊或者胆道结石的患者可能是无症状(沉寂性疾病)、急性症状性疾病或慢性症状性疾病。被胆结石梗阻的胆囊管或者胆总管常引起急性炎症。

急性胆囊炎

胆结石导致胆囊管梗阻产生急性胆囊炎。胆石症存在于95%的急性胆囊炎患者。

症状和体征　急性胆囊炎的症状和体征包括恶心、呕吐、发热、腹痛和右上腹压痛。剧烈的疼痛开始于中上腹,转移至右上腹,并且可能放射到后背,由位于管道内的石头引起,被定义为胆绞痛。这种疼痛异常强烈并且通常突然开始并且逐渐消退。患者可出现酱色尿和巩膜黄疸。手术中多数黄疸患者可见胆总管内有结石。化验检查常显示白细胞增多。

诊断　超声是可疑胆结石和急性胆囊炎患者的主要诊断方法。除了检测胆结石外,超声能鉴别右上腹疼痛的其他原因,例如:脓肿和恶性肿瘤,同时也可以显示胆道梗阻。放射性核素扫描(肝亚氨基二乙酸扫描)是诊断急性胆囊炎的最特异性的检查。放射性物质被肝脏正常摄取,分泌入胆道,在胆囊内蓄积。当胆结石阻塞了胆囊管,胆囊无法被肝亚氨基二乙酸充盈。胆结石也可通过CT和磁共振成像技术检测,但这些检查价格昂贵,并且不如超声敏感。

鉴别诊断　急性胰腺炎很难与急性胆囊炎相鉴别(表11-8)。患有穿透性十二指肠溃疡的患者也可存在严重的心口下疼痛;如果溃疡已经穿孔,腹平片可证实存在游离气体。急性阑尾炎可产生类似于急性胆囊炎的症状,特别是盲肠后的阑尾。右肾急性肾盂肾炎、右下叶肺炎及急性心肌梗死也可产生类似于急性胆囊炎的疼痛。

治疗　诊断为急性胆囊炎的患者应实施液体治疗并且使用阿片类药物镇痛。白细胞增高的发热患者给予抗生素。当患者病情稳定后通常考虑手术治疗。腹腔镜胆囊切除术几乎完全替代了开腹胆囊切除术。腹腔镜胆囊切除术后疼痛轻微、肺部并发症更少、康复更快。大约5%的患者腹腔镜胆囊切除术改为开腹胆囊切除术。手术期间,可以施行胆管造影术,胆总管结石可同时被清除或者以后通过内镜逆行胰胆管造影术清除。偶尔也需要行总管探查术并清除结石。患有感染性休克、腹膜炎、胰腺炎或凝血障碍的患者可能需要开腹胆囊切除术或超声引导经皮胆囊造口术。

表 11-8	急性胆囊炎的鉴别诊断
胰腺炎	
穿透性十二指肠溃疡	
阑尾炎	
急性病毒性肝炎	
酒精性肝炎	
肾盂肾炎	
右下叶肺炎	
急性心肌梗死	

并发症 急性胆囊炎的主要并发症是重度炎症和胆囊坏死。如果症状持续数天,可能出现局部穿孔和脓肿形成。游离的穿孔发生在1%~2%的患者,同时存在相当高的死亡率。严重腹痛持续超过7天可能导致胆囊积脓,在此种情况下死亡率高达25%,常由于脓毒症所致。胆石性肠梗阻起因于小肠的梗阻,常位于回盲瓣,被大的结石梗阻所致。

麻醉管理 腹腔镜胆囊切除术的麻醉相关因素与其他腹腔镜手术相似。二氧化碳腹部注入(气腹)导致腹内压的增加,从而导致通气和静脉回流受限。由于腹部注入气体导致的心血管功能改变,其特点是静脉回流和心排出量的即刻降低,同时平均动脉压和体循环阻力增加。在接下来的几分钟,心排出量部分恢复,但血压和心率保持不变。稳定的心血管反应主要是腹压增加、神经体液反应及二氧化碳吸收之间相互作用的结果。

头高位有利于腹内容物移离手术部位并且改善通气。机械通气可防止肺不张,在腹内压增高时保证足够的通气,并且代偿二氧化碳的体内吸收。高腹内压增加胃内容物反流的风险。带套囊的气管内插管可降低反流时肺误吸的风险。手术期间采用经鼻或经口胃管行胃减压可降低插入探针产生气腹时内脏穿孔的风险。二氧化碳栓塞可导致心血管虚脱。二氧化碳监测对于发现二氧化碳栓塞很重要。高二氧化碳血症可导致心律失常。出血或肝脏损伤需要实行剖腹手术。无证据显示,腹腔镜胆囊切除期间一氧化碳明显导致肠胀气或干扰外科手术条件。与纵隔气肿和气胸相关的皮下气肿在腹腔镜胆囊切除术中可以发生。

因为阿片类药物能引起奥狄括约肌的痉挛,此手术麻醉使用这类药存在争议。尽管存在这些问题,阿片类药物已在许多病例中应用而未发生副作用,表明并不是所有患者对阿片类药物存在奥狄括约肌痉挛的反应。已证实阿片类药物诱发奥狄括约肌痉挛的发生率是相当低的(<3%),以致此反应不该影响这类药物的选择使用。此外,可以通过静脉注射胰高血糖素或纳洛酮解除此痉挛。硝酸甘油也可有效的治疗奥狄括约肌痉挛。

因急性胆囊炎或胆总管结石需急症手术的患者,术前一直呕吐,需要输注液体和电解质治疗。这些患者大多数存在肠梗阻,应考虑到胃内容物误吸的危险增加。

慢性胆囊炎

慢性胆囊炎常伴随着慢性胆结石。胆囊壁增厚、纤维化、变硬,因此干扰了其正常的收缩和扩张。慢性胆囊炎常出现于急性胆囊炎一系列发作之后。

症状和体征 症状和体征常缺乏特异性,主诉包括肠胃胀气、胃灼热和餐后不适。体格检查常是正常的。常规化验检查一般正常。

诊断 超声常被用来诊断慢性胆囊炎。当超声无法诊断时,可采用口服胆囊造影术。造影剂无法使胆囊显影可高度暗示慢性胆囊炎和胆结石。CT和磁共振成像技术也可检测到结石,但这些技术不能显示超声无法探测到的结石。

治疗 有症状的胆结石和(或)慢性胆囊炎是择期胆囊切除术的指征。胆石症其他治疗方法包括口服溶石治疗和体外胆道碎石。

口服溶石治疗 口服熊去氧胆酸6~12个月可溶解超过90%的浮动在功能正常胆囊内的胆固醇结石,此情况存在于大约15%有症状的患者。熊去氧胆酸停用后胆固醇结石常复发。总而言之,溶石治疗的价值有限,仅限于体质很弱而无法行手术的患者。

体外冲击波碎石术 体外冲击波碎石术在胆囊和胆总管内产生大结石的碎片。产生结石碎片后服用熊去氧胆酸增加碎石术后数月胆囊结石消失患者的比例。腹腔镜胆囊切除术的成功已经限制了碎石术用于胆道结石的治疗。

胆总管结石

胆总管结石位于胆总管,通常结石位于胆管进入肝胰管壶腹的部位。

症状和体征

存在胆总管结石的患者存在胆管炎的症状(发热、寒战、黄疸、右上腹疼痛)或仅有黄疸和暗示胆囊炎的疼痛病史。并不是所有结石都阻塞在胆总管。一些进入十二指肠或进入胰管将导致急性胰腺炎。当结石梗阻在胆总管,血清胆红素和碱性磷酸酶浓度通常明显并急剧地升高。转氨酶浓度仅轻度增加。

诊断

超声可见膨胀的胆总管,虽然此发现并不存在于大多数胆总管结石患者。CT并不比超声敏感。采用内镜逆行胰胆管造影或经皮胆道造影可在X线摄影下直视胆道。

鉴别诊断

因为疼痛的部位和严重程度相似,结石导致胆总管的急性梗阻类似于输尿管结石,但肝功能检查可鉴别二者。胰腺的急性炎症也可产生胆总管梗阻,CT或ERCP有助于鉴别胰腺炎和胆总管结石。急性心肌梗死或病毒性肝炎可以产生与胆道疾病相似的腹痛症状,心口下部疼痛与胰腺癌患者疼痛相似。急性间歇性卟啉病也可引起严重腹痛,但碱性磷酸酶和胆红素浓度是正常的。

治疗

内窥镜括约肌切开术是胆总管结石患者的初始治疗方法。ERCP既能确定胆总管梗阻的病因,也能移除结石或放置支架。括约肌切开术也被推荐用于胆囊或胆道术后残余胆道结石的治疗。对于个别内窥镜括约肌切开术失败的患者可施行胆总管探查术。

要 点

- 急性肝炎常源于病毒感染,但也可由药物和毒素引起。急性病毒性肝炎常由下列5种病毒中的1种引起:HAV、HBV、HCV、HDV或HEV。在美国,成人急性病毒性肝炎患者大约50%是由于HAV感染,35%是HBV感染,15%是HCV感染。HDV感染很罕见,并且HEV在美国并不流行。

- 急性丙型肝炎主要并发症是进展为慢性肝炎和肝硬化。在美国,丙型肝炎目前是主要的肝脏疾病。HCV相关性肝硬化导致的终末期肝病是肝移植最普遍的适应证,而且HCV相关性肝硬化是肝细胞癌发病率增加的主要诱因。

- 许多药物(镇痛药、吸入性麻醉药、抗生素、抗高血压药、抗惊厥药、镇静药)能诱发肝炎,从组织学上与急性病毒性肝炎很难区分。这些药物反应大多数是特异的,也就是说,很罕见、无法预知,并且不存在剂量依赖性。不能终止该药的继续使用可能导致进行性肝炎甚至死亡。

- 某些遗传易感个体使用吸入性麻醉药(特别是氟烷)后,可能诱发一种罕见但致命的肝功能障碍。IgG抗三氟乙酰抗体主要是针对肝细胞表面的微粒体蛋白,这些蛋白已被氟烷的三氟乙酰卤化代谢产物修改为新抗原。这些蛋白抗体的形成构成一种自身免疫性肝炎。

- 安氟烷、异氟烷和地氟烷可以产生三氟乙酰基代谢产物,同氟烷产生交叉致敏。然而,因为这些麻醉药代谢的比例非常小,吸入这些麻醉药后发生肝炎的发生率较之氟烷相当低。七氟烷不会被代谢为三氟乙酰化代谢产物。因此,不同于其他氟化吸入麻醉药,七氟烷不会引发免疫介导的肝毒性。

- 慢性肝炎特征是长期肝脏生化指标的升高和肝组织活检证实存在炎症。慢性肝炎常持续6个月或更长。最常导致慢性肝炎的疾病是自身免疫性肝炎和慢性病毒性肝炎(协同或不协同感染HDV的HBV感染、HCV感染)。

- 门脉高压是纤维性肝硬化进展导致通过门脉系统血流的阻力增加的结果。门脉高压协同低蛋白血症和血管收缩剂、抗利尿因子及抗利尿激素分泌增多导致腹水增加。

- 慢性酒精摄入可增加麻醉药的需要量(MAC),很可能是由于交叉耐药。与清醒的慢性酗酒患者相反,因为酒精和麻醉药之间的相加抑制作用,急性醉酒患者需要的麻醉药较少。酒精微粒体酶诱导作用加速药物代谢也能改变达到某一麻醉深度的麻醉药量。低蛋白导致药物与蛋白结合的减少增加了静脉麻醉药的药理活性部分。

- 胆红素是血红蛋白和肌红蛋白的降解产物。在外周形成的未结合胆红素被转运到肝脏,由葡萄糖苷酸转移酶结合成单和双葡萄糖苷酸。高未结合胆红素血症将发生在胆红素生成增加、肝摄取胆红素降低,或胆红素结合降低时。高结合胆红素血症将发生在胆红素小管转运降低、急或慢性肝细胞功能障碍,或胆道梗阻时。

● 超过90%的移植肝脏是尸体器官。活体肝移植通常涉及肝脏一整叶切除。儿童效果良好,然而成人-成人活体肝移植由于大小不匹配存在很多问题。小肝综合征并不少见,在手术后第一周表现为肝功能不全。

● 肝移植手术分为三个阶段:切肝期、无肝期及再灌注或新肝期。切肝期包括剥离肝脏周围的血管结构(肝动脉、门静脉、上下腔静脉),分离胆总管,然后移除自身肝脏。无肝期开始于肝动脉和门静脉被钳夹,自身肝脏血供被中断。再灌注或新肝期开始于供肝主要血管结构再次吻合后。

● 在切肝期由于出血、静脉淤血、手术结扎所致的静脉回流受阻引起的心血管不稳定很常见。无肝期在下腔静脉夹闭期间可能发生静脉回流和心排出量明显减少,及内脏静脉充血。此外,因为无肝期肝脏代谢功能的缺失,代谢性酸中毒、药物代谢降低及枸橼酸盐中毒可能发生。在血管钳移除后,由于血流动力学不稳定、心律失常、严重心动过缓、低血压及高钾性心跳骤停使再灌注期变的复杂。一旦移植物开始起作用,血流动力学和代谢逐渐恢复稳定。

● 腹腔镜胆囊切除术的麻醉相关因素与其他腹腔镜手术相似。腹部气体二氧化碳的注入导致腹内压的增加,从而导致通气受限。由于腹部注气导致的心血管功能改变,其特点是静脉回流和心排出量的即刻降低,同时平均动脉压和体循环阻力增加。

● 因为阿片类药物能引起奥狄括约肌的痉挛,此手术麻醉使用这类药存在争议。然而,可以通过静脉注射胰高血糖素、硝酸甘油或纳洛酮解除此痉挛。

(刘伟华 译　喻文立 校)

参考文献

Adachi T: Anesthetic principles in living donor liver transplantation at Kyoto University Hospital: Experiences of 760 cases. J Anesth 2003;17:116–124.

Brundage SC, Fitzpatrick AN: Hepatitis A. Am Fam Physician 2006;73:2162–2168.

Faust TW, Reddy KR: Postoperative jaundice. Clin Liver Dis 2004;8:151–166.

Ganem D, Prince AM: Hepatitis B virus infection—natural history and clinical consequences. N Engl J Med 2004;350:1118–1129.

Garcia-Tsao G: Portal hypertension. Curr Opin Gastroenterol 2006;22:254–262.

Gines P, Cardenas A, Arroyo V, Rades J: Management of cirrhosis and ascites. N Engl J Med 2004;350:1646–1654.

Kostopanagiotou G, Smyrniotis V, Arkadopoulos N, et al: Anesthetic and perioperative management of adult transplant recipients in nontransplant surgery. Anesth Analg 1999;89:613–622.

Laver GM, Walker BD: Hepatitis C virus infection. N Engl J Med 2001;345:41–52.

Merritt WT: Perioperative concerns in acute liver failure. Int Anesthesiol Clin 2006;44:37–57.

Njoku D, Laster MJ, Gong DH, et al: Biotransformation of halothane, enflurane, isoflurane, and desflurane to trifluoroacetylated liver proteins: Association between protein acylation and hepatic injury. Anesth Analg 1997;84:173–178.

Schafer DF, Sorrell MF: Conquering hepatitis C, step by step. N Engl J Med 2000;343:1723–1724.

Spies CD, Rommelspacher H: Alcohol withdrawal in the surgical patient: Prevention and treatment. Anesth Analg 1999;88:946–954.

Steadman RH: Anesthesia for liver transplant surgery. Anesthesiol Clin North Am 2004;4:687–711.

Suttner SW, Schmidt CC, Boldt J, et al: Low-flow desflurane and sevoflurane anesthesia minimally affect hepatic integrity and function in elderly patients. Anesth Analg 2000;91:206–212.

Ziser A, Plevak DJ, Wiesner RH, et al: Morbidity and mortality in cirrhotic patients undergoing anesthesia and surgery. Anesthesiology 1999;90:42–53.

第 12 章　胃肠疾病

Hossam Tantawy

憩室病和憩室炎

阑尾炎

- 发病率和流行病学
- 病理形成
- 临床表现
- 治疗

腹膜炎

- 病因学
- 临床特点
- 治疗和预后

急性结肠假性梗阻

　　胃肠道的主要功能是为人体提供持续的水、营养、电解质等。胃肠道的每一部分如食管、胃、小肠、大肠都有其特定的功能，分别来完成对食物的运输、储存、消化等功能，胃肠道的任何一个部位受到损伤都会显著地影响人体健康。因此，在手术前对电解质、酸碱以及液体容量等情况进行评估是至关重要的。

食管疾病

　　吞咽困难是所有食管疾病的典型症状，为了对吞咽困难进行评估，常推荐进行钡餐试验，必要时进行食管镜检查，食管镜检查可以直接观察食管的情况，同时也能获取组织和细胞学活检标本。

弥漫性食管痉挛

　　弥漫性食管痉挛大多数发生在老年人，主要是因为自主神经功能的减弱。弥漫性食管痉挛的疼痛与心绞痛相似，因而常使用硝酸甘油进行错误的治疗，从而导致临床上出现更加复杂的情况。硝苯地平和异山梨醇可以降低食管下端括约肌(LES)压力，从而缓解由于食管痉挛产生的疼痛。

胃食管反流病

生理学和病理学

　　目前，胃食管反流病被描述为"胃内容物反流(到食管)引起的相关症状(食管的和食管外的)"。正常情况吞咽时，食管下端括约肌(LES)松弛，然后关闭以防止胃内容物反流入食管。静息状态下，LES存在一定程度的压力，防止胃内容物反流。当LES出现不恰当的松弛或无力，胃酸反流入食管产生刺激症状(表12-1)。

　　抗反流机制是由LES、膈肌角和位于膈肌孔以下的胃食管连接部的解剖结构组成的。只有当LES与胃之间的压力梯度消失时反流才会发生，最开始的潜在损害是导致食管炎，患者在静息状态下的LES压力降低(平均值为13 mmHg，正常人为29 mmHg)。

　　导致胃食管反流的因素包括尿急、气道问题、麻醉深度不足、截石位、自主性神经病、胰岛素依赖型糖尿病、妊娠、情绪低落、肥胖增加腹内压。胃酸反流到食管所导致的慢性消化性食管炎会有胸骨后的不适("胃灼热")，胃酸反流到咽、喉、气管支气管树可能导致慢性咳嗽、支气管缩窄、咽炎、喉炎、支气管炎或肺炎，也有可能会出现早晨声嘶，反流到肺可能会出现吸入性肺炎、肺纤维化或哮喘。长期吞咽困难提示有消化性狭窄的存在。

发病率

　　反流性食管炎是一种常见的临床问题，有超过1/3的健康成年人每个月至少会出现1次胃灼热的症状。1986年，斯堪的纳维亚教学医院的一项研究表明，在全身麻醉过程中反流的发病率为每10 000人中有0.7~4.7人。1996年，Norwegian医院的一项报告表明发病率为每10 000人中有2.9人发病。梅奥诊所在1993的研究则提出成年人的发病率大约是每10 000人中有3.1例。

表 12-1	不同的药物对食管下端括约肌压力的影响	
增加	**降低**	**无影响**
甲氧氯普胺	阿托品	普萘洛尔
多潘立酮	格隆溴铵	氧西洛尔
丙氯拉嗪	多巴胺	西咪替丁
赛克力嗪	硝普钠	雷尼替丁
依酚氯铵	神经节阻滞剂	阿曲库铵
新斯的明	硫苯妥	? 氧化亚氮
琥珀胆碱	三环类抗抑郁药	
泮库溴铵	β-肾上腺素受体激动剂	
美托洛尔	氟烷	
α-肾上腺素受体激动药	异氟烷	
抗酸剂	? 氧化亚氮	
	异丙酚	

从早期通过直接将抽吸物注入到恒河猴肺部的研究可以推断，如果最小的胃内容量为0.4 mL/kg，且胃内容物的pH值低于2.5，那么患者则普遍存在发生吸入性肺炎的风险。

并发症

麻醉医师除了要关注胃食管反流患者的误吸问题，其他问题也会影响到麻醉管理，包括黏膜合并症如食管炎和狭窄，食管外或呼吸道合并症如喉炎、反流性肺炎、肺纤维化。现在越来越多地认识到，大多数胃食管反流患者可能有原发性的呼吸道症状或者伴发于胃灼热和反流的呼吸道症状。

治疗和预防

术前用药包括抗胆碱药，但是必须考虑到抗胆碱药降低LES压的作用。理论上，抗胆碱药通过降低LES压增加了静息状态下发生反流以及吸入性肺炎的可能性。然而，这种潜在的副作用并未被报道过。琥珀胆碱可能增加LES压，但是导致反流的压力阈值未发生改变，而且肌束震颤和胃内压增加具有一定的相关性。

根据外科手术性质和麻醉方法，术前要尽可能的应用预防性药物。西咪替丁和雷尼替丁可以减少胃液的分泌并增加胃液pH值。西咪替丁的起效时间为1~1.5小时，有效作用时间为3小时。雷尼替丁的作用强度是西咪替丁的4~6倍，而且副作用较少。法莫替丁和尼扎替丁可以通过静脉给药，作用与雷尼替丁相似，但作用时间较长。如果应用质子泵抑制剂，通常应该在手术前一天晚上和手术日早晨进行口服。如果质子泵抑制剂仅单次应用，可以在手术日晨应用雷贝拉唑和兰索拉唑。奥美拉唑作为单次用药时应该在手术前一天晚上给药。口服枸橼酸钠可以增加胃液pH值，静脉甲氧氯普胺应慎用于糖尿病、肥胖症以及妊娠患者。

在环状软骨和颈椎之间给以一个环状的压力，这一措施通常是在麻醉医师的指导下由助手来完成，直至完成气管插管。这一压力应该可以满足预防误吸，但又不会造成气道梗阻或者是在呕吐时出现食管破裂的可能性。

气管插管是为了保护麻醉患者的气道免受误吸的最佳手段。尽管在对气管插管患者的研究中观察到了亚甲蓝的渗漏，但是当换了限制压力的气管插管套囊后再进行评估，受试患者均未表现出可察觉的渗漏。

食管裂孔疝

食管裂孔疝是胃的一部分从膈食管裂孔向胸腔突出而形成的。滑疝是指胃食管连接部和胃的基底部向上滑出。尽管现在的观点认为这些患者可能并没有症状（如没有反流等症状），但大约有30%的患者可以在进行上消化道影像学检查时发现滑疝。食管裂孔疝的病因可能有膈角、胃十二指肠连接部解剖结构的薄弱、食管狭窄和腹内压增高。食管旁疝是指胃食管连接部仍固定在正常的解剖部位，但是胃的一部分从食管裂孔突出到胃食管连接部的旁边。因为食管裂孔疝有可能导致消化性食管炎的发展，所以推荐进行外科疝修补术。然而，大部分食管裂孔疝的患者并没有反流性食管炎的症状，也说明了保持LES结构完整的重要性。

食管憩室

食管憩室是食管壁向外突出形成的。Zenker's憩室表现为下咽部后壁中央区的薄弱，导致口臭以及唾液和若干天前食物残渣混合物的反流。当憩室变大并充满食物时可能压迫食管、出现吞咽困难或者完全梗阻。当给食管憩室患者下胃管或进行超声心动检查置入探头时，必须注意要小心操作，因为有可能会导致憩室穿孔。食管中段憩室可能是对陈旧性黏连的牵拉或者是食管异常运动所导致的，膈上的憩室可能与失弛缓症有关，上述几种食管憩室通常均无临床表现。

治疗

有症状的Zenker憩室通过食管括约肌切除和憩室切除进行治疗。有严重临床表现的食管憩室需要手术切除。

黏膜撕裂（马-韦综合征）

这种撕裂通常是呕吐、干呕或者剧烈的咳嗽导致的，通常发生在鳞状交界处的胃黏膜。患者伴有上消化道出血，对于大多数患者来说出血可以自行停止。持续的出血可以通过压迫疗法或血管栓塞来治疗，很少采用外科手段。

消化性溃疡

上腹部灼烧痛快速加重或者是进食后缓解是消化性溃疡的一种复合性症状。在美国，消化性溃疡男女发病率分别在12%、10%左右,每年大约有15 000人死于复杂性消化性溃疡。如果发生穿孔将伴有出血、腹膜炎、脱水、脓毒症,尤其是对于老年人、严重营养不良的患者,麻醉将会面临极大的挑战。

胃黏膜的保护机制

黏液-碳酸氢盐屏障作为物理化学屏障可以阻挡很多物质对胃黏膜的破坏,包括氢离子、胃和十二指肠表面上皮细胞分泌黏液,黏液层阻止离子以及分子的扩散,如胃蛋白酶、胃十二指肠表面的上皮细胞分泌HCO_3^-,HCO_3^-进入到黏液层,这样在胃液和上皮细胞间就形成了pH梯度,胃液的pH为1~2,上皮细胞表面的pH为6~7。HCO_3^-的分泌可以被Ca^{2+}、前列腺素以及胆碱能物质以及胃液酸化等因素所诱发。

上皮细胞是胃十二指肠黏膜防御机制的第二个保护层,其作用包括分泌黏液、通过上皮细胞对离子的运输维持一定的pH、分泌HCO_3^-、保持细胞间的紧密连接。如果上皮前的屏障受到破坏,损伤部位附近的上皮细胞及时替代受损而死亡的细胞,修复受损部位。

前列腺素在胃上皮防御和修复中发挥重要作用,前列腺素是花生四烯酸在环氧合酶的作用下的代谢产物。环氧合酶-1表达于胃、血小板、肾以及内皮细胞,调节HCO_3^-的分泌、抑制壁细胞的分泌,同时对于维持黏膜血流和上皮细胞的恢复也是十分重要的。而炎症刺激可以诱发环氧合酶-2表达于巨噬细胞、白细胞或纤维细胞,NSAID药物的药理机制就是通过对环氧合酶–2进行抑制而发挥作用。

损伤原因

胃液中的胃酸和胃蛋白酶原是引起黏膜损伤的两种重要的物质。胃酸的分泌包括基础分泌和消化期分泌。基础胃酸分泌具有昼夜节律,通常在夜间分泌达到高峰而清晨的分泌量最少,胃源性的组胺释放和来自迷走神经的乙酰胆碱是引起基础胃酸分泌的主要刺激因素。消化期的胃液分泌根据有关感受器的部位人为的分为三期(头期、胃期、肠期)。头期的胃液分泌是由食物的形象、气味和声音等通过迷走神经感受刺激而发生。食物进入胃后则激活了胃期的胃液分泌,胃壁的扩张可以引起促胃液素和胃酸的分泌。食物进入小肠后启动胃液分泌的最后一个时相,主要是通过感受食物的机械性扩张刺激。这就解释了阻滞一种类型受体却可以减少不同通路下的胃液分泌(促胃液素、乙酰胆碱)。

幽门螺杆菌

许多证据表明幽门螺杆菌(HP)是消化性溃疡的一个病因:HP感染与慢性活动性胃炎具有高度相关性,但是只有10%~15%的HP感染的患者会发展成为消化性溃疡。研究表明,胃酸分泌异常是HP感染的直接结果。但是矛盾的是,在HP感染的早期却伴有胃酸分泌的显著下降。HP感染可能通过直接和间接作用于G、D、B细胞和炎症细胞因子(IL-1、IL-8、TNF)导致胃酸分泌增加。同时,HP感染也可以减少HCO_3^-的分泌。

并发症

出血

出血是消化性溃疡最主要的死亡原因,尽管在H_2受体拮抗剂广泛应用的情况下,该并发症的发病率也未发生改变。对未接受外科手术和长期持续药物治疗的十二指肠溃疡患者,其一生中出血的发生率大约为35%,而出血所导致的死亡率为10%~20%。

穿孔

未接受治疗的十二指肠溃疡患者大约有10%的人会发生穿孔。穿孔的患者会伴有突发的剧烈上腹部疼痛,这是因为具有高度腐蚀性的胃液刺激腹膜而引起的。而溃疡急诊手术患者的死亡率与是否存在术前休克、是否合并有内科疾病以及穿孔是否超过48小时等因素相关。

梗阻

十二指肠溃疡的患者可能发生急、慢性幽门梗阻,因此,当患者需要进行外科手术时应该被视为饱胃来进行处理。急性梗阻是由于幽门和十二指肠起始部的水肿和炎症所导致的。反复呕吐、脱水以及胃液流失所导致的低氯性碱中毒均提示幽门梗阻存在的可能性。治疗包括胃管吸引、补水以及静脉给予抑制分泌的药物。对于大多数患者,如果采取这些治疗,急性梗阻将在72小时内解除。然而,溃疡的反复发作以及幽门瘢痕的形成和狭窄会导致慢性梗阻的发生。幽门梗阻的外科治疗包括治疗潜在的溃疡和解除解剖结构异常,迷走神经干切除术和幽门窦切除术以及迷走神经干切除术加引流术都已成功用于梗阻患者。

胃溃疡

良性胃溃疡是消化性溃疡的一种,其发病率是十二指肠溃疡的1/3（表12-2）。

应激性胃炎

当创伤伴有休克、脓毒症、呼吸衰竭、出血、大于6个单位的输血以及多个器官损伤，常发生急性应激性胃炎。急性应激性胃炎在烧伤（范围超过35%）、中枢神经系统损伤以及颅内高压等损伤之后更容易发生。应激性胃炎最主要的并发症是出血。以下是与出血相关的高风险临床因素：凝血障碍（血小板计数<50 000/mm³），国际标准化时间超过1.5，部分凝血活酶时间超过正常的两倍。

治疗

抗酸剂

抗酸剂很少作为治疗的首选用药，但是患者经常服用抗酸剂来缓解消化不良的症状。最常用的抗酸剂就是镁铝合剂。氢氧化铝可以导致便秘和磷酸盐的丢失；氢氧化镁可能导致腹泻，为了避免这些副作用的出现，许多常用的抗酸剂（如Maalox、Mylanta）都是镁铝合剂。任何一种含有镁/铝的制品均不能用于慢性肾衰患者，镁剂在肾衰患者中可导致高镁血症的出现，而铝剂对于慢性肾衰的患者具有慢性的神经毒性。其他的强效抗酸药包括碳酸钙和氢氧化钠。长时间使用碳酸钙能导致乳–碱综合征（高钙血症和高磷血症），并可能伴有肾钙质沉着症以及肾功能不全的发展。碳酸氢钠可能导致系统性碱中毒。

H₂受体拮抗剂

目前使用的4种H₂受体拮抗剂包括西咪替丁、雷尼替丁、法莫替丁和尼扎替丁，它们的结构与组胺具有同源性，并且都可以显著抑制胃酸的基础分泌和消化期分泌。H₂受体拮抗剂可以有效地治疗活动性溃疡（4~6周），同时可以作为控制HP感染的辅助用药并与抗生素一起应用。西咪替丁是第一种应用于胃酸性消化性疾病的H₂受体拮抗剂，用药4周的治愈率高达80%。与西咪替丁相比，雷尼替丁、法莫替丁、尼扎替丁的作用效果更强。西咪替丁和雷尼替丁可与肝脏的细胞色素P450相结合。因此，如果长期使用华法林、苯妥英和茶碱等药物应注意监测。H₂受体拮抗剂不可逆性的系统毒性包括各种血细胞减少、中性粒细胞减少、贫血和血小板减少。

质子泵抑制剂

奥美拉唑、埃索美拉唑、兰索拉唑、雷贝拉唑和泮托拉唑是苯丙拉唑的衍生物，与H⁺-K⁺-ATP酶共价结合并对其产生不可逆的抑制。这类药物是目前应用作用最强的抑酸剂，质子泵抑制剂可以强有力地抑制各期的胃液分泌。这类药物起效快，给药后的2~6小时作用达到最强，作用时间持续72~96小时。质子泵抑制剂可以导致严重的低氯血症，同时影响酮康唑、氨苄西林、铁剂和地高辛等药物的吸收。早期使用的质子泵抑制剂也可以抑制肝脏的细胞色素P450（奥美拉唑、兰索拉唑）。

前列腺素类似物

因为前列腺素类似物具有保持黏膜完整性和修复作用，所以用于治疗消化性溃疡。目前，前列腺素E₁的衍生物米索前列醇是唯一一种通过美国食品药品监督局批准的用于临床上预防非类固醇类抗炎药导致的胃十二指肠黏膜的损伤。前列腺素类似物可以促进黏膜分泌HCO₃⁻，增加黏膜的血流，减少黏膜细胞的死亡。这类药物最主要的副作用是腹泻，其他的副作用包括血尿、尿道狭窄。米索前列醇禁用于孕妇和哺乳期妇女，其用药量为每次200 μg，一日4次，可以预防非类固醇类抗炎药导致的溃疡。

细胞保护剂

硫糖铝是一种复合的糖盐，它的羟基被硫酸盐所取代。硫糖铝可能有多种作用机制。其在胃内蠕动时被解离，其阴离子可以与带正电的蛋白质相结合，从

表 12-2	胃溃疡的分类
类型	**位置**
I	胃小弯侧切迹附近，不伴有胃酸分泌过多
II	2个溃疡，分别发生在胃体和十二指肠，常伴有胃酸分泌过多
III	幽门溃疡伴胃酸分泌过多
IV	胃小弯侧胃十二指肠结合部附近，不伴有胃酸分泌过多
V	任何部位，常有服用非类固醇类抗炎药的病史

而作用于溃疡所在的部位。硫糖铝通过这一过程产生一个物理化学屏障从而阻止组织受到胃酸和胃蛋白酶的进一步损伤。硫糖铝也可能通过与生长因子如内皮生长因子相结合，促进前列腺素合成，促进黏液和碳酸氢盐的分泌，从而增强黏膜的防御和修复能力。它的副作用较少，其中以便秘较为常见。为了防止铝剂的神经毒性，该药物禁用于慢性肾功能不全的患者。硫糖铝的标准用量为1次1 g，每日4次。

在铋剂中，枸橼酸铋（钾）和次水杨酸铋最常用。这种药物促进溃疡愈合的机制尚不清楚。可能的机制包括包裹溃疡、预防胃酸和胃泌素引起的损伤、与胃蛋白酶结合、促进前列腺素的合成以及HCO_3^-和黏液的分泌。长期大量的应用铋剂，尤其是铋诺则可能出现神经毒性。

其他药物

抗胆碱药抑制壁细胞M受体的活化，但是抑酸作用较差并具有明显的副作用（眼干、口干、尿潴留）使其在临床上的应用受到一定的限制。与目前使用的安全有效的药物相比，三环类抗抑郁药因为其神经毒性限制了临床应用。

幽门螺杆菌的治疗

许多国际健康组织的一致意见是对消化性溃疡的患者进行HP根除治疗。据文献报告，根除HP与溃疡复发的显著减少具有相关性。单一用药不能有效的根除HP。联合用药2周可以达到最佳的效果。常用的药物包括阿莫西林、甲硝唑、四环素、克拉霉素和铋合剂。

三联疗法　治疗方案结合一种质子泵抑制剂，通常是奥美拉唑和两种抗生素即克拉霉素和甲硝唑或阿莫西林。阿莫西林最严重的并发症是假膜性结肠炎，但发生率不到1%~2%。

外科治疗

外科干预适合于复杂性溃疡患者的治疗。需要进行外科手术的情况包括最常见的并发症出血、穿孔、梗阻，以及复发性溃疡药物治疗无效和（或）不能排除恶性疾病。手术的首要目的是去除溃疡使其愈合并将复发的可能性降到最低。其次是解决合并存在的异常情况，如幽门狭窄或穿孔。最后是要保证患者的安全以及防止出现慢性并发症。

广泛应用于消化性溃疡的外科治疗手段主要包括以下三种方式：迷走神经干切除加引流、迷走神经干切除加胃窦切除术、胃近端的迷走神经切除术。随着外科手术的开展，外科手术可以直接准确的解决问题（如十二指肠穿孔），同时保留胃部的神经支配，切除食管裂孔处的迷走神经干则导致分泌胃酸的胃底部黏膜以及其他受迷走神经支配的内脏失去神经支配。因为失去神经支配会导致胃排空障碍，所以迷走神经干切除术的同时必须进行其他手术以消除幽门括约肌的功能，常用的术式是幽门成形术。为进一步减少胃酸的分泌，可以通过去除胃窦部胃蛋白酶的来源，即采用迷走神经干切除加胃窦切除术。胃肠结构的重建是通过胃十二指肠吻合术实现的（Billroth I式），近端胃迷走切除（或壁细胞迷走神经切除）与迷走神经干切除的区别在于前者仅切除了支配胃底部分泌胃酸的黏膜的神经纤维。迷走神经切除也降低了壁细胞对胃蛋白酶和组胺的反应性，而在术后胃酸分泌将会减少大约80%。

佐林格-艾莉森综合征

在1955年，Robert M.Zollinger，Sr和Edwin H.Ellison共同发现了两个病例，在胃十二指肠溃疡存在的同时伴有胃酸分泌过多和胰腺的非胰岛细胞肿瘤。消化性溃疡的患者佐林格-艾利森综合征的发病率为0.1%~1%。男性比女性的发病高，大多数患者在30~50岁发病。

病理学

胃泌素通过壁细胞上的胃泌素受体刺激胃酸分泌，同时促进组胺的释放，胃泌素也作用于胃上皮细胞。长时间高胃泌素血症通过刺激壁细胞和增加壁细胞的数量两种途径导致了胃酸分泌的显著增加，从而导致了消化性溃疡、腐蚀性食管炎和腹泻。

临床表现

90%以上的患者有腹痛和消化性溃疡形成，50%患者有腹泻的症状，10%的患者仅表现出腹泻的症状。1/2以上的患者有胃食管反流症状。最开始的表现和溃疡的位置（十二指肠壶腹）可能与普通的消化性溃疡不同，特殊的位置（十二指肠的第二段及其以下）、减酸手术后溃疡复发、难治性溃疡、伴有并发症（出血、梗阻、穿孔）的溃疡怀疑是胃癌的溃疡。多发性内分泌瘤病I型（MENI）的患者可发生胃癌，该疾病涉及到三个最主要器官：甲状旁腺（80%~90%）、胰腺（40%~80%）和垂体（30%~60%）。因为Ca^{2+}对胃酸的分泌具有刺激作用，所以MENI患者因为高甲状旁腺素血症和高钙血症有可能直接导致溃疡性疾病。通过切除甲状旁腺解决高钙血症的问题,则减少了胃癌患者胃泌素和胃酸的分泌。佐林格-艾利森综合征与MENI的另一个区别性特征是,与散发性胃癌相比,佐林格-艾利森综合征类癌的发病率较高。

诊断

对佐林格-艾利森综合征疑似患者进行评估的第一步是检查空腹的胃泌素水平(表12-3)。许多疾病会导致空腹胃泌素水平的上升。胃酸对胃泌素的释放具有负反馈抑制作用,所以胃酸水平的下降使其失去了负反馈作用,从而导致高胃泌素血症。在作出诊断的时候,有50%以上的患者已经出现了转移性的病灶。

治疗

佐林格-艾利森综合征患者中有十二指肠溃疡,可以在对胃酸水平进行检测的基础上给以质子泵抑制剂进行治疗,并根据胃酸的水平给以适当的维持量。研究表明,MENI综合征和转移性疾病存在进行外科手术切除胃癌的手术指征。

胃癌切除术患者的麻醉管理必须要考虑到,在麻醉诱导时会有大量胃酸的分泌以及胃内液体量增加的可能性。尽管胃泌素增加LES压,但患者常出现食管反流。因为血管容量不足和电解质紊乱(高钾血症、碱中毒)可能同时伴有水样腹泻。MENI相关的内分泌异常也会对麻醉管理产生一定的影响。在外科手术之前要进行持续的预防性抗酸治疗,包括质子泵抑制剂和H₂受体拮抗剂。术前应进行凝血功能和肝功能的检查,因为肝转移可能导致肝功能受损以及脂肪吸收异常,同时也可能影响到凝血因子。在外科手术期间静脉给予雷尼替丁可以有效预防胃酸分泌过多。

胃切除术后综合征

胃部的手术之后,包括治疗消化性溃疡和胃肿瘤

表 12-3	导致空腹胃泌素水平上升的原因
胃酸缺乏(伴有/不伴有恶性贫血)	幽门螺杆菌
	保留胃窦
	胃流出道梗阻
G-细胞增生	广泛小肠梗阻
肾功能不全	vetiligo、糖尿病
类风湿性关节炎	使用抑制分泌药物的患者
嗜铬细胞瘤	糖尿病

的手术,有可能会发生一些综合征。幸运的是,严重的术后综合征的总体发病率较低,发病率为1%~3%,但是这些综合征可能具有致残的可能性。其中,最常见的两种胃切除术后综合征是倾倒综合征和碱性反流性胃炎。

倾倒综合征

倾倒综合征的确切病因并不明确,但是认为与迷走神经切除术后同时切除幽门括约肌导致的胃排空过速至近端小肠有关。早期倾倒综合征在进食后立即发生,患者可出现恶心、胃肠道不适、心悸,甚至头晕、晕厥。晚期倾倒综合征在餐后1~3小时出现症状,包括上述的早期倾倒综合征的症状和反应性低血糖。据报道,餐前经皮下注射奥曲肽50~100 mg可以改善倾倒综合征的症状。生长抑素对血管舒缩的症状的缓解被认为是对内脏血管所产生的加压作用的结果。另外,生长抑素类似物抑制肠源性血管活性肽的释放,降低血浆胰岛素的最高水平,减慢小肠运输。

碱性反流性胃炎

临床通常表现为胸骨后、上腹部疼痛,恶心、呕吐,胆汁反流入胃以及组织学证据。对于碱性反流性胃炎没有有效的治疗方法。抗酸剂、H₂受体拮抗剂、胆汁酸结合药物和节食疗法均无确切的治疗效果。唯一证实有效的治疗方法是用外科手术的方法,使与胃黏膜接触的肠内容物的反流减少。为实现这一目的,最常采用的外科手术是改行曾氏Y形胃空肠吻合术。

应激性肠综合征

应激性肠综合征(痉挛性结肠炎或黏液性结肠炎)的患者经常主诉全腹部不适,最后通常局限于左下腹,通常表现为排便次数增加并且为黏液便。许多患者表现有与血管舒缩不稳定相关的症状,包括心动过速、过度通气、疲劳、出汗、头痛、脾曲积气,可能导致左肩部疼痛,并向左上肢放射(脾曲综合征)。尽管应激性肠综合征经常发生,但是并没有已知的具体的病因学或结构以及生物化学缺陷。

炎症性肠病

炎症性肠病是仅次于类风湿性关节炎排列于第

二位的慢性炎症性疾病。对溃疡性结肠炎和克罗恩病诊断的不同主要基于非特异性的临床表现和不易分辨的组织学证据(因为组织学的表现可能为流行性感染或医源性事件或者组织学的表现因为用药和手术而发生了改变)。在美国,溃疡性结肠炎和克罗恩病的发病率分别为11/100 000和7/100 000,发病的高峰年龄分别为15~30岁和60~80岁。溃疡性结肠炎的男女发病率为1:1,克罗恩病的男女发病比例为1.1:1.8。

溃疡性结肠炎

溃疡性结肠炎的病变累及直肠以及部分或全部结肠黏膜。有40%~50%的患者病变局限在直肠和直肠乙状结肠,仅有20%患者为全结肠炎。如果病变较严重,会有黏膜出血、水肿、溃疡。如果病程较长,可能会有炎性息肉(假息肉)。同时患者的黏膜萎缩,结肠狭窄、缩短。溃疡性结肠炎最主要的症状是腹泻、直肠出血、里急后重,黏液便、痉挛性腹痛。中、重度患者的其他症状包括厌食、恶心、呕吐、发热和体重减轻。该疾病的活动期可能会有急性期反应物的增加(C反应蛋白、血清黏蛋白)、血小板计数、红细胞沉降率和血红蛋白减少。严重的患者血清白蛋白水平会快速下降并可能伴有白细胞增多。

并发症

仅有15%的溃疡性结肠炎的患者在最开始就表现出严重的症状。1%的患者在一次严重发作时可能伴有大量的出血,大出血通常终止了对潜在的其他疾病的治疗。然而,患者如果在24~48小时内需要6~8个单位的输血,这时结肠切除术常是备选的治疗方案。中毒性巨结肠是结肠横向扩张、结肠袋消失。大约有5%的患者会发作,中毒性巨结肠可以因为电解质紊乱和麻醉药的刺激而发作。大约有50%的急性结肠扩张的患者可以通过药物治疗得到缓解,但是紧急结肠切除术适用于连续药物治疗无效的患者。穿孔是最危险的局部并发症(死亡率约为15%),而且腹膜炎的体征可能并不明显,尤其是应用糖皮质激素治疗的患者,也有可能在形成穿孔前并没有结肠扩张。有10%的患者会因为良性狭窄的形成而导致梗阻。

克罗恩病

尽管克罗恩病通常表现为急性或慢性炎症,但炎症过程包括两种发展方式:一种是形成穿透性的瘘管,另一种是导致梗阻,不同情况的治疗和预后也各不相同。

回肠炎

回肠炎最常见的病变部位是末段回肠;所以,回肠炎常表现出右下腹反复疼痛和腹泻的慢性病史。最初的临床症状有时与急性阑尾炎很相似,因为有右下腹的疼痛、可触性的肿块、发热和白细胞增多。发热体温达到高峰时常说明腹内有脓肿的形成。因为腹泻、厌食以及害怕进食等原因常伴有体重下降,下降显著者可达10%~20%,炎性肿块可能在右下腹被触及。肿块的增大可能导致右输尿管的梗阻以及膀胱炎,表现为排尿困难和发热。肠梗阻可能有多种表现形式。回肠炎的早期,肠壁水肿、痉挛,从而产生间断性梗阻的表现,而且餐后痛的症状加重。经过数年的病程,持续的炎症将逐渐发展到纤维性的缩窄和狭窄。腹泻的症状将会减少而且被肠梗阻所代替。回盲肠的严重炎症可能会导致局部肠壁变薄形成微小的穿孔和瘘管形成,包括与邻近的小肠、皮肤、膀胱等形成瘘管,或在肠系膜形成一个脓腔。

空回肠炎

严重的炎症导致肠道消化和吸收面积的减少,导致吸收障碍和脂肪泻。营养不良可能是吸收障碍以及肠道蛋白质和其他营养物质的丢失导致低蛋白血症、低钙血症、低镁血症、凝血病以及伴有肾结石的高草酸盐尿。椎骨骨折是维生素D缺乏、低钙血症和长期应用糖皮质激素共同作用的结果。广泛的小肠病变会导致烟酸缺乏而出现粗皮病,维生素B_{12}缺乏会导致巨幼红细胞性贫血和神经病学症状。

腹泻是疾病活动期的表现,因为在梗阻部位有细菌的增殖或者是瘘的形成,胆汁酸的吸收障碍是因为回肠的病变或末端回肠切除,小肠的炎症伴有水分吸收的减少和电解质丢失的增加。

结肠炎和肛周疾病

结肠炎患者表现有低热、不适、腹泻、腹部痉挛性疼痛,有时会伴有便血。肉眼可见的便血在溃疡性结肠炎并不常见,广泛的结肠病变患者中大约有1/2的人会出现便血,只有1%~2%的患者会大量便血。疼痛是由粪便通过狭窄的和炎性病变的大肠排出时所引起。中毒性巨结肠较罕见,但是可见于严重的炎症和病程较短的疾病。狭窄可能导致梗阻,结肠性疾病可以与胃、十二指肠形成瘘管,导致粪便样物质的呕吐,或者与近、中段的小肠形成瘘,使细菌增殖而出现吸收障碍。

胃十二指肠疾病

上消化道疾病的症状和体征包括恶心、呕吐和上腹部疼痛,患者常伴有HP阴性的胃炎。十二指肠第二节段的病变较常见。伴有胃十二指肠克罗恩病的患者可能发生胃流出道的梗阻。

肠外表现

有高达1/3以上的患者会有肠外表现。伴有肛周病变的克罗恩病患者是出现肠外表现的高危人群(表12-4)。

治疗

克罗恩病是一种复发性疾病,所以外科切除术也无法达到治愈。外科手术的目的是减轻症状。目前的治疗梗阻性克罗恩病的手术包括病变节段的切除和狭窄肠段成形术。结肠造口术有助于治愈严重的肛周疾病或直肠阴道瘘。这种疾病复发的可能性很大。克罗恩病患者常需要全直肠结肠切除术和回肠造口术,切除1/2~2/3的小肠是保证手术安全的上限。幸运的

是,仅有极少数的患者可能会发生短肠综合征。短肠综合征的患者可以通过饮食控制来管理。有不足1%的患者需要长期全胃肠外营养。

外科治疗

大约有1/2以上的慢性广泛性溃疡性结肠炎患者在其发病前十年进行手术治疗。大约有20%的患者需要进行择期手术,30%进行急诊手术,40%进行抢救性的直肠结肠切除术。外科治疗的风险有出血、脓毒症和神经损伤。尽管传统的手术会选择全直肠结肠切除术和回肠切除术,但是当需要切除直肠黏膜时则需要新的手术方式(表12-5)。

药物治疗

柳氮磺胺吡啶是治疗中、重度疾病的主要药物。该药物主要对关节的结缔组织和直肠黏膜发挥抗菌(磺胺吡啶)和抗炎(阿司匹林)作用。阿司匹林可以有效缓解溃疡性结肠炎和克罗恩病,并维持症状的缓解。有高达30%的患者对磺胺吡啶发生过敏反应或不能耐受其副作用如头痛、厌食、恶心、呕吐。高敏反应与磺胺吡啶的剂量并不相关,高敏反应包括皮疹、发热、肝炎、粒细胞缺乏、过敏性肺炎、胰腺炎、结肠炎加重以及叶酸吸收障碍。新的磺胺基氨基水杨酸盐释放更多的具有柳氮磺胺嘧啶药理学活性的成分(阿司匹林、5-氨基水杨酸),这些成分作用于小肠的病变部位,同时减少了系统性毒性。在美国除了柳氮磺胺嘧啶,最常用的药物还有Asacol和Pentasa。Asacol是5-氨

表 12-4	炎症性肠病的肠外表现
皮肤表现	10%~15% IBD 患者有结节红斑
	1%~12% IBD 患者有脓皮病性坏疽
风湿病表现	15%~20% IBD 患者有周围关节炎
眼科表现	1%~10% IBD 患者有结膜炎、前葡萄膜炎/虹膜炎、巩膜外层炎
肝胆管表现	大约 50% IBD 患者有肝肿大;脂肪肝;营养不良;
	糖皮质激素治疗;胆汁酸吸收异常引起的胆石症;
	原发性硬化性胆管炎导致胆管硬化和肝衰
泌尿系统表现	10%~20% IBD 患者有结石;尿路梗阻
其他表现	血小板增多所致的血栓栓塞疾病(肺栓塞、脑血管事件、动脉栓塞);
	纤维蛋白 A、V、Ⅷ和纤维蛋白原增多;凝血活酶形成加速;
	抗凝血酶Ⅲ减少;蛋白 S 缺乏;心内膜炎;心肌炎;胸膜心包炎;
	肺间质性疾病;继发性/反应性淀粉样变
IBD,炎症性肠病。	

表 12-5	炎症性肠病的手术指征

溃疡性结肠炎
大量出血、穿孔、中毒性巨结肠、梗阻、难治性和爆发性疾病、肿瘤

克罗恩病
狭窄、梗阻、出血、脓肿、瘘管形成、难治性和爆发性疾病、肿瘤、非反应性肛周疾病

基水杨酸的肠溶剂型，其释放与5-乙酰水杨酸在pH>7.0条件下解离相比有些不同。

口服或胃肠外途径给予糖皮质激素对于大多数中、重度溃疡性结肠炎的患者有效。对于氨基水杨酸制剂治疗无效的活动性溃疡性结肠炎患者通常开始使用泼尼松进行治疗，剂量为40~60 mg/d。胃肠外途径的糖皮质激素或是促肾上腺皮质激素偶尔也会应用于对糖皮质激素反应良好的患者，尽管有肾上腺出血的风险。糖皮质激素同样对远端结肠炎有效，同样也可作为伴有直肠病变的辅助治疗。糖皮质激素在直肠被显著吸收，但是长时间应用会导致肾上腺抑制。糖皮质激素是对中、重度克罗恩病有效的治疗方法。对于治疗克罗恩病，作用于回肠局部的布地奈德与泼尼松是等效的，副作用较少。类固醇对于溃疡性结肠炎或克罗恩病的维持治疗都不起作用，一旦实现临床症状的缓解，就应该停止糖皮质激素的应用。

抗生素对于活动期和静息期的溃疡性结肠炎均无治疗作用。然而，大约有1/3的溃疡性结肠炎的患者在结肠切除术后会发生隐窝炎，这时患者对于甲硝唑或环丙贝特的治疗通常是有反应的。对于应用氨基水杨酸制剂的活动期克罗恩病患者这两种抗生素可以作为二线治疗药物，同时也可以作为伴有肛周受累和瘘管形成的克罗恩病患者的一线用药。

硫唑嘌呤和6-巯基嘌呤是常用于糖皮质激素依赖的应激性肠综合征的嘌呤类似物。硫唑嘌呤吸收速度快并迅速转化为6-巯基嘌呤，代谢产生6-巯基嘌呤核苷酸，这是一种嘌呤核糖核苷酸合成和细胞增殖的抑制物，作用时间长达3~4周。有3%~4%的患者可能发生胰腺炎，尤其是在疗程的前几周，胰腺炎可在停药后完全恢复。其他的副作用包括恶心、发热、皮疹和肝炎。骨髓抑制（尤其是白细胞减少）与剂量相关，而且它的出现可以被人为地推迟。

甲氨蝶呤抑制二氢叶酸还原酶，导致DNA合成受损，另外它的抗炎作用可能与减少IL-3的产生相关。

甲氨蝶呤潜在的毒性包括白细胞减少、肝纤维化、高敏反应和局限性肺炎。

环孢素通过抑制T细胞介导的反应来改变免疫反应。环孢素主要通过抑制辅助T细胞产生IL-2来发挥作用，同时也减少毒性T细胞的聚集以及抑制其他细胞因子，包括IL-3、IL-4、γ-干扰素和肿瘤坏死因子。环孢素比硫唑嘌呤和6-巯基嘌呤的起效时间快，但应注意对肾功能进行监测。高血压、牙龈增生、多毛症、感觉异常、震颤、头痛和电解质紊乱是常见的副作用。如果肌酐水平上升则应减量或直接停药。

伪膜性肠炎

伪膜性肠炎的病因尚不清楚，但常与以下因素有关：抗生素治疗（尤其是克林霉素和林司霉素）、肠梗阻、尿毒症、充血性心力衰竭和肠缺血。临床表现包括发热、水样泻、脱水、低血压、心律失常、肌无力、肠梗阻和代谢性酸中毒。

类癌

临床上类癌每年的发生率为每百万例中有7~10例，类癌几乎可以发生在所有的胃肠道组织。目前大多数（7%）类癌来源于以下3种组织：支气管、空回肠或结/直肠。表12-6列举的是类癌产生的常见物质。

不伴有类癌综合征的类癌

类癌（表12-7）常常是在怀疑有阑尾炎的外科手术中偶然发现的。因为类癌没有明确的症状，所以从症状出现开始到疾病的诊断往往需要大约两年的时间。

因为类癌分泌而伴有系统性症状的类癌

类癌肿瘤可以分泌多种胃肠肽，包括胃泌素、胰岛素、生长激素释放抑制因子、能动素、神经紧张素、速激肽（P物质、K物质、神经肽K）、胰高血糖素、胃泌素释放肽、血管活性肠肽、胰肽、其他生物活性肽（促肾上腺皮质激素、降钙素、生长激素）、前列腺素和生物活性胺（5-羟色胺），这些物质可能充分的释放或是不充分释放从而导致症状的产生。与中肠的类癌相比，前肠类癌更有可能产生各种胃肠肽。

表 12-6	不同部位的类癌产生的物质		
	前肠	中肠	后肠
5-HT	低	高	罕见
其他物质	ACTH、5-HTP、GRF	速激肽(P 物质、K 物质、神经肽 K)、5-HTP、ACTH 罕见	5-HTP、ACTH 罕见,包括许多种肽
类癌综合征	非典型	典型	罕见

ACTH, 促肾上腺皮质激素；GRF, 生长激素释放因子；5-HTP, 5-羟色氨酸。

类癌综合征

大约有20%的类癌患者会发生类癌综合征,这是因为大量的激素类物质进入体循环,其中两种最常见的症状是潮红和腹泻。典型的潮红是突然开始的,表现为深红色的红晕,尤其是在颈部和面部,同时常伴有发热,偶尔会伴有瘙痒、流泪、腹泻或面部水肿。潮红可能因以下因素突然诱发,如应激、酒精、运动,某些特殊的食物如奶酪或儿茶酚胺、五肽胃泌素和5-羟色胺再摄取抑制剂。可能存在心脏表现,原因是因为心内膜的纤维化,主要发生在右心。左心的损伤主要是因为肺动脉或是由于心内的右向左分流引起的。肺动脉狭窄通常是主要表现,而三尖瓣常有关闭不全导致反流。类癌的三联征即心脏受累、潮红和腹泻。其他的临床表现包括哮鸣或是哮喘样症状和粗皮病样的皮肤损伤。另外,纤维组织的增加可能会导致腹膜后纤维化,从而导致尿道梗阻。

类癌综合征的患者中有90%~100%的人会伴有5-羟色胺分泌过多,5-羟色胺促进肠蠕动性和小肠分泌功能,其是导致腹泻的主要原因。5-羟色胺受体拮抗剂(尤其是5-HT$_3$拮抗剂)可以缓解大多数患者的腹泻,5-羟色胺对于潮红的形成似乎不起作用。胃类癌的患者伴有瘙痒的潮红是因为组胺的释放,H$_1$和H$_2$受体拮抗剂可以预防其出现。据报道,心脏病患者的心

房钠尿肽的分泌也会增多,但是其对病理形成的具体作用尚不清楚。

类癌综合征的并发症中最危险的是类癌危象,临床上常表现为严重的潮红、腹泻、腹痛和心血管表现(包括心动过速、高血压或低血压)。如果治疗不充分,类癌危象则是致命性的。危象可能是自发的或是被应激、化疗或活检所诱发。表12-8是与危象具有相关性的药物。

类癌综合征的诊断依赖于对尿或血液中5-羟色胺水平的测量或是尿液中5-羟色胺代谢产物的水平,其中最常用的是对5-吲哚乙酸的水平进行监测。如果患者食用了富含5-羟色胺的食物如香蕉、菠萝、胡桃、山核桃、油梨或者是服用某些药物包括止咳糖浆、醋酸酚、水杨酸盐或左旋多巴,这些因素会使假阳性的结果增多。

麻醉管理

5-羟色胺水平上升与麻醉苏醒延迟有关。在对肿瘤操作之前给予奥曲肽,可以缓解其引起的大多数血流动力学不良反应。对于给予足量奥曲肽治疗的患者来说进行硬膜外麻醉是安全的,但应保证给予局部麻醉药的同时进行仔细的血流动力学监测。硬膜外麻醉或腰麻阻滞交感神经可能加重低血压,可以通过硬膜外导管单次给予阿片类药物或是稀释的局麻药而得到预防。昂丹司琼是一种5-羟色胺拮抗剂,是有

表 12-7	类癌的好发部位和临床表现
发生部位	表现
小肠	腹痛(15%)、肠梗阻(31%)、肿瘤(17%) 胃肠出血(11%)
直肠	出血(39%)、便秘(17%)、腹泻(17%)
支气管	无症状(31%)
胸腺	前纵隔肿块
卵巢和睾丸	体检或是超声发现肿块
转移病灶	肝,常表现有肝肿大

表 12-8	与类癌危象相关的药物
可能刺激介质释放的药物	
琥珀胆碱、米库氯铵、阿曲库铵、筒箭毒碱、肾上腺素、去甲肾上腺素、多巴胺、异丙肾上腺素、硫苯妥	
对于介质释放无明确作用的药物	
异丙酚、依托咪酯、维库溴铵、顺式阿曲库铵、罗库溴铵、舒芬太尼、阿芬太尼、芬太尼、瑞芬太尼	
所有的吸入麻醉药;地氟醚因为代谢率低,对肝转移的患者可能是一个较好的选择	

效的止吐剂。因为类癌综合征患者血流动力学迅速改变，所以有创的动脉血压监测对于术中管理是必要的。

治疗

治疗包括避免接触诱发潮红的因素，饮食补充烟酰胺，治疗心力衰竭、喘鸣和用洛哌丁胺或地芬诺酯等止泻药控制腹泻。如果患者的症状仍不能得到缓解，5-羟色胺受体拮抗剂或生长激素释放抑制因子可以作为选择用药。它们的半衰期很短，大约只有3分钟，所以必须持续输注。5-羟色胺受体有14种亚型，拮抗剂对于大多数受体并不起作用。5-HT$_1$和5-HT$_2$受体拮抗剂二甲麦角新碱、盐酸赛庚啶、酮色体均可用于控制腹泻，但是通常不能减轻潮红。二甲麦角新碱的应用可能会导致或加重腹膜纤维化，从而使其应用受到一定的限制。5-HT$_3$受体拮抗剂（昂丹司琼、托烷司琼、alosetron）可以控制大多数患者的腹泻和恶心，同时也可能改善部分患者的潮红。组胺H$_1$和H$_2$受体拮抗剂（苯海拉明和西咪替丁或雷尼替丁）可能对于控制前肠类癌患者的潮红是有效的。

生长激素释放抑制因子的合成类似物奥曲肽可以控制80%以上患者的症状，Lanreotide是目前用于控制类癌综合征患者症状的最广泛用药。这些药物对于减轻症状有效，并且降低了尿液中5-羟色胺的水平。对于类癌综合征的患者，生长激素释放抑制因子类似物可以有效治疗和预防其发展，已知的可以导致其发展的因素包括手术、麻醉、化疗和应激。奥曲肽（每6~8小时150~250 μg）应该在麻醉前24~48小时给予，然后术中持续输注。40%~60%的患者会出现短期的副作用，包括注射部位疼痛和胃肠道的副作用（59%不适，15%恶心）。远期的副作用最主要的有胆石症、脂肪泻和糖耐量异常。如果奥曲肽治疗无效，可以使用抑肽酶治疗。α-干扰素可以作为单独用药控制症状或者与肝动脉栓塞联合应用，肝动脉栓塞可以单独控制症状或者与化疗同时应用控制症状。对氯酚胺可以抑制色氨酸羟化酶，抑制色氨酸的羟化。然而，其严重并发症包括精神错乱，所以不能长期应用。α-甲基多巴抑制5-羟色氨酸向5-羟色胺的转化。手术治疗是唯一一种可以治愈非转移性类癌的治疗手段。

急性胰腺炎

急性胰腺炎是一种胰腺的炎症性疾病，去除引起胰腺炎的病因后，胰腺则恢复其正常的功能，胰腺的自我消化是急性胰腺炎最有可能的病理学原因。从1960年起，急性胰腺炎的发病率增加了10倍，这可能与饮酒增多和（或）诊断技术的提高有关。

病因学

胆石症和嗜酒是60%~80%急性胰腺炎的病因学因素。研究认为，胆石症可能通过暂时使法特壶腹梗阻导致胰管压力增高，从而导致胰腺炎。急性胰腺炎常发生于AIDS患者和甲旁亢患者，并且与高钙血症相关。创伤性急性胰腺炎一般与上腹部的钝性创伤有关，而不是穿透性损伤，损伤会导致脊柱压迫胰腺。术后胰腺炎常见于胸、腹部外科手术，尤其是进行心肺分流的手术。医源性胰腺炎见于进行逆行胰胆管造影的患者，发病率为1%~2%。

症状和体征

几乎所有急性胰腺炎患者均会出现剧烈而持续的中腹部疼痛，疼痛向背部放射，坐位和前倾位可以缓解疼痛。剧烈疼痛时可伴有恶心、呕吐，腹膨隆和肠梗阻常有发生。呼吸困难可能反映了胸膜渗出液和腹水的存在。尽管没有明确的感染存在，但是常会伴有发热，同时大约1/2的发热患者可能会发生休克。意识模糊和精神错乱都是与酒精戒断相关的症状。低钙血症可能导致手足抽搐。大多数急性胰腺炎患者的病程都是良性的。

诊断

急性胰腺炎的特异性指标是血浆淀粉酶上升，强化CT检查是对急性胰腺炎的形态学改变做出判断的最佳无创性检查。进行胰胆管镜检查对于评估创伤性胰腺炎（定位）和严重的胆石性胰腺炎（内镜下引流）是有用的。急性胰腺炎的鉴别诊断包括十二指肠溃疡穿孔、急性胆囊炎、肠系膜缺血、肠梗阻。急性心梗可能会伴有剧烈的腹痛，但血清淀粉酶水平通常不会升高。伴有肺炎的患者可能会有剧烈的上腹部疼痛和发热。

Ranson标准

- 年龄>55岁
- 白细胞计数>16×10^9/L
- 血尿>16 mmol/L
- 天氨酸转氨酶>250 U/L
- 动脉血氧<8 kPa（60 mmHg）

- 液体量丢失>6 L
- 血糖浓度>200 mg/dL,无糖尿病病史
- 乳酸脱氢酶>350 IU/L
- Ca^{2+}<8 mg/dL
- 红细胞压积下降>10
- 代谢性酸中毒,碱缺>4 mmol/L

(注意:血浆淀粉酶浓度不是标准之一)

每项阳性标准的死亡率:

- 阳性标准的数量及其死亡率:
- 0~2:死亡率<5%
- 3~4:死亡率20%
- 5~6:死亡率40%
- 7~8:死亡率100%

并发症

约有25%的急性胰腺炎的患者会伴有严重的并发症。严重的急性胰腺炎患者在病程的早期可能发生休克,这是一个主要的致命因素。胰腺周围的空间积聚大量的液体,出血和血管顺应性下降会导致低血压的发生。动脉低氧血症常在病程的早期出现,有20%的患者发生急性呼吸窘迫综合征。25%的患者发生肾衰并且预后较差。弥散性血管内凝血会导致胃肠道出血和凝血障碍。胰腺感染是一种严重的并发症,死亡率达50%以上。

治疗

大量输液是十分必要的(多达10 L晶体液),因为即使是轻型的急性胰腺炎患者也会伴有血容量的显著下降。如果伴有明显的出血或白蛋白丢失,那么血制品的替代治疗是必要的。进食可能影响到胰腺或者伴有肠梗阻时应该禁食。为了抑制胰腺的分泌可以采取胃肠减压或给予H_2受体拮抗剂,胃肠减压仅适用于治疗持续呕吐或肠梗阻患者。静脉给予阿片类药物对于控制剧烈的疼痛是必要的。坏死性胰腺炎的患者应该进行预防性的抗生素治疗。为了降低发生胆管炎的风险,在症状出现后的24~72小时可以进行内镜下取出导致梗阻的胆石。如果估计患者的病程较长则需要进行胃肠外营养。

慢性胰腺炎

慢性胰腺炎的发病率很难去估计,因为其有可能没有任何临床表现或者是将腹痛归咎于其他病因。慢性胰腺炎的特征是将会导致胰腺的不可逆性损伤。

病因学

慢性胰腺炎最常见的病因是长期饮酒,占患者的80%~90%,高蛋白饮食是长期饮酒患者发生胰腺炎的诱因。慢性胰腺炎的第二种常见发病形式是自发性的慢性胰腺炎,慢性胰腺炎有时与囊性纤维化或者甲旁亢(高钙血症)具有相关性,或者是一种常染色体显性遗传病。

症状和体征

慢性胰腺炎最常见的特征性表现是向背部放射的上腹部疼痛、餐后痛,但有10%~30%的患者不会有疼痛的表现。当有90%以上的胰腺受到损害时会出现脂肪泻,甚至会有糖尿病的表现,但酸中毒并不常见。大多数长期饮酒的胰腺炎患者会伴有胰腺的钙化。

诊断

慢性胰腺炎的诊断可能是在长期饮酒和胰腺钙化病史的基础上进行的。慢性胰腺炎的患者常表现有消瘦,血清淀粉酶浓度常是正常的。一旦酶进入到十二指肠,十二指肠的外分泌将会减少到正常水平的10%~20%。蛋白质和脂肪消化异常也可作为诊断依据。腹平片可能显示出胰腺的钙化。超声检查有助于判断胰腺是否肿大或者识别是否有充满液体的假性囊肿的存在。CT检查会显示出胰管扩张和胰腺大小的改变。逆行胰胆管镜检查是诊断慢性胰腺炎早期胰管改变的最灵敏的检查方法。

治疗

慢性胰腺炎的治疗包括以下几个方面:控制疼痛、吸收障碍和糖尿病。为了保证足够的镇痛作用可能需要应用阿片类药物,部分患者可以考虑进行神经阻滞。对于药物治疗无效的患者可以进行外科引流手术(胰管空肠吻合术)或在内镜下放置支架并且取出结石。为了能消化脂肪,应补充脂酶。

吸收障碍和消化障碍

脂肪吸收受损(脂肪泻)反映出营养物质的吸收障碍,在脂肪泻出现的情况下其他物质(铁、钙、胆汁

酸盐、必需氨基酸、糖类)可能只是选择性的吸收障碍。脂肪泻主要见于小肠疾病、肝胆疾病或胰腺的外分泌不足。小肠疾病的患者可能会出现低蛋白血症,这可能是由于蛋白质从病变的小肠黏膜丢失所致。脂溶性维生素缺乏(维生素A、D、E、K)、低钙血症和低镁血症可能是肝胆疾病患者的表现。

麸质-敏感性肠病

麸质-敏感性肠病是一种小肠吸收障碍所导致的疾病,临床表现有体重下降、腹痛和疲劳,治疗方法是从饮食中去除麸质成分(小麦、黑麦、大麦)。

小肠切除

过长的小肠切除(肠系膜缺血、肠扭转、克罗恩病)术后,如果剩余的小肠吸收表面减少到临界水平以下,则有可能导致吸收障碍。短肠综合征的临床表现为腹泻、脂肪泻、微量元素缺乏和电解质紊乱(低钠血症、低钾血症)。如果多种营养物质均不能被吸收则需要进行全胃肠外营养。

胃肠道出血

消化道出血(表12-9)主要来自上消化道(消化性溃疡),消化道出血是常见的入院原因。下消化道出血(肠憩室病)占所有消化道出血的10%~20%,主要发生在老年人。

上消化道出血

急性上消化道出血的患者,如果失血量超过全部血容量的25%(成年人约1500 mL),可能出现低血压和心动过速。大多数急性血容量减少(血压下降10~20 mmHg会出现直立性低血压和反射性心率加快),患者红细胞压积小于30%。在急性出血的早期,红细胞压积可能是正常的,因为没有足够的时间去平衡血浆容量。黑便通常是盲肠以上部位出血的表现。血尿素氮的浓度通常大于40 mg/dL,伴有食管静脉曲张破裂出血、恶性疾病或合并有其他疾病,入院后再次出血的老年人死亡率高达30%以上。导致这些患者死亡的常见原因是多个脏器衰竭而不是出血。对于急性上消化道出血的患者,在其血流动力学稳定之后可以进行内镜检查从而作出判断。

伴有出血的消化性溃疡患者,当有肉眼可见的活

表 12-9	上、下消化道出血的病因
病因	发病率(%)
上消化道出血	
消化性溃疡	
十二指肠溃疡	36
胃溃疡	24
黏膜腐蚀性疾病	
胃炎	6
食管炎	6
食管静脉曲张	6
Mallory-Weiss 撕裂伤	3
恶性疾病	2
下消化道出血	
结肠憩室病	42
结肠恶性疾病	9
缺血性结肠炎	9
病因不明的急性结肠炎	5
痔	5

Adapted from Young HS: Gastrointestinal bleeding. Sci Am Med 1998;1–10.

动性出血时可进行内镜下止血(温热疗法、注射肾上腺素或是硬化剂)。接受抗凝剂治疗的患者可以安全的进行内镜下止血。进行内镜下止血的患者,穿孔的发生率大约为0.5%。内镜下结扎止血和硬化疗法的效果相近。对于食管静脉曲张破裂出血的患者,内镜止血或硬化治疗无效时可以进行肝内门体循环分流,但是分流可能会导致脑病的加重和肝脏缺血。外科手术可以用于非静脉曲张性的上消化道出血(巨大溃疡、弥漫性出血性胃炎)患者,当患者接受了最佳的支持治疗仍继续出血或内镜止血无效时即可进行外科手术。

下消化道出血

下消化道出血(结肠)通常发生在老年患者,并且以突发的大量鲜血和血凝块为特点。与上消化道出血相比,下消化道出血患者的BUN水平并没有显著上升。

一旦患者的血流动力学达到稳定以后,则需要进行乙状结肠镜检查以排除肛门直肠的病变。乙状结肠镜检查必须在聚乙烯二醇进行催泻之后才能进行。如果出血一直持续,可以尝试进行血管造影和栓化疗法。高达15%的下消化道出血患者需要外科手段的干

预来控制出血。

隐性胃肠道出血

隐性的胃肠道出血可能表现为原因不明的缺铁性贫血或粪便潜血试验间歇性的阳性反应。隐性胃肠道出血最常见的原因包括消化性溃疡病和结肠赘生物的形成。出血部位可以通过胃镜或结肠镜检查来进行定位，其他的检查方法包括红细胞示踪检查和血管造影。

憩室病和憩室炎

结肠憩室和疝最常发生于低纤维饮食的人。一个或多个憩室伴发炎症的最好发部位是乙状结肠和降结肠。轻微的憩室炎表现为发热、下腹部疼痛和触痛。恶心、呕吐、便秘、腹泻、排尿困难、心动过速和白细胞计数增多伴左移等症状也可能出现。右半结肠的憩室炎通常很难与阑尾炎进行鉴别诊断。严重的憩室炎的特征性表现是形成憩室脓肿，同时有可能破裂而导致化脓性腹膜炎，最常见的是乙状结肠膀胱瘘。腹部CT是对可疑性憩室炎进行早期评估的最有效方法。

对于可以进食的患者可以给以7~10天的口服广谱抗生素进行治疗，包括抗厌氧菌。需要入院治疗的严重憩室炎患者可以给予静脉输液、胃肠休息、广谱抗生素以及镇痛治疗。如果进行了充分的治疗，患者的症状在48小时内仍未得到缓解，则有可能会出现并发症需要进一步的治疗。急性憩室炎的外科治疗是将病变结肠切除。尽管用抗胆碱酯酶药拮抗非去极化肌松药会增加胃肠道的压力，但是并没有证据表明其存在增加结肠缝线裂开的风险(图12-1)。

阑尾炎

发病率和流行病学

急性阑尾炎的高发病率人群是20~30岁的青年人，儿童和老年人较少发病，但是婴儿和老年人阑尾炎患者常发生穿孔并且死亡率高。在欧洲和美国，阑尾炎的死亡率从1941年的8.1/100 000下降到1970年的不足1/100 000。在经济不发达的国家尤其是在非洲和低收入群体中，阑尾炎的总体发病率是较低的。

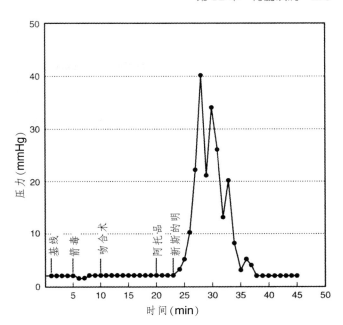

图12-1　对麻醉状态下的狗进行结肠切除术和标准的双层吻合术，然后监测肠腔压力。没有证据表明新斯的明引起的肠腔压力上升会导致小肠吻合后的伤口破裂。(Adapted from Yellin YE, Newman J, Donovan AJ: Neostigmine-induced hyperperistalsis: Effects of security of colonic anastomoses. Arch Surg 1973;106:779–781.)

病理形成

肠腔梗阻仅见于30%~40%的病例，大多数患者最初会有黏膜溃疡形成。如果出现梗阻，最常见的诱因是粪石。病毒感染导致的淋巴结肿大、浓缩钡、蠕虫(蛲虫、蛔虫)和肿瘤(类癌、恶性肿瘤)也可能使肠腔梗阻。肠腔内的细菌增殖并且侵入到阑尾壁使肠腔的压力增高导致静脉充血肿胀、动脉受压，最后可能发生坏疽和穿孔。如果病程较长，邻近的器官如回肠、盲肠和网膜可能与阑尾黏连形成局部脓肿，但这种情况不常发生，相反如果病程发展较快，则可能在未形成脓肿之前就导致血管损伤并向腹膜形成穿孔。

临床表现

病史和一系列的临床症状对于阑尾炎的诊断是十分重要的。最初的症状通常都是轻微的腹痛(内脏痛)伴有痛性疼挛，这可能是阑尾腔收缩或是扩张所导致的。疼痛通常会固定于脐周和上腹部，伴有里急后重和排气。随着炎症发展到腹膜表面，疼痛将会持续存在并且更加剧烈，体位改变和咳嗽会使疼痛加重，最后固定于右下腹。经常出现食欲减退、恶心、呕吐的发生率为50%~60%。如果阑尾与膀胱毗邻,则可能出现尿频或是排尿困难。体温通常是正常的或是稍微升高(37.2 ℃~38 ℃),超过38 ℃常提示有穿孔。在症状出现的24小时内很少发生穿孔,48小时之后穿孔的发生率高达80%。白细胞增多达10 000~18 000/μL(并伴有左移)是较常见的,但没有白细胞增多并不能排除急性阑尾炎的可能性。白细胞超过20 000/μL提示可能存在穿孔。2岁以下的婴儿穿孔和全腹膜炎的发生率达70%~80%。老年人的疼痛与触痛经常不同时出现,从而导致诊断的延迟,70岁以上的老年患者穿孔发生率达30%。孕妇发生阑尾炎的概率是1/1000,阑尾炎是孕妇最常见的需要子宫外腹部外科手术的病因。

阑尾炎的鉴别诊断,见表12-10。

治疗

一旦患者做好准备应尽早进行阑尾切除术。唯一不能进行外科手术的情况是,在症状出现后的3~5天发现有可触及的肿块。不适合进行手术的患者应该给予广谱抗生素、补液和休息,通常肿块和症状会在1周内消失,间隔3个月之后应该可以安全的进行阑尾切除术。

腹膜炎

腹膜炎是一种腹膜的炎症性疾病(表12-11),腹膜炎可能是局部的或是弥漫性的、急性或是慢性、感染性或无菌性的病理过程。急性腹膜炎最常见的形式是感染性的并且常与内脏穿孔有关(称为继发性腹膜炎)。当尚未发现细菌来源时,感染性的腹膜炎则称为原发性或自发性腹膜炎。

病因学

内脏穿孔、腹壁的穿透性损伤或者是外源性的物质的置入并发生感染(如慢性腹膜透析的导管),

这些感染性因素均可累及腹腔。如果没有免疫抑制,自主防卫反应可以清除小的感染病灶。表12-11是最常见的导致腹膜感染细菌的病因。细菌性腹膜炎也可以发生在无明显的腹膜细菌感染的情况下(原发性或自发性细菌性腹膜炎),这种情况常发生在腹水和肝硬化的患者,通常腹水患者的腹水蛋白浓度较低(<1 g/L)。自发性细菌性腹膜炎以腹腔内积液自发感染为特点。当腹水中多核白细胞计数超过250/mm³时即可诊断为自发性细菌性腹膜炎。当对腹水进行细菌培养,细菌呈阳性、中性粒细胞计数少于250/mm³可以诊断为细菌性腹水。自发性细菌性腹膜炎的发生仅次于来自肠腔的细菌移植到局部淋巴结导致继发性菌血症和腹水感染所引起的腹膜炎。

无菌性腹膜炎可能是由于各种生理性液体(胃液、胆汁、胰酶、血、尿)的异常外漏对腹膜刺激或者是腹膜内的外源性物质(外科海绵、器械、外科手套表面的淀粉)所导致的,或是一些系统性疾病如红斑狼疮、卟啉尿或者是家族性地中海发热等的并发症。

临床特点

腹膜炎最主要的临床表现是急性腹痛、触痛常伴有发热。全腹膜炎和炎症的扩散有关,并且呈弥漫性的触痛和反跳痛。局限性或者全腹膜炎常伴有腹壁的强直、肠鸣音消失,心动过速、低血压以及脱水等表现也是常见的。实验室检查常发现白细胞增多和酸中毒。当有腹水存在时,诊断性的穿刺是必要的,以进行细胞计数(腹膜炎中性粒细胞计数>250)、蛋白质和乳酸脱氢酶水平的监测和腹水培养。对于老年人和免疫抑制的患者,腹膜刺激征可能较难发现。

治疗和预后

治疗包括补水、纠正电解质紊乱、抗生素的应用和外科治疗。对于无其他疾病的患者来说,非全腹膜

表 12-10	阑尾炎的鉴别诊断	
肠系膜淋巴结炎	肾结石	盆腔炎症性疾病
囊状卵泡破裂	急性胆囊炎	黄体囊肿
急性胰腺炎	急性胃肠炎	绞窄性肠梗阻
穿孔性溃疡	急性憩室炎	非器质性疾病

表 12-11	腹膜炎的病因
肠穿孔	
创伤、医源性、内镜穿孔、缺血、吻合口瘘、导管穿孔、吞下异物、炎症性肠病、血管的、栓子、绞窄疝、肠扭转、肠套叠	
其他器官	
胰腺炎、胆囊炎、输卵管炎、活检后胆汁外漏、膀胱破裂	
腹膜损伤	
腹膜透析、腹腔内化疗、术后异物、渗透性瘘管、创伤	

炎的死亡率小于10%。当腹膜炎持续超过48小时以上，对于合并有其他疾病的老年人，其死亡率可达40%以上。

急性结肠假性梗阻

急性结肠假性梗阻是以结肠在没有机械性梗阻的情况下强烈扩张为特点的临床综合征。这种疾病的特点是有效的结肠蠕动消失，从而导致邻近的结肠扩张。该综合征常见于因其他原因入院的患者或是非胃肠手术后的患者，如果没有给以及时的处理，大范围的结肠扩张可能导致右半结肠的缺血和盲肠穿孔。目前的假说认为远端结肠与脾曲的传入神经不平衡，即交感神经过度兴奋而副交感神经兴奋性降低，从而导致远端结肠的强制收缩和功能性梗阻。腹平片显示近端结肠的扩张伴有直肠乙状结肠积气，则高度提示急性结肠假性梗阻的可能性。对于盲肠的直径小于14 cm的患者可进行保守治疗，包括纠正电解质紊乱、避免使用麻醉药和抗胆碱药、补水、灌肠、活动以及放置胃管。70%的患者在发病2天内进行保守治疗均可好转，这说明在48小时内进行保守治疗是必要的。然而，经过48小时保守治疗无效的患者则应该考虑实施积极的干预治疗，即在保守治疗的前提下同时静脉输注胆碱酯酶抑制剂新斯的明。静脉给予2~2.5 mg的新斯的明，3~5分钟可以使80%~90%患者的结肠内压力下降。因为新斯的明的主要副作用是心动过缓，所以应该对应用该药物的所有患者进行心电监护。减压性结肠镜检查可以作为二线的治疗方法，约40%的患者需要进行多次结肠镜检查。对于检查发现有结肠缺血或者是结肠镜减压无效的患者，进行外科手术切除或是钻孔减压是必要的，尽管外科治疗会有30%~50%的死亡率。

要　点

- 抗反流机制是由LES、膈肌角和位于膈肌孔以下的胃食管连接部的解剖结构组成的。
- 导致胃食管反流的因素包括尿急、气道问题、麻醉深度不足、截石位、自主性神经病、胰岛素依赖型糖尿病、妊娠、情绪低落、病情加重，同时肥胖会增加腹内压。
- 胃食管反流病患者发生误吸而未被发现时，可能会出现支气管哮喘。
- 大部分食管裂孔疝的患者并没有反流性食管炎的症状，这也说明了保持LES结构完整的重要性。
- 食管憩室的患者可能会有口臭以及唾液和若干天前食物残渣混合物的反流。

- 当创伤伴有休克、脓毒症、呼吸衰竭、出血、需要大于6个单位的输血以及多个器官损伤时，急性应激性胃炎则常发生。
- 西咪替丁和雷尼替丁可与肝脏的细胞色素P450相结合，而法莫替丁和尼扎替丁不能与其结合。因此，如果长期使用华法林、苯妥英和茶碱等药物应该注意监测。
- 类癌患者可能会出现心脏表现并且是因为心内膜的纤维化，主要发生在右心。左心的损伤主要是因为肺动脉或是由于心内的右向左分流引起的。肺动脉狭窄通常是主要表现，而三尖瓣常有关闭不全从而导致反流。

（王艳平 译　于泳浩 校）

参 考 文 献

Aitkenhead AR: Anaesthesia and bowel surgery. Br J Anaesth 1984;56:95–101.

Cortinez FLI: Refractory hypotension during carcinoid resection surgery. Anaesthesia 2000;55:505.

Dierdorf SF: Carcinoid tumor and carcinoid syndrome. Curr Opin Anaesthesiol 2003;16:343.

Hunter AR: Colorectal surgery for cancer: The anaesthetist's contribution? Br J Anaesth 1986;58:825–826.

Kasper DL, Fauci AS, Longo DL (eds): Harrison's Principles of Internal Medicine, 16th ed. New York, McGraw-Hill, 2005.

Mulholland MW, Lillemoe KD, Doherty GM. Greenfield's Surgery: Scientific Principles and Practice. Philadelphia, Lippincott Williams & Wilkins, 2006.

Ng A, Smith G: Gastroesophageal reflux and aspiration of gastric contents in anesthetic practice. Anesth Analg 2001;93:494–513.

Redmond MC: Perianesthesia care of the patient with gastroesophageal reflux disease. J Perianesthesia Nurs 2003;18:535–544; quiz 345-347.

Sontag SJ, O'Connell S, Khandewal S, et al: Most asthmatics have gastroesophageal reflux with or without bronchodilator therapy. Gastroenterology 1990;99:613.

Steinberg W, Tenner S: Acute pancreatitis. N Engl J Med 1994;330:1198–1210.

Young HS: Diseases of the pancreas. Sci Am Med 1997;1–16.

Young HS: Gastrointestinal bleeding. Sci Am Med 1998;1–10.

第13章 营养性疾病和先天性代谢紊乱

Hossam Tantawy

患者合并营养紊乱或先天性代谢紊乱将会明显影响麻醉管理(表13-1)。本章关注于最常见营养性疾病的病生理学及相关麻醉所涉及问题,并就先天性代谢紊乱的临床麻醉实施进行回顾和讨论。

肥胖症

1999 年国家卫生和营养检查调查 (NHANES 1999)发现,美国20岁以上的成年人中34%超重,其中27%为肥胖, 这较此前1967~1980年报道的肥胖症15%的发病率增长了约100%。超重的定义为体重指数(Body Mass Index,BMI)为 $25 \sim 29.9$ kg/m², 而BMI ≥ 30 kg/m²则定义为肥胖。肥胖症(体重超过理想体重20%以上)是一种能量平衡紊乱,与发病率和死亡率的增长以及一系列内外科疾病相关(表13-2和表13-3)。当BMI高于28时,与之相关的中风、缺血性心脏病及糖尿病的发病率增高,危险性是普通人群的3~4倍。机体脂肪的中心分布与外周分布相比,可导致更高的发病率和死亡率风险,而且可能是比绝对机体脂肪量(见脂肪储存)更佳的评价发病率风险的指标。

发病机制

肥胖症是一种复杂得多因素性疾病(脂肪贮存机制、遗传、心理学等),但大多数仅仅是因为长期的纯

表 13-1	营养失调与先天性代谢紊乱
营养失调	
肥胖症	
营养不良	
神经性厌食症	
神经性贪食症	
贪吃症	
维生素失衡紊乱	
先天性代谢紊乱	
卟啉症	
痛风	
假痛风	
高脂血症	
糖代谢紊乱	
氨基酸代谢紊乱	
黏多糖增多症	
神经节苷脂沉积症	

表 13-2	与肥胖症相关的内外科情况
器官系统	**不良效果**
呼吸系统	阻塞性睡眠呼吸暂停
	肥胖症低通气综合征
	限制性肺疾病
心血管系统	体循环高血压
	心脏扩大
	充血性心力衰竭
	缺血性心脏病
	脑血管疾病
	外周血管病
	肺动脉高压
	深静脉血栓
	肺栓塞
	高胆固醇血症
	高甘油三酯血症
	猝死
内分泌系统	糖尿病
	库兴综合征
	甲状腺功能低下
胃肠道系统	食道裂孔疝
	腹股沟疝
	胆结石
	脂肪肝浸润
肌肉骨骼系统	承重关节的骨性关节炎
	后背痛
恶性肿瘤	乳房肿瘤
	前列腺肿瘤
	颈部肿瘤
	子宫肿瘤
	结肠直肠肿瘤

Adapted from Adams JP, Murphy PG: Obesity in anaesthesia and intensive care. Br J Anaesth 2000;85:91–108.

摄入能量超过纯消耗能量所致。能量消耗取决于维持整个机体功能(静息代谢率)、活动热效应以及通过食物消化、吸收和贮存产热所耗费的能量。静息代谢率约占总能量消耗的60%,久坐个体中活动热效应平均约占总能量消耗的20%, 这一比例在运动后可能增加, 运动能够使活动量增加后的静息代谢率升高达18小时。热量限制(节食)可引发一种防御机制,使热量限制过程中能量消耗降低, 导致体重下降较慢,而在增加热量摄入过程中体重增加更快。

　　在体内,潜在性化学能量贮存的主要形式是脂肪(甘油三酯),甘油三酯具有高热密度及疏水特性,可有效贮存能量,而无不良的渗透作用。在脂肪组织中,甘油三酯的量为一定时间内能量(食物)摄入与能量消耗(静息代谢和体力活动)之差的累积和。如果每天能量摄入超过能量消耗的2%,那么1年后其累积作用使体重增加约2.3 kg。尽管人们对饮食成分兴趣浓厚,但这些因素(例如:脂肪、糖类、蛋白质)不可能单独在肥胖症的发病机理中起主要作用。蛋白质和糖类能被代谢转变为脂肪, 无证据表明只改变饮食中蛋白质、糖类和脂肪的相对比例,而不减少热卡的摄入,能促使体重下降。

脂肪储存

　　过剩的热卡转化为甘油三酯储存于脂肪细胞,这种储存由脂蛋白脂酶调节,该酶的活性在身体的不同

表 13-3	体重指数的计算
体重指数(BMI)=体重(kg)/$[$身高$(m)]^2$	
例如:一位体重150 kg,身高1.8 m的男性,其BMI为47(较上述理想体重多100%),而相似的一位体重80 kg患者,其BMI为25。	

部位有所不同,在腹部脂肪内其活性较高,而在臀部脂肪内其活性较低。与肥胖症相关的发病率和致死率增高依赖于脂肪量及其解剖学分布。中心型或雄性脂肪分布,在男性更为多见,表现为腹部肥胖症。腹部的

脂肪堆积较外周或女性的脂肪分布(髋部、臀部、大腿)代谢更为活跃,因此与较高的代谢并发症(高脂血症、葡萄糖耐受不良、糖尿病、缺血性心脏病、充血性心力衰竭、脑卒中等)相关。例如,腰臀比大于1.0的女性或腰臀比大于0.8的男性,其缺血性心脏病、脑卒中、糖尿病及死亡的危险将增高,而与总体脂量无关,因为男性易于腹部脂肪堆积,其可被更具活性的脂蛋白脂酶分解。一般来讲,他们较女性减轻体重更容易,而女性累积脂肪于臀部。环境因素如应激及吸烟均刺激皮质醇的产生,可使过多的热卡易于沉积为腹部脂肪。

当甘油三酯沉积于脂肪细胞时,细胞开始增长直至最大,此时细胞分裂。中度肥胖症(BMI<40)可能导致脂肪细胞增大,而极度肥胖症(BMI>40)可能导致脂肪细胞增殖。

体重改变对代谢的影响

无论个体胖瘦,实验性体重改变的反应均支持身体脂肪容量是可调控的观点,意即行为本身不可能是肥胖的唯一决定因素。对瘦人及胖人而言,其每单位去脂肪体重(瘦体重)24小时能量消耗相同。尽管维持较低的体重使热量摄入充分地减少,而体重的小幅下降却使能量消耗持续性减少。因此,一位以前胖过的人较从未胖过的身体成分相同的人,维持正常体重所需的热卡约少15%。如果以前肥胖的患者回到过去的热量摄入水平,由此产生的体重增加会超过以前的体重减少,因为其能量消耗已经降低了,可能是由于骨骼肌转换化学能为机械做功的效率发生了改变所致。实际上,对减轻了体重的受试者,无论胖瘦,几乎不可避免的出现复发,减轻的体重都迅速恢复。虽然进行了饮食控制而报道其减肥失败的肥胖患者,实际上可能大大地低估了他们热量摄入的作用,而过高地估计了其体力活动的效果。

遗传因素

能量储存对生存的重要性及一定时间内以脂肪组织的形式保存能量的能力可以赋予生存优势,据此推测人类富含善于能量贮存及减少能量消耗的基因。然而,容易获取高热量食物与坐式的生活方式两者结合,使这些基因的代谢后果不佳。此外,越来越高的肥胖症患病率以及肥胖症与社会阶层的反相关,进一步证实了周围环境因素对肥胖症产生的重要性。

与肥胖相关的生理紊乱

肥胖对多器官系统具有潜在的不利作用,特别对

患者的呼吸和心血管系统尤甚(见表13-2)。肥胖引起的呼吸紊乱,包括肥胖通气不足综合征,以及对肺容量和气体交换的影响。心血管疾病是导致肥胖患者发病率和死亡率的一个主要原因,可表现为缺血性心脏病、体循环高血压和充血性心力衰竭。

病态肥胖者其活动已受限,因而即使伴有明显的呼吸和心血管的损害,也可无症状出现。劳累性呼吸困难和(或)心绞痛虽然少见,但体力活动期间可伴发。许多肥胖者愿意坐在椅子上睡觉,以避免端坐呼吸和阵发性夜间呼吸困难的症状,有这种睡眠方式病史的患者,应高度关注其心血管状态。

阻塞性睡眠呼吸暂停

在睡眠实验室中用多导睡眠描记法可确诊阻塞性睡眠呼吸暂停(在睡眠中观察到呼吸暂停发作可以确定)。阻塞性睡眠呼吸暂停的定义为气流停止时间大于10秒,而其特点为睡眠期间出现频繁的呼吸暂停或低通气。低通气的定义为气流降低到某一规定的基线百分比以下,并可同时存在一定程度的氧合血红蛋白去饱和作用。阻塞性睡眠呼吸暂停的严重程度可通过平均每小时出现的事件次数来判定,若每小时出现5次以上,应考虑为睡眠呼吸暂停综合征。气道梗阻常常表现为打鼾、因夜间睡眠中断反复发作导致的日间催眠状态以及生理学的变化,包括动脉低氧血症、高碳酸血症、红细胞增多症、体循环高血压、肺动脉高压和右心衰竭。该综合征存在于2%~4%的中年人中,尤其是男性。据估测,5%的肥胖者会发生阻塞性睡眠呼吸暂停。对肥胖者而言,其颈部及咽部组织中较多的脂肪组织使气道易于狭窄,导致睡眠性呼吸暂停;而非肥胖患者发生阻塞性睡眠呼吸暂停的原因常常是伴有扁桃体肥大或颅面骨骼的异常(颌后缩),从而导致睡眠期间气道狭窄或闭合。

发病机理　当咽喉部气道塌陷时会发生呼吸暂停,咽部的开放依赖于扩张肌的作用,它可防止上呼吸道塌陷,睡眠期间这种咽部肌肉张力降低,很多个体出现明显的气道狭窄,导致湍流和打鼾。即使施行浅全身麻醉复合镇静,也能使许多肥胖患者狭窄的上呼吸道产生梗阻。阻塞性睡眠呼吸暂停的患者,麻醉药对咽部肌张力会产生抑制作用。对无阻塞性睡眠呼吸暂停的患者,虽然目前使用相对短效的麻醉药物,但术后12~24小时仍可存在一些残余的呼吸抑制作用。吸气做功的增加及对动脉内低氧血症和高碳酸血症的反应可导致觉醒,觉醒使上呼吸道张力依次恢

复,而后患者又入睡,就这样该过程不断循环反复。

危险因素　易于出现阻塞性睡眠呼吸暂停的主要因素为男性、中年人以及肥胖(BMI≥30),其他因素如晚间饮酒或药物造成的睡眠等也混杂其中。例如,除生理睡眠外,药物,特别是酒精,可以降低咽部肌张力。间断性睡眠是日间催眠状态的最可能解释,而注意力不集中、记忆力问题、机动车交通事故等均与日间催眠状态有关。此外,患者可主诉因夜间二氧化碳潴留及脑血管扩张所致的早晨头痛。

治疗　对临床上明显的阻塞性睡眠呼吸暂停,首选经鼻罩正压通气进行治疗。睡眠期间维持患者上呼吸道开放所需的正压水平需经睡眠实验室测定,患者通过正压通气治疗而表现为神经精神功能的改善及日间催眠状态的减少。轻度睡眠呼吸暂停的患者,不能耐受正压通气,夜间经口放置专门设计的使舌头保持前位或使下颌骨前移的矫治器来扩大气道,对患者更为有利。对大多数严重阻塞性睡眠呼吸暂停的患者,药物治疗(普罗替林、氟西汀)尚未显示出确切效果。对出现过严重的动脉氧去饱和的患者可考虑进行夜间氧气疗法。

阻塞性睡眠呼吸暂停的外科治疗包括气管造口术(重度呼吸暂停而不耐受正压通气的患者)、腭部手术(激光辅助悬雍垂腭咽成形术,虽然这一方法的效果目前仍有质疑)、提高睡眠期间上呼吸道开放性的上颌面外科手术(颏舌前移术)。有明显的颅面骨畸形,或曾行颏舌前移术不成功的阻塞性睡眠呼吸暂停患者,无论接受过还是未接受过悬雍垂腭咽成形术,施行上下颌前移术都有利于患者。

麻醉管理　有阻塞性睡眠呼吸暂停病史的患者,其麻醉管理有明显的风险。这些患者对所有的中枢神经系统抑制药物可能都十分敏感,即使使用这些药物的最小剂量,他们也可能出现上呼吸道梗阻或呼吸暂停。因此,术前若使用镇静药,包括苯二氮䓬类及阿片类,必须谨慎给予。

麻醉诱导和维持　易于导致直接喉镜检查时声门开放暴露困难的上呼吸道异常(解剖空间减少以适应舌头的前移)也易诱发阻塞性睡眠呼吸暂停。清醒时,这些患者通过增大头颈部的角度、增加下颌骨与颈椎间的空间、伸延舌部及颈部软组织而表现出适应气道解剖学的代偿作用。当这些患者意识消失而麻醉时,这种体位代偿作用便丧失。实际上,伴有阻塞性睡眠呼吸暂停的患者,气管插管困难是一个预料之中的

问题。

当选择术中麻醉用药计划时,短效吸入麻醉药(七氟烷、地氟烷、氧化亚氮)是首选药。但应注意,肥胖从两方面增加这些药物的摄取。较大的脂肪负荷直接增加总体脂肪的血流量,因此药物被脂肪团摄取增多;肥胖也可以通过组织间的弥散(如腹内脂肪和肌肉间脂肪)增加脂肪表面的可进入性,这也导致药物吸收增多。对于合并肺动脉高压病史者,应避免使用氧化亚氮。神经肌肉阻滞剂大多常选择具有迅速自然恢复特点的药物。条件许可时,也常选用区域麻醉方法,经导管提供连续麻醉。建议围术期对呼吸暂停、动脉氧去饱和及心律失常进行监测,直到患者上呼吸道反射及意识充分恢复,并处于监测范围控制之下时方能考虑进行气管拔管。

术后管理　有阻塞性睡眠呼吸暂停病史的患者,其术后期间发生动脉低氧血症的危险增加,动脉低氧血症在术后早期(第一个24小时)及后期(术后2~5天)均可出现,早期低氧血症可能是术中使用阿片药物或术后镇痛治疗使用阿片药物所致。坐位是一种有利于改善动脉氧合作用的术后体位,对病态肥胖者而言更是如此。术后期间常规使用氧气尚有争论,因为给氧使动脉低氧血症产生的唤醒效果延迟,因而可增加呼吸暂停的持续时间。因此,只在脉搏血氧仪显示动脉氧去饱和时才给予补充供氧,可能会更好。

对阻塞性睡眠呼吸暂停患者的术后疼痛处进行管理时,一定要考虑到这些患者对阿片类药物的呼吸抑制作用十分敏感,即使是作用于轴索的阿片类药物也可引起意想不到的通气抑制。区域麻醉时,呼吸暂停及动脉低氧血症的发生率较低,这为术后镇痛提供了一种较好的方法,非类固醇类抗炎药物具有一定的镇痛作用,对这类患者是有效的药物。

专科手术　用来治疗阻塞性睡眠呼吸暂停患者的上呼吸道外科手术,尤其是针对多个气道阻塞位置需要多种操作同时进行的情况下,可能需要涉及几种手术共同参与。此时,常选择使用全身麻醉药及肌肉松弛药。外科医师需要完全占用患者的头部,这会影响麻醉剂输送系统的特性。任何涉及到舌基底部的手术,术前必须行气管造口术,对于明显肥胖而短颈的患者,施行气管造口术可能极为困难,下颌骨及上下颌的手术常使用带套囊的经鼻气管插管以容许阻塞口腔(颌间固定)。经过大范围矫形手术的患者,术后应进行一系列监护,包括补充供氧、适当的镇痛及脉

搏血氧监测。

施行悬雍垂腭咽成形术,患者采用头部轻度抬高的仰卧位以加快静脉回流。由于麻醉药的残余作用或手术引起上呼吸道水肿,术后早期上呼吸道梗阻可能加重,气管拔管后可即刻出现急性上呼吸道梗阻。气管拔管后可以放置鼻咽通气道以便于保持气道开放,并可加用连续气道正压通气及补充供氧。术后镇痛大多推荐使用非甾体抗炎药物。术后24~48小时应评估和监测通气情况。

肥胖通气不足综合征

肥胖通气不足综合征是长期阻塞性睡眠呼吸暂停的结果。阻塞性睡眠呼吸暂停最初限于夜间睡眠,而清醒时呼吸性酸中毒得到纠正。随着肥胖通气不足综合征的进展,有证据表明夜间呼吸的控制发生改变,表现为出现中枢性呼吸暂停(无呼吸努力的呼吸暂停)。这些夜间发作的中枢性窒息反映了呼吸中枢对夜间高碳酸血症逐渐不敏感。最终,肥胖通气不足综合征发展为匹克威克综合征,其特征为肥胖、白天嗜睡、动脉低氧血症、红细胞增多症、高碳酸血症、呼吸性酸中毒、肺动脉高压及右心室衰竭。

肺系统紊乱

肺容量 因为胸廓及腹部重量的增加,肥胖引起限制性通气障碍,其体重的增加阻碍了膈膜的运动,特别在仰卧位下。这种过多的重量和并发的膈肌僵直导致功能残气量(FRC)、补呼气量和总肺活量下降。随着BMI增加,FRC呈指数下降,FRC可降低到小气道出现闭合而引起通气/灌注失调、右向左分流及动脉低氧血症。肥胖患者麻醉后FRC减少50%,相比之下,不肥胖的患者其FRC只减少20%,故而施行全身麻醉时应注意这些改变(图13-1)。在此种情况下,使用呼气末正压通气以改善FRC和动脉氧合作用,但需消耗心排出量及氧输送。

FRC的降低削弱肥胖患者耐受呼吸暂停时间的能力,如直接喉镜行气管插管期间。尽管已预先吸氧,但肥胖者麻醉诱导后可能会出现动脉氧去饱和。这反映出因FRC减少,其氧储备降低,而氧耗增加。

气体交换 病态肥胖者通常只有适度的动脉氧合作用减低和肺泡/动脉氧差增大,推测为通气/灌注失调所致。然而,麻醉诱导时动脉氧合作用可能明显降低,需要增加供氧浓度以维持适当的PaO_2。与PaO_2可能降低不同,肥胖患者$PaCO_2$和对二氧化碳的通气反应仍维持在正常范围内,反映出二氧化碳的高度弥散能

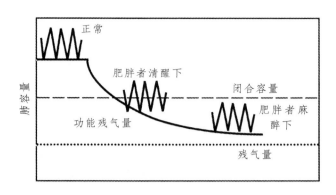

图 13-1 重度肥胖对功能残气量(FRC)的影响。麻醉及肥胖与FRC降低有关,可导致小气道闭合、通气/灌注失调及动脉氧和作用受损。(Adapted from Adams JP, Murphy PG: Obesity in anaesthesia and intensive care. Br J Anaesth 2000;85:91–108.)

力及良好的解离曲线特性。

肺顺应性与阻力 BMI增加与呼吸的顺应性及阻力降低呈指数相关。肺顺应性的这种降低体现了在胸壁及其周围脂肪组织的蓄积和肺动脉血容量增多的影响。肺顺应性的降低与FRC的减少和气体交换的受损有关。肺顺应性与阻力的这些变化,使呼吸形式快、浅,增加了呼吸做功,肥胖患者在仰卧位时表现得更为明显。

呼吸做功 由于过剩脂肪的代谢活动增加及支撑组织的工作负荷加大,导致肥胖患者耗氧量和二氧化碳生成量增高。正常血二氧化碳通常是由增加分钟通气量来维持,这导致呼吸的氧耗(做功)增加。肥胖患者的呼吸典型地表现为快、浅,因为这种方式使呼吸氧耗最小。

心血管问题

体循环高血压 50%~60%的肥胖患者有轻度至中度的体循环高血压。细胞外液容量增加导致血容量过多及心排出量增加是肥胖所致高血压的特点。鉴于每公斤脂肪含有3000 m血管,故而这些变化是可预见性的。据估计每增加1公斤重量的脂肪组织,心排出量会增加0.1 L/min,心脏扩大和体循环高血压更能反映出心排出量的增加。高胰岛素血症是肥胖症的特点,其通过激活交感神经系统并引起钠滞留而促进体循环高血压。去甲肾上腺素和血管紧张素Ⅱ的升高血压作用可能是抗胰岛素作用所致。

肺动脉高压在肥胖患者中常见,这更可能反映出慢性动脉低氧血症或肺动脉血容量增加(或两者并存)的影响。

缺血性心脏病 肥胖对发生缺血性心脏病似乎是一种独立的危险因素,而在脂肪中央分布型的肥胖者中更为常见。其他因素,如体循环高血压、糖尿病、高胆固醇血症等,均常见于肥胖者中,这些综合因素可能导致发生缺血性心脏病。

充血性心力衰竭 体循环高血压导致左心室向心性肥厚及渐进性左心室顺应性减低。当伴有血容量增多时,发生充血性心力衰竭的风险增高(图13-2)。肥胖者中常见心外膜脂肪增多,但心肌脂肪浸润少见,而且与充血性心力衰竭无关。肥胖患者可因动脉低氧血症、高碳酸血症、缺血性心脏病、肥胖性低通气综合征和心脏传导系统脂肪浸润等而发生心律失常。肥胖患者超声心动图常显示左心室肥厚,肥胖引起的心肌病与血容量过多和心排出量增加有关(见图13-2)。众所周知,肥胖症持续时间越长,心室肥厚及机能障碍越严重。此外,肥胖使心血管系统的需求增加,降低了心血管系统的储备并限制了运动耐量。

病态肥胖患者耐受运动差,通过增快心率而非增加每搏输出量或射血分数来完成任何心排出量的增加。同样,从坐位到仰卧位的体位变化伴随着心排出量、肺毛细血管楔压、肺动脉平均压的增加,同时伴有心率及体循环血管阻力的降低。

胃肠与代谢紊乱

胃排空 因为腹内压增高、胃排空延迟及食道裂孔疝的发生率增高,肥胖患者误吸及发生吸入性肺炎的危险性增高,这一看法受到质疑。实际上,无论坐位或仰卧位,对于没有胃食管反流症状的肥胖患者,胃和胃食管连接部的阻抗度与非肥胖者相似。此外,虽然肥胖者的胃容量较大,但这些受试者较非肥胖受试者胃排空速度更快。然而,因为胃容积较大,肥胖个体中的胃残留量较多。

糖尿病 肥胖患者葡萄糖耐量曲线常常出现异常,而糖尿病的发病率增高数倍。该现象说明了脂肪组织增多时外周组织对胰岛素效应的抵抗,肥胖确实是发生非胰岛素依赖性糖尿病(NIDDM)的一个重要危险因素。对伴有NIDDM的肥胖患者,围术期对外科手术的分解代谢反应必需使用外源性的胰岛素。

肝胆管疾病 肥胖患者常见肝功能试验异常和脂肪肝浸润,尽管有证据表明挥发性麻醉剂在肥胖患者中发生较大程度的脱氟,但尚无迹象显示麻醉引起较大的肝功能异常。肥胖患者发生胆囊及胆管疾病的危险增加3倍,可能为胆固醇代谢异常所致。

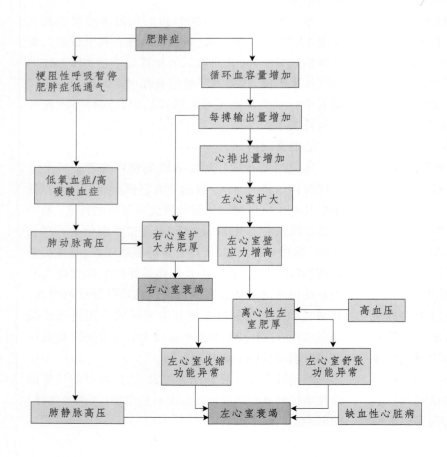

图 13-2 肥胖引起的心肌病及其与充血性心力衰竭、体循环高血压和缺血性心脏病的关系。(Adapted from Adams JP, Murphy PG: Obesity in anaesthesia and intensive care. Br J Anaesth 2000;85:91–108.)

血栓栓塞性疾病

接受外科手术的肥胖患者,其深部静脉血栓形成的危险大约是非肥胖者的2倍。肥胖患者出现血栓栓塞性疾病的危险增加,推测为红细胞增多症、腹压增高、运动受限导致静脉停滞以及深静脉处腹压增高的影响所致。现已提倡术后使用低分子量肝素以降低血栓栓塞性并发症。在使用这些药物时,因总体重与药物清除率相关性较好,所以目前建议按总体重计算剂量要优于按去脂体重计算剂量。

药物代谢动力学

与肥胖症相关的生理学变化可导致很多药物的分布、结合及消除发生改变。肥胖者其药物分布容积受许多因素影响,包括血容量及心排出量增加、全身含水量减少(与其他组织相比,脂肪含水较少)、药物蛋白结合改变以及所用药物的脂溶性。肥胖对药物蛋白结合的影响在任何情况下都是可变而难以预测的。虽然偶有肝功能异常,而肥胖者对药物的肝脏清除率通常不会改变。充血性心力衰竭和肝血流量减少可使高度依赖于肝脏清除的药物消除减缓。肥胖者因肾血流量及肾小球滤过率增加,其对药物的肾清除率也可增加。

难以预知肥胖对所选择注射药物的适当剂量的影响。总血容量可能增多,这使得快速静脉注射药物后所达血浆浓度趋于下降;与之相反,脂肪的血流量较低,以至于根据体重计算的剂量较高,可导致血浆浓度过高。临床上最适用的方法是根据"理想"体重(反映了去脂肪体重)计算肥胖患者所用注射药物的初始剂量,而非根据其实际体重去计算,因为根据肥胖患者的实际体重会过高地估计其去脂肪体重。然后,再根据对初始剂量的药理学反应确定后续剂量。然而,反复注射药物可导致药物的蓄积效应及延时反应,表现为药物储存于脂肪,而后当药物血浆浓度下降时,再从这个静止性的贮存场所释放出来进入体循环。需要特别注意的是,肥胖不影响药物的口服吸收。

有关挥发性麻醉剂从存储的脂肪缓慢释放,致使病态肥胖的患者全身麻醉作用恢复慢的观念是不准确的(见"麻醉的维持")。脂肪总血流量较少限制了储存的挥发性麻醉剂的传送,以至于麻醉作用恢复慢,如果这是真实的,更可能是一种中枢神经系统作用所致。总之,对于所需麻醉时间少于4小时的外科手术,胖瘦个体之间的恢复时间常相似。对特殊药物剂量吸收的影响如表13-4所示。

表 13-4	肥胖患者用药定量依据	
药物	**用药量依据**	**注释**
异丙酚	IBW 维持:TBW	稳态下全身清除率和 V_D 与 TBW 相关性较好,对过剩的脂肪和其他灌注好的器官有高度亲和力。高度的肝脏游离和结合特性与 TBW 有关
硫喷妥钠	TBW	V_D 增加,血容量、心排出量和肌肉块增加,绝对剂量增加,作用持续时间延长
咪达唑仑	TBW	中央 V_D 与体重呈线性增加,绝对剂量增加,因为要达到适当的血清浓度需要较大的初始剂量,故而镇静作用延长
琥珀酰胆碱	TBW	血浆胆碱酯酶活性与体重呈比率增加,绝对剂量增大
维库溴铵	IBW	因为 V_D 增加及肝脏清除率受损,若依照 TBW 给药,可产生恢复延迟
罗库溴铵	IBW	起效较快,作用时间较长,对肥胖受试者药代动力学及药效学无改变
阿曲库铵、顺式阿曲库铵	TBW	完全清除率、V_D 及清除半衰期无变化,因为不依赖于器官消除,每单位体重剂量不变而恢复时间不延长
芬太尼	TBW	V_D 及清除半衰期增加,其与肥胖程度呈正相关,其分布在过剩体重中与无脂肪组织中同样广泛,根据总体重使用剂量
舒芬太尼	TBW 维持:IBW	
瑞芬太尼	IBW	系统清除率和 V_D 经每公斤总体重校正——肥胖者明显较低,肥胖患者与非肥胖患者其药代动力学相似,给予药物剂量时应考虑年龄及去脂肪体重

IBW,理想体重;TBW,总体重;V_D,分布容积。

麻醉管理

麻醉诱导

麻醉诱导前必须对肥胖患者上呼吸道情况进行详细评估。根据解剖学特点,很有可能出现面罩通气困难及气管插管困难的情况,包括:肥胖面颊、颈短、舌大、腭咽部软组织过多、张口受限、颈部及下颌骨活动受限、巨大乳房等。一般认为,肥胖患者麻醉诱导期间发生肺内误吸的危险性增高,其较高的肺内误吸危险性与技术上可能存在的困难气管插管有关。用H_2-受体拮抗剂(如:西咪替丁、雷尼替丁、法莫替丁)、非颗粒性抗酸剂(如双枸橼酸钠)、质子泵抑制剂(如奥美拉唑、兰索拉唑、雷贝拉唑)进行药物治疗,可单独或同时减少胃容量及胃酸度,从而降低风险及误吸并发症。对择期手术患者,用纤维光学喉镜进行清醒气管插管是确保气道安全的最佳方法。对病态肥胖者来说,绝对肥胖及BMI增高都未显示出与有问题的气管插管具有一致相关性。但是,出现问题的气管插管与颈围增加及Mallampati评分3分或3分以上有关。

肥胖相关的较低FRC,意味着用直接喉镜检查和气管插管时可发生动脉氧合迅速下降(图13-3)。这种潜在的动脉氧去饱和的危险提示我们,在开始直接喉镜检查前使肺内氧含量达到最高,并用脉搏血氧仪连续监测动脉血氧饱和度,这一点是非常重要的。FRC减少也可导致吸入麻醉药的混合时间减少,加快肺泡内药物浓度升高的速度。

麻醉维持

体位 对于肥胖症治疗性手术的安全麻醉可能需要特殊设计的手术台或两张常规手术台拼接在一起。常规手术台对最大体重的限制约为205 kg,但是现在有些手术台能够托起455 kg的重量,同时增加宽度以适应肥胖患者的腹围。需特别注意的是要保护好受压力区,因为在该组人群中,特别是超级肥胖及所有伴有糖尿病的肥胖患者,褥疮和神经损伤更为常见。对BMI增加的患者已有臂丛神经、坐骨神经及尺神经损伤麻痹的报道。Warner等在一项回顾性研究中证明了这一点,因为在BMI超过38 kg/m²的研究组中,有29%的患者伴有尺神经病变,而对照组与之比较则只有1%。

腹腔镜检查 腹腔镜检查期间,气腹引起全身性改变。气腹最常用的气体为二氧化碳。体位,如头低脚高位,可加重气腹所致的全身性改变。气腹对静脉回流

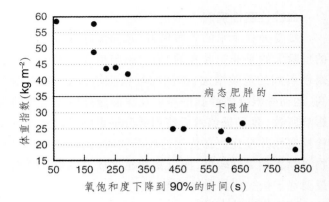

图13-3 通过体重指数量化测定,病态肥胖患者的动脉血氧饱和度下降到90%的时间更快。(Adapted from Berthoud MC, Peacock JE, Reilly CS: Effectiveness of proxygenation in morbidly obese patients. Br J Anaesth 1991;67:464–466.)

和心肌工作能力的影响取决于腹内压的高低,腹内压增高对心血管具有双相效应。当腹内压约为10 mmHg时,可能由于脏器内存留血减少,导致静脉回流增多,引起心排出量和动脉压增高。然而,血容量过低会减弱该反应。当腹内压约为20 mmHg时,出现下腔静脉受压,身体下部的静脉回流减少,心排出量随之降低。腹内压20 mmHg时,肾血管阻力增加,使肾的血流量和肾小球滤过率降低。气腹及头低脚高位均可使股静脉血流量减少,下肢血栓形成的危险性增高。二氧化碳的吸收可加重高碳酸血症及酸中毒,而过度通气与增加肺动脉压一样可抵消该反应。麻醉后行腹腔镜检查的肥胖患者,气腹前(由于左室收缩末期容积增加)和气腹期间(由于血压的显著升高)左心室收缩末期室壁张力较高。因较高的左心室收缩末期,室壁张力是心肌氧需量的一个决定因素,所以对病态肥胖的患者需要采用更有效的措施控制血压(心室后负荷)以保证最佳的心肌氧需量。

监测 一般情况下,对所有患者,手术范围与伴随的并存疾病处理应该是确定监测需要及监测范围的主要因素。就肥胖患者而言,肥胖本身并不是联合使用多种附加的测量监测(如:动脉置管、中心静脉压、肺动脉导管、超声心动图)的指征,但有些患者的心脏血管状态需要这些监测方法。在这种情况下,肥胖可能导致施行这些监测的技术难度增高。对于存在有严重心肺疾病的病态肥胖者及那些因严重的圆锥形上臂而不适于使用无创性血压袖带者,或无合适型号袖带可用者,应进行有创动脉监测。如果血压袖带

相对上臂太小,此种情况下的血压测量结果可能会错误的偏高, 所用的套囊袖带应最少环绕上臂围的75%,最好是全部。患者的静脉通路也会成为问题,而开放中心静脉通路可能是唯一可行的选择。

药物代谢动力学 肥胖患者的麻醉维持有一种最好的用药或技术方案供选择。脂肪的肝脏浸润发病率增高,提示当选择可能导致术后肝功能障碍的药物时要谨慎。肥胖患者对挥发性麻醉剂的脱氟作用增强,但尚未显示其可导致肝肾功能障碍。对肥胖患者使用某些挥发性麻醉剂后可观察到这种增强的脱氟作用,但当这些患者使用七氟烷时似乎并不伴有此种改变。肥胖患者应用地氟烷或七氟烷较应用异氟烷或丙泊酚后的苏醒更为迅速。氧化亚氮清除较快是其优点,但对肥胖患者经常需要提高供氧浓度,这可能限制了该吸入药的使用。对麻醉引起的呼吸抑制较为敏感的患者, 右旋美托咪啶可能是一种好的麻醉辅助药。在关于用右旋美托咪啶减少术后麻醉用药的个案病例报告中,一位患者手术后第一个24小时期间给予右旋美托咪啶输注,患者自己通过自控镇痛给予吗啡48 mg。24小时后停止右旋美托咪啶输注,而在此后的24小时期间,该患者通过自控镇痛需吗啡总计148 mg才能获得满意的镇痛效果。显而易见,要处理肥胖患者的疼痛,右旋美托咪啶可能是一种值得选择的药物。

腰麻及硬膜外麻醉 对肥胖患者施行腰麻和硬膜外麻醉可能存在技术上的困难,因为其骨性标志不清。肥胖患者腰麻及硬膜外麻醉的局部麻醉药需要量较非肥胖患者少20%,推测为腹内压增高引起脂肪浸润及血管充血,从而使硬膜外腔容量减少所致。因此,要可靠预测所达麻醉的感觉平面是困难的。当脂肪组织过多导致体重大大增加时,施行区域麻醉要注意减少局部麻醉药使用的初始剂量。

通气管理 因为腹膜内充气,呼吸系统的顺应性下降,而采用头高位可部分改善该顺应性。在潮气量不变的情况下,气道峰压和平台压力出现显著增高。无相关资料表明在手术室内哪一种通气模式更好;来自于重病监护室的数据不能用来扩展到手术室,因为重病监护室内使用的呼吸机不同,也不存在手术室内采用的气腹和患者体位条件。

对肥胖患者常采用大潮气量控制呼吸,以试图弥补肺功能残气量的降低。呼气末正压可改善肥胖患者的通气/灌注比值及动脉氧合作用,但其对心排出量和氧输送的不利影响却可抵消这些益处。采用压力控制通气及变换吸/呼比有助于限定气道压力。俯卧位和头低位能进一步降低肥胖患者的胸壁顺应性和PaO_2。自主呼吸的肥胖患者突然采用仰卧位能使PaO_2下降并导致心跳骤停。因此,对肥胖患者围术期进行动脉氧合及通气的监测具有更加重要的意义。

气管拔管 当肥胖患者从麻醉抑制作用中完全恢复后可考虑气管拔管。理想情况下,允许肥胖患者在头高坐位下进行恢复。有阻塞性睡眠呼吸暂停或肥胖通气不足综合征病史者,必须加强术后监测,以保证维持患者上呼吸道的通畅及适宜的氧合与通气。没有专门的研究用以指导肥胖患者气管拔管的临床操作,然而重新插管往往比第一次气管插管更为困难和紧急;使用气管导管交换器对于那些患者可能有所帮助,而且他们常对其耐受很好。

术后镇痛

阿片类药物对肥胖患者的通气抑制是一个令人担心的问题,而肌肉内给药途径并不可靠,因为其药物吸收难以预测。为了提供肥胖患者术后镇痛,常选择自控镇痛术。如果采用这一方法,患者自控镇痛所使用的阿片类药物应依据其理想体重。作用于神经轴索的阿片类药物(连续输入硬膜外的溶液含有阿片类药物和局部麻醉药)用于肥胖患者的术后镇痛是一种有效的方法。口服镇痛药作为补充,如非甾体抗炎药也越来越多地被大家选用。

术后并发症

肥胖患者的术后发病率和死亡率高于非肥胖患者,这主要是因为其先前并存疾病和气管插管期间发生误吸的风险所致。肥胖患者与条件相似的非肥胖患者相比,其伤口感染的发生率为通常的两倍。对于伴有二氧化碳潴留和经过长时间手术(特别是腹部手术)的肥胖患者,可能更需要进行术后通气支持。术后期间常采用半坐位以尽可能减少发生动脉低氧血症的可能性。阻塞性睡眠呼吸暂停及肥胖通气不足综合征的危害和风险可持续至术后多日。应密切监测动脉氧合情况,并以脉搏血氧测定和(或)PaO_2的血气分析为指征给予补充供氧。PaO_2降低最多的情况一般出现在术后的2~3天。因为呼吸做功增加、肺容量减少及通气/灌注比值失调,要停撤机械通气可能发生困难。深部静脉血栓形成及肺栓塞的可能性也增加,因此应强调术后早期活动及可能需要预防性抗凝的重要性。肥胖患者病情危急时,难以动用其储存脂肪,而趋于依赖碳水化合物。这种碳水化合物利用的增多使呼吸商增高(进一步恶化通气问题)并加速蛋白质分解。如果这些患者长时间不食入任何东西,可出现蛋白质营养不良综合征。

治疗

减肥的目的应该是降低发病率,而不是为了符合美容瘦体的标准。体重减轻5~20 kg,可相应地降低体循环血压和血浆脂质浓度,并可强化对糖尿病的控制。以增加体力活动和(或)减少热量摄入的方法来改变生活方式,必须要持续进行以支持积极的结果。用来促进热量摄入的药物包括血清素重吸收抑制剂(芬氟拉明、苯丁胺),其作用同食欲抑制剂,但对一些人也可引起难以接受的副作用(原发性肺动脉高压)。西布曲明是一种食欲抑制剂,它可抑制血清素及去甲肾上腺素的重吸收,而奥利斯特是一种脂肪酶抑制剂,作用于胃肠道而不能被吸收。

外科治疗

目前减轻体重的外科手术策略分为两类:胃容量限制和使小肠吸收不良。

腹腔镜下调节性胃囊带术和垂直遮断胃成形术是胃限制性手术的代表,它们通过手术做成一个小排出口(直径10~12 mm)的小胃囊,这使饱胀感很快出现且持续时间延长,因此减少热量的吸收。因为全部小肠的正常吸收生理功能保留完整,所以除非明显改变饮食习惯,或发生并发症如胃造口狭窄,否则很少出现营养不良。

胆胰分泌转流术(BPD),进行或未进行十二指肠转换,以及远端胃旁路术,都被认为是减少胃肠吸收的手术。这些操作一般与不同小肠长度的旁路胃容量缩减术联合。小胃囊造好后(容量200~250 mL),在回盲瓣近端250 cm处分离小肠并直接连接到胃囊,行胃回肠吻合术。保留的近端(胰胆管)与回盲瓣近端50 cm处的回肠远端侧面吻合。因此,在回肠建立了一条使营养物与消化酶混合的共同通道,其长度(一般为50~100 cm)决定了吸收减少的程度。胆胰分泌转流术很少作为首选考虑,因为小肠改道范围较大(包括全部空肠),发生与之相关的营养及代谢并发症的危险大大增加。

Roux-Y形吻合胃旁路术(RYGB)涉及容量限制和吸收障碍等因素,与胆胰分泌转流术和远端胃旁路术相比其胃容量减少得更多。Roux-Y形吻合胃旁路术操作中,外科医师一般造一个15~50 mL的近端胃囊及一个75~150 cm的Roux端,与距十二指肠悬韧带30~50 cm的空肠相连接形成肠肠吻合术。这一由胃、十二指肠远端和空肠近端形成的旁路致使营养物质吸收减少,与患者发生短肠综合征相似。这种吸收表面积的丢失使营养物、电解质和胆盐的吸收容量显著减少。

可调节性胃囊带术是欧洲、拉丁美洲、澳大利亚最常施行的肥胖症治疗手术。2001年美国食品和药物管理局批准其在美国应用,这一方法在美国正在得到普及。该手术必需放置可调式带环围绕于胃上端,造成一个小囊袋和限制性细孔以减慢食物输送到远端的胃肠道。该手术不需切开或进入胃及小肠,带来的并发症理论上来讲比较低。手术时放置一个端口于皮下,术后通过这个端口注入液体可对胃的带环进行调节,以提供适于细孔大小的弹性。

成人肥胖症治疗性手术使体重显著而持续减轻,同时也减少肥胖相关的并发症,特别是高血压和糖尿病。最近的一份成人Meta-分析研究中显示,RYGB术后,超重平均减少百分比为68%,胃囊带术为62%,而报告糖尿病完全消失者为77%,高血压消失者为62%。

并发症

并发症最常见于男性及BMI极高的患者。这些并发症中最为人关注的包括吻合口漏或狭窄、肺栓塞、败血病、胃脱垂及出血。较少出现的并发症,如伤口裂开、疝气、血肿、淋巴囊肿和缝线排出等也有报道。另外,RYGB手术可引发一种不良的"倾倒综合征"。

RYGB术后,维生素和矿物质的摄入显著减少,这些物质常低于每日建议摄取水平。RYGB术后大多数患者能维持相对正常的营养状况,但常见铁、维生素B_{12}和叶酸缺乏。一些患者可出现临床症状不明显的微量营养素不足。多种维生素和矿物质补充剂可减轻铁、叶酸和维生素的缺乏,但不能完全避免其发生。一些患者出现倾倒综合征,而其他人伴有常见的营养性并发症。临床上最重要的三个营养性并发症是蛋白质-热量营养不良、韦尼克氏脑病及周围神经病变,长期下去,患者也有出现代谢性骨病的危险。孕妇和青少年因为对营养的生理需求较高,RYGB术后其发生营养性并发症的危险也较高。因此,减肥手术后进行长期的营养随访护理,对促进健康的最佳生活是很有必要的。

RYGB术后死亡率为0.5%~1.5%。RYGB术较胃囊带术体重减轻更多,而发生营养缺乏和倾倒综合征的危险也更高。

蛋白质-热量营养不良　重度营养不良是肥胖症治疗手术最严重的代谢性并发症。肥胖症治疗手术后对红色肉类耐受性较差，因为其更难于分解而不适于通过小胃囊的排出口。如果该出口被塞，会导致呕吐，而如果患者没有摄入足够的其他蛋白质资源，如牛奶、酸乳、鸡蛋、鱼和禽类，就会发生蛋白质营养不良。蛋白质-热量营养不良更常见于胆胰分泌转流术，而除非有机械性问题如出口狭窄，则很少见于垂直遮断胃成形术。据报道，行BPD的患者蛋白质-热量营养不良的发病率为7%~12%，随着外科手术十二指肠开口位置的变化，该发病率有所改善。已有行BPD仅1年后出现低白蛋白血症的报道，把回肠内的公共通道从50 cm修正到200 cm，已呈现出对体重减轻过多相关的低白蛋白血症的纠正作用。对重度营养不良者，肠道内或胃肠外营养治疗可能是必需的。轻度到中度患者适于咨询饮食并增强对临床随访的依从性。对易于发生蛋白质-热量营养不良的患者，可能需要进行更多的监测。

脂肪吸收不良　脂溶性维生素吸收不良及脂肪吸收不良(由脂肪泻可证明)常见于RYGB，更常见于BPD，这种现象是BPD以此为主要方法促进体重减轻所致。在BPD中，共同通道的长度调节着脂肪吸收和吸收不良的程度。现已发现100 cm比50 cm共同通道具有更好的耐受性，而与其相关的腹泻和脂肪泻较少，还改善了蛋白质的代谢。令人关注的是，脂溶性失调和脂肪吸收不良问题很少见于垂直遮断胃成形术。

肥胖治疗性手术扩展到儿科/青少年群体

肥胖治疗性手术的适当性及其适用范围扩展至重度肥胖的青少年尚存在争论。关于这种侵入性方法的安全性和有效性等严肃问题需要回答，包括：

1. 青少年肥胖症治疗会导致像成人手术所见到的持续体重减轻或减少并存疾病吗？

2. 青少年能够顺应具有挑战性的外科手术在饮食、营养及医疗方面的需要吗？

3. 对青少年营养方面的远期后果是什么？特别是对生长、骨矿物化和生育潜力方面的后果是什么？

肥胖症与产科学

无论是发达或发展中国家，肥胖症的患病率正在以惊人的速度增长。上世纪末，根据队列研究和用来定义超重的截止点，美国孕妇中超重发生率为18.5%~38.3%，而同一时间巴西的一项研究报道，妊娠期肥胖症的患病率为5.5%，BMI大于30的妇女百分比从1993年的12%已经增长到2002年的18.3%。激素分泌的改变，通过黄体酮对平滑肌的松弛作用降低了气道阻力，因此减少了肥胖对呼吸系统的一些负面效应。阻塞性睡眠呼吸暂停在肥胖孕妇并不常见。虽然有鼻道充血，但妊娠对睡眠呼吸暂停具有一些保护作用：妊娠早期，呼吸中枢的敏感性增强减少了呼吸暂停的发生，而妊娠后期，孕妇注意侧位睡眠，因此可降低气道梗阻的可能性。妊娠给肥胖患者的呼吸系统带来一些有利作用，但与之不同，肥胖产妇的心血管系统却常处于明显的应激状态。

继发于肥胖的心血管病理改变的范围取决于肥胖的持续时间和严重程度。心率增快与心排出量升高呈线性正相关，因而舒张间期缩短，导致心肌的灌注时间减少，而心肌的舒张期松弛受损会引起舒张期功能障碍。如果脂肪沉积于心肌组织，那么可严重影响其传导和收缩性。抗胰岛素作用和血脂障碍影响血管树状分支，并可见增多的炎症介质，如C反应性蛋白、白介素-6及肿瘤坏死因子α等影响内皮功能，这种内皮功能障碍可诱发孕妇出现妊娠性高血压。众所周知，压迫腹部主要血管并引起仰卧位低血压综合征，这种增大子宫的影响在肥胖患者中也能见到。产妇巨大的脂肪层增加对子宫的压迫，更加剧了这一影响。Tseuda等报道了2例病态肥胖患者的猝死，推测与仰卧位有关，归因于体位的改变引起了循环变化的发生。Drenick 和Fisler也报道了肥胖患者术后发生心跳骤停的病例，尸检中未发现可解释其心跳骤停的病理学改变(表13-5)。

胃肠道的变化　解剖学及激素分泌的改变均增加肥胖或非肥胖孕妇临产时胃反流的发生率，并加剧其严重程度。值得注意的是，肥胖临产妇的胃容量为其对照组的5倍。

母体发病率　妊娠期间与肥胖相关的母体并发症的报道主要包括高血压病(慢性高血压及先兆子痫)、糖尿病(孕前和妊娠期)、呼吸紊乱(哮喘及睡眠性呼吸暂停)、血栓栓塞性疾病、剖宫产和感染的发生率增高、原发性泌尿道感染、伤口感染、子宫内膜炎。肥胖症合并妊娠高血压病变、糖尿病、剖宫产分娩(无论首次或再次)就是很好的例证。虽然肥胖产妇明显具有发生先兆子痫的危险，但其发生HELLP(与先兆子痫同时发生的溶血、肝酶升高和低血小板计数)综合征的危险似乎并未增高。分娩期间的并发症，如分娩期

表 13-5	妊娠与肥胖症的心肺功能变化		
参数	妊娠	肥胖症	妊娠合并肥胖症
心率	↑	↑↑	↑↑
每搏输出量	↑↑	↑	↑
心排出量	↑↑	↑↑	↑↑↑
心脏指数	↑或↔	↔	↔或↓
红细胞压积	↓↓	↑	↓
血容量	↑↑	↑	↑
体循环血管阻力	↓↓	↑	↔或↓
平均动脉压	↑	↑↑	↑↑
妊娠仰卧低血压	有	有	↑↑
左室形态	肥大	肥大并扩张	肥大并扩张
交感神经活动	↑	↑↑	↑↑↑
收缩功能	↔	↔或↓	↔或↓
舒张功能	↔	↓	↓
中心静脉压	↔	↑	↑↑
肺动脉楔压	↔	↑↑	↑↑
肺动脉高压	无	可能有	可能有
先兆子痫	↔	n/a	↑↑
黄体酮水平	↑	↔	↑
对二氧化碳的敏感性	↑	↓	↑
潮气量	↑	↓	↑
呼吸频率	↑	↔或↑	↑
每分钟流量	↑	↓或↔	↑
深吸气量	↑	↓	↑
补吸气量	↑	↓	↑
补呼气量	↓	↓↓	↓
残气量	↓	↓或↔	↑
功能残气量	↓↓	↓↓↓	↓↓
肺活量	↔	↓	↓
FEV$_1$	↔	↓或↔	↔
FEV$_1$/肺活量	↔	↔	↔
肺总容量	↓	↓	↓
顺应性	↔	↓↓	↓
呼吸功	↑	↑↑	↑
阻力	↓	↑	↓
V/Q 比值失调	↑	↑	↑↑
DLCO	↑或↔	↔	↔
PaO$_2$	↓	↓↓	↓
PaCO$_2$	↓	↑	↓

↑,增加；↓,下降；↔,无变化(多个箭头表示强度)；DLCO,肺一氧化碳弥散量；FEV$_1$,1 秒用力呼气量；V/Q,通气血流灌注比值；PaCO$_2$,二氧化碳分压；PaO$_2$,动脉氧分压。

胎儿呼吸窘迫、胎粪误吸、产程停止、异常胎位、肩难产及器械分娩的比率增高等在肥胖产妇中也更为常见。总之，文献资料表明，肥胖孕妇其先兆子痫的发病率为14%~25%，妊娠糖尿病的发病率为6%~14%，而剖宫产的可能性为30%~47%。

　　气道　产科患者中气管插管失败的发生率约为1/280，而与之相比，普通外科患者的发生率为1/2230。在病态肥胖的产妇（>300 Lb）中，高达1/3的患者出现气管插管困难，而气管插管的失败率为6%。肥胖患者的气管插管困难主要是由于其颈短而粗、活动度受限、Mallampati评分高（≥3）、舌大及乳房大所致，而并非因为体重或BMI造成。

麻醉管理

　　分娩镇痛　由于肥胖使剖宫产的需求增加，因此放置一个功能性的硬膜外导管用于分娩镇痛对任何需要疼痛干预的手术应该是有利的。Jordan等注意到74.4%非常肥胖的产妇要成功置入硬膜外腔需要试穿次数在1次以上，而14%需要试穿3次以上。采用蛛网膜下腔阻滞的优点包括强而可靠、起效迅速的神经阻断，但其相关问题包括技术上的困难、脊髓阻滞平面可能过高、深度胸部运动阻滞导致心脏及呼吸抑制、不能延长阻滞时间等。妊娠使神经阻滞作用增强的可能机制包括激素相关性变化对脊髓神经递质的作用、内源性止痛机制对镇痛效果的强化作用、髓鞘的通透性增强或其他药物代谢动力学/药效学方面的差异。妊娠及肥胖都增加腹内压并引起下腔静脉受压，这导致硬膜外静脉丛的充血，使硬膜外腔压力增高。核磁共振影像学已证实肥胖产妇脑脊液容量减少。施行全身麻醉时，由于可能出现难以预料到的困难气道、困难面罩通气及氧饱和度迅速下降，因此强调操作者需要经验特别丰富、手法熟练。不推荐经鼻途径气管插管，因为妊娠期间鼻黏膜具有特征性的充血。

　　术后护理　肥胖产妇发生术后并发症的危险性增加，如低氧血症、肺膨胀不全及肺炎、深部静脉血栓形成、肺栓塞、肺水肿、产后心肌病、术后子宫内膜炎，以及伤口并发症如感染和裂开等。

进食紊乱

　　进食紊乱传统上分为神经性厌食症、神经性贪食症、贪吃症（表13-6）。神经性贪食症和贪吃症在临床上较神经性厌食症更为多见，所有这些疾患均以严重的进食紊乱（限制或狂吃）及过度关注体重为特点。尽管5%~15%的神经性厌食症和神经性贪食症，以及40%的贪吃症发生在男孩及男性青年，但进食紊乱性疾患更典型地发生于青春期少女或年青女性。

神经性厌食症

　　神经性厌食症是相对少见的一种疾患，其发病率为5/100 000~10/100 000，死亡率为5%~10%。大约1/2的死亡是由营养不良的相关并发症所致，而其余则死于抑郁相关的自杀。该病的特征为，因强迫性追求瘦体而食物摄入显著减少及体力活动过度。贪食症的症状可以是该综合征的部分表现。患病者大多为女性，而且体重减轻超过正常体重的25%。虽然体重减轻幅度这样大，但患者感觉自己仍然肥胖。

体征和症状

　　青春期女孩有明显的无法解释的体重减轻应考虑神经性厌食症。在所见到的神经性厌食症患者的并发症中，较为严重的是影响心血管系统的并发症。心脏改变包括心肌量减少、心肌收缩力降低，可出现继发于饥饿和滥用吐根（用来催吐）所致的心肌病。这些患者因室性心律失常而发生猝死，估计与饥饿的影响及伴发的低钾血症有关。其他心电图检查所见包括

表13-6	进食障碍的诊断标准
神经性厌食症	
体重指数 <17.5	
对体重增加恐惧	
对体型和体重感知不准确	
无月经	
神经性贪食症	
反复发作的暴饮暴食（每周两次持续3个月）	
反复进行催泻、过度运动或禁食	
对体重和体型过度担忧	
贪吃症	
反复发作的暴饮暴食（每周2天持续6个月）	
进食迅速	
一直吃到涨满不适	
不饿也吃	
独自进食	
狂吃后有罪恶感	
无催泻或过度运动	

Adapted from Becker AE, Grinspoon SK, Klibanski A, et al: Eating disorders. N Engl J Med 1999;340:1092–1098.

QRS波幅低、非特异性的ST-T段改变、窦性心动过缓和U波,以及可能与猝死相关的QT间期延长。由于呕吐及滥用泻药和利尿药,可引起低钠血症、低氯血症、低钾血症及代谢性碱中毒。

该病开始发病后不久常可见到闭经。体格检查发现明显消瘦,干燥的皮肤可覆以纤细体毛,四肢发冷发绀。自主神经系统活动的改变可表现为体温降低、直立性低血压、心动过缓及心律失常。因营养较差、雌激素浓度低,故而骨密度降低,而骨质疏松又可导致长骨或椎骨发生骨折。胃排空时间可延缓,因此主诉进食后胃部不适。此外,饥饿可损害认知功能。自己诱发呕吐或滥用利尿药和泻药的患者可发生低钾血症。患者偶尔表现为脂肪肝脏浸润和肝功能试验的改变。长期脱水伴有低钾血症,对肾小管造成不可逆性的损伤,可以导致肾脏并发症,产妇分娩低出生体重儿的危险增高。这些患者伴有贫血(30%)、中性白细胞减少(50%)及血小板减少。

治疗

由于患者否认病情,因此神经性厌食症患者的治疗颇为复杂。精神药理学治疗,包括三环类抗抑郁剂、氟西汀、锂,以及抗精神病药物等,尚不能预测其疗效。选择性5-羟色胺再摄取抑制剂(氟西汀)对强迫症有效,因此对神经厌食症患者的治疗可有一定的价值。

麻醉管理

关于这种进食障碍患者的麻醉管理资料较少。术前评估应根据已知的饥饿对病理生理所产生的影响来进行。心电图有助于心功能障碍的检测。电解质异常(低钾血症)、脱水所致的血容量不足,以及胃排空延迟是该种患者术前应重点考虑并需要进一步探讨的内容。神经性厌食症患者发生的心律失常,是由于低钾血症、QT间期延长以及可能存在的自主神经系统失调所致。神经肌肉阻滞作用的逆转和$PaCO_2$的变化,也可能使这些患者出现心律失常。关于神经性厌食症患者的特殊麻醉用药、肌松用药或麻醉技术,鉴于经验太少,不能提供推荐意见。

神经性贪食症

神经性贪食症具有以下特征:发作性暴饮暴食(一种对过多进食控制感觉的丧失)、催泻及限制饮食。暴饮暴食最常因消极的情绪体验而诱发。催泻包括自诱导的呕吐,而借助轻泻药和(或)利尿药可使其更为容易。对大多数患者,这种疾患是慢性的,表现为反复发作和缓解。神经性贪食症常伴有抑郁、焦虑和物质滥用。

体征和症状

提示存在神经性贪食症的体格检查所见为皮肤干燥、脱水表现及波动性唾液腺肥大,常出现静息性心动过缓。最常见的化验检查结果为血清淀粉酶浓度增高,推测为腮腺源性。常有继发于催泻引起的代谢性碱中毒,而出现血浆碳酸氢盐浓度增高、低氯血症及偶发的低钾血症,可能会出现包括牙周病在内的牙科并发症。

治疗

神经性贪食症最有效的疗法是认知行为治疗。用三环类抗抑郁剂及选择性5-羟色胺再摄取抑制剂(氟西汀)进行药物治疗会有助于患者,因反复自诱导呕吐而出现的低钾血症需要补充钾剂治疗。

贪吃症

贪吃症与神经性贪食症相似,但不同于神经性贪食症患者的是,这些患者不泻泄,周期性限制饮食不明显。对病态肥胖的患者,尤其是体重持续增加或减肥增重循环明显的肥胖患者,应该可疑诊为贪吃症,该病为慢性病且伴有体重增加。同神经性厌食症和神经性贪食症一样,该疾患常伴有抑郁、焦虑和人格障碍。贪吃症的主要并发症为病态肥胖和伴发体循环高血压、非胰岛素依赖性糖尿病、高胆固醇血症和关节障碍。和神经性贪食症相似,抗抑郁药有助于治疗那些贪吃症患者。

营养不良和维生素缺乏症

营养不良是对肠道内营养或全胃肠外营养(TPN)(高营养支持)提供的热量支持迅即感应的一种特殊的医学综合征。维生素缺乏症受到的历史性关注是主要的,然而该病仍可在严重营养不良的患者中发生。

营养不良

体征和症状

营养不良患者可通过其血清白蛋白浓度少于3 g/dL、转铁蛋白低于200 mg/dL以及前白蛋白水平(正常16.0~35.0 mg/dL)进行鉴别,也可伴有皮肤试验无反应(免疫抑制)。危重患者常处于热量摄入负平衡伴代谢亢进状态,这是由于创伤、发热、败血病和伤口愈合导致热量需要增加所致。要维持基本的能量需求,估计每日需要摄入热量1500~2000卡。体温每增加1 ℃,每日的能量(热卡)需求大约增加15%。多发性骨折时能量需求增加约25%, 而重度烧伤增加约100%,巨大的肿瘤由于其生长及代谢作用,所需能量可能超过基本热量需要的100%。营养不良还会使呼吸、心脏、肾功能受损,伤口愈合不佳和免疫抑制的发病率及死亡率增高。患者术后蛋白质分解增加,而蛋白质合成减少。

治疗

如果患者体重减轻已超过20%,那么在施行选择性外科手术前,常建议进行营养治疗。就此而言,手术前提供营养支持7天可以减少手术后并发症,特别是胃肠道癌症患者和进行髋骨折手术的老年患者更是如此。手术后7天不能进食或吸收食物的患者也可以给予胃肠外营养疗法。

肠道内营养　当胃肠道功能起作用时,可通过鼻饲管或胃造口管喂食的方法提供肠道内营养。施行肠道喂养最常用的方法是连续点滴输注,应根据患者的化验数据给予个体化的准确速度及喂养溶液成分。最近,已经更多地采用幽门后和鼻空肠导管,其效果良好。对于需要手术的患者何时停止经幽门后导管喂养这一问题,仍未被很好地研究。但是,如果有经鼻或经口的胃管,准备进手术室前应该抽吸干净。肠道喂养的并发症很少,但可以出现高血糖症导致的渗透性利尿和血容量过低。在重病监护室血糖浓度升高或超过110 mg/dL时,可考虑给予外源性胰岛素。成分营养法(550~850 mOsm/L)常常引起腹泻。

全胃肠外营养　胃肠道功能障碍是施行TPN的指征。当患者的需求少于900 mOsm/L,而预期需要营养支持少于14天时,可采用周围静脉营养法,即通过外周静脉输入一种等渗溶液。当每日热量需要超过2000卡或需要营养支持的时间延长时,按照惯例应放置锁骨下静脉导管,以便输注每日容量约40 mL/kg的高张注射液(大约1900 mOsm/L)。

TPN潜在的并发症很多(表13-7)。接受TPN治疗的患者,应监测血糖浓度:当高血糖时,需要外源性胰岛素治疗;如果TPN输注突然中断(输液管机械性阻塞),血循环中内源性的胰岛素浓度持续增加时,可以发生低血糖。因为大多数静脉营养液在氨基酸代谢时会释放盐酸,所以可能出现高氯性代谢性酸中毒。胃肠外喂养的患者心脏功能下降,导致因液体过剩发生充血性心力衰竭的危险。由于大量的葡萄糖代谢引起二氧化碳生成增加, 可能因此需进行肺机械通气,或导致长期呼吸机支持的患者不能脱机。

维生素缺乏症

表13-8列出许多根据类型加以分类的维生素缺乏症。

先天性代谢紊乱

先天性代谢紊乱表现为多种使麻醉管理更为复杂的代谢性缺陷(表13-9)。在某些情况下,这些缺陷在临床上可无症状,而仅仅表现为对特定诱发事件如某些药物或食物的反应。

卟啉症

卟啉症是一组以卟啉及卟啉前体产生过多为特征的先天性代谢障碍。卟啉对于很多重要的生理功能,包括氧的运输和储存,是必不可少的。涉及到的卟啉合成途径是由一系列酶来决定的。这些酶中,任何一种酶的缺乏都导致前面的中间产物蓄积,而形成一

表 13-7	**全胃肠外营养/周围静脉营养的其他并发症**	
低钾血症	低镁血症	低钙血症
低磷酸盐血症	静脉血栓形成	感染/败血病
胃肠道细菌易位畸变	骨量减少	肝脏酶升高
肾功能不全	高氯性代谢性酸中毒	液体过剩
非酮症高渗性高血糖性昏迷		再喂养综合征 *
*溶血性贫血、呼吸性窘迫、手足抽搐、感觉异常及心律失常,多见于厌食症、酗酒者、快速重新喂食者,可出现与其相关的低磷、低钾、低镁。		

表 13-8　维生素缺乏症

维生素	实验室检查	缺乏原因	缺乏的体征
硫胺素(B_1)（脚气病）	尿液中的硫胺素	长期酗酒导致维生素 B_1 摄取减少	SVR 下降、CO 增高、多发性神经病（脱髓鞘、感觉短缺、感觉异常）、对出血反应显著降低、体位改变、正压通气
核黄素(B_2)	尿液中的核黄素	几乎全是因为饮食缺乏、牛奶的光降解作用、其他乳制品所致	洋红舌、口角炎、脂溢性皮炎、唇损害
泛酸(B_3)	尿液中的泛酸	肝脏、酵母、蛋黄和蔬菜	为非特异性，包括胃肠道紊乱、抑郁、肌肉痛性痉挛、感觉异常、共济失调、低血糖
烟酸(B_5)	尿液中的烟酸代谢产物	烟酸是由色氨酸合成，类癌瘤利用外周的色氨酸形成 5-羟色胺而取代烟酸，使得这些患者更易患病	精神错乱、易怒、神经病变、无胃酸、腹泻、水疱皮炎、口腔炎、舌炎、尿道炎及分泌唾液过多
吡哆醇(B_6)	血浆中的 B_6	酒精中毒、异烟肼	脂溢性皮炎、舌炎、癫、神经病变、抑郁、无秩序、小红细胞性贫血
叶酸(B_9)	血清中的叶酸	酒精中毒、柳氮磺胺吡啶、乙胺嘧啶、氨苯蝶啶	巨幼红细胞性贫血、萎缩性舌炎、抑郁、高半胱氨酸
钴胺素(B_{12})	血清中的 B_{12}	胃萎缩、恶性贫血、末端回肠病、绝对的素食主义	巨幼红细胞性贫血、丧失振动和位置感、异常步态、痴呆、性无能、丧失对膀胱及肠的控制、高半胱氨酸↑、甲基丙二酸↑
维生素 H	血清中的维生素 H	肝脏、大豆、豆类、酵母、蛋黄，以及含蛋白质卵白素的蛋白，其牢固地结合维生素并降低生物利用度	精神的变化（抑郁、幻觉）、感觉异常、食欲减退、恶心；眼、鼻、口的周围，以及四肢，可出现剥落的脂溢性红斑疹
抗坏血酸(C)（坏血病）	血清中的抗坏血酸	吸烟、酒精中毒	毛细血管脆性、点状出血、关节及骨骼肌出血、创伤愈合较差、分解代谢状态、牙齿松动及坏疽性牙槽缘、低钾、低铁
A	血浆中的维生素 A	饮食中缺乏多叶蔬菜和动物肝脏，或吸收不良	暗视觉丧失、结膜干燥、角膜破坏、贫血
D（佝偻病）	血浆中 25-二羟基维生素 D	维生素 D 降低导致钙吸收减少，而钙吸收由甲状旁腺素进行调解，因低钙使甲状旁腺素作用增强，导致骨破坏作用和骨质吸收增加	胸椎后凸可导致通气不足、血清钙正常或降低、血清磷酸盐降低、血浆碱性磷酸酶增高
E	血浆中 α-维生素 E	只有合并脂肪吸收障碍或维生素 E 代谢/输送的基因学异常才会发生	周围神经病变、脊髓小脑性共济失调、骨骼肌萎缩、视网膜病变
K	凝血酶原时间	由肠道细菌形成，这些肠道细菌因长时间抗生素治疗或脂肪吸收障碍而被消除	出血症

CO，心排出量；SVR，全身血管阻力。

种类型的卟啉症（图13-4）。从人体生理学来讲，血红素是最重要的卟啉，它与蛋白质结合形成包括血红蛋白和细胞色素类（细胞色素P450同工酶，其对药物代谢具有重要的作用）在内的血红素蛋白。血红素的产生受控于氨基酮戊酸（ALA）合成酶的作用，该酶存在于线粒体中。ALA合成酶的形成是由内源性血红素浓度来控制的，以确保血红素生成量满足需要（见图13-4）。ALA合成酶很容易激活，并能对血红素需求的增加如那些因药物使用而需要细胞色素P450参与其代谢的情况，迅速做出反应。当存在卟啉症时，任何血红素需求的增加均即刻导致卟啉合成途径中酶缺失位点前的中间产物的蓄积（见图13-4）。

分类

卟啉症可根据酶缺陷的位置分类为肝性卟啉症

表 13-9	先天性代谢紊乱
卟啉症	
痛风	
假痛风	
高脂血症	
碳水化合物代谢紊乱	
氨基酸代谢紊乱	
粘多糖增多症	
神经节苷脂累积病	

或红细胞生成性卟啉症,说明血红素生成的主要位置在肝脏和骨髓;卟啉症也可根据所缺乏的酶或其是否引起急性症状分类(表13-10;也可见图13-4)。只有急性型卟啉症与麻醉管理有关,因为它们是可以对某些药物产生危及生命反应的唯一类型。

急性卟啉症 急性卟啉症,除少见的ALA脱水酶缺乏性卟啉症外,都是非伴性常染色体显性状态变异表达的遗传病。卟啉症的酶缺陷是酶的不足,而不是酶完全短缺。虽然性别对遗传类型无直接影响,但更常见于妇女,而年龄以20~40岁最为多见。青春期前或更年期开始后很少发病。卟啉症的急性发作大多由血红素浓度降低状态促成,由此导致ALA合成酶的活性增加并刺激卟啉原的生成(见图13-4)。酶诱导性药物是导致急性卟啉症的最重要的诱发因素。生理激素的波动,如伴有月经、禁食(例如选择性外科手术前)、脱水、应激(例如麻醉及手术伴发)及感染,也可以引起这些急性发作。这些患者妊娠后常伴有自发性流产。此外,妊娠可能并发全身性高血压,而出生低体重婴儿的发生率增加。

体征和症状 卟啉症急性发作的特点为剧烈的腹痛、自主神经系统不稳定、电解质紊乱,以及神经精神病学从轻度紊乱到发生危及生命的暴发性事件的表现。骨骼肌无力,可进一步发展为四肢轻瘫及呼吸衰竭,这是卟啉症的急性发作最具有潜在致命性的神经病学的表现。中枢神经系统累及上运动神经元损害、脑神经麻痹,而累及小脑和基底神经节常较少见。同样,也较少见到自主神经病合并低血容量而可能加重心血管的不稳定。急性卟啉症发作时可以发生癫痫,精神病学障碍也可出现,但其发生率似乎被过分强调了。

腹痛伴随的胃肠道症状包括呕吐和腹泻。尽管腹痛严重(可能很像急性阑尾炎、急性胆囊炎、肾绞痛),

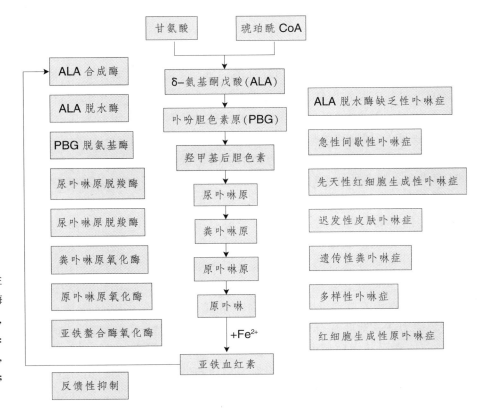

图 13-4 血红素合成的代谢途径。 注意反馈性抑制序列环路中的酶,而与酶缺乏有关的卟啉症类型被标明于右侧,例如在方框中标明急性卟啉症。CoA:辅酶 A。(Adapted from James MFM, Hift RJ: Porphyrias. Br J Anaesth 2000; 85:143–153.)

表 13-10	卟啉症的分类

急性

急性间歇性卟啉症

多样性卟啉症

遗传性粪卟啉症

ALA 脱水酶缺乏性卟啉症

非急性

迟发性皮肤卟啉症

红细胞生成性卟啉病

   红细胞生成性尿卟啉症

   红细胞生成性原卟啉症

Adapted from James MFM, Hift RJ: Porphyrias. Br J Anaesth 2000;85:143–153.

但腹部临床检查却非常正常，因而认为腹痛直接与自主神经系统的神经病变有关。这些患者可有明显的脱水及包括钠、钾、镁在内的电解质紊乱，心动过速和全身性高血压或较为少见的低血压都是心血管不稳定性的表现。

发作间期有可能完全缓解和延期缓解，许多有遗传缺陷的个体从来没出现过症状。因此，对已知道有卟啉症的危险但以前无症状（静息性或隐匿性卟啉症）的患者，围术期可因不慎使用诱发性药物而使他们首次出现反应症状。所有卟啉症急性发作期间，ALA合成酶浓度均增高。

诱发药物　通过诱发ALA合成酶的活性或干扰作为最后共同通路的负反馈控制（见图13-4），药物可以诱发卟啉症的急性发作。虽然化学基团如存在于巴比妥类的烯丙基，以及某些类固醇结构已被认为与产生卟啉症有关，但要预测哪些药物具有卟啉源性是不可能的。只有急性型卟啉症受药物诱发酶诱导的影响，而为什么非急性卟啉症的表现明显地不受酶诱导性药物的影响仍不清楚。例如，ALA合成酶的有效酶诱导剂，包括抗惊厥药，都不加剧或促使迟发性皮肤卟啉症或红细胞生成性卟啉症发生。被冠以安全或不安全的用于卟啉症患者的药物，往往是以无对照的对卟啉症患者药物使用经验及诱发急性发作的报道为依据。用细胞培养模型可以检验药物诱导ALA合成酶活性的能力或其对卟啉合成的影响；另一个可供选择的方法是，利用动物模型可以进行药物对卟啉合成路径作用的研究，但细胞培养和动物模型对药物的致卟啉源性均评估过高。

要评定麻醉药物潜在的致卟啉源性是困难的，因为施行麻醉的同时，其他因素如败血病或应激可以促使卟啉危象突然发生。根据致卟啉源性对麻醉药物的任何分类都是不完善及武断的（表13-11）。当为急性间歇性卟啉症或临床活动型卟啉症患者选择用药及联合使用处方药时，需要特别注意。因为，在这些情况下，更可能使卟啉症加重。

急性间歇性卟啉症　在所有的急性卟啉症中，急性间歇性卟啉症影响中枢和周围神经系统而引起最严重的症状（体循环高血压、肾功能不全），而且是最有可能危及生命的一种类型。其缺乏的酶是胆色素原脱氨酶，该酶的基因编码位于11号染色体（见图13-4）。

多样性卟啉症　多样性卟啉症以神经毒性及皮肤的光过敏为特征，是由于卟啉原转变为卟啉，在日光暴露的皮肤上出现大疱斑疹。该症缺乏的酶是初卟啉原氧化酶，而此酶的基因编码位于1号染色体（见图13-4）。在南非，多样性卟啉症的发病率最高。

遗传性粪卟啉症　遗传性粪卟啉症的急性发作较急性间歇性卟啉症或多样性卟啉病少见，且严重程度较轻。虽然如此，遗传性粪卟啉症同多样性卟啉症患者一样，仍以神经毒性和皮肤过敏为其特征。其缺乏的酶是粪卟啉原氧化酶，基因编码位于9号染色体上（见图13-4）。

迟发性皮肤卟啉症　迟发性皮肤卟啉症是由于一种酶的缺陷（尿卟啉原脱羧酶的肝内活性降低）所致的以常染色体显性遗传为特征的疾病。ALA合成酶活性不重要，而能够促使其他类型卟啉症发作的药物并不引起迟发性皮肤卟啉症的发作，而且这种类型的卟啉症不伴有神经毒性。迟发性皮肤卟啉症的体征和症状，大多常表现为35岁以上年龄的男子对光过敏。卟啉蓄积在肝脏伴有肝细胞的坏死。虽然选择药物时应考虑到可能有并存的肝脏疾病，但麻醉对受累的患者不会带来危害。

红细胞生成性尿卟啉症　红细胞生成性尿卟啉症是卟啉症的一种罕见类型，具有常染色体隐性遗传特性。与肝脏中的卟啉合成不同，在红细胞生成系统中的卟啉合成对红细胞压积和组织氧合的变化迅即感应，经常出现溶血性贫血、骨髓增生和脾大。常见重复感染，而光过敏较为严重。当暴露于光线之下时，患者尿液变红。无神经毒性及腹痛发生，而使用巴比妥类药物对病程无不利改变。幼童时期常发生死亡。

红细胞生成性原卟啉症　红细胞生成性原卟啉

表 13-11	急性卟啉症推荐使用的麻醉剂			
药物	**推荐**	**药物**	**推荐**	
吸入麻醉药		阿片类拮抗剂		
氧化亚氮	安全	纳洛酮	安全	
异氟烷	可能安全 *	抗胆碱能类		
七氟醚	可能安全 *	阿托品	安全	
地氟烷	可能安全 *	格隆溴铵	安全	
静脉麻醉药		胆碱酯酶抑制剂		
异丙酚	安全	新斯的明	安全	
氯胺酮	可能安全 *	局部麻醉药		
硫喷妥钠	避免	利多卡因	安全	
硫戊巴比妥	避免	丁卡因	安全	
美索比妥	避免	丁哌卡因	安全	
依托咪酯	避免	甲哌卡因	安全	
镇痛药		罗哌卡因	无相关资料	
对乙酰氨基酚	安全	镇静药和止吐药		
阿斯匹林	安全	达哌啶醇	安全	
可待因	安全	咪达唑仑	可能安全 *	
吗啡	安全	劳拉西泮	可能安全 *	
芬太尼	安全	西咪替丁	可能安全 *	
舒芬太尼	安全	雷尼替丁	可能安全 *	
痛力克	可能避免†	甲氧氯普胺	可能安全 *	
非那西汀	可能避免†	昂丹司琼	可能安全 *	
喷他佐辛	避免	心血管药物		
神经肌肉阻滞药		肾上腺素	安全	
琥珀酰胆碱	安全	α-受体激动剂	安全	
潘库溴铵	安全	β-受体激动剂	安全	
阿曲库铵	可能安全 *	β-受体剂拮抗剂	安全	
顺-阿曲库铵	可能安全 *	地尔硫䓬	可能安全 *	
维库溴铵	可能安全 *	硝普盐	可能安全 *	
罗库溴铵	可能安全 *	硝苯地平	可能避免 *	
米库氯铵	可能安全 *			

* 即使安全性没有被最终确定,该药物不太可能引起急性卟啉症。

† 仅在预期利大于弊时使用。

Adapted from James MFM, Hift RJ: Porphyrias. Br J Anaesth 2000;85:143–153.

症(表13-12)是一种更常见、但虚弱乏力、较少出现的红细胞生成性卟啉症的类型。体征和症状包括对光的过敏、泡状皮疹、荨麻疹和水肿,偶见患者继发于原卟啉分泌增加而出现胆石病。给予巴比妥类药物对病程无不利影响,通常存活至成人期。

麻醉管理

尽管最近的报道罕见,但麻醉已涉及到诱发卟啉症的急性发作。实际上,如果采取恰当的预防措施,大多数卟啉症患者能够安全地施行麻醉。基于此点,患者有活动性卟啉症迹象或有急性卟啉危象的病史,必须考虑到其危险性增加。短效药据推测是安全的,因为它们的快速消除限制了发生酶诱导的接触时间,反复或持续长时间使用(连续静脉内输注丙泊酚)这些药物可能会导致不同的反应。虽然没有充分的资料对连续输注这种方法加以验证,但有间断使用丙泊酚成功用于卟啉症患者的多个病案报道。有理由相信,暴露于多种对酶产生潜在诱导作用的药物可能比暴露于其中任何一种药物更具有危险性。

术前评估

药物选择指南:

表 13-12	急性卟啉症主要的生物化学检查所见		
病症	尿液中的 ALA 和 PBG	尿液中的卟啉	粪便中的卟啉
静止型 AIP	升高	中度升高	正常
急性 AIP	很高	很高	同上
静止型 HCP	正常	粪卟啉Ⅲ常常升高	粪卟啉Ⅲ升高
急性 HCP	高	升高	同上
静止型 VP	正常	正常	戊-羧基卟啉Ⅲ、粪卟啉Ⅲ及原卟啉Ⅸ升高
急性 VP	高	高	同上
无症状携带者表现为尿及粪便化验无异常,然而携带基因并有濒临急性发作的危险。 AIP,急性间歇性卟啉症;ALA,氨基酮戊酸;HCP,遗传性粪卟啉症;PBG,胆色素原;VP,多样性卟啉病。			

1. 有证据表明,给予单个的有效诱导药物是可耐受的,但在急性发作时不耐受。

2. 有理由相信,接触多种具有潜在作用的药物比单独接触任何一种新的药物更危险。

3. 一些药物是根据动物或细胞培养实验列出的,可能并不真实。

4. 不良结果的病例报告常常是不可靠的。

对卟啉症患者进行安全麻醉管理的原则,要依靠对敏感个体的辨别及对潜在的致卟啉源性诱发药物的测定。通过实验室鉴定卟啉患者并不容易,因为在无症状期,很多表现仅仅是微细的或无生物化学方面的异常。当提示存在有家族史时,对可疑急性间歇性卟啉症的患者测定红细胞胆色素原的活性是最适当的筛选试验。除注意家族史和身体检查(常无临床迹象或仅有皮肤微细的病损)之外,应注意有无周围神经病变和自主神经系统的不稳定。

如果术前怀疑卟啉症急性加重,对骨骼肌肉强度及脑神经功能必须要给予特别的关注,因为这些系统的相关症状可预示即将来临的呼吸衰竭及肺误吸的危险性增加。心血管检查可显示体循环高血压及心动过速,这在麻醉诱导前必需予以治疗。在急性卟啉危象期间,患者术后可能需要进行肺通气。当病情急性加重时,腹痛剧烈可酷似急腹症。对急性卟啉危象患者的术前准备应该包括对体液平衡和电解质情况的仔细评估。

因为热量限制与促使急性卟啉症发作相关,所以应该将术前饥饿降到最低。但是,如果持续长时间的禁食不可避免,术前可考虑给予葡萄糖盐水输注。考虑到卟啉症的急性发作常出现低钠血症,因此不推荐使用只含有葡萄糖的静脉液体。

术前用药　术前焦虑状态常选择苯二氮䓬类药物。预防误吸的可取方法包括使用抗酸药和(或)H₂-受体拮抗剂。推荐用西咪替丁治疗急性卟啉危象,因为该药可降低血红素消耗并抑制ALA合成酶的活性,但西咪替丁未见有效的预防作用。

预防性治疗　没有已被证实的有利于预防性治疗的特殊方法。然而,因为用碳水化合物能抑制卟啉合成,故推荐术前给予口服补充碳水化合物(20 g/hr)。如果不宜经口进食,10%葡萄糖盐水可作为一种选择。目前尚无对高铁血红素作为预防性治疗的评估。

区域麻醉　对卟啉症患者施行区域麻醉无绝对禁忌证。如果考虑使用区域麻醉,开始阻滞前有必要进行神经病学的检查,以使任何先前存在的神经病变恶化而被错误地归因于区域麻醉的可能性降到最低。区域麻醉引起的自主神经系统阻滞能够暴露出心血管的不稳定性,特别是在自主神经系统存在神经病变、血容量不足或两者均有时。对患卟啉症的个体,无证据表明任何局部麻醉药曾经诱发卟啉症的急性发作或神经病学的损害。区域麻醉已被安全地应用于伴有急性间歇性卟啉症的产妇。虽然如此,因为顾虑血流动力学的不稳定性、精神错乱及伴随的神经病变,所以区域麻醉不适用于患有急性间歇性卟啉症的患者。

全身麻醉　对易受伤害的患者,药物使用的总剂量以及接触时间的长短可以影响诱发卟啉危象的危险性(见表13-11)。因此,使用短效麻醉药可有助于提高卟啉症患者的麻醉安全性。围术期的监测应该考虑到时常发生自主神经系统功能障碍以及全身血压不稳定的可能性。

麻醉诱导　虽然长时间连续输注丙泊酚的安全

性尚未证实,但该药已安全地用于卟啉症患者的麻醉诱导。氯胺酮用于静止型急性间歇性卟啉症也是安全的。依托咪酯的使用尚存疑问,因为尽管其可安全地用于患者群体,但动物实验显示其具有潜在的致卟啉源性。所有的巴比妥类作为麻醉剂使用必定被认为是不安全的,尽管它们安全用于静止期卟啉症患者的报道为数众多。但硫喷妥钠在伴有卟啉危象情况下使用时,可使症状恶化。

麻醉维持 氧化亚氮是被确定为用于卟啉症患者的一种安全吸入麻醉剂,对异氟烷的安全使用也有阐述。七氟烷和地氟烷的作用时间短,具有合乎卟啉症患者用药需求的药物特性,但限于使用经验太少,不能作为推荐药物。阿片类已安全地用于这些患者。神经肌肉阻滞药用于这些患者时,似乎并未引起预料中的危险。

心肺转流术 理论上来讲,心肺转流术对卟啉症患者是一种潜在的危险,因为低体温引发额外的应激、转流泵引起的溶血、失血及其后果使机体对通过骨髓产生的血红素需求增多,而且大量的药物使用能够增加发生卟啉危象的危险。虽然如此,当这些患者施行心肺转流术时,临床经验却不支持其卟啉危象的发病率增加。

卟啉危象的治疗

治疗急性卟啉危象的第一步是去除任何已知的诱发因素。经由肠道内途径或非肠道途径给予足够的液体和碳水化合物是必需的。可使用吩噻嗪进行镇静,常需用阿片类药物治疗疼痛,恶心和呕吐可用常规的止吐药治疗,用β-肾上腺素能阻滞剂控制心动过速和体循环高血压。如果出现发作,传统的抗惊厥药是不安全的,必需使用苯二氮䓬类药物或病例报道所述的丙泊酚来终止发作。电解质紊乱,包括低镁血症应渐进性予以治疗。

高铁血红素(3~4 mg/kg IV,20多分钟)是治疗急性卟啉危象的唯一特效形式。据推测,高铁血红素补充细胞内的血红素池,因而抑制ALA合成酶的活性。精氨酸血红素较高铁血红素更稳定,而无高铁血红素相关的潜在不良反应(如肾衰竭、凝血病、血栓性静脉炎)。促生长素抑制素降低ALA合成酶的形成进度,与血浆置换术结合使用可以有效地减少疼痛并减缓病情。

痛风

痛风是一种嘌呤代谢紊乱,可以分为原发性或继发性。原发性痛风是由于遗传性代谢缺陷导致尿酸产生过剩所致;继发性痛风一般源于某种明显的诱发因素,如用于治疗白血病的化学治疗药物可导致含有嘌呤细胞的快速溶解从而导致高尿酸血症。痛风的特点为高尿酸血症伴有因尿酸盐结晶沉积于关节而反复发作的急性关节炎。尿酸盐结晶的沉积典型地引发一种炎性反应,导致疼痛并使关节的运动受限。痛风的初始发作至少有1/2限于第一跖趾关节。持续的高尿酸血症也导致尿酸盐结晶沉积于关节以外的部位,大多常表现为肾结石。尿酸盐结晶沉积也可出现在心肌、主动脉瓣及硬膜外的脊椎区域。在痛风患者中,体循环高血压、缺血性心脏病和糖尿病的发病率均升高。

治疗

痛风的治疗是有计划地通过使用尿酸排泄剂(丙磺舒)或抑制嘌呤类经黄嘌呤氧化酶(别嘌呤醇)转换为尿酸来降低尿酸的血浆浓度。秋水仙碱对嘌呤代谢无任何影响,处理急性痛风性关节炎可考虑选用该药,推测其通过改变白细胞游出和吞噬作用而减轻关节疼痛。秋水仙碱的副作用包括呕吐和腹泻,大剂量的秋水仙碱也能引起肝肾功能障碍及粒细胞缺乏症。

麻醉管理

当患者存在痛风时,麻醉管理重点在于预先补液以促进肾脏排除尿酸,碳酸氢钠碱化尿液也有助于尿酸的排泄。乳酸盐可降低肾小管分泌尿酸作用,虽然这一顾虑尚未被证实,但乳酸林格溶液的使用可能遭到质疑。尽管给予适当的防范,有痛风病史的患者仍可能在术后发生无明显诱因的痛风急性发作。

当制定麻醉管理计划时,痛风关节外的表现以及用来控制疾病的药物的副作用应予以考虑。应对肾功能进行评估,因为痛风的临床表现常常加剧肾功能的恶化。尿酸沉积于心肌则可表现为心电图检查的异常。在痛风患者中,体循环高血压、缺血性心脏病和糖尿病的发病率升高,这一点应予注意。虽然罕见,但丙磺舒和秋水仙碱可引起相关的肝肾不良反应。痛风性关节炎可使颞下颌关节活动受限,如果存在这种情况,可能造成直接喉镜下气管插管困难。

Lesch–Nyhan综合征

Lesch–Nyhan综合征是一种遗传性嘌呤代谢障碍,只发病于男性。从生物化学上来看,该病的特点为次黄嘌呤-鸟嘌呤磷酸核糖转移酶活性降低或缺乏，导致嘌呤产生过多和全身尿酸浓度增高。患者临床表现常有智能发育迟缓并有痉挛状态和自残特征。自残常导致口周组织损伤，而后形成疤痕，致使直接喉镜气管插管困难。该综合征发作时常用苯二氮这类药物治疗。如果有手足徐动症样的吞咽困难者发生呕吐，可增加误吸的可能性。本病常有营养不良、高尿酸血症伴有肾病、尿路结石和关节炎，常因肾衰竭导致死亡。

麻醉管理应考虑到并发肾功能不全和麻醉期间所用药物对代谢可能产生损害的影响。有骨骼肌痉挛病症出现时，提示使用琥珀酰胆碱要小心。这些患者交感神经系统应激反应增强，建议慎重使用外源性儿茶酚胺类药物。

糖代谢紊乱

糖代谢紊乱通常是由遗传决定的酶的缺陷引起（表13-13），该缺陷可导致正常情况下与葡萄糖合成糖原有关的代谢前体或终产物产生不足或过多。在某些情况下，替代代谢途径发生作用。最终，特定的糖代谢紊乱的症状和体征反映出因酶缺陷所致的代谢前体和终产物数量的改变。

1a型糖原累积病

1a型糖原累积病（吉尔克病）因葡萄糖6-磷酸酶缺乏或不足所致，结果使糖原在肝细胞、嗜中性粒细胞和其他可能的细胞内不能被水解，导致糖原累积于细胞内。低血糖可能很严重，为维持适当的血糖浓度，患者需要每2~3小时进食一次。往往伴有慢性代谢酸中毒并可导致骨质疏松，可出现智力迟钝、生长障碍和低血糖引起的癫痫发作。因糖原累积于肝脏，故有肝脏肿大。糖原累积致使肾脏扩大，可表现为慢性肾

表 13-13	糖代谢紊乱
1a 型糖原累积病(吉尔克病)	
1b 型糖原累积病	
庞皮病	
麦卡德尔病	
半乳糖血症	
果糖 1,6-双磷酸脂酶缺乏症	
丙酮酸脱氢酶缺乏症	
黏多糖病	
神经节苷脂沉积症	

盂肾炎。因血小板功能障碍，可有出血倾向，表现为反复的鼻出血和较小损伤及手术后的出血。面部和躯干部出现肥胖。虽然门腔分流手术可能有益于某些患者，但患儿一般于2岁前死亡。

麻醉管理包括供给外源性的葡萄糖以防止术中不易发觉的低血糖。由于这些患者不能将乳酸转化为糖原而常出现酸中毒，所以监测动脉血pH和血糖浓度十分有益。考虑到这个原因，应避免静脉输注含乳酸的溶液，尽量减少围术期因使用乳酸所致的理论上的代谢性酸中毒的可能性。

1b型糖原累积病

1b型糖原累积病是一种罕见的常染色体隐性遗传病，由于其转运系统缺陷导致糖原裂解代谢产物葡萄糖6-磷酸盐不能转运至微粒体的内面。因此，该病是1a型糖原累积病的一种变异。1b型糖原累积病，糖原累积于肝脏、肾脏和肠黏膜，而组织对葡萄糖的利用受损，随之出现低血糖及乳酸性酸中毒。临床体征和症状类似于1a型糖原累积病的表现。此外，1b型糖原累积病由于中性粒细胞活性受损，可出现反复感染。

应尽量减少术前禁食的影响，整个围术期应予静脉输注含葡萄糖液。严格的无菌要求很重要，而术前应使血糖浓度达到正常，以改善血小板功能，从而减少术中出血的可能性。因全身麻醉期间低血糖可被掩盖而难于发现，建议术中监测血糖浓度。糖原的转换不完全可导致乳酸性酸中毒。因此，监测动脉血pH值十分有益，同时不推荐使用含乳酸的溶液。患者医源性的肺过度通气及伴随的呼吸性碱中毒，可以刺激骨骼肌释放乳酸，并使代谢性酸中毒加重。代谢性酸中毒的治疗包括静脉内给予碳酸氢钠。

氨基酸代谢紊乱

虽然已知有70种以上的氨基酸代谢紊乱，但其发病率大多数均极低。典型的临床表现有智力迟钝、癫痫发作和氨基酸尿症（表13-14）。此外，也可出现代谢性酸中毒、高氨血症、肝功衰竭和血栓栓塞。

氨基酸代谢紊乱患者的麻醉管理着重在血管内液体容量的维持和酸碱内环境的稳定。由于这些患者可出现癫痫发作，因此可诱发癫痫的麻醉药物应避免使用。

苯丙酮尿症

苯丙酮尿症是因氨基酸代谢异常所致的典型疾病，由于苯丙氨酸羟化酶缺乏，使苯丙氨酸出现累积，

表13-14	氨基酸代谢紊乱						
代谢紊乱	智力迟钝	癫痫发作	代谢性酸中毒	高氨血症	肝功衰竭	血栓栓塞	其他
苯丙酮尿症	有	有	无	无	无	无	皮肤脆弱
高胱氨酸尿症	有/无	有	无	无	无	有	
高缬氨酸血症	有	有	有	无	无	无	低血糖
瓜氨酸血症	有	有	无	有	有	无	
支链酸尿症(枫糖尿症)	有	有	有	无		有	围术期神经病学的损害
甲基丙二酰辅酶 A 变位酶缺乏			有	有			酸中毒术中避免使用氧化亚氮
异亮氨基酸血症	有	有	无	有	有	无	血容量过低
甲硫氨酸血症	有	无	无	无	无	无	热不稳定性
组氨酸尿症	有	有/无	无	无	无	无	红细胞脆性
中性氨基酸尿症(哈特纳普病)	有/无		无	无	无	无	皮炎
精氨酸血症	有		无	有	有	无	

临床特征包括智力迟钝和癫痫发作。皮肤脆弱,易因贴敷材料的压力或摩擦而引起损伤。这些患者,尤其是严格控制饮食者,也更易伴发维生素 B_{12} 缺乏。如果这样病症的患者由于补充治疗不足导致维生素 B_{12} 缺乏,那么应该尽可能避免使用氧化亚氮。他们对麻醉药可能也更为敏感。

高胱氨酸尿症

高胱氨酸尿症是由于胱氨酸前体的转硫过程障碍引起,该物质为胶原组织的重要交联成分。此病表现为胶原无力,并有晶状体脱位、骨质疏松、脊柱后侧凸、头发色浅易脆和颧颊潮红,可见明显的智力迟钝。尿中可检出高胱氨酸,如加入硝普盐可显出特殊的品红颜色,则可确诊为高胱氨酸尿症。本病出现血管栓塞可危及生命,推测为高胱氨酸使接触因子活性增加,导致血小板粘着度增加而引起。应该给予维生素 B_6,以减少血小板粘附性。术前进行补液,输注右旋糖酐和早期下床活动,以尽量减少围术期发生血管栓塞的可能性。

枫糖尿症

枫糖尿症是因支链氨基酸的羧化作用缺陷而引起的一种罕见的先天性代谢异常。在缺乏足够的酶活性情况下,消化含有支链氨基酸的食物致使这些氨基酸和酮酸累积于组织和血液中。因为亮氨酸在大多数蛋白质中是主要的氨基酸,所以亮氨酸浓度的增高通常大于异亮氨酸或加压素的增加,这些氨基酸使尿液出现枫树糖浆的气味。

该慢性代谢性异常的结果常表现为生长障碍及精神运动发育迟缓。感染或禁食常导致急性代谢性失代偿,因内源性蛋白质分解使血浆中支链氨基酸和酮酸浓度升高,血浆酮酸浓度的增加促使产生代谢性酸中毒。可能因血浆亮氨酸浓度增加刺激胰岛素释放,从而有发生低血糖的可能性。该病可伴发潜在性脑病而导致死亡。

该病的治疗可通过腹膜透析或血液透析,直接降低支链氨基酸和酮酸的血浆浓度。经肠胃外营养法给予所缺支链氨基酸制剂也可见效。

外科手术和麻醉给枫糖尿症患者的围术期管理带来一些风险。例如,因手术或感染使机体蛋白质出现分解代谢,能够导致支链氨基酸血药浓度增高。即使是进入胃肠道内的血液(因扁桃腺切除术时可发生此现象),也使枫糖尿症患者的代谢负荷增加。支链氨基酸累积于循环系统,可加重其围术期的神经学病变。枫糖尿症患者因选择性手术术前禁食,出现低血糖的危险加大。因此,术中静脉输注含葡萄糖溶液对患者是有益的。对这些患者监测动脉血pH有助于发现因酮酸累积所致的代谢性酸中毒。手术期间出现明显的代谢性酸中毒,必需静脉内给予碳酸氢钠加以治疗。

甲基丙二酰辅酶A变位酶缺乏症

甲基丙二酰辅酶A变位酶缺乏症是一种先天性代

谢性疾病,该病可导致发生甲基丙二酸血症。该病的紧急治疗可静脉内给予含有碳酸氢钠的晶体液。围术期有增加蛋白质分解代谢的情况(禁食、出血进入胃肠道、应激反应、组织破坏)易于出现酸中毒。

鉴于对该病的麻醉经验有限,故而提供的建议更多都是基于理论而非临床经验。例如,根据理论上的

考虑,应避免使用氧化亚氮,因为氧化亚氮引起维生素B_{12}辅酶的抑制,吸入该麻醉剂能够诱使易感患者发生甲基丙二酸血症。在准备麻醉诱导前2小时,允许饮用清质液体,以减少术前禁食对氨基酸代谢及血管内液体容量的影响。大量给予静脉液体和葡萄糖也有助于减少低血容量和蛋白质分解代谢的发生。

要　　点

- 当BMI高于28时,与之相关的中风、缺血性心脏病及糖尿病的发病率增高。
- 静息代谢率大约占总能量消耗的60%。运动可以提高静息代谢率至活动增加后的18小时。
- 病态肥胖者已限制了其活动,因而即使伴有明显的呼吸和心血管的损害,也可无症状出现。
- 阻塞性睡眠呼吸暂停的定义为气流停止时间大于10秒,而其特点为睡眠期间出现频繁的呼吸暂停或低通气。OSA的严重程度根据每小时发作的平均次数来判断,每小时多于5次应考虑为睡眠呼吸暂停综合征。
- 伴有OSA的患者,麻醉药可对咽部肌张力产生抑制作用。
- 睡眠期间维持患者上呼吸道开放所需的正压标准必须经睡眠实验室测定。
- 阻塞性睡眠呼吸暂停的手术疗法包括腭部手术(激光辅助下悬雍垂腭咽成形术)或气管造口术(适于严重呼吸暂停而不能耐受正压通气的患者)。
- 在OSA患者手术的麻醉用药计划中,首选药物为短效的吸入麻醉剂(七氟烷、地氟烷、氧化亚氮)。这些患者手术后发生动脉低氧血症的危险增高。
- 区域麻醉使其相关的呼吸暂停和动脉低氧血症发病率较低,这使其成为一项吸引人的术后镇痛技术。
- 肥胖引起限制性通气障碍。过多的重量和伴随的横膈膜僵直导致功能残气量(FRC)、补呼气量

(ERV)和总肺活量下降。随着BMI增加,FRC呈指数下降。
- 病态肥胖患者耐受运动差,通过增快心率而非增加每搏输出量或射血分数来完成任何心排出量的增加。
- 妊娠早期,呼吸中枢的敏感性增强减少了呼吸暂停的发生,而妊娠后期,孕妇注意侧位睡眠,因此可降低气道梗阻的可能性。
- 神经性厌食症患者发生的心律失常,是由于低钾血症、QT间期延长以及可能存在的自主神经系统失调所致。
- 如果TPN输注突然中断(输液管机械性阻塞),而血循环中内源性的胰岛素浓度持续增加,可以发生低血糖,应该开始给予含右旋糖液体,并经常对葡萄糖进行检测。
- 卟啉症的急性发作特点为剧烈的腹痛、自主神经系统不稳定、电解质紊乱,以及神经精神病学从轻度紊乱到发生危及生命的暴发性事件的表现。
- 骨骼肌肉无力,可进一步发展为四肢轻瘫及呼吸衰竭,这是卟啉症的急性发作最具有潜在致命性的神经病学的表现。急性卟啉症发作时可以发生癫痫。
- 因为用糖类能抑制卟啉合成,故推荐术前补充糖。
- 苯丙酮尿症的患者由于补充不足导致维生素B_{12}缺乏,应该尽可能避免使用氧化亚氮。

(刘金柱 译　喻文立 校)

参 考 文 献

Adams JP, Murphy PG: Obesity in anaesthesia and intensive care. Br J Anaesth 2000;85:91–108.

Agras WS: The eating disorders. Sci Am Med 1998;1–7.

Becker AE, Grinspoon SK, Klibanski A, et al: Eating disorders. N Engl J Med 1999;340:1092–1098.

Berthoud MC, Peacock JE, Reilly CS: Effectiveness of preoxygenation in morbidly obese patients. Br J Anaesth 1991;67:464–466.

Brodsky JB, Lemmens HJ, Brock-Utne JG, et al: Morbid obesity and tracheal intubation. Anesth Analg 2002;94:3732–3736.

Brodsky JB, Lemmens HJ, Brock-Utne JG, et al: Anesthetic considerations for bariatric surgery: Proper positioning is important for laryngoscopy. Anesth Analg 2003;96:1841–1842; author reply, 1842.

Cannon BW, Meshier WT: Extremity amputation following radial artery cannulation in a patient with hyperlipoproteinemia type V. Anesthesiology 1982;56:222–223.

Deutzer J: Potential complications of obstructive sleep apnea in patients undergoing gastric bypass surgery. Crit Care Nurs Q 2005;28:3293–3299.

Diaz JH, Belani KG: Perioperative management of children with mucopolysaccharidoses. Anesth Analg 1993;77:1261–1270.

Dierdorf SF, McNiece WL: Anaesthesia and pyruvate dehydrogenase deficiency. Can Anaesth Soc J 1983;30:413–416.

Gross JB, Bachenberg KL, Benumof JL, et al: American Society of Anesthesiologists Task Force on Perioperative Management. Practice guidelines for the perioperative management of patients with obstructive sleep apnea: a report by the American Society of Anesthesiologists Task Force on Perioperative Management of patients with obstructive sleep apnea. Anesthesiology 2006;104:1081–1093; quiz 1117–1118.

Herrick IA, Rhine EJ: The mucopolysaccharidoses and anaesthesia: A report of clinical experience. Can J Anaesth 1988;35:67–73.

Hofer RE, Sprung J, Sarr MG, Wedel DJ: Anesthesia for a patient with morbid obesity using dexmedetomidine without narcotics. Can J Anaesth 2005;52:2176–2180.

Jensen NF, Fiddler DS, Striepe V: Anesthetic considerations in porphyrias. Anesth Analg 1995;80:591–599.

James MFM, Hift RJ: Porphyrias. Br J Anaesth 2000;85:143–153.

Juvin P, Vadam C, Malek L, et al: Postoperative recovery after desflurane, propofol, or isoflurane anesthesia among morbidly obese patients: A prospective, randomized study. Anesth Analg 2000;91:714–719.

Kadar AG, Ing CH, White PF, et al: Anesthesia for electroconvulsive therapy in obese patients. Anesth Analg 2002;94:2360–2361.

Lemmens HJ, Brodsky JB: The dose of succinylcholine in morbid obesity. Anesth Analg 2006;102:2438–2442.

Linstedt U, Maier C, Joehnk H, et al: Threatening spinal cord compression during anesthesia in a child with mucopolysaccharidosis VI. Anesthesiology 1994;80:227–229.

Malinowski SS: Nutritional and metabolic complications of bariatric surgery. Am J Med Sci 2006;331:4219–4225.

Roberts RB, Shirley MA: Reducing the risk of acid aspiration during cesarean section. Anesth Analg 1974;53:859–868.

Rowe RW, Helander E: Anesthetic management of a patient with systemic carnitine deficiency. Anesth Analg 1990;71:295–297.

Saravanakumar K, Rao SG, Cooper GM: Obesity and obstetric anaesthesia. Anaesthesia 2006;61:136–148.

Sharar SR, Haberkern CM, Jack R, et al: Anesthetic management of a child with methylmalonyl-coenzyme A mutase deficiency. Anesth Analg 1991;73:499–501.

Shibutani K, Inchiosa MAJr, Sawada K, et al: Accuracy of pharmacokinetic models for predicting plasma fentanyl concentrations in lean and obese surgical patients: Derivation of dosing weight (pharmacokinetic mass). Anesthesiology 2004;101:603–613.

Wilder RT, Belani KG: Fiberoptic intubation complicated by pulmonary edema in a 12 year old child with Hurler syndrome. Anesthesiology 1990;72:205–207.

第14章 肾脏疾病

Susan Garwood

肾脏有许多基本的功能包括调节水、电解质和酸碱平衡及几种神经元介质和激素。肾脏出现疾患时，这些功能将部分或全部受到影响。了解肾脏是如何发挥这些重要功能的，有助于理解肾脏疾病的临床表现、症状和体征及其治疗。

每个肾脏大约由100万个肾单位组成，每个肾单位有不同的解剖部分：肾小囊、近端肾小管、髓袢、远端肾小管和集合管。每个肾小球是一个毛细血管簇，周围是肾小囊,由入球小动脉供应,出球小动脉引流。肾小球每日滤过的血浆可达180 L,除了蛋白质和多糖外,几乎允许所有的物质通过肾单位。肾小球滤过率是以清除内生或外生物质的能力来计算的(分别对应肌酐和旋覆花粉)。肾小球滤过率的正常值是125 mL/min,但随着性别、体重和年龄会有所变化,20岁以后肾小球滤过率每年大约降低1%。可以通过定时尿量加上尿液和血清肌酸酐浓度(肌肝清除率)来计算肾小球滤过率,或者存在一些公式可以由血清肌酐来估计肾小球滤过率。事实上,随着血浆流过肾单位,所有的溶液和溶质都通过主动和被动转运被重吸收。

肾脏的主要功能是维持水钠的平衡,通过大量反馈和激素系统而紧密连接并进行调节。

肾功能的临床评估

表14-1讨论了几种常用于评估肾功能的试验。

肾小球滤过率

肾小球滤过率是评估肾功能最好的方法,因为与

表14-1	常用评估肾功能的试验
试验	**正常值**
肾小球滤过率	
血液尿素氮	10~20 mg/dL
血清肌酸酐	0.7~1.5 mg/dL
肌肝清除率	110~150 mL/min
蛋白尿(清蛋白)	<150 mg/d
肾小管的功能和完整性	
尿比重	1.003~1.030
尿渗摩尔浓度	38~1400 mOsm/L
尿钠外排	<40 mEq/L
糖尿	
酶尿	
N-乙酰(基)-β-氨基葡萄糖苷酶	
α-谷胱甘肽-S-转移酶	
影响解释的因子	
脱水	
不同的蛋白质的摄入量	
胃肠道出血	
分解代谢	
老年	
骨骼肌积聚	
精确的定时尿量测量	

肾单位的功能变化相一致。肾小球滤过率的改变伴有可预测的红细胞生成活性的改变。当肾小球滤过率低于每17.3 m² 15 mL/min(正常值≥每1.73 m² 90 mL/min)时,通常临床表现为尿毒症。因为许多药物是通过肾脏的滤过来排泄,为了预防蓄积必须调整剂量。

血尿素氮

血尿素氮浓度的变化与肾小球滤过率有关。然而,受到饮食吸收、共存疾病和血管内液量的影响,血尿素氮的检测可能造成对肾功能的错误评估。例如,高蛋白饮食和胃肠道出血导致尿素的生成增加,尽管这时肾小球滤过率正常,血尿素氮的浓度也会升高。即使肾小球滤过率正常,发热时的脱水和分解代谢增强会引起血尿素氮浓度升高。脱水时血尿素氮浓度增加,可能反映通过肾小管的液体流速减慢引起尿素重吸收增加。当低蛋白饮食(血液透析的患者)时,尽管肾小球滤过率降低,这时血尿素氮的浓度也可能正常。即使有外在因素的影响,当血尿素氮浓度升高至大于50 mg/dL时通常反映肾小球滤过率降低。

血清肌酸酐

血清肌酸酐的水平能够评价肾小球滤过率。女性正常血清肌酸酐的浓度是0.6~1.0 mg/dL,男性正常血清肌酸酐的浓度是0.8~1.3 mg/dL,反映了骨骼肌量的差异。在肾小球滤过率没有减少的情况下,许多因素能够增加血清肌酸酐的浓度(肌酐生成增多,肾小管分泌的肌酐减少,血液中色原的存在)。相反,血清肌酸酐稍有下降可以反映肾小球滤过率明显降低。老年患者肾小球滤过率降低,血清肌酸酐浓度正常,反映肌酐生成减少是由于随着年龄的增长骨骼肌逐渐萎缩。由此考虑,血清肌酸酐的浓度稍有增加就意味着显著的肾脏疾病。血清肌酸酐的浓度变化慢于肾功能的急性改变。例如,急性肾衰竭时,肾小球滤过率从100 mL/min降至10 mL/min,血清肌酸酐的值在大约7天内并没有增加。

内生肌酐清除率

肌酐是反映肾脏滤过功能的内源性标记物,由骨骼肌的肌酸经肝脏转化以恒速生成。肌酐被自由滤过而不被重吸收,因此内生肌酐清除率与肾小球滤过率相关,是反映肾小球滤过率最可靠的指标。内生肌酐清除率与年龄和稳态的存在无关。手术前,内生肌酐

清除率为10~25 mL/min,要考虑到血浆清除依赖肾脏排泄的药物作用时间会延长及可能出现副作用(例如非去极化肌松药)。内生肌酐清除率的可靠性由于肾小管分泌肌酐的变异性而被削弱,且大多数患者没有办法收集到精确地定时尿样。

肾小管的功能和完整性

通常测定尿液浓缩能力来评估肾小管功能。蛋白尿的存在可以反映肾小管功能受损。七氟醚麻醉后可从尿液中检测到存在于肾小管细胞中的酶类(N-乙酰基-β-氨基葡萄糖苷酶,α-谷胱甘肽-S-转移酶),推断反映了药物造成的暂时性肾小管功能异常,不伴有血尿素氮或血清肌酸酐的变化。

尿的浓缩能力

生理刺激下释放抗利尿激素,肾脏并不产生浓缩尿时,可建立肾小管功能异常的诊断。在使用利尿剂或糖尿存在的情况下,尿比重大于1.018表明肾小管浓缩尿液的能力正常。使用利尿剂治疗,低钾血症或高钙血症可以干扰肾小管尿液浓缩。尽管不是七氟醚的直接作用,但由该麻醉药代谢产生的无机氟化物也会影响肾小管的尿液浓缩。

蛋白尿

蛋白尿(分为暂时的、体位性的和持久的)相对常见,成人初筛时5%~10%可检测到蛋白尿。暂时的蛋白尿与发热、充血性心力衰竭、癫痫发作、胰腺炎和锻炼有关,治疗原发病就能减少蛋白尿。立位时5%的青少年可发生直立性蛋白尿,当卧位时就能分解。通常体位性蛋白尿可以很快消除,与肾功能的损害无关。持久的蛋白尿通常表明有明显的肾脏疾患。微白蛋白尿是糖尿病性肾病病变的最早标记。严重的蛋白尿可引起低蛋白血症,伴随血浆胶体渗透压的降低和药物的蛋白结合减少。

尿钠排出

当尿钠排出超过40 mEq/L时,反映肾小管贮钠的能力降低。低氧时肾小管损害会增加尿钠的丢失并且尿的渗透压很可能小于350 mOsm/L。在血容量减少时,即使肾小管的贮钠功能正常也会有少量的尿钠排出(<15 mEq/L)并且尿的渗透压可能大于500 mOsm/L。由药物引起的利尿也与尿钠排出有关。

尿检验

尿液的检查益于尿路疾病的诊断。尿液的检查能够检测出蛋白、葡萄糖、乙酰乙酸、血液和粒细胞的存在,也能检测尿液的pH值和溶质的浓度(比重)。沉积物显微镜检查法可以检测出细胞、管型、微生物和结晶的存在。肾小球和尿道之间的出血可引起血尿。镜下血尿可能是良性的(局灶性肾炎)或者可能是肾小球肾炎、肾结石和泌尿生殖道的癌症。慢跑者会出现血尿,可能由于泌尿道的损伤。非洲裔美国人出现血尿要考虑镰刀形红细胞病的可能。没有蛋白尿或红细胞管型,肾小球疾病不可能是血尿的原因。红细胞管型是肾小球肾炎的特异性表现,白细胞管型常见于肾盂肾炎。

急性肾衰竭/不全

急性肾衰竭是肾功能在数小时或数天内恶化,导致肾脏不能排出含氮废物并引起水和电解质的失衡。通常急性肾衰竭还包括血清肌酸酐的浓度与基础值相比增加超过0.5 mg/dL,内生肌酐清除率降低50%或肾功能减低需要透析。急性肾衰竭的发生可能有少尿(尿排出量< 400 mL/d),也可能不发生少尿(尿排出量> 400 mL/d)。尽管在透析的辅助器具和病危护理方面有所提高,但患严重急性肾衰竭并需要透析的患者死亡率仍然很高,在过去的50年里没有明显降低。可以用下面的事实解释这种现象,如今的患者与50年前的相比,年龄更老且并存病多。当急性肾衰竭发生在多器官功能衰竭,尤其是患有严重的低血压或呼吸衰竭的患者时,其死亡率大于50%。死亡最常见的原因有脓毒症、心血管功能异常和肺部并发症。

发病率

急性肾衰竭的发病率源于过去的统计和种群研究。不同程度的急性肾衰竭影响着所有住院患者的5%~7%。急性肾衰竭与许多其他系统性疾病、急性临床症状、药物治疗及介入疗法有关(表14-2),常伴有多器官功能衰竭。不论社区还是医院,发生急性肾衰竭的高危人群都是患有糖尿病和肾功能不全的患者。

急性肾衰竭从病因学上可分为肾前性、肾性(或内在的)和肾后性(见表14-2),长期的肾前性肾衰可引起肾内的损害。

氮质血症

肾前性氮血症

肾前性氮血症大约占医院获得性急性肾衰竭病例的1/2。持续的肾前性氮血症是急性肾小管坏死的

表 14-2	急性肾衰竭的病因学

肾前性氮血症（肾血流量减少）

绝对减少

急性失血

胃肠液丢失

创伤

手术

烧伤

低排血量综合征

肾动脉狭窄

相对减少

脓毒症

肝衰竭

过敏反应

肾性氮血症（内源性）

急性肾小球肾炎（病例的 5%）

间质性肾炎（药物、透析）（病例的 10%）

急性肾小管坏死（病例的 85%）

　局部缺血（病例的 50%）

　对肾脏有损害的药物（抗生素和麻醉剂？）（病例的 35%）

　溶剂（四氯化碳、乙二醇）

　造影剂

　肌红蛋白尿症

肾后性（梗阻性）

上尿路梗阻（输尿管）

下尿路梗阻（膀胱出口）

Adapted from Klahr S, Miller SB: Acute oliguria. N Engl J Med 1998;338:671–675; and thadhani R, Pascual M, Bonventre JV: Acute renal failure. N Engl J Med 1996;334:1148–1169.

表 14-3	由于肾前性或肾性引起急性少尿患者的特异性尿指数	
指数	肾前性原因	肾性原因
尿钠浓度（mEq/L）	<20	>40
钠排出分数（%）	<1	>1
尿的渗透压（mOsm/L）	>400	250~300
尿肌酐、血肌酐	>40	<20
尿、血浆渗透压	>1.5	<1.1

Adapted from Klahr S, Miller SB: Acute oliguria. N Engl J Med 1998;338:671–675.

共因。如果去除潜在的病因（低血容量，充血性心力衰竭），肾前性氮血症是可逆的。老年患者易患肾前性氮血症，因为他们存在低血容量及易患肾血管疾病的诱因。住院患者的肾前性氮血症常由充血性心力衰竭、肝功能异常及感染性休克引起。麻醉剂可引起灌注压降低从而减少肾血流量，特别是手术中的低血容量。

评估血容量状态、血流动力学及治疗用药能够鉴别导致急性少尿的潜在肾前性原因。有创监测（中心静脉压、肺动脉导管）是评估血管内容量的必要手段。肾超声检查是确诊梗阻性肾病最好的诊断检测。尿指数有助于区分肾性急性肾衰竭和肾前性急性肾衰竭（表14-3）。尿指数的使用基于在急性肾衰竭肾前性原因存在的情况下，肾小管能够维持重吸收钠和水的能力，然而这些功能在小管间质性疾病或急性肾小管坏死存在下会减弱。测定尿指数的血和尿标本必须在使用液体、多巴胺、甘露醇及其他利尿剂前抽取。

肾性氮血症

肾脏疾病以最初引起急性肾衰竭部位不同而分类（肾小管、间质、肾小球、肾血管系统）。肾小管的损害常由局部缺血或肾毒素（氨基糖苷类抗生素、影像学造影剂）引起。肾前性氮血症和局部缺血的肾小管坏死常使肾血流减少并引起肾小管细胞的局部缺血。急性少尿的住院患者最主要的功能紊乱是肾小球滤过率的突然严重降低并引起急性肾衰竭，主要表现为血清尿素和肌酐浓度的升高、水钠潴留、酸中毒和高钾血症。如果去除潜在的病因，许多局部缺血的急性肾衰竭是可逆的；但如果出现严重且长时间的局部缺血，就会出现不可逆的皮质坏死。局部缺血和毒素的存在对于病情严重的患者（像脓毒症和获得性免疫缺乏综合征）常引起急性肾衰竭。急性间质性肾炎引起的急性肾衰竭常由药物的过敏反应引起。

肾后性氮血症

尿路流出道梗阻（如前列腺肥大、前列腺和宫颈癌）可发生急性肾衰竭。快速诊断急性肾衰竭的肾后性病因很重要，因为功能恢复的可能性与梗阻的持续时间成负相关。经皮穿刺肾造瘘术能够缓解梗阻并改善预后。肾超声（波）检查是最好的确定梗阻性肾病的诊断试验。

急性肾衰竭的危险因素

导致急性肾衰竭的危险因素包括共存肾脏病、高龄、充血性心力衰竭、可能与肾血管疾病相关的有症状的心血管疾病、大型手术（心肺分流术、腹主动脉瘤）。由外伤引起的脓毒症和多系统器官功能异常导致急性肾衰竭。医源性因素诱发的急性肾衰竭包括不适当的补液、脓毒症的延期治疗、肾毒性药物和染料的使用。造影剂诱发急性肾衰竭的发生率大约占糖尿病或共存肾脏病患者的50%。

血管内适当的容量对于维持合适的肾灌注很重要。维持适当的体循环血压、心排出量和预防外周血管的收缩也很重要。低血压可能导致肾灌注不充分和自身调节丧失。肾前性少尿的患者应避免使用肾毒性物质(非甾体类抗炎药、氨基糖苷类、造影剂、血管紧张素转换酶抑制剂及全身麻醉药)。对于这样的患者利尿疗法可能是有害的。在使用造影剂之前预防性地应用呋塞米和甘露醇会降低肾功能而不是保护肾功能。相反,预先使用乙酰半胱氨酸作为自由基清除剂能够对抗放射性染料诱发的肾病。

急性肾衰竭的并发症

急性肾衰竭的并发症可能表现在中枢神经系统、心血管系统和胃肠道。另外,急性肾衰竭的患者常合并感染并且成为发病率和死亡率的主要原因。应避免使用经肾脏排泄的药物(头孢菌素类、地高辛、地西泮和普萘洛尔)或调整剂量降低肾损害。

急性肾衰竭的神经系统并发症包括思维混乱、扑翼样震颤、嗜睡和癫痫发作。这些改变在透析后有所改善。

心血管系统并发症包括体循环高血压、充血性心力衰竭、肺水肿——钠水潴留的反映。低血压经常出现,心律失常也可能出现,心包炎现在很少出现。当体循环高血压、充血性心力衰竭、肺水肿、心包炎出现时,必须降低血管内液量。急性肾衰竭常伴有稀释性贫血,红细胞压积值为20%~30%。

胃肠道并发症包括食欲减退、恶心、呕吐和肠梗阻。急性肾衰竭的患者有1/3发生胃肠道出血并易导致贫血,使用H_2受体拮抗剂能够降低胃肠道出血的风险。

感染的部位包括呼吸系统和泌尿道,这些部位由于留置导管破坏了正常的解剖屏障而易于感染。尿毒症导致免疫反应降低从而使急性肾衰竭的患者易于感染的可能性增加。

症状和体征

早期急性肾衰竭缺乏症状和体征,要密切观察急性肾衰竭发展的细微变化。患者可能表现为全身不适或者最初以容量超负荷的表现为主,如呼吸困难、水肿和高血压。在没有治疗的情况下,由于毒素的蓄积,患者表现为嗜睡、恶心和焦虑。当高钾血症和酸中毒影响心律和心肌收缩力时,水钠潴留过多可引起肺水肿和缺氧,随之发生脑病、昏迷、癫痫发作和死亡。

急性肾衰竭的其他症状和体征可能与病因有关,如低血压、黄疸、血尿和尿潴留。

诊断

急性肾衰竭的诊断基于测得血清肌酸酐急剧升高的实验室数据。尿量可能减少也可能不减少,鉴于此,术语"少尿"和"非少尿"用于描述急性肾衰竭。有许多少尿的定义,最常用的是小于0.5 mL/(kg·hr)或少于400 mL/d。无尿是指少于100 mL/d,完全无尿很少见。

尿检验有助于诊断急性肾衰竭是肾前性、肾性还是肾后性的。尿钠含量少于20 mEq/L可以用于从急性肾小管坏死中区别出肾前性氮血症,其敏感性和特异性分别是90%和82%(见表14-3)。

急性肾衰竭的处理/治疗

对于急性肾衰竭没有特效治疗;限制进一步肾损害和纠正水电解质和酸碱平衡紊乱是重要的。查找潜在病因并加以纠正,尤其是血容量减少、低血压、心排出量降低和脓毒症。动脉压最低应达到80 mmHg(或平均动脉压65 mmHg),但没有证据支持是动脉压还是心排出量与改善预后有关。不能维持这样的动脉压是发展为急性肾衰竭的独立风险。许多医师为维持组织氧合,主张增加心排出量而不是动脉压。然而,尿量是依靠压力的。

在急性肾衰竭的预防和治疗中强调液体复苏疗法和血管加压药的使用。尽管在使用晶体液和胶体液方面一直存在争论,但一致认为迅速并且充分纠正血容量减少和低血压要比选择使用何种类型液体更重要。在急性肾衰竭方面很少有支持使用两者之一的证据。然而,随机的研究表明,与明胶类相比,高分子羟乙基淀粉与严重脓毒症急性肾衰竭的发生率高相关;另一实验表明,接受供肾来源于使用羟乙基淀粉复苏的脑死亡器官捐献者的患者容易发生肾衰竭。

急性肾衰竭时使用血管升压药,会增加肾血管收缩并使肾功能恶化。观察到健康志愿者使用去甲肾上腺素时肾血流量降低,去甲肾上腺素对急性肾衰竭的影响取决于多种因素的平衡。低血压时,肾血管系统为维持灌注压使出球小动脉收缩。全身血压升高伴随着肾脏交感紧张降低和血管舒张;如果自动调节正常肾灌注压改善可以触发自动调节的血管收缩反应。与之前的两种效应相比,α_1-介导的肾血管收缩是很微弱的。脓毒症患者使用去甲肾上腺素的整体效应是增加肾小球滤过率和尿排出量。预期临床观察对大约100例脓毒症患者使用去甲肾上腺素而不是其他血管升压类药物(例如大剂量的多巴胺),其死亡率是低的。

治疗或预防急性肾衰竭并不主张应用多巴胺;事实上,使用多巴胺有许多副作用。同样,也不主张使用利尿剂使少尿型急性肾衰竭转变为非少尿型急性肾衰竭,这样并不能降低死亡率和对透析的需求。有许多对急性肾衰竭的患者使用髓袢利尿剂增加死亡率和使肾功能恶化的报告。

相反,在两种特殊情况下,甘露醇能够改善肾脏的预后。使用甘露醇联合水合(作用)治疗移植术后患者与单独使用水合(作用)治疗相比,急性肾小管坏死的发生率是低的。在严重挤压伤时,碱性利尿与甘露醇同时使用能够预防急性肾小管坏死。

放射性造影剂诱发肾病时,主张使用N-乙酰半胱氨酸(活性氧代谢产物清除剂)来保护肾功能。许多分析和系统性回顾表明,N-乙酰半胱氨酸能够降低急性肾衰竭的患者受放射性染料侵害的风险。

推测许多药物可以使急性肾衰竭时的炎症反应和纤维蛋白溶解级联反应降到最低,除了活化蛋白C和类固醇的替代治疗(在证实类固醇缺乏的那些患者),其余的没有得到临床证实。之后的两种方案能够降低严重脓毒症患者的死亡率并作为辅助治疗的一部分。

关于支持疗法,透析(或血液过滤)仍是严重急性肾衰竭的主要治疗。然而,关于给药剂量、透析的频率及透析是否应该成为连续或间断的治疗仍有很大争议。最近的分析表明连续和间断疗法没有差异。但是,已经认识到任何一种方法剂量都是很重要的。进一步的观点认为,间断透析应该至少每天一次,生物相容的膜能够改善存活者的数量而没有改变肾脏的预后。许多国际委员会一致认可,但一般而言,透析只是一部分患者使用,并没有被广泛接受。

预后

医院获得性急性肾衰竭的总体预后差,当前的死亡率与40年前没有差别。许多急性肾衰竭的报道死亡率超过20%,而一旦需要透析时,其死亡率都超过50%。长期住院治疗的患者有死于其他器官系统的衰竭。大约15%的急性肾衰竭患者肾功能可以完全恢复,5%的患者留有一定程度的肾功能不全并维持稳定,而另外5%的患者肾功能不断恶化,15%的患者进入稳定的肾功能不全期,但发展为慢性肾功能不全的风险也很高。

肾功能损害患者的药物剂量

肾功能损害影响全身多器官系统。因此,肾功能不全时许多药物的药理学会发生变化。

肾功能损害的患者,其用药的第一步是计算肌酐清除率,因为药物经肾脏排泄的速率与肾小球滤过率成正比。如果患者少尿,使用5 mL/min为肌酐清除率。

如果正常的服药法是给予负荷剂量以迅速达到治疗水平,可以使用下面的方法。临床检查之后,细胞外液量看起来正常,给肾功能正常的患者使用负荷量。如果细胞外液是减少的,就要降低负荷量;如果细胞外液是增加的,就要给更高的负荷量。医院药房能提供很多计算负荷量的方案。计算维持量的方案要取决于药物经肾排泄的部分或正常患者的半衰期或肾衰竭患者的半衰期。

具有宽的有效药浓度范围和长的血浆半衰期的药物在肾衰竭时可以通过增加给药间隔来调整剂量,调节剂量的其他方法是减少每次的用量。对于肾功能损害的患者使用有效浓度范围窄和血浆半衰期短的药物治疗是很有益的。事实上,经常联合使用这两种方法调节剂量(例如,镇痛药,表14-4)。

通过血液透析或腹膜透析去除药物可能是很有效的,特别是对于重量小于500 Da、蛋白结合小于90%和分布容积小的药物。通常在透析结束时给这些药物,避免重复给药。

其他去除药物的肾脏替代疗法,例如连续的静脉-静脉血滤,主要依赖于膜的特性、流速和环路中是否加入透析液。

急性肾衰竭患者的麻醉管理

急性肾衰竭的发病率和死亡率很高,只有具有抢救能力的外科接手这样的患者。麻醉管理的基本原则与急性肾衰竭的支持疗法相似,换言之就是维持合适的平均动脉压、心排出量及避免进一步肾损害的因素,包括低血压、血容量不足、缺氧和对肾脏有损害的物质。必须建立有创血流动力学监测和检测血气分析及电解质含量。

非少尿患者使用利尿剂来增加尿排出量并不能改善肾脏预后及患者的存活率。挤压伤导致的肾脏损伤及其他形式的色素尿使用甘露醇可以改善预后。当过量输液导致稀释性贫血时,可以给予输血及血制品纠正贫血,输血及血制品后给予适量利尿剂即可。对于肾移植的患者,一旦血流动力学稳定就应该开始术后的腹膜透析/血液透析。

表14-4	常用镇痛药对肾脏的影响			
药物	调整方法	GFR>50 mL/min	GFR 10~50mL /min	GFR<10 mL/min
对乙酰氨基酚	↑ 间隔	Q4hr	Q6hr	Q8hr
阿司匹林	↑ 间隔	Q4hr	Q6~8hr	避免
阿/瑞/舒芬太尼	↔剂量	100%	100%	100%
可待因	↓ 剂量	100%	75%	50%
芬太尼	↓ 剂量	100%	75%	50%
氯胺酮 *	↓ 剂量	100%	50%	50%
哌替啶	↓ 剂量	100%	75%	50%
美沙酮	↓ 剂量	100%	100%	50%~75%
吗啡	↓ 剂量	100%	75%	50%

* 由于这类药物经常引起肾功能恶化，所以常避免使用。

↓，下降；↑，增多；↔，无变化；GFR，肾小球滤过率；Q，每。

Adapted from Schrier RW：Manual of Nephrology, 6th ed. Philadephia, Lippincott Williams & Wilkins, 2005, p268.

慢性肾衰竭

慢性肾衰竭是累积的，不可逆的肾功能恶化，由多种疾病引起。糖尿病是终末期肾病(ESRD)的主要原因，常与高血压并存(表14-5)。慢性肾衰竭的临床表现不依赖于损害肾脏的原发病，相反，这些临床表现反映了肾脏分泌排泄尿素氮、调节水电解质平衡以及分泌激素的能力。不论什么原因引起，大部分慢性肾脏疾病的患者肾小球滤过率下降至25 mL/min以下，表明肾功能逐渐恶化，最终进展至需要靠血液透析或者肾移植维持生命的终末期肾衰(表14-6)。

慢性肾功能不全发病率和病因学的主要资料来源于2007年美国国立卫生研究院肾脏数据系统。数据记录了1980年以来生活在美国的终末期肾病患者，近期记录到2005年，(时点患病率)每百万例中有1569例。数据继续增加，一部分原因是老龄化和终末期肾病患者的存活时间更长。然而，终末期肾病患者的发病率在2005年开始减慢，每百万例中有347例。在同一年，新诊断的终末期肾病患者超过106 000。

新病例中45~64岁年龄群的患者占比例最大(36%)，而年龄大于65岁的患病率最大，每百万例中有4000~5000例。2005年对年龄大于75岁的刚诊断为终末期肾病的28 000名患者开始进行治疗，而这个年龄阶段诊断为终末期肾病的有75 000名患者。

糖尿病和(或)高血压是终末期肾病的主要原因。在2005年，糖尿病占新诊断为终末期肾病患者的53%(占终末期肾病总数的45%)。然而，糖尿病和高血压

的发病率随年龄和种族而变化。在两个老年终末期肾病患者中有一个最初有高血压的诊断，而在非洲的美国人高血压的发病率是白种人的15倍。

白种人患终末期肾病的更多(占所有终末期肾病患者的2/3)，但是这掩盖了种族之内的发病率。在2005年，白种人的发病率是每百万例中有268例，而非裔美国人是每百万例中有991例。生活在美国的亚洲人发病率接近白种患者的1.5倍，而当地美国人的发病率高出白种患者将近100%。

慢性肾衰竭的发病机制

肾小球高压、超过滤和高血压

肾脏病的发展与肾血流动力学变化密切相关(肾性高血压、肾小球超滤过、渗透性的改变和肾小球硬化症)。高血压可能是肾衰竭的原发病因，也是肾脏病进展的主要危险因素。高血压患者遗传因素可能是决定肾脏病进展的主要因素。给予血管紧张素转化酶抑制剂和(或)血管紧张素受体拮抗剂能够降低肾性高血压和体循环高血压。另外，血管紧张素转化酶抑制剂和血管紧张素受体拮抗剂对肾血流动力学和体循环高血压有保护作用的同时，能够减慢糖尿病和非糖尿病性肾病患者肾小球硬化症的进展并减少蛋白尿的产生。其他抗高血压的药物并不像血管紧张素转化酶抑制剂和血管紧张素受体拮抗剂对肾有保护作用。

饮食因素

在动物试验中，蛋白质摄入量可影响肾病的进展。因此，新指南要求所有肾功能不全的患者要适量

表 14-5	引起慢性肾衰竭的原因

肾小球疾病

　原发性肾小球疾病

　局灶性肾小球硬化症

　膜性肾病

　免疫球蛋白 A 性肾病

　膜性增生性肾小球肾炎

　与系统性疾病有关的肾小球疾病

　糖尿病

　淀粉样变

　感染后肾小球肾炎

　系统性红斑狼疮

　韦格纳肉芽肿病

小管间质性疾病

　镇痛药性肾病变

　肾盂肾炎的反流性肾病变

　骨髓瘤肾

　肉样瘤病

遗传性疾病

　多囊性肾病

　奥尔波特综合征

　(肾)髓质囊性病

体循环高血压

肾血管病

阻塞性尿路疾病

人免疫缺陷病毒

Adapted from Tolkoff-Rubin NE, Pascual M: Chronic renal failure. Sci Am Med 1998;1–12.

限制蛋白的摄入。人类尚无证据显示,限制饮食中磷或脂质的摄入会减缓肾病的进展。

严格控制血糖浓度(试着维持血红蛋白 A_{1c} [糖基化血红蛋白]接近正常)能够延缓蛋白尿的产生和肾病、神经系统并发症和视网膜病变的进展。

慢性肾衰竭的体征和症状

慢性肾功能不全的体征和症状直到疾病的晚期才能发现。慢性肾功能不全晚期的表现有疲劳、全身不适、食欲减退、容量负荷过重(外周性水肿和呼吸困难)和电解质、酸碱平衡紊乱。慢性肾功能不全和心脏病常紧密联系,随着慢性肾功能不全的发展,常出现冠心病和充血性心力衰竭的症状(表14-7和见表14-6)。超过70%的糖尿病性终末期肾病患者有充血性心力衰竭,而接近70%的患者表现为缺血性心脏病。非糖尿病性终末期肾病患者充血性心力衰竭和缺血性心脏病的发生明显减少,同时伴有这两种疾病的超过40%。开始终末期肾病治疗的75%的老年患者有5种或更多的并存病,临床表现很复杂。在慢性肾脏疾病中要观察贫血的发展,且贫血在肾衰竭患者中很常见。与慢性肾功能不全相关的其他症状包括认知障碍、周围神经病变、不育症和感染易感性增加(表14-8)。

诊断

实验室检查能够明确诊断,直到疾病的后期才出现少尿,少尿作为疾病进展的特征是不可靠的。大多数患者常于常规检查、原发病的随访和一年一次的体格检查时发现。然而,慢性肾功能不全的表现在疾病的晚期才出现,诊断主要靠实验室检查,检查可见液体过剩的症状和体征以及伴发的心脏疾病。根据蛋白尿的存在和程度可以将患者进行分类,尿沉淀检验也有益于慢性肾功能不全的诊断。

慢性肾衰竭/不全的适应

尽管每天的饮食有所不同,正常的肾功能能够调

表 14-6	慢性肾衰竭的不同阶段			
衰竭的阶段	肾单位的功能(占总数的%)	肾小球滤过率(mL/min)	体征	实验室检查异常情况
正常肾功能	100	125	无	无
肾储备功能降低	40	50~80	无	无
肾功能不全	10~40	12~50	夜尿增多	血尿素氮增加 血肌酐增加
肾衰竭	10	<12	尿毒症	血尿素氮增加 血肌酐增加 贫血 高钾血症 出血时间延长

表 14-7	慢性肾脏疾病的分类	
阶段	**描述**	**每 1.73 m² 肾小球滤过率 (mL/min)**
1	肾小球滤过率正常或升高的肾损害	≥90
2	肾小球滤过率轻度降低的肾损害	60~89
3	肾小球滤过率中度降低	30~59
4	肾小球滤过率严重降低	15~29
5	肾衰竭	<15 或透析

慢性肾脏疾病的定义是 3 个月或更长时间的肾损害或肾小球滤过率小于每 1.73 m² 60 mL/min。肾损害的定义是有病理学异常或损害的表现，包括血或尿的异常以及影像学表现得异常。CKD，慢性肾脏病；GFR，肾小球滤过率。
Adapted from National Kidney Foundation Clinical Practice Guidelines for Chronic Kidney Disease (CKD): Evaluation, Classification, and Stratification. Available at: www.kidney.org/professionals/kdoqi/guidelines_ckd/toc.htm, accessed January 10, 2008.

节细胞外液溶质和水的浓度。在不改变饮食的情况下，即使当肾小球滤过率已有明显降低，慢性肾脏病患者也能够排泄溶质和水负荷。因此，慢性肾衰竭的患者直到肾功能不足正常功能的10%时才表现出症状。

表 14-8	慢性肾衰竭的临床表现

电解质失衡
  高钾血症
  高镁血症
  低钙血症
代谢性酸中毒
不可预测的血管内容量情况
贫血
  心排出量增加
  氧曲线右移
尿毒症的凝血紊乱
  血小板功能异常
神经系统的改变
  脑病
心血管系统的改变
  高血压
  充血性心力衰竭
  由于抗高血压药的治疗引起交感神经系统活动减弱
肾病性骨营养不良
瘙痒

肾功能进行性减退分为三个阶段。第一个阶段是肌酐和尿素的增加，他们主要依赖肾小球滤过率的排泄。随着肾小球滤过率的降低，血浆中肌酐和尿素的浓度开始增加，但增加的幅度与肾小球滤过率降低的程度并不成正比。例如，在肾功能不全的早期，尽管肾小球滤过率下降超过50%，但血清肌酸酐的浓度仅有很小的变化。然而，当肾储备已完全消耗，即使肾小球滤过率有很小的降低，血清肌酸酐和尿素的浓度也会明显升高。

进行性肾功能减退的第二个阶段是钾离子浓度的升高。肾小球滤过率降低接近正常功能的10%时，血清钾浓度仍维持在正常的范围内；当降低不足正常功能的10%时，可出现高钾血症的表现。正常情况下，远端肾小管分泌钾离子。由于肾单位的破坏，剩余肾单位通过增加血流量和增加钠离子向集合小管的分泌来增加钾的分泌。另外，由于肾衰竭患者醛固酮分泌的增加，也会导致钾经胃肠道的大量丢失。在正常饮食摄入钾的情况下，增加胃肠道分泌是有效的补偿机制，但这种情况很容易被外源性钾超负荷（像手术期间的钾离子补充）和内源性钾超负荷（溶血，与外科有关的组织损伤）所破坏。

肾功能减退的第三个阶段是细胞外液对钠离子的调节和稳态。与其他离子不同的是，尽管饮食变化和肾功能进行性恶化，钠离子仍能保持平衡。然而，这种平衡很容易被突然增加钠的摄入（容量超负荷）或降低钠的摄入所破坏（手术期间限制钠盐的摄入，导致细胞外液量减少）。

与临床相关的情况

尿毒症综合征 尿毒症综合征是体征和症状的综合表现（食欲减退、恶心、呕吐、瘙痒、贫血、疲劳和凝血紊乱），反映了肾排泄、分泌和调节功能的进行性减退。尽管尿素本身是否可以引起症状和体征令人质疑（除高浓度之外），但血尿素氮浓度是临床对尿毒症综合征的严重程度和患者对治疗反应的有益指标。相反，血肌酐浓度与尿毒症的症状不相关。对尿毒症的传统治疗是限制蛋白的摄入，基于低蛋白饮食导致蛋白分解代谢减少和降低尿素的产生。

肾病性骨营养不良 肾病性骨营养不良是慢性肾衰竭的并发症，反映了继发性甲状旁腺机能亢进的复杂作用和肾产生维生素D下降。由于肾小球滤过率降低，磷酸盐廓清率相应地降低和血清磷酸盐浓度的升高导致血清钙浓度降低。低血钙刺激甲状旁腺激素

的分泌,导致骨的重吸收和钙离子的释放。由于肾产生的维生素D减少,降低了肠道对钙的吸收,也引起低血钙,从而刺激甲状旁腺激素的释放和骨的重吸收。

甲状旁腺性骨疾病是尿毒症性骨营养不良最常见的表现形式。X线片能够表明骨的脱矿质作用(锁骨、颅骨、中指和食指的中间指骨)。血清碱性磷酸酶浓度的增加能证实骨的重吸收。血清甲状旁腺素的浓度增加能够诊断甲状旁腺功能亢进。长期接受肾脏透析的患者由于铝的蓄积,常出现骨痛、骨折和无力。甲状旁腺功能亢进对铝离子引起的骨病是一种保护作用。无力性(发育不全的)骨病常见于终末期肾病的患者(常为糖尿病患者),这些患者长期接受肾透析并无继发性甲状旁腺机能亢进(甲状旁腺切除术后)。

肾病性骨营养不良的治疗是通过限制磷酸盐的摄入、口服钙和维生素D来预防骨骼肌并发症的产生(胃肠道给予抗酸剂与磷结合)。含有镁的抑酸剂有引起高镁血症的危险,含铝的抑酸剂很少用。如果存在铝中毒,则去铁胺螯合疗法是有益的。慢性肾衰竭的患者,甲状旁腺素是维持骨量所必需的。因此,不希望通过钙和维生素D引起甲状旁腺素的过度抑制。如果药物治疗不能控制高钙血症和甲状旁腺功能亢进,则建议行甲状旁腺次全切除术。

贫血　慢性肾衰竭的患者常伴有贫血,且贫血可能与很多尿毒症综合征的症状有关(疲劳、无力、运动耐力降低)。贫血主要是由于肾产生的促红细胞生成素减少引起。过量的甲状旁腺素可引起纤维组织替换骨髓导致贫血。

慢性肾脏疾病贫血的治疗是使用重组人体红细胞生成素(红细胞生成素),这为多数患者减少了输血的必要并避免贫血症状的出现。由于HLA抗原的致敏作用,肾移植术成功的很少,因此尽量避免输血。使用促红细胞生成素的目的是维持红细胞压积36%~40%。建议间断注射铁离子,可以使促红细胞生成素的作用发挥到最大。使用促红细胞生成素的一个风险是导致

体循环高血压的进展或共存体循环高血压的恶化,需要进一步的抗高血压治疗。

尿毒症性出血　尽管检验室血凝固试验是正常的(血小板计数、凝血酶原时间、凝血活酶时间),慢性肾衰竭的出血倾向仍会增加。出血时间是与出血倾向最相关的筛选试验。出血(胃肠道出血、鼻出血、出血性心包炎和硬脑膜下血肿)是与贫血有关的发病率和死亡率的主因。

尿毒症性出血的治疗包括使用冷沉淀物提供第Ⅷ因子——血管假性血友病因子复合物(有传播病毒性疾病的风险)或使用1脱氨基-8-右旋-精氨酸加压素(DDAVP,去氨基精加压素)。去氨基精加压素——抗利尿激素的类似物,能够增加循环中第Ⅷ因子——血管假性血友病因子复合物的浓度和降低出血时间。尿毒症的患者静脉或皮下注射去氨基精加压素能够降低出血时间,对预防有创操作引起的临床出血有很明显的帮助,例如实施外科手术时。去氨基精加压素在2~4小时内的作用很强,能够持续6~8小时。重复给药,去氨基精加压素的作用会削弱。去氨基精加压素通过增加或改变血小板膜受体与第Ⅷ因子——血管假性血友病因子复合体的结合或者通过诱导更多活化复合体的出现而起作用(表14-9)。

冷沉淀和DDAVP能够纠正出血时间,因此慢性肾衰竭的患者可以实施手术而不出现大量的出血,但这两种药物的持续时间仅有几个小时。相反,使用结合雌激素可以改善出血时间达14天。促红细胞生成素的使用也能缩短出血时间。提前使用促红细胞生成素是有益的,同时输血可以使红细胞压积大于30%也能纠正出血时间。

神经病学的改变　神经病学的改变是肾功能不全的早期表现。最初,症状不明显(抽象思维被破坏、失眠和易怒)。但是,随着肾脏病的发展表现也更明显(腱反射亢进、癫痫发作、抑郁、尿毒症性脑病和昏迷)。慢性肾衰竭的另一个并发症是继发于感觉神经病的

表 14-9	尿毒症性出血的治疗			
药物	剂量	开始起效	作用高峰	作用持续时间
冷沉淀物	10 单位静脉注射,超过 30 分钟	<1 hr	4~12 hr	12~18 hr
去氨基加压素	0.3 μg/kg 静脉注射或骶管注射	<1 hr	2~4 hr	6~8 hr
结合雌激素	0.6 mg/(kg·d),静脉注射 5 天	6 hr	5~7 d	14 d

Adapted from Tolkoff–Rubin NE, Pascual M: Chronic renal failure. Sci Am Med 1998;1–12.

脚感觉异常或感觉过敏或者是下肢远端无力。手臂也受到影响,但其发病率低于下肢。尿毒症性周围神经病变的同时可能伴有糖尿病性神经病变。尿毒症性脑病的许多表现和外周神经系统症状的严重性通过血液透析可以改善。

心血管系统的改变　体循环高血压是慢性肾衰竭患者最危险的因素,易导致充血性心力衰竭、冠心病和脑血管疾病。未经控制的体循环高血压能够加快肾小球滤过率下降的进展。这些患者体循环高血压的发生反映了由于水钠潴留和肾素-血管紧张素-醛固酮系统激活导致的血管内液量的增加。严重的慢性肾衰竭患者可能发生尿毒症性心包炎。超声检查能够明确心包积液的量和对心肌收缩力的影响。尿毒症性心包炎时,房性心律失常较常见。

透析是因血容量过多而发生高血压的患者(排出过多的容量获得"干重")和发生尿毒症性心包炎患者的根本性治疗。透析不可能控制,因为肾素-血管紧张素-醛固酮系统激活而导致的高血压。建议给这些患者增加抗高血压药物的剂量。血管紧张素转化酶抑制剂的使用要谨慎,因为这些患者的肾小球滤过率取决于出球小动脉的收缩(两侧肾动脉狭窄、一侧肾动脉狭窄的移植肾),血管紧张素转化酶抑制剂由血管紧张素Ⅱ介导。血管紧张素转化酶抑制剂在这些患者的使用能够引起出球小动脉的扩张和肾小球滤过率的下降,这些将引起肾功能的突然恶化。

尿毒症性心包炎和心包积液伴有急性心包填塞和不稳定的血流动力学表明需要快速引流心包积液,这时通常放置经皮心包导管。对于突发的患者可以行心包开窗或心包切除术进行引流。补充血管内液量无反应的低血压可能提示急性心包填塞的存在。

慢性肾衰竭/不全的治疗

目前的治疗包括对潜在病因的积极治疗、延缓疾病发展的药物治疗以及对终末期肾病的肾移植术。

高血压既是慢性肾功能不全的起因也是其结果,并与肾功能的恶化直接相关,因此控制血压是重要的治疗,旨在延缓肾功能的降低。慢性肾功能不全患者的高血压很难治疗。根据当前的用药指南,大多数慢性肾功能不全患者的高血压治疗建议使用3种或以上的抗高血压药物。

考虑到慢性肾功能不全病理生理学的主要驱动因素是肾素-血管紧张素-醛固酮系统,大多数指南建议不论是否存在高血压都应使用血管紧张素转化酶抑制剂或血管紧张素受体拮抗剂。对于大多数患者来说,首选血管紧张素转化酶抑制剂,然后逐渐调整到患者能够耐受的最大剂量。然而,在慢性肾功能不全出现蛋白尿及合并2型糖尿病时优先选择血管紧张素受体拮抗剂。血管紧张素转化酶抑制剂和血管紧张素受体拮抗剂对慢性肾功能不全的治疗在许多临床试验中已经证实:能够减慢肾功能不全的进展、降低死亡率和心血管事件的发生以及减少蛋白尿。对于这两种药是否具有降血压以外的副作用,在文献中存在很大的争论。普遍的观点认为这两种药具有副作用,并且对于肾小球滤过率小于70 mL/min的患者很少使用一种或这两种降压药。其他的药物,像β-受体阻滞剂(尤其是卡地洛尔)作为二线或三线抗高血压药,已经证实能够降低心血管事件的发生。钙通道阻滞剂控制血压也很有效,但在不使用血管紧张素转化酶抑制剂和血管紧张素受体拮抗剂的情况下并未证实能够降低心血管事件的发生和减慢肾功能不全的进展。

目前对慢性肾功能不全合并糖尿病患者的治疗建议是将糖基化血红蛋白控制在小于7%。对慢性肾功能不全合并糖尿病患者的长期随访表明,血糖正常能够使糖尿病性肾病好转和蛋白尿减少。然而,这是长期的改变,需要5~10年实现。

对合并糖尿病和非糖尿病的肾疾病的许多研究表明:是否限制蛋白饮食存在疑问。肾病患者饮食的多中心研究比较了非糖尿病患者正常蛋白摄入[1 g/(kg·d)]和低蛋白摄入[0.6 g/(kg·d)]以及极低蛋白摄入[0.28 g/(kg·d)],结果显示:低蛋白摄入能够延缓肾脏疾病的进展。对慢性肾功能不全主张限制蛋白摄入的其他研究也一致认为适度的蛋白限制能够延缓肾脏疾病的进展。然而,尽管期望限制蛋白的摄入(减少毒性代谢产物的堆积),但许多慢性肾功能不全的患者经历了长期的食欲减退和较差的营养状况,接近蛋白质能量营养不良,应该加强咨询和培训甚至需要专门的营养治疗。

关于贫血指南规定:评估贫血的优先指标是血红蛋白而不是红细胞压积,因为慢性肾脏疾病时常伴有血红蛋白的降低。对于慢性肾脏疾病的患者,没有贫血定量的定义,而是根据正常人体的生理值来界定。慢性肾脏疾病伴有血红蛋白低于正常值的所有患者均考虑有贫血。因此,对于男性血红蛋白低于13.0 g/dL,诊断贫血;对于女性不论年龄的大小及是否绝经,贫血的定义是血红蛋白低于12.0 g/dL。慢性肾脏疾病的患者也不能耐受低浓度的血红蛋白。因此,男性血红蛋白低于13.0 g/dL和女性血红蛋白低于12.0 g/dL时需要治疗。

肾衰竭的治疗需要行肾脏移植或透析,旨在控制容量超负荷、电解质及酸碱平衡紊乱和尿毒症。当肾小球滤过率接近每1.73 m² 30 mL/min时,要考虑与患者商议是否行肾移植术。血液透析疗法由许多临床因素决定,要考虑患者的个人选择、所在地区限制,同时还受透析结果研究以及各项规章制度和赔偿制度的约束。尽管有效的透析疗法能提高存活率,但其对患者的生活质量有影响,同时透析也存在风险。对一些患者而言,不经透析和移植的保守治疗是最佳的选择。在这种情况下,饮食和药物治疗能够减少尿毒症症状和维持容量自身稳定。

当肾小球滤过率是每1.73 m² 15 mL/min时,选择透析的大多数患者已经开始治疗。目前的用药指南规定:糖尿病患者的肌酸酐清除率15 mL/min,血清肌酸酐浓度6 mg/dL,非糖尿病患者的肌酸酐清除率10 mL/min,血清肌酸酐浓度8 mg/dL时作为开始血液透析的标准。尽管文献上对透析的用药、频率和透析时间存在争议,但有明确的证据表明透析的剂量与存活率相关。指南建议使用最小的透析剂量,如果小剂量不能完成则伴随着死亡率的增加。由于临床体征和症状并不是透析充分的可靠指标,因此要常规测量和监测使用的剂量。有许多不同的公式可以计算透析的剂量,一般是通过对透析前和透析后尿素水平的评估来计算出尿素的清除率。通过尿素水平来计算透析剂量是因为尿素是小分子容易透析,占透析治疗废物的90%。因此,在透析患者中尿素的清除率分数与患者的发病率和死亡率相关。

血液透析和临床相关风险

透析用来治疗不采取透析将进展为尿毒症综合征的慢性肾衰竭患者。关心接受透析的患者,具体包括给予充分的透析、保证适当的营养、维持血管通畅、纠正激素缺乏、住院治疗降到最少和在保证生存质量的同时延长生命。透析期间,溶质在血液和透析液中的扩散导致代谢废物的排出和缓冲液的补充。取决于治疗时间的长短、透析膜的类型和溶质清除率的透析剂量是接受透析治疗的终末期肾病患者存活率的决定因素。不充分的透析治疗会缩短存活时间并引起营养不良、贫血和功能减退,最终引起频繁的住院治疗并增加住院费用(表14-10)。接受血液透析患者的年死亡率接近25%,心血管系统疾病和感染是其主要死因。

血管通路 通过外科手术建立血管通路对有效的血液透析来说是必需的。为了保护血管通路,慢性肾衰竭的患者应该避免在非优势臂进行静脉穿刺,应该在优势臂的上部。尽管尿毒症的患者存在凝血障碍,但透析期间仍要常规使用肝素,血管通路血栓形成很常见。作为血管通路,天然的动静脉瘘(头静脉吻合到桡动脉)优于聚四氟乙烯移植物,因为存活期更长,血栓及感染的发生率低。对所有接受血液透析的患者来说,都要优先选择天然的动静脉瘘作为血管通路。通路最常见的并发症是内膜增生,引起靠近静脉端的管腔狭窄。与通路相关的其他并发症包括感染、动脉瘤形成和手臂的局部缺血。当急于要求透析时,可以使用双腔透析导管,最常用于颈静脉或股静脉。

与血液透析相关的并发症 血液透析期间经常出现低血压,可能与超滤引起的容量不足有关。低血压反映了心肌缺血、心律失常和心包积液引起的急性心包填塞。大多数低血压发生时,通过减慢超滤速度和(或)补液就能缓解。

对用于透析仪器消毒的环氧乙烷过敏反应的发生,被看作是对膜物质——聚丙烯腈的反映。对聚丙

表 14-10	不充分血液透析的表现
临床表现	
食欲减退、恶心、呕吐	
外周神经病变	
营养状况较差	
感觉中枢抑制	
心包炎	
腹水	
治疗期间较小的体重增加或体重降低	
液体潴留和体循环高血压	
化学指标	
血液透析期间血尿素氮浓度降低 < 65%	
白蛋白浓度 < 4 g/dL	
透析前血尿素浓度 < 50 mg/dL(营养不良的表现)	
透析前血肌酐浓度 < 5 mg/dL(营养不良的表现)	
尽管使用促红细胞生成素治疗仍存在贫血(红细胞压积<30%)	

Adapted from lfudu O: Care of patients undergoing hemodialysis. N Engl J Med 1998;339:1054–1062.

烯腈发生反应最常见于使用血管紧张素转化酶抑制剂的患者。当血液接触含聚丙烯腈的膜时,膜的表面负电荷使酶老化,产生缓激肽。通常激酶使缓激肽老化,血管紧张素转化酶抑制剂抑制此反应,常发生周围血管扩张和低血压。

营养与体液平衡 在进展性肾衰竭过程中,分解代谢和厌食症导致体重下降,然而伴随的尿潴留掩盖了体重的下降并可能导致体重增加。血液透析患者没有必要严格限制饮食中钾的摄入。终末期肾衰竭患者机体血钾总体水平下降,而对高钾的耐受却无法解释。血液透析患者对高钾血症导致的心脏及神经肌肉损害临床表现较肾功能正常的人要轻。血液透析清除钾是有效的,因为多数钾离子存在于细胞内,刚透析完的患者血液样本以及细胞转换平衡发生之前的血液样本中很可能低血钾。血液透析将水溶性维生素清除,因此应补充水溶性维生素。治疗过程中,体重在2天内增长3%~4%是恰当的。

心血管疾病 血液透析死亡患者50%死于心血管疾病。

局部缺血性心脏病 尿毒症毒素导致系统高血压、贫血、高脂血症、高半胱氨酸血症、进展的动脉粥样硬化,以及心肌供氧受损,上述因素致使终末期肾衰患者局部缺血性心脏病及心肌梗死的发生率增高。用双嘧达莫及多巴胺进行的化学压力测试要优于运动强度测试,因为肾衰患者通常适应不了充分的运动。新陈代谢的紊乱会改变心电图的基线。一些尚不明确的原因导致将近1/3血液透析患者的血清肌酐激酶浓度水平升高。由于肌酐激酶升高主要是MM型同工酶升高,因此,MB型同工酶对急性心梗仍有诊断价值。血液透析患者心肌缺血的化学机制与正常肾功能的心肌缺血患者相同。

充血性心力衰竭 治疗肾衰患者充血性心力衰竭与正常肾功能心力衰竭患者的处理方式大致相同,只是肾衰患者禁用利尿剂。肾衰患者血清中蛋白结合的洋地黄样免疫物可能干扰地高辛浓度测定及中毒的诊断。血液透析过程清除多余水分减轻充血性心力衰竭症状对心脏血流动力学有益。

高血压 进展期肾衰体内水分的滞留是大部分血液透析患者肾性高血压的主要原因。未区分开原发性高血压及水钠潴留导致的血压升高会导致降压药物的不恰当使用。对肾性高血压恰当的处理是通过血液透析逐步清除体内多余水分以达到理想的透析后体重,而原发性高血压患者需要给予降压药物控制血压。

心包炎 心包积液导致的心包炎很少发生于血液透析患者,多数由不恰当的血液透析导致。对怀疑有尿毒症心包炎的患者要加强无肝素透析方式。经过强化透析仍有持续渗出或早期怀疑有感染需采取心包穿刺术或心包切开术。

出血倾向 由血小板功能减低导致的出血经血液透析是可以纠正的。无肝素血液透析或者采用去氨加压素通常可以有效地控制出血倾向。

感染 由于自身吞噬、趋药性受损,需要透析的患者更容易感染。某些可以导致吞噬、趋药性受损的因素可能通过血液透析被部分清除。一些透析患者患有严重感染却不伴发热症状。透析患者患有的结核通常是肺外结核,并多伴有与患有肺外结核的非透析患者相同的非典型症状。由于皮肤试验缺乏特异性,因此当有无法解释的体重减轻、厌食,伴或不伴持续发热等症状时,需进一步试验排除肺结核。所有透析患者都接种肺炎球菌疫苗,未接种肺炎球菌疫苗的患者也都已经有了乙肝疫苗免疫。营养不良或透析不充分会损害对疫苗的抗体反应。

透析患者感染乙型或丙型肝炎病毒通常无症状,肝酶也无升高。乙肝病毒携带者需使用专用透析机进行透析。大部分透析患者体内存在丙肝抗体。众所周知,血液透析时不需要调整治疗获得性免疫缺陷综合征的药物剂量。然而,也没有必要隔离获得性免疫缺陷综合征者或者为其提供专用透析机。

其他需考虑的方面 糖化血红蛋白不足7%说明血糖控制良好,这对需要血液透析的糖尿病患者来说十分重要,因为高血糖会导致高钾血症及体重增加。许多透析患者胰岛素分解代谢减少可导致胰岛素需求较透析前降低。糖尿病酮症酸中毒不典型的表现为呼吸性酸中毒及碱中毒,而无代谢性酸中毒和血容量不足。高甘油三酯血症反映了透析患者清除率的减低。抑郁是透析患者的一个潜在风险,可能误诊为肾衰导致的功能损伤。关于透析患者癌症的风险是否会增加,目前还存在争议。

腹膜透析

腹膜透析易于操作,它只需在患者腹膜腔内放置一根固定的塑料管,然后将腹透液放置于腹膜腔内保留数小时。在这期间,散布的腹透液交换在腹膜间进行,直至新的液体完全交换掉透析前体液。自动化腹膜透析被应用于许多患者,这种腹膜透析是有一种周期运转的腹膜透析仪器在夜间按时灌注、输出腹透液。对于有充血性心力衰竭及不稳定心绞痛的患者来说,他们无法耐受血液透析时血液迅速从体内转移到体外或者血压的剧烈波动,因此需要选择腹膜透析。合并有广泛血管疾病的患者无法将导管置入体内行血管通路,需采取腹膜透析。对于糖尿病患者,需在腹膜透析液中注入胰岛素以精确控制血糖。腹疝及腹膜粘连的出现会干扰腹膜透析的有效能力。腹膜炎腹痛发烧症状是腹膜透析最常见的并发症,采用抗生素处理,包括头孢类、氨基糖苷类及万古霉素。患者的生存率及年花费在腹膜透析与血液透析之间是相同的,但在腹膜透析患者中腹膜炎住院治疗的比例要更高一些。

血液透析患者体内药物清除

血液透析患者需要考虑到给药时间间隔以及补充经血液透析清除的药物。在透析完成后于恰当的时间给予预定的药物剂量,血液透析清除药物的能力受药物的蛋白结合力、水溶性及分子量等特性影响。就这一点而言,低分子量的(<500da)、水溶性好且无蛋白结合力的药物会被血液透析清除。持续的肾脏替代疗法,如连续静脉-静脉的血液滤过、连续动静脉血液滤过可以有效地清除未被蛋白结合的药物。

围术期血液透析的作用

择期手术的患者应该行充分的血液透析以降低尿毒症出血、肺水肿、氧合下降等并发症发生的可能。根据计划实施手术时间,术前血液透析期间需要避免或减少肝素用量。在研究规律血液透析患者体内造影剂后,造影后紧急的血液透析并非是必需的。尽管这些造影剂经过血液透析可以被清除,多数研究表明,造影剂使用剂量不会导致充分透析的患者肺水肿,造影剂的肾毒性也不是终末期肾衰竭患者关注的焦点。由于哌替啶的代谢物会加速肾衰的进度并导致癫痫,因此哌替啶禁用于术后患者的止痛。

对慢性肾衰竭/不全患者的麻醉管理

慢性肾衰患者的麻醉处理需要了解伴随肾衰出现的病理生理变化、肾衰患者是否需要血液透析、哪种药物会受肾功能减低的影响(表4-11)。对肾衰是否稳定、进展还是缓解的评估十分重要,这个信息需要通过监测血清肌酐水平来获得。

外科手术前评估

对慢性肾衰患者的术前评估包括对同步药物治疗的考虑及对慢性肾衰特征的观点改变的评估(见表14-8)。我们可以通过对比透析前后体重变化、监测生命体征(体位性低血压、心动过速)、测量动脉充盈血压评估出血容量的情况。由于糖尿病多见于这些患者,血糖的控制应给予足够重视。对于接受洋地黄药物治疗的患者,在强调肾脏清除洋地黄及其他药物的同时,我们应设法找出与洋地黄毒性不相符的症状。

目前,降压药物治疗这种传统疗法仍在继续使用。因为曾有患者对中枢神经系统镇静剂异常敏感,所以术前药物治疗必须个体化。即使患者术前没有肾脏疾病,术前肾功能紊乱不容忽视,尤其是具有高风险的围术期肾衰竭。要在手术过程中保护肾功能,需要手术过程中保证充足的血容量并减低由药物导致的心血管抑制。

血液透析患者应该在择期手术前24小时内进行透析,手术当日血钾水平需控制在5.5 mEq/L以下。术前我们评估贫血程度,但是目前促红细胞生成素治疗的应用使肾衰患者血细胞比容低于30%的人数明显减少。术前存在凝血功能障碍的患者需给予去氨加压

表 14-11	依靠肾排泄的麻醉药	
药物的种类	**经肾排泄药物作用消失**	**经肾排泄药物作用部分消除**
诱导药	–	巴比妥类
肌松药	加拉明、氨二甲箭毒	泮库溴铵、维库溴铵
胆碱酯酶抑制剂	–	甲硫酸新斯的明、滕喜隆
心血管药物	地高辛	硫酸阿托品、格隆溴铵、米力农、盐酸肼苯哒嗪
抗菌剂	氨基糖苷类、万古霉素、头孢菌素和青霉素	磺胺类药物

Adapted from Malhotra V, Sudheendra V, Diwan S: Anesthesia and the renal and genitourinary systems. In Miller RD, Fleischer LA, Johns RA, et al(eds): Miller's Anesthesia, 6th ed. Philadelphia, Elsevier Churchill Livingstone, 2005.

素治疗。

麻醉诱导

在静脉麻醉药物(异丙酚、依托咪酯、硫喷妥钠)联合肌肉松弛剂如琥珀酰胆碱的共同作用下,麻醉诱导及气管插管可以顺利完成。如果患者胃液量增长不多,也不要求骨骼肌松弛快速起效,那么可以考虑使用不依赖肾清除的中短效非去极化肌松药。从逻辑上讲,缓慢静推麻醉诱导药物可以减少药物导致的血压下降。不论血容量状况如何,这些患者对麻醉诱导的反应往往具有血容量减少的特征。如果抗高血压药或尿毒症导致交感神经功能减低,麻醉诱导过程中血压下降的可能性会增加。交感神经活动减低导致代偿性外周血管收缩功能受损;因此,血容量减少、肺部正压通气的建立、体位的突变以及药物对心肌的抑制都会导致血压的明显下降。使用血管紧张素转换酶抑制剂的患者手术过程中更容易发生低血压,尤其是紧急手术大量失血的情况。

麻醉诱导药物的中枢神经扩大效应可以反映尿毒症对血脑屏障的损害。此外,药物蛋白结合率的下降可以导致更多游离的药物在受体部位起作用。在急性肾衰患者的血浆内,性质活跃的游离硫喷妥钠药物浓度确实有所增加(见表14-11)。

尽管理论上承认患有尿毒症神经病变的患者体内血钾释放的风险性会增加,我们所追踪的琥珀酰胆碱用于急性肾衰患者却未见血钾释放的增加。同样我们需警惕,当围术期血钾处于高限,再加上药物导致血钾释放的最大值(0.5~1.0 mEq/L),这样就可能导致危险的高钾血症。注射琥珀酰胆碱前给予小剂量去极化肌肉松弛剂并不能减少琥珀酰胆碱导致的血钾释放,意识到这一点很重要。

麻醉维持

由于高龄或需行胸部或腹部血管手术,对于急肾衰未经血液透析的患者以及易致肾衰的患者,麻醉维持通常需要一氧化氮联合异氟烷、地氟烷或者短效阿片类药物。尽管目前还没有证实合并肾脏疾病患者使用七氟烷会增加肾功能紊乱的风险,考虑到氟化物的肾毒性及复合物A的代谢产物,七氟烷仍是被禁用的。异氟烷或地氟烷联合一氧化氮的麻醉方式可以有效地抑制由于手术刺激导致的血压过度升高,从而避免氟化物的肾毒性、减少去极化肌肉松弛剂的使用量。

芬太尼、异丙酚和苯磺酸阿曲库铵的全静脉麻醉目前已被应用于濒临肾衰的患者。

为了控制术中发生的高血压,减少肌肉松弛剂的有效剂量,我们采用强效易挥发的麻醉药。对这些麻醉药进行选择时,我们需考虑到慢性肾衰患者相关肝损害发生率会升高这个重要问题。此外,对患者心排出量的过度抑制是挥发性麻醉药物的一个潜在危险,为避免破坏氧气输送至组织,合并有贫血时应注意避免组织血流减少。阿片类药物能减少心血管抑制的可能性,并可以避免肝毒性及肾毒性。然而,阿片类不能有效控制术中血压升高。此外,有报道称,无肾衰患者小剂量应用阿片类药物就可以达到延长镇静及抑制通气量的效果。可以想象,当患者合并有肾功能不全时,阿片类药物激活后代谢产物可以在循环系统及脑脊液中蓄积。

肌肉松弛剂

为保证术中持续的肌肉麻痹状态,去极化肌肉松弛剂的选择要由药物的明确药理作用而定。肾脏疾病患者对维库溴铵及罗库溴铵的排泄减慢,而美维库铵、阿曲库铵和苯磺酸阿曲库铵在血浆中的清除不依赖肾脏。肾衰患者对阿曲库铵、苯磺酸阿曲库铵的主要代谢产物及劳丹碱的清除延迟。劳丹碱对神经肌肉接头没有影响,较高的血药浓度却能兴奋中枢神经系统。不管选择何种非去极化神经肌肉阻滞剂,应当根据周围神经刺激器的反应谨慎地减少药物初始剂量及维持剂量。

使用抗胆碱酯酶药物明显逆转去极化神经肌肉阻滞作用后,必须对肾衰患者进行残余神经肌肉阻滞的审慎诊断,因为这些患者在术后早期能显示出骨骼肌无力的迹象。新斯的明的清除约50%经由肾脏排泄,滕喜龙及吡斯的明约75%经由肾脏排泄。结果是,肾衰患者的这些药物半衰期明显延长。即使无肾衰的患者,也要采取一些保护措施,因为肾脏对胆碱酯酶药物的清除并不比非去极化神经肌肉阻滞剂长,至少是一样的。除此之外,如果肾衰患者再次出现神经肌肉阻滞或者神经肌肉阻滞现象持续时,应考虑到其他解释如抗生素、酸中毒、电解质紊乱、利尿剂使用等。

液体管理和尿量

严重肾功能不全而不需要血液透析的患者和即使没有肾脏疾患接受手术也很可能发生术后肾功能不全的患者,他们术前要注意液体的补充和水盐平衡。事实上,进入手术室的大多数患者如果没有及时补液,都存在细胞外液量的减少。对于无尿的患者不应该使用乳酸林格氏液(钾含量 4 mEq/L)和其他含钾液体。建议使用平衡盐溶液[3~5 mL/(kg·hr)IV]维持适当的尿量。血容量不足的患者为恢复循环血量(500 mL IV)快速输入平衡盐溶液时应该增加尿量。循环血量不充足的情况下不建议使用渗透性利尿剂(甘露醇)和袢利尿剂(呋塞米)。事实上,少尿最常见的病因是没有充足的循环血量,只能使用利尿剂增加尿量。此外,尽管使用甘露醇或呋塞米增加尿量,但仍没有充足的证据表明能够改善肾小球滤过率。同样,开腹手术术中的尿量并不能说明术后是否发生肾功能不全。

血液透析的患者要求对术中液量特别关注,因为肾功能不全的患者液体不足和过量之间的安全范围很小。无创操作只需要使用5%的葡萄糖溶液(5~10 mL/kg IV)补充不显性失液。尿量少的患者可以使用0.45%氯化钠溶液。胸腹部手术可以引起循环血量的丢失。可以使用平衡盐溶液或5%的白蛋白补充这部分丢失。如果失血过多或需要增加携氧能力可以考虑输血。监测中心静脉压有利于指导输液。

监测

如果进行有创监测,则需要进行多方面考虑。任何慢性肾功能不全的患者都有可能在今后需要(另)一个瘘管。桡动脉和尺动脉可能为以后行动静脉瘘所用,所以应该避免穿刺,同样肱动脉甚至腋动脉也要尽量避免。如果使用股动脉则易引起感染,特别是对于用免疫抑制剂的患者。剩下的足背动脉或胫后动脉可能由于位置或水肿或组织硬化导致置入困难,造成监测不便。需要注意的是,无论选择哪个位置,如果在放置套管的肢端有功能性或未闭的瘘管,不论是动脉压还是动脉血气都不准确。

监测静脉压很有必要,因为肾功能稍有降低的患者都不能耐受容量负荷。监测右心房(中心静脉压)或肺动脉(肺动脉楔压)对潜在心脏病或肺水肿患者的治疗有指导意义。由于肾功能不全的患者易于感染,因此在放置中心静脉压或肺动脉楔压导管时要坚持无菌操作。对原位有一个内置式或临时透析导管或之前放置导管引起静脉狭窄的患者,建立中心静脉压是有困难的。如果其他静脉穿刺困难,使用临时透析导管是不合理的。然而,必须记住的是:(1)透析导管必须通畅无菌,就好像是在进行透析;(2)导管需要肝素化,在连接静脉通路或压力传感器之前必须排出;

(3)如果在结束时需要断开,必须再次肝素化和无菌密封。

相关问题

因为这些患者经常来到手术室,所以术前用药不一定是必要的。有些患者习惯了他们的许多手术,而另一些人觉得这很紧张。小剂量口服或静脉注射苯二氮䓬类是恰当的,而考虑到肌肉含量少和尿毒症患者血小板功能障碍应避免肌内注射。

注意患者在手术床上的位置。由于营养状况较差,患者皮肤易于擦伤,在肘、膝和踝部周围要放置衬垫来保护易受损的神经。必须保护好瘘管,加放衬垫预防压伤。带瘘的手臂不应该弯曲,利于整个手术期间观察瘘管的情况。

指南建议,非优势手臂的静脉不能用于放置静脉套管,甚至建议患者佩戴医疗警示腕带达到这个效果。

区域麻醉

臂丛神经阻滞对长期血透所需的血管分流术是有益的。这种区域麻醉除了提供镇痛,还可解除血管痉挛以及通过调节引起血管扩张而提供最佳的手术条件。在对照研究中尚不能证实臂丛神经阻滞对慢性肾衰竭患者的作用时间是否缩短。对这些患者进行区域麻醉前要考虑凝血是否充分,尿毒症性神经病的患者应该排除。共存代谢性酸中毒的患者局部麻醉药惊厥发作阈值降低。

术后管理

肾功能不全的患者术后出现骨骼肌无力要考虑到肌肉松弛药代谢不完全的可能。

术后镇痛使用吗啡类药物要谨慎,可能有潜在的中枢神经系统抑制作用,即使小剂量的吗啡也可能引起通气不足。如果存在严重的通气不足可以使用纳洛酮。连续心电图监测便于发现与血钾升高有关的心律失常。术后要持续吸氧,尤其是存在贫血的患者。

肾移植

我们考虑为需建立长期血液透析的晚期肾衰患者行肾脏移植。在成人,终末期肾衰最常见的原因是糖尿病肾病、肾小球肾炎、多囊肾以及高血压性肾病。尽管我们担心术后患者复发移植肾功能不全,但总体来说这种进展是缓慢的。我们获得的供体肾被置于低温灌注液中保存长达48小时,因此移植手术能属于部分择期手术。肾移植供体及受体HLA和ABO血型都要匹配。然而,我们已经发现移植受体血中某种共享HLA的存在可以诱导供体抗原的耐受性,从而提高移植存活率。供体肾脏放置在下腹部,接受髂血管的血液供应。输尿管直接与膀胱吻合。术中开始使用免疫抑制剂。

麻醉管理

全身麻醉

尽管全身麻醉及区域阻滞都成功地应用于肾移植术,但经常选择全身麻醉。全身麻醉能够维持患者机械通气,但通过膈膜区的手术回缩,此优势可能受损。选择药物要明确药物的副作用(氧化亚氮引起肠胀气,七氟醚代谢产物为无机氟化物)。移植术后的肾功能并不受吸入性麻醉药的影响。常用的方法是将吸入性麻醉药(异氟烷或地氟烷)与氧化亚氮或短效的阿片类药物结合。应降低吸入性麻醉药的负性肌力作用对心排出量减少的影响,避免危及组织的氧输送(尤其是存在贫血)和肾灌注。等量体液时需维持血压在正常高值,以维持足够的尿量。选择肌松药要考虑肾脏对这些药物的清除率。肌松药常选择阿曲库铵、顺-阿曲库铵和米维库铵,因为他们经血液清除不依赖肾脏的功能。新移植的且有功能的肾脏能够清除肌松药,像其他患者一样使用抗胆碱酯酶药能够拮抗肌松药的作用。

中心静脉压监测能够指导晶体液输注的速度和量。术中适当的补液能够优化肾血流和改善早期移植肾的功能。使用利尿剂利于移植肾尿的生成。渗透压性利尿剂如甘露醇有利于尿的排出并且降低组织和血管内液量。与袢利尿剂呋塞米不同,甘露醇不依赖肾小管的浓缩机制产生利尿作用。

松开血管夹时,来自移植肾的保存液和腿部的静脉血回流进入血液循环。这些物质含有钾和酸性代谢产物,成人时似乎对全身影响较小。然而,对将动脉吻合到移植肾并松开血管夹后出现的心跳骤停已有描述。这很可能与来自移植肾的含钾保护液的释放导致血钾突然升高有关。松开血管夹后,也可能出现低血压,因为突然增加了约300 mL的血管内液量和来自缺血组织的血管扩张剂的释放。这种变化引起的低血压,常见的治疗方法是静脉输注液体。

区域麻醉

与全身麻醉相比,区域麻醉的优点是不需要进行气管插管和使用神经肌肉阻断药物。然而,如果区域麻醉需要大量静脉或吸入药物辅助时,这些优点也就不存在了。此外,由区域麻醉引起的外周交感神经系统的阻滞使血压的控制更复杂,特别是考虑到这些患者不可预知的血管内液量的状况。凝血系统异常时使用区域阻滞尤其是硬膜外麻醉是有争议的。

术后并发症

新移植的肾脏可能出现急性免疫排斥反应,主要体现在移植肾脏的循环系统。当肾脏血供建立后,循环血量的不足立刻表现出来。治疗急性排斥反应的唯一方法是切除移植的肾脏,特别是排斥反应伴随有弥漫性血管内凝血时。术后移植肾也可能出现血肿引起血管或输尿管阻塞。

移植排斥反应迟发的症状包括发烧、局部疼痛和尿量的改变。大剂量使用皮质激素和抗淋巴细胞球蛋白可能是有益的。移植肾长时间缺血引起的急性肾小管坏死通常对血液透析有反应。环孢素的毒性也可能导致急性肾衰竭。使用超声检查和针吸活组织检查能够区分肾功能不全的原因。

肾移植后由于长期的免疫抑制易于发生机会性感染。由于长期的免疫抑制和携带乙肝表面抗原,肾移植患者的长期存活率并不令人满意。肾移植患者癌症的发生率比一般人群高30~100倍,可能是由于免疫抑制使机体的保护作用降低。大细胞淋巴瘤是公认的肾移植术后并发症,仅发生在感染巨细胞病毒的患者。

对肾移植术的麻醉考虑

肾移植受者经常是共存心血管疾病和糖尿病的老年人。计划实施麻醉时必须考虑免疫抑制剂的副作用(高血压、降低癫痫发作的阈值、贫血和血小板减少)。当移植肾功能正常时,血清肌酐的浓度可能在正常范围内。然而,肾小球滤过率和肾血流量可能低于健康的个体,经肾脏排泄药物的时间可能延长。氮质血症、蛋白尿和高血压的出现可能预示存在肾移植的慢性排斥反应。

应避免使用对肾脏有损害或经肾排泄的药物。使用利尿剂前应准确评估患者血管内液量的状况。应降低由于低血容量对肾血流减少的影响。这些患者很有可能将接受口服抗高血压药物的治疗。

肾脏的原发病

许多病理过程主要涉及肾脏或与其他器官系统的功能障碍相关。了解相关的病理学变化和肾脏病的特点对术中患者的管理是很重要的。

肾小球肾炎

急性肾小球肾炎通常是由于抗原抗体复合物沉积在肾小球引起的。可能来源于外源性抗原(链球菌感染)或内源性抗原(胶原蛋白疾病)。肾小球疾病的临床表现包括血尿、蛋白尿、高血压、水肿和血肌酐浓度升高。出现红细胞管型提示有肾小球疾病,而不是非肾小球疾病,如肾结石或前列腺疾病。出现蛋白尿反映肾小球通透性增加。重要的是及早诊断肾小球肾炎,因为及时使用免疫抑制药可能是有效的。

肾病综合征

肾病综合征的定义是每日尿蛋白排泄超过3.5 g,并伴有钠潴留、高脂血症,可引发血栓栓塞和感染的并发症。糖尿病肾病是肾性蛋白尿最常见的原因。如果没有糖尿病,成人肾病综合征最常见的原因是膜性肾小球肾炎,常与肿瘤伴随(癌、肉瘤、淋巴瘤和白血病)。典型的人类免疫缺陷病毒性肾病可以引起肾性蛋白尿和肾功能不全,这可能是获得性免疫缺陷综合征的最初临床表现。妊娠高血压常伴有肾病综合征。

体征和症状

肾病综合征患者钠潴留和水肿形成与血浆胶体渗透压降低有关(表14-12)。肾小管对钠的重吸收增加是内环境稳态对血容量不足作出的反应。不过,有证据表明,在蛋白尿产生之前主要表现为钠潴留。远端肾小管增加钠的重吸收可能是对心房利钠肽的不适当的低尿钠排泄反应。肾病综合征患者可能会出现血容量不足,以及与之相关的体位性低血压、心动过速、周围血管收缩,有时甚至是利尿剂使用引起的急性肾衰竭。急性肾衰竭发生的风险在老年人和那些接受非甾体类抗炎药物的群体中增加。输注白蛋白能够纠正因血容量不足引起的临床体征。高脂血症伴有肾病综合征时可能增加患血管疾病的风险。

血栓栓子并发症　肾病综合征尤其是膜性肾小球肾炎患者,最大的风险表现为肾静脉血栓形成的血栓栓子并发症。在其他血管床,肺栓塞和深部静脉血

表 14-12	肾病综合征的特征
高血压+	
蛋白尿、血尿+	
钠潴留+	
水肿+	
血容量减少	
血栓栓塞	
高脂血症	
感染并发症	

+,也是肾病综合征的共存疾病。

栓的形成也是很危险的。尽管在这些患者中急性心肌梗死的发生增加,但动脉血栓形成仍少于静脉血栓形成。预防性的使用肝素及穿长袜可以预防血栓栓子并发症。

感染　患有肾病综合征的儿童,其主要死因是合并肺炎球菌性腹膜炎。免疫抑制的患者病毒感染更常见,然而对细菌感染的易感性与免疫球蛋白G的水平下降有关。

蛋白结合　肾病综合征的患者由于蛋白尿的出现以致血液中维生素和激素的浓度下降。低蛋白血症使药物的蛋白结合位点减少,使血中未结合药物的比例增加。因此,当监测血浆药物浓度时,与蛋白结合能力强的药物浓度低并不表明治疗浓度低。

肾病性水肿

全身水肿意味着体内血钠含量增加,如果减少钠的摄入量,给予利尿剂使血钠达到负平衡的效果会更明显(表14-13)。强效髓袢利尿剂如呋塞米可以用来抵消肾脏的保钠作用。另外,强效髓袢利尿剂和保钾利尿剂在远端肾小管可以降低钠的重吸收。消肿要循序渐进,因为突然的尿钠增多可能引起血容量减少,甚至急性肾衰竭以及血液浓缩,增加形成血栓栓子的危险。如果仅有低血容量存在可以考虑输入白蛋白增加血容量。对水肿严重的患者也可以使用血浆超滤。

肺出血肾炎综合征

肺出血肾炎综合征是肺出血和肾小球肾炎的结合,常发生于年轻男性。抗体会造成肾损伤,对肺内类似抗原也发生反应,引起肺泡炎,导致咯血。咯血出现在肾病临床表现之前。预后较差,目前尚无有效的治

表 14-13	肾病综合征的治疗

抗高血压的治疗 *

血管紧张素转化酶抑制剂或血管紧张素受体阻滞剂(抗蛋白尿)†

饮食指导‡

限制钠盐饮食

利尿疗法

需要时输入普蛋白

抗凝治疗

抑制素类治疗

肺炎球菌疫苗

* 平均收缩压低于 90 mmHg 可减少蛋白尿,与抗高血压药的种类无关。

† 血管紧张素转化酶抑制剂和血管紧张素受体阻滞剂有减少蛋白尿产生的作用,并与降低血压的作用无关。

‡ 一些人主张限制蛋白饮食来减少蛋白尿,但这种疗法的安全性尚未得到证实,尤其对重度蛋白尿患者来说。

疗措施来防治其诊断后1年内进展为肾衰竭。

间质性肾炎

已经发现,间质性肾炎主要是对药物的过敏反应,包括磺胺类药物、别嘌呤醇、苯妥英钠和利尿剂。其他少见原因包括自身免疫性疾病(红斑狼疮)和浸润性疾病(肉状瘤病)。患者表现为尿比重降低、蛋白尿和体循环高血压。停用引起过敏的药物和治疗潜在病因之后,由急性间质性肾炎引起的肾衰竭通常是可逆的。皮质类固醇疗法可能是有益的。

遗传性肾炎

遗传性肾炎(先天家族遗传性出血性肾炎)通常与听力丧失和视力障碍相伴随。男性多见,最终发展为体循环高血压和肾衰竭。尽管通过血管紧张素转化酶抑制剂降低肾小球压力可能具有一定保护作用,但药物疗法尚没有成功的证据。

多囊肾(疾)病

多囊肾(疾)病是常染色体显性遗传。在中年,肾衰竭出现之前疾病进展很缓慢。常出现轻度高血压和蛋白尿。疾病发展的早期尿浓缩能力降低。囊肿也可见于肝脏和中枢神经系统如颅内动脉瘤。大多数患者最终需要血液透析或肾移植。

范康尼综合征

范康尼综合征是由近端肾小管遗传或获得性功能障碍引起,可出现高氨基酸尿、糖尿和高磷酸盐尿。存在由近端肾小管贮存的物质丢失,包括钾、碳酸氢盐和水。范康尼综合征的症状反映了肾小管异常,包括多尿、多饮和由于 HCO_3^- 丢失引起的代谢性酸中毒以及与低钾有关的骨骼肌无力。反映磷酸盐丢失的侏儒症和骨软化症在这些患者表现得尤为突出,迟发性佝偻病也很常见。麻醉的管理包括液体的评估和纠正电解质紊乱,要注意在终末期左心功能衰竭常继发于尿毒症。

肾结石

尽管对肾结石的发病机理尚不明确(表14-14),但对5种主要结石的几个易感因素已经认可。大多数结石由草酸钙组成,必须考虑到引起这些患者血钙升高(甲状旁腺功能亢进、肉状瘤病和癌症)的原因。尿素分解物引起的泌尿道感染利于磷酸胺镁结石的形成。尿酸结石的形成主要与持续的酸性尿有关(pH<6.0),酸性尿能够降低尿酸的稳定性。大约50%的尿酸结石患者患有痛风。

除非并发感染或梗阻,一般来说肾盂结石是无痛的。相比之下,肾结石通过输尿管时会引起剧烈的疼

表 14-14	肾结石的组成和特征			

结石的类型	发生率(%)	X 线片表现	病因学
草酸钙	65	不透明	原发性甲状旁腺机能亢进(症)、自发性尿钙过多、高草酸尿、高尿酸尿
磷酸镁(鸟粪石)	20	不透明	碱性尿(通常由于慢性细菌感染引起)
磷酸钙	7.5	不透明	肾小管性酸中毒
尿酸	5	半透明	酸性尿、痛风、高尿酸尿
胱氨酸	1.5	不透明	胱氨酸尿(症)

痛，经常放射到腹股沟区，常伴有恶心和呕吐，类似急腹症的表现。血尿常见于结石通过输尿管时，然而输尿管梗阻可能引起肾衰竭的体征和症状。

治疗

肾结石的治疗取决于分清结石的成分和纠正易感因素，如甲状旁腺功能亢进、泌尿道感染和痛风。通常摄入充分的液体以维持每天2~3 L的尿量是治疗的一部分。通过冲击波打碎结石的体外冲击波碎石术是肾结石的非侵袭性治疗。也可使用经皮肾取石术，这种方法的优点是发病率低和门诊患者也能使用。

肾性高血压

肾脏病是继发性高血压的最常见病因。急进型高血压和恶性高血压可能与肾脏病有关。此外，年轻人出现高血压应诊断为肾性高血压而不是原发性高血压。由肾功能不全引起的高血压反映肾器质性病变或肾血管疾病。

慢性肾盂肾炎和肾小球肾炎是与高血压有关的器质性疾病，尤其是年轻患者。较少引起高血压的肾器质性疾病见于糖尿病性肾病变、肾囊性病和肾淀粉样变性。肾血管的疾病常有动脉粥样硬化，仅占高血压患者的一小部分。然而，30岁以前的患者突然出现高血压应该怀疑肾血管疾病。腹部听诊可闻杂音。肾血管疾病引起的高血压对抗高血压药物治疗并不敏感。

肾实质或肾血管疾病引起高血压的机制尚不明确，肾素-血管紧张素-醛固酮系统的兴奋可能是其主要机制，但尚未被证实。另一种情况是，肾脏是具有一定程度的抗高血压功能的器官，可能与产生血管减压性物质有关。无论发病机制如何，肾源性疾病引起的体循环高血压的治疗通常使用抗高血压药物，包括抑制肾脏分泌肾素的β-肾上腺素抗体拮抗剂。肾血管性高血压的治疗有肾动脉内膜切除术或肾切除术。

尿酸性肾病

尿酸性肾病与痛风不同。当尿酸结晶沉淀于肾集合小管或者输尿管时会出现尿酸性肾病，产生急性少尿型肾衰竭。当酸性尿中的尿酸度达到饱和点时发生这种沉淀。在尿产酸量大幅度增长时尤其常发生这种情况，例如患有骨髓增殖性疾病患者为治疗癌症而需要化疗时。如果这类患者肾功能及尿浓缩功能良好，那么会因热摄取减少而发展为脱水或者酸中毒，因而

特别易患尿酸性肾病。

肝肾综合征

有急性少尿症表现的患者同时有失代偿性肝硬化被认为患有肝肾综合征。实际上，肝硬化患者在出现明显的肾功能不全前几周就已并发肾小球滤过率及肾血流量减低。已知典型的患者呈重度黄疸、垂死样、腹水、低白蛋白血症及低凝血酶原血症。这类患者的肾衰竭可能反映了腹水的强力治疗而导致的血容量不足。治疗的重点是血管内容量替代治疗，但要记住盐水和白蛋白可能会加重腹水。因此，全血或者浓缩红细胞可能是容量置换更适当的成分。腹膜-静脉旁路对腹水的治疗也可以改善肾功能。在一些患者中，循环中毒性物质会产生极强的肾血管收缩甚至导致急性肾衰竭。然而，血液透析对于消除可疑的肝源性毒性物质并不可靠。

曾经接受过手术的梗阻性黄疸患者术后出现急性肾衰的概率会增加。引起这些患者肾衰的机制不明，但是术前可以使用甘露醇，从而希望提供一些肾功能保护作用。

良性前列腺增生症

良性前列腺增生症（BPH）是腺体部和间质部均发生过度的细胞生长引起的良性增生。BPH在所有40岁以上的男性中普遍可见。BPH有两个组分：一个是反映前列腺增大的静态组分；一个是反映前列腺平滑肌张力的动态组分。α-肾上腺素能受体存在于前列腺纤维囊和增生的前列腺组织。经尿道前列腺切除术和开腹前列腺切除术是治疗有症状的前列腺增生的传统方法。然而，外科手术会出现术中并发症（出血、灌洗液全身吸收引起的血容量过多）和术后问题（逆行射精、阳痿、尿失禁）。因此，替换治疗方法可能有化学去势药物的药物治疗和最低程度的侵入性外科手术。

药物治疗

前列腺是雄激素敏感腺体，因此化学去势可以减小前列腺的体积和前列腺尿道的流出阻力。非那雄胺，一种有效的5α-还原酶抑制剂，通过减少疾病静态成分来温和而有效的对症治疗BPH。5α-还原酶抑制剂的副作用是最轻的。α-肾上腺素能拮抗剂（特拉唑嗪、多沙唑嗪、坦洛欣）拮抗增生肥大的前列腺组织、前列腺纤维囊和膀胱颈的肾上腺素能受体，所以这些

结构的平滑肌紧张度(BPH动态成分)是减低的。结果,经膀胱颈和前列腺的尿道流出液阻力减弱,尿流量增加。这些药物可能也有抗高血压的效果,然而也会出现不好的副作用,包括体位性低血压。

微创治疗

最普遍使用的微创治疗是前列腺经尿道切开术。这种技术对于膀胱出口梗阻、前列腺增大至30 g左右且原发梗阻位于膀胱颈部的患者有效。随着侵入的加深,膀胱颈和前列腺尿道"弹开",膀胱流出道梗阻得到缓解。外科手术操作中伴随着非电解质灌洗液(甘氨酸、山梨醇、甘露醇)的吸收,这些灌洗液用来扩张膀胱和冲走血液和前列腺组织。灌洗液可以通过前列腺静脉丛直接进入血管,或经腹膜后或膀胱周围间隙缓慢吸收。当灌洗液到达血管内腔,会导致血管内液容量和血浆溶质浓度的急剧改变,表现为心血管和中枢神经系统并发症,即TURP综合征。局部麻醉或者全身麻醉适用于此类手术。其他的BPH微创治疗还包括前列腺支架置入(主要应用于手术风险很大的患者)和激光前列腺切除术。直观激光前列腺烧蚀术的优势是手术时间短(≤20分钟)和术中出血较少。

经尿道前列腺切除术(TURP)综合征

TURP综合征以血管内液容量转移和血浆溶质变化为特征(表14-15)。溶质变化可能改变神经功能而与容量效应无关。使用具有渗透活性的灌洗液而非蒸馏水,大大减少了血管内溶血的危险。尽管血清钠浓

度监测已广泛开展于TURP术中,且可有效评估血管内液吸收,但同时监测血清渗透压也许更有益。低渗透压看来是导致TURP综合征中神经系统及血容量改变的主要因素。支持疗法仍为治疗TURP引发的心血管、中枢神经系统和肾脏并发症最重要的方法。在将来,更完善的医疗管理和更小的微创手术来治疗BPH可能会减低TURP综合征的风险。

类似于TURP综合征的疾病可能会发生于接受子宫内膜切除术的妇科患者,在手术过程中往往使用灌洗液(盐水、甘氨酸、山梨醇)以提高外科手术视野清晰度。当使用32%右旋糖酐70灌洗液,其主要的风险是对右旋糖酐的反应,因为这种溶液为高渗性,所以低渗透压并不是问题所在。

血管内液体容积增多和与TURP相关的其他临床情况

灌洗液的吸收(吸收速率达200 mL/min)引起快速血管内液体容量增多,是导致全身性高血压和反射性心动过缓的原因。由于循环容量过重,左心功能低下的患者往往会发展成左心力衰竭。影响灌洗液吸收多少的因素包括血压,这由灌洗袋距前列腺的高度(距前列腺的最低高度是40 cm)和打开前列腺囊的多少决定(限制切除时间是1小时,保留前列腺组织的边缘)。如果膀胱内压控制在15 cm H_2O 以下,灌溉液的吸收是轻微的。

应用最广泛的指示血管内液容量增加的指标是低钠血症。在应用高张生理盐水治疗TURP综合征之

表 14-15	经尿道前列腺切除术综合征的症状和体征	
系统	体征和症状	原因
心血管系统	高血压、反射性心跳减慢、肺水肿、心血管容量减少低血压	迅速的液体吸收(反射性的心动过缓可能继发于高血压或颅内压升高)
	心电图改变(宽的QRS波,ST段抬高、室性心律失常)	继发于血钠减少和渗透压浓度降低的第三间隙;心血管容量减少
		低钠血症
呼吸系统	呼吸急促、氧饱和度下降、潮式呼吸	肺水肿
神经系统	恶心、烦躁不安、视觉障碍、模糊、嗜睡、癫痫发作、昏迷、死亡	低钠血症和渗透压浓度降低引起的脑水肿、颅内压升高、高甘氨酸血症(抑制性神经递质,使N-甲基-D-天(门)冬氨酸受体活动)、高氨血症
血液系统	弥散性血管内凝血	低钠血症和渗透压浓度降低
肾脏	肾衰竭	低血压、高草酸尿(甘氨酸的代谢产物)
代谢作用	酸中毒	甘氨酸的脱氨作用产生乙(二)醛酸和氨

前,最重要的是要排除血浆钠浓度接近正常但血容量过多这种情况。由肺水肿引起的心血管和动脉氧合受损应该给予积极干预,包括强心药、利尿剂,甚至增加血管内液容量。

血管内液体容量减少

TURP手术围术期低血压,往往在体循环高血压后出现。与体循环高血压相关的低钠血症可以导致水沿着渗透压和流体静脉压力梯度由血管内进入肺引起肺水肿和低血容量性休克。阻断交感神经系统产生的局部麻醉可能加剧低血压,也可以产生术中内毒素血症,两者往往同时存在于TURP中。

低钠血症

由于对无钠灌洗液的吸收而引起的急性低钠血症可能导致意识模糊、情绪激动、视觉障碍、肺水肿、心功能不全和癫痫发作。随着血清钠浓度的进行性降低,心电图可能发生明显变化(见表14-14)。脊髓麻醉伴发的低血压可能会引起恶心和呕吐,与急性低钠血症引起的恶心和呕吐很难鉴别。然而,很多低钠血症患者并没有水中毒的表现,低钠血症可能不是引发TURP综合征神经病学表现的唯一甚至主要原因。

低渗透压

在TURP中,低渗透压是一种严重的生理紊乱,它比低钠血症更易导致严重的中枢神经功能损害。这是可以预料的,因为钠不能透过血脑屏障,而水可以自由通透。严重低渗透压引起的脑水肿可以导致颅内压增高,伴心动过缓和高血压。

利尿药治疗TURP血容量过多可能会加重低钠血症和低渗透压。TURP后患者的血清钠浓度和渗透压会持续降低,这是因为精囊周和腹膜后间隙持续吸收灌洗液。即使有低钠血症但无症状的患者,如果血清渗透压接近正常,不需要对血清钠浓度进行干预。纠正低钠血症最严重的并发症是脑桥中央髓鞘溶解(渗透性脱髓鞘综合征),接受TURP的患者不管是快速还是缓慢纠正血清钠浓度都可能发生这种症状。最安全的治疗低钠血症和低渗压的方法就是对症治疗,因为只有症状是决定低钠血症的发病率和死亡率的最重要因素。在无症状时进行理论上的治疗可能会导致纠正过快的风险,因为纠正率是很难控制的。应监测血清渗透压并使用高张生理盐水进行积极干预,直到症状从本质上得到改善,而后应该持续缓慢纠正[血清钠浓度以1.5 mEq/(L·hr)上升]。

代谢性酸中毒

在接受TURP的患者中已发现存在轻度代谢性酸中毒。在TURP术中,少量的灌洗液吸收就会导致代谢性酸中毒(TURP性酸中毒);如果灌洗液吸收增加,这种电解质紊乱可能会很严重。

高氨血症

应用包含甘氨酸的灌洗液,甘氨酸经氧化脱氨作用产生二羟乙酸和氨,而甘氨酸及其代谢产物通过全身吸收是产生高氨血症的原因。高氨血症会引起中枢神经系统功能的改变,但是其在TURP综合征中的作用仍不清楚。肝脏内源性精氨酸防止肝脏氨的释放,促进氨转化为尿素。消耗体内储存的内源性精氨酸所需的时间高达12小时,接近于手术前禁食时间。静脉预防性给予精氨酸降低血清中甘氨酸在全身循环中产生的氨的浓度。

高甘氨酸血症

甘氨酸是一种抑制性神经递质,类似于脊髓和大脑中的γ-氨基丁酸。甘氨酸可能是导致TURP综合征中视觉障碍(包括短暂失明)的最主要原因,反映了甘氨酸作为抑制性神经递质对视网膜的作用。因此,甘氨酸有可能会影响视网膜的生理,与低钠血症和低渗透压引起的脑水肿无关。随着血清甘氨酸浓度接近正常,视觉在24小时内恢复正常。保证视力完全恢复也许是最好的治疗方法。除了甘氨酸,苯二氮䓬类也可能通过激活视网膜上的γ-氨基丁酸受体,对视觉产生一定危害。

N-甲基-D-天冬氨酸是一种兴奋性神经递质,通过其作用,甘氨酸可能导致脑病和癫痫发作。镁对N-甲基-D-天冬氨酸受体有抑制作用,稀释导致的低镁血症(手术过程中灌洗液的吸收和袢利尿剂的使用)可能会增加癫痫发作的敏感性。基于这个原因,试验性的镁治疗可以应用于使用过含甘氨酸灌洗液的癫痫发作患者。

甘氨酸还可能对肾脏产生毒性作用。由甘氨酸代谢的草酸盐和羟乙酸盐可以导致高草酸尿症,损害合并肾脏疾病患者的肾脏功能,这种情况还常发生在接受经尿道前列腺切除术的老年患者。

要 点

- 肾的生理功能是调节水、电解质和酸碱平衡及几种神经介质和激素的功能。肾脏疾患的发生将影响到这些功能。

- 目前,对于急性肾衰竭没有特效的预防措施,预防的关键是提供适当的血压、心排出量及避免应用对肾脏有损害的物质。

- 急性肾衰竭的治疗是支持性的,目的在于持续提供适当的血压、心排出量来限制进一步损伤。只有急性肾衰竭并发脓毒症的情况下,有特异疗法可以改善预后(活代蛋白C和类固醇替补疗法)。

- 指南建议:肾功能降低的患者应使用血管紧张素转化酶抑制剂和(或)血管紧张素Ⅱ受体阻滞剂;血压应维持在125/80以下;糖尿病应控制糖基化血红蛋白小于7%;贫血应将血红蛋白纠正到适合年龄和性别的正常水平。

- 对慢性肾功能损害患者的麻醉应提供精确的液体量、维持电解质及酸碱平衡、注意肾衰竭时药物的分布。对于肾功能恶化的患者要保护好前臂的血管以备未来行动静脉瘘。

(李红霞 译 喻文立 校)

参 考 文 献

Abbott K, Basta E, Bakris GL: Blood pressure control and nephro-protection in diabetes. J Clin Pharmacol 2004;44:431–438.

Bellomo R, Bonventre J, Macias W, Pinsky M: Management of early acute renal failure: Focus on post-injury prevention. Curr Opin Crit Care 2005;11:542–547.

De Vries AS, Bourgeois M: Pharmacologic treatment of acute renal failure in sepsis. Curr Opin Crit Care 2003;9:474–480.

Eger EI, Gong D, Koblin DD, et al: Dose-related biochemical markers of renal injury after sevoflurane versus desflurane anesthesia in volunteers. Anesth Analg 1997;85:1154–1163.

Gravenstein D: Transuretheral resection of the prostate (TURP) syndrome: A review of the pathophysiology and management. Anesth Analg 1997;84:438–446.

Kellum JA, Leblanc M, Gibney RTN, et al: Primary prevention of acute renal failure in the critically ill. Curr Opin Crit Care 2005;11:537–541.

Koomans HA, Blankestijn PJ, Joles JA: Sympathetic hyperactivity in chronic renal failure: A wake up call. J Am Soc Nephrol 2004;15:524–537.

Kostopanagiotou G, Smyrniotis V, Arkadopoulos N, et al: Anesthetic and perioperative management of adult transplant recipients in nontransplant surgery. Anesth Analg 1999;89:613–622.

Lamiere NH, De Vries AS, Vanholder R: Prevention of nondialytic treatment of acute renal failure. Curr Opin Crit Care 2003;9:481–490.

Lamiere N, Hoste E: Reflections on the definition, classification and diagnostic evaluation of acute renal failure. Curr Opin Crit Care 2004;10:468–475.

Mazze RI: No evidence of sevoflurane-induced renal injury in volunteers. Anesth Analg 1998;86:228–235.

Mehta RL, Clark WC, Schetz M: Techniques for assessing and achieving fluid balance in acute renal failure. Curr Opin Crit Care 2002;8:535–543.

National Kidney Foundation: NKF-KDOQI Guidelines. Available at: http://www.kidney.org/professionals/KDOQI/guidelines.cfm, accessed January 10, 2008.

National Kidney Foundation: 25 Facts about Organ Donation and Transplantation. Available at: http://www.kidney.org/news/newsroom/fsitem.cfm?id=30, accessed January 10, 2008.

Oesterling JE: Benign prostatic hyperplasia: Medical and minimally invasive treatment options. N Engl J Med 1995;332:99–110.

Port FK, Pisoni RL, Bragg-Gersham JL, et al: DOPPS estimates of patient life years attributable to modifiable hemodialysis practices in the United States. Blood Purif 2004;22:175–180.

Safirstein R, Andrade L, Vieira JM: Acetylcysteine and nephrotoxic effects of radiographic contrast agents: A new use for an old drug. N Engl J Med 2000;343:310–312.

United States Renal Data System: USRDS 2007. Annual data report. Atlas of End-stage Renal Disease in the United States. Bethesda, MD, National Institutes of Health, National Institute of Diabetes and Digestive and Kidney Disease, 2007. Also at http://www.usrds.org/atlas.htm, accessed December 13, 2007.

Zeitlin GL, Roth RA: Effect of three anesthetic techniques on the success of extracorporeal shock wave lithotripsy. Anesthesiology 1988;68:272–276.

第15章 水、电解质、酸碱平衡紊乱

Susan Garwood

在围术期,水和电解质成分和分布的改变以及酸碱平衡紊乱会导致多脏器功能异常。当水、电解质(钠、钾、钙、镁)和酸碱平衡紊乱时,中枢神经系统、心脏和神经肌肉功能更易出现损伤。而且,大量的围术期事件会引起或加重水、电解质、酸碱平衡紊乱(表15-1)。只有在了解机体水和电解质的分布基础上才能治疗患者出现的水电解质紊乱情况。

水、电解质平衡异常

人体的全部水分根据其相对于细胞膜的位置,可以分为细胞内液和细胞外液(ECF)(图15-1)。不同的液体腔隙中电解质分布及浓度有很大不同。细胞的电生理兴奋性取决于细胞内液和细胞外液的钠、钾、钙浓度。可兴奋细胞的固有特性之一就是能维持细胞膜两侧的浓度梯度。其结果导致离子在细胞膜内外的不平衡分布(细胞内高钾,细胞外高钠),从而产生跨细胞膜电化学反应。电解质浓度变化产生细胞电生理现象从而引发动作电位。

肾脏对水平衡的调节主要通过调节产生尿液的渗透浓度由最大稀释度到最大浓度来实现。水平衡的调节主要依靠渗透压传感器(位于下丘脑前部的渴觉中枢神经元)和加压素(抗利尿激素)。加压素以颗粒状的形式储存于脑垂体后叶,并随血浆渗透压升高而释放。加压素作用于肾集合管引起水分重吸收,从而调节血浆渗透压。在正常状态下,水平衡可有效调节血浆渗透

表 15-1	围术期水、电解质和酸碱平衡紊乱的病因
病源性	
内分泌系统疾病	
肾病	
消化系统疾病	
药源性	
利尿剂	
皮质激素	
胃管引流	
外科手术	
经尿道前列腺电切	
组织创伤导致体液易位	
胃肠道部分切除	
麻醉管理	
静脉补液	
肺泡通气	
低体温	

压及血钠浓度(在细胞外液中钠离子是主要离子)。血浆渗透压的正常范围为280~290 mOsm/kg。

在纠正液体平衡紊乱方面,加压素的释放起到重要作用。大量水分的丢失引起细胞外液容量减少以及低血压、心排量降低可以刺激加压素的释放。围术期常出现的疼痛、恶心以及外科手术本身,都可以刺激加压素的释放,引起水潴留从而造成稀释性低钠(表15-2)。

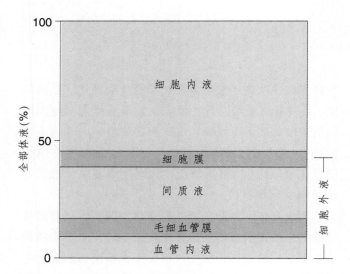

图 15-1　全部体液(约占公斤体重的60%)由细胞膜分隔为细胞内液和细胞外液。细胞外液又由细胞膜分隔为间质液和血管内液。大约体的55%为细胞内液,间质液约占37%,其余约8%为血管内液。

钠的紊乱

正常情况下,通过加压素调节水平衡使血钠浓度波动于较窄的范围内。正常的血钠浓度是136~145 mmol/L。但是,由于血钠是以浓度来测量的,当体内钠总含量升高、正常、降低和(或)全部体液量升高、正常、降低时都可出现血钠紊乱。认清这些事实很重要,因为血钠紊乱的诊断和治疗会因此不同。

低钠血症

当水潴留或水分摄入超过肾脏排出稀释尿的能力时出现低钠血症。大约15%的住院患者继发于稀释原因而出现低钠血症。在门诊患者中,低钠血症常由慢性病引起。

体征和症状

低钠血症的体征和症状取决于低钠血症进展的程度,在慢性患者中体征和症状更不明显。而且,年轻患者比老年患者对血钠降低的耐受性更好。

低钠血症早期可出现纳差、恶心、全身不适,但晚期或急性恶化性病例则以中枢神经系统体征和症状为主要表现(表15-3)。随着低钠血症的进展,细胞外低渗导致水分进入脑细胞,引起脑水肿使颅内压升高。最初的代偿机制是使细胞外液进入脑脊液。晚期的代偿包括钾离子和有机溶质移出脑细胞以降低细胞内渗透压。这可以减少水分进入细胞内。但是,当这些代偿机制失效或低钠血症持续进展,中枢神经系统症状开始表现,包括神志异常、癫痫、脑疝甚至死亡。

诊断

低钠血症通常合并低渗存在,除了以下两种情况。不能轻易通过细胞膜渗透活性溶质,如葡萄糖、甘露醇、甘氨酸等的增加使水分从细胞内进入细胞外液导致了血钠浓度下降。这种血钠下降不会改变体钠总量及体液总量。

如果血浆的固相成分大大增加,例如严重的高脂血症或异型球蛋白增多症,此时测量出钠浓度降低是假象,这被称为假性低钠血症。测量血清钠浓度可避免这个问题。

一旦排除这两个引起低钠血症的原因,诊断低钠血症首先要从临床症状评估细胞外液量。其后,取当时的尿样标本检测尿钠浓度可以进一步从病因学进行鉴别诊断(图15-2)。如行经尿道前列腺切除术时吸

表 15-2	影响加压素释放的因素及药物	
刺激加压素释放	**抑制加压素释放**	**刺激加压素释放和(或)加强加压素作用于肾功能的药物**
细胞外液容量浓缩	细胞外液容量增多	阿米替林
高钠血症	低钠血症	巴比妥类
低血压	高血压	卡马西平
恶心呕吐		氯磺丙脲
充血性心力衰竭		氯贝丁酯
肝硬化		吗啡
甲状腺功能减低		尼古丁
血管紧张素 II		酚噻嗪类
儿茶酚胺		选择性 5-羟色胺再摄取抑制剂
组胺		
缓激肽		

收大量不含钠的灌洗液,是常见的围术期低钠血症的相关原因。

治疗

治疗低钠血症包括限制水摄入和应用袢利尿剂促进水排出。当有明显的低钠血症症状出现时可考虑补钠治疗。48小时内出现的低钠血症是急性的,48小时以上是慢性低钠血症,低钠血症的纠正率主要取决于是否是急性低钠血症。

有症状的急性低钠血症必须立即治疗。需限制自由溶质液体,并应用高张钠(3%氯化钠)及呋塞米增加肾排水。需经常测量血电解质,并持续治疗直至症状消失,在血钠浓度恢复正常之前也许症状已经消失了。

有症状的慢性低钠血症需要缓慢纠正,以避免发生渗透性脱髓鞘。在慢性低钠血症的病情进展过程中,随着有效渗透压输出导致的血钠降低,脑细胞得以保持正常的细胞内液量。有效渗透压大约一半成分为钾离子和阴离子,其余的为小分子有机化合物。当低钠血症被纠正,大脑细胞需要重新形成有效渗透压或者水从细胞内进入到现在相对高渗的细胞外液,从而引起细胞皱缩。这种细胞皱缩会导致脑桥和脑桥外神经元脱髓鞘并可引起四肢麻痹、癫痫、昏迷甚至死亡。营养不良或钾缺乏的患者发生渗透性脱髓鞘的风险更高。指南建议纠正有症状的慢性低钠血症初始血钠纠正量为大约10 mEq/L。因此,补钠纠正量不应超过每小时1~1.5 mEq/L或每日最大纠正量不超过12 mEq/L。

治疗无症状的慢性低钠血症需要治疗潜在的引起电解质紊乱的原因并限制液量。联合应用血管紧张素转换酶抑制剂和袢利尿剂治疗继发于充血性心力衰竭的稀释性低钠血症患者会取得良好效果。

麻醉管理

需尽可能在外科手术前纠正低钠血症,特别是有症状的低钠血症。如果是紧急外科手术,那么需要在手术全过程以及术后进行有效的纠正治疗。要经常测量血钠以避免由于低钠血症纠正过快导致的渗透性脱髓鞘或补钠过度导致的高钠血症。由于在外科手术中失液需要用乳酸林格液、生理盐水、胶体液甚至血液来替代,那么术中低钠血症的治疗包括输入高张钠时,最好应用输液泵来输入。治疗潜在的引起低钠血症的原因需要贯穿围术期始终。

低血容量的低钠血症患者进行麻醉诱导和维持会出现低血压的风险。治疗低血压除了液体治疗外,也可能会用到加压素和(或)血管收缩性药物,并且应

表 15-3	低钠血症的症状和体征
症状	**体征**
食欲减退	感觉异常
恶心	定向障碍/焦虑
嗜睡	潮式呼吸
淡漠	低体温
肌肉痉挛	病理反射
	假性延髓性麻痹
	癫痫
	昏迷
	死亡

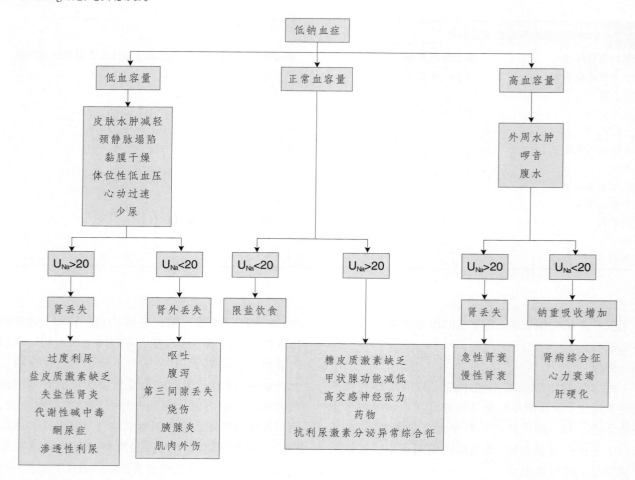

图 15-2 低钠血症的诊断流程。U_{Na}，尿标本中的尿钠浓度（mEq/L）。（Adapted from Schrier RW：Manual of Nephrology, 6th ed. Philadelphia, Lippincott Williams & Wilkins, 2006.）

在开始麻醉诱导之前使用。高血容量性低钠,特别是合并心力衰竭的患者可在有创血流动力学监测指导下进行液体治疗。

经尿道前列腺切除术综合征

良性的前列腺增生通常通过经尿道前列腺切除术（TURP）来治疗。其中包括通过可视的膀胱内镜进行切除，并持续灌洗膀胱以带走血液和切除的组织而使膀胱镜显示更清晰。灌洗液是非电解液包括甘氨酸、山梨醇、甘露醇等,这种液体可经过前列腺开放的静脉窦被快速吸收，引起容量负荷过重、低血钠、低渗透压,这被称为经尿道前列腺切除术综合征。在切除手术时间延长（>1小时）、灌洗液充盈超过手术区域上方40 cm，或膀胱内压升高超过15 cmH₂O的情况下，更易发生经尿道前列腺切除术综合征。其表现主要是心血管和神经系统的体征和症状，高血压是常见

表现。监测此综合征的进展包括区域阻滞患者直接进行神经系统评估或全身麻醉患者检测血清钠浓度和渗透压。

治疗包括中止手术以便停止吸收灌洗液，如果需要减轻心血管系统症状可使用利尿剂，如果表现出严重的神经系统症状或血清钠浓度低于120 mEq/L可应用高张钠治疗。

高钠血症

高钠血症是指血清钠高于145 mEq/L,由于人体的口渴机制很有效，在社区人群中高钠血症比低钠血症更少见，甚至在钠潴留或水分丢失的肾功能紊乱患者中，只要他们能喝水就能将血清钠调节在正常范围。因此，高钠血症在婴幼儿、老人和衰弱者中更常见，表现为神志改变,或意识丧失。在住院患者中，高钠血症大多由医源性引起，如治疗低钠血症矫枉过正,或应用碳酸氢钠治疗酸碱平衡紊乱。钠是功能性非渗透性溶

质,可提高渗透压,引起水分透膜运动。因此,高钠血症总是伴有高渗透压并常引起细胞脱水和皱缩。

体征和症状

高钠血症的体征和症状可从轻微症状到威胁生命(表15-4)。最初的体征和症状包括烦躁、易怒及嗜睡。随着高钠血症的进展,可能出现肌肉抽搐、反射亢进、颤抖和共济失调。如果渗透压升高超过325 mOsm/kg,可出现上述体征和症状。肌肉痉挛、癫痫发作和死亡可能会接踵而至。在相同的血清钠浓度和相同的高渗透压程度下,婴幼儿、高龄患者和先前存在中枢神经系统疾病的患者会出现更严重的症状。

高钠血症中最突出的异常表现是神经系统异常。脑细胞脱水时,水分从细胞内移出进入到高渗间隙。毛细血管和静脉充血及静脉窦血栓形成都有报道。由于脑细胞皱缩,脑血管出现扭曲、断裂导致颅内出血。

当血清钠过高时,通常急性高钠血症比慢性者体征和症状更严重。据报道,成人严重的急性高钠血症(血清钠>160 mEq/L)死亡率可达75%,且严重急性高钠血症的幸存者往往存在永久性的神经系统后遗症。随着慢性高钠血症的进展,脑细胞产生"不明渗透",使血钠升高期间细胞内水增加以防止细胞脱水。但是,如果慢性高钠血症纠正得过快,这些"不明渗透"易使脑细胞出现水肿。

诊断

全部体液或体内总钠正常、升高或降低时都可出现高钠血症(图15-3)。

在低血容量性高钠血症患者,经肾或肾外途径排水多于排钠。可见于过度利尿或由于腹泻、出汗、大面积烧伤、胃肠道瘘造成的大量体液丢失。

高血容量性高钠血症患者表现为细胞外液量过多,如颈静脉充盈、外周水肿、肺充血。由体内水分丢失不伴有钠丢失而引发高钠血症的患者有体液正常

的表现,身体总钠量接近正常值。失水不伴有相应的失钠,临床上不产生明显的血容量减低。

如同低钠血症的诊断,采尿样标本检测钠浓度和渗透压有助于鉴别诊断高钠血症的原因(见图15-3)。

治疗

治疗取决于高钠血症的严重程度及进展快慢,以及是否出现细胞外液量增加或减少。

在低血容量性高钠血症,水分的缺失应使用生理盐水替代,直到患者血容量正常,之后改用低渗盐或5%葡萄糖溶液对血浆渗透压进行纠正。

高血容量性高钠血症患者,主要治疗是应用袢利尿剂利尿。但如果是由肾衰竭引起的高血容量性高钠血症,则可能需要应用血滤和血透治疗。

正常血容量的高钠血症患者,需要口入补水或静脉输入5%葡萄糖。

急性高钠血症的纠正需要数小时以上。但是,为了避免脑水肿,慢性高钠血症需要更为缓慢地纠正,需要2~3天以上的时间。纠正过程中丢失的水和钠也需要计算在内并予以补充。

麻醉管理

如果允许的话需要尽可能推迟手术直到高钠血症被纠正或至少症状减轻。围术期需要频繁检测血清钠,而且有创的血流动力学监测会有所帮助。诱导和维持麻醉可能会加重低血压,也许需要补液、血管升压药和(或)强心药以迅速纠正低血压状态。在低血容量和高血容量状态下药物分布容积将会改变,所以,必须对药物使用做出相应的调整。

钾的紊乱

钾是细胞内的主要阳离子。正常人体总钾量取决于肌肉量,在青壮年阶段总钾量最高并随年龄逐渐减少。细胞外钾不到全部体内钾的1.5%。调节跨细胞钾离子分布的作用机制控制着细胞外钾离子的浓度,而体内钾量主要依靠肾脏来调节。超过90%的钾通过饮食摄入并通过尿排出,其余的通过粪便排出。肾衰竭时肾小球滤过率降低,通过胃肠道排钾增多。

低钾血症

体征和症状

低钾血症的体征和症状一般限于心脏和神经肌肉系统,包括心律失常、肌肉无力、痉挛、麻痹和肠梗阻。

表 15-4	高钠血症的症状和体征
症状	**体征**
多尿	肌肉抽搐
多饮	反射亢进
立位晕厥	震颤
烦躁	共济失调
易激惹	肌痉挛
嗜睡	局部及全身发作
	死亡

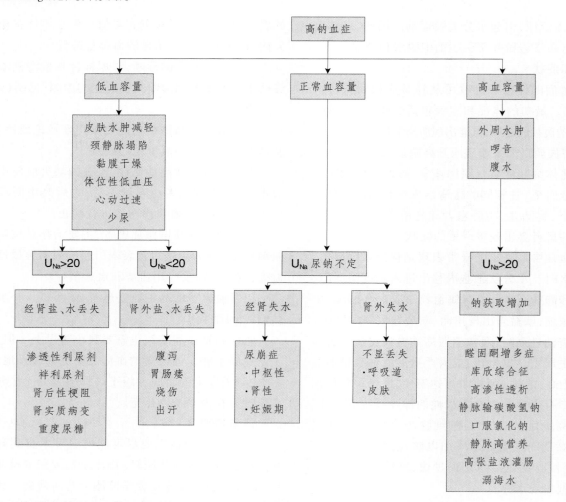

图 15-3 高钠血症诊断流程。GI,胃肠道;U_{Na},尿标本中的尿钠浓度(mEq/L)。(Adapted from Schrier RW: Manual of Nephrology, 6th ed. Philadelphia, Lippincott williams & Wilkins, 2006.)

诊断

低钾血症的诊断依靠检测血清钾浓度,其鉴别诊断需要确定是否急性并继发于细胞内钾的改变(如可见于过度换气或碱中毒),或者是否为与体内钾总量消耗相关的慢性低钾血症(表15-5)。如果考虑低钾血症与全身钾储存的消耗有关,检测尿钾有助于鉴别是肾脏还是肾外原因。肾脏丢钾表现为尿钾超过20 mEq/L并且钾的摄入不足,或者尿钾小于20 mEq/L伴有胃肠道丢钾。低钾血症而全身钾储存无变化,可由家族性低钾周期性瘫痪、巨幼细胞性贫血治疗或营养不良患者开始肠道内营养出现的再喂养综合征所引起。

治疗

低钾血症的治疗取决于钾离子的消耗程度和潜在病因。如果是重度低钾血症或出现危及生命的迹象,必须静脉补钾。补钾的量取决于是否同时存在总钾量的减少。通常情况下,应在30~45分钟时间内持续给予20 mEq钾,并根据需要重复。如此快速补钾需要应用心电监护。

麻醉管理

手术前治疗低钾血症取决于缺钾的长期性和严重程度。如果怀疑长期丢钾引起全部体钾的储存量降低,那么手术前小剂量的补钾治疗不会立即使钾平衡得到有效改善。但是,有学者认为即使钾平衡小的改善也有助于跨膜电位正常化,并减少围术期心律失常的发生。不幸的是,由于没有手术前充足补钾的前瞻性、随机性临床试验,所以,这些患者围术期心律失常的风险性仍然不清楚。对合并其他心律失常危险因素的显著低钾血症,如合并充血性心力衰竭或正在进行洋地黄治疗的患者,其补钾治疗需要慎重。同样重要的是,要尽量避免由使用胰岛素、葡萄糖、β-肾上腺素受体激动剂、碳酸氢盐和利尿剂,或过度通气和呼吸性碱中毒而引起的血清钾浓度进一步降低。

表 15-5	低钾血症的病因

肾钾丢失引起的低钾血症

  噻嗪类利尿剂

  髓袢类利尿剂

  盐皮质激素

  大剂量糖皮质激素

  大剂量抗生素（青霉素、萘夫西林、氨苄西林）

  药物相关性镁缺乏（氨基糖苷类）

  手术创伤

  高血糖

  醛固酮增多症

胃肠道过度丢失钾导致的低钾血症

  呕吐腹泻

  佐-埃综合征

  空肠回肠旁路术

  吸收不良

  化疗

  鼻胃管吸引

细胞内外转移引起的低钾血症

  β-受体激动剂

  抗分娩药物（利托君）

  胰岛素

  呼吸性或代谢性碱中毒

  家族性周期性麻痹

  高钙血症

  低镁血症

Adapted from Gennari JF: Hypokalemia. N Engl J Med 1998; 339:451–458.

由于低钾血症对骨骼肌的影响，理论上可能延长肌松剂的作用时间。需要应用肌肉松弛监测来指导肌肉松弛药物的应用。

当正在进行足量补钾治疗或需要调整给药、调整通气时，需经常检测钾水平。

高钾血症

高钾血症是指血清钾浓度超过5.5 mEq/L。钾离子跨细胞运动的改变或体内总钾储存量的改变可造成高钾血症。在住院患者中，高钾血症常由低钾血症的过度治疗引起（表15-6）。

体征和症状

高钾血症的体征和症状取决于血钾升高的速度。慢性高钾血症常常是无症状的，透析依赖患者能耐受在透析间隙（通常是2~3天）中血清钾浓度的显著变化

而且症状表现很轻。慢性高钾血症患者可出现非特异性症状如全身不适及轻度的胃肠功能紊乱。更为快速的或显著的血钾升高表现出心脏和神经肌肉改变，包括虚弱、麻痹、恶心、呕吐、心动过缓/心跳停止。

诊断

诊断高钾血症的第一步是排除继发于标本溶血的假性血钾升高。由于细胞内钾渗出到试管内，血小板增多症和白细胞增多症也可出现假性血钾升高。

细胞外钾转移引起的高钾血症，可能由酸中毒、横纹肌溶解或药物治疗（如应用琥珀胆碱）所造成。如果血清钾的升高与体内总钾储存增加相关，可能是由肾排钾减少或肾外产生钾增多造成的。检测尿钾排泄率有助于高钾血症的鉴别诊断。

治疗

如果因高钾血症出现致命性的心律失常或心电图表现出严重高钾血症的征象就需立即进行治疗。治疗的目的在于对抗高钾对跨膜电位及对细胞内钾再分配的作用。经静脉注射氯化钙或葡萄糖酸钙可稳定细胞膜，其作用立即起效。通过结合或者不结合葡萄糖的胰岛素的作用，钾离子可被移入细胞内，这种作用在10~20分钟内即可起效。其他辅助治疗包括碳酸氢钠和过度通气引发碱中毒及帮助钾离子进入细胞内。钾离子进入细胞内通常在几个小时后将再次移出

表 15-6	高钾血症的病因

机体钾离子含量增加

  急性少尿性肾衰竭

  慢性肾脏疾病

  醛固酮减少症

  减少钾排泄的药物

  利尿剂

    氨苯喋啶

    螺内酯

    非甾体抗炎药

  抑制肾素-血管紧张素-醛固酮系统的药物

细胞内外转移引起的改变

  琥珀酰胆碱

  呼吸性或代谢性酸中毒

  化疗后细胞溶解

  医源性快速注射

假高钾血症

  血标本溶血

  血小板增多/白细胞增多

细胞,所以治疗需持续进行。

如果高钾血症是继发于体内全部储存钾的增加,则必须将钾排出体外。这可以通过应用袢利尿剂如呋塞米,输入盐水促进排尿,或者应用离子交换树脂。常用的主要钾离子交换树脂是聚磺苯乙烯,可以通过口服或者灌肠应用。肾功能不好的患者可能需要通过透析来排出钾离子。

麻醉管理

择期手术最好将血清钾离子浓度控制在5.5 mEq/L以下。最好在手术前纠正血钾,但如果难以实现,在麻醉诱导前需要采取措施立即降低血钾,其方法如前所述。钾离子的水平并不影响麻醉诱导和维持药物的选择。由于琥珀酰胆碱可升高血清钾约0.5 mEq/L,最好避免应用。如果存在由于高钾血症引起的肌肉无力,肌松剂的作用可能被放大。呼吸性或代谢性酸中毒可加剧高钾血症及其影响,所以必须避免。静脉输液应不含钾离子,避免应用乳酸林格溶液(含4 mEq/L的钾离子)和Normosol(葡萄糖溶液含5 mEq/L的钾离子)。

钙的紊乱

细胞外液中的钙仅占全部体钙的1%。主要储存于骨骼中。细胞外液中的钙60%是游离的或与阴离子结合,因而是可滤过的,其余的40%与蛋白(主要是白蛋白)结合。在细胞外只有离子钙是有生理学活性的。净钙平衡(健康成人是零)是指从饮食中吸收的钙与通过排便、排尿排出的钙相等。几种激素调节钙代谢:甲状旁腺素,可以增加骨质吸收和肾小管重吸收钙;降钙素,可以抑制骨质吸收;维生素D,可增加肠道吸收钙。这些激素的活性随着血浆离子钙浓度变化而改变。其他激素包括甲状腺素、生长激素和肾上腺素、性激素也可影响钙平衡,但他们的分泌取决于除了血浆钙浓度以外的因素。

低钙血症

低钙血症是指血浆离子钙浓度的降低。需要注意的是许多血化学分析系统测量的是总钙而非离子钙。几个公式可以将总钙转化为离子钙,但它们中尚没有一个是完全准确的。

钙与白蛋白的结合取决于pH,酸碱平衡紊乱会影响钙结合,因此会影响离子钙浓度而不改变体内总钙。碱中毒会使离子钙浓度降低,所以,在应用碳酸氢盐或过度通气后离子钙可能会显著减少。

体征和症状

低钙血症的体征和症状取决于离子钙降低速度及程度。其大多数体征和症状表现在心血管系统和神经肌肉系统,包括感觉异常、易怒、癫痫、低血压和心肌抑制。出现喉痉挛可危及生命。

诊断

低钙血症最常见的原因是甲状旁腺素分泌减少,靶器官出现甲状旁腺素抵抗,或维生素D代谢紊乱。上述情况在临床上常见于甲状腺或甲状旁腺手术的并发症、镁缺乏、肾衰竭。

治疗

急性的有症状的低钙血症伴有癫痫、抽搐和(或)心血管抑制必须立即静脉注射钙剂来治疗。治疗的持续时间取决于连续的钙检测。当合并低镁血症时,单纯治疗低钙血症是无效的,需将镁也补足。代谢性或呼吸性碱中毒应该被纠正。如果代谢性或呼吸性酸中毒合并低钙血症,那么在治疗酸中毒之前需要先纠正低钙血症,因为应用碳酸氢盐或过度通气治疗酸中毒会加重低钙血症。

非急性的和无症状的低钙血症可予以口服补钙和维生素D。

麻醉管理

有症状的低钙血症必须在手术前治疗,而且,治疗必须使术中血离子钙的减少到最低程度。这种离子钙降低也许与过度通气或应用碳酸氢盐伴随出现。输入大量含有柠檬酸的血,或由于低体温、肝脏疾病或肾衰竭导致的柠檬酸代谢受损会使离子钙浓度降低。

离子钙浓度突然降低可见于甲状腺切除术或甲状旁腺切除术术后早期,可导致喉痉挛。

高钙血症

高钙血症是由于胃肠道吸收钙增加(乳碱综合征、维生素D中毒、肉芽肿病如结节病),或由于肾功能不全使钙排出减少,或骨钙吸收增加(原发性或继发性甲旁亢、恶性肿瘤、甲亢和骨钙固定)。

体征和症状

高钙血症常伴有神经系统和胃肠道体征和症状,如意识不清、张力减退、深反射受抑制、嗜睡、腹痛、恶心呕吐,尤其在血钙相对急性升高时更易出现。慢性高钙血症常伴有多尿、高尿钙症和肾结石。

诊断

几乎所有的高钙血症患者都伴有甲旁亢或癌症。

原发性甲旁亢通常血清钙浓度低于11 mEq/L且无症状，而恶性肿瘤常出现急性症状且血清钙浓度高于14 mEq/L。

治疗

治疗高钙血症需要增加尿钙排出，抑制骨钙吸收及抑制胃肠道吸收钙。

高钙血症常合并由于多尿引起的低血容量，应用盐水使容量扩张不仅可以补液还可以增加尿钙排出。应用袢利尿剂将会增加钠和钙经尿排出。

当骨质吸收紊乱时可应用降钙素、双磷酸盐或普卡霉素。肉芽肿病、维生素D中毒、淋巴瘤、骨髓瘤应用氢化可的松能够减少胃肠道吸收钙。在肾功能正常时，口服磷酸盐可减少胃肠道吸收钙。致命性高钙血症需要透析治疗。治疗原发性或继发性甲旁亢需要手术切除甲状旁腺。

麻醉管理

伴有高钙血症的患者行急症手术，其麻醉管理主要在于麻醉诱导前补充血容量并通过应用袢利尿剂（由于氢氯噻嗪可增加肾小管重吸收钙需避免应用）增加尿钙排出。更为理想的是将手术推迟，直到血钙恢复正常。

需要应用液体复苏的患者及围术期应用利尿剂治疗高钙血症的患者适合应用中心静脉压或肺动脉压监测。如果出现肌无力、肌张力减退或深反射丧失需要在肌肉松弛监测的指导下应用肌松药。

镁的紊乱

镁主要存在于细胞内和骨质内。60%~70%的血清镁是离子化的，10%与柠檬酸盐、碳酸氢盐或磷酸盐结合，约30%与蛋白（主要是白蛋白）结合。细胞内和细胞外镁离子浓度差别很小，所以，镁离子的跨膜梯度很小。临床表现取决于离子镁。

镁在胃肠道吸收并分泌，通过肾脏滤过、重吸收和排出。肾脏重吸收镁是被动的，伴随钠和水的重吸收。

低镁血症

约10%的住院患者出现不同程度的低镁血症。重症监护病房的患者，尤其是接受胃肠道营养或透析的患者，出现低镁血症的百分比更高。冠心病监护病房的患者，伴有低镁血症的患者较血清镁正常的患者死亡率更高。

体征和症状

低镁血症患者的体征和症状与低钙血症患者相似，主要表现在心脏和神经肌肉系统方面。可见心律失常、虚弱、肌肉痉挛、手足抽搐、淡漠和癫痫。在纠正低镁血症之后，对顽固的低钾血症和（或）低钙血症的治疗也会好转。

诊断

低镁血症常见于胃肠道摄入减少（饮食摄入减少或胃肠道吸收减少）或肾脏排镁增多。可以通过检测尿镁排泄率来鉴别病因。少见的低镁血症是由于细胞内镁的转移而不伴有身体总镁量的改变，出现于甲状旁腺切除术后的"饥饿骨骼综合征"或见于皮肤缺失。

治疗

治疗低镁血症取决于镁缺乏的严重程度和表现出的体征和症状。如果出现了心律失常或癫痫则需立即以快速注射方式补镁（2克硫酸镁等于8 mEq/L镁），而且此剂量需重复应用直至症状缓解。在去除了致命性的体征之后，考虑到细胞内镁和体内储存镁总量的平衡，需要持续数天缓慢输入硫酸镁。如果出现肾脏排镁，补镁剂量必须增加以补充从尿液丢失的镁。

治疗低镁血症可能会引起高镁血症，所以需要监测患者是否出现低血压、面色潮红、深反射丧失。

麻醉管理

对伴有低镁血症的患者的麻醉管理包括关注镁缺乏的体征，镁的补充，必要时还需治疗顽固性低钾血症或低钙血症。如果低镁血症是继发于营养不良或酒精中毒，还需考虑到麻醉对这些疾病的影响。

需要预先考虑到室性心律失常并必须治疗。由于低镁血症可同时引起肌无力和肌肉兴奋，所以需要应用周围神经刺激器来指导肌松药的使用。由于肾脏是伴随排钠被动性排镁，所以需要避免液体负荷（特别是含钠溶液）及利尿剂的使用。

高镁血症

只要肾功能正常，镁负荷就可被迅速排出，所以高镁血症（即血清镁浓度 > 2.5 mEq/L）比低镁血症要少见得多。即使肾衰竭的患者也很少出现有症状的高镁血症，除非通过饮食摄入显著增加。但是，在重症监护患者和透析的患者中常可见轻度的血清镁升高。应用硫酸镁治疗先兆子痫/子痫可出现高镁血症并发症。

体征和症状

当血清镁水平达到4~5 mEq/L时，高镁血症的体征和症状开始出现，包括嗜睡、恶心呕吐和面色潮红。当血清镁水平超过6 mEq/L时，会出现深反射丧失和低血压。如果血清镁水平超过10 mEq/L时，可能出现瘫痪、呼吸暂停和（或）心搏骤停。

诊断

评价高镁血症包括确定肾功能（肌酐清除率）以及查明任何镁摄入过量的来源，如肠道外输入，口服抗酸药，以及以镁为主的灌肠剂或泻药。一旦除外了这些原因，需要考虑到高镁血症的少见原因，包括甲减、甲旁亢、埃迪森病和锂治疗。

治疗

高镁血症出现致命性的体征可经静脉补钙暂时拮抗治疗，而远期可能需要血液透析治疗。较轻程度的高镁血症可以强力利尿，应用盐水和袢利尿剂以增加肾脏排镁。

麻醉管理

在围术期需要应用有创的心血管监测来测量和治疗高镁血症引起的低血压和血管扩张、指导液体复苏和强力利尿置换液体。酸中毒会加重高镁血症，所以需要特别注意通气和动脉血的pH。当出现肌无力时需减少首次和其后的肌松药的剂量并应用周围神经刺激器指导用药。重症监护患者特别是肾衰竭患者，高镁血症和骨骼肌无力常会导致脱离呼吸机失败。

酸碱平衡紊乱

通过测量动脉血pH，酸碱平衡控制在7.35~7.45，以确保达到细胞酶功能的最适pH。动脉血pH低于7.35被称为酸中毒或酸血症，超过7.45被称为碱中毒或碱血症。细胞内pH维持在稍低水平，但需严格控制在7.0~7.3。这种酸碱平衡调控表现为在正常情况下每天每公斤体重持续产生约1 mEq的酸性代谢产物，并通过细胞内和细胞外的缓冲系统来缓冲。许多缓冲系统参与调节pH，其中大多是封闭系统，如血清蛋白缓冲对、骨盐、磷酸盐离子缓冲对。在封闭的缓冲系统，缓冲对既不能进入也不能离开缓冲系统，所以全部缓冲对的浓度是固定的。封闭的缓冲系统可使pH的变化减至最小，但不能改变全部的酸性物或碱性物质含量。人体主要的缓冲系统是碳酸氢盐/二氧化碳缓冲对，它是开放的缓冲系统，二氧化碳可经肺进入或离开缓冲系统，碳酸氢盐可经肾进入或离开缓冲系统。

呼吸的变化可调节二氧化碳分压，肾脏可调节碳酸氢盐的浓度。尽管呼吸系统可以纠正部分酸碱紊乱，但肾脏对pH正常化起的作用更大。滤过的碳酸氢盐可经近端小管重吸收或排入尿液中，氢离子可经远端小管和集合管重吸收或排入尿液中。在尿中排出的氢离子重新生成曾消耗掉细胞外液中氢离子的碳酸氢盐。排出的氢离子经过肾脏的可滴定缓冲剂（主要是氨基）进行自身缓冲，并经尿排出。

肺和肾通过缓冲系统调节pH，二者之间的关系通过亨–哈方程式表达为：$pH=6.1+lg$（血清碳酸氢盐浓度/$0.03×PaCO_2$）。代入pH和$PaCO_2$和平均值计算出碳酸氢盐的浓度为24 mEq/L。维持正常的碳酸氢盐浓度其与二氧化碳分压的最适比例约为20:1。尽管碳酸氢盐浓度或二氧化碳分压存在差异，维持此最佳比例仍可保证相对正常的pH。

按照以下系列步骤确定是否存在酸碱平衡紊乱。

1. 确定是否存在pH升高或降低，pH升高为碱中毒，降低为酸中毒。

2. 通过与$PaCO_2$和碳酸氢盐的正常水平（40 mmHg和24 mEq/L）相比较，分别确定二者是否存在改变。

3. 如果$PaCO_2$和碳酸氢盐二者是同向改变（例如，二者都升高或二者都降低），那么这是原发性酸碱平衡紊乱伴继发性代偿紊乱，致使碳酸氢盐/二氧化碳分压比率回到20:1。

4. 如果$PaCO_2$和碳酸氢盐呈相反方向改变，则是混合酸碱平衡紊乱。

5. 需要通过比较$PaCO_2$或碳酸氢盐的测量值与正常值之间的细微变化来确定原发性酸碱平衡紊乱。

6. 酸碱平衡涉及3个参数（pH、$PaCO_2$或碳酸氢盐），其中2个参数之一存在已知的改变，可以通过方程和线图计算出第3个参数的预期变化值。如果实际测量值与预期值显著不同，则存在混合酸碱平衡紊乱。

7. 最后，需要通过计算阴离子间隙以确定是否存在潜在的代谢性酸中毒。

图15-4、图15-5和图15-6概括了在pH正常、升高或降低时酸碱平衡紊乱的诊断方法。

体征和症状

不论酸中毒来源于呼吸性、代谢性或混合性，当发生严重的系统性酸中毒时（pH<7.20），其不良后果可独立出现（表15-7）。酸中毒对心血管系统损害尤为严重。酸中毒主要使心肌收缩力降低，尽管在pH低于7.2之前，其临床作用是很有限的，这可能反映了儿茶

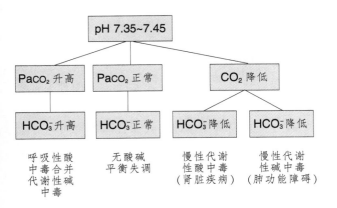

图 15-4　在正常动脉血 pH 前提下通过比较 $PaCO_2$ 和碳酸氢盐浓度的酸碱平衡紊乱诊断方法。

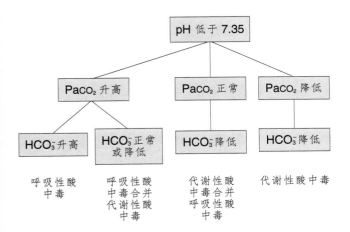

图 15-5　在动脉血 pH 低于正常值的前提下通过比较 $PaCO_2$ 和碳酸氢盐浓度酸碱平衡紊乱诊断方法。

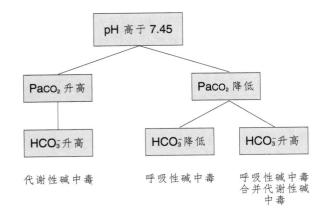

图 15-6　在动脉血 pH 高于正常值前提下通过比较 $PaCO_2$ 和碳酸氢盐浓度的酸碱平衡紊乱诊断方法。

表 15-7　**严重酸中毒的不良后果**
神经系统
迟钝
昏迷
心血管系统
心肌收缩力受损
心排出量减低
动脉血压下降
易导致折返性心律失常
室颤阈值降低
对儿茶酚胺类反应降低
通气功能
过度通气
呼吸困难
呼吸机疲劳
代谢系统
高钾血症
胰岛素抵抗
抑制无氧酵解
Adapted from Adrogué HJ, Madias NE: Management of life-threatening acid-base disorders. N Engl J Med 1998;338:26–34.

酚胺释放对抗酸中毒的作用。当 pH 低于 7.1 时,心脏对儿茶酚胺的反应下降且代偿性正性肌力作用减小。在存在潜在的左心功能不全、心肌缺血或如 β-肾上腺素能阻滞或全身麻醉时引起的交感神经系统活性受损患者中,酸中毒不良作用可被放大。

严重的系统性碱中毒(pH>7.60)的主要不良后果主要表现为脑损伤和由于动脉血管收缩引起的冠状动脉血流受损(表15-8)。系统性碱中毒伴有离子钙浓度下降可能会加重神经系统异常。碱中毒易诱发顽固的室性心律失常,尤其是合并心脏病的患者。碱中毒抑制呼吸且会使患者脱离呼吸机失败。代谢性和呼吸性碱中毒都可出现低钾血症,但在代谢性碱中毒中低钾血症更显著。碱中毒增加无氧酵解并使乳酸、酮酸生产增多。尽管碱中毒使氧和血红蛋白紧密结合从而使释放到组织中的氧减少,但慢性碱中毒使红细胞的2,3-二磷酸甘油浓度升高从而抵消了这种作用。

呼吸性酸中毒

呼吸性酸中毒表现为肺泡通气下降,导致 $PaCO_2$ 升高,使动脉血pH下降至7.35以下(表15-9)。来源于二氧化碳溶解的碳酸被认为是呼吸酸。围术期最常见的

表 15-8	碱中毒的不良后果

神经系统

　脑血流量减少

　癫痫发作

　嗜睡

　谵妄

　手足抽搐

心血管系统

　动脉收缩

　冠状动脉血流减少

　心绞痛阈值降低

　诱发顽固性心律失常

通气功能

　通气不足

　高碳酸血症

　低氧血症

代谢系统

　低钾血症

　低钙血症

　低镁血症

　低磷血症

　无氧酵解增强

Adapted from Adrogué JH, Madias NE: Management of life-threatening acid-base disorders. N Emgl J Med 1998;338:107–111.

引起呼吸性酸中毒的原因是鸦片类和全身麻醉药物引起的呼吸抑制。当肾灌注下降使肾小管重吸收机制受损时，呼吸性酸中毒可与代谢性酸中毒合并存在。例如慢性阻塞性肺病和肺源性心脏病的患者心排出量和肾血流严重下降可导致代谢性酸中毒。

　　纠正通气不足对治疗呼吸性酸中毒很重要。当$PaCO_2$显著升高时必须应用机械通气。我们需要牢记，机械通气通过降低体内储存的二氧化碳使缓慢潴留

表 15-9	呼吸性酸中毒的病因

药物致呼吸抑制

允许性高碳酸血症

上呼吸道梗阻

哮喘持续状态

通气受限(肋骨骨折/连枷胸)

神经肌肉功能紊乱

恶性高热

高营养溶液

的$PaCO_2$水平快速下降，其下降速度远高于肾脏降低相应的血清碳酸氢盐浓度的速度。其结果是出现代谢性碱中毒，可造成神经肌肉系统应激并使中枢神经系统兴奋，表现为癫痫。最好缓慢降低$PaCO_2$以使肾小管有充足时间排出碳酸氢盐。

　　当体内的氯和钾降低时，代谢性碱中毒可与呼吸性酸中毒合并存在。例如，血清氯离子浓度降低时促使肾小管重吸收碳酸氢盐，导致代谢性碱中毒。低钾血症刺激肾小管排出氢产生代谢性碱中毒，或加重并发于氯化物缺乏导致的碱中毒。治疗合并上述电解质紊乱的代谢性碱中毒需要应用氯化钾。

呼吸性碱中毒

　　呼吸性碱中毒表现为肺泡通气增加，导致$PaCO_2$下降，使动脉血pH升高至7.45以上(表15-10)。围术期最常见的引起急性呼吸性碱中毒的原因为全身麻醉时可能出现的医源性通气过度。妊娠期间和高海拔地区出现呼吸性碱中毒可视为正常表现。

　　治疗呼吸性碱中毒主要在于纠正潜在的导致肺泡过度通气因素。麻醉过程中常通过调整呼吸机来降低肺泡通气。当低钾血症和低氯血症与呼吸性碱中毒合并存在时也需要进行针对治疗。

代谢性酸中毒

　　代谢性酸中毒时血pH降低，刺激呼吸中枢过度通气，使二氧化碳分压降低。呼吸性代偿不能抵消增加的全部酸性产物，但可使pH趋于正常。

　　代谢性酸中毒一般被划分为阴离子间隙正常型和阴离子间隙升高型。阴离子间隙正常型酸中毒是氯化物浓度净增加的结果。碳酸氢盐的丢失与氯离子的净获得相平衡，以维持电中性。因此，正常阴离子间隙的酸中毒常被称为高血氯性代谢性酸中毒。正常阴离

表 15-10	呼吸性碱中毒的病因

医源性(过度机械通气)

大气压降低

低氧血症

中枢神经系统损伤

肝脏疾病

怀孕

水杨酸药物过量

子间隙酸中毒最常见的原因是经静脉输入氯化钠和经胃肠道、肾丢失碳酸氢盐(腹泻、肾小管性酸中毒、早期肾衰竭)。细胞外隙中固定酸增加时出现阴离子间隙升高。酸解离、氢离子与碳酸氢盐结合形成碳酸、碳酸氢盐浓度下降可升高阴离子间隙。乳酸性酸中毒、酮症酸中毒、肾衰竭以及中毒后酸中毒是阴离子升高型酸中毒的代表。

体征和症状

由于酸中毒是继发于潜在的酸碱紊乱,所以原发病的体征和症状使得酸中毒的表现更加复杂。pH紊乱对组织、器官和酶功能有广泛的影响,酸中毒的体征和症状与这些影响相关。代谢性酸中毒的临床特征也取决于酸中毒的进展速度,快速进展的酸中毒且呼吸性代偿或肾脏代偿不能控制pH下降的情况下,其表现更为严重。

诊断

诊断依赖于高警觉性及实验室检测。最常见的是分析动脉血pH、二氧化碳分压、碳酸氢盐浓度和阴离子间隙。最常见的引起代谢性酸中毒的原因如表15-11所列。

代谢性酸中毒可为肾性或非肾性。肾性代谢性酸中毒包括原发性肾脏酸化功能紊乱。如果肾脏不能再生足够的碳酸氢盐来补充缓冲正常内源性酸性代谢产物所丢失的碳酸氢盐(远端肾小管性酸中毒)或由于碳酸氢盐滤过部分异常增多且不能在近端小管重吸收,其后随尿排出(近端肾小管性酸中毒或应用乙酰唑胺)则会发生代谢性酸中毒。肾衰竭时两种缺陷联合出现。代谢性酸中毒最常见的肾外原因是胃肠道丢失碳酸氢盐、酮症酸中毒和乳酸酸中毒。

治疗

治疗代谢性酸中毒包括治疗酸中毒的原因,例

表 15-11	代谢性酸中毒的病因
乳酸性酸中毒	
糖尿病酮症酸中毒	
肾衰竭	
肝衰竭	
甲醇及乙二醇中毒	
阿司匹林中毒	
骨骼肌运动增加	
氰化物中毒	
一氧化碳中毒	

如,糖尿病酮症酸中毒是应用胰岛素和补液治疗,乳酸酸中毒时改善组织灌注。应用碳酸氢钠治疗急性代谢性酸中毒有很大争议。大多数学者推荐只有在pH低于7.1或碳酸氢盐浓度低于10 mEq/L时才应用碳酸氢盐。这是因为在碳酸氢盐起治疗作用之前,碳酸氢盐与氢离子发生反应产生二氧化碳,并弥散进入细胞,降低细胞内pH。也有假说认为应用碳酸氢盐治疗慢性代谢性酸中毒的患者可能会导致组织一过性缺氧。pH迅速恢复正常(或进展为碱中毒)可能否定由波尔效应引起的氧合血红蛋分离曲线右移并导致血红蛋白对氧的亲和力增加,从而减少在组织水平的氧的输送。2005年,美国心脏病协会关于心肺复苏和心血管急症的治疗指南指出,在心跳骤停和心肺复苏的治疗中不推荐常规应用碳酸氢钠。但是,对于致命性高钾血症或由高钾血症引起的心搏骤停或已经存在代谢性酸中毒者出现的心搏骤停,可应用碳酸氢钠。

麻醉管理

择期手术需推迟直至酸中毒被纠正。伴有代谢性酸中毒的患者行急症手术,需要应用有创的血流动力学监测来指导液体复苏,并在出现显著的酸中毒时监测心功能。整个围术期需要频繁检测酸碱参数,因为pH可能迅速改变,并显著依赖于通气、容量状态、循环和给药的变化。

酸中毒可影响药物的离子化和非离子化状态。合并未纠正的低血容量的患者体内药物分布可能会受影响。

代谢性碱中毒

代谢性碱中毒是指pH升高,血浆碳酸氢盐浓度升高,二氧化碳分压代偿性增高。代谢性碱中毒的常见原因见表15-12。

代谢性碱中毒可为肾性或非肾性,即可由氢离子的净丢失引起(如经呕吐丢失盐酸)也可由碳酸氢盐的净获得引起(如因肾小管疾病导致碳酸氢盐重吸收紊乱)。为维持电中性,伴或不伴氢离子的氯化物异常丢失(如囊性纤维化、绒毛状腺瘤)也会促使肾脏重吸收碳酸氢盐增加。因此,代谢性碱中毒可分为氯化物反应型或氯化物抵抗型。代谢性碱中毒的另一种划分方法是分为容量不足性碱中毒(由于呕吐、腹泻或氯化物丢失)和容量负荷过重性碱中毒(由于原发性或继发性盐皮质激素过量)。

代谢性碱中毒也可继发于肾脏对伴有高碳酸血

表 15-12	代谢性碱中毒的病因
血容量不足	
呕吐	
鼻胃管吸引	
利尿治疗	
服用碳酸氢盐	
醛固酮增多症	
氯化物消耗性腹泻	

症的慢性呼吸性疾病的代偿。这些患者的碳酸氢盐的水平可能很高,同时与排尿中氯离子的丢失连同钠和钾的强制排泄有关。如果经机械通气治疗呼吸系统疾病且二氧化碳分压迅速降低,可能会出现严重的代谢性碱中毒。

体征和症状

随着碱中毒的进展,与白蛋白结合的钙逐渐增多,所以,碱中毒的体征和症状,尤其是相关的神经肌肉系统和中枢神经系统表现与低钙血症的表现非常相似。从病因学角度来看,代谢性碱中毒可能伴随容量降低、低氯血症、低钾血症,或容量超负荷和钠

潴留。

诊断

如同代谢性酸中毒一样,代谢性碱中毒的诊断取决于高度可疑和实验室检查。代谢性碱中毒继发于氯化物丢失,并与尿氯降低(典型的< 10 mEq/L)且容量降低有关。相反的,与盐皮质激素过量相关的代谢性碱中毒典型表现为容量超负荷,尿氯高于20 mEq/L。

治疗

很少应用酸来进行治疗。治疗容量不足性代谢性碱中毒时,在补充氯离子的同时需要应用盐水进行液体复苏。如果是由胃丢失盐酸引起的碱中毒,那么,需要应用质子泵抑制剂来终止持续的碱中毒。利尿剂相关的代谢性碱中毒加用保钾利尿剂或用保钾利尿剂替代祥利尿剂会好转。容量超负荷的代谢性碱中毒且伴有盐皮质激素过量,如果不能去除盐皮质激素的分泌,应用螺内酯加氯化钾可能有效。

麻醉管理

麻醉管理主要是正确补充容量并根据需要充足补充氯、钾和镁。有创监测也许对某些患者有所帮助。必须关注伴有慢性肺病和显著二氧化碳潴留的患者,以免使代偿性代谢性碱中毒恶化。

要　　点

- 根据相对于细胞膜的位置,全部体液被分为细胞内液和细胞外液。电解质的分布与浓度在液体空间中变化很大。可兴奋细胞的电生理现象依赖于细胞内、外液体中钠、钾、钙离子浓度差异。

- 水平衡的调节主要依赖于渗透压感受器(位于下丘脑前部的口渴神经原)及加压素(抗利尿激素)。加压素以颗粒形式存储于垂体后叶,血浆渗透压增高时释放,作用于肾集合管起到保水作用从而降低血浆渗透压。

- 由于低钠血症的加重,低渗的细胞外液可进入脑细胞,导致脑水肿及颅内压增高。早期的补偿机制是使细胞外液进入脑脊液中。后期的代偿机制通过将钾和有机溶质移出脑细胞来降低细胞内渗透压。这将减少水分进入到细胞内。但是,当这些代偿机制无效时或低钠血症进展时,中枢神经系统会出现低钠血症的表现。

- 容量超负荷、低钠血症、低渗透压可与经尿道前列腺切除术伴随出现,被称为经尿道前列腺切除

术综合征。在切除手术时间延长(>1小时)、灌洗液充盈超过手术区域上方40 cm,或膀胱内压升高超过15 cmH2O的情况下,更易发生经尿道前列腺切除术综合征。经尿道前列腺切除术综合征的表现主要是心血管和神经系统的体征和症状。

- 低钾血症的诊断依靠检测血清钾浓度,其鉴别诊断需要确定是急性并继发于细胞内钾的改变的低钾血症,如可见于过度换气或碱中毒,还是慢性的与体内钾总量消耗相关的低钾血症。

- 如果因高钾血症出现致命性的心律失常或心电图表现出严重高钾血症的征象需立即进行治疗。治疗的目的在于对抗高钾对跨膜电位及对细胞内钾再分配的作用。应用氯化钙或葡萄糖酸钙可稳定细胞膜。过度通气、应用碳酸氢钠和胰岛素可促进钾离子进入细胞内。

- 钙与白蛋白的结合取决于pH,酸碱平衡紊乱会影响这一结合,因此会影响离子钙浓度而不改变体内总钙量。碱中毒会使离子钙浓度降低,所以,在应用

碳酸氢盐或过度通气后离子钙可能会显著减少。

• 当血清镁水平达到4~5 mEq/L时,高镁血症的体征和症状开始出现,包括嗜睡、恶心呕吐和面色潮红。当血清镁水平超过6 mEq/L时,会出现深反射丧失和低血压。如果血清镁水平超过10 mEq/L时,可能出现瘫痪、呼吸暂停和(或)心搏骤停。

• 不论酸中毒来源于呼吸性、代谢性或混合性,当发生严重的系统性酸中毒(pH<7.20)其不良后果可独立出现。酸中毒使心肌收缩力降低,尽管在pH低于7.2之前,其临床作用是很小的,这可能反映了儿茶酚胺释放对抗酸中毒的作用。当pH低于7.1时,心脏对儿茶酚胺的反应下降且代偿性正性肌力作用减小。在存在潜在的左心室功能不全、心肌缺血或者由诸如β-肾上腺素能阻滞或全身麻醉引起的交感神经系统活性受损的患者中,酸中毒不良作用可被放大。

• 严重的系统性碱中毒(pH>7.60)的主要不良后果主要表现为脑损伤和由于动脉血管收缩引起的冠状动脉血流受损。继发性离子钙浓度下降造成与系统性碱中毒相关的神经系统异常。碱中毒易诱发顽固的室性心律失常,尤其对合并心脏病的患者。碱中毒也可抑制呼吸。

(王清平 译　喻文立 校)

参 考 文 献

2005 American Heart Association guidelines for cardiopulmonary resuscitation and emergency cardiovascular care. Circulation 2005;112(24 suppl IV):1–203.

Adrogue HJ, Madias NE: Management of life-threatening acid-base disorders. N Engl J Med 1998;338:26–34, 107–111.

Adrogue HJ, Madias NE: Hyponatremia. N Engl J Med 2000;342:1581–1589.

Bilezikian JP: Management of acute hypercalcemia. N Engl J Med 1992;326:1196–1203.

Escuela MP, Guerra M, Anon JM, et al: Total and ionized serum magnesium in critically ill patients. Intensive Care Med 2005;31:151–156.

Gennari FJ: Hypokalemia. N Engl J Med 1998;339:451–458.

Kellum JA: Determinants of blood pH in health and disease. Crit Care 2000;4:6–14.

Lin SH, Hsu YJ, Chiu JS, et al: Master classes in medicine. Osmotic demyelination syndrome: A potentially avoidable disaster. QJM 2003;96:935–947.

Maccari C, Kamel KS, Davids MR, Halperin ML: Master classes in medicine. The patient with a severe degree of metabolic acidosis: A deductive analysis. QJM 2006;99:475–485.

Parham WA, Mehdirad AA, Biermann KM, Fredman CS: Hyperkalemia revisited. Tex Heart Inst J 2006;33:40–47.

Wahr JA, Parks R, Boisvert D, et al: Preoperative serum potassium levels and perioperative outcomes in cardiac surgical patients. JAMA 1999;281:2203–2210.

第 **16** 章　内分泌疾病

Russell. T Wall, III

糖尿病

　　正常葡萄糖的代谢是葡萄糖利用和内源性生成或饮食供给之间的平衡(图16-1)。通过肝糖原分解和糖原异生方式，肝脏是产生内源性葡萄糖的主要场所。进餐时,升高的血糖刺激血浆中胰岛素水平增加(胰岛素水平在30分钟内升至最高),升高的胰岛素促进葡萄糖的利用。餐后末期(即进食后2~4小时),葡萄糖的利用超过葡萄糖的生产时,血糖降到空腹水平以

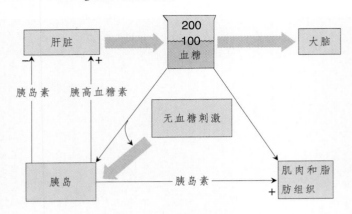

图 16-1 胰岛充当葡萄糖感受器,以平衡肝脏对胰岛素不敏感组织(如大脑)和胰岛素敏感组织(脂肪、肌肉)葡萄糖的释放。胰岛素抑制肝脏葡萄糖的释放和刺激胰岛素敏感组织对葡萄糖的利用。高血糖时,胰岛素分泌增加,低血糖时,胰岛素分泌减少。(Adapted from Porte D Jr: Beta-cells in type Ⅱ diabetes mellitus. Diabetes 1991;40:166–180.)

下,然后回至餐前水平。外源性葡萄糖向内源性产糖的转运对维持正常血糖是必不可少的。在吸收后期(即进食后4~8小时),葡萄糖的利用率和生成率相同,血糖水平保持相对稳定。此时,生成的葡萄糖有75%来自肝糖原分解,25%来自肝糖原异生。肝脏释放的葡萄糖大约70%~80%由胰岛素不敏感组织(如脑、胃肠道、红血细胞)所代谢。在此期间,胰岛素分泌的减少对维持正常的血糖浓度是至关重要的。升糖激素(胰高血糖素、肾上腺素、生长激素、皮质醇)构成葡萄糖的反馈调节系统和支持葡萄糖的生成。胰高血糖素在肝糖原分解、糖异生、抑制糖酵解方面起主要作用。胰高血糖素分泌缺乏时以肾上腺素为主。神经葡萄糖调节因子(即去甲肾上腺素)及葡萄糖自动调节同样支持葡萄糖的生产。

人类生存需要胰岛素。糖尿病是由于胰岛素分泌不足或组织对胰岛素反应不够敏感所致,循环中葡萄糖水平增加并最终产生微血管和大血管并发症。1a型糖尿病由于胰岛β细胞自身免疫性破坏导致胰岛素水平完全缺乏或水平很低。1b型糖尿病为非免疫介导的,是一种胰岛素完全缺乏的罕见的疾病。2型糖尿病为非免疫介导的,由于胰岛素的相对不足合并受体后细胞内信号通路中胰岛素受体缺陷所致。

症状和体征

1型糖尿病

5%~10%的糖尿病患者属于1型糖尿病。在美国

有140万1型糖尿病,全世界有1000万~2000万。如今,1型糖尿病的发病率还在以每年3%~5%的速度递增。1型糖尿病通常在40岁前被诊断出,并且是一种很常见的儿童期慢性疾病。

1型糖尿病是由T细胞介导的胰腺β细胞自身免疫性破坏引起的。虽然环境触发因素如病毒(尤其是肠病毒)、膳食蛋白质以及药物/化学品可能引发有遗传倾向的易感宿主的自身免疫反应,但是确切病因并不明确。长达9~13年的临床前阶段是以抗体抗β细胞抗原导致β细胞功能丧失为特点的。大多数糖尿病患者的发病要晚于此阶段。高血糖发生时至少有80%~90%的β细胞功能已经丧失。自体免疫最初表现为胰腺炎,伴随免疫细胞浸润胰岛细胞并释放细胞因子,导致细胞毒性与胰岛素分泌受损和(或)胰岛素释放受限。循环中出现抗体意味着胰岛细胞受损。临床疾病的出现往往是突发且严重的,继发于β细胞大量丢失。患者高血糖症超过数天至数周后会表现出相关的症状,如疲劳、体重减轻、多尿、烦渴、视力模糊、血容量丢失。诊断基于以下症状:随机血糖超过200 mg/dL和糖化血红蛋白值大于7.0%。酮症酸中毒的存在表明了严重的胰岛素缺乏和过度的脂肪分解。在大多数幼童,β细胞于诊断糖尿病后3年内完全破坏,而成人的进程则较缓慢。

2型糖尿病

90%的糖尿病患者属于2型糖尿病。2000年,全球约1.5亿2型糖尿病患者,预计到2025年这个数字将翻一倍。在过去10年间,虽然2型糖尿病患者中,年轻病患者甚至儿童患者的比率显著增加,但是仍以中老年和超重人群多发。由于2型糖尿病症状不是很明显,因此经常被延误诊断。据估计,大多数患者被诊断为2型糖尿病前约4~7年就已经患病。

2型糖尿病的特点是β细胞相对的功能不全和胰岛素抵抗。在患病的初期阶段,外周组织对胰岛素不敏感,为维持正常的血糖水平,胰岛分泌胰岛素代偿性增加。随着病情进展和胰岛细胞功能下降,胰岛素水平无法代偿,导致高血糖发生。2型糖尿病的三个重要缺陷:肝脏释放葡萄糖率增加,胰岛素分泌受损,外周组织对葡萄糖低效利用(如胰岛素抵抗)(图16-2)。胰岛素正常抑制作用的降低以及胰高血糖素异常调节导致肝脏释放葡萄糖增加。在2型糖尿病中,胰高血糖素负责超过50%的肝葡萄糖生产。虽然2型糖尿病中存在β细胞相对功能不全,但是其特征仍以骨骼肌、

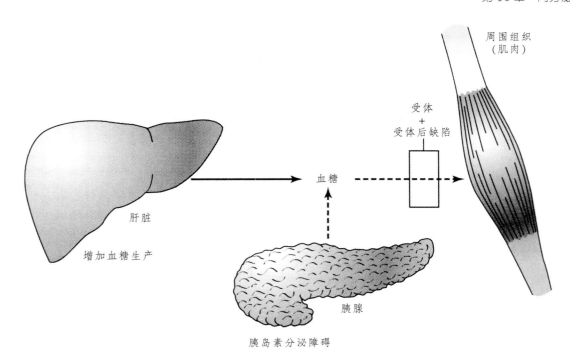

图 16-2　2 型糖尿病异常。〔Adapted from Inzucchi S(ed): The Diabetes Mellitus Manual: Aprimary Companion to ellenberg and Rifkin's sixth Edition. New York，McGraw-Hill，2005，p79.〕

脂肪组织和肝脏的胰岛素抵抗为主。胰岛素抵抗的定义是正常剂量的胰岛素产生低于正常生物学效应的一种状态。胰岛素抵抗的原因包括胰岛素分子不正常，循环中存在胰岛素受体拮抗剂包括反调节激素，游离脂肪酸，抗胰岛素和胰岛素受体抗体和细胞因子，胰岛素受体和（或）受体后位点靶组织缺陷。骨骼肌肉是典型的外周胰岛素敏感的靶组织。引起 2 型糖尿病餐后高血糖的主要原因是外周组织（主要是肌肉组织）对葡萄糖利用不足。胰岛素抵抗的遗传来自 2 型糖尿病肥胖和糖尿病危险生活方式的组合。儿童和青少年中 2 型糖尿病逐渐增加的患病率与肥胖相关，85% 的患儿确诊时是超重或肥胖的。肥胖患者表现代偿性高胰岛素血症以维持正常血糖。升高的胰岛素水平可能使靶组织对胰岛素作用敏感性下降。对于超重导致的高胰岛素血症和胰岛素抵抗的机制仍然难以理解。虽然 1 型糖尿病患者具有高效价的抗胰岛素抗体，但是很少出现胰岛素抵抗。

从正常糖耐量到糖耐量受损直至最终患糖尿病的转变过程已被广泛的研究。糖耐量受损与体重增加、胰岛素分泌减少、外周胰岛素作用降低密切相关。发展到临床意义上的糖尿病除了这些因素以外还有肝葡萄糖生产增加。

代谢综合征或胰岛素抵抗综合征是临床和生化特征的整合，这些特征经常出现在 2 型糖尿病患者或 2 型糖尿病罹患的危险人群中（表 16-1）。胰岛素抵抗伴随高血压、高血脂、高凝状态，有早熟性动脉粥样硬化的肥胖和继发性的心血管疾病共同存在。在美国，这种综合征影响了至少 25% 的人口。

诊断

1997 年，美国糖尿病协会确定了糖尿病诊断标准（表 16-2）。空腹血糖被推荐作为糖尿病筛查和诊断的测试。2004 年，美国糖尿病协会将正常空腹血糖阈值

表 16-1	代谢综合征

下列条件至少符合三条

空腹血糖 ≥ 110 mg/dL

腹部肥胖〔腰围（英寸）> 40（男），35（女）〕

血清甘油三酯 ≥ 150 mg/dL

血清高密度脂蛋白胆固醇 <40 mg/dL（男），<50 mg/dL（女）

血压 ≥ 130/85 mmHg

Adapted from Expert Panel on Detection, Evaluation, and Treatment of High Blood Cholesterol in Adults: Exective Summary of the Third Report of The National Cholesterol Education Program High Blood Cholesterol in Adults（Adult Treatment Panel Ⅲ）. JAMA 2001;285:2486–2497.

表 16-2	糖尿病的诊断标准

糖尿病症状(多尿、多饮、不明原因体重下降),以及随机血浆
  葡萄糖浓度≥200 mg/dL

或

空腹血糖(禁食≥8 小时)≥126 mg/dL

或

口服糖耐量试验 2 小时血糖> 200 mg/dL

从110 mg/dL减少到100 mg/dL。正常空腹血糖值为70~100 mg/dL。血糖升高水平不足以诊断为糖尿病时可诊断为空腹血糖受损或糖耐量受损,这取决于是通过检测空腹血糖水平确定的还是口服糖耐量确定的。空腹血糖在101~125 mg/dL为空腹血糖受损。2型糖尿病患者,血糖水平从正常范围发展到糖耐量受损,最后到临床糖尿病通常需要几年到几十年的时间。糖耐量受损患者存在发展为糖尿病及罹患心血管疾病的风险。虽然口服糖耐量试验在临床中不常使用,但是当血糖值模棱两可时用此法可进行诊断。

随机血糖测量不能检测出血糖控制的整体情况。空腹血糖值也不能提供完整的信息。糖化血红蛋白测试可反应较长期的血糖控制情况。红细胞血红蛋白可被自由穿越红细胞胞膜的葡萄糖糖基化。在之前60~90天内,血红蛋白分子参加此反应的比例与平均血浆葡萄糖浓度成正比。糖化血红蛋白的正常范围为4%~6%。糖化血红蛋白超过6.5%时微血管和大血管疾病的发病风险增加。

静脉血浆或血清是用于葡萄糖测定的标准体液,并且两者本质上是相同的。动脉和毛细血管的血糖值比静脉血的血糖值高约7%。通常全血比血浆或血清测定的血糖值低15%。通过检测尿糖是不易诊断的,因为胞外血糖浓度超过180 mg/dL才会达到肾糖阈。其他新兴技术包括间质传感器可连续监测细胞外血糖浓度。

治疗

2型糖尿病患者的治疗基础是控制体重、运动疗法、口服降糖药物。通过节食和运动控制体重是治疗2型糖尿病的第一个措施。最初空腹血糖的降低源于肝糖原储备减少和肝糖原分解减少。脂肪的减少可提高肝脏及外周组织对胰岛素的敏感,增强受体后胰岛素的作用,并可增加胰岛素的分泌。美国糖尿病协会推荐

的营养指南强调对最佳血糖和血脂水平的维护。针对基础能量需求和活动水平需求的评估以及针对儿童生长、怀孕、哺乳、感染、疾病和手术的额外调整是必要的。低热量饮食(800~1500 kcal)以及限制了可致胆固醇升高的脂肪和糖分的极低热量饮食(<800 kcal)有利于减少体内脂肪、减轻胰岛素抵抗,且有助于恢复正常的血糖、血脂和脂蛋白。

口服抗糖尿病药物

四大类口服药物包括刺激胰岛素分泌的促分泌素(磺脲类、氯茴苯酸类)、抑制肝糖原过度释放的双胍类(二甲双胍)、增加胰岛素敏感性的噻唑烷二酮类或格列酮类药物(罗格列酮、吡格列酮)和延迟肠胃道葡萄糖吸收的α-葡萄糖苷酶抑制剂(阿卡波糖、米格列醇)(图16-3)。无论是单一用药还是联合用药,这些药物均可在疾病初期控制血糖(空腹血糖,90~130 mg/dL;餐后血糖<180 mg/dL,糖化血红蛋白<7%)。

胰岛素促分泌剂可刺激胰岛β细胞分泌胰岛素,也可增强胰岛素刺激的外周组织对葡萄糖的利用。这类药物通过关闭三磷腺苷依赖性钾通道和开放钙通道,促进胰岛素颗粒的胞吐过程。磺脲类药物通常作为2型糖尿病治疗初期的药物(表16-3)。第二代药物(格列本脲、格列吡嗪、格列美脲)比第一代更有效且副作用较少。遗憾的是,由于2型糖尿病自然病程的进展,β细胞功能降低,导致这些药物效果存在不确定性。低血糖是最常见的副作用。磺脲类对心脏有害的报道是存在争议的,一些研究将院内死亡率的增加归因于磺脲类药物的使用。腺苷三磷酸钾通道参与心肌缺血预处理,对保护心肌和限制梗死面积是至关重要的。磺脲类可能抑制这种保护作用,并可能延迟收缩复苏以及造成更大范围的心肌梗死。

双胍类药物可减少肝脏糖异生,并在一定程度上通过增加葡萄糖的跨膜转运增强骨骼肌和脂肪组织对葡萄糖的利用。除了能降低血糖水平,双胍类药物还可降低血浆甘油三酯和低密度脂蛋白胆固醇水平,降低餐后高血脂和血浆游离脂肪酸水平及其氧化反应。单独应用无效时,二甲双胍通常结合磺酰脲类降糖药。两者合用时发生低血糖的风险比单用磺脲类少,并且二甲双胍比苯乙双胍导致乳酸酸中毒的风险低。

噻唑烷二酮类及格列酮类药物作为胰岛素增敏剂,可通过结合骨骼肌、肝脏和脂肪组织上的氧化物酶增生物激活受体γ来降低胰岛素抵抗。这些受体是胰岛素作用的重要调节器,也是胰岛素抵抗介质、血

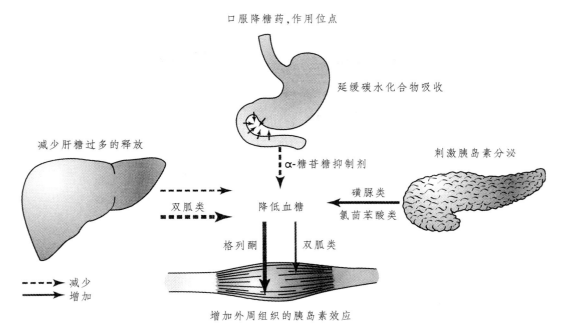

口服降糖药,作用位点

延缓碳水化合物吸收

减少肝糖过多的释放

α-糖苷糖抑制剂

刺激胰岛素分泌

磺脲类

双胍类

降低血糖

氯茴苯酸类

格列酮　双胍类

减少
增加

增加外周组织的胰岛素效应

图 16-3 口服抗糖尿病药物:作用部位。(Adapted from Inzucchi S [ed]: The Diabetes Mellitus Manual: A Primary companion to Ellenberg and Rifkin's Sixth Edition. New York, McGraw-Hill, 2005, p168.)

脂平衡和脂肪细胞分化的表达和释放的重要调节器。这些药物可影响某些为葡萄糖和脂质代谢、内皮功能和动脉粥样硬化编码蛋白的基因表达,因此除了影响高血糖之外还影响糖尿病患者的血脂。

α-葡萄糖苷酶抑制剂可抑制近端小肠上皮刷状边缘的α-葡萄糖苷酶。此类药物需要在进餐前服用,以确保药物出现在作用位点,使肠腔内葡萄糖的产生速度减慢,从而减缓肠道内葡萄糖的吸收。

大多数患者,口服药物治疗时最初选用磺脲类或双胍类,即能达到美国糖尿病协会建议的空腹和餐后血糖值(图16-4)。单药治疗最终通常会失败,联合用药是十分必要的。作用于多个机制的口服药物的联合应用很有效。磺脲类合并双胍类是最广泛的组合。三种口服药联合使用(如磺脲类药物、二甲双胍、格列酮)或也可应用阿卡波糖。如果联合口服治疗无效,可加

用睡前剂量的中效胰岛素,因为肝糖生产过多大都在夜里。如果口服药物加单剂量胰岛素治疗无效时,2型糖尿病患者需转换单独应用胰岛素治疗。虽然有些患者需要三次或更多的注射,但是每天两次中效和常规胰岛素相结合注射,通常可达到理想控制水平。如果增加胰岛素剂量不能达到满意水平,加用口服药物(二甲双胍、格列酮类、阿卡波糖)可能有效。在挑选出的患者中停用胰岛素,重新应用口服药治疗亦可能起作用。当2型糖尿病患者血糖过高(>300 mg/dL)与酮尿或酮血症、妊娠、急性心肌梗死,或其他急性情况相关时需要立即应用胰岛素。严密控制2型糖尿病对预防微血管疾病的进展和大血管疾病有显著效果。除了治疗高血糖,胰岛素抵抗(代谢综合征)的所有异常情况必须到达治疗目标,包括糖化血红蛋白小于7%,低密度脂蛋白小于100 mg/dL,高密度脂蛋白男性大于

表16-3	磺脲类			
药物	**初剂量(mg/d)**	**每日剂量(mg/d)**	**持续期间(hr)**	**剂量/天**
第二代				
格列本脲	1.25~2.5	1.25~20	18~24	1~2
格列吡嗪	2.5~5.0	2.5~40	12~18	1~2
格列美脲	1~2	4~8	24	1

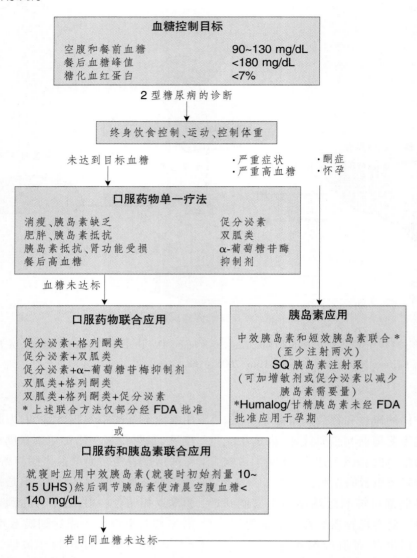

图 16-4 2型糖尿病的治疗方案。[Adapted from Inzucchi S(ed): The diabetes Mellitus Manual: A Primary Companion to Ellenberg and Rifkin's Sixth Edition. New York, McGraw-Hill, 2005, p193.]

40 mg/dL、女性大于50 mg/dL，甘油三酯低于200 mg/dL，血压低于130/80 mmHg。

胰岛素

所有1型糖尿病和多数2型糖尿病患者都必须应用胰岛素（表16-4）。在美国，30%的2型糖尿病患者应用胰岛素治疗。常规胰岛素治疗每天注射两次。胰岛素强化治疗需每日注射至少3次或连续输注。

胰岛素形式多样，包括基础胰岛素和短效胰岛素，前者包括每日注射2次的中效胰岛素（NPH、胰岛素锌悬液、鱼精蛋白胰岛素、门冬精胰岛素）和每日注射1次的长效胰岛素（特慢胰岛素锌悬液、甘精胰岛素），后者包括常规胰岛素和速效胰岛素（赖脯胰岛素

和门冬胰岛素），此类胰岛素控制进餐时的血糖。常规胰岛素治疗通常需要每天注射2次中效胰岛素和短效/速效胰岛素的混合液，如Humulin 70/30（70% NPH、30%常规胰岛素），Novolog 70/30（70%精蛋白门冬胰岛素、30%门冬胰岛素），Humalog 75/25（75%精蛋白锌赖脯胰岛素、25%赖脯胰岛素）（图16-5）。Humulin 70/30，应在早餐和晚餐前30分钟注射。Novolog 70/30和Humalog 75/25应在早餐和晚餐前5~15分钟注射。每日两次分别注射NPH胰岛素和常规胰岛素或NPH胰岛素和速效胰岛素（赖脯胰岛素、门冬胰岛素），是另一种常规给予方法。

胰岛素强化治疗可在在密切监测血糖下每日注

表 16-4	胰岛素			
胰岛素	起效时间	峰值	持续时间
短效			
常规胰岛素	30 min	2~4 hr	5~8 hr
赖脯胰岛素 (Humalog)	10~15 min	1~2 hr	3~6 hr
门冬胰岛素 (Novolog)	10~15 min	1~2 hr	3~6 hr
中效			
人低精蛋白锌胰岛素 (NPH)	1~2 hr	6~10 hr	10~20 hr
胰岛素锌悬液	1~2 hr	6~10 hr	10~20 hr
长效			
特慢胰岛素锌悬液	4~6 hr	8~20 hr	24~48 hr
甘精胰岛素 (Lantus)	1~2 hr	无	约 24 hr

射三四次或连续注射。每日注射3次的方案为NPH合并早餐或晚餐前注射常规胰岛素或速效胰岛素(赖脯胰岛素、门冬胰岛素)(图16-6)。每日注射四次的方案为睡前单纯注射NPH胰岛素、胰岛素锌悬液或甘精胰岛素(Lantus),合并三餐前注射常规胰岛素或速效胰岛素(图16-7、图16-8)。皮下胰岛素泵泵注0.5~2.0 U/hr的常规或速效胰岛素(图16-9)。每日需要胰岛素的基础剂量等于体重(kg)×0.3,基础率等于总剂量除以24。24小时基础率是不同的,就寝时基础率较低,凌晨3点至上午9点基础率较高,白天基础率介于中间。餐前推注也可采用,此时胰岛素率必须经过调整。1型糖尿病的理想血糖目标如下:餐前70~120 mg/dL;餐后小于

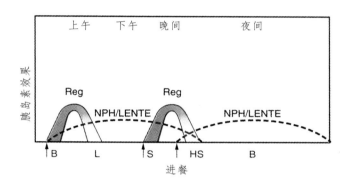

图 16-6 每日注射 3 次的胰岛素效果(早餐前 NPH+常规胰岛素,晚餐前常规胰岛素,就寝时 NPH 胰岛素)。

150 mg/dL;就寝时100 mg/dL~130 mg/dL;凌晨3点超过70 mg/dL。

　　对于许多2型糖尿病患者,早期积极的胰岛素治疗是有益的。2型糖尿病经早期强化胰岛素治疗得以

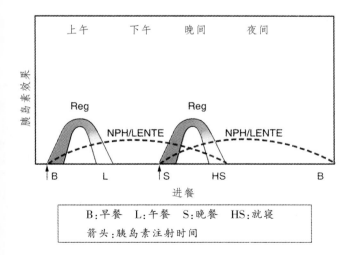

B:早餐   L:午餐   S:晚餐   HS:就寝
箭头:胰岛素注射时间

图 16-5 每日 2 次注射 NPH 和常规胰岛素的胰岛素效果。(Adapted from Hirsch IB, Farkas-Hirsch R, Skyler JS: Intensive insulin therapy for treatment of type I diabetes. Diabetes Care 1990;13.)

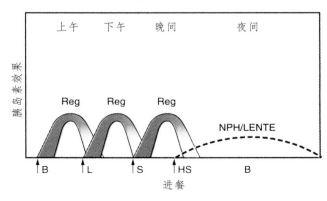

图 16-7 每日注射 4 次的胰岛素效果,三餐前短效胰岛素合并就寝时 NPH。

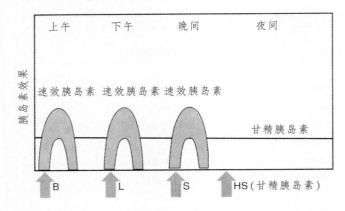

图 16-8　多重给药方案的胰岛素效果：三餐前速效胰岛素（赖脯胰岛素/门冬胰岛素）+基础胰岛素（甘精胰岛素）。B，早餐；L，午餐；S，晚餐；HS，就寝。

缓解的报告表明，强化胰岛素治疗应作为早期治疗而不是治疗的最后手段。不同于口服药物，胰岛素的剂量没有上限，可随着时间推移进行调整，以达到接近正常的血糖水平。许多2型糖尿病患者每天需要0.6~1.0 U/kg的胰岛素。所需胰岛素量与高血糖的程度不相关，但与身体肥胖和胰岛素抵抗等因素相关。大多数研究显示，肥胖的2型糖尿病患者要达到接近正常的血糖值需要足量的日剂量（100~200 U）。幸运的是，2型糖尿病患者比1型糖尿病患者的血糖水平稳定得多，随时调整剂量的必要性也少。胰岛素治疗开始通常在睡前注射10~15 U的中效胰岛素，将空腹血糖控制在治疗水平，或者在晚间注射长效甘精胰岛素。如果血糖水平白天时仍然较高，可在早晨添加中效胰岛素合并或不合并短效或速效胰岛素。最得益于胰岛素治疗的2型糖尿病患者包括酮尿症患者、应用口服药物不能控制的血糖升高患者、严重高甘油三酯血症患

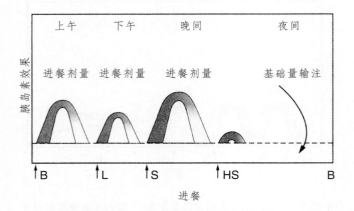

图 16-9　进食前持续皮下注射短效/速效胰岛素的胰岛素效果。

者、高血糖伴随的体重减轻或严重脱水患者以及希望维持正常血糖或缓解血糖水平的患者。

低血糖是胰岛素治疗最常见和危险的并发症。大约30%的1型糖尿病患者每年会经历至少一次严重低血糖发作。强化治疗组发病率比常规组明显高出三倍。同时给予酒精、磺脲类、双胍类、噻唑烷二酮类、血管紧张素转换酶（ACE）抑制剂，单胺氧化酶抑制剂和非选择性β-受体阻滞剂等药物时，低血糖作用会严重。脂肪组织在患者血糖降低时作为替代能量来源，β-阻断剂可能通过抑制脂肪组织分解导致低血糖加剧。胰高血糖素和肾上腺素的反调节作用有利于缓解此并发症。尤其是在夜间，重复发作的低血糖导致未察觉的低血糖症，此时患者出现神经低血糖症前无相应的交感神经兴奋。低血糖的成人诊断要求血浆血糖值低于50 mg/dL。症状包括肾上腺素样（出汗、心动过速、心悸、烦躁不安、脸色苍白）和神经低血糖样（疲劳、精神错乱、头痛、嗜睡、抽搐、昏迷）。治疗上，如果患者有意识，可给予方糖，葡萄糖片或软饮料，如患者失去意识，可给予葡萄糖0.5 g/kg IV或胰高血糖素0.5~1.0 mg IV、IM或SC。

预后

糖尿病酮症酸中毒

糖尿病酮症酸中毒（DKA）是糖尿病失代偿的并发症。糖尿病酮症酸中毒的症状和体征是碳水化合物和脂肪代谢异常的结果。DKA较常见于1型糖尿病患者中，由感染或急性疾病（脑血管意外、心肌梗死、急性胰腺炎）引发的占30%~40%，由胰岛素遗漏引发占15%~20%，新的糖尿病发病占15%~20%。高血糖水平超过了肾糖阈导致渗透性利尿伴随显著的低血容量。肝脏糖异生与生酮作用之间的代谢偶联致使肝脏产生过多的酮酸。DKA导致升糖激素如胰高血糖素分泌过多，激活脂肪分解，游离脂肪酸水平增加，给酮体的生成提供了大量前体。酮酸产生增加（β-羟丁酸、乙酰乙酸、丙酮）造成代谢性酸中毒（表16-5）。阴离子间隙增大 [$Na^+ - (Cl^- + HCO_3^-)$ 正常：8~14 mEq/L]。尽管水、钾、磷等电解质化验值显示正常或升高，但是实质上体内这些电解质出现大量欠缺。高血糖和高渗导致低钠血症。钾的不足量为3~5 mEq/kg，磷的不足可能会导致膈肌和骨骼肌功能紊乱以及心肌收缩力减弱。

DKA的治疗方法包括给予大量生理盐水、有效剂量胰岛素以及补充电解质。单纯给予补液即可减

表 16-5	DKA 的诊断
血糖（mg/dL）	≥300
pH	≤7.3
HCO_3^-（mEq/L）	≤18
SOsm（mOsm/L）	<320
酮体	++~+++

DKA，糖尿病酮症酸中毒；SOsm，血清渗透克分子浓度。

表 16-6	高糖高渗综合征
血糖（mg/dL）	≥600
pH	≥7.3
HCO_3^-（mEq/L）	≥15
SOsm（mOsm/L）	≥350

SOsm，血清渗克分子浓度。

少30%~50%甚至更多血糖水平。此外，胰岛素的初始剂量包括静注0.1 U/kg负荷剂量的常规胰岛素加上0.1 U/（kg·h）低剂量胰岛素。胰岛素的作用是非常有限的，主要通过抑制肝糖的生成发挥作用。血液中葡萄糖平均降幅为每小时75~100 mg/dL，达到目标值（~250 mg/dL）要经历4~6小时，纠正酸中毒和HCO_3^-水平需要8~12小时。纠正pH需要大约24小时。酸碱状态达到正常前给予胰岛素是必要的。当高血糖得到控制，pH大于7.3、HCO_3^-水平大于18 mEq/L时，应降低胰岛素量。钾和磷分别由KCl和K_2PO_4补充。必要时需要补充镁。pH小于7.1时可给予碳酸氢钠。纠正高血糖而不同时提高血浆钠浓度可导致罕见但凶险的脑水肿。DKA的总体死亡率为5%~10%，65岁以上老年人占15%~28%，昏迷患者占45%。

高血糖高渗综合征

高血糖高渗综合征（HHS）的特征为严重的高血糖、高渗、脱水，通常好发于独居的2型糖尿病老年患者（60岁以上），此类患者多数与社会隔绝，并且经历过急性疾病（如感染、心肌梗死、脑血管意外、胰腺炎、肠梗阻、内分泌紊乱、肾衰竭或烧伤）。整个综合征可持续几天至数周伴随持久糖尿。由于葡萄糖负荷超过了肾脏肾小管再吸收葡萄糖的最大能力，大量溶质利尿导致体内水分流失。患者表现为多尿、烦渴、低血容量、低血压、心动过速、器官灌注不足。早期给予大量晶体液可防止此综合征。高渗透压性血清状态（>340 mOsm/L）是导致精神状态改变或昏迷的原因（表16-6）。患者可能有一定程度的代谢性酸中毒，但无法证实酮症。血管闭塞继发性肠系膜动脉血栓形成、低血流量状态或弥散性血管内凝血是HHS的重要并发症。

治疗包括效果显著的液体复苏治疗、给予胰岛素和补充电解质。如果血浆渗透压大于320 mOsm/L，应给予大量0.45%生理盐水（1000~1500 mL/hr），直到渗透压小于320 mOsm/L，再改用大量0.9%生理盐水（1000~1500 mL/hr）。胰岛素应用以静脉推注15 U常规胰岛素开始，而后以每小时0.1 U/kg输注。当血糖降低到250~300 mg/dL时，胰岛素输注量降低至2~3 U/hr。血糖应以每小时75~150 mg/dL的速率降低，所需胰岛素的量与DKA相当。只有肾血流量和肾小球滤过率降低时，持续高血糖才会出现。正常灌流的肾脏不允许极端高血糖出现。电解质显著缺乏，但通常比DKA的严重性小。HHS的死亡率为10%~15%。

血糖控制

对照临床试验和流行病学研究分析了血糖控制程度和微血管及大血管并发症的发生率之间的关系。随机对照临床试验已明确证实，严格控制血糖可以降低微血管（肾病、周围神经病变、视网膜病变）糖尿病并发症的风险。微血管功能障碍为糖尿病患者所特有，其特征是非封闭性微循环血管通透性受损以及血流量和血管张力自动调节障碍。

高血糖是这些变化进展必不可少的因素，所有的结果表明，严格的血糖控制（接近正常范围）延迟微血管病变的发生和发展，显著改善微血管并发症。然而，2型糖尿病的主要发病率和死亡率继发于动脉粥样硬化，动脉粥样硬化是多因素疾病而不仅仅是由于高血糖引发。因此，治疗必须针对除了高血糖之外的多种危险因素，如高血压、高血脂、和吸烟。虽然越来越多的流行病学研究证实，大血管（心血管、脑血管及周围血管疾病）的并发症与高血糖程度相关，但大规模的随机临床试验不能充分证明大血管疾病受血糖控制的影响。大血管病变在形态和功能与非糖尿病患者是相似的，都是以冠状动脉和周围动脉的动脉粥样硬化病变为特征。

微血管并发症

肾病 大约30%~40%的1型糖尿病患者和5%~10%的2型糖尿病发展为终末期肾病。肾脏表现为肾小球硬化伴随肾小球基底膜增厚、动脉硬化、肾小球硬化和肾小管间质疾病。临床特点为高血压、蛋白尿、周围水肿、肾小球滤过率进行性降低。在糖尿病确诊后2~3年内,基底膜开始增厚。实验室检查肾功能仍然正常,大约15年后出现蛋白尿,表明进展到晚期肾小球硬化。蛋白尿是糖尿病肾病最早出现的实验室阳性结果。历经5年蛋白尿、血尿素氮和肌酐增加,相当比例患者在3~5年进展为肾衰竭。当肾小球滤过率下降到15~20 mL/min时,肾脏的排钾及排酸能力受损,患者出现高血钾及代谢酸中毒。高血压、高血糖、高胆固醇及微量蛋白尿加速肾小球滤过率的下降。高血压是导致糖尿病肾病进展最重要的因素。控制高血压可以显著缓解进展。治疗高血压需要低钠饮食,应用低剂量的利尿剂以及至少一种降压药,包括$β_1$-受体拮抗剂、ACE抑制剂、血管紧张素Ⅱ受体阻滞剂、钙通道阻滞剂和(或)$α_1$-受体阻滞剂。虽然β-受体阻滞剂可通过抑制肝葡萄糖生产引起低血糖、损害反调节激素对低血糖的反应、掩盖低血糖的临床症状,但是它们仍然非常有效。ACE抑制剂对糖尿病患者额外的益处包括延缓蛋白尿及肾小球滤过率下降的进展。蛋白尿出现后才开始严格控制高血压对于阻止肾衰竭进展已经无效。治疗血脂异常以及保持低蛋白饮食也很重要。如果发展成终末期肾病,有四种处理措施:血液透析、腹膜透析、持续性非卧床腹膜透析和移植。事实上,在美国,透析患者中的1/3患有糖尿病。针对血液透析,血管通路的建立应在血肌酐4~5 mg/dL时,达到6~8 mg/dL时开始透析。接受肾脏移植的患者,特别是器官来自活体或HLA相同的捐赠者时,其生存期比透析者长。肾/胰腺联合移植比透析或单独肾移植的死亡率低,并且可能防止肾移植后糖尿病肾病复发。

周围神经病变 患糖尿病超过25年的患者中超过50%将发生周围神经病变。血糖控制是唯一有效的治疗方法。糖尿病周围神经病变有两个阶段:亚临床和临床。亚临床阶段为在缺少临床症状和体征时实验室证实感觉和运动神经传导减慢和感官知觉阈值升高。临床阶段为出现临床症状和(或)神经缺陷。应用测量振动和温度阈值的定量感觉实验、神经传导的电生理研究以及肌电图可以明确功能障碍的程度。最常见的形式是远端对称弥漫性感觉神经病变。感官缺失通常出现在脚趾或双足,以"手套-长袜"样的分布向近心端扩展。感觉和运动大纤维损伤导致触觉和本体感觉丧失、肌无力。小纤维损伤导致对痛觉和温觉的感知能力下降和产生感觉迟钝、感觉异常和神经病理性疼痛。足部溃疡的发展是从力学和外伤性事件到手

足末端的皮肤痛温觉敏感性丧失,微循环障碍所致的灌注不足和自主神经功能失调。显著的发病率源于反复感染、脚骨折(夏科关节)和截肢。周神经病变的治疗包括理想的血糖控制和应用非甾体抗炎药、抗抑郁药、抗惊厥药的疼痛控制。

视网膜病 糖尿病视网膜病变源于微血管的各种改变(包括闭塞、扩张、通透性增加、小动脉瘤)导致的出血、渗出和异常血管和纤维组织增长。视觉障碍的范围可以从色觉细微的变化到完全失明。严格血糖的控制和血压控制可以减少患病风险和视网膜病变恶化的进展。

大血管并发症

心血管病是糖尿病患者死亡率的首要原因。它通常表现为心绞痛、心肌梗死、充血性心力衰竭或冠状动脉粥样硬化和高血压病导致的猝死。血脂异常是动脉粥样硬化病变发生和发展的主要因素。糖尿病血脂异常的特点是高甘油三酯血症,控制不良的1型和2型糖尿病患者血脂异常的表现为甘油三酯升高,高密度脂蛋白胆固醇水平降低,低密度脂蛋白胆固醇水平正常或轻度升高。这种血脂异常是由缺乏适当的胰岛素引起,并由控制不良的血糖水平加重。因此,所有糖尿病患者均应考虑应用他汀类药物治疗(3-羟基-3甲基戊二酰辅酶A还原酶抑制剂)。升高的氧化应激和血管炎症是动脉粥样硬化的另一机制,他们可增加血栓形成倾向。糖尿病患者冠状动脉疾病的预防,包括积极处理高血脂、高血糖、高血压以及给予阿司匹林抗凝治疗。有症状冠心病的处理包括给予$β_1$-受体阻滞剂、血管紧张素转换酶抑制剂、硝酸酯类、钙通道阻滞剂、他汀类药物、贝特类药物、抗血小板药物、溶栓治疗、支架安置,严重的情况下行冠状动脉搭桥。20%~30%心肌梗死患者患有糖尿病,并且受益于以上的处理措施以及严格的血糖控制。左心室顺应性降低和充血性心力衰竭伴随舒张功能障碍的最初治疗应选择ACE抑制剂、利尿剂、地高辛、稳定之后应用β-阻滞剂和钙通道阻滞剂更有益。多于70%的糖尿病患者合并高血压,处理措施包括减轻体重、锻炼、低钠饮食、戒烟以及抗高血压治疗药物的使用。低剂量的利尿剂联合ACE抑制剂和(或)血管紧张素Ⅱ受体阻滞剂通常主要作为最初治疗,如果有需要,可额外应用钙通道阻滞剂、β-受体阻滞剂或α-受体阻滞剂。

糖尿病自主神经病变(DAN)可以影响自主神经系统的任何部位。自主神经紊乱有亚临床或临床之

分,前者为定量功能试验出现异常,后者为出现临床症状和体征。亚临床DAN可以发生在诊断后的一两年,而临床DAN多年内不会发展,且取决于糖尿病的持续时间和代谢控制程度。除了阳痿,有症状性自主神经病变是罕见的,仅小于5%的糖尿病患者会出现。DAN的发病机制尚不完全清楚,可能涉及代谢,微血管和(或)自发病因。强化血糖控制是防止其发生和减缓其发展的关键。心血管自主神经病变是DAN的一种常见类型, 以心率和中心/周围血管动力学异常为特征。静息时心动过速和深呼吸时心率变异性消失是早期迹象。心率对运动失去反应表示明显的心脏失神经。运动耐受力受限源于交感神经和副交感神经对心排出量和外周血流的反应受损。心脏显示出收缩和舒张功能障碍伴随射血分数下降。心律失常可能是猝死发生的原因。冠心病患者在缺血时可能是无症状的。轻者,患者表现出休息时心动过速,后期出现严重的直立性低血压(直立时>30 mmHg)。这些改变源于损坏的血管收缩神经纤维, 受损的压力感受器功能,和无效的心血管反应。心血管自主神经病变的出现通过以下几方面表现出来,包括测试心血管反射和测量患者的静息心率、心率变异性、Valsalva动作的反应、直立时心率和收缩压的改变、舒张压对持续运动的反应以及QT间期。除了心血管的影响,DAN患者可能表现出呼吸反射受损,对缺氧和高碳酸血症的换气反应受损。

糖尿病自主神经病变也可影响胃肠道的每一部位,并可能影响胃液分泌和削弱胃肠蠕动,导致25%的糖尿病患者发生糖尿病性胃轻瘫。虽然在许多情况下没有临床症状, 但是有症状的患者将出现恶心、呕吐、饱腹感、腹胀、上腹疼痛。胃轻瘫的治疗包括严格的血糖控制,少食多餐,减少食物中的脂肪含量,给予促动力剂,如甲氧氯普胺。糖尿病患者腹泻和便秘也很常见,并可能与DAN相关。

低血糖的察觉对胰岛素强化治疗的患者特别重要。大多数糖尿病患者,低血糖刺激儿茶酚胺释放,产生低血糖症状(出汗、发抖),这些症状提示患者需要处理。DAN患者反调节激素受损,警示信号消失,产生不能被发现的低血糖危险情况。

麻醉管理

糖尿病患者麻醉管理的目标包括周密的术前评估、深入了解糖尿病的病理生理和代谢应激反应、胰岛素的认识和了解以及可能的合作的内科/内分泌医师。手术的应激反应导致高血糖。交感神经系统的激活和儿茶酚胺、皮质醇、生长激素的释放可能使控制良好的糖尿病变成显著的高血糖, 甚至酮症酸中毒。此外,手术与降低机体胰岛素的敏感性相关(手术的胰岛素抵抗)。手术和麻醉对控制不佳的糖尿病患者的代谢有着深远的影响。手术的大小非常重要,大手术比小手术造成代谢紊乱的风险大。慢性高血糖的影响(冠心病、心肌梗死、充血性心脏衰竭、末梢血管疾病、高血压、脑血管意外、慢性肾衰竭感染、神经病变)经常在术前评价, 且应该在进行下一步之前进行完善,但是急性高血糖的影响也是十分危险的,必须加以处理。急性和慢性高血糖通过减少冠状动脉侧支血流和冠状动脉血管扩张,损害冠状动脉微循环,导致血管内皮功能障碍等方面增加心肌缺血性损伤的风险。急性高血糖会导致脱水,伤口愈合障碍,感染率增加,中枢神经系统/脊髓缺血性损伤恶化,高粘血症与血栓形成。感染(特别是皮肤及软组织)和伤口愈合延迟源于中性粒细胞数量减少和功能降低、趋化/吞噬功能受损、毛细血管数量减少、伤口弹性降低、成纤维细胞和胶原合成减少、水肿的增加。围术期严格血糖控制对处理急性和慢性高血糖的结果是十分重要的。

术前评估

术前评估的重点在于心血管系统、肾脏系统、神经系统和肌肉骨骼系统。应高度警觉心肌缺血和梗死的发生。如果已发生自主神经病变,无症状性缺血是可能出现的,患者具有两个或更多的心脏风险因素并且要经历大手术时应考虑做负荷试验(见美国心脏协会/美国心脏病学院的具体准则)。如果冠状动脉疾病存在,应用β1-受体阻滞剂可降低围术期发病率和死亡率。对于肾脏疾病,控制高血压优先使用ACE抑制剂。密切关注水合状态,避免肾毒性药物的使用,保证肾脏灌注也是必要的。自主神经病变患者易出现围术期心律失常和低血压、胃轻瘫以及无症状低血糖。代偿性交感神经反应的丧失干扰了血流动力学异常的察觉和治疗。肌肉骨骼系统的术前评价应侧重于颈部关节活动受限,此受限源于蛋白的非酶糖基化和胶原蛋白的异常交联。后颈部和上背部(糖尿病硬肿症)僵硬、木质感、非凹陷性水肿加上关节灵活性受损限制颈部的活动,并可能使气管插管困难。

围术期胰岛素的应用依赖于患者应用胰岛素的类型和用药时间(表16-7)。如果患者每晚睡前皮下注射胰岛素,手术前的晚上应给予剂量2/3(NPH和常规

表 16-7	住院患者胰岛素算法

目标 BG: _____ mg/dL

标准输注: 常规胰岛素 100 U/100 mL 0.9% NaCl 静脉输入

开始输注

　单次剂量: 常规胰岛素 0.1 U/kg = _____U

　算法 1: 大多数患者由此开始。

　算法 2: 如果是 w/p 冠状动脉搭桥术、s/p 器官移植或胰岛细胞移植、接受糖皮质激素、升压药或胰岛素用量>80 U/d 的糖尿病门诊患者由此开始。

算法 1		算法 2		算法 3		算法 4	
BG	U/hr	BG	U/hr	BG	U/hr	BG	U/hr
<60=低血糖(请参阅下面的治疗)							
<70	无	<70	无	<70	无	<70	无
70~109	0.2	70~109	0.5	70~109	1	70~109	1.5
110~119	0.5	110~119	1	110~119	2	110~119	3
120~149	1	120~149	1.5	120~149	3	120~149	~5
150~179	1.5	150~179	2	150~179	4	150~179	7
180~209	2	180~209	3	180~209	5	180~209	9
210~239	2	210~239	4	210~239	6	210~239	12
240~269	3	240~269	5	240~269	8	240~269	16
270~299	3	270~299	6	270~299	10	270~299	20
300~329	4	300~329	7	300~329	12	300~329	24
330~359	4	330~359	8	330~359	14	>330	28
>360	6	>360	12	>360	16		

算法间转换

上调: 血糖超出目标范围 2 小时时即为失败(参见以上目标值),1 小时内血糖水平改变小于 60 mg/dL。

下调: 两次检测血糖均<70 mg/dL 或 血糖 1 小时内降低>100 mg/dL。

　鼻饲或 TPN: 如果摄入营养(鼻饲或全胃肠外营养)减少了 50%或明显减少。每 4 小时检查血糖以重新开始。

患者监测: 每小时检测一次毛细血管血糖,直到连续 4 小时血糖水平在目标范围内,然后降到每 2 小时检测一次血糖,如果连续 4 小时血糖水平仍在目标范围内,可能减少到每 4 个小时检测一次。

低血糖的治疗(血糖<60 mg/dL)

停止滴注胰岛素

静脉给予 $D_{50}W$

患者有意识:25 mL(1/2 amp)

患者无意识:50 mL(1 amp)

每 20 分钟重新检测一次血糖,如果血糖< 60 mg/dL 每 25min 重复给予 $D_{50}W$。当两次检测血糖> 70 mg/dL 时重新滴注胰岛素。(参见下调)

静脉注射液

大多数患者每小时需要 5~10 g 的葡萄糖[D_5W 或 D^5 1/2 NS 100~200 mL/hr 或等量的(全肠外营养,肠内营养)]

BG,血糖;CABG,冠状动脉旁路移植术;TPN,全肠外营养。

胰岛素),手术当天应给予NPH,NPH的剂量为平常早晨的剂量的一半。每天早上应照常给予常规胰岛素,量不变。术前应以100 mL/hr的速度静脉输注5%葡萄糖和0.45%生理盐水(D⁵ 1/2 NS)。如果患者使用胰岛素泵,夜间基础率应该减少30%,给予患者基础率的

70%。手术当天早晨,以基础率泵注或以同样的速度连续静脉输注胰岛素,或者可以给予皮下注射甘精胰岛素,在60~90分钟后将泵停止。如果患者每天使用甘精胰岛素合并Humalog或Novolog控制血糖,那么手术前患者应给予早晨剂量再加上2/3往日剂量的甘精胰

岛素和全部剂量的Humalog或Novolog。口服降糖药应术前24~48小时停止。在整个围术期中也应避免应用磺脲类，因为会阻止心肌三磷腺苷敏感性钾通道，此通道参与缺血和麻醉诱导的预处理。控制良好的2型糖尿病患者做小手术时不需要胰岛素。控制不佳的2型糖尿病患者和所有1型糖尿病患者（即使行小手术）以及行大手术的糖尿病患者均需要胰岛素。对于大手术，如果术前血糖高于270 mg/dL，应推迟手术，而应用静脉注射胰岛素控制血糖。如果血糖大于400 mg/dL，手术应延期，并重新稳定代谢状态。

术中管理

术中积极的血糖控制很重要。控制血糖的两个主要目标是减少高血糖以及避免低血糖。理想情况下，胰岛素持续输注应于手术前至少2个小时开始。当葡萄糖大于200~250 mg/dL时，皮下注射按比例计算的短效胰岛素是无效的，故不应使用。术中血糖水平应维持在120~180 mg/dL。围术期超过200 mg/dL很可能有害，易导致糖尿和脱水，抑制吞噬细胞功能及伤口愈合。通常，一个单位的胰岛素可降低大约25~30 mg/dL的血糖。初始胰岛素的每小时输注率等于每日所需胰岛素总量除以24。标准率为0.02 U/(kg·hr)或70 kg的患者1.4 U/hr。可将100 U常规胰岛素混合生理盐水配成100 mL混合液（1 U/mL）进行输注。胰岛素需求在以下几方面较高：冠状动脉搭桥术（每小时0.06 U/kg）、应用类固醇者（每小时0.04 U/kg）、严重感染患者（每小时0.04 U/kg）以及接受高营养支持或应用升压药者。胰岛素注射的同时，还应以100~150 mL/hr输注D^5 1/2 NS和20 mEq 的氯化钾混合液，以提供碳水化合物（至少150 g/d）抑制肝脏产生葡萄糖，蛋白质分解代谢。应每隔一小时监测血糖水平，胰岛素需求较高的患者或行冠状动脉搭桥手术患者应每30分钟检测一次。虽然如果血糖超过250 mg/dL尿液中酮体可能阳性，但是尿糖监测是不可靠的。血糖值低于100 mg/dL时，D^5 1/2 NS滴注速度调为150 mL/hr；100 ~150 mg/dL时调为75 mL/hr；151~200 mg/dL时调为50 mL/hr；大于200 mg/dL时，速度仅保持静脉通畅即可。术中和术后避免低血糖发生尤为重要，因为它的发生可能会因麻醉剂、镇静剂、镇痛剂、β-受体阻滞剂、交感神经阻滞药以及自主神经病变而延误。低血糖症是指成年人血糖低于50 mg/dL和儿童低于40 mg/dL。

急诊手术

急诊手术使糖尿病发展成酮症酸中毒或HHS的风险加大。手术应推迟4~6小时，以优化患者的代谢状况。DKA多由1型糖尿病发展而来，行手术者通常由感染、肠梗阻或创伤等因素促成。病患表现为高血糖、高渗、严重脱水、酮症和酸中毒。严重脱水继发于渗透性利尿、呕吐、过度通气以及进食减少，可造成严重低血压、循环性休克、急性肾小管坏死。钠和钾整体缺乏，经常出现磷、镁缺乏。治疗包括给予大量生理盐水和胰岛素。最初的处理方法为给予0.1 U/kg胰岛素，而后每小时输注0.1 U/kg的胰岛素。每小时监测一次血清葡萄糖，每2个小时监测一次电解质。钾、镁、磷缺乏在尿生成后得以纠正。当血糖下降到低于250 mg/dL时，静脉注射液应包括葡萄糖。胰岛素要持续应用直到酸中毒纠正。碳酸氢钠并不是常规给予的，仅在pH小于7.10时应用。

HHS通常发生在年老，虚弱的2型糖尿病患者中。这些患者代谢紊乱比DKA患者严重，严重的脱水（达到7~10 L），（血清）高渗透压性（>320 mOsm/L）和高血糖（>800~1000 mg/dL）。患者表现为意识模糊、病灶部位中枢神经系统缺陷、癫痫或昏迷。令人惊讶的是，电解质缺乏（K^+、PO_4^-、Mg^{2+}）严重性低于DKA。治疗措施包括大量生理盐水和与糖尿病酮症酸中毒相当剂量的胰岛素。这些患者患脑水肿的风险很大，因此，空腹血糖和渗透压的纠正应在12~24小时内逐步进行。

术后护理

在重症监护室（ICU）积极胰岛素治疗有益于发病率和死亡率降低。在ICU中，接受常规胰岛素治疗的患者（血糖180~200 mg/dL）比严格控制血糖（80~110 mg/dL）患者死亡率高，院内死亡率和发病率包括败血症、肾衰竭、贫血。后者产生改善性结果的原因包括中性粒细胞和巨噬细胞功能更好、黏膜/皮肤屏障的有利改变、红细胞生成增加、淤积减少、呼吸肌功能改善、降低轴突变性。

糖尿病患者的术后管理需要对胰岛素的量进行精心的监测。24小时内即将出院的患者胰岛素需求要与术前门诊胰岛素用量相比较。为了决定胰岛素用量，要计算最近24小时内的总胰岛素（长期、中期、短期、速效）的量，总胰岛素量的50%为长期或中期胰岛素，50%为短期或速效胰岛素。如果应用甘精胰岛素，通常在睡前给予1次。如果患者应用中期胰岛素，每天2次，那么应将原剂量的2/3用在早上，睡前给予1/3。

治疗糖尿病的未来战略

目前，没有预防或延缓1型糖尿病发生的既定治疗方案。较长的前驱糖尿病期为通过治疗延迟临床疾病带来了希望。1型糖尿病管理的未来战略包括以下几部：通过基因检查认识并改变患者的危险因素；在糖尿病前期阶段，通过胰岛自身抗体的筛查前瞻性的记录并随访患者以防止或延缓疾病的发展及抑制β细胞的破坏；对临床疾病应用生物学方法诸如胰岛细胞移植，β细胞再生，人工改造β细胞的使用，胰岛素基因治疗等方法。目前在调研中的未来治疗手段包括：非注射途径的胰岛素（吸入、口服、鼻饲、经皮），新剂型注射胰岛素、植入式人工胰腺、植入式胰岛素泵和无创性连续血糖检测仪。

预防2型糖尿病的未来目标包括确定相关基因和理解改变胰岛素分泌和作用的行动机制以及消除肥胖。强调早期诊断及治疗显然有必要，重新制定诊断标准和治疗的目标看来可能。积极的新口服用药联合使用以促进胰岛素的作用，克服胰岛素抵抗，并刺激胰岛素分泌。

胰岛瘤

胰岛瘤是胰腺β细胞胰岛素分泌性肿瘤，临床表现为空腹低血糖。当血糖水平降低时血浆胰岛素水平不降低暗示胰岛素瘤的存在。肥胖患者胰岛素不适当的分泌诊断为胰岛细胞瘤是困难的，因为肥胖导致胰岛素抵抗，胰岛素需要代偿性增加。大约10%此类肿瘤是恶性的，可转移至肝脏。链佐星可对抗胰腺β细胞，可用于不能手术的转移性疾病的姑息性治疗。麻醉期间，手术切除胰岛素瘤的主要挑战是维持正常的血糖浓度。在处理肿瘤时，可发生严重的低血糖，而肿瘤成功切除后又会出现明显的高血糖。不过，高血糖反应是多变而无法预测的，所以此现象作为肿瘤切除完整的临床指标并不可靠。能够连续不断地分析血糖浓度并自动注入胰岛素或葡萄糖的人工胰脏已应用于这些患者的术中管理。血糖仪频繁（每15分钟）测定血糖浓度是必要的。由于麻醉期间可能掩盖低血糖的迹象（高血压、心动过速、出汗），静脉输液中加入葡萄糖是明智的。理论上，麻醉期间已知的挥发性麻醉剂能抑制胰岛素瘤手术切除时胰岛素的释放，但这种作用对此类患者的有效性并没有经过证实。维持葡萄糖跨越血脑屏障进入脑细胞所需的最低血糖水平没有确定。有些患者能适应40 mg/dL的血糖水平，而当血糖水平从300 mg/dL急剧下降至100 mg/dL时，有些人

可能会出现低血糖反应。

甲状腺疾病

甲状腺的功能是分泌适量的甲状腺激素来调节整个身体的细胞新陈代谢。当甲状腺功能亢进（甲状腺功能亢进）或功能减退（甲状腺功能减退）时患者可能前来就医。此外，甲状腺增大可能伴随存在某些功能异常的情况。为了有效地处理这些患者，麻醉医师应了解甲状腺的解剖生理学和如何解释甲状腺功能试验。应该非常熟悉甲状腺功能亢进、甲状腺危象、甲状腺功能减退和黏液性水肿性昏睡的临床表现、诊断治疗以及麻醉的影响。

甲状腺的解剖生理学

甲状腺重约20 g，由峡部连接两个叶组成。腺体紧贴在气管前部和侧部。峡部位于环状软骨下方。甲状旁腺位于每叶的背面。丰富的毛细血管网贯穿整个腺体。肾上腺素能和胆碱能神经系统支配腺体。肾上腺素能纤维网与每个甲状腺细胞相联系，肾上腺素受体位于细胞膜上。

喉返神经及喉上神经运动支紧邻腺体。组织学上，甲状腺由许多填充了蛋白质胶质的滤泡组成。胶质的主要成分是甲状腺球蛋白，它是一种碘化糖蛋白，是甲状腺激素的合成底物。每个滤泡壁单层排列的甲状腺滤泡上皮细胞组成。20~40个滤泡形成小叶，小叶由结缔组织分隔开。甲状腺也包括能产生降钙素的滤泡旁C细胞。

甲状腺激素的正常量取决于外源碘。饮食是碘的主要来源，在美国大部分地区平均日摄入量为500 μg。甲状腺含有体内约90%的碘（即8000 μg）。碘的离子形式碘化物从胃肠道吸收，迅速进入血液（图16-10）。碘主动转运从血浆输送到甲状腺滤泡细胞的过程称为碘摄取。在细胞内，碘转变为氧化形式，此形式能与甲状腺球蛋白酪氨酸残基结合。过氧化物酶和过氧化氢为此反应提供氧化环境。每个甲状腺球蛋白分子含有约140酪氨酸残基。甲状腺球蛋白结合碘的过程（即有机化）由碘化酶催化。形成无活性的一碘酪氨酸（MIT）和二碘酪氨酸（DIT）。大约25%的MIT和DIT通过甲状腺过氧化物酶耦联成有活性的T_3和T_4 {如MIT+DIT=T_3（3，5，3′-三碘甲腺原氨酸），DIT+DIT=T_4[3，5，3′，5′-四碘甲腺原氨酸（甲状腺素）]}。剩余的

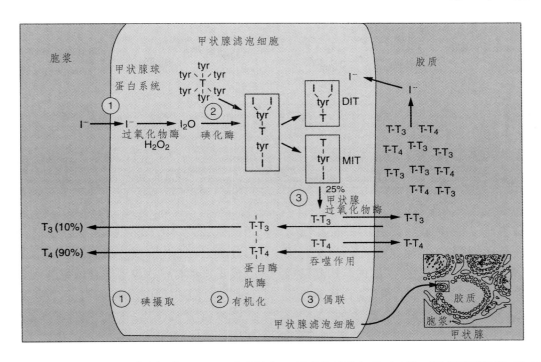

图 16-10 甲状腺滤泡细胞。DIT，二碘酪氨酸；MIT，一碘酪氨酸；T，甲状腺球蛋白；T_3，3,5,3'–三碘甲腺原氨酸；T_4，3,5,3',5'–四碘甲腺原氨酸（甲状腺素）；tyr，酪氨酸。

75%不成为激素，最终被裂解和回收。T_3和T_4结合在甲状腺球蛋白上，并作为胶质储存在滤泡的中，直到他们在蛋白酶和肽酶作用下从甲状腺球蛋白上水解下。有活性的激素被释放进入血液循环，而胶质内未使用的碘化酪氨酸经过脱碘产生游离碘离子。甲状腺含有大量激素而周转率低，防止因合成受损或中断导致激素耗尽。

T_4/T_3分泌的比率为10/1。T_4的每日分泌量约80~100 μg。一旦进入血液，T_4和T_3与三种主要蛋白可逆地结合：甲状腺素结合球蛋白（80%），前白蛋白（10%~15%），白蛋白（5%~10%）。只有一小部分游离形式的激素有生物活性。其余的可作为代谢惰性库。T_4的消除半衰期（$T_{1/2}$）是7~8天，T_3的$T_{1/2}$为3天。虽然只有10%的甲状腺激素为T_3，但单位重量的T_3的活性是T_4的3~4倍，并可能是在周边组织中唯一有活性的甲状腺激素。大部分T_3（75%）来自T_4的脱碘。细胞内甲状腺激素90%的是T_3，10%是T_4。反转T_3在周边组织中也通过脱碘形成但无代谢活性。

在周围组织中，T_3穿越细胞膜，并与细胞核内的受体结合，刺激mRNA合成以控制蛋白质合成。此外，与线粒体结合刺激三磷腺苷的氧化磷酸化。在细胞膜水平，T_3影响阳离子和底物的跨膜量。事实上，甲状腺激素刺激包括合成和分解的所有代谢过程。它们影响组织的生长和成熟、增强组织功能、促进蛋白质的合成和碳水化合物及脂质代谢。大约70%的T_3和T_4的降解通过脱碘途径。T_3和T_4在肝内与结合葡萄糖醛酸结合经胆汁排出。

甲状腺激素直接作用于心肌细胞和血管平滑肌细胞。在心脏，T_3经由特殊蛋白穿过心肌细胞膜进入细胞核，与结合了特定的靶基因的核受体结合。T_3的反应基因编码心脏的结构和调节蛋白（肌球蛋白、β-受体、钙激活腺苷三磷酸酶、磷蛋白和钙离子、钠离子和钾离子通道），这些蛋白对于心肌的收缩和舒张功能十分重要。甲状腺激素直接增加心肌收缩力，增加血容量，通过血管舒张降低全身血管阻力（表16-8）。正在进行的研究将继续评估自主神经系统与甲状腺激素的相互作用。最近的研究强调T_3对心脏和血管平滑肌的直接作用应对甲状腺功能亢进时较大的血流动力学效应负责，而不是交感神经系统过度活跃。尽管甲状腺功能亢进患者似乎有较多的β-受体，这些受体对肾上腺素的刺激敏感性很少或根本没有增加，令人惊讶的是，这些患者的儿茶酚胺浓度正常或较低。

甲状腺功能的调节由下丘脑、垂体、甲状腺腺体共同构成。促甲状腺激素释放激素（TRH）由下丘脑分

表 16-8	心血管功能及甲状腺疾病		
	正常	甲状腺功能亢进	甲状腺功能减退
SVR(dyn·sec·cm⁻⁵)	1500~1700	700~1200	2100~2700
HR(bpm)	72~84	88~130	60~80
EF(%)	50~60	>60	<60
CO(L/min)	4.0~6.0	>7.0	<4.5
血容量(正常的百分百)	100	105.5	84.5
CO,心排出量;EF,射血分数;HR,心率;SVR,全身血管阻力。			
Adapted from Klein I, Ojamma K: Thyroid hormone and the cardiovascular system. N Engl J Med 2001;344:502.			

泌，经垂体门脉运至腺垂体并促进促甲状腺激素(TSH)的释放。TSH与甲状腺细胞膜特异受体结合，提高T_4和T_3的合成和分泌。TSH是甲状腺的结构和功能的主要调控者。TSH的减少造成T_4和T_3的合成和分泌减少、滤泡细胞减少、腺体血管减少。TSH的增加导致激素生成和释放增加及腺细胞结构和血管增加。除了TRH,TSH的分泌还受T_4和T_3血浆水平的影响。TSH释放的增加刺激垂体内促甲状腺激素细胞产生负反馈,降低TSH的分泌。甲状腺激素释放减少促进TSH分泌。除了反馈系统,甲状腺还有自动调节机制,维持激素储存水平。机体碘(亦即甲状腺球蛋白)浓度高降低碘的摄取,低浓度碘促进碘的摄取。

诊断

正常的甲状腺激素水平,并不能排除患甲状腺疾病的可能,而非正常水平也不总是暗示存在疾病。常用来评估甲状腺功能的实验室测试有血清游离T_4(FT_4)和血清TSH(表16-9)。FT_4约只占总T_4的0.02%。T_4的测量有蛋白结合T_4和游离T_4。90%的甲状腺功能亢进患者FT_4增加,85%的甲状腺功能减退患者FT_4降低。由于一种准确测量FT_4的测试已经研发出来,可间接测量T_4的游离指数的T_3树脂摄取试验(RT_3U)使

用大大减少。RT_3U试验是测定T_4和T_3在甲状腺素结合球蛋白位点饱和度。树脂摄取放射性T_3与FT_4的部分成正比和与甲状腺素结合球蛋白结合位点成反比。T_4乘以RT_3U得到FT$_4$游离指数。FT_4指数和FT_3指数与FT_4和FT_3量成正比。FT_3、总T_3、FT_3指数临床上很少使用。

第三代TSH检测法是目前从细胞水平检测甲状腺激素作用最好的方法。甲状腺功能微小的变化导致TSH分泌显著变化。可以说在过去十年里,甲状腺疾病诊断和管理有着显著的进步。TSH的正常水平为0.4~5.0 mU/L。TSH 0.1~0.4而FT_3和FT_4水平正常诊断为明显的甲状腺功能亢进症。甲状腺危象时TSH水平小于0.01 mU/L。TSH 5.0~10mU/L而FT_3和FT_4水平正常可诊断为亚临床甲状腺功能减退症。TSH水平大于20 mU/L(可高达200 mU/L甚至400 mU/L)伴随T_3和T_4降低诊断为明显的甲状腺功能减退。

吸收放射性碘¹²³I、¹³¹I或⁹⁹ᵐTc直接反映甲状腺功能状态。24小时内测量甲状腺摄取示踪剂的百分比(正常范围为10%~25%)。此测试通常用来确诊甲状腺功能亢进。TRH刺激试验评估了促甲状腺激素对TRH的反应并用来测试垂体功能。包括抗血清微粒体抗体抗甲状腺球蛋白抗体、长效甲状腺刺激(LATS)、甲状腺刺激免疫球蛋白、甲状腺球蛋白在内的其他检测对诊断也有帮助。使用¹²³I或⁹⁹ᵐTc进行甲状腺扫描可评价甲状腺结节类型:"暖"(功能正常)、"热"(功能亢进)或"冷"(功能减退)。超声检查病变是囊性、实性或混合性的精确度为90%~95%。

甲状腺功能亢进

症状和体征

甲状腺功能亢进症是指甲状腺功能亢进伴随甲状腺激素分泌过分活跃。Graves病,毒性结节性甲状

表 16-9	甲状腺功能试验
促甲状腺刺激激素	0.4~5.0 mU/L
3,5,3′,5′-四碘甲腺原氨酸(甲状腺素)	
总量	5.0~12.0 μg/dL
游离	0.9~2.4 ng/dL
3,5,3′-三碘甲腺原氨酸	70~195 ng/dL
游离甲状腺素指数	1.2~4.9
3,5,3′-甲状腺摄取	24%~39%

腺肿或毒性腺瘤等三个病理过程均可导致大多数的（即99%）甲状腺功能亢进症。无论是哪个病因，甲状腺功能亢进的症状和体征都是高代谢状态。患者焦虑、坐立不安、多动、情绪不稳定。皮肤温暖湿润、脸潮红、头发细、指甲柔软脆弱。由于上眼睑收缩，眼睛突出并保持直视状态。患者可表现出汗多和怕热。常出现消瘦，虚弱和肢体的近端肌肉疲劳。患者通常抱怨极度疲劳，但无法入睡。骨代谢率增加，可能发生骨质疏松症。手部出现纤颤和腱反射亢进。尽管食欲增加，但是由于代谢增加，体重反而减轻。肠蠕动增加，易出现腹泻。周围组织高代谢导致心血管系统易受损，常出现心动过速，心律失常（一般房性）和心悸、高动力循环、心肌收缩力增强和高心排出量、心脏肥大。出现这种心血管表现是由于T_3的对心肌及周边血管（表16-8）的直接影响。虽然很少发生心脏衰竭，但是甲状腺功能亢进性心肌病的病理改变是心肌纤维化和脂肪浸润并伴有心肌淋巴细胞和嗜酸性粒细胞浸润。老年患者出现不明原因的心脏衰竭或节律紊乱，尤其是房源性，应考虑为甲状腺功能亢进。

亚临床甲状腺功能亢进患者通常在例行常规实验室检测时被发现。虽然有些人出现心率升高，但大多数患者几乎没有表现或症状。甲状腺功能检查显示T_3和T_4水平正常，但TSH降低。这些病患是否应该治疗是有争议的。治疗的益处尚不明确。如果TSH水平为0.1~0.5 mU/L，多数临床医师不予以处理。当TSH水平低于0.1 mU/L时，大多数患者都应该接受治疗。亚临床甲状腺功能亢进患者今后出现心脏（心房纤维颤动）和中枢神经系统（栓塞、脑血管意外）并发症的潜在风险较高。

Graves病或者病毒性弥漫性甲状腺肿在美国的发生率为0.4%，并且是甲状腺功能亢进症的主要原因。这种疾病通常发生在20~40岁的女性（女性与男性的比例为7:1）。虽然病因不明，Graves病似乎是系统性自身免疫性疾病，体内存在甲状腺刺激抗体（长效甲状腺刺激因子，甲状腺刺激免疫球蛋白），通过与甲状腺TSH受体结合，激活腺苷酸环化酶，刺激甲状腺生长，血管丰富，促进T_4和T_3分泌增多。该病的症状因人而异，与甲状腺功能亢进的严重程度，患者的年龄，疾病持续时间，以及其他器官系统尤其是心血管的受累强度有关。疾病是以典型的甲状腺功能亢进症状、突眼和皮肤病变为特征的。甲状腺弥漫性增大，通常为正常大小的2~3倍。一些腺体分泌T_4和T_3是正常量的

5~15倍。眼病占所有病例的30%，包括上睑退缩、凝视、肌无力、眼球突出且眼内压增加。突眼和肌无力是由于眼外肌和后眼窝组织免疫源性改变所致（如水肿、炎症）。严重可致恶性突眼。此时需要类固醇、双边睑裂缝合术、外部放疗或手术减压等方法治疗。幸运的是，大多数病例是较轻的、良性的、自发性的。皮肤病变的特点为皮肤水肿（胫前黏液性水肿），多见于小腿胫前和足背，仅有10%~15%患者发生水肿。

诊断

Graves病的确诊包括F T_4、T_3升高，游离F T_4指数和R T_3U升高，以及放射性碘摄取升高。通常TSH水平降低，甲状腺刺激抗体增加。对于严重的甲状腺功能亢进症，基础代谢率明显升高（30%~60%）。

毒性多结节性甲状腺肿通常产生于长期的单纯甲状腺肿，因此较易发生在50岁以上老年人中。他们可能出现严重的甲状腺肿大，其重量可达2000 g以上。其会压迫食管导致吞咽困难，压迫气管导致吸气喘鸣，患者感觉窒息，特别是肿物通过胸廓入口长到胸骨后。在严重的情况下，甚至出现上腔静脉阻塞综合征。然而，其高代谢症状通常轻于Graves病。并且不会出现眼病和皮肤病变。确诊需要甲状腺扫描显示出腺体散在1~2个"热"结节。放射性碘的吸收率和血清T_4和T_3可能只是轻微升高。单纯甲状腺肿必须与肿瘤鉴别，因此需要CT扫描和活检进一步检查。

独立的毒性结节（毒性腺瘤）通常发生在30~40岁患者中，如果直径超过3 cm可能会导致甲状腺功能亢进症的症状。多结节性甲状腺肿的诊断方法同样适用于毒性腺瘤。

甲状腺功能亢进罕见的变现是T_3中毒，它的出现可能与Graves病、结节性甲状腺肿或毒性腺瘤相关。在这些患者中，血清T_4和F T_4正常或偏低，而T_3增加。这些患者与一般的T_4和T_3均增加的甲状腺功能亢进患者相比，可能在停用抗甲状腺药物治疗时更容易出现戒断症状。

治疗

甲状腺功能亢进症一线治疗药物丙硫氧嘧啶（PTU）或甲硫咪唑。甲硫咪唑由于起效时间快和可作为日剂量给药目前应用较多。这些药物通过抑制有机化和耦合来抑制甲状腺激素合成。另外PTU还能抑制周边组织的T_4到T_3的转换。成年人PTU是每8~12小时口服200~300 mg，甲硫咪唑为每12小时口服10~20 mg。两种药物中任意一种药如果有足够的剂量在6~8周可

以将甲状腺功能恢复到正常状态。药物起效延迟是由于在抑制甲状腺素生成时,腺体内贮存了一部分甲状腺素,而这部分是不能被抑制的。一旦甲状腺机能恢复正常,药物应该减量,并维持服药6~12个月,个别需要应用24个月。甲状腺功能正常后,这种疾病经常会发生自然缓解,但只有不到40%的患者停药后能够保持将健康状态。3%~12%的患者出现副作用,其中粒细胞缺乏症是最严重的。

高浓度碘抑制甲状腺功能亢进腺体释放激素。起效迅速,但只维持几个星期。因此,碘通常用于甲状腺功能亢进患者手术准备,处理发生或即将发生甲状腺危象患者,或治疗严重甲状腺功能亢进性心脏病患者。应用碘治疗甲状腺功能控制较好的患者无需推迟手术。高浓度碘会抑制甲状腺合成与释放的各个阶段,并抑制腺体的大小和血管的生成。碘通常以饱和碘化钾溶液(SSKI)溶液口服,每8小时3滴,持续10~14天。抗甲状腺药物治疗应最先开始应用,因为碘会增加甲状腺激素的贮存增加从而使甲状腺功能亢进恶化。虽然注射碘化钠临床上已经停止应用,但是口服碘同样有效。X线造影剂胺碘苯丙酸(0.5~3.0 g)含有碘,同样拥有类似的无机碘作用。此外,胺碘苯丙酸抑制外周T_4向T_3的转换,并且抑制甲状腺激素与其受体结合。特别是在术前准备时,它能在6~12小时内将甲状腺功能亢进者T_3水平减少50%~75%。如果患者碘过敏,可以每6小时口服碳酸锂300 mg。

β-肾上腺素受体阻滞剂不影响甲状腺的病理基础,但可以减轻由于肾上腺素活性增加所致的症状和体征,如焦虑、出汗、怕热、震颤和心动过速。普萘洛尔每6~8小时40~80 mg口服,艾司洛尔、美托洛尔和阿替洛尔同样有效。另外,普萘洛尔能抑制外周T_4向T_3转化和降低代谢率。紧急情况下,普萘洛尔0.2~1.0 mg静脉推注后持续滴注或艾司洛尔0.5 mg/kg静脉推注后持续滴注从而恢复正常心率。

消融治疗结合放射性[131]I或手术,主要适用于以下患者:抗甲状腺药物无效或副作用较大或药物治疗1~2年复发的Graves病、毒性多结节性甲状腺肿或毒性腺瘤。另外,不遵守医疗方案或无法定期复查的患者也可以做此治疗。

放射性[131]I治疗由于简单、有效、经济在许多治疗手段中脱颖而出。标准剂量提供大约8500 rad破坏甲状腺滤泡细胞。缓解率为80%~98%。主要缺点是,40%~70%的患者在10年内会变成甲状腺功能减退。患者通常在放射性碘治疗前服用抗甲状腺药物以避免因辐射诱发的甲状腺中毒的可能。放射性碘治疗已经取代甲状腺次全切除作为Graves病患者行消融治疗的标准形式。

外科手术(即甲状腺次全切除或甲状腺全切除)可以快速地对疾病进行控制,与放射性碘相比,能够进一步降低甲状腺机能减退的发病率(10%~30%)。甲状腺次全切除纠正了超过95%的甲状腺功能亢进患者,其死亡率不到0.1%。这种疗法的主要缺点是手术并发症,其中包括甲状腺功能减退,出血压迫气管,单侧或双侧喉返神经损伤和喉上神经运动支损伤,损伤或误切甲状旁腺。

甲状腺功能亢进患者的术前准备是非常重要的。择期手术所有患者均应服用抗甲状腺药物(PTU或甲硫咪唑)6~8周直至甲状腺功能正常。低TSH不应是手术的禁忌。在甲状腺功能亢进病程较长患者T_3和T_4虽然正常,但TSH仍然低于正常。手术前碘化钾(SSKI解决方案)应给予7~14天以减少腺体的血管供应和激素的释放。β-肾上腺素能受体阻滞剂可在围术期控制心率。手术时机决定于患者具备理想状态。

对于急诊手术,抗甲状腺药物(PTU或甲硫咪唑)应该服用,尽管使用时间少于2周药物的作用很有限。由于没用静脉注射制剂,因此必须采取口服药物,通过鼻饲管,或直肠。抗甲状腺药物应先于碘制剂2~3小时服用。碘番酸钠500 mg口服每天2次,静脉注射β-阻断剂,最好为普萘洛尔,对有效的治疗至关重要。糖皮质激素(地塞米松每6小时2 mg静脉注射)可减少激素的释放,抑制外周的T_4向T_3转换。这些药物的配合使用对任何甲状腺功能亢进患者行甲状腺或非甲状腺手术均有效。甲状腺功能在大约5~7天内迅速恢复正常。

怀孕期间的甲状腺功能亢进治疗应降低抗甲状腺药物剂量。然而,这些药物可通过胎盘引起胎儿甲状腺功能减退。如果母亲应用小剂量的抗甲状腺药即可维持甲状腺功能正常,胎儿甲状腺功能低下症的发生率极低。放射性碘治疗在孕期视为禁忌,口服碘治疗引起胎儿甲状腺肿大和甲状腺功能减退,因此也是禁忌。普萘洛尔的长期使用是有争议的,因为其可导致胎儿宫内发育迟缓。幸运的是,怀孕似乎减弱甲状腺功能亢进严重程度,所以药物剂量可以很低(即PTU<200 mg/d)。在怀孕最初三个月中如果PTU的需要量大于300 mg/d,在孕中期应行甲状腺次全切除。在怀孕期间发生的甲状腺危象与未孕患者处理一样。

麻醉的处理

甲状腺功能亢进患者手术,术前一定保证甲状腺功能恢复正常。择期手术可能意味着需要应用6~8周抗甲状腺药物才能起效。紧急情况,静脉注射β-受体阻滞剂、胺碘苯丙酸、皮质醇或地塞米松及应用PUT通常都是必要的。麻醉医师应准备处理甲状腺危象,尤其是对失控或控制不佳的病患行急诊手术。术前用药包括巴比妥类药物,苯二氮䓬类和(或)麻醉剂。抗胆碱药物(如阿托品)由于能诱发心动过速,并改变热调节机制应避免使用。术中有创监测依据手术类型和患者身体状况而定。一项对照研究证明,甲状腺功能亢进动物对麻醉要求的增加没有临床意义(如最小肺泡浓度)。维持适当的麻醉深度对避免过强的交感神经系统(SNS)的反应是非常重要的。刺激SNS的药物应避免使用(如氯胺酮、泮库溴铵、阿托品、麻黄碱、肾上腺素)。没有对照研究显示应首选何种麻醉技术或麻醉剂。在麻醉诱导期间,硫喷妥钠由于亚硫脲基核能降低了外周T_4向T_3的转换,可能比其他麻醉诱导药略占优势。琥珀胆碱和血流动力学影响小的非去极化肌松药(如维库溴铵、罗库溴铵)已安全地用于插管。眼睛保护(眼药水、润滑剂、眼垫)很重要,特别是对突眼患者。任何强效吸入麻醉药都可以用来维持麻醉。甲状腺功能亢进患者的一个问题是药物代谢的增加引起的器官毒性。尽管动物实验表明,在甲状腺功能亢进大鼠接触异氟醚后可增加肝毒性的风险,但是在术前甲状腺功能已经正常的甲状腺功能亢进患者,术中应用异氟烷术后肝功能无改变。氧化亚氮和阿片类药物对甲状腺功能亢进患者是安全的。肌肉松弛剂,应基于其对交感神经和血流动力学的影响来做出选择。此外,甲状腺功能亢进患者常患有的肌肉疾病(如重症肌无力)可能对非去极化肌松药需求减少,因此需要小心给药。拮抗肌肉松弛剂应以格隆溴铵代替阿托品,与乙酰胆碱酯酶抑制剂合用。对于术中低血压的治疗,直接血管收缩药(去氧肾上腺素)是首选。麻黄碱、肾上腺素、去甲肾上腺素和多巴胺应避免使用或极低剂量使用以防止剧烈的血流动力学改应。局部麻醉可以安全地进行而且是首选技术。含肾上腺素的局部麻醉方案应该避免。液体和去氧肾上腺素用于交感神经阻滞所致的低血压。

甲状腺毒性结节去除并不意味着立即解决甲状腺功能亢进。T_4的半衰期是7~8天,因此,β-受体阻滞剂治疗可能需要在术后期间继续进行。抗甲状腺药

物治疗可以停止。

甲状腺危象和恶性高热与术中及术后症状和体征(如高热、心动过速、高代谢)可能相似。两者之间的鉴别可能会非常困难。甲状腺功能亢进术前检测(震颤、出汗、疲劳、呼吸急促、心动过速、发烧、甲状腺变大)是非常重要的。甲状腺功能亢进在成人中是罕见的内分泌紊乱,在儿童中也是非常罕见的,但任何年龄组甲状腺功能亢进都应与恶性高热鉴别诊断。

甲状腺危象

甲状腺危象为威胁生命的甲状腺功能亢进症,由外伤、感染、内科疾病或手术加剧。它是一种临床诊断。甲状腺功能测试可能不会区分出症状性甲状腺功能亢进与甲状腺危象。令人惊讶的是,甲状腺危象时甲状腺激素水平可能不会显著高于单纯甲状腺功能亢进。疾病的发生这可能是由于血浆中甲状腺激素水平急性快速增长引起的。它通常发生在紧急手术后未经处理或处理不当的患者。患者表现为极度焦虑、发热、心动过速、血流动力学不稳定、意识改变。其病因可能是由循环抑制剂导致蛋白质结合甲状腺激素释放激素所致。治疗包括迅速缓解甲状腺功能亢进和一般支持治疗。脱水处理包含静脉注射含晶体液的葡萄糖溶液和降温措施 (如冷却毯,冰袋,冷湿氧)。必要的药物包括普萘洛尔,拉贝洛尔,艾司洛尔滴注使心率降至90 bpm以下, 每6小时给予地塞米松2 mg或每8小时给予皮质醇100~200 mg。抗甲状腺药物(PTU 200~400 mg/8hr),可通过鼻饲管,口服,或直肠给药。如果存在循环性休克,需要静脉直接输入血管收缩药(去氧肾上腺素)。建议使用β-受体阻滞剂或洋地黄处理心房颤动伴随快速心室率。血清甲状腺激素水平一般在24~48小时内恢复正常,1周内痊愈。然而,甲状腺危象的死亡率令人难以置信地高达约20%。

甲状腺功能减退

症状和体征

甲状腺功能减退(简称甲减)或黏液性水肿是一种比较常见的疾病,影响0.5%~0.8%的成年人。原发性甲状腺功能减退占所有甲状腺功能减退患者的95%,尽管TSH水平充足或更高,但甲状腺激素生产仍减少。在美国最常见的原因是放射性碘或手术导致腺体减少。第二大原因,可能是先天的或自身免疫性的,

自身抗体阻断甲状腺的TSH受体。与Graves病不同的是,这一免疫反应是破坏受体而不刺激受体。桥本甲状腺炎是自身免疫性疾病,主要表现为中年妇女的甲状腺肿大和甲状腺功能低下。继发性甲状腺功能减退是由下丘脑或垂体疾病导致的,约占所有甲状腺功能减退患者的5%。

在成人中,甲状腺功能减退为缓慢、隐匿、渐进的过程。脑力和体力活动渐进性的变慢。轻度甲状腺功能减退患者容易疲倦和体重增加。中度至重度患者出现疲劳、嗜睡、冷漠和无精打采。他们的语速放缓、智力变得迟钝。随着时间的推移,出现畏寒、出汗减少、便秘、月经过多和由肌肉僵硬和痉挛导致的运动功能障碍。食欲减低但体重增加。在身体上,表现出皮肤干燥增厚、颜面粗糙、毛发稀疏、干枯、舌大、声音嘶哑、眼眶及周围水肿。真皮层和其他组织内亲水性黏多糖的聚集致使出现非凹陷性水肿。生理学方面,每搏输出量和心率降低导致心排出量降低。周围血管阻力增大,血容量减少导致面色苍白、皮肤发冷(表16-8)。后期,心肌收缩和舒张功能障碍致使心肌收缩力降低,心脏扩大(甲状腺功能减退性心肌病)。心包积液是常见的。压力感受器功能受损。甲状腺功能低下的患者通常患高胆固醇血症、高甘油三酯血症以及冠心病。明显甲状腺功能减退患者心电图示T波变平或倒置,P波和QRS波低振幅以及窦性心动过缓。低钠血症和水的排泄障碍也很常见。最大通气量和弥散量均有所下降,缺氧和高碳酸血症的换气反应能力受抑制。胸腔积液可能会导致呼吸困难。胃肠功能障碍可能会出现麻痹性肠梗阻。深部肌腱反射松弛期延缓。

诊断

F T_4、T_4、T_3、R T_3U水平及 F T_4指数的降低和TSH水平升高可确诊原发性甲状腺功能减退症。亚临床甲状腺功能低下较亚临床甲状腺功能亢进常见。60岁以上岁的女性20%患有亚临床甲状腺功能低下。和亚临床甲状腺功能亢进相同,亚临床甲状腺功能低下与长期心血管的表现相关。甲状腺功能检查示T_4水平正常,TSH水平5.0~10.0 mU/L(正常为0.4~5.0 mU/L)。虽然大多数患者几乎没有任何症状和体征,但是由于心脏收缩和舒张功能障碍,心肌结构和收缩会发生变化。尽管这些变化是可被左甲状腺素逆转,但是应用甲状腺素的替代治疗亚临床甲状腺疾病仍然存在争议。T_4正常,TSH均值为18.0 mU/L的轻度甲状腺功能低下患者有轻微、非特异性症状。T_4显著低下,TSH均

值为90.0 mU/L的显性甲状腺功能低下患者表现出明显的临床症状和体征。基础代谢率可降低到30%~50%。继发性甲状腺功能减退的诊断依据F T_4、TSH、T_4、T_3和R T_3U水平的降低。TRH兴奋试验能够确定甲状腺功能低下是否继发于垂体疾患。此试验测量下丘脑对静脉注射TRH(TSH的下丘脑刺激物)的反应。在原发性甲状腺功能低下中,静脉注射TRH后基础TSH水平显著升高。垂体功能障碍时,注射TRH后,TSH水平无变化或反应迟钝。

治疗

左甲状腺素(左甲状腺素钠)通常用来治疗甲状腺功能低下。它近似于生理激素,能够使T_4和T_3水平恢复正常,作用时间持久。左甲状腺素起效缓慢(6~12小时),达峰时间为10~12天,$T_{1/2}$为7.5天。左甲状腺素初剂量50 μg/d,数周后增加至100 μg/d。150~200 μg/d的剂量足以维持正常的临床甲状腺功能。老年或冠心病患者,从25 μg/d开始,然后逐月以25 μg/d增加,直到达到甲状腺机能正常。应用100 μg/d左甲状腺素2~4个月可改善甲状腺功能减退性心肌病的心肌功能。150 μg/d可逆转心肌损害和心包积液。甲状腺激素治疗效果的最初迹象是钠、水排除和TSH水平在下降。其他替代制剂包括:甲状腺提取物USP、左三碘甲腺原氨酸(碘甲腺氨酸钠)和复方甲状腺素(T_4和T_3按 4:1组合)。60 mg甲状腺提取物与100 μg左甲状腺素效果相同,与25 μg左三碘甲腺氨酸效果相同。每日最佳剂量根据临床反应和TSH或T_3和T_4水平决定。对原发性甲状腺功能低下患者T_4和T_3的联合应用较单独应用T_4没有优势,尽管需要进一步的研究,但是许多专家推荐联合应用T_3缓释剂和T_4。这种组合可能更加接近正常生理甲状腺的分泌。

麻醉管理

虽然通过临床观察,甲状腺功能低下患者似乎对麻醉药物的敏感性增强,但是没有研究分析甲状腺功能低下患者麻醉的需求。甲状腺活动对强效吸入麻醉剂的MAC影响被认为不具有临床意义。敏感性增强可能继发于心排出量减少,血容量减少,压力感受器功能异常,肝脏代谢降低,肾脏排泄降低。

无论行局部麻醉还是全身麻醉,甲状腺功能低下患者都可能有较高的风险。口腔肿胀、声带水肿或甲状腺肿大可继发气道风险。胃排空能力降低增加反流和吸入的危险。心排出量、每搏输出量、心率、压力感受性反射、血容量的减少是心血管系统的特征。手术应激和

麻醉药物的心肌抑制作用会损害脆弱的心血管系统。缺氧和高碳酸血症通气反应的减低会被麻醉药物加重。低温发生很快并且难以预防和治疗。血液学异常，如贫血（25%~50%的患者）、血小板和凝血因子（特别是Ⅷ因子）功能障碍、电解质失衡（低钠血症）、低血糖等很常见，需要在术中密切监测。麻醉药品还会进一步降低神经肌肉的兴奋性。

尽管存在这些潜在的风险，但是亚临床甲状腺功能低下患者通常不会出现麻醉问题。择期手术可以进行，无需特别准备。围术期，轻度至中度甲状腺功能低下患者应每天服用左甲状腺素（100~200 μg/d）。如果他们术前没有接受甲状腺替代治疗，则风险是否增加存在争议。但明显疾病的患者风险增加是肯定的。择期手术应在患者甲状腺功能正常时才能进行。服用左甲状腺素150 μg/天可在3~6个月内使降低的心肌功能和通气驱力恢复正常。如果需要紧急手术，术中严重的心血管不稳定及术后黏液性水肿昏迷的可能性很大。如果紧急手术可以推迟24~48小时，静脉甲状腺替代疗法会更有效。虽然静脉予左甲状腺素需要经过10~12天才能使基础代谢率达到高峰，但是静脉注射三碘甲腺原氨酸6小时内即可有效，基础代谢率达到高峰需要36~72小时。静脉注射300~500 μg左甲状腺素或25~50 μg三碘甲腺原氨酸可以作为初始量。给予氢化可的松或地塞米松等类固醇是必要的，因为肾上腺皮质功能降低往往伴随着甲状腺功能低下。磷酸二酯酶抑制剂如米力农可有效地缓解心肌收缩力降低，由于其作用机制不依赖于β-受体，甲状腺功能低下时β-受体数量可能会减少并且敏感性可能会减低。

甲状腺功能低下患者的择期手术，术前应避免镇静。这些患者可能对麻醉剂和镇静剂非常敏感，甚至可能昏睡。如果没有禁忌证（如凝血异常）且手术性质允许，建议行局部麻醉。有创监测应根据手术的类型和患者的身体情况而定。心血管系统脆弱的患者要求行动脉和中心静脉血压监测或肺动脉导管（Swan-Ganz）及经食管心脏超声监测血容量和心脏状况。建议应用葡萄糖生理盐水静脉注射液以避免低血糖和最大程度减少由自由水清除障碍继发的低钠血症。全身麻醉应当给予气管插管，通过快速诱导或是存在困难气道时的清醒插管。如果SNS的反应未受损害，氯胺酮是首选的诱导剂，因为它有提升血压和心率的作用。氧化亚氮也可能是有效的诱导剂。苯巴比妥类或苯二氮䓬类药物可使用；然而，它们对中枢神经系统和心血管系统的抑制作用是不可预测的。琥珀胆碱或中效非去极化肌松剂可用于气管插管。维持时应用70%的氧化亚氮合并小剂量短效阿片类药物或苯二氮䓬类或氯胺酮，中效非去极化肌肉松弛剂（维库溴铵、罗库溴铵）具有优势。甲状腺功能低下患者对强效吸入麻醉剂的心肌抑制作用很敏感。在低血容量和压力感受器活性受损情况下，血管扩张可导致明显的低血压。对于心血管来说，泮库溴铵是首选的肌肉松弛剂；但是，患者骨骼肌松弛合并肝代谢降低必须谨慎用药、密切监测。可常规使用乙酰胆碱酯酶抑制药和抗胆碱药拮抗肌肉松弛剂。建议所有病例应用控制通气，因为这些患者自主呼吸时往往通气过低。同时，过度通气必须防范，因为代谢降低，二氧化碳产生量减少。术后通气支持可控制可能出现的呼吸延迟。术中低血压的药理学支持最好选择麻黄碱、多巴胺或肾上腺素，而不是单纯的α-肾上腺素受体激动剂（去氧肾上腺素）。处理后无反应的低血压，可能需要补充类固醇激素。术后镇痛最好方法是局部阻滞或使用小剂量阿片类药物和（或）酮咯酸。

甲状腺功能低下合并心绞痛或其他冠状动脉供血不足等症状的患者病情特殊。根据以往经历，故意诱导甲状腺功能低下是对一些不能忍受心绞痛患者公认的治疗方法，以诱发甲状腺功能减退为代价获得疼痛的缓解。虽然心绞痛合并甲状腺功能低下是罕见的，但是当应用甲状腺激素治疗甲状腺功能低下时，心绞痛可能出现或病情恶化。这类患者的处理尤为困难。因此，心绞痛合并甲状腺功能低下患者尝试激素替代治疗之前，应进行血管造影评价冠状动脉情况。如果出现外科手术可治疗的疾病，尽管甲状腺功能减退亦可成功实施冠状动脉搭桥手术。冠状动脉血运重建术能够允许必要的甲状腺激素替代治疗，恢复正常甲状腺功能状态。

黏液性水肿昏迷

黏液性水肿昏迷是甲状腺功能减退的一种罕见的、严重的表现形式，以谵妄、意识丧失、通气不足、低体温（80%的患者）、心动过缓、低血压和严重的稀释性低钠血症为特征。在长期患有甲状腺功能低下的中老年妇女容易发生。但实际上大多数患者没有昏迷，低体温（低至约27 ℃）是个主要特征，由下丘脑（甲状腺激素靶组织）功能缺陷导致体温调节中枢受损所引起。属于急症，死亡率大于50%，需立即积极治疗。感染、外伤、受凉、中枢神经系统抑制易使甲状腺功能低下的患者发生黏液性水肿昏迷。是静脉注射甲状腺激素的适应证之一。建议静脉注射甲状腺素，负荷剂量300~500 μg，维持剂量50~200 μg/d，或静脉注射三碘甲状腺原氨酸，负荷剂量20~50 μg，再给一个维持剂量。三碘甲状腺原氨酸起效快，可以作为首选。在最初的治疗中给予65 μg/d，可以降低死亡率。也可将T_4和T_3结合使用。静脉注射含有葡萄糖的盐水溶液，对于体温调节、维持电解质平衡、稳定心肺系统都很重要。机械通气经常是必要的。心率、血压、体温通常在24小时之内会改善，3~5天甲状腺功能会相对正常。可能会出现肾上腺皮质功能不全（AI），它是甲状腺功能减退的常见并发症，治疗上可以静脉注射氢化可的松100~300 mg/d。

甲状腺机能正常的病态综合征，发生在典型的非甲状腺疾病的重症患者中，这些患者的甲状腺功能试验是异常的。表现为T_3和T_4降低、TSH正常。疾病越严重，T_3和T_4降的越低。这种反应的病因学还不明确。甲状腺功能正常的病态综合征可能是应激状态下的生理反应，可以由手术而诱发。甲状腺功能的治疗不是必需的。鉴别甲状腺功能减退和甲状腺机能正常的病态综合征非常重要也非常困难。血TSH水平是最好的帮助方法，高于10 mU/L提示甲状腺功能减退，低于5.0 mU/L提示甲状腺功能正常，5~10 mU/L提示轻微的甲状腺功能减退。甲状腺功能减退，通过临床症状和体征（皮肤干燥、深腱反射抑制、心动过缓、低体温）、T_3和T_4降低、TSH升高可以诊断。甲状腺功能减退一经诊断，就应该给予甲状腺素。

无并发症的急性心梗、充血性心力衰竭、心肺分流术等也可以发生甲状腺功能的改变。T_3水平可能会显著抑制，但给予T_3是无效的。此外，将T_3作为一种强心药应用，在心功能方面还没有显著或实质性的改善效果。

呆小病，是由于甲状腺功能极度低下导致生长发育迟缓和智力低下，通常发生在胎儿期、婴儿期和幼儿期。出生后几周必须诊断和治疗，以防止器官损害。

甲状腺肿

甲状腺肿是由于甲状腺激素分泌减少，卵泡上皮细胞继发性肥大和增生所致。病因可能是碘摄取不足、食用致甲状腺肿的食物（如木薯）或药物（如保泰松、锂）或激素合成缺陷。甲状腺激素不足的程度和持续时间决定了甲状腺肿的大小。在大多数情况下，由

于细胞增生和功能活跃克服了甲状腺激素合成缺陷，使甲状腺肿患者的甲功处于正常状态。然而，在某些情况下也会发生甲状腺功能减退或甲状腺功能亢进。单纯性非毒性甲状腺肿患者的甲功是正常的。单纯性非毒性甲状腺肿是多结节性甲状腺肿伴甲状腺功能亢进的先兆。在美国，大多数单纯性非毒性甲状腺肿的病因不明，治疗上给予甲状腺素100 μg/d，逐渐增加到150~200 μg/d，3~6个月后甲状腺肿消退。如果药物治疗无效、肿物压迫气道或影响美观，需要手术治疗。

甲状腺肿瘤

良性小肿瘤或癌的手术切除术，很少对麻醉产生影响。在大多数情况下，这些患者的甲状腺功能正常，肿物体积相对较小。然而，某些患者甲状腺巨大压迫气道，麻醉风险大。桥本甲状腺炎的患者，可能由于腺体很大，压迫气管和食管，进而引起呼吸和吞咽困难。长期巨大的多结节性甲状腺肿可能会压迫气道和引起呼吸困难。颈部的甲状腺肿可以向胸骨下生长，虽然罕见但时常会发生危及生命的呼吸梗阻。甲状腺未分化癌具有浸润性，因此将肿物从气管上切除或行气管造口以缓解呼吸窘迫是唯一途径。

存在气道压迫而需要手术切除的巨大甲状腺肿物，对麻醉医师来说是一个巨大挑战。颈部CT可以显示解剖异常。在气管插管前，禁用或慎用镇静药和麻醉药。在评估气道梗阻程度和建立气道过程中，应用可视纤维支气管镜清醒插管可能是最安全的方法。肿物手术切除后，可能引起潜在的气管软化和气管塌陷。气管拔管应和气管插管一样要小心谨慎。

如果肿物延伸到胸骨下（如前纵隔肿物），可能会压迫上腔静脉、大气道和（或）心脏。后两者可能在全身麻醉诱导时表现得更为明显。呼吸道梗阻的病因是由于患者体位改变或肌松开始时引起肺和胸壁的力学改变。患者自主呼吸时，大气道由胸腔内负压所支持，外界的压迫可能仅在危重症患者中表现得较为明显。打断患者自主呼吸后，丧失了代偿机制，可能会发生呼吸道梗阻。此外，正压通气可能引起整个气道的闭塞。术前直立位或仰卧位呼吸困难的病史，预示全身麻醉过程中可能会产生气道梗阻。必须通过CT检查来评估肿瘤的大小。直立位和仰卧位上呼吸道中的循环气流可以反映呼吸道梗阻的位置和程度。循环回路中，吸入管路中的通气限制反映了胸腔外气道梗阻，呼吸管路中的延迟气流反映了胸腔内的气道梗阻。直

立位和仰卧位的超声心动图可以评估心脏受压的程度。如果可能的话,需要手术的此类患者推荐局部麻醉。如果患者必须采用全身麻醉,推荐术前给予放疗或化疗减小肿瘤体积后再给予全身麻醉,除非放化疗引起的组织学改变影响了组织活检的正确诊断。不幸的是,甲状腺肿对放射治疗不敏感。处理这类病例时,推荐使用可视纤维支气管镜清醒插管。患者采取半坐位,在自主呼吸下给予吸入麻醉药氧化亚氮和氧气,避免使用肌松药。保证能够改变患者体位。肿瘤切除术后,应用纤维支气管镜探查气管软化,决定是否和何时进行气管拔管是合适的。如果发生气管塌陷,可以方便的应用支气管镜精确地进行气道重建。这类患者随时准备心肺分流术。

甲状腺手术的并发症

甲状腺手术并发症的发病率接近13%。喉返神经的损伤可能是单侧的或双侧的,可能是暂时的或永久的。损伤原因可能是由于对神经(喉返神经的外展肌和/或内收肌纤维)的过度损伤,不慎结扎或切断。声带外展肌的麻痹会导致声带处于中位或旁正中位。如果继发于一侧损伤,患者会表现为声音嘶哑,但不会气道梗阻。功能通常在3~6个月内恢复,也可能9~12个月。结扎或切断会导致永久性声音嘶哑。双侧损伤更严重,患者通常会气道梗阻,可能会出现呛咳和呼吸困难。根据损伤的程度来确定行暂时或永久气管造口术是很重要的。如果损伤了喉返神经的内收肌纤维(不如损伤外展肌纤维常见),会导致内收肌的麻痹,但吸气不受影响。麻醉医师必须判断是否发生了喉返神经的损伤或存在可疑损伤,以便为麻醉中的意外情况制定合理的预案。当然,在分离甲状腺的过程中,也可能会损伤喉上神经的运动支,它支配咽下缩肌和环甲肌。损伤后可能会限制声音的发射能力和发高音的能力。

甲状腺手术后甲状旁腺功能减退,最常见的病因是损伤了甲状旁腺的血供或不慎将甲状旁腺切除。避免甲状旁腺功能减退,保证一个功能正常的甲状旁腺有充足的血供是很重要的。手术后24小时~48小时会发生低钙血症的症状和体征。焦虑、口唇麻木、指尖麻刺感、肌肉抽搐、沃斯特克征和特鲁索综合征都可能是低钙血症的预兆。可能会发生喘鸣,甚至进展到喉痉挛。必须立即静脉注射葡萄糖酸钙(1 g,10%溶液10 mL)或氯化钙(1 g,10%溶液10 mL)。长期治疗为口服钙剂和维生素D_3或移植甲状旁腺。

术后早期,逐渐扩大的血肿可能会压迫气管引起呼吸道梗阻。如果发生出血,通常来自于甲状腺下动脉或甲状腺上动脉。如果出血速度很快的话,外科引流管是起不到保护作用的,需要密切观察颈部的肿胀和伤口的膨胀。如果没有处理可能会发生呼吸道梗阻。如果时间允许的话,患者应该回到手术室接受治疗。如必要应该打开伤口、清除血块、修补出血血管,为安全起见应床旁备好气管插管。对于一个烦躁、血氧低的患者来说,由于气管偏斜和受压,企图气管插管是很困难和费时的。所以,抽出血肿是首要治疗措施。术后,应床旁备好甲状腺托盘包括气管造口设备,以便能随时拆除缝线和打开伤口。如能伤口提早减压,是不需要气管造口的,事实上也是禁忌的。

嗜铬细胞瘤

嗜铬细胞瘤是交感肾上腺髓质肿瘤,可分泌儿茶酚胺。嗜铬细胞瘤在所有高血压的患者中不到0.1%。虽然它不是高血压的常见原因,但是检查是必要的,因为它具有潜在的致命性,并且是少数几个可治愈的高血压的原因之一。无限制的释放儿茶酚胺可导致恶性高血压、脑血管意外和心梗。无论在手术室还是ICU,该病对麻醉医师来说都是一个巨大挑战。在鉴别性尿筛查实验和术前α-肾上腺能阻滞前,25%~50%的嗜铬细胞瘤住院患者死于麻醉诱导或治疗其他不相关疾病的手术过程中。

嗜铬细胞瘤的确切病因还不明确,通常(90%)是独立发现的。10%的嗜铬细胞瘤是常染色体显性遗传(家族性)。两种性别感染的几率相等,肿瘤可在一生中任一阶段发病,高峰在3~50岁。10%的嗜铬细胞瘤发生在儿童中。不同的临床表现造成了诊断困难。家族性嗜铬细胞瘤通常会发生双侧肾上腺肿瘤,或连续数代同一部位的肾上腺外肿瘤。最近随着基因检测的进步,家族性嗜铬细胞瘤可以在症状和体征出现前得到早期诊断。部分家族性嗜铬细胞瘤也可能是多重性内分泌肿瘤综合征,与个别外胚层发育不良有关。2a型多重性内分泌肿瘤综合征患者会表现为嗜铬细胞瘤、甲状腺管道样癌和甲状旁腺功能亢进。2b型多重性内分泌肿瘤综合征患者会表现为嗜铬细胞瘤、甲状腺管道样癌、消化道神经节瘤、角膜神经增厚和马方综合征。2a和2b型多重性内分泌肿瘤综合征中嗜铬细胞瘤好发在肾上腺的双侧，很少有害。几乎100%的两种类型的多重性内分泌肿瘤综合征会有或会发展为双侧良性肾上腺髓质嗜铬细胞瘤。神经外胚层发育不良中，10%~25%的希-林综合征（如小脑成血管细胞瘤和视网膜血管瘤）可能会合并嗜铬细胞瘤，不到1%的神经纤维瘤病（如多发性神经纤维瘤）可能会合并嗜铬细胞瘤，结节性硬化和斯-韦综合征的患者也可能会合并嗜铬细胞瘤。

尽管脊髓、肺、脑、淋巴结会受影响，但恶性扩散通常是通过静脉和淋巴系统进行的，肝脏和骨骼是最易受累的部位。早期肿瘤良性转移性扩散是可以接受的。恶性肿瘤的发生率是10%，今后随着诊断方法的改进（如^{131}I-间碘苄胍显像）比率可能会提高。恶性肿瘤5年生存率是44%。良性肿瘤切除后，5%~10%的患者会复发。

80%的嗜铬细胞瘤发生在肾上腺髓质。右边腺体的发生率大于左边。20%的嗜铬细胞瘤发生在肾上腺外，大部分位于腹腔交感神经节。最常见的肾上腺外发生部位是主动脉权附近的主动脉旁体。2%的肾上腺外嗜铬细胞瘤发生在颈部和胸部。儿童期嗜铬组织的退化不全是发生肾上腺外嗜铬细胞瘤的最好解释。与以前的普遍观点相反，大多数肾上腺外嗜铬细胞瘤都经历了一个良性过程。成年人嗜铬细胞瘤为实性，一般瘤直径3~5 cm，平均重量100 g（范围1.0~4000 g）。成年人嗜铬细胞瘤含有平均100~800 mg去甲肾上腺素。

嗜铬细胞瘤是交感神经系统的肿瘤，含有完整的、有活性的交感神经系统。嗜铬细胞瘤的临床表现是肿瘤释放激素的结果。大部分嗜铬细胞瘤分泌去甲肾上腺素，可以单独分泌，或更常见的是以85:15的比例混有少量的肾上腺素，而正常腺体分泌的比例与之相反。大约15%的肿瘤分泌的主要是肾上腺素。也有些嗜铬细胞瘤分泌多巴胺。大多数嗜铬细胞瘤不受神经支配自主地分泌儿茶酚胺。

症状和体征

最常见的表现是持续或阵发性高血压。其他典型症状和体征有头痛、出汗、面色苍白和心悸。大多数患者有症状表现，发病频率可能从不频繁（如每月1次或更少）到频繁（如每天很多次），持续时间可能从不到1分钟到几个小时。它们可以自主发生，也可被物理刺激、精神刺激或药物所诱发。超过80%的患者都有高血压。50%的患者是阵发性高血压，即在高血压危象期间可以有正常血压。30%的患者会有持续高血压。24小时动态血压监测表明许多危象没有症状。直立性低血压也是一个常见症状，但会被认为是继发于血容量不足、静脉受损以及动脉血管收缩的反射性反应。血流动力学的改变主要是由于儿茶酚胺的分泌。去甲肾上腺素即α-肾上腺素受体占主导地位，患者通常会表现为收缩期和舒张期的高血压及反射性心动过缓。肾上腺素即β-肾上腺素受体占主导地位，患者通常会表现为收缩期高血压、舒张期低血压和心动过速。一些患者尽管循环中去甲肾上腺素水平升高，血压仍然正常。控制嗜铬细胞瘤患者的血压要比想象的复杂得多。动脉血压升高的程度与循环中儿茶酚胺水平关系不大。原因可能是内源性血管舒张剂（如多巴胺、5-羟色胺、脑啡肽、肠血管活性肽）与循环中儿茶酚胺类失衡所致。尽管循环中儿茶酚胺比正常情况高10倍，嗜铬细胞瘤患者与普通高血压患者在血流动力学方面没有显著差异。两组患者外周血管阻力均增加，通常有正常的心排出量和轻微的血容量减少。长期处于高水平儿茶酚胺状态下的患者，在应激情况下不会有血流动力学的改变。心血管系统的脱敏作用和肾上腺素受体的减少可能解释这种现象。受体数量减少或受体-效应器偶联部位的改变会导致平滑肌细胞敏感性降低。高血压危象模拟了应激状态下儿茶酚胺分泌的血流动力学反应。嗜铬细胞瘤患者的血管受到了高强度儿茶酚胺的作用产生收缩，而导致了高血压。

儿茶酚胺诱导的心肌病也可能会发生。临床上，典型心肌病的发生率还不清楚。肌原纤维的减少和β-受体的下调会导致心肌泵功能的衰竭。病因是多方面的，包括儿茶酚胺诱导使肌纤维膜渗透性发生改变而导致的过度钙内流、儿茶酚胺氧化产物的毒性和氧自由基的损害。此外，通过α-肾上腺素途径，高水平的儿茶酚胺会导致冠状动脉血管的收缩，使冠状动脉血流量减少，有潜在心肌缺血的可能。超声心动图显示，扩大型和肥厚型心肌病都会使左心室流出道受阻。没有心血管症状（呼吸困难、胸痛）或无其他临床证据证明心血管受累的患者，超声心动图表现通常是正常的。心电图异常可能包括ST段抬高或压低、T波低平或倒置、QT间期延长、P波高尖、电轴左偏和心律失常。这些变化通常是短暂的、混杂的、可变的，α-和（或）β-受体阻滞可使之趋于正常。在心肌纤维改变以前，早期去除儿茶酚胺的刺激，心肌病是可逆的。与心肌病不同，嗜铬细胞瘤患者会发展为心肌肥大、持续性的高血压会导致充血性心力衰竭。

众所周知，因为嗜铬细胞瘤的分泌活动是多变的，所以被称之为"伟大的模仿者"，症状表现易与甲状腺功能亢进、恶性高血压、糖尿病、恶性类癌综合征或革兰阴性败血症相混淆。尽管嗜铬细胞瘤患者很少真正有糖尿病，但大多数患者由于儿茶酚胺刺激肝糖原分解和胰岛素释放受抑而继发血糖升高。

诊断

当临床怀疑嗜铬细胞瘤时，必须证实儿茶酚胺是否分泌过多。虽然有各种各样的诊断试验，但没有一种是理想的。不管选择哪种试验，要想得到可靠的结果，就必须严格控制临床情况（如姿势、活动、情感、用药）。伴随发生的临床状况（如酒精中毒、甲状腺功能减退、血容量不足）可能会导致误诊。

高危患者（家族性嗜铬细胞瘤或有典型症状）最敏感的实验是测血浆中游离的间甲肾上腺素。肿瘤细胞内儿茶酚胺代谢生成游离的间甲肾上腺素，这些代谢产物持续地释放到循环系统中。血浆中去甲肾上腺素超过400 pg/mL和（或）间甲肾上腺素超过200 pg/mL可以诊断为嗜铬细胞瘤。如果去甲肾上腺素112~400 pg/mL或间甲肾上腺素61~220 pg/mL，应可疑嗜铬细胞瘤。如果去甲肾上腺素低于112 pg/mL，间甲肾上腺素低于61 pg/mL，可以排除嗜铬细胞瘤。

判断尿液中游离儿茶酚胺及其代谢产物（如间甲肾上腺素、去甲肾上腺素、香草基扁桃酸）的升高是常用的诊断试验。这是一种简单有效的方法，然而24小时收集尿液不方便且不可靠。测量香草基扁桃酸是最古老和最廉价的方法，但是特异性不强。判断尿液中间甲肾上腺素的升高是最佳的筛查实验。如果患者有嗜铬细胞瘤的可能性不大，测量24小时尿液中间甲肾上腺素和儿茶酚胺就可以了。

精确地测量血中儿茶酚胺含量是许多专家喜欢的初筛试验。大多数患者去甲肾上腺素、间甲肾上腺素或两者都会显著升高，虽然有些患者在休息时这些激素处于正常水平。血浆中儿茶酚胺总量超过2000 pg/mL，就可诊断为嗜铬细胞瘤。500~2000 pg/mL是可疑的，低于500 pg/mL可以排除。在大多数情况下，无论是血中儿茶酚胺还是尿中儿茶酚胺及其代谢产物的升高，都可以诊断嗜铬细胞瘤。5%~10%患者的结果存疑，在这些病例中可以应用可乐定抑制试验。可乐定是α_2-受体激动剂，作用于中枢神经系统可以减少交

感传出。嗜铬细胞瘤患者血浆中儿茶酚胺升高是由于肿瘤释放而引起的，没有遵循正常的储存和释放机制。可乐定可导致无嗜铬细胞瘤患者中儿茶酚胺水平降低，而对嗜铬细胞瘤患者儿茶酚胺水平没有影响。

过去，应用组胺和酪胺兴奋实验来刺激肿瘤中儿茶酚胺的过度释放。然而，这种实验因死亡率太高而被淘汰。现在认为胰高血糖素激发试验是最安全和最特异的激发试验。胰高血糖素直接作用于肿瘤细胞而释放儿茶酚胺类物质。此实验仅限于舒张压小于100 mmHg的患者。实验阳性表现为在给予胰高血糖素1~3分钟内血浆中儿茶酚胺水平比基础值升高3倍以上或超过2000 pg/mL。目前，多个中心通过测定尿液中游离儿茶酚胺及其代谢产物含量、和（或）测量血浆中儿茶酚胺联合可乐定抑制试验、和（或）胰高血糖素激发试验来诊断嗜铬细胞瘤的可疑患者。在这些试验中，哪个是单一最可靠的方法尚有争议。

儿茶酚胺类物质的成分可以提示肿瘤的位置（表16-10）。特殊的放射实验可以定位。CT和MRI是最佳非侵袭性解剖肾上腺影像检查。CT可以检测出95%以上直径大于1.0 cm的肾上腺肿物。

MRI强于CT的优势，包括可以更好的鉴别小的肾上腺病变，更好的区别不同类型的肾上腺病变，不需要静脉注射对比剂，并且无辐射。MRI的这些优势，可以使嗜铬细胞瘤有高强度信号及显像明显。与CT和MRI主要提供组织学信息相比，[131]I-MIBG和[123]I-MIBG可提供功能信息。MIBG是胍乙啶的类似物，与去甲肾上腺素结构相似，由肾上腺素能神经元所吸收，集中在分泌儿茶酚胺的肿瘤中。MIBG由闪烁扫描术检测。这是一个由药理学活性为基础的局部生理学实验。在检测肾上腺外嗜铬细胞瘤、转移性肿瘤和确定肾上腺包块是否是一个功能性嗜铬细胞瘤方面尤为有用。

表 16-10	儿茶酚胺类物质的成分和肿瘤的位置		
	肾上腺	肾上腺外	肾上腺+ 肾上腺外
去甲肾上腺素	61%	31%	8%
肾上腺素	100%	–	–
去甲肾上腺素+肾上腺素	95%	–	5%

Adapted from Kaser H: Clinical and diagnostic findings in patients with chromaffin tumors; Pheochromocytomas, pheochromoblastomas. Recent Results Cancer Res 1990;118:97–105.

MIBG在全身扫描中具有强烈对比性,并且在许多体系中体现选择性初始聚集的过程。CT、MRI和^{131}I-MIBG是定位嗜铬细胞瘤的补充性研究。其他有用的检测包括正电子发射扫描和通过选择性静脉导管从肾上腺静脉或其他部位进行儿茶酚胺取样。

麻醉方法

术前管理

没有可控、随机、前瞻性研究说明嗜铬细胞瘤患者在围术期进行肾上腺素能神经阻滞的价值。然而,随着α-受体阻滞剂在术前的应用,嗜铬细胞瘤患者的死亡率从1951年的40%~60%下降到1967年的0%~6%。有些人将这些结果归功于麻醉技术、监护技术、药物快速作用可实施性的进步,而不是α-受体阻滞药的应用。因为大多数嗜铬细胞瘤主要分泌去甲肾上腺素,所以医疗上主要依靠α-受体阻滞剂来降低血压、增加血容量、防止阵发性高血压发作、抗肾上腺素能受体增敏作用和减少心功能障碍。虽然嗜铬细胞瘤可能会伴有显著血容量不足,但大多数患者血容量正常或只是轻微减少。α-受体阻滞剂可以逆转儿茶酚胺的作用,从而保护心肌做功能力和组织氧供。

酚苄明是术前最常用的α-受体拮抗剂。它是一个非竞争性的α_1-受体拮抗剂,同时阻滞部分α_2-受体。作为一个非竞争性拮抗药,过量的儿茶酚胺类很难克服这种阻滞作用。它是一个长效药,一天仅需要口服2次。通常开始剂量是10~20 mg,一天两次,大多数患者需要60~250 mg/d。治疗目标是血压正常,消除症状、心电图ST-T改变及心律失常。过度治疗会导致严重的直立位低血压。α-受体阻滞剂最佳的治疗时间还没有定论,可能3天到2周或更长。因为对α-受体的持久作用,推荐术前停用24~48小时,以免去除肿瘤后即刻出现血管无应答反应。有些麻醉学者认为处理这类问题时,术前早晨可以服用1/2~2/3的剂量。一些外科医师认为术前48小时应停药,这样可允许他们在术中高血压发作时作为治疗用药来迅速纠正。然而,不管术前α-受体阻滞剂如何应用,在肿瘤处理过程中常常会发生显著高血压。作为一个α_1、α_2-受体阻滞剂,酚苄明肯会通过阻滞α_2-受体来增加儿茶酚胺的分泌,这将会导致心动过速。

哌唑嗪,是纯粹的α_1-受体竞争性拮抗剂,可以取代酚苄明来应用。它作用短暂,心动过速发生率低,比酚苄明更容易达到预期效果。初始用量是1.0 mg,1日3次,增加到8~12 mg/d可以得到期望的效果。虽然强烈主张用此药,但是因为不能充分的阻止术前高血压的发作而受到限制。其他的α_1-受体阻滞剂包括多沙唑嗪和特拉唑嗪。多沙唑嗪剂量是2~6 mg/d,控制高血压的效果与酚苄明相当,并且在肿瘤切除前(心动过速)和切除后(低血压)副作用较小。

如果由酚苄明的α_2-受体阻滞作用引起心动过速(如心率>120 bpm)或别的心律失常后果,建议使用β-肾上腺素受体阻滞剂。在应用α-受体阻滞剂之前不应该使用非选择性β-受体阻滞剂,因为阻滞β_2-受体后会导致α-受体激动增强,引起血管收缩和高血压危象的发生。普萘洛尔经常被使用,它是一个非选择性β_1、β_2-受体阻滞剂,半衰期大于4小时。大多数患者需要80~120 mg/d。一些分泌肾上腺素嗜铬细胞瘤的患者,剂量可能需要增加到480 mg/d。β-受体阻滞剂必须谨慎使用,因为不容忽视的一小批患者有潜在的心肌病,可能会突然发生充血性心力衰竭。阿替洛尔、美托洛尔和拉贝洛尔已经成功的应用,尽管经验有限,也曾有一些与拉贝洛尔有关并发症的报道。拉贝洛尔(β效应强于α效应)α和β-受体阻滞的程度可能不太适合一些嗜铬细胞瘤的患者。在很少情况下,β-受体阻滞剂先于α-受体阻滞剂之前被选择。如果患者的嗜铬细胞瘤只分泌肾上腺素,选择性β_1-受体阻滞剂艾司洛尔可能对冠心病治疗更有益。艾司洛尔起效迅速,清除半衰期短,手术前期可以静脉注射。

α-甲基对位酪氨酸(甲基酪氨酸)抑制了合成儿茶酚胺途径的限速酶酪氨酸羟化酶,可能会使儿茶酚胺类物质减少50%~80%。常用计量范围是从250 mg(每天2次)到3~4 g/d。其对于恶性的、不能手术的肿瘤尤为有用。锥体外系反应和结晶尿症等副作用限制了它的使用。手术前期联合使用酚苄明,有益于围术期血流动力学的管理。

可以应用钙通道阻滞剂和ACE抑制剂来控制高血压。钙是从肿瘤释放出的儿茶酚胺类的触发剂,过量的钙进入心肌细胞会导致儿茶酚胺性心肌病。硝苯地平、地尔硫䓬、维拉帕米和ACE阻滞剂卡托普利都可以用来控制高血压。对于顽固性高血压,α_1-受体阻滞剂联合钙通道阻滞剂(维拉帕米120~240 mg/d或硝苯地平30~90 mg/d)是非常有效的。

术中管理

如果可能的话,不论何时都推荐选择性外科手术。理想的手术具备的基本条件是应用α-受体阻滞剂±β-受体阻滞剂±α-甲基对位酪氨酸和纠正血容量不足。术中目标是避免使用促使儿茶酚胺释放增加或作用增强的药物或操作,维持心血管的稳定性,最好选择短效药物。在麻醉诱导、插管、外科切口、腹部探查、特别是肿瘤操作过程中发生高血压和(或)心律失常,以及肿瘤静脉结扎后引发的低血压是非常危险的。术中监护除基本监护外,还应有动脉导管、中心静脉压、肺动脉导管和尿管。如果可能的话,经食管超声心动图可提供心功能方面额外的有价值的信息。动脉导管可以监测每次心跳的血压,还可以抽取动脉血做必要的实验室检查(如血细胞比容/血红蛋白、动脉血气、血糖)。对于没有心血管症状或没有临床证据显示心血管受累的患者,中心静脉压导管通常是足够的。对于需要大量液体、较多容量的改变和有潜在心肌损伤但肿瘤活跃的患者,需肺动脉导管监测。需要补充大量液体来防止肿瘤切除后的低血压,可以显示儿茶酚胺突然减少后压力-容量改变的关系。需要保持血管内容量在一个正常范围的液体平衡。

术中超声检查可以定位小的、有功能性的肿瘤,可以实施保留肾上腺的手术或部分肾上腺切除术。当切除双侧肾上腺嗜铬细胞瘤时,保留肾上腺的手术尤为有价值。腹腔镜可以检查小于4~5 cm的肿瘤。气腹和肾上腺操作过程中经常会发生高血压。

事实上,对于嗜铬细胞瘤手术来说,提倡或不建议使用的每一种麻醉方法都是基于无对照的报道。普通麻醉和局部麻醉都成功实施过。药物可以通过以下途径引起高血压反应:①直接刺激肿瘤细胞;②刺激交感神经系统;③释放神经末梢储存的儿茶酚胺类物质;④干扰神经元对儿茶酚胺类物质的摄取;⑤增敏儿茶酚胺受体或增强小动脉对儿茶酚胺的反应。尽管所有的麻醉药物都已经获得一定程度的成功,但是对于某些在理论上可能产生血流动力学不利影响的药物应该避免使用。吗啡和阿曲库铵能够引起组胺释放,组胺可以诱发肿瘤中儿茶酚胺的释放。阿托品、泮库溴铵和琥珀胆碱是迷走神经抑制药或拟交感神经药,可以兴奋交感神经系统。氟烷虽然可以有效减轻麻醉和手术刺激时血流动力学反应,但它可以使心肌细胞对儿茶酚胺敏感性增强,应该避免使用。氟哌利多、氯丙嗪、胃复安和麻黄碱都可以导致显著的高血压反应。硫苯妥钠、依托咪酯、苯二氮䓬类、芬太尼、舒芬太尼、阿芬太尼、安氟烷、异氟烷、氧化亚氮、维库溴铵、罗库溴铵等麻醉药是相对安全的。尽管有这些建议,对药物机理的理解比麻醉药的选择更重要。手术期间必须降低或避免能够刺激儿茶酚胺分泌的因素,如恐惧、应激、疼痛、寒战、低氧和高碳酸血症。

不考虑术前α-受体阻滞剂的应用,事实上所有的患者手术期间收缩压都会有超过200 mmHg的时候。必须备好许多抗高血压药物来应对紧急处理。可以选择硝普钠,它是直接血管扩张剂,且起效迅速,作用时间短。虽然酚妥拉明会引起快速耐受和心动过速,但是作为一个竞争性α-受体阻滞剂和直接血管扩张剂,是非常有效的。硝酸甘油有效,但是需要大剂量来控制高血压发作,也会引起心动过速。对于主要分泌肾上腺素肿瘤,可以选择拉贝洛尔,它阻滞β-受体强于α-受体。硫酸镁是直接的血管扩张剂和抗心律失常药,可以抑制肾上腺髓质和外周神经末梢释放儿茶酚胺,减少α-受体对儿茶酚胺的敏感性。然而,像所有的抗高血压药一样,不适合在肿瘤操作过程中控制高血压。顽固性高血压,推荐联合使用抗高血压药,如硝普钠、艾司洛尔、地尔硫卓和酚妥拉明。也可以选择加深麻醉深度,虽然可能会在肿瘤静脉结扎后发生低血压。

心律不齐常是室性的,治疗上可以给予利多卡因或β-受体阻滞剂。利多卡因是短效药,且负性肌力作用很小。普萘洛尔虽然被广泛应用,但艾司洛尔作为选择性β₁-受体阻滞剂有自己的优势。艾司洛尔起效迅速,作用时间短(消除半衰期是9分钟),可以充分控制心率,保护儿茶酚胺诱导的心肌病和心肌缺血,还可预防术后低血糖。胺碘酮是抗心律失常药,可以延长心房和心室的动作电位时间,和β-受体阻滞剂(美托洛尔)交替使用可以治疗肾上腺髓质相关的室上性心动过速。

肿瘤静脉被结扎后,低血压通常很明显,原因包括血浆中儿茶酚胺的迅速减少(去甲肾上腺素和肾上腺素的半衰期约1~2分钟),酚苄明残留的α-受体阻滞作用导致血管扩张,术中液体和血液的丢失,以及麻醉深度的加深。收缩压在70 mmHg左右并不罕见。为防止突然发生低血压,在肿瘤静脉结扎前需将肺毛细血管楔压增加到16~18 mmHg。肿瘤切除前推荐给予林格液或生理盐水,肿瘤切除后应该加入含糖的液体。减小麻醉深度也有助于控制低血压。肿瘤切除后血浆中儿茶酚胺迅速减少、胰岛素水平增加,可能会发生低血糖。在切除大部分腹腔内嗜铬细胞瘤时,大量的血液丢失是不常见的。有报道说术中血液回收时,由于血液中含有儿茶酚胺会导致肿瘤切除后的高血压。如果发生低血压时，液体复苏反应迟缓，应备好升压药（如去氧肾上腺素、去甲肾上腺素）和正性肌力药（如多巴胺）。充足的液体治疗是必要的，也是减少（<2%）手术死亡率的主要手段。残留的α-受体阻滞作用和受体减量调节使一些患者对血管升压药不敏感。如果实施双侧肾上腺切除术或肾上腺功能存在减退的可能性时，应该给予糖皮质激素。

术后管理

大多数患者在肿瘤完全切除后血压恢复正常。由于外周神经储存的儿茶酚胺缓慢释放，直到手术后7~10天血浆中儿茶酚胺才能恢复正常。50%的患者在手术后几天表现为高血压，25%~30%的患者表现为永久高血压。这种高血压是持久的而不是阵发的，比手术前要低，且不伴有嗜铬细胞瘤的典型特征。持续性高血压的鉴别诊断包括遗漏的嗜铬细胞瘤、外科手术后继发的肾脏缺血和潜在的原发性高血压。

在术后早期，低血压为最常见的死亡原因。扩容很必要，因为外周血管对降低的儿茶酚胺水平无反应性。除了血浆中儿茶酚胺物质的减少和第三间隙液体的丢失，酚苄明和α-甲基对位酪氨酸由于半衰期较长，副作用会持续36小时。血管加压药可能需要使用，但是一个次要选择。当患者实施双侧肾上腺切除术或怀疑肾上腺功能减退时，需要补充激素。

由于胰岛素的过量释放，脂类分解和肝糖分解不足，可能会发生低血糖。非选择性β-受体阻滞剂（如普萘洛尔）可能会加重低血糖，因为它降低了交感神经的紧张性且掩盖了低血糖的特征。含糖溶液应该作为液体治疗的一部分，应该监测24小时血糖水平。

患者应该在ICU留置至少24小时。虽然会发生嗜睡及对麻醉性镇痛药的敏感性增加，但仍需要充足的镇痛。根据手术范围、手术部位和患者的医疗条件来确定是否需要控制通气。

儿科

10%的嗜铬细胞瘤发生在儿科。多发的（30%）、肾上腺外的（30%）和双侧的（20%）嗜铬细胞瘤在儿童中比在成人中多见。

结论

切除嗜铬细胞瘤术中并发症发生率接近24%，死亡率2.4%。精通和了解肿瘤的病理生理学是制定麻醉计划最重要的因素。近年来，随着诊断和定位方法的进步，以及潜在的更多有效抗高血压药的应用将会给这类人群带来更好的治疗。处理这类患者时，缜密的术前准备；内科医师/内分泌医师、外科医师和麻醉医师之间充分交流、细致的术中准备；术中和术后熟练的麻醉处理是非常重要的。

肾上腺功能障碍

肾上腺包括肾上腺皮质和肾上腺髓质。人体调整成直立姿势和出现应激反应如出血、脓毒症、麻醉和手术时，都依赖肾上腺的正常功能。肾上腺皮质主要合成三种激素，分别是糖皮质激素（生命所必需的皮质醇）、盐皮质激素（醛固酮）和雄激素。下丘脑合成促肾上腺皮质激素释放激素（CRH），通过垂体门脉系统作用于垂体前叶分泌的促肾上腺皮质激素（ACTH）。ACTH刺激肾上腺皮质分泌皮质醇。皮质醇对全身血压的维持体现了这个激素的重要性，它促进了去甲肾上腺素在肾上腺髓质向肾上腺素的转化。皮质醇分泌产生的高血糖反映了糖异生作用及外周细胞利用血糖抑制。皮质醇有保钠排钾作用。当血浆中皮质醇和其他糖皮质激素（可的松、泼尼松、甲泼尼龙、地塞米松、曲安西龙）浓度增高时，其抗炎作用会表现得尤为明显。肾素-血管紧张素系统和血钾浓度调节醛固酮的分泌。醛固酮通过肾小管对钠的重吸收来调节细胞外液容量。此外，醛固酮促进肾小管对钾的排除。肾上腺髓质是交感神经系统的特殊组成，有合成去甲肾上腺素和肾上腺素的能力。与肾上腺髓质相关唯一重要的疾病是嗜铬细胞瘤。肾上腺髓质功能不全不知是否会发生。

皮质醇增多症（库欣综合征）

库欣综合征分为ACTH依赖性库欣综合征（血浆中ACTH浓度异常增高刺激肾上腺髓质分泌过量的皮质醇）和ACTH非依赖性库欣综合征（肾上腺皮质组织异常而引起皮质醇过量分泌的综合征，抑制CRH和ACTH的分泌）。库欣病这个词一直为由脑垂体ACTH肿瘤（微腺瘤）分泌过量的ACTH所引起的库欣综合征保留着。这些微腺瘤为几乎70%ACTH依赖性库欣综合征的患者做出了解释。急性异位ACTH综合征（迅速发生的全身性高血压、水肿、低钾血症、葡萄糖耐受不良）是ACTH依赖性库欣综合征的另一种形式，常常合并小细胞肺癌。良性或恶性肾上腺皮质瘤是 ACTH 非依赖性库欣综合征的最常见原因。

诊断

没有特异体征或症状能够诊断库欣综合征。最常见的症状是体重突然增加,常常是中心性肥胖伴有面部脂肪增厚,面部轮廓变圆(满月脸),且因毛细血管扩张而面色红润。常见的伴随症状有系统性高血压、葡萄糖耐受不良、月经过少或女性绝经前闭经、男性性欲减退和自发性淤斑。骨骼肌萎缩和无力,表现为爬楼梯困难。常出现抑郁和失眠。库欣综合征的诊断方法是通过检测 24 小时尿中皮质醇的含量来确定皮质醇分泌是否过多。判断皮质醇增多症是 ACTH 依赖型还是 ACTH 非依赖型,可靠的方法是通过免疫放射法来测定血浆中的 ACTH。大多数 ACTH 依赖型库欣综合征都有库欣病,目的是鉴别不常见的异位 ACTH 综合征。大剂量地塞米松抑制试验可以鉴别诊断库欣病和异位库欣综合征(呈完全抵抗状)。影像检查不能提供肾上腺皮质功能信息,只能定位肿瘤的位置。

治疗

如果库欣病患者的微腺瘤是清晰、局限的,并可以清除,最好方法是行经蝶骨微小腺瘤切除术。另一种方法是切除 85%~90% 的垂体前叶。一些患者需要垂体放射治疗和双侧肾上腺完全切除术。肾上腺腺瘤或癌的治疗方法是行肾上腺切除术。

麻醉处理

皮质醇增多症患者的麻醉处理必须考虑皮质醇过量分泌的生理效应(表 16-11)。术前评估体循环血压、电解质平衡和血糖是非常重要的。术中体位的摆放要考虑患者是否有骨质疏松症。

术前用药、麻醉诱导和麻醉维持时,要选择不受皮质醇增多症影响的药物。依托咪酯可以短暂的减少

表 16-11	皮质醇过量分泌的生理效应
体循环高血压	
高血糖	
骨骼肌无力	
骨质疏松症	
肥胖	
月经失调	
伤口愈合差	
易于感染	

肾上腺皮质皮质醇的合成和释放。手术刺激可能会增加肾上腺皮质释放的皮质醇。这种应急诱导的释放看起来不太可能会产生和正常人不同的效果。而且,试图通过阿片类药物、巴比妥类药物或挥发性吸入麻醉药来降低肾上腺皮质的活性是无效的,因为任何药物引起的抑制都可能会被手术刺激所掩盖。甚至区域阻滞麻醉也不能抑制术中皮质醇分泌增加。皮质醇增多症常合并有骨质疏松,故应减少肌松药的用量。此外,低钾血症可能会影响非去极化肌松药的反应。在手术过程中推荐机械通气,因为骨骼肌无力伴或不伴低钾血症,可能会减弱呼吸肌的肌力。可以实施区域阻滞麻醉,但是应该考虑可能存在的骨质疏松症合并椎体塌陷。

微小腺瘤切除术或双侧肾上腺切除术后,血浆皮质醇浓度会迅速降低,推荐使用替代疗法。就此而言,长期注射皮质醇(100 mg/d,静脉输注)应该从术中开始。同样,肾上腺转移癌的患者可能会发展为肾上腺皮质功能不全,需要替代疗法。微小腺瘤切除术后可能会出现暂时性尿崩症和脑膜炎。

原发性醛固酮增多症(康恩综合征)

原发性醛固酮增多症(康恩综合征)是指功能性肿瘤(醛固酮瘤)不依赖生理刺激而过量分泌醛固酮。醛固酮瘤女性比男性多见,儿童很少发生。有时,原发性醛固酮增多症会合并嗜铬细胞瘤、原发性甲状旁腺功能亢进或肢端肥大症。肾血管性高血压时,血循环中肾素浓度增加,刺激醛固酮释放,会出现继发性醛固酮增多症。醛固酮增多症合并巴特综合征时,不伴有全身高血压。原发性高血压患者中原发性醛固酮增多症的患病率不到 1%。

症状和体征

原发性醛固酮增多症的临床症状和体征是非特异性的,有些患者完全无症状。症状可表现为体循环高血压(头痛)或低钾血症(多尿症、夜尿症、骨骼肌痉挛、骨骼肌无力)。体循环高血压(舒张压通常在 100~125 mmHg)是由于醛固酮导致钠潴留和细胞外液容量增加。这种高血压的治疗较困难。醛固酮促进肾脏对钾的排泄会导致低钾性碱中毒。低钾血症,同时存在尿中钾的排泄增加(大于 30 mg/d),应该考虑原发性醛固酮增多症。低钾血症性肾病会导致多尿症和尿浓缩功能降低。低钾血症可表现骨骼肌无力反应,可能会出现低镁血症和葡萄糖耐量异常。

诊断

患者自发性低钾血症合并体循环高血压时,应该高度考虑醛固酮增多症。几乎所有未治疗的原发性醛固酮增多症患者和大多数原发性高血压患者血管肾素活性被抑制;然而继发性醛固酮增多症患者血管肾素活性是很高的。血浆醛固酮浓度低于9.5 ng/dL,可以用盐水灌注法来排除原发性醛固酮增多症。一种可能是缘于长期甘草摄入不足的综合征包含醛固酮增多症的所有特征(体循环高血压、低钾血症、肾素-血管紧张素系统抑制)。

治疗

醛固酮增多症的起始治疗包括补充钾和给予竞争性醛固酮拮抗剂(如螺内酯)。由低钾血症导致的肌无力治疗可能需要静脉补钾。体循环高血压需要抗高血压药。使用保钾利尿药如氨苯蝶啶可以减少药物利尿导致的低钾血症。醛固酮分泌性肿瘤的确定性治疗方法是手术切除。如果发现多发性醛固酮分泌性肿瘤,必须行双侧肾上腺切除术。

麻醉管理

术前纠正低钾血症和治疗体循环高血压有利于醛固酮增多症的麻醉处理。持续性低钾血症可能会改变机体对非去极化肌松药的反应。而且,必须意识到术中过度换气会降低血钾浓度。麻醉维持可以选用吸入或静脉药。然而,如果患者术前有低钾血症性肾病或多尿症,应慎用七氟烷。术中通过心房或肺动脉导管来测量心脏充盈压可行,因其可以充分评估血管内液体容量和对静脉输注液体的反应。过度的术前准备确实可以将这类患者过度的血容量转换为意外的血容量不足,表现为使用血管扩张性麻醉药、肺部正压通气、体位改变或突然外科手术血液丢失后的低血压。术前评估出现直立性低血压,可能提示这类患者出现了血容量不足。术中应常规测量酸碱和电解质浓度。单独切除肾上腺皮质腺瘤可能不需要补充激素。然而,由于多发功能性肿瘤而切除双侧肾上腺时,可能需要补充激素。如果考虑由于外科操作而出现了暂时性肾上腺皮质功能减退,可经验性静脉持续输注氢化可的松100 mg/d。

醛固酮减少症

没有肾功能不全时出现高钾血症,提示可能存在醛固酮减少症。可能存在继发于高钾血症的心脏传导阻滞、直立性低血压和低钠血症。有时,因为高血糖导致血钾突然增加。高氯性酸中毒可能预示醛固酮减少症的存在。

单独的醛固酮分泌不足,可能是由于先天性球旁器缺陷而导致醛固酮合成酶或血管紧张肽原酶不足,或使用ACE抑制剂使血管紧张素刺激减少。低肾素性醛固酮减少症常发生于45岁以上合并慢性肾病和/或糖尿病的患者。吲哚美辛诱导的前列腺素缺乏是这类综合征的一个可逆因素。治疗醛固酮减少症包括摄取充足的钠和每日给予氟氢可的松。

肾上腺皮质功能不全

症状和体征

肾上腺皮质功能不全有两种类型:原发性和继发性。原发病(阿狄森病),肾上腺不能合成足够的糖皮质激素、盐皮质激素和雄激素。这种罕见的内分泌疾病最常见的病因是由于自身免疫病导致的双侧肾上腺受损。在肾上腺皮质功能不全症状出现前,一定有大于90%的腺体受累。阿狄森病的隐匿表现是疲劳、无力、厌食、恶心呕吐、皮肤黏膜色素沉着、长期低血压导致心肌收缩力减弱、血容量减少、低钠血症和高钾血症。在继发性肾上腺皮质功能不全中,由于下丘脑/垂体疾病或下丘脑垂体轴受抑制导致CRH和ACTH合成障碍,不同于阿狄森病,继发性疾病中只有糖皮质激素缺乏。最常见的原因是医源性的,包括垂体手术、垂体辐射和经常使用大量合成的糖皮质激素。这类患者没有皮肤色素沉着,只有轻微的电解质异常。皮质醇是为数不多的生命所必需的激素。它参与糖与蛋白质代谢、脂肪动员、水电解质平衡和抗炎反应。它促进儿茶酚胺合成和发挥作用、调整β-受体的合成、调节、耦合和应答,有助于维持正常血管渗透性、血管紧张度和心肌收缩性。皮质醇占肾上腺糖皮质激素活性的95%,皮质酮和可的松也有一些活性。皮质醇每天分泌量的估计值要比以前报道的少,相当于氢化可的松15~25 mg/d或泼尼松5~7 mg/d。

外科手术是研究下丘脑-垂体-肾上腺皮质轴最有效和最深入的催化剂之一。该轴的激活程度依赖于手术刺激的强度和持续时间以及麻醉类型和麻醉深度。在下丘脑-垂体-肾上腺皮质轴功能正常的患者手术过程中,CRH、ACTH和皮质醇会显著升高。较深的全身和局部麻醉能够延缓术中糖皮质激素的释放直到手术后期。ACTH于手术切皮开始时升高,在手术过程中持续升高,高峰出现在拮抗肌松作用和最后的拔管过程中,并持续到术后急性期。在大手术中,皮质醇释放从术前的15~25 mg/d增加到75~150 mg/d,使血浆浓度达到30~50 g/dL。其他功能正常而单纯接受胆囊切除手术的患者,其血浆皮质醇浓度可以从切皮后30分钟的27~34 μg/dL上升到术后5小时的46~49 μg/dL。ICU患者血浆皮质醇浓度可以超过60 μg/dL。应激反应时,血浆皮质醇正常浓度低值为25 μg/dL。

诊断

皮质醇浓度低于20 μg/dL的危重患者有肾上腺皮质功能不全(AI)。AI的典型诊断包括基础血浆皮质醇浓度低于20 μg/dL,及ACTH兴奋试验皮质醇浓度低于20 μg/dL。250 μgACTH兴奋实验是测试HPA轴完整性的可靠实验。除地塞米松外,所有的类固醇必须在实验前停用24小时。给予ACTH 30分钟和60分钟后测试皮质醇浓度。正常ACTH兴奋实验,血浆皮质醇水平大于25 μg/dL。实验阳性表明对ACTH反应差和肾上腺皮质功能受损。肾上腺皮质功能绝对不全是指基础皮质醇水平低和ACTH兴奋实验阳性。肾上腺皮质功能相对不全是指基础皮质醇水平较高但ACTH兴奋实验阳性。

治疗

AI最常见的原因是使用外源性类固醇(表16-12)。2001年,类固醇处方有3400万种。患者使用类固醇治疗一系列疾病,包括关节炎、支气管哮喘、恶性肿瘤、过敏反应、胶原血管病以及心血管系统、脑、肾、肝、眼、皮肤和胃肠道的炎性疾病。长期使用类固醇的患者在手术应激期会出现AI的症状和体征。这种现象可能继发于长期下丘脑/垂体抑制和(或)外源性类固醇不足。此外,如果类固醇在术中突然停用,AI会在24~36小时内出现。长期使用类固醇的患者,停用皮质醇后肾上腺功能恢复正常需要6~12月。下丘脑-垂体功能恢复早于肾上腺皮质功能。对ACTH实验反映正常表明HPA轴功能正常。短期使用类固醇的功能恢复可能需要几天。例如,口服泼尼松25 mg,每天2次,服用5天,会导致对外源性ACTH反应降低5天。

ACTH兴奋实验阳性、库欣综合征、AI或HPA轴可能受抑制或基于糖皮质激素治疗的AI患者,术前应给予糖皮质激素。尽管罕见,但对手术和麻醉的应激可造成肾上腺功能抑制,较肾上腺功能不全更常见、并可发展为肾上腺功能不全,因此更值得关注。

使用泼尼松小于5 mg/d(晨量)的患者,不论使用多长时间,哪怕是几年,临床上没有表现出显著地HPA轴抑制,围术期也不需要替代疗法,虽然他们每天需要服用正常剂量的类固醇。剂量的时间选择是很重要的,因为正常的皮质醇分泌是在清晨达到最大剂量,而负反馈在就寝时间比较明显。如果患者在过去一年内使用糖皮质激素的剂量相当于超过20 mg/d的泼尼松3周以上,应该考虑患者有肾上腺抑制,并且有肾上腺皮质功能不全的危险,在围术期需要替代疗法。使用类固醇的量在两者之间(>5 mg/d但<20 mg/d,在过去一年内使用超过3周)的患者,可能会有HPA轴抑制,应该给予替代疗法。如果患者长期局部应用类

类固醇	效能		剂量(口服或静脉注射,mg)
	抗炎作用(糖皮质激素)	保钠作用(盐皮质激素)	
短效			
皮质醇	1	1	20
可的松	0.8	0.8	25
中效			
泼尼松	4	0.8	5
泼尼松龙	4	0.8	5
甲泼尼龙	5	0.5	4
曲安西龙	5	0	4
长效			
地塞米松	30~40	0	0.75

表 16-12 糖皮质激素制剂

Adapted from RK, Dierdorf SF: Endocrine disease. In Stoelting RK (ed): Anesthesia and Co-Existing Disease. New York, Churchhill Livingstone, 1993, p358.

固醇超过2 g/d或吸入类固醇超过0.8 mg/d，可能会有肾上腺抑制，应该给予替代疗法。有趣的是，使用7.5 mg/d泼尼松几个月的患者全部都显示ACTH实验异常，但是除了替代疗法外，围术期结果（低血压、心动过速）没有显著差异。

如果已知或怀疑患者有肾上腺抑制或肾上腺皮质功能不全，在围术期应该接受基础疗法加替代疗法。替代疗法根据手术不同有个体差异性（表16-13）。过量和（或）长期的替代疗法没有益处。当使用氢化可的松超过100 mg/d时，临床医师应该考虑使用甲泼尼龙来替代，因为它盐皮质激素效应小，可以避免液体潴留、水肿、低钾血症等副反应。

麻醉管理

有原发性或继发性肾上腺功能不全危险的患者，都可能发生急性肾上腺功能不全。作为麻醉师最有可能看到这种结果。然而，由于自身免疫缺陷综合征、脑膜炎球菌血症、结核病、脓毒症或休克而导致阿狄森病的ICU患者，也应引起重视。临床表现主要是严重恶心呕吐、腹痛、嗜睡、乏力、血容量不足、低血压和潜在休克。治疗包括治疗原发病、补充糖皮质激素、水钠不足替代疗法。糖皮质激素替代疗法包括氢化可的松、甲泼尼龙或地塞米松。需要ACTH兴奋实验来诊断原发性或继发性疾病，首选地塞米松，因为它不会改变皮质醇水平。推荐方法是快速输注氢化可的松100 mg，然后连续输注10 mg/hr。每6小时快速输注氢化可的松100 mg也是一种选择方法。连续输注的优势是使血浆皮质醇应力水平超过830 nmol/L（30 μg/dL）。当患者情况稳定时，可以减少皮质醇用量，为最后改为口服做准备。对于原发性疾病，不必要急需补充盐皮质激素氟氢可的松，因为等渗盐水取代了钠的丢失，在大剂量使用

氢化可的松的情况下，盐皮质激素的功能也是存在的。治疗原发性疾病时，递减类固醇用量，补充氟氢可的松（100 μg/d）是必要的。可能存在容量不足（2~3 L），可以选择5%葡萄糖生理盐水。用血管加压剂如多巴胺进行血流动力学的支持也是必要的。补充液体和类固醇通常可以解决代谢性酸中毒和高钾血症。

幸运的是，手术室肾上腺危象的报道几乎没有。急性肾上腺功能不全应该与常见的血流动力学不稳相鉴别，当这些病因如血容量不足、麻醉过深、心肺疾病、外科手术操作等被排除或治疗后，才考虑AI。患者出现休克，对常规液体治疗、血管升压药和强心药无反应时，可能存在AI，应该立即给予糖皮质激素。

没有可供建议使用的特殊麻醉药和（或）麻醉技术来处理AI患者或存在AI风险的患者。依托咪酯在正常患者中短暂的抑制皮质醇的合成，在这类患者中应避免使用。患者未经治疗AI就行急症手术时，应该进行有创监测（包括动脉导管、中心静脉或肺动脉导管），给予静注皮质醇，水和电解质复苏。因为临床表现常常是心肌抑制和骨骼肌无力，麻醉药和其他药品推荐使用最小剂量。

重症监护室治疗

在危重症患者中，AI常见并且常存在未诊断的情况。患者有感染和由结核病、脑膜炎球菌血症、人类免疫缺陷病毒、脓毒症和（或）弥散性血管内凝血等引起全身炎症反应的危险。有高风险AI的危重症患者，低血压、休克、脓毒症的发生率接近30%~40%。ICU中近33%人类免疫缺陷病毒感染患者有AI，大多是由细胞因子（白介素-1、白介素-6和干扰素-α）和炎性介质升高损伤垂体细胞和抑制HPA轴引起的。细胞因子也会影响糖皮质激素受体亲和力而产生糖皮质激素抵抗。常见表现为低血压，皮质醇对于维持血管紧张度、内皮细胞完整性、正常血管渗透性、β-受体功能和儿茶酚胺的合成和作用是必要的。急性AI有多种表现，全身血管阻力、心排出量、肺毛细血管楔压可能降低、正常或升高，而慢性AI表现为全身血管阻力降低和心肌收缩力减小。对液体和血管升压药不敏感的低血压患者可能有肾上腺功能不全。实验室检查表现为低钠血症、低血糖和高钾血症。当怀疑患者有AI，尤其是应激压力不确定时，应该测试血浆皮质醇水平和做ACTH兴奋实验。游离血浆皮质醇水平比总量可以更好地反应低蛋白血症危重症患者的HPA轴功能。研究发现39%严重低蛋白血症的ICU患者血浆皮质醇总量比预想的要低，

表 16-13	类固醇（氢化可的松）替代疗法
浅表手术	
牙科、活组织检查	无
小手术	
腹股沟疝、结肠镜检查	25 mg 静脉注射
中手术	50~75 mg 静脉注射，剂量
胆囊切除术、结肠手术	递减 1~2 天
极大手术	100~150 mg 静脉注射，剂
心血管、肝脏、惠普尔手术	量递减 1~2 天
重症监护室	每 6~8 小时 50~100 mg
脓毒症、休克	2 天到 1 周，剂量递减

而血浆游离皮质醇水平是升高的,表明分泌显著增加。测量血浆游离皮质醇水平可以避免有正常肾上腺功能的危重症患者不必要的治疗。要为除加压药依赖型休克的患者以外的证明有AI的患者准备大剂量的糖皮质激素。可靠的欧洲多中心试验正在检测皮质醇对治疗脓毒症休克和ACTH兴奋实验阳性患者的效应。

在1989年以前,使用大剂量的皮质醇(300~1000 mg/d氢化可的松)几天甚至几周来治疗脓毒症并没有有利效果,可能还会产生有害的免疫抑制作用,增加死亡率。此外,过量的皮质醇还会产生有害作用,包括高血糖、高血压、血容量过多和感应性精神病。1997年以来,已有采用类固醇替代疗法治疗脓毒症导致的AI研究报道。最近研究,大于生理剂量的糖皮质激素可以逆转休克和改善生存率。在应激状态下,生理剂量相当于300 mg/d的氢化可的松。所以对于脓毒症,应该至少给予200~300 mg/d的氢化可的松5~7天,然后剂量逐渐递减5~7天,会使得逆转休克和血管加压药依赖性脓毒症休克的生存率有很大改善和提高。生理剂量对不伴休克的脓毒症患者或不依赖血管加压素的休克是否有益还需要进一步研究。AI危重症患者的治疗包括液体、电解质、皮质醇、如需要还包括抗生素使用和器官支持。

甲状旁腺功能障碍

四个甲状旁腺位于甲状腺后方的上下极,分泌甲状旁腺素(一种多肽激素)。甲状旁腺素根据血钙浓度的负反馈调节释放到体循环中。低钙血症促进甲状旁腺素的释放,而高钙血症抑制甲状旁腺素的合成和释放。甲状旁腺素通过促进钙离子在胃肠道、肾小管和骨骼间的移动,维持血钙浓度在正常水(4.5~5.5 mEq/L)。

甲状旁腺功能亢进

当甲状旁腺素分泌增加时会出现甲状旁腺功能亢进。血钙浓度可能会增加、降低或不变。甲状旁腺功能亢进分为原发性、继发性或异位性。

原发性甲状旁腺功能亢进

原发性甲状旁腺功能亢进是缘于良性甲状旁腺腺瘤、甲状旁腺癌或甲状旁腺增生而导致甲状旁腺素的过量释放。良性甲状旁腺腺瘤占原发性甲状旁腺功能亢进的将近90%;不到5%的患者是甲状旁腺癌。增生常常累及所有四个甲状旁腺体,虽然每个腺体增生

程度不同。腺瘤或增生导致的甲状旁腺功能亢进最常见的症状是多发性内分泌肿瘤1综合征。

诊断　原发性甲状旁腺功能亢进的特点是高钙血症(血钙浓度>5.5 mEq/L或游离钙离子浓度>2.5 mEq/L)。一般人群中,甲状旁腺功能亢进是高钙血症最常见的原因,而在住院患者中最常见的原因是癌症。无症状的患者中偶然发现血钙浓度适度增加多是由于甲状旁腺腺瘤,而显著地高钙血症(>7.5 mEq/L)多是由于癌症。使用自动化方法检测血钙浓度发现大量人群有原发性甲状旁腺功能亢进,尤其是绝经后女性。长时间在外科ICU治疗的患者可能会有高钙血症,可能是由于脓毒症、休克和输血导致低钙血症反复发作而引起甲状旁腺素的分泌增加。原发性甲状旁腺功能亢进患者尿液中环磷酸腺苷升高。检测血清甲状旁腺素浓度不一定是诊断原发性甲状旁腺功能亢进的可靠依据。

症状和体征　原发性甲状旁腺功能亢进多伴随有高钙血症,并影响多器官系统(表16-14)。高钙血症的症状反映了离子钙浓度的改变,离子钙是血钙的活性形式,占总钙浓度的将近45%。离子钙浓度取决于动脉pH值和血浆白蛋白浓度。由于这个原因,选用离子专属性电极直接检测离子钙浓度更好一些。

表 16-14	甲状旁腺功能亢进性高钙血症的症状和体征
器官系统	**症状和体征**
神经肌肉	骨骼肌无力
肾脏	多尿和烦渴
	肾小球滤过率减少
	肾结石
血液系统	贫血
心血管系统	PR 间期延长
	QT 间期缩短
	体循环高血压
胃肠道	呕吐
	腹痛
	消化性溃疡
	胰腺炎
骨骼系统	骨骼脱钙
	椎体塌陷
	病理性骨折
神经系统	嗜睡
	痛阈降低
	精神病
眼睛	钙化(带状角膜病)
	结膜炎

原发性甲状旁腺功能亢进及其伴随的高钙血症早期的症状和体征是镇静状态和呕吐。最常见的主诉是骨骼肌无力和肌力减退，严重时可出现重症肌无力。在近端下肢骨骼肌肌力减退和肌肉萎缩应特别引起注意。骨骼肌无力是神经病变(肌肉组织活检示肌萎缩性侧索硬化)而不是肌肉病变。神经病变的原因还不清楚，但与高钙血症无关；它是可逆的，当手术切除产生过量甲状旁腺素的组织后，肌力常常会改善。

血浆钙离子浓度持续增加可干扰尿的浓缩功能，导致多尿。高钙血症晚期可发生少尿型肾衰竭。出现肾结石，尤其是有多尿和烦渴表现，都应该怀疑原发性甲状旁腺功能亢进。血清氯离子的增加(>102 mEq/L)多是由于甲状旁腺素影响肾脏排泄碳酸氢盐，导致轻微的代谢性酸中毒。即使不存在肾功能不全，原发性甲状旁腺功能亢进也会导致贫血。消化性溃疡较常见，可能是钙离子使胃酸分泌增加。急性和慢性胰腺炎也可能与原发性甲状旁腺功能亢进有关。即使没有消化性溃疡和胰腺炎，高钙血症引起的腹痛也类似于急腹症。

体循环高血压较常见，心电图表现为PR间期延长而QT间期缩短。当血钙浓度超过8 mEq/L时，可能会发生心脏传导阻滞。原发性甲状旁腺功能亢进典型的骨骼表现是囊性纤维性骨炎。骨骼的X线表现包括全身性骨质流失、指骨和锁骨末端皮下骨质吸收和出现骨囊肿。也可能出现骨痛和病理性骨折。可能会出现记忆和脑活动的缺乏，伴或不伴有人格改变或情绪障碍，包括幻觉。可能会丧失痛觉和振动觉。

治疗 原发性甲状旁腺功能亢进及其伴随的高钙血症初始治疗是药物治疗，其次是手术切除病患和(或)异常的甲状旁腺。

药物治疗 所有高钙血症患者最基本的治疗是输注盐水(150 mL/hr)。由于呕吐、多尿和尿中钠的丢失，血管内容量可能会减少。单独输注盐水降低血钙水平效果是有限的，血容量充足后必要时可使用髓袢利尿剂(每2~4小时静脉注射呋塞米40~80 mg)。监测中心静脉压可能对这类患者的补液有益。髓袢利尿剂可以抑制亨利袢近端对钠和钙的重吸收。目标是使日常尿量控制在3~5 L。输注充足的盐水补充血容量对于将钙离子输送到肾小管是必要的，只有这样加入髓袢利尿剂才能增加钙的排泄。治疗高钙血症不应给予噻嗪类利尿剂，因为这类药物会增加肾小管对钙的重吸收。

危及生命的高钙血症可以选择静脉注射二磷酸盐(如依替膦酸二钠)。这类药物是骨质结合羟磷灰石，可以强有力的抑制破坏骨后钙的重吸收。二磷酸盐的效果使得手术可以在有选择的条件下进行，而不用进行不稳定的高钙血症急症手术。血液透析可用来迅速的降低血钙浓度。也可以用降钙素，但这类激素的作用是短暂的。普卡霉素能够抑制甲状旁腺素破坏骨的能力，可以迅速的降低血钙浓度。然而，普卡霉素的毒性作用(血小板减少、肝肾毒性)限制了它的应用。

外科治疗 原发性甲状旁腺功能亢进的有效治疗是手术切除病患或异常的甲状旁腺。成功的外科治疗体现在3~4天内使血钙水平达到正常和尿中环磷酸腺苷减少。手术后，最需要注意的潜在并发症是低钙性抽搐。术后低镁血症使低钙血症恶化并难于治疗。甲状旁腺切除术后可能会发生急性关节炎、短暂性高氯性酸中毒合并肾功能恶化。

麻醉处理 没有证据显示在外科治疗原发性甲状旁腺功能亢进时哪种特定的麻醉药或麻醉技术是必要的。术中治疗高钙血症时，补充液体和维持尿量十分重要。患者在麻醉诱导前存在嗜睡时，可能要减少术中麻醉药的用量。长期高钙血症合并人格改变时，不应该选择氯胺酮。选用七氟烷时可能会有肾功能损害，其产生的无机氟化物的肾毒性易与高钙血症和多尿引起的尿浓缩功能障碍相混淆。合并骨骼肌无力时，应考虑减少肌松药的用量，而高钙血症可能会拮抗非去极化肌松药的作用。甲状旁腺功能亢进的患者对琥珀胆碱敏感性增加，而拮抗阿曲库铵。对肌松药的反应不可预知时，应该减少这类药物的初始计量，并选用外周神经刺激仪来监测神经肌肉接头的反应。虽然有证据显示麻醉期间QT间期可能不是显示血钙浓度的可靠指标，仍建议选用心电图来监测高钙血症导致的心血管的副作用。理论上讲不应该过度通气，因为呼吸性碱中毒会降低血钾水平，使血钙活性增强。然而，适度碱中毒也会是有益的，因为它可以降低离子钙水平。有必要注意甲状旁腺功能亢进患者的体位，因为这类患者可能存在骨质疏松而容易导致病理性骨折。

继发性甲状旁腺功能亢进

继发性甲状腺功能亢进是指有导致低钙血症的疾病时，甲状旁腺代偿而分泌更多的甲状旁腺素。例如，慢性肾病时减少磷的排泄、降低维生素D的羟基化会导致低钙血症，此时甲状旁腺代偿性增生使甲状旁腺素分泌增加。因为继发性甲状旁腺功能亢进是适应性改变而不是自发性病变,它很少产生高钙血症。继发性甲状旁腺功能亢进最好的治疗方法是控制原发性疾病,如对肾疾病患者通过给予口服磷酸盐制剂使血磷浓度达到正常。

有时,肾移植后也会出现暂时性高钙血症。这种现象是由于先前亢进的甲状旁腺没有快速适应正常肾功对钙、磷的排泄和维生素D的羟基化。虽然有时需要切除甲状旁腺,但一段时间后甲状旁腺通常会恢复到正常大小和功能。

异位甲状旁腺功能亢进

异位甲状旁腺功能亢进(恶性肿瘤的体液高钙血症,假性甲状旁腺功能亢进症)缘于甲状旁腺的分泌作用(或有类似内分泌功能的组织)。肺、乳腺、胰腺或肾的癌症和淋巴增生是最常见的异位分泌甲状旁腺素的位置。异位甲状旁腺功能亢进比原发性甲状旁腺功能亢进易合并贫血和血浆碱性磷酸酶升高。给予这类患者前列腺素的抑制剂——吲哚美辛,可以降低血钙水平,说明前列腺素可以升高血钙。

甲状旁腺功能减退

当甲状旁腺素不能分泌、分泌不足或外周组织对其抵抗时,会出现甲状旁腺功能减退(表16-15)。甲状旁腺素不能分泌或分泌不足大多是医源性的,如甲状腺切除术时不慎切除甲状旁腺。假性甲状旁腺功能减退是先天性疾病,这类患者甲状旁腺素释放是正常的,但肾脏对其无反应。这类患者表现为智力低下、基底神经节钙化、肥胖、身材矮小及掌骨、跖骨短小。

诊断　诊断甲状旁腺功能减退最好的指标是检测血钙浓度和游离钙离子。就这点而言,血钙浓度低于4.5 mEq/L和游离钙离子浓度低于2.0 mEq/L即显示甲状旁腺功能减退。

症状和体征　甲状旁腺功能减退的症状和体征依赖于发生低钙血症的速度。

甲状腺切除术时不慎切除甲状旁腺会发生急性低钙血症,表现为沃斯特克征或特鲁索综合征阳性,即口周感觉异常、坐立不安和神经肌肉兴奋性增强。面神经征阳性包括用手敲击下颌角周围面神经时出现面部肌肉抽搐。10%~15%无低钙血症的患者面神经征表现阳性。陶氏征阳性表现为用止血带使肢体缺血3分钟后出现手足痉挛。喉头肌肉兴奋性增强可出现吸气性喘鸣。

长期低钙血症,患者主诉为易疲劳及骨骼肌痉挛,心电图表现为QT间期延长。QRS波群、PR间期和心律通常是正常的。当神经系统产生变化时,包括嗜睡、脑活动减弱和人格改变,应考虑甲状旁腺功能亢进。长期低钙血症常合并有白内障、基底神经节和皮下组织钙化、颅骨钙化。长期低钙血症最常见的原因是慢性肾衰竭。

治疗　急性低钙血症的治疗包括输注钙(静注10%葡萄糖酸钙10 mL)直至神经肌肉兴奋性的症状消失。纠正合并的呼吸或代谢性碱中毒。不合并低钙血症的甲状旁腺功能减退的治疗方法是口服钙剂和维生素D。外源性甲状旁腺素制剂替代疗法还没有在临床应用。噻嗪类利尿剂可能有用,由于这类药物可以排钠但钾不会成比例的排出,因此有增加血钙浓度的倾向。

麻醉处理　低钙血症麻醉处理的目的是预防血钙进一步减低,治疗低钙血症的副作用,尤其是心脏方面的副作用。就这一点而言,应该避免过度通气,因为会进一步加重临床症状。输入含柠檬酸盐的全血不会降低血钙浓度,因为身体储存的钙会被迅速调动起来。然而,当快速输注血液(心肺分流术或肝移植时,每5~10分钟500 mL)、或由于低温、肝硬化、肾功能不全而导致新陈代谢或柠檬酸盐的排出受累时,游离钙离子浓度会降低。

垂体功能障碍

垂体位于颅底蝶鞍内,分为垂体前叶和垂体后叶。垂体前叶在下丘脑的控制下分泌六种激素(表16-16)。

表 16-15	甲状旁腺功能减退的病因

甲状旁腺素减少或缺乏
　甲状腺切除术时不慎切除甲状旁腺
　治疗甲状旁腺增生时行甲状旁腺切除术
　先天性(DiGeorge综合征)
外周组织抵抗甲状旁腺素
　先天性
　　假性甲状旁腺功能减退症
　获得性
　　低镁血症
　　慢性肾衰竭
　　吸收不良
　　抗惊厥药(苯妥英钠)
　原因不明
　　成骨转移
　　急性胰腺炎

表 16-16	下丘脑和有关的垂体激素		
下丘脑激素	**作用**	**垂体激素或器官的影响**	**作用**
促肾上腺皮质激素释放激素	刺激	促肾上腺皮质激素	促进皮质醇和雄激素的分泌
促甲状腺激素释放激素	刺激	促甲状腺激素	促进甲状腺素和三碘甲状腺原氨酸的分泌
促性腺激素释放激素	刺激	尿促卵泡素黄体生成素	促进雌激素的分泌 * 促进黄体酮的分泌 *,促进排卵 *,促进睾酮的分泌 †,促进精子生成 †
生长激素释放激素	刺激	生长素	促进胰岛素样生长因子的合成
多巴胺	抑制	催乳素	促进泌乳 *
生长抑素	抑制	生长素	
血管加压素(抗利尿激素)	刺激	肾脏	促进对水的重吸收
催产素	刺激	子官	促进子宫收缩 *
		乳腺	促进乳腺排乳 *

* 意为女性

† 意为男性

Adapted from Vance ML: Hypopituitarism. N Engl J Med 1994;330:1651–1662.

即下丘脑通过血管连接(激素通过垂体门脉系统到达垂体前叶)控制垂体前叶的功能。下丘脑-垂体前叶-靶器官轴是一个紧密协调的体系,下丘脑刺激或抑制垂体前叶分泌激素,激素作用于靶器官,同时调节下丘脑和垂体前叶的活性(闭合环路或负反馈系统)。垂体后叶是由下丘脑延伸而成。血管加压素(抗利尿激素ADH)和催产素是由下丘脑合成,沿轴突运输并储存于垂体后叶。下丘脑的渗透压感受器感知血浆渗透浓度而刺激垂体后叶这些激素的释放。

垂体前叶激素过量多是由于垂体前叶腺瘤分泌过量的ACTH(库欣综合征)。其他促激素的过量分泌较少见。单一的垂体前叶激素分泌不足比全垂体功能减退少见。垂体前叶是唯一由肿瘤,通常是嫌色细胞瘤,通过压迫蝶鞍而对其造成损害的内分泌腺体。有时转移性肿瘤也会引起垂体功能减退,这些转移瘤通常来自乳腺或肺。全垂体功能减退的内分泌特征是高度变异的,它依赖于病情发展的速度及患者的年龄。例如,促性腺激素不足(闭经、阳痿)是全垂体功能减退的典型的第一表现。垂体切除术后4~14天可发生肾上腺皮质功能减退,然而在4周以内是不太可能会出现甲状腺功能减退的。CT和MRI可用来做垂体的影像学评估。

肢端肥大症

肢端肥大症是成人生长激素过量分泌所致,大多是垂体前叶腺瘤。摄入75~100 g的葡萄糖后,血浆生长激素1~2小时不能减少即可证明有肢端肥大症,如生长激素大于3 ng/mL。颅骨X线和CT可以判断蝶鞍的扩大程度,从而可以判断是否有垂体前叶腺瘤。

症状和体征

肢端肥大症的临床表现可以反映垂体前叶腺瘤鞍旁的肿大程度及过量的生长激素产生的外周效应(表16-17)。头痛和视神经盘水肿反映了由于垂体前

表 16-17	肢端肥大症的临床表现
蝶鞍旁	
蝶鞍扩大	
头痛	
视野缺损	
鼻漏	
生长素过剩	
骨骼过度生长(下颌前突)	
软组织过度生长(唇、舌、会厌、声带)	
结缔组织过度生长(反复的喉头神经麻痹)	
外周神经病(腕管综合征)	
内脏肥大	
葡糖糖耐量	
骨关节炎	
骨质疏松	
多汗症	
骨骼肌无力	

叶腺瘤的增大而导致的颅内压升高。视力障碍是由于肿瘤生长过大而压迫了视交叉。上呼吸道软组织(舌头和会厌)的过快生长和增加的下颌骨长度可使上呼吸道处理变得困难。息肉说明咽组织过于肥大,使患者的上呼吸道容易梗阻。软骨结构的过度生长会导致声音嘶哑、声带活动异常或喉头神经反复麻痹。此外,累积环杓关节时由于声带活动受损会导致声音的改变。肢端肥大症患者的声门下直径可能会减少。喘鸣或呼吸困难病史都暗示肢端肥大症上呼吸道受累。

外周神经病很常见,可能反映了受累骨骼、结缔组织或软组织的过快生长。尺动脉流出道受累可能会表现为腕管综合征。即使没有这些症状,肢端肥大症几乎一半的患者也会表现为单手或双手的尺动脉供血不足。有时,出现的葡萄糖耐受不良或糖尿病需要胰岛素治疗,说明生长素影响了碳水化合物的代谢。体循环高血压、缺血性心脏病、骨关节炎和骨质疏松症的发病率可能会增加。肺活量会增加,通气-灌注比例不足也可能会增加。患者的皮肤可能会变得又厚又油腻,患者可能会出现明显的骨骼肌无力和易疲劳。

治疗

初始治疗选择经蝶骨垂体腺瘤切除术。当腺瘤扩展到蝶鞍外时,手术或放射治疗不再可行,应该选择抑制性药物(溴隐亭)。

麻醉处理

肢端肥大症患者合并由生长素分泌过量引发的一系列并发症的麻醉处理比较复杂。尤其是上呼吸道的改变。面部解剖学的异常会影响麻醉面罩的放置。舌体和会厌的扩大易使上呼吸道梗阻,影响直接喉镜法下声带的可视程度。下颌骨的增生会使唇和下颌之间的距离增加。由于声带肥大,声门可能会打开的比较窄,如果合并声门下狭窄时,可能要选择比实际患者年龄和型号内径偏小的气管导管。鼻甲肥大可能会导致放弃选择鼻咽通道或鼻支气管通道。术前运动性呼吸困难病史或声嘶、喘鸣的症状暗示肢端肥大症患者喉头受累。在此情况下,间接喉镜检查可能显示声带受损的程度。当预测插管困难时,应考虑纤支镜清醒插管。事实上,有报道称肢端肥大症患者喉镜下困难气管插管的发生率会增加。预先考虑选择内径较小的气管导管、减少上呼吸道和声带的机械损伤是很重要的,因为额外的水肿也会导致气管拔管后气道的梗阻。

当桡动脉置管时,一定要考虑可能存在腕关节侧支循环不足。如果肢端肥大症患者合并糖尿病或葡萄糖耐受不良时,监测血糖浓度是有益的。非去极化肌松药的剂量应该由外周神经刺激仪来提示,尤其对于麻醉诱导前存在骨骼肌无力的患者。肢端肥大症患者骨骼的改变可能会使区域阻滞较为困难或不可靠。没有证据显示肢端肥大症患者麻醉时出现血流动力学不稳或肺气体交换的改变。

尿崩症

尿崩症是由于垂体后叶受损 (神经性尿崩症)或肾小管对ADH无反应(肾源性尿崩症)而导致的血管加压素缺乏造成的。通过对加压素的反应可以鉴别神经性尿崩症和肾源性尿崩症,神经源性尿崩症而不是肾源性表现为尿液浓缩。尿崩症典型的临床表现是烦渴和多尿,尽管血浆渗透压增加但由于尿浓缩功能障碍可出现多尿。垂体手术术中或术后即刻发生的尿崩症多是由于垂体后叶的可逆性损伤暂时造成的。

如果口服补液不能满足需求时,尿崩症的初始治疗可以静脉注射电解质溶液。口服降糖药氯磺丙脲可以增强ADH对肾小管的作用,可能对治疗肾源性尿崩症有益。神经性尿崩症的治疗可以每2~4天肌肉注射ADH或经鼻给予精氨酸加压素(DDAVP)。

尿崩症患者的麻醉处理包括在围术期监测尿排出量和电解质浓度。

抗利尿激素分泌不当

ADH分泌不当可以发生在不同的病理过程中,包括颅内肿瘤、甲状腺功能减退、卟啉症、肺癌,尤其是未分化小细胞癌。大多数大手术的患者容易发生ADH分泌不当。尿钠浓度增加、低钠血症和血浆渗透压降低都高度怀疑ADH分泌不当。低钠血症是由于血液稀释所致,反映了激素诱导使肾小管对水重吸收增加,导致管内液体体积的膨胀。血钠浓度突然降低,尤其是小于110 mEq/L,可以导致中枢性脑水肿和癫痫发作。

ADH分泌不当的治疗包括限制液体的摄入(约500 mL/d)、给予地美环素拮抗ADH对肾小管的作用和静注氯化钠。通常ADH分泌不当不合并低钠血症时,限制液体摄入已经足够。然而,但当患者由于低钠血症出现急性神经系统症状时,限制液体摄入和给予地美环素不能即刻起效。这类患者,推荐静注高渗生理盐水增加血钠浓度0.5 mEq/(L·hr)。过度快速纠正慢性低钠血症可导致中枢神经系统脑桥脱髓鞘改变。

要　点

- 胰岛素分泌不足或胰岛素抵抗导致的糖尿病，会导致血糖浓度升高，最终合并微血管和大血管的病变。

- 长期高血糖的影响（冠心病、心肌梗死、充血性心力衰竭、外周血管疾病、高血压、脑血管意外、慢性肾衰竭、糖尿病自主神经病变）和急性高血糖的影响［容量下降（如血容量不足）、伤口愈合延迟、感染］是糖尿病患者手术常见的危险因素。研究证明，在围术期给予胰岛素对减少患病率和死亡率是显著有效的。

- 与交感神经系统亢进不同，T_3对心脏和血管平滑肌的直接作用加大了甲状腺功能亢进对血流动力学的影响。

- 第三代TSH测定法是测定甲状腺激素在细胞水平作用的最好方法。

- 术前应采取一切措施使甲状腺功能亢进患者甲状腺功能正常。

- 当甲状腺功能亢进或甲状腺功能低下的患者手术时，临床医师必须在围术期做好处理并发症（甲状腺功能亢进危象或黏液性水肿昏迷）的准备。

- 因为大多数嗜铬细胞瘤主要分泌去甲肾上腺素，因此α-受体阻滞剂对于降低血压、增加血容量、防止阵发性高血压发作、抗肾上腺素能受体增敏作用以及减少心功能障碍是非常重要的。

- 嗜铬细胞瘤患者术中最危险的时期继发于高血压和（或）心律失常，常发生在麻醉诱导、气管插管、外科切口、腹部探查，尤其是肿瘤操作时。此外，肿瘤静脉结扎后引发的低血压也值得注意。

- CRH、ACTH和皮质醇于手术切皮开始时升高，在手术过程中持续升高，高峰出现在拮抗肌松作用和最后的拔管过程中，并持续到术后急性期。

- AI最常见的原因是外源性类固醇。

- 如果患者在过去一年内使用糖皮质激素的剂量相当于连续3周以上每天超过20 g泼尼松的剂量，应该考虑患者有肾上腺抑制，有肾上腺皮质功能不全的危险，在围术期需要替代疗法。

- 所以对于脓毒症应该至少给予200~300 mg/d的氢化可的松5~7天，然后剂量逐渐递减5~7天，会在逆转休克方面有很大改进，可改善血管加压药依赖性脓毒症休克的生存率。

- 一般人群中，原发性甲状旁腺功能亢进是高钙血症最常见的原因。良性甲状旁腺腺瘤最常见，其伴随的高钙血症可以药物治疗（盐水、呋塞米、二磷酸盐），随后是外科手术切除肿瘤。

- 垂体前叶激素过量多是由于垂体前叶腺瘤分泌过量的ACTH（库欣综合征）。

- 垂体手术术中或术后即刻发生的尿崩症多是由于垂体后叶的可逆性损伤造成的，所以是暂时的。

- 大多数ADH分泌不当发生在大手术的患者，虽然临床表现迥异。

（穆蕊　闫雨苗译　王清平校）

参 考 文 献

Al-Mohaya S, Naguib M, Abdelaif M, et al: Abnormal responses to muscle relaxants in a patient with primary hyperparathyroidism. Anesthesiology 1986;65:554–556.

American Diabetes Association: Clinical practice recommendations. Diabetes Care 2002;25(Suppl 1):S33.

Annane D, Sebille V, Charpentier C, et al: Effect of treatment with low doses of hydrocortisone and fludrocortisone on mortality in patients with septic shock. JAMA 2002;288:862–871.

Axelrod L: Perioperative management of patients treated with glucocorticoids. Endocrinol Metab Clin N Am 200;32:367–383.

Boutros AR, Bravo EL, Zanettin G: Perioperative management of 63 patients with pheochromocytoma. Cleve Clin J Med 1990;57:613–617.

Bravo E, Fouad-Tarazi F, Rossi G, et al: A reevaluation of the hemodynamics of pheochromocytoma. Hypertension 1990;15(suppl I): I128–I131.

Bravo EL: Evolving concepts in the pathophysiology, diagnosis, and treatment of pheochromocytoma. Endocrine Rev 1994;15:356–368.

Bravo EL: Pheochromocytoma: An approach to antihypertensive management. Ann N Y Acad Sci 2002;970:1–10.

Bravo EL, Gifford RW: Pheochromocytoma. Endrocrinol Metab Clin North Am 1993;22:329.

Bravo EL, Tagle R: Pheochromocytoma: State-of-the-art and future prospects. Endocr Rev 2003;24:539–553.

Burch HB, Wartofsky L: Life-threatening thyrotoxicosis: thyroid storm. Endocrinol Metab Clin North Am 1993;22:263–277.

Burman KD, Wartofsky L: Thyroid function in the intensive care unit Setting. Crit Care Clin 2001;17:43–55.

Col NF, Surks MI, Daniels GH: Subclinical thyroid disease: Clinical applications. JAMA 2004;291:239–243.

Compkin TV: Radial artery cannulation, potential hazard in patients with acromegaly. Anaesthesia 1980;35:1008–1009.

Cooper DS: Hyperthyroidism. Lancet 2003;362:459–468.

Cooper MS, Stewart PM: Corticosteroid insufficiency in acutely ill patients. N Engl J Med 2003;348:727–734.

Coursin DB, Connery LE, Ketzler JT: Perioperative diabetic and hyperglycemic management issues. Crit Care Med 2004; 32(Suppl):S116–S125.

Coursin DB, Wood KE: Corticosteroid supplementation for adrenal insufficiency. JAMA 2002;287:236.

DeWitt DE, Hirsch IB: Outpatient insulin therapy in type 1 and type 2 diabetes mellitus. JAMA 2003;289:2254–2264.

Drop LJ, Cullen DJ: Comparative effects of calcium chloride and calcium gluceptate. Br J Anaesth 1980;52:501–505.

Executive summary of the third report of the National Cholesterol Education Program (NCEP) Expert Panel on Detection, Evaluation, and Treatment of High Blood Cholesterol in Adults (Adult Treatment Panel III). JAMA 2001;285:2486–2497.

Finney SJ, Zekvaeld C, Elia A, et al: Glucose control and mortality in critically ill patients. JAMA 2003;290:2041–2047.

Furnary AP, Gao G, Grunkemeier GL, et al: Continuous insulin infusion reduces mortality in patients with diabetes undergoing coronary artery bypass grafting. J Thorac Cardiovasc Surg 2003;125:1007–1018.

Gangat Y, Triner L, Baer L, et al: Primary aldosteronism with uncommon complications. Anesthesiology 1976;45:542–544.

Ganguly A: Primary aldosteronism. N Engl J Med 1998;339:1828–1834.

Gifford RW, Manger WM, Bravo EL: Pheochromocytoma. Endocrinol Metab Clin North Am 1994;23:387.

Goldstein DS, Eisenhofer G, Flynn JA, et al: Diagnosis and localization of pheochromocytoma. Hypertension 2004;43:907–910.

Gu W, Pagel PS, Warltier DC, et al: Modifying cardiovascular risk in diabetes mellitus. Anesthesiology 2003;98:774–779.

Hassan SZ, Matz G, Lawrence AM, Collins PA: Laryngeal stenosis in acromegaly. Anesth Analg 1976;55:57–60.

Heath DA: Hypercalcemia in malignancy: Fluids and bisphosphonate are best when life is threatened. BMJ 1989;298:1468–1469.

Hirsch IB, Farkas-Hirsch R, Skyler JS: Intensive insulin therapy for treatment of type I diabetes. Diabetes Care 1990;13:1265.

Hirsch IB, McGill JB, Cryer PE: Perioperative management of surgical patients with diabetes mellitus. Anesthesiology 1991;74:346–359.

Holland OB: Hypoaldosteronism-disease or normal response. N Engl J Med 1991;324:488–489.

Inzucchi S (ed): The Diabetes Mellitus Manual: A Primary Care Companion to Ellenberg and Rifkin's Sixth Edition. New York, McGraw-Hill, 2005.

Kitahata LM: Airway difficulties associated with anaesthesia in acromegaly. Br J Anaesth 1971;43:1187–1190.

Klein I, Ojamma K: Thyroid hormone and the cardiovascular system. N Engl J Med 2001;344:501–509.

Langley RW, Burch HB: Perioperative management of the thyrotoxic patient. Endocrinol Metab Clin North Am 2003;32:519–534.

Lazar HL, Chipkin SR, Fitzgerald CA, et al: Tight glycemic control in diabetic coronary artery bypass graft patients improves perioperative outcomes and decreases recurrent ischemic events. Circulation 2004;109:1497–1502.

Lenders J, Pacak K, Walther M, et al: Biochemical diagnosis of pheochromocytoma: Which is best? JAMA 2002;287:1427–1434.

Luce JM: Physicians should administer low-dose corticosteroids selectively to septic patients until an ongoing trial is completed. Ann Intern Med 2004;141:70–72.

Melmed S: Acromegaly. N Engl J Med 1990;322:966–975.

Mihai R, Farndon JR: Parathyroid disease and calcium metabolism. Br J Anaesth 2000;85:29–43.

Minneci PC, Deans KJ, Banks SM, et al: Meta-analysis: The effect of steroids on survival and shock during sepsis depends on the dose. Ann Intern Med 2004;141:47–56.

Muier JJ, Endres SM, Offord K, et al: Glucose management in patients undergoing operation for insulinoma removal. Anesthesiology 1983;59:371–375.

Orth DN: Cushing's syndrome. N Engl J Med 1995;332:791–803.

Pacak K, Linehan WM, Eisenhofer G, et al: Recent advances in genetics, localization, and treatment of pheochromocytoma. Ann Intern Med 2001;134:315–329.

Panzer C, Beazley R, Braverman L: Rapid preoperative preparation for severe hyperthyroid Graves' disease. J Clin Endocrinol Metab 2004;89:2142–2144.

Porte D Jr: B-cells in type II diabetes mellitus. Diabetes 1991;40:166–180.

Pulver JJ, Cullen BF, Miller DR, Valenta LJ: Use of the artificial beta cell during anesthesia for surgical removal of an insulinoma. Anesth Analg 1980;59:950–952.

Ringel MD: Management of hypothyroidism and hyperthyroidism in the intensive care unit. Crit Care Clin 2001;17:59.

Roberts CG, Ladenson PW: Hypothyroidism. Lancet 2004;363:793–803.

Roland EJL, Wierda JMKH, Turin BY, et al: Pharmacodynamic behavior of vecuronium in primary hyperparathyroidism. Can J Anaesth 1994;41:694–698.

Schmitt H, Buchfelder M, Radespiel-Troger M, et al: Difficult intubation in acromegalic patients: Incidence and predictability. Anesthesiology 2000;93:110–114.

Seidman PA, Kofke WA, Policare R, et al: Anaesthetic complications of acromegaly. Br J Anaesth 2000;84:179–182.

Southwick JP, Katz J: Unusual airway difficulty in the acromegalic patient—indications for tracheostomy. Anesthesiology 1979;51:72-73.

Stathatos N, Wartofsky L: Perioperative management of patients with hypothyroidism. Endocrinol Met Clin North Am 2003;32:503–518.

Sterns RH, Riggs JE, Schochet SS: Osmotic demyelination syndrome following correction of hyponatremia. N Engl J Med 1986;314:1535–1542.

Surks MI, Ortiz E, Daniels GH, et al: Subclinical thyroid disease: Scientific review and guidelines for diagnosis and management. JAMA 2004;291:228–238.

The Diabetes Control and Complications Trial (DCCT) Research Group: The effect of intensive treatment of diabetes on the development and progression of long-term complications in insulin-dependent diabetes mellitus. N Engl J Med 1993;329:977–986.

United Kingdom Prospective Diabetes Study (UKPDS) Group: Intensive blood-glucose control with sulphonylureas or insulin compared with conventional treatment and risk of complications in patients with type 2 diabetes. Lancet 1998;352:837.

Vance ML: Hypopituitarism. N Engl J Med 1994;330:1651–1662.

Van den Berghe G, Wouters P, Weekers F, et al: Intensive insulin therapy in critically ill patients. N Engl J Med 2001;345:1359–1367.

Van den Berghe G, Wouters PJ, Bouillon R, et al: Outcome benefit of intensive insulin therapy in the critically ill: Insulin dose versus glycemic control. Crit Care Med 2003;31:359–366.

VanHeerden JA, Edis AJ, Service FJ: The surgical aspect of insulinomas. Ann Surg 1979;189:677–682.

Wartofsky L: Combined levotriiodothyronine and levothyroxine therapy for hypothyroidism: Are we a step closer to the magic formula? Thyroid 2004;14:247–248.

Weatherill D, Spence AA: Anaesthesia and disorders of the adrenal cortex. Br J Anaesth 1984;56:741–747.

第17章 血液系统疾病

Christine S. Rinder

红细胞异常

疾病的存在可能与血红蛋白的异常浓度（贫血、红细胞增多症）或异常结构有关。组织氧输送的携氧能力和充分性往往是这些紊乱最重要的临床表现。

贫血生理学

贫血，如同发热一样，是一个临床上以红细胞计数减少为特征的疾病表现。没有单一的实验室数值用于定义贫血。事实上，尽管存在急性失血，血细胞比容仍可能保持不变，而在产妇，血细胞比容值降低反映血浆容量增加,而不是贫血。然而,对于成人,贫血通常被定义为女性血红蛋白浓度低于11.5 g/dL(血细胞比容36%),男性血红蛋白浓度低于12.5 g/dL(血细胞比容40%)。每24小时血细胞比容减少超过1%,只能用急性失血或血管内溶血解释。

贫血最重要的不利影响,是由于相关的动脉氧含量下降所引起的组织氧输送降低。例如,血红蛋白浓度由15 g/dL下降到10 g/dL可导致动脉氧含量降低33%。对于降低的动脉氧含量的代偿是通过氧合血红蛋白解离曲线(促进血红蛋白的氧释放到组织)右移以及血黏度降低而引起的心排出量增加来实现的(图17-1)。此外,当组织氧输送不足,肾脏释放促红细胞生成素,随后刺激骨髓中红细胞前体产生更多的红细胞。

疲劳和运动能力下降反映了心排出量无法增加和维持组织氧合,尤其是当贫血患者运动过量时。贫血的原因和形式有很多,慢性贫血最常见的原因是缺铁性贫血、慢性疾病、地中海贫血以及急性失血所导致的贫血。

麻醉注意事项 慢性贫血患者进行择期手术之前

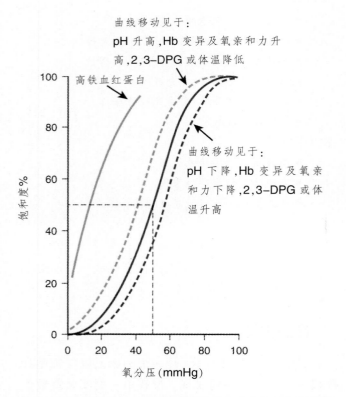

曲线移动见于:
pH 升高,Hb 变异及氧亲和力升高,2,3–DPG 或体温降低

曲线移动见于:
pH 下降,Hb 变异及氧亲和力下降,2,3–DPG 或体温升高

高铁血红蛋白

饱和度 %
氧分压(mmHg)

图 17-1 正常氧合血红蛋白解离曲线及导致曲线移位的因素。2,3–DPG,2,3–二磷酸甘油酸;Hb,血红蛋白。

测得的可接受的最低血红蛋白浓度没有定论。虽然血红蛋白浓度10 g/dL通常作为参考数值,但没有证据表明血红蛋白低于这一水平即需要围术期红细胞输注。最终,决定在围术期输注红细胞的因素是贫血的风险(携氧能力降低)和输血的风险(传染性疾病、溶血性和非溶血输血反应、免疫抑制)。贫血所导致的组织氧输送降低因人而异,取决于现有的疾病、年龄、失血程度。因此,决定患者围术期的血液输注需要考虑到诸多因素。

虽然贫血的围术期管理和红细胞输注的需求已有指南可参考,重要的是要认识到,没有可靠的研究可以证明在特定血红蛋白浓度下输血可以防止心肌缺血或梗死,改善临床结果。此外,没有证据表明存在轻度至中度贫血时进行手术会对术后结果(伤口愈合、感染)造成不利影响。总体上说几乎没有证据支持红细胞输注的疗效,包括对心血管疾病患者输血。美国外科学院建议对于血容量正常的贫血患者只有出现症状时才予以输注红细胞。美国血库协会输血实践委员会建议血红蛋白浓度8 g/dL 为"输血触发点"。而美国国家围术期血液管理健康共识会议建议血红蛋白浓度7 g/dL作为输血的阈值。然而需要注意的是,输血指南的自由化以及过分接受急性术中血红蛋白浓度降低可能导致部分患者出现缺血性视神经病变等并发症。

在慢性贫血的情况下,主要依靠红细胞中2,3–DPG浓度的升高来维持携氧能力。因此,对于慢性贫血患者血红蛋白浓度下降时心排出量不会增加,直至血红蛋白浓度下降至约7 g/dL。体外实验数据表明,携氧能力的峰值在血细胞比容为30%时出现。血细胞比容低于这个水平,携氧能力下降,而高于这个水平,携氧能力可能会由于血黏度升高、组织的血流量减少而降低。术前输注浓集红细胞可提高血红蛋白浓度,恢复血管内液体容量约需24小时。浓集红细胞输注后导致的血红蛋白浓度的增加约为输注近似体积全血所引起血红蛋白浓度增加的2倍。

如果在慢性贫血存在的情况下进行择期手术,应尽量减少出现可能进一步影响组织氧输送的显著变化。例如,药物引起的心排出量降低或由于患者肺组织医源性过度通气引起呼吸性碱中毒而导致的氧合血红蛋白解离曲线左移。体温降低也可以导致氧合血红蛋白解离曲线左移。麻醉药品的镇静作用和低温可引起组织的氧需求量下降,从而抵消了程度未知的贫血所产生的组织氧输送降低。然而，麻醉过程中由于贫血而引起的组织氧输送不足所导致的体征和症状仍不可忽视。抵消手术失血所产生的影响的措施包括等容血液稀释和术中血液回收等。麻醉对交感神经系统和心血管反应的影响可能会减弱与急性等容贫血相关的心排出量的增加。

挥发性麻醉药在贫血患者血浆中可溶性降低，反映了脂质丰富的红细胞浓度的降低。因此，贫血患者血浆中挥发性麻醉药的动脉局部压力的形成则可能会加快。然而，由于贫血所造成的挥发性麻醉药在血浆中可溶性降低可能被心排出量的增加所抵消。所以，贫血患者和其他患者之间不太可能出现临床上可检测到的麻醉诱导速度以及麻醉过量疏漏的差异。虽然没有证据支持，但是往往当术中失血导致血红蛋白浓度急剧降至 7 g/dL，即考虑输注全血或浓集红细胞，尤其当患者合并有贫血、心血管或脑血管疾病时。

红细胞结构异常

组织的有氧代谢所需的氧是循环中成熟的红细胞所提供的。循环红细胞数量在体液和细胞生长因子的控制下由骨髓中红细胞的前体细胞不断更新。这种正常的红细胞生成周期是一个严格调控的过程。肾脏中的氧传感器检测每分钟可供组织利用的氧含量变化以及通过释放促红细胞生成素以调整红细胞生成从而适应组织需求。

静息的成熟红细胞为平均直径 8 μm，厚度 2 μm，平均体积 90 fL 的双凹盘形。它没有细胞核和线粒体，其 33% 的含量是一个单一的蛋白质，即血红蛋白。细胞内的能量需求主要是糖代谢提供，从而保持血红蛋白的可溶性和浓缩状态，提供适量的 2,3-二磷酸甘油酸（2,3-DPG），并产生三磷腺苷来支持细胞膜功能。由于没有细胞核以及蛋白质代谢途径，红细胞只有 100~120 天的寿命。然而，成人红细胞独特的结构提供了最大的灵活性使细胞可以在微血管内移动。

遗传性球形红细胞增多症

膜蛋白组成异常可导致终身性溶血性贫血。遗传性球形红细胞增多症（HS）在超过 60% 的患者中是一种常染色体显性遗传模式，另有 20% 存在零星突变，其余被划分为隐性遗传。遗传性球形红细胞增多症在欧洲和美国是最常见的遗传性溶血性贫血，发病率为 1/5000。遗传性球形红细胞增多症主要缺陷是缺乏细胞膜骨架蛋白，通常为膜收缩蛋白和锚蛋白。这些细胞显示异常渗透脆性，循环半衰期缩短。该疾病患者可没有临床症状，约 1/3 患者有轻度溶血性贫血，周围血涂片很少出现球形细胞。但是，有些患者可以有严重的溶血乃至不足 5% 的患者会发展为危及生命的贫血。该疾病患者常有脾大症状、易疲劳性，严重程度与慢性贫血程度成比例。患者存在出现溶血性危象事件的风险，常由病毒或细菌感染引发。这些危机将会使慢性贫血恶化并引发黄疸。细小病毒 B19 感染，可以产生一种严重而短暂（10~14 天）的再生障碍危象。当患者诉胆绞痛时应考虑到这些患者胆色素结石的风险较高。该疾病患者的麻醉风险主要取决于其贫血严重程度，其溶血是否处于稳定状态或他们目前正处于由并发感染而引起的溶血恶化的状态。

麻醉注意事项　短暂性贫血，通常由病毒或细菌感染和胆石症引起，必须加以考虑。

遗传性椭圆形红细胞增多症

遗传性椭圆形红细胞增多症的发生与一种膜蛋白的异常有关。膜收缩蛋白或糖蛋白使红细胞柔韧性降低。遗传性椭圆形红细胞增多症为常染色体显性遗传疾病，在疟疾高发地区流行，发病率高达 3/100。遗传性椭圆形红细胞增多症的诊断多为偶然发现，大多数细胞表现出椭圆形的，甚至是棒状的外观。遗传性椭圆形红细胞增多症大多数患者是杂合子，很少出现溶血。相比之下，纯合子（<10%）或复合杂合子缺陷可能出现更严重的溶血乃至贫血。

麻醉注意事项　见贫血的讨论。

棘红细胞增多症

棘红细胞增多症是另一种膜结构的缺陷，见于先天性脂蛋白-β-缺乏（脂蛋白缺乏症）以及少数重症肝硬化或胰腺炎患者。它源于胆固醇或鞘磷脂在红细胞外膜的积累。这种堆积使细胞膜呈现针形外观，介导网状内皮系统的脾巨噬细胞将其从循环中剔除，产生溶血。

麻醉注意事项　见前述关于贫血的讨论。

阵发性睡眠性血红蛋白尿症

阵发性睡眠性血红蛋白尿症是一种造血细胞无性系紊乱，可见于 20~80 岁人群。已经确定的大量不同突变均可导致糖基磷脂糖这种膜蛋白的异常或减少。这种蛋白可见于所有造血细胞，其作用是将特定的次级蛋白锚定在细胞膜上，即所谓的糖基磷脂糖关联蛋白。该疾病患者常出现溶血性贫血，并且由于补体系统的错调导致凝血系统激活从而引起静脉血栓形成的风险增加。此外,一种糖基磷脂糖关联蛋白——保护素的缺乏可能与骨髓发育不良或再生障碍有关,提示所有造血前体细胞的损伤。阵发性睡眠性血红蛋白尿症往往是一种慢性疾病,伴随溶血性贫血和骨髓中其他成分的缺陷。确诊后的半数预期寿命为8至10年。

麻醉注意事项　见前述关于贫血的讨论以及本章末关于高凝状态的讨论。

红细胞代谢异常

由于缺乏细胞核以及寿命有限(120天),红细胞仅能在较窄的范围内保持必要的氧输送功能的活性。红细胞膜的稳定性和细胞内血红蛋白的溶解度取决于四个由葡萄糖支持的代谢途径。如图17-2所示。临床上最为相关的途径说明如下。

恩–迈途径

恩–迈途径(非氧化或厌氧途径)负责三磷腺苷的生成。三磷腺苷为细胞膜功能和维持细胞形态和柔韧性所必须。无氧糖酵解的缺陷与细胞僵化和细胞存活率降低有关,从而导致溶血性贫血。与后面将要阐述的磷酸葡萄糖酸盐途径不同,糖酵解途径的缺陷不引起任何典型的红细胞形态的变化,也不会在接触氧化剂后引起溶血危象。其溶血的严重程度变化很大,难以预测。

磷酸葡萄糖酸盐途径

与上述情况类似,磷酸葡萄糖酸盐途径连接了磷酸烟酰胺腺嘌呤二核苷酸的氧化代谢和谷胱甘肽的还原。它抵消环境中的氧化剂,防止珠蛋白变性。当患者缺乏葡萄糖–6–磷酸脱氢酶(G6PD)或谷胱甘肽还原酶这两个关键酶之一,变性的血红蛋白沉淀在红细胞膜的内表面,导致膜的损害和溶血。

葡萄糖–6–磷酸脱氢酶缺乏症

红细胞中谷胱甘肽还原酶的水平高于体内其他任何细胞。事实上,机体在不断挖掘宝贵的资源以维持这一关键的抗氧化剂在较高水平,它可以保护红细胞免受其所转运的氧的毒性。

葡萄糖–6–磷酸脱氢酶缺乏症是一种最常见的导致疾病的基因突变,在全球范围内影响数亿人,主要包括地中海、东南亚和中国。它由X染色体编码,受X染色体失活剂量补偿控制。谷胱甘肽通路上的其余酶由常染色体编码,而这些酶的缺陷非常罕见,但一般表现的症状类似葡萄糖–6–磷酸脱氢酶缺乏症。葡萄糖–6–磷酸脱氢酶的活性在早期的红细胞较高,随着

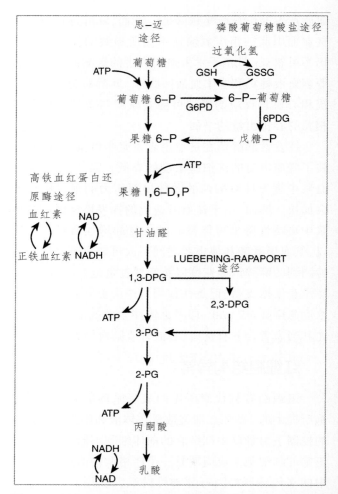

图 17-2　图解四种最常见的红细胞代谢紊乱。6PDG,6–磷酸脱氢酶;ATP,三磷腺苷;G6PD,葡萄糖–6–磷酸脱氢酶;GSH,谷胱甘肽还原酶;GSSG,氧化型谷胱甘肽;NAD,烟酰胺腺嘌呤二核苷酸;NADH,还原型烟酰胺腺嘌呤二核苷酸。

年龄下降,半衰期约60天。葡萄糖–6–磷酸脱氢酶缺乏症的临床表现可分为3类:一种是慢性溶血性贫血;一种是急性短暂性溶血性贫血;一种是无明显的溶血风险。导致出现新的或加重已存在的溶血性贫血最常见的急性损害包括感染、药物或蚕豆摄取。需要特别关注的是亚甲蓝,因为它可能应用于高铁血红蛋白血症(稍后讨论)的治疗。如果高铁血红蛋白血症患者已经表现氧输送障碍并且缺乏葡萄糖–6–磷酸脱氢酶,亚甲蓝的应用可能导致生命危险。

麻醉注意事项　麻醉风险主要在于贫血的严重性和急剧程度(如前所述)。避免应用已知的可以促发溶血危象的药物,以及要特别关注围术期的感染。

丙酮酸激酶缺乏症

丙酮酸激酶缺乏症是最常见的导致先天性溶血

性贫血的红细胞酶缺陷疾病。虽然不如葡萄糖-6-磷酸脱氢酶缺乏症常见(见上一节),丙酮酸激酶缺乏症更可能表现为慢性溶血性贫血。红细胞中2,3-DPG的积累引起氧合血红蛋白解离曲线右移,以促进血红蛋白中的氧释放到周围组织。脾切除并不能完全防止溶血,但的确可以降低红细胞破坏率。贫血临床表现的严重程度各异,从轻度、充分代偿不出现贫血,乃至有生命危险的、从出生即需输血的溶血性贫血。严重患者可能出现长期性黄疸、胆色素结石、明显脾大。脾切除通常可以改善慢性溶血,甚至消除对输血的需要。丙酮酸激酶缺乏症是一种常染色体隐性突变,可见于世界各地,在北欧和中国一些地区发病率较高。在这些人群中,杂合子的频率可能高达1%。

麻醉注意事项 麻醉风险主要在于贫血的严重性和急剧程度(如前所述)。

高铁血红蛋白还原酶途径

高铁血红蛋白还原酶的途径通过无氧酵解过程中生成的吡啶核苷酸还原型烟酰胺腺嘌呤二核苷酸来维持其血红素铁的亚铁状态。高铁血红蛋白还原酶的遗传变异(也被称为还原型烟酰胺腺嘌呤二核苷酸-黄递酶或细胞色素b_5还原酶)造成无法阻抑血红蛋白氧化成高铁血红蛋白,血红蛋白的高铁状态不能输送氧。Ⅰ型还原型烟酰胺腺嘌呤二核苷酸-黄递酶缺乏症患者的循环红细胞中有少量高铁血红蛋白聚集,而Ⅱ型患者有严重的发绀和精神迟缓。高铁血红蛋白血症在"血红蛋白和降低的氧亲和力"一部分有详细阐述。

Luebering-Rapaport途径

最后,Luebering-Rapaport途径与2,3-DPG(也称为2,3-二磷酸甘油酸)的生成有关。二磷酸甘油酸变位酶介导了合酶的活性,导致2,3-DPG的形成,之后通过磷酸酶将其转换为3-磷酸甘油酸酯,从而返回到糖酵解途径。2,3-DPG的代谢和生成之间的平衡对于pH十分敏感,碱性条件下有利于合酶的活性,酸性条件下有利于磷酸酶的活性。2,3-DPG的反应也受到了细胞中磷酸盐供给的影响。糖尿病酮症酸中毒或营养缺乏症患者严重缺少磷酸可能会减少2,3-DPG的生成反应。

血红蛋白分子

红细胞可称为是血红蛋白的容器,每个包含一个活性血红素基,总体约占红细胞干重的90%。每个血红素基都能结合一个氧分子。血红蛋白的呼吸运动,也就是摄取和释放氧气到组织中,涉及分子结构的具体变化。当血红蛋白从脱氧血红蛋白转化为氧合血红蛋白的形式,二氧化碳和2,3-DPG从β-珠蛋白链中释放,使分子打开从而与氧结合。此外,氧与一个血红素基的结合可以增加其他血红素基与氧的亲和力。这种相互作用即解释了氧解离曲线的S型。

遗传性血红蛋白的结构缺陷可以干扰呼吸运动。大多数缺陷是在α-或β-珠蛋白链的一个氨基酸的替换。部分干扰涉及分子运动,将分子限制在低亲和力或高亲和力状态,而其他干扰则改变血红素铁由二价铁到三价铁的化合价或降低血红蛋白分子的溶解度。血红蛋白S病(镰状细胞病)即为单一氨基酸的替换导致溶解度的降低,引起异常血红蛋白的沉降。

引发溶血的血红蛋白异常

镰状细胞血红蛋白S病

镰状细胞病是由一种在β-珠蛋白亚基中由缬氨酸替代谷氨酸引起的疾病。在脱氧状态,这种血红蛋白S经历分子构象变化,暴露出疏水区。在极端脱氧状态,造成红细胞内固有的大部分血红蛋白经历这些变化,疏水区聚集,使红细胞膜变形,导致膜的氧化损伤,受损变形并缩短寿命。镰状细胞贫血是血红蛋白S病的同型形式,年轻时出现严重溶血性贫血,以及骨髓、脾脏、肾脏及中枢神经系统的血管闭塞性疾病。患者罹患骨痛和关节痛等阵发性疼痛危象可能与并存的疾病有关。该疾病的严重程度和进展差异显著。儿童时期即可出现器官损伤,10岁前出现反复脾梗死导致脾功能损伤。肾髓质是另一个主要的损伤靶器官,在疾病的早期以浓缩能力下降为主要表现,20~40岁时出现慢性肾衰竭。肺和神经系统并发症是发病和致死的主要原因。由急性胸痛综合征所加重的持续炎症反应引起慢性进行性肺损伤,该损伤类似肺炎的并发症,涉及至少一个完整肺段的新发浸润,以及以下至少一个症状:胸部疼痛、发热超过38.5 ℃、呼吸急促、气喘或咳嗽。神经系统并发症包括中风,通常是在青春期出现梗死,在成年人导致出血。

麻醉注意事项 镰状细胞病的特征是不会导致围术期发病率或死亡率增加;相比之下,镰状细胞病患者在围术期并发症发生率很高。出现并发症的危险因素包括年龄、危象发作时的住院和(或)输血频率、氧饱和度降低等器官损伤的证据、肌酐升高、心功能不全、中枢神经系统事件史以及并发感染。手术类型的固有风险是一个重要的考虑因素，小手术如腹股沟疝修补术和肢体手术被视为是低风险的，腹腔内手术如胆囊切除术被视为是中度风险的，颅内和胸腔内手术被视为具有高风险。然而在骨科手术中，尤其是髋关节手术和髋关节置换引起并发症的风险相当大，70%患者会出现失血过多，19%患者会出现镰状细胞病事件。

术前输血管理的目标已经在最近几年发生改变。研究发现，旨在增加正常血红蛋白与镰状血红蛋白比率的积极输血策略并无显著收益，而越来越多的保守目标可使术前血细胞比容达到30%。事实上，积极的输血策略有更多输血需求，这些输血并发症超过它们的正面作用。因此，低风险手术很少需要手术前输血，接受中到高度风险手术的贫血患者需要输血将血细胞比容纠正至30%。麻醉技术的选择似乎并不显著影响镰状细胞疾病引起并发症的风险。通常的次级目标包括避免脱水、酸中毒，理论上麻醉过程中低温处理也可减少围术期镰状细胞病事件的风险。镰状细胞疾病患者不禁忌使用闭塞骨科止血带，然而如上所述，围术期并发症的发生率会增加。

术后疼痛需要积极的管理，因为手术部位疼痛以及血管闭塞性事件引起的疼痛会加剧这种疾病的并发症。患者可能对阿片类药物有一定程度的耐受，部分患者可能需要增加药物用量，对这种患者应避免治疗的不充分性。

急性胸痛综合征这种并发症有可能在术后2~3天出现，需要密切关注氧合，充分镇痛，并经常输血以纠正贫血和改善氧合。吸入氧化亚氮降低肺动脉高压可以改善血液氧合，但目前没有得到广泛应用。

镰状细胞血红蛋白C病

镰状细胞血红蛋白C病的发病率约为镰状细胞血红蛋白S病的1/4。血红蛋白C通过增强钾氯共转运系统的活性使红细胞失水，造成细胞脱水，在纯合子的状态可能会产生轻度到中度溶血性贫血。讽刺的是，当血红蛋白S和血红蛋白的C(血红蛋白SC)孤立存在时不产生症状，但是同时存在时产生的镰状细胞病和并发症接近镰状细胞血红蛋白S病的趋势。可能是血红蛋白C使细胞脱水后增加了红细胞内的血红蛋白S含量，使其溶解程度降低，加剧其聚合的趋势。

麻醉注意事项 镰状细胞血红蛋白C病的麻醉风险不如镰状细胞血红蛋白S病研究得深入，但是一项调查表明，围术期输血大大减少此亚类镰状细胞并发症的发生。

血红蛋白镰状细胞–β-地中海贫血

在非裔美国人中，血红蛋白S病中β-地中海贫血基因频率是1/10。这种复合的杂合状态的临床表现主要包括有血红蛋白A减少（β-镰状细胞+地中海贫血）或者没有血红蛋白A减少（β_{zero}-镰状细胞地中海贫血）。在任何一种血红蛋白A缺乏的情况下，患者会出现急性血管闭塞性危象、急性胸痛综合征和其他与镰状细胞血红蛋白S病的并发症相近的镰状细胞病并发症。

麻醉注意事项 与纯合型镰状细胞血红蛋白S病的相同。

不稳定血红蛋白

珠蛋白链中的结构变化降低了血红蛋白的溶解度或使它们更容易受到氨基酸的氧化，从而使血红蛋白变得不稳定。已发现100多个独特的不稳定血红蛋白变种，多数只有很轻微的临床表现。基因突变通常会损害珠蛋白的折叠或使血红色疏水端稳定的血红素珠蛋白结合。一旦从间隙中释放出来，血红素与珠蛋白链的其他区域进行非特异性结合，使它们形成含珠蛋白链、链碎片和血红素的沉淀，称为Heinz小体。Heinz小体与红细胞膜作用，有利于降低变形性，易化脾巨噬细胞对其进行清除。不稳定血红蛋白在形成Heinz小体和造成贫血的严重程度各有不同的倾向。溶血可能由额外的氧化应激加剧，如感染或氧化剂摄入。这些患者的麻醉管理很大程度上取决于该患者的溶血程度，在严重溶血时予以输血，避免应用氧化试剂。有反复发作的严重溶血或者慢性贫血可以考虑脾切除术，从而有效减轻甚至消除症状。

麻醉注意事项 这些患者可能存在严重的贫血和血红蛋白引起的肾损伤。必须注意避免使用氧化剂。

导致红细胞生成减少或无效的血红蛋白异常：巨细胞/巨幼细胞性贫血

红细胞前体的成熟序列中断可以来源于维生素缺乏，如叶酸和维生素B_{12}，或接触化疗药物，或白血病前期状态。由于这些核成熟的缺陷，患者会出现巨细胞贫血和骨髓巨幼形态。

叶酸和维生素B_{12}缺乏性贫血

叶酸和维生素B_{12}的缺乏是成年人巨细胞贫血的主要原因。这两种维生素都是正常DNA合成中必不可少的，当这些维生素供给不足时，高代谢组织例如骨髓首先受到影响。在维生素缺乏状态，骨髓前体比正常状态大,无法完成细胞分裂。因此,骨髓变成巨幼形态,这种形态的红细胞被释放进入血液循环。这些维生素缺乏症的发生率在世界不同地区有很大的差别。在发达国家,酗酒是叶酸缺乏的常见原因,包括不良的饮酒习惯以及酒精对叶酸代谢的干扰。在热带和非热带口炎性腹泻高发的发展中国家,吸收不良可能会促使维生素B_{12}的缺乏。

持续接触氧化亚氮能够对维生素B_{12}的活性造成损害。氧化亚氮可以氧化维生素的钴原子,降低其辅助因子的活性,造成甲硫氨酸和S-腺苷甲硫氨酸合成障碍。这一过程需要长期暴露于高浓度氧化亚氮并且处于排污系统不充分的环境,如牙科诊所或将气体作为娱乐性使用时。

叶酸或维生素B_{12}缺乏造成的完全巨细胞贫血可能导致血红蛋白浓度低于8~10 g/dL,平均细胞体积为110~140 fL(正常值为90 fL),网织红细胞计数正常,乳酸脱氢酶和胆红素水平升高。除了巨幼细胞性贫血,维生素B_{12}缺乏还与脊髓侧索和后柱变性而引起双侧周围神经病变有关。对称的感觉异常伴有本体和振动感觉的缺失,特别是在下肢。步态不稳,深腱反射减弱。记忆障碍和精神抑郁可能比较突出。这些神经缺损是进行性的,除非提供肠外维生素B_{12}。非医学性的滥用氧化亚氮可能导致与由维生素B_{12}的缺乏和恶性贫血所引起的神经系统症状相似的临床表现。

在肠道吸收不良时,叶酸和维生素B_{12}缺乏可以通过肠外维生素制剂治疗得到纠正。对于即将手术或有生命危险的贫血患者,采取输血的方法进行紧急纠正治疗。

麻醉注意事项　由于维生素B_{12}缺乏而导致的巨幼细胞性贫血患者的麻醉管理受到维持氧合动脉血输送到周围组织需要的影响。神经系统变化的存在可能会减少局部麻醉技术或外周神经阻滞的使用。氧化亚氮的使用是有疑虑的,因为这种药物已被证明可以通过氧化维生素B_{12}的钴原子抑制甲硫氨酸合酶的活性。即使是相对短时间的接触氧化亚氮,也可能会产生巨幼细胞性变化。

导致红细胞生成减少或无效的血红蛋白异常:小细胞性贫血

血红蛋白变化过程中的缺陷,包括严重缺铁和遗传性珠蛋白链合成障碍、地中海贫血,会产生小细胞、低色素性贫血和显著的无效红细胞生成。

缺铁性贫血

营养性缺铁性贫血是一种只见于婴儿和儿童的贫血原因。在成人中,缺铁性贫血只能反映由于慢性失血如从胃肠道或从女性生殖道(月经)失血而造成的铁储备枯竭。产妇容易发生缺铁性贫血,是因为孕期红细胞质量以及胎儿对铁的需求增加。缺铁性贫血症状取决于实际的血红蛋白浓度。

诊断　慢性失血的患者可能无法从胃肠道吸收足够的铁用以形成血红蛋白来弥补红细胞的迅速丢失。因此,往往产生的红细胞中血红蛋白很少,导致小细胞低色素性贫血。然而在美国,缺铁性贫血大多数情况下是轻度的,血红蛋白浓度9~12 g/dL。骨髓穿刺显示可染铁缺乏是缺铁性贫血的确诊依据。与骨髓穿刺相比,血清铁蛋白浓度降低可作为诊断缺铁性贫血时较为经济的替代检查。

治疗　缺铁性贫血的治疗应用亚铁盐,如口服硫酸亚铁。储备铁补充缓慢。治疗应至少持续到纠正缺铁性贫血失血原因的一年之后。铁剂治疗的有效标志是在三周内血红蛋白浓度达到2 g/dL或六周内血红蛋白浓度上升到正常水平。铁剂治疗后血红蛋白浓度没有增加或者网状细胞增多说明仍有继续出血。重组人促红细胞生成素可以用来治疗药物引起的贫血,或择期手术前提高血红蛋白的浓度。

珠蛋白链的生成缺陷:地中海贫血

珠蛋白链是在11号和16号染色体上两个紧密相连的基因簇的控制下由细胞质核糖体聚集而成的。最终的球蛋白分子是由两个α-球蛋白和两个非α-珠蛋白链组成的四聚体。在成人中,96%~97%的血红蛋白有两个α-珠蛋白和两个β-珠蛋白链(血红蛋白A),以及微量成分血红蛋白F及A_2。

地中海贫血是珠蛋白链合成的遗传性缺陷,是儿童和成人小细胞性贫血的主要原因之一。这种疾病显示出显著的地域影响,β-地中海贫血多见于非洲和地中海地区,α-地中海贫血和血红蛋白E多见于东南亚。

轻度地中海贫血

多数地中海贫血患者为轻度地中海贫血,为α-珠蛋白(α-地中海贫血表型)或β-珠蛋白(β-地中海贫血表型)基因突变的杂合子。尽管突变可能会减少多达50%的正常珠蛋白合成,产生低色素性和小细胞性红细胞,但是贫血通常并不严重(血红蛋白低至10~14 g/dL),而相对很少出现未受影响的珠蛋白聚集。因此,慢性溶血和无效红细胞生成很少发生。

中度地中海贫血

中度地中海贫血患者表现出更严重的贫血和显著的小细胞低色素状态。患者会出现贫血、肝脾大、心脏肥大、继发于骨髓扩张的骨骼变化等症状。这些患者可能是轻度β-地中海贫血的纯合形式，α-和β-地中海贫血的联合缺陷，或者高血红蛋白F水平的β-地中海贫血。

重度地中海贫血

重型地中海贫血患者在生命早期即发展为严重的、威胁生命的贫血。童年期即需要长程输血治疗以纠正贫血，抑制高水平的无效红细胞生成。否则会出现童年期死亡或者由于疾病本身和治疗方案的并发症出现显著变化。即便是看似相同的基因突变患者，地中海贫血的严重程度也是差异显著的。在其最严重的形式中，患者表现出三个明显降低携氧能力的缺陷：①无效红细胞生成；②溶血性贫血；③小细胞低色素血症。携氧能力不足时，促红细胞生成素大量释放，骨髓有核红细胞增加不平衡珠蛋白的合成。不成对的球蛋白聚集沉淀，形成包涵体，造成红细胞膜损伤。一些有缺陷的红细胞在骨髓内被破坏，导致无效红细胞生成。一些异常红细胞进入循环，其形态发生变化，导致清除加速（溶血性贫血），或者由于其血红蛋白含量降低而削弱转运氧气的能力（小细胞低色素血症）。重型地中海贫血的其他特征还包括大量骨髓增生（前额突出、上颌过度生长、发育迟缓、骨质疏松症）和髓外造血（肝大）。溶血性贫血可能引起脾肿大和呼吸困难、端坐呼吸，随着时间的推移导致充血性心力衰竭和精神迟缓。输血治疗可以改善这些症状，但由于铁超载而引起的并发症，如肝硬化、右心力衰竭和内分泌失调通常需要螯合疗法。有些患者脾切除术后表现出输血需求减少，腹腔镜脾切除术大大缩短了恢复时间。但是，由于脾切除术后败血症有更大风险，因此对于年轻患者来说，尽可能将手术推迟至5岁之后，对于输血和螯合疗法有效的患者，不适用脾切除术。1982年，骨髓移植首次应用于重度地中海贫血的治疗，如果年轻患者有HLA相同的兄弟姐妹，也可选用骨髓移植。

麻醉注意事项 地中海贫血的严重性是器官损害程度和麻醉风险的关键决定因素。对于轻度地中海贫血，主要关注慢性代偿性贫血。随着病情发展，贫血更加严重，可能出现相关症状包括脾和肝大，骨骼畸形，充血性心力衰竭，精神迟缓，铁超载的并发症如肝硬化、右心力衰竭，内分泌疾病。

氧亲和力增加的血红蛋白

Chesapeake，J-Capetown，Kemsey，Creteil血红蛋白

血红蛋白的突变增加了血红素基对氧气的结合亲和力，使氧解离曲线左移，减少了Po_{50}（血红蛋白结合氧50%饱和时的氧分压）。许多类型的突变可以增加氧亲和力，即使是那些造成2,3-DPG结合减少的突变。这些血红蛋白与正常血红蛋白相比更容易结合氧，在氧分压较低时能够保留更多的氧。因此，它们在毛细血管氧分压正常的情况下向组织提供的氧气减少，返回到肺部的血液是氧饱和的。尽管这些变种的血红蛋白氧亲和力高，但是由于无法从肺部获得更多氧气，最终结果是，在血细胞比容正常的情况下，组织轻度缺氧，从而引发促红细胞生成素合成增加，导致红细胞增多症。轻度红细胞增多症患者不需要干预措施。当患者表现出血细胞比容升高（>55%~60%），血黏度可能进一步危及氧供，此时患者可能需要术前输血以及在术前和术中避免血液浓缩。但是血液稀释和失血，导致中度贫血，可能会引起显著的组织氧供减少，甚至在血细胞比容耐受血红蛋白正常的患者中也会出现。

麻醉注意事项 组织氧输送的基础值可能勉强维持，甚至使血细胞比容轻微下降，但是存在潜在风险。同理，非常高的红细胞压积（>55%~60%）可能损伤组织灌注，诱发高凝状态。

氧亲和力降低的血红蛋白

高铁血红蛋白血症

高铁血红蛋白血症是血红蛋白中的2价铁被氧化成3价铁。正常的血红蛋白，结合氧之后，铁转移一个电子到氧，使铁接近3价铁状态，氧形成超氧（O_2^-）。脱氧通常是将电子返回到铁，但如果没有返回，则形成高铁血红蛋白。正常红细胞中，由于有烟酰胺腺嘌呤二核苷酸脱水酶、抗利尿激素黄递酶、红细胞色素b₃组成的高铁血红蛋白还原酶系统的存在，高铁血红蛋白水平保持在1%或更少。高铁血红蛋白是一个显著左移的血红蛋白，由于其较高的氧亲和力，输送到组织的氧较少。当血红蛋白总量中高铁血红蛋白水平低于30%，不会损伤组织氧化。当高铁血红蛋白水平在30%~50%，患者开始表现出缺氧症状，当高铁血红蛋

白水平高于50%,将引起昏迷和死亡。

高铁血红蛋白血症的临床重要性可能来自三种机制:珠蛋白链突变有利于高铁血红蛋白形成(M血红蛋白);突变对高铁血红蛋白还原酶系统的效能造成损伤;接触有毒物质造成正常血红蛋白铁的氧化速度超过正常还原机制的能力。

由突变产生的高铁血红蛋白能够使血红素铁稳定在三价铁(Fe^{3+})状态,使它相对抵抗高铁血红蛋白还原酶系统的还原作用。高铁血红蛋白为棕蓝色,暴露于氧气不会变成红色,使患者出现与氧分压无关的发绀。高铁血红蛋白患者通常无症状,因为他们的高铁血红蛋白含量很少超过其血红蛋白总量的30%,超过此水平才会出现临床症状。

损伤高铁血红蛋白还原酶系统的突变很少导致高铁血红蛋白血症超过25%以上的水平。同高铁血红蛋白患者相似,该疾病患者可能出现与氧分压无关的瓦灰色假性发绀。接触化学制剂可以直接氧化血红蛋白或者产生反应性氧中间体氧化血红蛋白,造成获得性高铁血红蛋白血症,这是唯一一种可能导致高铁血红蛋白积累危及生命的情况。婴儿红细胞高铁血红蛋白还原酶水平较低,因此可能对氧化剂有更高的易感性。

毒性高铁血红蛋白血症的紧急治疗首先可在3~5分钟内静脉注射1~2 mg/kg 1%亚甲蓝盐水溶液,这种治疗通常是有效的,但可能30分钟后需要重复。亚甲蓝通过还原型烟酰胺腺嘌呤二核苷酸磷酸还原酶系统发挥作用,因此需要G6PD具备活性。G6PD缺乏症患者和重症患者可能需要输血。中度高铁血红蛋白中毒并不需要治疗,但是需要识别氧化剂的来源。

麻醉注意事项 对于有先天性突变而易于出现高铁血红蛋白的患者,应避免应用氧化剂,对有发展成为重度高铁血红蛋白血症(>30%)的患者,需要测量血液pH和高铁血红蛋白水平。

红细胞生成异常

增殖低下

先天性再生障碍性贫血(范可尼贫血) 范可尼贫血症是一种常染色体隐性遗传疾病,表现为严重血细胞减少,通常在20岁前发病,往往发展为急性白血病。在西方社会中的基因频率大约为1/200,在南非白人中可能为1/80。当此基因被充分表达(1/1 000 000),这种异常可引起进行性骨髓衰竭、多种身体缺陷、染色体异常以及癌症的倾向。然而,患者可能不会出现典型的身体缺陷,当儿童和年轻成人患有急性髓细胞性白血病应考虑此诊断。

药物和放射相关性骨髓损伤贫血 骨髓损伤贫血是一种可以预见的化疗副作用,贫血通常是轻度的,当采用高剂量多药物联合化疗时可引起全血细胞减少。如果药物没有造成不可挽回的骨髓损伤,只要有效避免感染,通常可以充分恢复。高能量辐射也可以产生骨髓损伤贫血,其程度通常是根据辐射的类型、剂量以及骨髓的暴露程度来预测。虽然剂量关系难以预计,但是长期暴露于低水平外部辐射或摄入放射性核素也可以产生再生障碍性贫血。

有几种药物与严重且通常不可逆的再生障碍性贫血的发展有关。表17-1显示了与骨髓损伤有关的药物分类:如氯霉素,少量应用即可产生严重的不可逆的再生障碍性贫血;而多数药物如保泰松、丙硫氧嘧啶、三环类抗抑郁药,引起的全血细胞减少都更加平缓,如果立即撤回药物,症状是可逆的。

感染相关性骨髓损伤贫血 骨髓损伤可源于传染性病原体对骨髓本身的直接入侵,粟粒性肺结核可能是最好的例子,或源于干细胞生长的免疫抑制。再生障碍性贫血可见于以下病毒性疾病,如病毒性肝炎、EB病毒感染、人类免疫缺陷病毒、风疹。细小病毒B19感染可以在先天性溶血性贫血的患者(镰状细胞性贫血、遗传性球形红细胞增多等,感染人类免疫缺

表 17-1	与脊髓损伤相关的药物分类
抗生素	氯霉素、青霉素、头孢菌素类、磺胺类、两性霉素 B、链霉素
抗抑郁药	锂、三环药
抗癫痫药物	苯妥英钠、卡马西平、丙戊酸、苯巴比妥
抗炎药	保泰松、非甾体类、水杨酸盐、金盐
抗心律失常药物	利多卡因、奎尼丁、普鲁卡因
抗甲状腺药物	丙硫氧嘧啶
利尿剂	噻嗪类、乙胺嘧啶、呋塞米
抗高血压药物	卡托普利
抗尿酸药物	别嘌呤醇、秋水仙碱
抗疟药	奎纳克林、氯喹
降糖药	甲苯磺丁脲
血小板抑制剂	噻氯匹定
镇静剂	普鲁氯嗪、甲丙氨酯

陷病毒患者无法清除病毒)中引起的一种急性、可逆的纯红细胞再生障碍。虽然这些贫血大多是自发可逆的,但是有一些情况,特别是在病毒性(非甲、非乙、非丙)肝炎之后,可引起致命性再生障碍性贫血。

血液系统或其他累及骨髓的恶性肿瘤引起的贫血　贫血可能源于引起红细胞前体数量减少的任何白血病。白血病通过使干细胞偏离红细胞系途径或者削减数量迫使干细胞离开骨髓来减少红细胞前体数量。实体肿瘤,如乳腺癌、肺癌、前列腺癌可能转移到骨髓,产生了类似的增殖低下贫血。除了白血病,其他骨髓成分的克隆扩增,如骨髓增生异常综合征及骨髓增生性疾病,常常也是不能容纳红细胞前体造成贫血。相比之下,骨髓中的红细胞克隆扩增或红细胞增多症,可能引起真性红细胞增多症,下一部分将会讨论。

麻醉注意事项　患者可出现一定程度的贫血和血小板减少,因此需要输血。免疫功能低下严重程度会影响对抗生素的需求或对抗生素覆盖面的选择。

红细胞增多症

持续缺氧通常会导致血细胞比容和红细胞质量代偿性上升。虽然这会增加血液的携氧能力,但是同时也增加了血黏度。假设在心排出量或局部血流量无明显变化的情况下,血细胞比容为33%~36%(血红蛋白11~12 g/dL)时组织氧输送能力最大。超过这个水平,血黏度增加将引起血流缓慢、氧输送下降。这种影响相对较小,而当血细胞比容超过50%,主要器官如脑的血流量会明显减少。

红细胞增多症的生理学　真性红细胞增多症或红细胞增多症是用来描述血细胞比容异常升高的术语。血细胞比容水平即使轻度增加也可对整个机体血黏度产生重大影响。血细胞比容增加可源于血浆容量的减少而并无红细胞数量的真正增多(相对红细胞增多症)。此外,急性血浆容量减少,可见于术前禁食,可以使无症状的红细胞增多症进展为威胁组织灌注的高黏血症。当血细胞比容水平上升到50%~55%,全血黏度呈指数增长,尤其是在许多低流量/切流速度的小血管,如毛细血管,血黏度增加特别容易出现脑循环的流量减少。

血细胞比容增高的临床体征和症状取决于潜在的疾病进程和发病速度。中度慢性红细胞增多症患者,可见于合并慢性肺病,很少出现症状,直至血细胞比容超过55%~60%,常见症状包括头痛和易疲劳。血细胞比容水平大于60%可危及生命,因为血黏度增加

威胁器官灌注。血细胞比容在此范围内的患者也有静脉和动脉血栓形成的风险,40%的患者会在病程中至少出现一次栓塞事件。

原发性红细胞增多症　原发性红细胞增多症,又称为真性红细胞增多症或PV,是一种干细胞的异常引起的造血前体的克隆增殖,近100%由JAK-2基因突变产生。这种克隆扩增通常产生过多的红细胞,但血小板和白细胞也可能增加。该疾病的诊断标准包括血细胞比容红细胞数量升高,动脉氧合正常,排除其他原因的脾大。原发性红细胞增多症可能会出现在任何年龄,但大多数患者在六七十岁发病。血栓是最常见的临床症状,尤其是脑血栓,血细胞比容为45%的男性和38%~40%的女性通常需要积极的定期静脉切开术。患者可能还需要骨髓抑制药物如羟基脲控制血细胞比容。从长期来看,约30%的患者将死于血栓性并发症,另外30%将死于癌症,一半会出现骨髓纤维化和急性白血病。

需要手术的原发性红细胞增多症患者围术期血栓形成及出血的风险增加。血栓形成的风险增加是由于该疾病患者高凝状态基础值会因手术而大约增加100倍。出血体质的发病原因通常是由于获得性血友病,该疾病源于超大血友病因子含量的异常降低引起,该因子对于正常血小板黏附十分重要(参见血友病部分)。与高血细胞比容相关的高黏血症容易引起血友病因子的构象变化,使得它易受酶裂解。因此,有效的凝血大型多聚体被耗尽,造成了出血的危险。所以,积极的静脉切开术和避免极端脱水可以降低该疾病患者在围术期血栓形成和出血的风险。

麻醉注意事项　术前应用静脉切开术时应注意围术期血液高凝状态和出血体质。

缺氧引起的继发性真性红细胞增多症　红细胞数量升高而没有其他造血细胞系的变化是缺氧的正常生理反应,无论缺氧是何种原因引起。因此,生活在海拔高达约2130米的人表现出生理性的有效代偿性红细胞增多症,而非临床的异常情况。在高海拔,人类处于急性和慢性高原病的高风险,可能出现严重的头痛、恶心、呕吐以及由脑水肿引起的神志不清。显著的心肺疾病也可造成组织缺氧引起红细胞增多症,最典型的例子是严重的右至左分流和相关的发绀型先天性心脏病。无论是先天或后天性原因所致的严重低心排出量,都可能会导致肾脏释放促红细胞生成素和相关的血细胞比容增加。肺部疾病也可导致缺氧性红

细胞增多症,典型的例子是肥胖患者的低通气(皮克韦坎综合征)。尽管由于组织氧输送减少红细胞仍能保持氧饱和(氧合血红蛋白解离曲线左移,在异常血红蛋白这一部分曾经讨论),遗传性血红蛋白缺陷(如高亲和力血红蛋白和 $2,3$-DPG 的数量或功能缺陷)仍能引起真性红细胞增多症,缺陷/药物产生显著的高铁血红蛋白血症(在异常血红蛋白这一部分亦曾讨论),血红蛋白稳定在氧化或者三价铁状态,增加血红蛋白对氧的亲和力,也导致氧合血红蛋白解离曲线的左移和代偿性真性红细胞增多症。产生高铁血红蛋白血症的异常引起的假性发绀与高铁血红蛋白不能反射氧化红光的棕色外观不同。(后者请参阅"氧亲和力降低的血红蛋白"这一部分的麻醉影响。)

麻醉注意事项　术前应用氧疗和静脉切开术时应注意围术期血液高凝状态和出血体质。

促红细胞生成素生成增加引起的继发性真性红细胞增多症　肾脏疾病及一些分泌促红细胞生成素的肿瘤与继发性红细胞增多症有关。肾积水、多囊性肾脏疾病、肾囊肿、良性和恶性肾肿瘤均可以导致促红细胞生成素生成增加。子宫肌瘤、肝癌及小脑血管瘤也已被证明能分泌促红细胞生成素。肾移植后患者出现的红细胞增多症与促红细胞生成素的生成无关,而与血管紧张素 II 对红细胞生长的促进作用有关,血管紧张素转换酶抑制剂可以逆转真性红细胞增多症。此外,表现突出的运动员暗中应用重组促红细胞生成素可能在健康的状态下产生红细胞增多症。

继发性真性红细胞增多症患者的处理取决于具体病因。轻度缺氧的红细胞增多症患者可不予特殊处理,组织氧输送的改善可以代偿血黏度的适度增加。高血细胞比容的患者,一般不治疗潜在的疾病,而是像治疗原发性真性红细胞增多症一样应用静脉切开术减少血栓和出血并发症。

麻醉注意事项　术前应用静脉切开术时应注意围术期血液高凝状态和出血体质。

止血异常

正常止血

血管内皮细胞任何破坏都是对血栓形成的一种有效刺激。作为一个局部过程,凝血可以封住血管缺损,保持连续性,限制失血,并启动伤口愈合的过程。

对过于强烈的凝血反应从而引起病理性血栓形成的预防措施涉及多个平衡机制,

包括完整内皮细胞的抗凝作用,活化凝血因子的循环抑制剂和局部纤溶酶。大多数的止血异常涉及凝血过程中一个或多个综合步骤的缺陷。因此了解止血的生理学很重要。

50 年前,两个小组同时描述了"瀑布"或"级联"可溶性凝血模型。级联模型与当时指导华法林和肝素剂量的凝血实验十分吻合,这些检测成为测量可溶性凝血的金标准。尽管这个级联模型对于实验室凝血测试仍然有效,但它不能精确反映体内凝血。

体内凝血继发于血液接触组织因子(TF)之后,例如血管损伤后的内皮下细胞。内源性凝血途径在早期凝血事件中不发挥作用。组织因子始动的凝血过程有两个阶段,一是始动阶段,二是蔓延阶段。始动阶段从接触的组织因子与循环中少量的 VIIa 因子结合开始。VIIa-组织因子复合体催化少量 X 因子转化为 Xa,继而产生类似的少量凝血酶。

在始动阶段形成的少量凝血酶触发了蔓延阶段,促进了凝血酶的大量产生。凝血酶通过激活血小板和 V 因子、VIII 因子促进自身的生成,设置 VIIIa-IXa 因子复合体的生成这一蔓延阶段的关键步骤。VIIIa-IXa 因子复合体的生成使得 Xa 因子生成,使 VIIa-组织因子复合体催化反应转变为产生内源性 X 酶的反应。这种转变具有巨大的动能优势,因为内源性 X 酶复合体在产生 Xa 时具有 50 倍的效能。血友病的出血体质具有完整的始动阶段以及有缺陷的蔓延阶段,说明了蔓延阶段在止血过程中的重要性。

常用的可溶性凝血的实验室检验方法仅能检测始动阶段的动力学。凝血酶原时间(PT)和活化部分凝血活酶时间(aPTT)均能指示纤维蛋白胶的首次出现,在整个反应完成少于 5% 时即可发生。这些测试对检测严重凝血因子缺陷十分敏感,例如血友病以及指导华法林/肝素治疗;但是它们不能模拟止血过程的顺序,也不能预测术中出现的危险性。

静脉循环中,在血小板表面进行的凝血级联反应的动能优势是十分明显的,但是需要相对少量的血小板来完成这一功能。要提高静脉出血的危险,血小板计数必须降低到非常低的水平,即低于 $10\,000/\mu L$。动脉循环与此形成鲜明对比,为确保手术止血,血小板计数最低要求至少是这个数字的五倍(见下文"动脉凝血")。

影响始动阶段凝血因子的止血异常

表17-2列出了遗传性和获得性止血异常。

Ⅶ因子缺乏症

遗传性Ⅶ因子缺乏症是一种罕见的临床严重程度各异的常染色体隐性疾病。只有纯合子患者会因Ⅶ因子总体水平过低(<15%)出现出血症状。这些患者通过实验室检查特征可以辨别,凝血酶原时间(PT)延长,部分凝血活酶时间(PTT)正常。

麻醉注意事项 单因子缺乏的治疗取决于缺陷的严重程度。多数轻度至中度Ⅶ因子缺乏症患者可以输注新鲜冷冻血浆(FFP)。Ⅶ因子浓度低于1%的患者通常需要更集中的Ⅶ因子来源。Ⅶ因子缺乏症患者预防的首选产品是Proplex T(Ⅸ因子复合体),因为它具有较高的Ⅶ因子水平。伴有活动性出血的Ⅶ因子缺乏症可采用Proplex T或者活化形式的Ⅶa重组因子(NovoSeven)治疗,起始剂量通常为20~30 μg/kg,根据凝血酶原时间的结果决定是否重复应用。(参见"获得性Ⅷ因子或Ⅸ因子抑制剂"这一部分对于Ⅶa重组因子的详细讨论)。

先天性Ⅹ因子、Ⅴ因子、凝血酶原Ⅱ缺乏症

先天性Ⅹ因子、Ⅴ因子、凝血酶原Ⅱ缺乏症也是遗传性常染色体隐性疾病,严重的缺乏非常少见,发生率为1/1 000 000。这些因子中任一因子严重缺乏的患者都表现出凝血酶原时间(PT)和部分凝血活酶时间(PTT)的延长。先天性Ⅴ因子缺乏症患者还可能出现出血时间延长,因为Ⅴ因子和血小板有助于血凝块的形成。

麻醉注意事项 Ⅹ因子、Ⅴ因子、凝血酶原Ⅱ缺乏可以使用新鲜冷冻血浆纠正。新鲜冷冻血浆中的维生素K依赖性因子的浓度与其在体内正常血浆的浓度大体相同。因此,应用大量体积的新鲜冷冻血浆可以使缺乏的因子水平有显著上升。根据经验,要使缺乏的因子水平上升20%~30%,需要6 U的新鲜冷冻血浆。这个用量相当于很大数量的血浆(800~1200 mL),对患者的心血管系统来说是一个显著的挑战。此外,本替代治疗的效果持续时间取决于每个因子的代谢时间,意味着为保持因子水平而需要重复输注新鲜冷冻血浆。Ⅴ因子存储在血小板颗粒中,对于出血的患者,输注血小板是一种理想的替代方式,它可以将缺失的因子输送到出血部位。

对于严重缺乏而又需要接受具有显著失血风险手术的患者,可以使用商品化的凝血酶原复合浓缩物(PCCs)。这些产品的优点是,可以将因子水平提高50%或者更高而不会增加容量负荷的风险。其缺点是具有引起广泛血栓形成、血栓栓塞、弥散性血管内凝血(DIC)的风险。同样重要的是要认识到在不同产品中各因子的水平。Konyne-HT和Bebulin VT(Ⅸ因子复合物)含有相当数量的Ⅹ因子和凝血酶原,而Pronine-HT中凝血酶原水平是Ⅹ因子水平的两倍。

影响蔓延阶段凝血因子的止血异常

凝血过程蔓延阶段的缺陷意味着显著的出血倾向。一些蔓延阶段的缺陷与活化部分凝血活酶时间(aPTT)延长有关。X连锁隐性疾病血友病A和B是这类异常的典型。Ⅷ因子或Ⅸ因子的显著减少与自发和过度出血有关,尤其是血肿和肌肉血肿。由4号染色体上的基因编码的Ⅸ因子的缺乏同样延长aPTT,但是出血倾向不甚严重。始动阶段对于此项实验室检查的刺激在于Ⅻ因子(Hageman因子)受到表面接触活化生成Ⅻa因子。这个反应被高分子量激肽原的存在以及前激肽释放酶到活性蛋白酶激肽释放酶的转变所易化。这三个因子的任一缺陷都可以引起aPTT的延长。但是,如"正常止血"这部分讨论过的这些接触活化因子在体内凝血的始动阶段和蔓延阶段不发挥作用;因此,Ⅻ因子、高分子量激肽原以及前激肽释放酶的缺陷与

表 17-2	凝血异常的分类
遗传性	获得性
血友病 A	弥散性血管内凝血
血友病 B	围术期抗凝
血管性假性血友病	术中凝血
纤维蛋白原缺乏症	稀释性血小板减少症
凝血因子 V 缺乏症	凝血稀释
凝血因子Ⅷ缺乏症	大量的输血
遗传性出血性毛细血管扩张症	手术类型(心肺分流、脑外伤、整形外科、手术泌尿外科手术、产科分娩)
蛋白 C 缺乏症	
抗凝血酶Ⅲ缺乏症	药物引起的出血
	药物引起的血小板功能障碍
	特发性血小板减少性紫癜
	血栓性血小板减少性紫癜
	导管引起的血小板减少症
	维生素 K 缺乏症

临床出血无关。存在这些特殊因子缺乏的患者不需要特殊处理,除非凝血检测结果的改变需要对体内止血关键生理因子的精确测量。

先天性Ⅷ因子缺乏症:血友病A

Ⅷ因子基因是位于X染色体上长度186 kb的大型基因。大多数严重的血友病通常有X染色体基因组主要部分的反转或缺失或者错义突变,使得Ⅷ因子的活性小于正常水平的1%。其他突变,包括点突变和小缺失,通常导致Ⅷ因子水平大于1%的轻微疾病。某些患者中会产生功能异常的蛋白,导致Ⅷ因子抗原(蛋白)的免疫检测与Ⅷ因子活性的凝血检测不符。

根据经验,血友病A的临床严重程度与Ⅷ因子活性最为相关。严重血友病Ⅷ因子的活性小于正常水平的1%(<0.01 U/mL),通常在童年由于频繁自发的关节、肌肉和重要器官出血而诊断。这些患者需要频繁的Ⅷ因子替代治疗,甚至可能有发展为进展型关节畸形的风险。

Ⅷ因子水平维持在正常值的1%~5%时可以减少疾病的严重程度。这些患者手术或外伤出血的风险增加,但大大缓解了自发性血肿的困境。Ⅷ因子水平维持在正常值的6%~30%的患者仅受轻度影响,可能至成年仍未确诊。但是他们仍面临在大手术时过多出血的危险。血友病A的女性携带者也存在手术风险。X染色体的莱昂化现象不是完全随机的,所以10%的女性携带者仍有可能Ⅷ因子活性小于30%。

重度血友病A患者部分凝血活酶时间(PTT)显著延长,轻度疾病患者PTT可能只比正常值延长数秒。因为实验室凝血过程的组织Ⅶ因子依赖性途径(外源途径)是完整的,因此凝血酶原时间(PT)是正常的。

麻醉注意事项　血友病A的患者面临重大手术时,Ⅷ的水平必须接近正常(100%)。这需要提前输注50~60 U/kg(70 kg的患者输注3500~4000 U)。由于Ⅷ因子的半衰期在成人约12小时,每8~12小时需要重复输注25~30 U/kg保持血浆Ⅷ因子大于50%。应用低剂量(20~30 U/kg)时,平均输注后血浆水平峰值约为30%~50%(每公斤体重输注一个单位,Ⅷ因子血浆水平可升高约2%)。Ⅷ因子的半衰期在儿童约为6小时,需要更频繁输注以及实验室检测以确定效能。应测量Ⅷ因子水平的峰值和波谷值以确认剂量水平和剂量间隔。治疗必须持续2周以上,避免术后出血破坏伤口愈合。接受骨骼或关节手术的患者可能需要更长的治疗。在这种情况下,可能需要4~6周的替代治疗。

高达30%的重型血友病A患者接触Ⅷ因子的浓缩或重组产品后最终会产生抑制性抗体,一般出现在首次接触之后的10~12天。最新的重组产品仍未减少抑制剂生成的几率。(参见"获得性Ⅷ因子或Ⅸ因子抑制剂"这一部分对于此并发症患者的全面讨论。)

先天性Ⅸ因子缺乏症:血友病B

血友病B患者也与血友病A患者有类似疾病的临床谱。Ⅸ因子水平小于1%可引起严重出血,Ⅸ因子水平1%~5%引起中度症状。Ⅸ因子水平5%~40%的患者通常仅罹患轻度疾病。轻度血友病患者(Ⅸ因子活性>5%)可能无法诊断,直至进行手术或者患者拔牙。与血友病A的实验室检查结果类似,血友病B的患者PTT延长,PT正常。

麻醉注意事项　血友病B患者的麻醉管理一般准则与血友病A患者没有显著区别。重组/纯化产品或者Ⅸ因子凝血酶原复合浓缩物可治疗轻度出血发作或者预防小手术出血。但是需要注意,应用Ⅸ因子凝血酶原复合浓缩物治疗时,其中可能含有高剂量的活化凝血因子。当给予患者可以使Ⅸ因子水平上升到50%或者更高的足够剂量时,血栓栓塞并发症的风险增加,尤其是对于接受骨科手术的患者。因此,对于接受骨科手术和严重创伤或肝脏疾病的患者仅应用重组Ⅸ因子。

对于Ⅷ因子替代治疗,应用数天纯化Ⅸ因子的浓缩或重组产品治疗血友病B出血。因为脉管系统中胶原蛋白的吸收,Ⅸ因子的更新约为Ⅷ因子的一半,使得Ⅸ因子的剂量约为Ⅷ浓缩物的2倍。因此,为实现严重血友病B患者血浆Ⅸ因子水平100%,需要输注剂量为100 U/kg(70 kg的患者输注7000 U)。同时,Ⅸ因子的半衰期为18~24小时,所以每12~24小时重复开始剂量的50%通常足以保持其血浆水平大于50%。和Ⅷ因子的推荐剂量类似,30~50 U/kg的剂量可以使Ⅸ因子水平平均上升20%~40%,足够纠正不甚严重的出血。

获得性Ⅷ因子或Ⅸ因子抑制剂

血友病A患者循环中出现Ⅷ因子抑制剂的风险很高,出现率在Ⅷ因子严重缺乏的患者约为30%~40%。血友病B患者出现Ⅸ因子抑制剂的可能性相对较低,约为3%~5%。具有获得性Ⅷ因子或者非常罕见的Ⅸ因子自身抗体而基因型正常的患者可出现严重的血友病样综合征。这些患者通常中年或老年发病,没有异常出血家族史,突然出现严重自发的出血。

检测抑制剂的存在需要"混合试验"这一测试。这个试验是要将患者血浆和正常血浆按照1:1混合以确定PTT的延长是否被缩短。罹患血友病A Ⅷ因子活性缺乏而不存在循环Ⅷ因子抑制剂的典型患者混合试验结果通常是PTT与正常相比缩短至4秒之内。与此相反，有Ⅷ因子抑制剂的患者不会将PTT缩短至这个范围内。对Ⅷ因子活性水平进行定量同样重要，采用PTT的变体称为Bethesda试验测量抑制剂的滴度（抑制剂的Bethesda U/mL血浆）。总体来说，有Ⅷ因子抑制剂的患者根据抑制剂的水平可以分为两组。高反应组（>10 U/mL）在任一因子输注之后呈现明显的抑制剂反应，该水平不能被高剂量替代疗法中和。此反应是典型的同种抗体诱导，当患者重新接触因子抗原时，有持续的记忆应答风险。与此相反，低反应组可以维持抑制剂在相对低水平，除非反复应用Ⅷ因子替代治疗。

麻醉注意事项 血友病A合并抑制剂存在的患者其管理根据患者是否为高或低反应组而各异。低反应组滴度小于5~10 Bethesda U/ml，对Ⅷ因子浓缩物没有记忆应答，而高反应组滴度可高达数千Bethesda单位且表现出显著记忆应答。低反应组患者可以应用Ⅷ因子浓缩物。需要Ⅷ因子的高起始剂量和维持剂量以及频繁的Ⅷ因子水平检测来指导治疗。当Ⅷ因子抑制剂的滴度超过5~10 U/mL（高反应组），不能使用Ⅷ因子浓缩物进行治疗。威胁生命的大出血可以使用旁路制品治疗，如活化凝血酶原复合浓缩物（Autoplex Y，FEIBA）或者重组Ⅶa因子（NovoSeven）。使用活化凝血酶原复合浓缩物治疗能导致DIC或广泛的血栓栓塞，所以获得性抑制剂的治疗首选重组Ⅶa因子。在"正常止血"这一部分曾讨论，尽管血友病可以通过在始动阶段Ⅶa因子与组织因子的结合产生Ⅹa，但在蔓延阶段不能生成Ⅹa，在缺乏Ⅷ因子或者Ⅸ因子的情况下也不能使血小板表面的凝血酶激增。高浓度的重组Ⅶa因子可以通过结合到血小板表面增加Ⅹa的生成和凝血酶激增而替代Ⅷa/Ⅸa Ⅹ酶复合体的需求，不受Ⅷ因子或Ⅸ因子抑制剂的影响。对于有抑制剂的活动性出血患者，需要每2~3小时进行剂量为90~120 μg/kg的静脉输注，直至止血。持续的Ⅶa因子输注应用于进行手术的患者。实验室检测可以显示PT的缩短，但是这与临床控制止血不呈相关性。虽然通过Ⅶa形成的凝血酶不如Ⅷ因子治疗的作用强，但是重组Ⅶa疗法仍然可以成功控制80%有抑制剂患者的出血。严重副反应包括广泛或局部血栓形成，与其治疗作用相比是可以接受的。

严重血友病B的患者可能出现Ⅸ因子抑制剂，但是几率远小于血友病A。改良Bethesda试验用于抑制剂水平的定量。通常Ⅸ因子抑制剂患者可应用重组Ⅶa或者凝血酶原复合浓缩物进行紧急治疗。

出现Ⅷ因子或者Ⅸ因子自身抗体而没有血友病史的患者可有致命的出血风险，抑制剂水平可能高达数千Bethesda单位。需要重组Ⅶa因子或活化凝血酶原治疗，单独应用Ⅷ因子或Ⅸ因子是无效的。

ⅪⅠ因子缺乏症

除此之外唯一一种引起PTT延长和出血倾向的缺陷是Ⅺ因子缺乏症（Rosenthal病）。这是一种常染色体隐性遗传病，因此同时影响男性和女性。它比血友病A或B罕见，但是它在东欧的德系犹太人中发生率为5%。出血倾向通常是轻度的，并且只在手术后比较明显。即使在Ⅺ因子水平小于5%的患者中血肿也很罕见。Ⅱ型突变的纯合子患者Ⅺ因子水平很低，接触血浆治疗后可出现Ⅺ因子抑制剂。

麻醉注意事项 Ⅺ因子缺乏症的治疗取决于缺乏和出血史的严重程度。多数Ⅺ因子缺乏症患者可以输注新鲜冷冻血浆。伴有活动性出血的Ⅺ因子缺乏症可以使用凝血酶原复合浓缩物或重组Ⅶa因子治疗，通常起始剂量为20~30 μg/kg，根据凝血酶原时间的结果决定是否重复应用。Ⅺ因子抑制剂的治疗可以参考血友病A和血友病B的管理，在"获得性Ⅷ因子或Ⅸ因子抑制剂"这一部分有讨论。

先天性纤维蛋白原异常

先天性纤维蛋白原生成异常可明显影响生成纤维蛋白凝块的最后一个步骤。纤维蛋白原的水平降低，无论是低纤维蛋白原血症还是无纤维蛋白原血症，都是相对罕见的常染色体隐性遗传病。无纤维蛋白原血症患者有严重的自发出血或创伤后出血体质。由于这种出血可以从出生后数天即开始，因此常与血友病混淆。血浆纤维蛋白原水平低至50~100 mg/dL的患者可有严重出血风险。

纤维蛋白原异常血症

更常见的缺陷是异常纤维蛋白原的产生。纤维蛋白原是在4号染色体上3个基因的控制下在肝脏合成的。300多种不同的突变可产生异常纤维蛋白原，引起正常纤维蛋白原的减少，导致纤维蛋白原异常血症。许多突变为常染色体显性遗传特征。纤维蛋白原异常血症的临床表现各异。同时有纤维蛋白原数量减少和纤维蛋白原功能失常（低纤维蛋白原异常血症）的患者通常表现出过多出血。这也适用于纤维蛋白原异常血症纯合子新家族。大多数纤维蛋白原异常血症患者，症状上常表现为杂合子，虽然凝血试验异常，但是多数没有出血倾向。总体而言，约60%的纤维蛋白原异常血症没有临床症状，其余的可以表现为同样几率的出血体质或相反的血栓倾向。一小部分纤维蛋白原异常血症可出现自然流产和伤口愈合不良。

纤维蛋白原的实验室评估包括浓度和功能。最准确的总蛋白纤维蛋白原定量测量为免疫测定或蛋白沉淀技术。其他纤维蛋白原功能障碍的筛查包括用蛇毒酶测量凝血酶时间(TT)和凝血时间。这些测试对于纤维蛋白原功能障碍都十分敏感。确诊和纤维蛋白原异常血症的分类需要用十二烷基硫酸钠聚丙烯酰胺凝胶电泳和氨基酸序列进行纤维蛋白肽链分析

麻醉注意事项 大多数纤维蛋白原异常血症没有临床症状，因此也不需要治疗。对于有症状和有手术出血风险的患者，需要冷沉淀治疗。为使中等身材的成人纤维蛋白原水平至少升高100 mg/dL，需要输注10~12 U冷沉淀剂，每天2~3次(纤维蛋白原的异化率为每天25%)。相反，有血栓形成倾向的纤维蛋白原异常血症患者需要长期抗凝。

XIII因子缺乏症

纤维蛋白凝块的稳定性对于止血十分重要。XIII因子(纤维蛋白稳定因子)缺乏症是一种罕见的常染色体隐性遗传疾病，发病率约为1/5 000 000。患者出生时可表现为持续性的脐部或包皮环切后出血。成人患者呈严重的出血体质，表现为经常性的软组织出血、伤口愈合不良以及颅内出血的发生率很高。通常情况下，出血因为XIII因子对纤维蛋白凝块的稳定作用而有所延迟。血液凝块形成后不能维持止血。XIII因子缺乏症的女性患者流产率接近100%，说明这个因子对于维持妊娠的关键作用。

当患者为严重的出血体质，而其他凝血筛查，包括PT、PTT、纤维蛋白原水平、血小板计数、出血时间均正常，应考虑XIII因子缺乏症。血凝块溶解在5M尿素可作为筛查。筛查结果不正常，确诊可使用酶联免疫吸附试验。XIII因子水平低于正常1%的患者有严重出血风险。杂合子患者(XIII因子水平接近50%)通常没有出血倾向。

麻醉注意事项 XIII因子缺乏症的患者可以使用新鲜冷冻血浆、冷沉淀剂、血浆源性浓缩XIII因子或者Fibrogammin P进行治疗。术前预防可使用静脉注射

10~20 U/kg，间隔4周或6周，具体取决于患者的血浆XIII因子水平。急性出血可静脉输注50~75 U/kg。XIII因子的循环半衰期较长，为7~12天，所以即使很低的血浆浓度(1%~3%)也可以达到充分止血。

动脉凝血

影响血小板数量的异常

正常的循环血小板计数维持在相对较窄的范围内(北欧人150 000~450 000/μL，地中海血统人群90 000~300 000/μL)。血小板的体积和血小板计数呈负相关，因此这两类人群的循环血小板质量是相同的。大约1/3的血小板被分离在脾脏。因为血小板的寿命约为9~10天，所以每天需要生成150 000~450 000/μL维持稳定状态。

麻醉注意事项 对于血小板减少症的一般概念不管血小板减少症的原因，如果患者出现致命的出血、密闭腔隙如颅内出血或需要紧急手术，都应考虑输注血小板。长期的管理通常需要其他治疗，改善血小板生成或降低血小板的破坏。

血小板输注治疗需要与血小板减少症的严重程度、出血并发症、患者的潜在疾患相符。对于相对较小的治疗过程，如导管插入、活检或腰椎穿刺，血小板计数应大于20 000~30 000/μL。如果需要比较大的治疗过程，血小板计数应尽可能大于50 000~100 000/μL以控制出血。每个单位的机采血小板或每6 U的随机捐献的血小板(6包)可将正常身材(70 kg)患者的血小板计数升高大约50 000/μL。这是在假设患者没有同种免疫以及血小板破坏率增加的情况下。随着血小板的消耗增加，输注后一小时内的血小板计数以及频繁的间隔对于规划进一步血小板输注治疗的需要十分重要。

一个单位的单采血小板相当于4~8个单位的随机捐赠血小板。对于出现随机捐赠血小板同种免疫的患者，血库可以提供HLA匹配的单采血小板。随机和单采血小板不需要ABO血型相容。但是，对于Rh阴性患者，尤其是育龄妇女，血小板库中输注足够的红细胞可增加患者的致敏风险。因此，这些患者应该接受Rh阴性捐赠者的输注或者在输注Rh阳性制品后使用RhoGAM进行治疗。

血小板减少症没有特异性的症状或者独特的临床表现。患者血小板计数非常低，通常低于15 000/μL，

多部位的显著出血,包括鼻、黏膜、消化道、皮肤和血管穿刺点。一个强烈提示血小板减少症的标志是皮肤或黏膜出现淤斑。这种情况通常出现在下肢(静水压力升高)。血小板减少症的诊断最好根据以下方面的正常生理:①血小板生成;②血小板在循环中的分布;③血小板的破坏。这种方法提供了全面的分类,帮助指导特异性疾病状态的鉴别诊断。

导致血小板生成缺陷的异常:先天性

生成异常可以由骨髓的巨核细胞再生障碍性贫血或发育不全引起。

先天性发育不全血小板减少症合并桡骨缺失(TAR综合征)通常是常染色体隐性遗传的方式。血小板减少症的发展在妊娠晚期或出生后早期,最初通常比较严重(<30 000/μL),但是接近2岁时可以缓慢改善接近正常范围。患者常有明显的双侧桡骨畸形,其他骨骼异常也可能出现。

范可尼综合征

范可尼贫血的血液学表现通常到大约7岁才会出现,虽然已报道血小板减少症可出现在新生儿。骨髓显示出细胞结构和巨核细胞数量减少。新生儿期很少需要治疗,多数出现过一次严重骨髓衰竭的患者需要干细胞移植治疗。

May-Hegglin异常

May-Hegglin异常的患者通常在循环中有巨大血小板以及白细胞中有Döhle小体(嗜碱性内含物)。血小板生成的无效性各异;1/3的患者有显著的血小板减少以及出血风险。

Wiskott-Aldrich综合征

Wiskott-Aldrich综合征是一种X染色体连锁疾病,表现为湿疹、免疫缺陷和血小板减少症。由于颗粒缺陷,循环血小板比正常状态小,功能欠佳,存活率降低。但是后者不足以解释血小板减少症的严重性;无效血小板形成是主要的异常。

常染色体显性遗传血小板减少症

常染色体显性遗传血小板减少症患者通常表现出巨核细胞数量增加和无效生成,在某些病例中,巨血小板被释放到循环中。许多患者有神经性耳聋和肾炎(Alport综合征)。

导致血小板生成缺陷的异常:获得性

血小板生成障碍可源于骨髓损伤所导致的全系造血过程抑制,乃至骨髓再生障碍(再生障碍性贫血)。骨髓巨核细胞中的减少见于接受放射治疗或化疗的癌症患者,接触有毒化学物质如苯、杀虫剂,应用常用药物如噻嗪类利尿剂、酒精、雌激素,或者因病毒性肝炎导致的并发症。骨髓浸润的恶性进程也会破坏血小板生成。造血系统恶性肿瘤,包括多发性骨髓瘤、急性白血病、淋巴瘤、骨髓增生性疾病常引起血小板生成缺陷;转移癌与Gaucher病是罕见的原因。

无效血小板生成也可见于维生素B_{12}或叶酸缺乏的患者,包括酗酒和有叶酸代谢缺陷的患者。此缺陷与红细胞和白细胞系的成熟缺陷相同。骨髓巨核细胞增加,但有效的血小板生成减少。这种血小板生成障碍可以被恰当的维生素疗法迅速逆转。

麻醉注意事项 血小板输注是对血小板生成异常患者的管理的主要方法。参见"麻醉注意事项:对于血小板减少症的一般概念"这一部分对于血小板输注的讨论。继发于内源性巨核细胞异常的无效血小板生成患者,当发生出血而需要紧急手术时,治疗方法与生成异常的患者相同。与维生素B_{12}或叶酸缺乏相关的无效血小板生成应当立即应用适当的维生素疗法。血小板计数数天内可恢复正常;因此不需要输注血小板,紧急情况除外。

血小板破坏异常:非免疫性破坏

作为血管内凝血的一部分,血小板的消耗可见于多种临床情况。当整个凝血途径被激活,这个过程被称为DIC。DIC可以是突发性的,伴有严重的血小板减少和显著的凝血因子检测结果延长导致出血;它还可以是平缓的,只有轻微的或没有血小板减少,出血倾向也较小。血小板消耗也可以作为一个独立的进程发生(所谓的血小板DIC)。病毒性感染、菌血症、恶性肿瘤、高剂量化疗、血管炎可导致血管内皮细胞显著损伤以至增加血小板清除率而不引起凝血途径的完全激活。基本上,这是一个正常血管修复的恶化过程,血小板黏附于暴露的内皮下表面,继而与纤维蛋白原结合聚集。当内皮被显著破坏,消耗大量血小板可导致血小板减少症。血小板血栓形成而引起的血管闭塞比较罕见,但有时会发生严重的血管炎。获得性免疫缺陷综合征患者可出现消耗性血小板减少症,伴有继发于动脉血栓的器官损伤。

血栓性血小板减少性紫癜(TTP)、溶血性尿毒症(HUS)和HELLP综合征是血小板非免疫性破坏最重要的例子。尽管潜在的病理生理学有明显不同,但是这些疾病的存在可以导致血栓形成和器官损害。

血栓性血小板减少性紫癜

血栓性血小板减少性紫癜可表现为复杂的症状包括:发热;血小板减少症伴有DIC筛查结果阴性(PT、PTT和纤维蛋白原水平正常);累及肾脏、中枢神经系统的多发小血管闭塞(血小板血栓),偶有累及皮肤和远端肢体;伴有裂细胞症(流经内动脉血小板血栓的红细胞的机械性碎化)的微血管性溶血性贫血。但是,裂细胞症、血小板减少症以及乳酸脱氢酶升高(溶血的依据) 这个三联征更为常见并且足以作为诊断依据。TTP可作为一个家族性疾病发生,没有明显的原因(先天性)的散发疾病,慢性复发疾病或者骨髓移植和药物治疗(奎宁、噻氯匹定、丝裂霉素C、α-干扰素、喷司他丁、吉西他滨、他克莫司或环孢素A)的并发症。子痫前期的HELLP综合征女性也可以在围生期或产后出现显著的TTP。

TTP可能是继发于激活、聚集和血栓形成的血小板破坏增多导致器官损伤最典型的例子。该家族或循环疾病的潜在机制涉及继发于遗传性ADAMTS13基因突变的vWF裂解蛋白酶活性缺陷(ADAMTS13缺陷)导致持续性的超大型(UL)vWF多聚体循环。血浆置换对于清除vWF多聚体和恢复vWF裂解蛋白酶活性都是有效的。

溶血性尿毒症综合征

溶血性尿毒症综合征最常见于继发于大肠杆菌0157:H7型或产生志贺样毒素的相关细菌的出血性腹泻的儿童。主要症状是急性肾衰竭;血小板减少症比TTP少见,没有神经症状。除了罕见的严重HUS患儿,这类患者不需要血浆去除或新鲜冷冻血浆治疗。通过血液透析的支持,大多数患儿可自发恢复,死亡率小于5%。与此相反,感染大肠杆菌0157:H7型的成人可表现出HUS和TTP的症状并存,通常肾损害较少。年龄较大的儿童和成人死亡率较高,因此不论疾病形式,均应接受血浆置换和血液透析。

HELLP综合征

血小板减少症是一种妊娠的常见并发症。轻度血小板减少(血小板计数70 000~150 000/μL)见于6%~7%近于孕期的妇女,表现出生理变化,类似妊娠期稀释性贫血。与高血压相关的血小板减少症见于1%~2%的孕妇, 多达50%的围产期女性分娩时可能出现DIC样状况,伴有严重的血小板减少,血小板计数20 000~ 40 000/μL。当同时存在红细胞溶血 (H),肝酶升高(EL),血小板计数降低(LP)时,成为HELLP综合征。生理上,HELLP综合征与TTP非常相似。患者的高血压和完成分娩的管理通常可以终止这一过程。但是,少数患者可在分娩后发展为完全的TTP和HUS。分娩后TTP是致命的,且预后较差。血浆置换和静脉应用免疫球蛋白的治疗效果各异。

麻醉注意事项 血小板破坏异常患者的适当管理依赖于诊断。在有作为DIC一部分的非免疫性破坏的人群中,血小板和血浆输注是支持性的,唯一真正有效的治疗是针对DIC的根本原因的治疗。如果首要条件可以纠正, 凝血因子和血小板计数将得到恢复。TTP或HUS患者有致命的出血时应仅接受血小板输注。对于TTP或者HUS,需要关注血小板输注的潜在危害;它们可能导致继发于显著血小板聚集和活化的血栓形成增加和器官损伤(包括心源性猝死)。手术应尽可能推迟,直至相关异常得到控制。

HUS和HELLP综合征的治疗提出了不同的挑战。儿童HUS通常不需血浆去除即可得到控制,但是当严重肾衰竭时需要透析。HELLP综合征,如同先兆子痫,通常可以因胎儿娩出而解决。但是,一部分女性会转化为分娩后TTP样综合征。应该对她们进行积极的血浆置换。当出现器官损害时,疗效一般较差。

血小板破坏异常:自身免疫性破坏

血小板减少症是一种常见的自身免疫性疾病的表现。血小板减少症的严重程度各异。在一定条件下,血小板计数下降到1000~2000/μL。在其他患者中,巨核细胞增加血小板生成的能力导致代偿状态,使得血小板计数维持在20 000/μL至正常水平。

免疫性破坏通常可以根据临床表现诊断,包括血液中网状血小板(含RNA)水平升高,骨髓巨核细胞数量和倍性增加。巨核细胞数量的扩张可作为初步证据表明,血小板生成率提高以代偿循环中的血小板生存期缩短。

成人血小板减少性紫癜

成人自身免疫性血小板减少症的鉴别诊断首先应详询病史,包括是否接触药品、血液制品或者或病毒感染。成人在接触血液制品后,最常见的为红细胞和血小板,可发展为输血后紫癜。虽然PLA-1阴性的经产妇具有高风险,但是输血后紫癜在男性和女性中均可见。通常来说,患者血浆中可检测出具有PLA-1特异性的高效能自身抗体。

药物引起的自身免疫性血小板减少性紫癜 多种药物可以产生免疫性血小板减少症。奎宁、奎尼丁和司眠脲已被广泛研究。临床上，患者表现为严重血小板减少症，血小板计数小于20 000/μL。这些药物作为半抗原引发抗体形成，然后充当抗体结合到血小板表面的预留分子。血小板减少症也可能因为有已生成的抗体存在而在首次接触药物的几小时内发生。这在不同药物中的发生频率不同，已被报道的有阿昔单抗（ReoPro）（0%~13%）和其他糖基磷脂多糖Ⅰb/Ⅲa抑制剂。其他药物，例如α-甲基多巴、磺胺类、金盐，也会刺激自身抗体。但是它们不是导致血小板破坏的预留半抗原。

肝素诱导的血小板减少症 肝素与血小板减少症的相关性值得特别讨论。肝素诱导的血小板减少症（HIT）可有数种形式。Ⅰ型HIT（非免疫性HIT）血小板计数的适度减少，可见于大多数第一天应用全剂量普通肝素（UH）的患者。这和肝素与血小板的被动结合有关，导致血小板寿命的适度缩短。这种过程是暂时的，并且临床症状不显著。

HIT的第二种形式，Ⅱ型HIT或免疫介导的HIT需要更多关注。当患者使用肝素超过5天，肝素-血小板因子4复合体的抗体可形成，该抗体可以与血小板Fc受体结合，诱导血小板活化和聚集。血小板活化导致肝素-血小板因子4复合体的进一步释放和循环中血小板微粒的出现，从而放大促凝血状态。此外，肝素-血小板因子4复合体结合至内皮细胞可以刺激凝血酶生成。在体内，这既会导致血小板清除增加从而引起血小板减少症，也会导致严重器官损伤（肢缺损、中风、心肌梗死）的可能以及罕见部位的血栓形成（肾上腺、门静脉、皮肤）。

Ⅱ型HIT的发生率因肝素的类型和剂量以及治疗时间而各异。10%~15%应用牛肝素的患者会出现抗体，而应用猪肝素的患者出现抗体的几率小于6%。肝素诱导的血栓形成的风险比抗体形成的发生率低。10%出现肝素-血小板因子4复合体抗体的患者会发展出血栓事件。然而，风险因临床条件而存在差异，术后循环中活化血小板和凝血酶的水平较高时，发生率可高达40%以上，例如骨科手术后。一些研究还表明，即使没有明显血栓形成，HIT抗体对术后结果仍有负面影响。有报道称，HIT抗体阳性的患者接受动脉搭桥手术或者应用肝素治疗不稳定性心绞痛时，发生不

良事件的几率升高，包括住院时间延长、中风、心肌梗死，甚至死亡。

肝素与显著血小板减少症的相关性不容忽视。接受全剂量普通肝素超过五天或者曾经使用肝素的患者应当隔日常规监测血小板计数。当血小板计数下降大于50%，即使绝对血小板计数在正常范围内，仍可指示Ⅱ型HIT抗体的出现，因此，需要停止使用肝素，使用直接凝血酶抑制剂如来匹卢定或阿加曲班替代治疗。如果继续使用肝素，即使是低剂量皮下应用或者低分子量肝素（LMWH），根据临床情况不同仍有发生重大血栓栓塞事件的显著风险。

急性Ⅱ型HIT可发生于患者首次接触肝素后20天内重复应用肝素。当HIT抗体已经存在，患者重复应用肝素时可出现急性药物反应，如突然发作的呼吸困难、寒战、出汗、高血压和心动过速。如果继续使用肝素，这类患者出现致命血栓栓塞的风险极高。

药物引起的血小板减少症的麻醉注意事项 如往常一样，血小板输注适用于当患者出现危及生命的出血或者封闭腔隙如颅内出血。血小板输注治疗必须与血小板减少症的严重性、出血并发症的存在以及患者的潜在疾病相符。对于继发于药物摄入的自身免疫性血小板减少症的患者，最重要的管理步骤是停止使用药物。糖皮质激素治疗可加速特发性血小板减少性紫癜（ITP）样症状患者的恢复，可见于患者对复方新诺明的反应。恢复的速度取决于药物的清除率和骨髓巨核细胞增殖和增加血小板生成的能力。即使血小板计数很低，出血的可能性不大，患者也可自行恢复。

感染人类免疫缺陷病毒的血小板减少症患者需要紧急手术时应予以适当的血小板输注。对于病程早期即出现血小板减少症可行择期手术的患者，可考虑术前予以齐多夫定治疗。大约60%的患者会表现出反应，高达50%的患者其血小板计数将出现持久的改善。这种疗效不是即时的，需要进行1~2个月。对于没有疗效的患者，在病程早期施行脾切除术可缓解85%的病例。糖皮质激素、静脉免疫球蛋白、静脉抗-D（WinRho）也被用于治疗获得性免疫缺陷综合征的患者。随着病情发展，人类免疫缺陷病毒感染的患者出现血小板生产缺陷，只有血小板输注治疗有效。

HIT的管理则不同。为了预防HIT患者出现威胁生命的血栓栓塞事件，所有形式的肝素，包括维持过程中的低剂量，都需要立刻停用。任何延迟，例如等候检测结果或者血小板计数的进一步降低，都可能使患者

出现血栓形成的危险性升高。并不会因为有显著抗体交叉活性的存在而选择低分子量肝素替代。当出现血栓性事件或者需要继续抗凝,HIT患者应开始使用直接凝血酶抑制剂,例如,来匹卢定或阿加曲班。对于PTT的基础值,使用来匹卢定静脉推注0.4 mg/kg,然后以大约每小时0.15 mg/kg的速度持续输注,使PTT保持在正常值的1.5~2.5倍。阿加曲班以大约每分钟2.0 μg/kg的速度静脉输注,调整保持PTT在正常值的1.5~3倍。直到直接凝血酶抑制剂连续成功覆盖之后才可以应用口服抗凝药。华法林治疗起始阶段出现的蛋白C水平立刻降低会造成血栓形成的恶化,包括大量皮肤坏死和静脉肢体坏疽。由于Ⅶ因子水平可能反映了蛋白C的减少,静脉肢体坏疽可与华法林开始应用后的国际标准化比值(INR)的迅速增加有关。如果这种情况发生,需要立刻停用华法林,使用维生素K逆转症状。

特发性血小板减少性紫癜　与药物、感染、自身免疫性疾病无关的血小板减少症一般归类为(自身免疫性)特发性血小板减少性紫癜(ITP)。只有在排除所有其他非免疫性和免疫性破坏之后才能作出这个诊断。与儿童免疫性血小板减少症类似,ITP可在成人急性发病。但是,多数成人病例进展为慢性ITP形式,需要持续高水平的骨髓血小板生成以在血小板寿命缩短的情况下维持血小板计数稍低或近于正常这一慢性过程。通常,出血前会出现血小板减少症的恶化。这种情况反映了这些患者中血小板的高水平破坏被超过正常的骨髓高水平血小板生成所平衡。后者为患者提供了保护;ITP患者血小板计数即使低至2000/μL也通常不会有主要器官或颅内出血的风险。一般慢性ITP患者血小板减少症不甚严重,血小板计数20 000~100 000/μL。

大多数严重受累的患者其血小板生存期可以用数小时而不是数天来衡量,主要是脾脏中破坏。输注血小板的寿命同样被缩短。有些患者只出现血小板生存期的中度缩短,提示血小板生成近于正常速度。虽然多数接受血小板输注的ITP患者其输注的血小板被迅速破坏,但是高达30%的患者输注血小板后表现出接近正常的血小板增量和生存期。

麻醉注意事项　伴有出血的严重自身免疫性血小板减少症成年患者在前3天应予以高剂量皮质类固醇紧急治疗。如果有紧急手术的需要或有颅内出血的临床依据,患者也应在至少每8~12小时予以静脉免疫球蛋白和血小板输注,而不论对血小板计数的影响如何。有些接受血小板输注的患者在输注后会表现出相对正常的血小板增量和合理的生存期。但是,即使不出现输注后增量,输注充足的血小板仍可以改善止血。

有些成人对皮质类固醇治疗没有反应,继续发展为慢性ITP。如果ITP持续存在超过3~4个月,患者几乎没有可能自发恢复。在这种情况下,如果血小板计数低于10 000~20 000/μL,应考虑脾切除术。大约50%的患者脾切除术后可达到长期缓解。如果慢性ITP患者考虑使用脾切除术治疗,术前应重视使用肺炎球菌、脑膜炎球菌、流感嗜血杆菌疫苗进行免疫,降低脾切除术后败血症的危险。对于5岁以下儿童,也推荐脾切除术后预防性抗生素疗法。

妊娠期慢性ITP的管理需要特别注意。多数女性在妊娠期可以不应用药物,或者应用中度剂量的泼尼松,或者间断使用静脉免疫球蛋白达到对ITP的管理。如果血小板减少症比较严重,需要在妊娠的最后2~3周应用高剂量类固醇治疗,0.5~1 mg/(kg·d)泼尼松以及每周使用静脉免疫球蛋白,从而避免孕产妇出血。即使母亲患有严重ITP,多数儿童出生时血小板计数正常。少于4%出现血小板计数低于20 000/μL,少于1%出现出血并发症。新生儿血小板计数可能在出生后7天或者更长时间内继续降低。因此,有风险的儿童应该每2~3天检测血小板计数直至计数上升。

虽然患有ITP的母亲所生孩子出现出血并发症的几率较低,但是一些产科医师仍然建议剖宫产以减少颅内出血的风险。没有充分的证据表明剖宫产对儿童有显著的保护作用。此外,这种方法实际上会增加产妇严重出血的危险,通常需要血小板输注支持。虽然胎儿的风险反映了母亲ITP的严重性,但是这种关系并不是硬性规定。明显轻度疾病的母亲也可能生出患有严重血小板减少症和出血并发症的孩子。

血小板功能缺陷

血小板功能缺陷往往首先被视为急性疾病或手术的并发症,出血倾向的严重性可能取决于多种加重因素。因此,不易作出准确诊断,治疗时也应针对多种潜在的可能因素。其中包括停止使用抑制血小板功能的药物,经验性替换vWF或者应用去氨加压素(DDAVP)治疗,根据患者出血的严重程度输注正常血小板。虽然这种做法缺乏精确度,但是它是有效的。

作为一般原则,功能异常的性质将指导治疗选择。例如,缺乏正常含量vWF的血友病患者对于增加血浆vWF水平的药物有效。在这种情况下,当vWF的异常得到纠正,血小板的功能将恢复正常。与此相反,先天性血小板受体表达缺陷、颗粒含量缺陷或血小板代谢缺陷的患者需要血小板输注治疗。对于获得性血小板功能异常,最好的方法介于两者之间。有临床证据表明,继发于药物摄入、尿毒症或肝脏疾病的获得性缺陷患者对vWF替代或DDAVP或二者同时应用有效。DDAVP是一种抗利尿激素的合成类似物,静脉给予时,刺激vWF从内皮细胞释放,使血浆vWF水平和VIII因子活性立刻上升。这会增强血小板功能,缩短出血时间,在"血管性血友病"这一部分会更加深入讨论。

影响血小板功能的先天性异常

血管性血友病是最常见的遗传性影响血小板功能的异常。其他的疾病包括Bernard-Soulier综合征、Glanzmann血小板功能不全、高密度α-颗粒缺陷以及分泌和促凝血活性缺陷,这些疾病直接影响血小板并且十分罕见。这些缺陷可根据体外功能缺陷分类。Bernard-Soulier综合征是一种血小板黏着障碍,而Glanzmann血小板功能不全是血小板聚集障碍,另外两种缺陷被归类为颗粒分泌和血小板代谢异常。

血管性血友病

血管性血友病(vWD)是一种常染色体显性或隐性遗传疾病,发病率约为1/100~3/100 000。但是,伴有危及生命出血史的严重血管性血友病在西方国家的发生率少于5/1 000 000。对于1型血管性血友病,40%受累家庭成员携带血管性血友病等位基因,但是vWF的功能和抗原性正常或只有轻微下降。即使是带有常染色体显性基因的双亲将异常基因传递给50%的子女,他们的后代中仅有30%~40%可见临床症状。有单个隐性基因的患者通常无症状,但可以显示出异常血管性血友病因子抗原和活性水平。双亲每个人都携带缺陷基因,其双重杂合子的后代可以表现出严重的疾病(3型血管性血友病)。比较罕见的继发于vWF自身抗体的获得性2型血管性血友病可见于骨髓增生性淋巴疾病或者免疫疾病状态。

如同其他血小板功能缺陷,有症状的血管性血友病患者通常表现出皮肤黏膜出血,尤其是鼻出血、易淤伤、月经过多、牙龈和胃肠道出血。因为vWF也是VIII因子的载体蛋白,延长其血浆半衰期,所以一些血管性血友病患者也会出现PTT的延长。值得注意的是,低水平VIII因子的患者可出现血肿的深部组织出血。但

是,从人群角度观察,vWF活性轻度至中度下降的患者数量远远超过有明显临床出血的患者数量。如果将vWF水平作为单一的诊断标准,这可能会导致严重的血管性血友病过度诊断。因此,诊断"临床上重要的"血管性血友病,尤其是1型血管性血友病,应只限于那些出现异常出血、与药物、创伤和手术等加重因素有关的患者。如果考虑血管性血友病是引起患者出血的促进因素,则需要经验性治疗,推迟实验室评估,直到患者临床情况稳定,数周没有应用血制品或药物。

血管性血友病的实验室筛查包括出血时间、血小板计数、PT和aPTT的检查。患者轻度1型血管性血友病的患者检查结果接近正常。对于更严重的疾病,出现事件显著延长,范围从15~30分钟以上,血小板计数正常。严重vWF缺陷或者VIII因子与vWF结合障碍的患者表现出继发于血浆中VIII因子低水平的PTT延长。需要vWF水平和功能的特异性检测帮助确诊。

血管性血友病患者的全面评估需要测量VIII因子的凝血活性、vWF抗原、vWF活性(瑞斯托霉素辅助因子或胶原蛋白结合活性)和琼脂糖凝胶电泳vWF多聚体分布。这些研究对于血管性血友病的分类具有重要的诊断意义,因此,对于规划患者的临床管理也很重要。

1型血管性血友病 1型血管性血友病是最常见的变体,占观察病例的80%以上。它表现出血浆vWF水平的缺陷。该疾病的临床严重程度各异,但是通常与血浆vWF和VIII因子水平的减少相关。对于有反复严重出血发作的患者和家族,vWF抗原和vWF活性通常减少到正常的15%~25%。这些患者可以称为真性1型血管性血友病患者。他们出现出血发作时应给予积极治疗,即使对于小手术也应予以预防性治疗。同时,适度vWF水平降低(<50%)本身并不能作出诊断。多数这类患者不表现出出血倾向增加,因此,不应被视为患有血管性血友病。

1型血管性血友病看似源于vWF从内皮细胞Weibel-Palade小体释放的障碍;多数患者血小板和内皮储备的vWF正常。对1型血管性血友病患者应用DDAVP后表现出vWF从内皮细胞的释放的临床观察支持这种说法。此外,vWF表现为急性期反应物。妊娠、雌激素的应用和炎症状态可以提高vWF水平,甚至可以升高至掩盖轻度1型血管性血友病的诊断。

2型血管性血友病 2型血管性血友病的特征是

血浆vWF质的缺陷。这涉及较大vWF多聚体的减少（2A与2B型血管性血友病）或vWF抗原以及Ⅷ因子结合的各种变化。较大多聚体的缺失导致与vWF抗原相比，vWF活性（瑞斯托霉素辅助因子活性）出现不相称地下降。Ⅷ因子活性在2A、2B、2M型血管性血友病降低的可能性较小，但是在2N型血管性血友病严重受累。2型血管性血友病又可进一步分为2A、2B、2M、2D变种。每种都可引起vWF的特异性基因紊乱，但是临床差异并不显著。

3型血管性血友病　3型血管性血友病的特征是循环中vWF抗原的实质性缺失以及vWF活性和Ⅷ因子（正常值3%~10%）的低水平。这些患者表现为严重的出血，包括黏膜出血、血肿、血友病A或B引起的肌肉血肿。但是，与典型血友病不同，它们的出血时间显著延长。

麻醉注意事项　如前详述，血管性血友病的类型和严重程度、其性质、紧迫性和手术部位都会影响vWF患者的治疗管理。对这种疾病治疗有效的药物包括去氨加压素（DDAVP），它可以优化血浆内源性vWF的水平，以及高浓度vWF血制品。如上所述，DDAVP是一种抗利尿激素的合成类似物，静脉应用时可以刺激vWF从内皮细胞的释放，引起血浆vWF和Ⅷ因子活性的即刻升高。这将增强血小板功能，缩短出血时间。它可以非常有效的纠正血管性血友病的出血缺陷。因为其对Ⅷ因子水平的影响，DDAVP还可用于管理轻度血友病A而要进行小手术的患者。由阿司匹林、糖基磷脂多糖Ⅰb/Ⅲa抑制剂、尿毒或肝脏疾病引起的血小板功能障碍可以被DDAVP引起的较大vWF多聚体的释放而部分纠正。但是，对于尿毒症患者，更有效的透析和促红细胞生成素治疗可以显著降低其出血倾向，避免了长期使用DDAVP治疗的需求。

DDAVP对血管性血友病患者的疗效取决于疾病的类型。1型血管性血友病患者治疗反应最佳，出血时间缩短，vWF和Ⅷ因子水平升高。但是，如果完全生物反应的定义是出血时间缩短至12分钟以内，并且vWF和Ⅷ因子水平至少升高3倍，高于30 IU/dL，那么使用DDAVP治疗的1型血管性血友病患者，其达到完全反应标准的概率少于1/3。达到标准的2型血管性血友病患者更少。2A或2M型血管性血友病患者的治疗反应即使存在也是很差的。此外，3型血管性血友病患者对该药物没有反应，因为这些患者缺乏内皮vWF储备。3型血管性血友病患者需要应用vWF和Ⅷ因子治

疗出血。

DDAVP制剂包括静脉和鼻腔内的准备。DDAVP以0.3 μg/kg的剂量静脉应用。它应该稀释到30~50 mL盐水中，输注超过10~20分钟以减少副作用，尤其是心动过速和低血压。如它的母体化合物一样，DDAVP会引起头痛、头晕、恶心和面部潮红，尤其是快速应用时。该药物也有轻度抗利尿作用，如果患者应用多种治疗和大容量输液可导致水中毒。1型血管性血友病女性患者可以自行使用高浓度喷鼻剂控制月经过多。它还可以有效控制血管性血友病和轻度血友病患者与拔牙或小手术相关的出血。剂量为300 μg鼻内DDAVP（Stimate喷鼻剂），每个鼻孔使用1.5 mg/mL的溶液100 μL，可以使vWF的水平升高3~5倍。

DDAVP对于治疗轻度出血发作或者预防小手术出血最为有效。vWF在基础值Ⅷ因子水平高于10~20 IU/dL的患者也有显著疗效，vWF水平可升高三到五倍。然而，即使患者的治疗反应不甚理想（不符合完全生物反应标准，如前述），出血也能被部分控制，或者在对手术事件的预防中减少失血和输血需求。DDAVP的缺点是其效果短暂。其对出血时间及vWF水平的改善限制在12~24小时。由于快速抗药反应的存在，对于重复应用的反应可能降低。在控制出血倾向十分重要的情况，如大手术后，DDAVP的单独应用是不够的，推荐vWF替代治疗。

vWF替代是对严重出血和手术预防更加可靠的治疗方法，可以通过冷沉淀剂或纯化浓缩vWF-Ⅷ因子复合体的输注实现。冷沉淀是现成的、有效的含有浓缩纤维蛋白原、vWF、Ⅷ因子和ⅩⅢ因子的血液制品。与DDAVP治疗类似，它会立即导致出血时间缩短，且与较大vWF多聚体的输注量成正相关。冷沉淀剂的剂量计划是高度经验性的。重症1型或3型血管性血友病患者的管理类似严重血友病A患者，对于大手术Ⅷ因子水平应升高至50%~70%，对于小手术或不甚严重的出血Ⅷ因子水平应升高至30%~50%。

因为应用冷沉淀剂仍有输血传播感染的风险，因此推荐使用纯化商品化Ⅷ因子-vWF浓缩制品。并非所有应用于血友病A患者的纯化Ⅷ因子制品都适用于血管性血友病的治疗。有效的浓缩制品必须包含较大的vWF多聚体。一种富含vWF且在美国批准使用的制品是腐植酸盐P。出血管理和手术预防的推荐剂量（以vWF和Ⅷ因子的国际单位表示）为：起始的负荷剂量为静脉应用40~75 IU/kg，继而每8~12小时间隔重复静

脉应用40~60 IU/kg。一旦出血得到控制,浓缩制品的单日剂量足够维持疗效,因为Ⅷ因子–vWF复合物在血管性血友病患者的半衰期是24~26小时。

获得性血小板功能异常

获得性血小板功能异常可见于造血疾病,作为全身性疾病的一部分,或作为药物治疗的结果。这种关联通常都十分明显,特异性的药物或临床状况的存在本身就足以作出诊断。

骨髓增生性疾病　骨髓增生性疾病(即真性红细胞增多症、骨髓化生、特发性骨髓纤维化、原发性血小板增多症和慢性粒细胞性白血病)的患者通常表现出异常的血小板功能。有些患者血小板计数很高,表现出异常出血或者动静脉血栓形成的倾向,甚至两者并存。真性红细胞增多症患者,全血体积扩张、血黏度升高均可增加血栓风险。其他的实验室检查结果各异。出血时间可能延长,但是对异常出血的预测效果不佳。出血患者可能最稳定的实验室异常是肾上腺素引起的聚集和α-颗粒的功能缺陷。获得性血管性血友病引起的出血可见于这些异常中,继发于高分子量vWF多聚体丢失。

蛋白异常血症　血小板功能异常,包括黏附、聚集和凝血活性的缺陷,可见于蛋白异常血症的患者。近1/3Waldenström巨球蛋白血症或IgA骨髓瘤的患者有明显缺陷;免疫球蛋白G多发性骨髓瘤患者通常较少受到影响。单克隆蛋白峰值水平(浓度)可能与血小板功能的异常呈相关性。纤维蛋白原分解碎片也会干扰血小板功能。这种情况见于发生在DIC和纤维蛋白/纤维蛋白原分解的患者的功能缺陷。纤维蛋白片段损害纤维蛋白聚合和血小板聚集。当然,DIC患者的血小板血栓形成障碍通常是多因素的,血小板减少症、低纤维蛋白原血症和继发于血小板激活的α-颗粒功能丧失都发挥了作用。

尿毒症　未经治疗的尿毒症患者始终表现出血小板功能缺陷,且与尿毒症和贫血的严重程度密切相关。未清除的代谢产物胍基琥珀酸作为血小板功能的抑制剂,引起内皮细胞氧化亚氮释放。血小板黏附、活化、聚集异常,血栓素A_2的生成减少。

大多数严重尿毒症患者出血时间延长超过30分钟。这种情况可由血液透析纠正。它也可能与患者贫血有关,因为应用输血或促红细胞生成素治疗可以缩短出血时间。对于急性出血发作,DDAVP疗法可以暂时改善血小板功能。输注共轭雌激素(每天0.6 mg/kg)

5天也可缩短出血时间。这种改善需要数天才能出现,并可以持续长达2周。共轭雌激素的作用机制可能是使氧化亚氮代谢物的血浆水平正常化。

肝脏疾病　一般来说,肝脏疾病患者出血最可能的原因是单独的缺陷,如静脉曲张出血或胃/十二指肠溃疡。但是,如果患者有广泛出血,包括淤斑和静脉部位渗血,应考虑凝血障碍。肝病患者有多方面的凝血缺陷。脾功能亢进引起的血小板减少症和血小板生成障碍十分常见。继发于循环中高水平纤维蛋白降解产物的血小板功能障碍进一步增加出血倾向。此外,Ⅶ因子生成的减少(肝病患者PT延长的主要原因)和纤溶升高的慢性DIC增加了凝血功能障碍。

药物抑制　有几类药物也会影响血小板功能(表17-3)。阿司匹林和非甾体抗炎药对血小板功能有公认的影响。阿司匹林是血小板血栓素A_2合成的强效抑制剂,通过对环氧化酶的不可逆抑制实现这种抑制剂作用。非甾体抗炎药(如吲哚美辛、布洛芬、磺吡酮)也可抑制血小板环氧化酶,但效果只在循环中有药物的时候存在,并且是可逆的。从临床角度看,这些药物是较弱的血小板功能抑制剂,通常不与严重临床出血相关。然而,当其他加重因素,如其他抗凝剂、胃肠道疾病或手术存在时,这些药物可引起出血。某些食品和

表17-3　抑制血小板功能的药物
强关联性
阿司匹林(和含有阿司匹林的药物)
氯吡格雷/噻氯匹定
阿昔单抗(Reopro)
非甾体抗炎药:萘普生、布洛芬、吲哚美辛、保泰松、吡罗昔康、酮咯酸
轻度至中度关联性
抗生素,通常只在高剂量时发生
青霉素、羧苄西林、青霉素 G、氨苄西林、替卡西林、奈林西林、美洛西林
头孢菌素
呋喃妥因
扩容剂:右旋糖酐、羟乙基淀粉
肝素
纤维收蛋白溶解剂:少量氨基己酸、抑肽酶
弱关联性
肿瘤药物:柔红霉素、神霉素
心血管药物:β-受体阻滞剂、钙通道阻滞剂、硝酸甘油、硝普钠、奎尼丁
酒精

食品添加剂（维生素C和E，ω-3脂肪酸，中国黑木耳）也可以通过环氧化酶途径可逆地抑制血小板功能。

抗生素对血小板功能的影响可能是导致危重患者出血的主要因素。青霉素，包括羧苄西林、青霉素G、替卡西林、氨苄西林、奈夫西林以及更小范围的美洛西林，干扰血小板黏附和血小板活化/聚集。这些药物结合至血小板膜，干扰vWF的结合和血小板对激动剂如二磷酸腺苷和肾上腺素的反应。显著临床出血可见于接受高剂量抗生素的危重患者。危重疾病的加重因素十分重要，因为通常当健康患者应用抗生素时很少引起异常出血。血小板功能障碍也见于应用特定的头孢菌素类，包括拉氧头孢和头孢噻肟。这个类别中的大多数其他抗生素不会产生缺陷。

扩容剂如中性多糖葡聚糖，大量输注时能干扰血小板聚集和凝血活性。这种结果对于在创伤或手术情况下使用右旋糖酐溶液进行容量支持的做法非常不利。与此同时，葡聚糖偶尔用于血管手术，以防止血小板血栓。羟乙基淀粉，是一种更加常用的扩容剂，干扰血小板功能的可能性较小，但是当6%溶液使用超过2 L后会造成一种可检测的缺陷。其他许多药物已被报道偶尔可引起血小板功能障碍。这些药物包括一些心血管药物、酒精和几种肿瘤药物。所涉及的机制还没有明确的定义。

血小板性质异常的麻醉注意事项　与造成血小板减少症的异常不同，血小板性质异常的治疗目标不甚精确，可能需要频繁的重新评估。由于血小板功能障碍，血小板绝对数量不能预测出血的危险。如血管性血友病的麻醉注意事项中阐述，DDAVP治疗可以"战胜"轻度至中度的血小板缺陷，尤其当出血风险相对较小时。对于出血风险更高的治疗过程，需要血小板输注。出血时间的正常化、血小板功能分析或者凝血弹性描记图可能作为治疗终点，但是不能保证血小板功能可以满足手术的挑战。作为一般规则，充分输血将"正常功能的血小板"增加到10%~20%的比例足以纠正血小板相关治疗。

在低温（<35 ℃）和酸中毒（pH<7.3）条件下血小板功能失调，并且在任一情况下输注至患者的血小板功能也会迅速失调。

高凝异常

高凝状态的来源可以划分为两大类：一是由一个或多个基因异常引起的先天倾向，通常称为血栓形成倾向，二是获得性或与环境有关的高凝状态。

高凝状态的遗传性原因

易感静脉血栓栓塞（VTE）的遗传性疾病可以分为内源性抗血栓蛋白减少或血栓蛋白增加两大类。（表17-4）。

抗血栓蛋白减少引起的高凝状态

遗传性抗凝血酶缺乏症　抗凝血酶（AT，也称为AT Ⅲ）是机体对抗健康血管或活动出血部位周围凝血块形成的最重要防御物质。AT Ⅲ缺乏症是常染色体显性遗传疾病，发病率1/1000~5000。纯合型AT缺乏症一般不能成活甚至使胎儿不能足月。通常，杂合子患者AT Ⅲ水平是正常的40%~70%。AT缺陷杂合子患者在一生中某时间点发生VTE的概率大约是无缺陷人群的20倍（见表17-4），通常与一些导致高凝状态进一步加重的因素有关。在一项对18名AT缺乏患者的研究中，超过40%的VTE与手术或妊娠有关。只有11%的VTE是自发性的，即没有已知的诱发因素。

遗传性蛋白C和蛋白S缺乏症　蛋白C（PC）和蛋白S（PS）的遗传性缺陷对凝血酶调节产生不利影响。然而，先天性PC和PS缺陷妨碍了受累患者限制凝血酶的生成速度，而不是限制已经生成的凝血酶活性。因为有杂合型缺陷的存在，缺陷性失活所导致相对过剩的Ⅴa因子和Ⅷa因子确保了凝血酶原复合物的动力得到增强，产生过多的凝血酶，使得该疾病条件与抗凝血酶缺乏症的风险相同。此外，PC和PS的合成都依赖于维生素K，PC具有较短的半衰期。因此，缺乏PC的患者如果在开始华法林治疗前没有使用肝素进行保护性预先抗凝，则血栓形成的风险更高。具体而言，在

表 17-4	与高凝状态有关的主要遗传性疾病		
	正常对照组的发病率	首次 DVT 患者的发病率（%）	60 岁前 DVT 的发病率（%）
抗凝血酶缺乏症 *	0.2	1.1	62
蛋白 C 缺乏症 *	0.8	3	48
蛋白 S 缺乏症 *	1.3	1.1	33
V$_{Leiden}$ 因子 *	3.5	20	6
凝血酶原 20210A*	2.3	18	<5

* 所有数字属于杂合状态。
DVT，深静脉血栓。

华法林治疗开始后的几天，在维生素K的抑制导致Ⅶ因子、Ⅸ因子、Ⅺ因子水平降低不足以提供抗凝作用之前,PC合成的适度抑制可适应于已经低于正常的PC水平,使得出现矛盾性加剧的高凝状态。

血栓蛋白增加引起的高凝状态

V Leiden因子 Dahlback在1993首次描述了一个家族中的活化蛋白C(APC)抵抗,之后发现在其他VTE患者中,他们的血浆常表现出对APC正常抗凝作用的抵抗。具体来说,与非VTE对照组的患者应用APC治疗后aPTT延长相比,血浆中外源性APC的增加不能延长这些VTE患者的aPTT。编码这种作用的基因——V Leiden因子基因,与单个核苷酸的正常基因不同,它产生一个氨基酸在APC正常裂解Va因子的部位进行替代从而使其失活。因此,V Leiden因子在循环中保持活性的时间比正常情况长,促进凝血酶生成增加。

作为高凝状态的单独来源,V Leiden因子被视为有低到中等凝血的风险。V Leiden因子的杂合子患者VTE的风险升高5~7倍,而纯合子携带者的危险性增加80倍。V Leiden因子在一般人群中的发生率很高;在不同种族人群中患病率有很大差别,在北欧血统人群中约5%,而在非洲和亚洲血统人群中比较罕见。因此,根据社会的种族构成,接受常规手术的20名患者中即可有一名患者被认为有由于这种基因导致高凝状态的危险。

凝血酶原G20210A基因突变 另一个凝血酶原增加引起的血栓形成倾向是凝血酶原基因突变(G20210A)。Poor和同事于1996年描述了这种基因,发现18%VTE患者和大约1%正常对照健康人群在编码凝血酶原的基因座20210有一个突变。这个特殊的位置是在未翻译的基因3′区域。相反,突变使得"终止"裂解信号无效,引起mRNA的额外转录。因此,受累患者中失活酶原、凝血酶原的水平显著高于一般人群。当这种突变是引起血栓形成倾向的唯一危险因素时,VTE风险相对较低(见于表17-4);该基因的多数携带者50岁前不会出现VTE发作。这种血栓形成倾向的重要性,如V Leiden因子一样,属于基因的频率,而不是它的效力。也如V Leiden因子一样,种族在该基因的发生率中有重要作用,欧洲血统人群中发生率约4%,而在非洲或亚洲血统人群中比较罕见。

高凝状态的获得性原因

骨髓增生性疾病

骨髓增生性疾病,特别是真性红细胞增多症、原发性血小板增多症和阵发性睡眠性血红蛋白尿都与血栓性静脉炎、肺动脉栓塞(PE)和动脉闭塞的发病率升高有关。存在这些疾病的患者同样有脾、肝、门静脉和肠系膜血管血栓形成的风险。这些患者血栓形成的发病机制尚不清楚。血小板增多症和血小板功能异常都可能发挥作用。血小板活化和聚集增多被假定为高凝状态的一个原因。

恶性肿瘤

某些恶性肿瘤患者表现出明显血栓形成倾向。胰腺、结肠、胃、卵巢腺癌是与血栓栓塞事件相关的主要肿瘤。事实上,这些恶性肿瘤首先可表现出单个或多个深静脉血栓形成或迁徙性浅表血栓静脉炎。总体而言,原发性血栓静脉炎患者的复发率为25%~30%,20%会转变成癌症。该血栓形成倾向的发病可能与肿瘤释放促凝血因子有关,它可以直接激活X因子,还可能与肿瘤侵袭造成的内皮损伤和淤血有关。实验室检查可能会显示无异常或者血小板增多、纤维蛋白原水平升高、低度DIC。在后一种情况下,假定肿瘤必须是对凝血过程的促凝刺激。

妊娠和口服避孕药的使用

根据报道,妊娠和口服避孕药的使用可以增加血栓形成的风险。妊娠期血栓形成的总体发病率约为1/1500(相对风险升高了五到六倍),但是在有遗传性高凝状态、有深静脉血栓形成或肺动脉栓塞史、血栓栓塞性疾病家族史、肥胖、长时间卧床或要求剖宫产的女性中发病率更高。妊娠晚期和产后即刻出现肺动脉栓塞的风险最高,也是导致孕产妇死亡的主要因素。由于遗传性高凝状态的存在,抗凝血酶Ⅲ缺陷的女性在妊娠期极度危险,应予以抗凝治疗。V Leiden及凝血酶原G20201A突变的危险性较小。具有这些遗传性特征之一的女性不需要抗凝,除非有肺动脉栓塞史或深静脉血栓复发。

口服避孕药与血栓形成和血栓栓塞的关联性也似乎是多方面的。因为低剂量雌激素避孕药的出现,发病率已经有明显下降。然而,对于吸烟、有偏头痛病史、携带遗传性高凝缺陷的女性其静脉血栓形成、肺动脉栓塞、脑血管血栓的风险增加(30倍)。与此同时,绝经后应用雌激素与血栓形成发生率的关联相对较小。

肾病综合征患者

肾病综合征患者有出现血栓栓塞性疾病的风险,包括肾静脉血栓形成。对于这种情况的解释目前还不清楚。它曾被归因于凝血蛋白的肾脏丢失所引起的抗凝血酶Ⅲ或PC的水平低于正常值,Ⅻ因子缺乏,血小板亢进,纤溶活性异常,其他凝血因子的水平高于正常值。高脂血症和低蛋白血症,也可能是致病因素。

抗磷脂抗体

静脉和动脉血栓形成倾向升高可见于有循环狼疮抗凝物的患者(抗磷脂/抗心磷脂抗体),可与系统性红斑狼疮相关,或作为自身免疫性疾病的唯一表现。因此,抗凝剂一词是临床上的误称。抗磷脂抗体是数个免疫球蛋白G、免疫球蛋白M以及较少见的免疫球蛋白A的混合物,作用于磷脂相关蛋白,尤其是凝血酶原和β_2-糖蛋白Ⅰ。它们可以通过检测方法进行临床上的确认。狼疮抗凝抗体通过PTT的延长以及在某些情况下PT的延长被检出,抗心磷脂抗体是由其对心磷脂、β_2-糖蛋白Ⅰ或其他阴离子磷脂的反应性确定的。虽然抗体的这两种形式密切相关,但是当狼疮抗凝抗体或抗心磷脂抗体存在时,其活动直接作用于β_2-糖蛋白Ⅰ,使得血栓形成的风险更高。

这种作用的确切机制尚未被定义;有观点认为抗体激活内皮细胞,增加血管黏附分子-1和E-选择素的表达。这可能会增加白细胞和血小板结合到内皮细胞表面,从而导致血栓的形成。其他可能的机制包括干扰PC的活化,PS水平下降以及出现HIT样血小板缺陷。

存在狼疮抗凝剂患者的临床研究已经证实血栓形成的倾向增加,30%~60%患者在他们的一生中会经历一次或多次血栓事件。单独的静脉血栓形成或血栓栓塞占病例的2/3;脑血栓占另外1/3。冠状动脉、肾、视网膜、锁骨下和足背动脉闭塞都比较少见。排除其他疾病、手术或创伤的影响,高达20%出现VTE的患者中存在抗磷脂抗体。因此,与V_{Leiden}及凝血酶原基因突变一起,抗磷脂抗体也应成为年轻患者血栓栓塞性疾病的主要原因之一。患者也可能出现灾难性的抗磷脂综合征,表现为继发于广泛小血管血栓形成的多器官衰竭,血小板减少症,急性呼吸窘迫综合征,DIC以及偶尔出现的自身免疫性溶血性贫血。这种临床表现与TTP并无二致。细菌感染常常可以触发这个综合征。

静脉高凝状态的麻醉注意事项 目前抗血栓形成的策略包括从简单的管理方法例如早期下床活动到皮下肝素、弹力袜、门诊应用肝素和实验室检测相结合。手术患者可作为VTE危险因素的宿主,所有因素都应该被充分考虑,使血栓风险和围术期积极抗凝治疗的成本(经济因素和出血风险)相平衡。多个专业协会制订了四分层方法划分手术患者的危险等级,使得预防性治疗的强度和患者VTE的风险相适应。

预防性策略可采用药物或物理方法。已被证实对预防VTE有效的药物包括普通肝素、低分子量肝素、口服抗凝剂华法林、直接凝血酶抑制剂如水蛭素以及Xa因子抑制剂如磺达肝素。大型试验表明,与安慰剂相比,皮下应用普通肝素或低分子量肝素根据不同手术类型可以减少60%~70%的风险。相比之下,阿司匹林的预防作用相对较弱,与安慰剂相比,仅可降低20%的风险。物理预防方法,如分级压缩弹力袜可减少40%~45%的风险,而单独应用间歇性充气加压时,其减少风险的幅度接近应用普通肝素。已口服抗凝血剂而需要手术的患者的管理方法将在单独段落予以讨论。70年代末和80年代初发表的大量研究有可信的证据表明,局部麻醉,通常由神经阻滞组成,会降低术后VTE发生率。这一调查结果在下肢关节置换手术中尤为明显。9%的髋关节置换患者出现有症状的VTE,无症状的VTE占45%~60%,局部麻醉成为这种手术和其他有高度VTE风险的治疗手段的首选麻醉技术。不过,即使使用椎管内麻醉与早期下床活动、术中抗栓塞弹力袜相结合,VTE的危险仍然过高。因此,术后使用华法林和皮下肝素等药物预防性抗凝治疗成为高危手术的标准管理方法。

然而随着常规抗血栓预防方法的应用,局部麻醉对于全身麻醉的优势还不甚清楚,于是对于接受围术期药物预防血栓的患者椎管内麻醉是否还能降低VTE风险就成为了一个问题。Cochrane系统分析数据库所做的关于髋关节骨折手术麻醉的Meta分析发现多数研究结果中,局部麻醉和全身麻醉产生类似的效果。涉及的17个试验中,只有4个包括药物或机械性抗栓塞预防治疗。因此,虽然局部麻醉可以使VTE的风险轻度降低,但是这种结果只局限于较早的缺乏药物性预防治疗的病例,不能说明死亡率存在显著差异。最近美国食品和药物管理局顾问禁止对应用低分子量肝素的患者使用椎管内麻醉,因为增加了硬膜外血肿的风险可能会进一步限制了局部麻醉的作用时间。此外,没有证据表明局部麻醉对VTE风险的减少可以降低术后对药物性预防的需求。总之,没有特定的麻醉技术必须用于抗栓塞预防,除非在特殊情况下,有效的抗栓塞药物如低分子量肝素可能术后不停用,从而使局部麻醉可以继续使用。

对抗凝绝对禁忌或者有严重出血并发症的患者,可以置入腔静脉滤器预防肺栓塞复发。可用滤器包括

Greenfield滤器、鸟巢滤器、Simon镍钛合金滤器、Vena Tech滤器和Gunther Tulip可回收腔静脉滤器。如果出血被控制又重新开始抗凝，后者可以在7~10天内移除。滤器具有高效能，可以使肺栓塞的风险降低至4%（多数病例平均随访12~18个月），但是并不比长期抗凝更有效。对于抗凝失败的癌症患者，可以使用滤器合并继续抗凝提供更大的保障。并发症包括插入位点（20%~40%）和下腔静脉血栓形成，滤器倾斜或移位，对下腔静脉壁的损伤和滤器断裂。

长期抗凝患者的麻醉注意事项

长期抗凝患者的围术期管理需要对出血及血栓形成（表17-5）的风险予以特别考虑。对于围术期没有有效抗凝的患者，需要权衡血栓形成的风险和如果围术期持续抗凝，术中术后出血的风险。血栓形成对抗凝的作用细节，最重要的就是"刺激血栓"。如果刺激产生的是动脉血栓，反复发作的血栓风险极高，尤其是合并房颤时反复发作的栓塞可以导致40%的死亡率，相反，反复发作的下肢VTE猝死的风险是6%。此外，刺激血栓后的时间也很关键，因为动脉和静脉血栓复发的风险随时间而降低。

大多数需要抗凝的患者使用华法林，它是一种停药后逐渐消退的抗凝药。停止使用华法林后，大约29小时内INR不会下降，然后开始下降，半衰期约22小时。如果认为患者不抗凝则会出现高风险，过渡性的治疗方法是在华法林的末次剂量之后约60小时，使用普通肝素或低分子量肝素的治疗剂量。静脉应用普通肝素时，需要考虑到术前有6小时窗口期。对门诊患者可能皮下使用低分子量肝素，需要术前3天每日一次或两次应用，如果每日应用两次（约100 U/kg低分子量肝素），末次剂量要在术前至少18小时，如果每日应用一次（约150~200 U/kg低分子量肝素），末次剂量要在术前至少30小时。使用椎管内麻醉时应注意保留额外的6小时间隔期。

术后抗凝恢复需要评估血栓形成复发的风险，以及考虑到手术本身对患者的高凝状态增加的程度（例如小手术对比大型骨科手术）。还必须权衡恢复抗凝后出血的风险。因为停止使用华法林后，在INR升高之前有大约24小时的延迟，因此一般来说术后应尽早恢复使用华法林，除非患者有较高的出血风险；可以考

表 17-5	口服抗凝剂患者术前术后抗凝的推荐药物	
指征	手术前	手术后
急性静脉血栓栓塞		
30 天以内	静脉肝素	静脉肝素
30 天以后	无变化	静脉肝素
再发静脉血栓栓塞	无变化	皮下肝素
急性动脉血栓栓塞 (30 天以内)	静脉肝素	静脉肝素
机械性心脏瓣膜病	无变化	皮下肝素
非瓣膜性心房颤动	无变化	皮下肝素

虑在INR恢复前采用静脉或皮下抗凝的过渡性疗法。

动脉系统的获得性高凝状态

心房颤动

房颤患者，尤其是房颤伴有瓣膜病、心房扩张以及有心脏衰竭的迹象或曾有栓塞的患者通常需要维持使用中度剂量的华法林。对于急性前壁梗死的患者，因为存在室壁运动异常，可能形成附壁血栓，因此需要使用华法林2~3个月，直到形成栓塞的风险很小。

抗磷脂抗体

抗磷脂抗体（狼疮抗凝物）和血栓栓塞性疾病患者的治疗是一个重大的挑战。这些患者动脉和静脉出现血栓形成的风险都很高，对于这些患者的管理参见"高凝状态的获得性原因"这一部分。

总之，高凝状态是一个扩大的凝血活化状态，在VTE的发病过程中发挥着重要的作用。每年约有二百万美国人罹患VTE，估计有150 000死于PE。高凝状态新的遗传性原因正在被发现，超过50%深静脉血栓形成的患者中可以发现遗传易感性。因此，麻醉医师需要关注越来越多的诊断为高凝状态的患者，他们当中有许多在接受长程抗凝治疗。围术期是发生VTE的高危期，择期手术的患者血栓形成的风险增加100倍。我们对于这些患者最佳的手术管理的知晓，不可避免地落后于对他们病理生理学的识别，使得麻醉医师有责任去了解高凝状态背后的机制，从而根据经验选择治疗方法。高凝状态在动脉血栓事件中的病理生理学作用不甚清晰，但是动脉闭塞的手术患者中其高发病率和死亡率使得这些内容在管理患者时需要特别关注。

要　点

- 红细胞和其主要蛋白质成分血红蛋白是高度特异化的，可以迅速调整氧输送以满足局部组织的需要。影响这些成分的形成、结构、代谢和转化的异常可以阻碍它们在手术患者中完成这一重要任务的能力。

- 镰状细胞病患者围术期的管理不再局限于使用置换输注的方法降低镰状血红蛋白和正常血红蛋白的比率，取而代之的是仅需要不论何种输注治疗（按所需）使术前血细胞比容达到30%。

- 以细胞为基础的抗凝模型的最新进展改变了我们对于体内抗凝的根本认识。这种认识的改进也为我们对于凝血成分的特定缺陷如何影响止血平衡以及何种治疗干预手段可以提供最佳的风险/收益比率提供了更加明确的认识。

- 高凝状态的来源可以划分为两大类：通常持续终生的先天易感性和手术等引起的获得性/环境性高凝状态。在首次出现VTE的患者中，高达50%的患者可以发现先天易感性。然而，在几乎全部VTE病例中，获得性/环境性高凝状态都可作为触发因素。

- 多数导致静脉高凝状态的异常影响凝血酶的生成或清除，而在动脉循环中，血小板和内皮的功能和调控同样严重影响血栓形成倾向。

苑方 译　于泳浩 校

参考文献

Bouchard BA, Butenas S, Mann KG, et al: Interaction between platelets and the coagulation system. In Michelson AD (ed): Platelets, Vol. 1. Amsterdam, Academic Press, 2002, pp 229–253.

Butenas S, Branda RF, van't Veer C, et al: Platelets and phospholipids in tissue factor-initiated thrombin generation. Thromb Haemost 2001;86:660–667.

Caprini JA, Arcelus JI, Reyna JJ: Effective risk stratification of surgical and nonsurgical patients for venous thromboembolic disease. Semin Hematol 2001;38(Suppl 5):12–19.

Crowther MA, Kelton JG: Congenital thrombophilic states associated with venous thrombosis: A qualitative overview and proposed classification system. Ann Intern Med 2003;138:128–134.

Firth PG, Head CA: Sickle cell disease and anesthesia. Anesthesiology 2004;101:766–785.

Greinacher A, Farner B, Kroll H, et al: Clinical features of heparin-induced thrombocytopenia including risk factors for thrombosis. Thromb Haemost 2005;94:132–135.

Gutt CN, Oniu T, Wolkener F, et al: Prophylaxis and treatment of deep vein thrombosis in general surgery. Am J Surg 2004; 189:14–22.

Hillman RS, Ault KA, Rinder HM: Hematology in Clinical Practice. New York, McGraw-Hill, 2005.

Mann KG, Brummel K, Butenas S: What is all that thrombin for? J Thromb Haemost 2003;1:1504–1515.

Marks PW, Glader B: Approach to anemia in the adult and child. In Hoffman R, Benz EL Jr, Shattil S, et al (eds): Hematology: Basic Principles and Practice. Philadelphia, Elsevier, 2005.

Practice guidelines for perioperative blood transfusion and adjuvant therapies. Anesthesiology 2006;105:198–208.

Savage B, Ruggeri ZM: Platelet thrombus formation in flowing whole blood. In Michelson AD (ed): Platelets, Vol. I. Philadelphia, Elsevier, 2007, pp 359–376.

Schafer A, Levine M, Konkle B, et al: Thrombotic disorders: Diagnosis and treatment. Hematology 2003;520–539.

Steinberg MH, Benz EL Jr: Pathobiology of the human erythrocyte and its hemoglobins. In Hoffman R, Benz EL Jr, Shattil S, et al (eds): Hematology: Basic Principles and Practice, Philadelphia, Elsevier, 2005.

Tefferi A: Polycythemia vera: A comprehensive review and clinical recommendations. Mayo Clin Proc 2003;78:174–194.

Turpie AGG, Chin BSP, Lip GLH: Venous thromboembolism: pathophysiology, clinical features, and prevention. The ABCs of antithrombotic therapy. BMJ 2002;325:887–890.

第18章 皮肤和肌肉骨骼疾病

Jeffrey J. Schwartz

内容提要

大疱性表皮松解症

大疱性表皮松解症是一组以皮肤和黏膜起疱为特征的遗传性疾病,特别是在口咽部和食管。表皮大疱可分为单纯型、交界型和营养不良型。单纯型大疱性表皮松解症中,表皮细胞具有脆性,编码角蛋白中间丝的基因发生突变是脆性形成的基础。营养不良型(发病率大约为1/300 000)中,遗传性突变发生在编码某种胶原蛋白的基因上,而胶原蛋白是锚原纤维的主要组成成分。

症状和体征

大疱性表皮松解症是以积液导致表皮内分离形成大疱为特征。大疱的形成通常是由于侧向剪切力作用到皮肤,垂直方向的力通常不会产生皮损。轻微的损伤就可以产生大疱,也可以自发形成。

单纯型大疱性表皮松解症以良性病程和生长发育正常为特性。相比之下,交界型大疱性表皮松解症的患者很少活过幼年时期。大多数死于败血症。交界型大疱性表皮松解症区别于其他类型的特征是出生时出现的全身性发疱、无瘢痕形成以及广泛的黏膜受累(如胃肠道、泌尿生殖道、呼吸道)。营养不良型大疱性表皮松解症表现为伴有指趾融合的严重瘢痕形成(假性并指畸形)、小口及食管狭窄。患者牙齿发育不良。患者常见营养不良、贫血、电解质紊乱及低白蛋白血症,大多表现为慢性感染、乏力和肾功能不全。此类患者较少可以活过20岁。与大疱性表皮松解症相关的疾病包括卟啉病、淀粉样变性、多发性骨髓瘤、糖尿病以及血液高凝状态,并可伴发二尖瓣脱垂。

治疗

大疱性表皮松解症的治疗主要是对症和支持治疗。多数患者可采用皮质激素治疗。金黄色葡萄球菌或β-溶血性链球菌的大疱感染很常见。

麻醉管理

对长期接受皮质激素治疗的患者,围术期也需补充该类激素。对于大疱性表皮松解症的患者,麻醉时要注意避免不适当的操作带来的严重并发症。关键是避免对皮肤和黏膜的创伤。粘贴胶布、绑血压表袖带和止血带、电极片以及使用酒精纱布擦拭等操作均可能导致大疱形成。在测试血压前,应在袖带与皮肤间衬垫松软的敷料。电极片应去掉黏性部分,使用凡士林软膏纱布辅助固定。任何接触患者的物品均应加以良好的垫衬。静脉留置管、动脉插管应采用缝扎或用纱布包扎固定来代替胶布。脉搏氧饱和度应采用非粘贴性的感受器探头。使用软的泡沫塑料、羊皮或者胶垫垫于患者身下。铺单上的褶皱予以抚平。

使用面罩时操作应轻柔,以尽量减少麻醉面罩对面部皮肤的损害。使用可的松软膏或其他润滑剂润滑面部及面罩能有效减小伤害。由于覆盖口咽部及食管黏膜的鳞状上皮对损伤非常敏感,故应尽量减少在上部气道放置各种装置。在口咽部的摩擦性操作如放置口咽通气道,可能会导致大疱形成以及大疱剥脱后黏膜裸露引起广泛出血。鼻腔导气管同样是有风险的。应避免使用食管听诊器。破裂的口腔大疱引起的出血可以直接在大疱上覆盖浸有肾上腺素的纱布止血。

有趣的是,营养不良型大疱性表皮松解症患者气管插管并未见喉部及气管的并发症。营养不良型大疱性表皮松解症确实很少累及喉部,而且未见大疱累及气管的报道,考虑是由于柱状上皮比鳞状上皮抗剪切力强的原因。在气管插管前,应使用可的松或凡士林油膏涂抹喉镜片,并选择较细的气管内插管。慢性结

痂可能会使口腔狭小,舌体固定,导致气管插管困难。气管插管成功后,应使用软的绷带仔细固定,以防止气管插管在口腔内移动。并且插管必须被良好固定并防止对口角产生侧方应力。不要使用胶布固定气管插管。口咽部吸引可能会导致危及生命的大疱形成。食管狭窄可能会使误吸风险性增加。

据报道,在大疱性表皮松解症患者中,迟发性皮肤卟啉病的发病率升高。这种类型的卟啉病和急性间歇性卟啉病对麻醉管理的影响不同。

当手术类型不需要控制呼吸和肌松时,可使用丙泊酚和氯胺酮以减少气道的操作。对于骨骼肌营养不良的患者,没有证据表明使用琥珀胆碱会使高血钾反应的风险增加。在这些患者中使用挥发性麻醉剂的禁忌证尚不清楚。除使用全身麻醉外,也可选择进行区域麻醉术(脊髓麻醉、硬膜外麻醉或神经丛阻滞)。

天疱疮

天疱疮是指一种慢性自身免疫性起疱(水泡大疱)性疾病,可累及皮肤黏膜的广泛区域。天疱疮的皮损特点是皮肤和黏膜(口、上呼吸道、外生殖器)大疱。两种不同的天疱疮组织病理和临床分型已经被认识:寻常型天疱疮和落叶型天疱疮。天疱疮的皮损非常像营养不良型大疱性表皮松解症的口腔表现。接近50%的天疱疮患者有口咽部受累。广泛的口咽受累带来进食疼痛,所以患者可能会减少口腔摄食以致产生重度营养不良。表皮剥脱和大疱形成会导致体液和蛋白丢失,继发感染率增加。

天疱疮是循环抗体攻击表皮细胞表面的抗原位点,最终导致表皮细胞死亡的自身免疫性疾病。天疱疮可能与潜在的肿瘤特别是淋巴网状内皮细胞癌相关。可能是由于正常状态下用于防止表皮细胞分离的细胞间桥缺失导致的,这与大疱性表皮松解症相同。因此,擦伤可导致大疱形成。有时感染或药物敏感性也会成为大疱形成的原因。寻常型天疱疮是天疱疮中最常见也是特征最为显著的一种,表现为高发生率的口咽损害。

治疗

使用皮质激素治疗天疱疮,可以将疾病相关的死亡率由70%降至5%。生物和免疫抑制治疗,如使用霉酚酸酯、利妥昔单抗、硫唑嘌呤、甲氨蝶呤和环磷酰

胺,也已成功用于早期治疗天疱疮。免疫球蛋白已取代高剂量皮质激素用于治疗。

麻醉管理

天疱疮与大疱性表皮松解症患者的麻醉管理类似。术前评估必须考虑当前的药物治疗。皮质激素的补充是必要的。大疱皮损区域的慢性体液丢失可能会导致电解质紊乱。脱水和低钾血症也并不罕见。

因口咽部水疱病变,气道管理变得困难。气道操作(如直接喉镜和气管插管)可能导致急性大疱形成、上呼吸道梗阻和出血。区域麻醉尽管存在争议,但也已经在这类患者上成功的实施。在实施区域阻滞麻醉时应避免在皮肤感染部位穿刺。同时应避免使用局麻药在局部浸润麻醉,以防止注射部位皮肤剥脱和大疱形成。患者的全身麻醉可使用丙泊酚和氯胺酮。

银屑病

银屑病是一种常见的慢性皮肤病,影响着世界1%~3%的人口。它的特点是表皮生长加速,最终出现被覆着疏松黏着性鳞屑的炎性红斑丘疹(慢性斑块型银屑病)。皮损时轻时重,易复发。首次发病可能出现在青春期和成年早期或者更大一些的年龄阶段。这些患者表皮DNA的合成比正常人高4倍。皮损对称分布通常累及肘部、膝盖、发际和骶前区。大约5%~8%的患者出现非对称性关节病变,通常累及手足的小关节、腿部的大关节或者二者均受累。同时也在银屑病的患者中发现患有高排血量心力衰竭。泛发性脓疱性银屑病是该病的一种罕见类型,可合并低蛋白血症、败血症和肾衰竭。

治疗

治疗银屑病旨在于减慢表皮细胞的快速增殖。煤焦油由于具有抗有丝分裂和抑制酶活性的作用,因而对该病治疗有效。含有煤焦油的制剂单独使用时会造成需要清除的污斑,它们通常与紫外线光疗联合应用。不良气味以及对正常皮肤的潜在刺激限制了煤焦油的应用。煤焦油常用于洗发水中,以防治头皮鳞屑产生。在极少数情况下,皮肤癌的产生与使用煤焦油治疗相关。水杨酸软膏是一种应用广泛的去角质剂,可以单独应用,也可以与煤焦油以及外用皮质激素类药物联合应用。外用皮质激素类药物治疗银屑病十分

有效,但是一旦停用病情会迅速复发。包扎疗法应用糖皮质激素可以引起全身效应并抑制垂体-肾上腺轴。卡泊三醇软膏(一种维生素D类似物)和他扎罗汀(一种外用维A酸)都可以使用。应用甲氨蝶呤或环孢素A的全身治疗和应用依那西普 (一种肿瘤坏死因子抑制剂)、英夫利昔 (一种肿瘤坏死因子的单克隆抗体)、阿法赛特(一种免疫调节融合蛋白)或依法珠单抗(一种CD11a的单克隆抗体)的生物治疗,可被用于治疗重症患者。这些药物的毒性反应包括肝硬化、肾衰竭、高血压和肺炎。

麻醉管理

银屑病的麻醉术前评估必须考虑当前针对银屑病的药物治疗,包括外用激素和化疗药物。对于一些患者,诸如静脉穿刺或术中切口带来的皮肤损伤有可能加重原有银屑病病情。银屑病患者通常有明显的皮肤血流量增加,这会对体温调节有一定影响。

肥大细胞增多症

肥大细胞增多症是一种罕见的肥大细胞增殖紊乱性疾病,可表现为皮肤性(色素性荨麻疹)和全身性。色素性荨麻疹通常是良性和无症状的,该病常累及儿童,近半数的受累患儿表现为分布于躯干和四肢的红棕色小斑,成年后消失。全身性肥大细胞增多症中,除中枢神经系统以外,机体各器官内均可有大量肥大细胞聚集(尤其是骨骼、肝脏、脾)。肥大细胞通过脱颗粒释放组胺、肝素、前列腺素和多种酶(纤维蛋白溶解酶、水解酶)。这种脱颗粒可自发,亦可由一些非免疫因素触发,如身体或心理的刺激、酒精、促组胺释放的药物。一种罕见的全身性肥大细胞增多症,被称为恶性攻击性全身性肥大细胞增多症,特征性表现为实质器官内弥漫性肥大细胞增殖、血小板减少和出血,这种患者常需行脾切除术。

症状和体征

肥大细胞增多症的经典症状和体征是伴随类过敏样反应的肥大细胞脱颗粒,特征表现为瘙痒、荨麻疹和发红。这些变化可伴有低血压和心动过速,严重的低血压甚至可危及生命。尽管这些症状通常归结于肥大细胞释放组胺,但是使用H_1和H_2受体拮抗剂治疗却不能保证全部有效,而且患者发生支气管痉挛的概

率很低。这表明,除组胺外的血管活性物质(如前列腺素)可能参与这一过程。尽管肥大细胞可释放肝素,表现为出血症状的患者依旧少见。

麻醉管理

肥大细胞增多症患者的麻醉管理重点在于可能发生于术中的麻醉细胞脱颗粒和类过敏样反应。通常该病患者术中较平稳,但仍有报道在该类患者实施小手术中发生危及生命的类过敏样反应。因此在麻醉该类患者时应准备好急救复苏药物如肾上腺素等。H_1 和 H_2 受体拮抗剂可能可以减轻组胺释放带来的临床反应,故可作为术前用药,但 H_1 和 H_2 受体拮抗剂并不能影响肥大细胞释放组胺。色甘酸钠可抑制肥大细胞脱颗粒反应,并降低支气管痉挛的危险。

有人建议术前对要使用的麻醉药进行皮肤测试以避免使用可能诱发肥大细胞脱颗粒的药物。经测试芬太尼、丙泊酚、维库溴铵可安全使用,此外琥珀胆碱和哌替啶也未诱发脱颗粒反应。吸入性麻醉药可以安全用于该类患者。术中监测血中纤维蛋白溶酶浓度可反映肥大细胞脱颗粒反应的程度。

给予肥大细胞增多症患者放射性造影剂的时候,要严密监测可能出现的低血压。故而此类患者给予 H_1 和 H_2 受体拮抗剂和糖皮质激素预处理需谨慎,其效果需要严格的对照实验以进一步明确。

特应性皮炎

特应性皮炎是过敏状态的皮肤表现,其特征为干燥、鳞屑、湿疹、瘙痒的斑块,分布于面部、颈部和四肢的屈肌面。其原发症状表现为瘙痒。全身应用抗组胺类药物可有效缓解瘙痒,对于严重病例,皮质激素也可用于短期治疗。特应性状态的肺部表现如哮喘,以及花粉热、中耳炎和鼻窦炎,以上可能影响到该类患者的麻醉管理。

荨麻疹

荨麻疹可分为急性荨麻疹、慢性荨麻疹和物理性荨麻疹。急性荨麻疹和血管性水肿曾一度影响了美国 10%~20% 的人口。对大多数人而言,该病诱因不明且皮损可自行消退,或在给予抗组胺药后消退。只有少数患者皮损长期存在。对于物理性荨麻疹而言,皮肤受到物理性刺激之后可形成局部风团、瘙痒,部分病例可发生血管水肿。寒冷性荨麻疹占全部物理性荨麻疹的 3%~5%(表18-1)。荨麻疹性血管炎可能是系统性红斑狼疮和干燥综合征的主要症状。

表 18-1 慢性荨麻疹的常见类型和特点

荨麻疹的类型	发病年龄(岁)	临床特征	血管性水肿	诊断性试验
慢性特发性黄瘤病	20~50	粉色或苍白的水肿性丘疹或风团,风团通常为环形,有瘙痒感	有	
症状性皮肤划痕症	20~50	受刺激部位出现呈线性排布的风团,在风团的边缘出现红晕现象,有瘙痒感	无	轻击皮肤可引发风团
物理性荨麻疹				
寒冷性	10~40	接触寒冷物质表面或液体时,受冷部位出现苍白或红色的隆起,有瘙痒感	有	予冰袋刺激,移走冰袋后 5 分钟内出现风团(冷刺激试验)
压迫性	20~50	受压部位(足底、手掌、腰部)出现隆起,可持续≥2~24 小时,疼痛,有瘙痒感	无	予皮面垂直压力后,出现红色持久存在的隆起,通常在为期 1~4 小时的潜伏期后出现
日光性	20~50	暴露于紫外线或可见光的部位出现苍白或红色的隆起,有瘙痒感	有	日照 30~120 s 后在 30 分钟内出现风团
胆碱能性	10~50	苍白色或粉红色的单形性风团,分布于躯干、颈部和四肢,有瘙痒感分布于躯干、颈和肢,有瘙痒感	有	运动或热水浴引发风团

Adapted from Greaves MW: Chronic urticaria. N Engl J Med 1995;332:1767–1772.

慢性荨麻疹

慢性荨麻疹的特征是局部风疹块和由于体液从血管壁外渗形成的局限性水肿。风疹块是光滑的、粉红色至红色、亮红色环以周围的斑块,通常剧烈瘙痒,可以发生在任何无毛发或者被覆毛发的皮肤,持续时间小于24小时。持续时间长于24小时的风疹块,增大了包括荨麻疹血管炎等其他诊断的可能性。慢性荨麻疹影响的女性的数量约是男性的2倍,常常经历一个缓解-复发的过程,典型症状为夜间加重。血管炎将荨麻疹描述的范围包含于发生在黏膜,尤其是口、咽、喉部,由肥大细胞和嗜碱性粒细胞调节的荨麻疹反应。当由一些非免疫因素或者免疫因素刺激时,这些细胞的贮藏颗粒释放组胺以及其他血管活性物质,例如缓激肽。这些物质导致了局部的血管舒张和组织液的渗出,形成荨麻疹的皮疹损害特征。

除了那些由于可确定原因(例如食品添加剂)导致的慢性荨麻疹的患者外,治疗仅仅是对症处理。温水淋浴可以缓解瘙痒。对于反复发作的慢性荨麻疹的轻症患者,主要应用抗组胺药物(H_1受体拮抗剂)。特酚伪麻片有轻度的镇静作用,常用于轻症慢性荨麻疹的治疗。大剂量的此类药物可导致心律失常。多塞平是一种三唑类的抗抑郁药,有显著的H_1受体拮抗的作用,当荨麻疹伴抑郁发生时应用非常有效。联合应用H_1和H_2受体拮抗剂可能比单独应用H_1受体拮抗剂更加有效。如果抗组胺药物没能控制慢性荨麻疹,则考虑系统的应用皮质激素。此种治疗疗程通常限于21天内,因为延长应用皮质激素必然导致疗效的下降和副反应的增加。2%麻黄碱局部喷雾可有效治疗口咽部水肿。肿胀一旦包括舌部则可能需要紧急麻黄碱治疗。

所有慢性荨麻疹的患者均应被告知避免应用血管紧张素转化酶抑制剂、阿司匹林以及其他非甾体抗炎药(NSAID)。

寒冷性荨麻疹

寒冷性荨麻疹的特征是暴露于寒冷环境后发生的荨麻疹和血管炎性水肿。通常的诱发因素是寒冷的气流、雨水、水上运动、雪、冷食和饮料,以及接触冰冷的物体。严重的寒冷性荨麻疹可以导致咽部水肿、气道痉挛和低血压从而威胁生命。诊断方法为将皮肤置于0~4℃的水中1~5分钟导致皮肤刺激症状(寒冷刺激

实验)。免疫机制参与了寒冷性荨麻疹的发生。IgE浓度可能会增加。血液中的表皮肥大细胞而不是嗜碱性粒细胞是发生脱颗粒的靶细胞,尽管嗜碱性粒细胞的脱颗粒可能与深低温有关。纤维蛋白溶酶是肥大细胞脱颗粒的重要标志物。

寒冷性荨麻疹治疗的首要目的在于预防已知的诱发因素所导致的全身反应。抗组胺药物可能降低复发的几率并延长对寒冷的耐受时间。

麻醉管理包括避免应用可能导致组胺释放的药物。需要冷藏的药物应该避免应用或者注射前加热。其他预防措施包括加热静脉应用液体和提升手术室的温度。推荐术前应用H_1和H_2受体拮抗剂以及皮质激素类药物,尤其是冠状动脉旁路手术等术中低血压不能避免的时候。

多形性红斑

多形性红斑是一种发生于皮肤粘膜的复发性疾病,特征是可以破溃的皮疹,从水肿性斑疹和丘疹到水疱或者大疱的皮损。发作与病毒感染(尤其是单纯疱疹病毒),溶血性链球菌感染,癌症,胶原血管病以及药物过敏有关。

斯-约综合征(重型多形红斑)是一种与多器官障碍相关的严重表现。可以发生高热、心动过速和呼吸急促。可导致这种症状发生的药物包括抗生素、镇静药和某些非处方药。

给斯-约综合征患者予以麻醉药物的风险近似于遇到给大疱性表皮松解症患者麻醉。例如,累及上呼吸道可以导致气道和气管插管的管理变得困难。肺部水疱的出现使得患者易于出现气胸,尤其是合并了正压通气。肺部水泡同样不能应用氧化亚氮。患者尤其是严重的斯-约综合征的患者应当在烧伤病房中予以治疗。

硬皮病

硬皮病(系统性硬化症)的特点是炎症、血管硬化,以及皮肤和内脏纤维化。微血管的变化导致组织纤维化和器官硬化。血管内皮损伤可致血管闭塞及血清蛋白外漏至组织间隙。这些渗漏的蛋白导致组织水肿、淋巴回流受阻,最终导致组织纤维化。在某些患者中,这种疾病可演变成为CREST综合征(钙质沉积、雷

诺现象、食管蠕动减低、肢端硬化、毛细血管扩张）。该病预后较差，并且与内脏受累程度相关。该病目前尚无特效疗法。

硬皮病的病因尚不明确，但是其病程包括了胶原血管病和自身免疫性疾病二者的特点。典型发病年龄为20~40岁，女性居多。约半数患者中，妊娠可加速该病病程，自然流产、早产和围产期死亡率较高。

症状和体征

硬皮病的表现可见于皮肤和骨骼系统、神经系统、心血管系统、肺、肾脏和胃肠道。

皮肤和肌肉骨骼系统

皮肤表现为轻度增厚和广泛的非指凹性水肿。由于硬皮病的进展，皮肤变得绷紧，导致活动度受限和屈曲性挛缩，尤其是手指。骨骼肌肌病表现为肌无力，特别是近端骨骼肌群受累。血浆肌酸激酶浓度明显增高。可见轻度炎症性关节炎，但大多数表现为由于增厚、绷紧的皮肤导致的关节活动受限。可出现缺血性股骨头坏死。

神经系统

由于包绕神经鞘的结缔组织增厚，可压迫外周神经和脑神经，出现相应病变。面部疼痛可能提示结缔组织增厚压迫带来的三叉神经痛。部分患者可出现干燥性角膜炎（干眼），可能会导致角膜擦伤。

心血管系统

硬皮病的心肌改变主要反映在小型冠状动脉和传导系统硬化，心肌被纤维组织替代，以及系统性和肺动脉高压的间接影响。这些变化最终可以导致心律失常、心肌传导异常，以及充血性心力衰竭。肺动脉内膜纤维化与肺动脉高压的高发病率密切相关，并最终可进展至肺源性心脏病。该病患者中肺动脉高压非常常见，即使是在无症状患者中。心包炎及有无心包填塞的心包积液的病例屡见不鲜。外周血管树受累很常见，特征表现为指趾部小动脉间歇性痉挛。雷诺现象可发生于多数病例中，并且可能是硬皮病的最初表现。也可见口鼻部毛细血管扩张。

肺

硬皮病累及肺部是导致发病和死亡的一个重要原因。弥漫性肺间质纤维化可不依赖血管改变导致肺动脉高压。这类患者中可见弥散能力下降导致的动脉低氧血症，即使在休息状态下。皮肤硬化不会降低胸壁顺应性，然而纤维化会导致肺部顺应性下降。

肾脏

小动脉内膜增生导致肾动脉狭窄，进而引起肾血流减少及系统性高血压。进展性恶性高血压和不可逆肾衰是硬皮病患者死亡的常见原因，但现在硬皮病肾危象的患者较少见。血管紧张素转换酶抑制剂可控制高血压，并可改善伴随高血压的肾功能受损。皮质激素可诱导硬皮病患者肾危象的发生。

胃肠道

硬皮病累及胃肠道可表现为口腔黏膜干燥（口干症）。胃肠道的进展性纤维化可导致食管下段和小肠运动减弱。常见患者主诉为吞咽困难，这就是由食管运动减弱引起的。食管下段括约肌紧张性下降，故可常见胃液反流至食管。这种食管炎引起的症状可用抑酸剂治疗。食管运动不足导致细菌滋生可引起吸收障碍综合征。反映维生素K吸收不良的凝血功能障碍亦可见。广谱抗生素可有效治疗这种吸收障碍综合征。肠道运动不足也可表现为假性肠梗阻。生长抑素如奥曲肽可改善肠道蠕动。甲氧氯普胺等促动力药物治疗效果不佳。

麻醉管理

硬皮病患者术前评估应注意本病累及多个器官系统所产生的病理生理改变。对术前有因皮肤拉紧导致的下颌活动受限、张口困难等情况应引起注意，这种患者可使用纤维喉镜辅助气管插管。由于口腔和鼻部毛细血管扩张，如在气管插管过程中损伤毛细血管可引起较严重的出血。皮肤增厚可能会导致静脉通路受阻。有创外周动脉置管监测血压可能会引起类似雷诺现象的表现。有肺动脉高压的患者需进行心功能评估。由于慢性系统性高血压和血管舒缩不稳定，硬皮病患者可能存在血容量减少，故而在麻醉诱导时使用血管舒张剂可引起低血压。由于食管下端括约肌松弛，患者存在出现反流和误吸的风险。因此，建议术前使用抑酸剂或H_2受体拮抗药以提高胃液pH。

由于肺顺应性下降，术中可能需要增加正压通气压力以确保足够通气。应保证氧吸入以防止肺弥散功能减低而引起低氧血症。注意防止可增加肺血管阻力的事件发生，如呼吸性酸中毒和动脉低氧血症。该类患者对阿片类药物的呼吸抑制作用较为敏感，对于合并严重肺部疾病的患者，术后一段时间内需要通气支持。

在选择肾排泄的麻醉药物时，应兼顾患者的肾功能状态。由于皮肤和关节硬化改变，区域麻醉可能难以实施。但区域麻醉的术后镇痛作用和扩张周围血管作用对于该类患者的确有其优越性。其他防止血管收缩的措施包括维持手术室温度在21 ℃以上,对输入的液体加温等。术中应保护患者双眼,防止角膜擦伤。

弹性假黄瘤

弹性假黄瘤是一种罕见的遗传性弹力纤维异常疾病,表现为弹力纤维退行性变和钙质沉着。该病最显著的特征是视网膜血管样纹,这也常作为该病诊断的基础。这些眼部改变可能造成严重的视力受损。如血管变化诱发玻璃体积血,会进一步加重视力缺损。皮肤损害可表现为浅黄色丘疹、皮肤松弛等,好发于颈侧、腋窝和腹股沟等处,为该病早期的临床表现。不过一些富含弹性纤维的组织,如肺、主动脉、手掌和脚掌,并不会受到该病累及。

该病经常引发消化道出血。供给胃肠道血运的动脉发生退行性变化,这被认为可防止由于黏膜损伤导致这些血管收缩。该病患者中高血压和缺血性心脏病的发病率较高。心内膜钙化可累及心传导系统并诱发心律失常和猝死。该病也常累及心瓣膜。外周血管钙化也很常见,特别是累及桡动脉和尺动脉。该病也可伴随精神病学症状。

对于合并有弹性纤维假黄瘤的患者实施麻醉时应注意评估该病相关的异常状态。心血管系统异常可能是最重要的考虑因素。当血压和心率调节机制不良时,缺血性心脏的发病率增高。心电图监测对于存在潜在心律失常可能的患者非常重要。该病患者通常选择使用无创血压监测。置入胃管或食管听诊器可能会损伤上消化道黏膜,应尽量避免。在麻醉药物及麻醉方式的选择方面无特殊禁忌。

埃-达综合征

埃-达综合征是一组溶胶原和胶原生产异常所致的遗传性结缔组织病(目前已发现至少9个不同类型)。该病发病率为1/5000。埃-达综合征中只有Ⅳ型(血管)综合征一种类型会增加死亡危险。该类型可能并发大血管或肠道破裂(见第8章"血管疾病")。

症状和体征

所有类型的埃-达综合征均表现为关节活动度增

高,皮肤松脆或超弹性,易于擦伤形成瘢痕,肌肉骨骼不适,以及容易罹患骨关节炎。胃肠道、子宫、血管富含Ⅲ型胶原,受累后导致肠道、子宫、大血管自发破裂。孕产妇可表现为早产和分娩过程中过度出血。气管异常扩大增粗,易于发生气胸。该病也可见二尖瓣反流和心传导系统异常。即使对于出凝血功能正常的患者,轻微外伤也可导致广泛的淤斑。

麻醉管理

埃-达综合征患者的麻醉管理必须注意患者的心血管状态及这类患者存在的大出血倾向。考虑到出血倾向,应尽量避免肌肉注射、鼻腔和食道插管等操作。尽可能减少直接喉镜带来的损伤。动脉或中心静脉穿刺操作需熟练,并注意可能有血肿形成。该病患者皮肤极度松弛,一旦静脉套管发生移位造成静脉内液外渗可能会很难发现。在辅助或控制通气时,应维持较低的气道压以免造成气胸等肺损伤。全身麻醉药物选择方面无特殊禁忌。不建议采用区域阻滞麻醉,以免局部出血和大血肿形成。手术并发症包括出血和术后伤口裂开。

多发性肌炎和皮肌炎

多发性肌炎和皮肌炎是一种表现为炎性肌病的多系统疾病,目前病因不明。皮肌炎除肌无力外还有特征性的皮肤改变。皮肤改变包括上睑变色、眶周水肿、面颊部鳞状红色斑疹,以及伴有萎缩性变化的红斑对称性分布于关节伸肌面。由于免疫应答异常,皮肌炎和多发性肌炎可造成慢性渐进性骨骼肌损害。10%~20%的多发性肌炎患者有隐匿性肿瘤,故而有一种观念认为是细胞免疫的改变引发了多发性肌炎。

症状和体征

肌无力可累及近端骨骼肌群,特别是颈、肩、臀部的屈肌。患者可能出现攀爬楼梯困难,当咽部和呼吸肌受累时,可出现吞咽困难、肺误吸和肺炎。膈肌和肋间肌无力可导致通气不足。血清肌酸激酶的改变可反映骨骼肌坏死的程度和范围。这些疾病并不影响神经肌接头。

心肌受累可产生心脏传导阻滞、左室收缩功能降低和心肌炎。多发性肌炎可伴随于系统性红斑狼疮、硬皮病和类风湿性关节炎等疾病。该病早期可能存在泛发的坏死性血管炎。

诊断

当出现近端肌无力、血清肌酸激酶增高和特征性皮疹时,可考虑为多发性肌炎和皮肌炎。肌电图可以描记下以自发性纤维颤动电位、随意收缩幅度减小和插入电位活动增强为表现的三联征。骨骼肌活检有助于临床诊断。肌萎缩症和重症肌无力与多发性肌炎表现类似,需以鉴别。

治疗

皮质激素常用于治疗多发性肌炎。当使用激素效果不足时,使用甲氨蝶呤、硫唑嘌呤、环磷酰胺、麦考酚酯或环孢素A的免疫抑制疗法对该病治疗有效。对于难治病例,静脉注射免疫球蛋白可能有所帮助。

麻醉管理

麻醉管理必须考虑到多发性肌炎患者肺吸气时的脆弱性。合并骨骼肌无力的患者对肌松药的反应可能异常。多发性肌炎的患者对非去极化肌松剂和琥珀胆碱的反应正常。

系统性红斑狼疮

系统性红斑狼疮(SLE)是一种以抗核抗体产生为特点的多系统慢性炎症性疾病。然而,没有证据表明这些抗核抗体直接参与本病的发病过程。SLE通常发生于年轻妇女,可以影响多达1‰的女性。感染、怀孕或手术等应激状态可以加剧SLE。SLE可以由药物诱发,普鲁卡因胺、肼屈嗪、异烟肼、D-青霉胺、α-甲基多巴是最常见的关联药物。普鲁卡因胺或肼屈嗪所致的SLE,其敏感性与其乙酰化的形态相关。疾病更容易发生在这些药物代谢过程缓慢(慢乙酰化)的个体身上。药物引起的SLE的临床表现与自发产生的SLE表现相似,但是通常进展要慢,症状要温和,包括关节痛、斑丘疹、发热、贫血和白细胞减少。SLE的自然进程高度多样性,肾炎和高血压的出现预示着较差的预后。SLE患者一旦怀孕,特别是伴有肾炎或高血压的患者,往往易导致疾病恶化和胎儿发育不良。

症状和体征

SLE的临床表现可分为关节症状和系统性症状两类。多关节炎和皮炎是最常见的症状和体征。许多SLE的临床表现是免疫复合物介导的血管病变所造成的组织破坏的结果。其他的例如血小板减少症和抗磷脂综合征是细胞表面分子或者血浆成分的抗体所直接导致的。

诊断

抗核抗体的检测是SLE敏感的筛查试验。95%的患者出现这些抗体。如果患者有以下3个或4个典型表现则可能为SLE:抗核抗体阳性、典型的皮疹、血小板减少症、浆膜炎、关节炎。但是,症状和体征有时候不典型,例如关节痛,中枢神经系统症状,皮疹,雷诺现象,和(或)抗核抗体弱阳性,导致诊断困难。

关节表现

对称性关节炎累及手、腕部、肘关节、膝关节和踝关节的较为常见,发生率为90%。这种关节炎具有发作性、游走性特征,其疼痛程度超出了滑膜炎所表现的程度。狼疮性关节炎不累及脊椎。累及骨骼系统的另一种形式是无血管性坏死,常常累及股骨头或股骨髁。

全身症状

SLE的全身症状出现在中枢神经系统、心脏、肺、肾脏、肝脏、神经骨骼系统和皮肤。

神经系统并发症可以影响中枢神经系统的任何一个部分。明确的功能障碍发生在大约1/3的个体中。心理上的变化,从抑郁、焦虑到心身症状,以智力减退为表现的器质性精神病症状可以出现在超过一半的患者中。多数严重的中枢神经系统症状似乎是血管炎的结果。体液和电解质失衡、发热、高血压、尿毒症、感染以及药物引起的作用可以加重中枢神经系统的功能障碍。非典型性偏头痛很常见且可能伴随着皮层视觉障碍。

心包炎导致胸痛、心包摩擦音、心电图变化和心包积液是最常见的SLE的心脏表现。心肌炎可以导致心电传导异常。进展性心功能衰竭随着心脏的广泛累及而进展。瓣膜异常可以通过心脏超声而诊断。这些包括疣状心内膜炎(利-萨心内膜炎),可以累积到主动脉瓣和(或)二尖瓣。

肺受累可以表现为狼疮肺炎,其特征是广泛的肺浸润、肺泡渗出、干咳、呼吸困难和动脉血压分压降低。这些患者的肺功能检测显示为限制性肺疾病。反复的肺膨胀不全可以导致肺部症状"减少"或"消失"。这可以导致膈肌无力或由于膈神经病变所致的膈肌抬举。肺血管炎伴随肺出血可以使重症SLE的诊治更加复杂。部分患者还可以出现肺动脉高压。

最常见的肾脏受累是肾小球肾炎并发蛋白尿所致的低蛋白血症。血尿也很常见。肾小球滤过率可以显著降低并导致少尿型肾衰竭。

肝功能异常出现在大约30%的患者中。严重的肝脏疾病常常由于感染或者未诊断的自身免疫性肝炎或者原发性胆汁性肝硬化。

神经肌肉表现包括以近端骨骼肌无力和血清肌酸激酶上升为表现的肌病。肌腱炎较常见并可以导致肌腱断裂。

血液学异常也可能出现。与抗磷脂抗体相关的血栓栓塞是中枢神经系统功能障碍的重要原因。白细胞减少、粒细胞功能障碍、抗体水平降低以及功能性无脾与感染增加相关。在一些患者中可出现血小板减少和溶血性贫血。APTT时间延长反映循环抗凝物的存在。合并循环抗凝物的患者常常会表现为梅毒实验的假阴性。

部分狼疮患者有皮肤症状。典型的蝶状红斑发生在大概一半的患者身上。这种皮疹可能会是短暂的，并且常常因为光照而加重。出现在面部，头皮以及上半身的盘状皮损发生于大概25%的SLE患者中，也可能是SLE的唯一症状。脱发也很常见。

治疗

治疗决定于个体的发病表现。关节炎和浆膜炎可以应用阿司匹林或其他非甾体抗炎药控制。抗疟药物，例如羟氯喹和米帕林对治疗SLE的皮肤和关节病变同样有效。患者应当应用防晒剂并且避免暴露于日光下。血小板减少症和溶血性贫血常常对激素疗法反应良好。达那唑、长春新碱、环磷酰胺，或脾切除术均可以用于皮质激素治疗无效的患者。鉴于感染的风险增大，脾切除术的风险/获益比例需要仔细衡量。

重症SLE的治疗主要是应用皮质激素。皮质激素能有效抑制肾小球肾炎以及心血管异常。但是，皮质激素疗法会是SLE患者死亡的一个主要原因。SLE疾病过程中的死亡主要是因为冠状动脉粥样硬化。应用激素治疗可以加快冠状动脉粥样硬化的进展。选用免疫抑制剂，例如环磷酰胺、硫唑嘌呤或吗替麦考酚酯等药物要优于大剂量长疗程的皮质激素治疗。

麻醉管理

麻醉管理应注意病变所累及的部位、脏器功能状况及针对SLE的全身治疗用药情况。该病患者中约有1/3合并有喉部受累，包括黏膜溃疡形成、环杓关节炎和喉返神经麻痹。

肿瘤性钙质沉着症

肿瘤性钙质沉着症是一种罕见的遗传性疾病，表现为毗邻大关节的转移性钙化。关节活动不受影响，但是钙化结节可能会增大并影响骨骼肌功能。治疗包括完全切除钙化结节。麻醉时需要考虑该病有无累及舌骨、甲状腺韧带或颈椎椎间关节，进而导致直接喉镜下声门暴露困难。

肌营养不良症

肌营养不良症是一组以骨骼肌无痛性退行和萎缩为特征的遗传性疾病。骨骼肌呈渐进的对称性无力和消瘦，但神经支配正常，即感觉和反射均完好。在出现肌营养不良临床症状之前，就已经有骨骼肌膜通透性增加的病理改变。肌营养不良症可分为假肥大肌营养不良症（杜兴肌营养不良）、肢带型肌营养不良症、面肩肱型肌营养不良症（兰-代型肌营养不良）、线状体肌肉病变和眼咽型肌营养不良症。

假肥大性肌营养不良症（杜兴肌营养不良）

假肥大性肌营养不良症是最常见（发病率3/10 000）和最严重的一种儿童进展性肌营养不良症。该病属X染色体连锁隐性遗传病，一般2~5岁出现症状。最初症状包括蹒跚步态、频繁摔倒和爬楼梯困难，这些反映了骨盆带近端骨骼肌群已受累。受累肌肉因脂肪浸润而增大，故该病称为假肥大性。随着骨骼肌病变的不断加重，患儿在8~11岁左右被迫坐轮椅行动。可显现出脊柱后侧凸畸形。骨骼肌萎缩可诱发长骨骨折。患儿常出现精神发育迟滞。血清肌酸激酶浓度可达正常值的20~100倍，而且在疾病早期，这反映了骨骼肌膜通透性增加和骨骼肌坏死。大约70%的女性该病基因携带者的血清肌酸激酶浓度增加。早期肌肉活检往往提示肌纤维坏死和吞噬。患者通常因充血性心力衰竭和（或）肺炎于15~25岁死亡。

心肺功能障碍

肌营养不良常常伴随着不同程度的心肌退行性变。心电图表现为V1导联高R波，肢体导联Q波加深，PR间期缩短和窦性心动过速。因乳头肌功能不全和心肌收缩力降低可出现二尖瓣反流。

慢性呼吸肌无力及咳嗽无力可导致肺储备能力丧失和分泌物在肺内沉积，诱发反复的肺炎。由于骨骼肌病变限制了患者的活动能力，故呼吸功能不全常呈隐匿性。随着疾病的进展，脊柱后凸侧弯畸形可进一步造成限制性通气功能障碍。患者可发生睡眠呼吸暂停并导致肺动脉高压。假肥大性肌营养不良症患者死因约30%与呼吸功能障碍有关。

麻醉管理

假肥大性肌营养不良症的患儿在行肌活检或骨科正畸时需要麻醉。麻醉准备必须充分考虑骨骼肌膜通透性增高和心肺储备能力降低可能带来的并发症。胃肠道蠕动能力低下可能导致胃排空延迟，在并存吞咽及喉反射减弱的情况下，很容易导致误吸。琥珀胆碱可引起横纹肌溶解、高血钾和心脏骤停，应禁忌使用。心脏骤停可能由于高血钾或心室颤动。肌营养不良的患者的确经观察发现在使用琥珀胆碱进行麻醉诱导时可出现心室颤动。非去极化肌松剂可安全使用。

即使未给予琥珀胆碱，在使用挥发性麻醉剂麻醉时也可发生伴或不伴随心脏骤停的横纹肌溶解症。该类患者发生恶性高热的概率很高，如若发生可给予丹曲林。恶性高热多由使用琥珀胆碱或长时间吸入氟烷诱发，但也可见发生于短时给予氟烷。区域麻醉可避免全身麻醉带来的这一副反应。并且在术后，椎管内镇痛可促进胸部物理治疗。

麻醉监测要针对恶性高热（二氧化碳监测法、体温）和心脏抑制的早期检测。术后应注意预防呼吸功能障碍和促进排痰。延迟发生的肺功能不全可见于术后36小时，尽管此时骨骼肌肌力显然已恢复到术前水平。

肢带型肌营养不良症

肢带型肌营养不良症是一种缓慢渐进，但相对良性的疾病。可在20~50岁间发病。肩带骨肌肉或骨盆带肌肉可能是唯一受累的骨骼肌。

面肩肱型肌营养不良症

面肩肱型肌营养不良症是以面部、胸部和上肢带肌肉慢性渐进性消耗的一种疾病，起病发生在青春期。最终可累及下肢。早期症状包括举臂过头困难和微笑困难。该病无心肌受累，血清肌酸激酶浓度很少升高。由阿曲库铵引起的神经肌肉阻滞恢复可能会快于正常。这种肌肉萎缩症的进展缓慢，患者生存期较长。

线状体肌营养不良症

线状体肌营养不良症是一种常染色体显性遗传疾病，其特征为缓慢进展或非进展性的骨骼肌或平滑肌对称性营养不良。骨骼肌活检可确诊。组织活检可在正常肌原纤维中发现肌杆。

受累者表现为运动发育迟滞、全身性骨骼肌无力、肌肉体积减小、肌张力下降及深部腱反射消失。患者有典型的畸形特征和异常步态，但是智力通常正常。婴儿受累时可表现为低肌张力、吞咽困难、呼吸窘迫和紫绀。常见小颌症和牙咬合不正。其他骨骼畸形可见脊柱后侧凸和漏斗胸。限制性肺疾病可能由肌病和或脊柱后侧凸引起。由扩张型心肌病导致的心力衰竭也有见描述。

由于存在如小颌症和高拱形腭等解剖异常，行气管插管可能有一定困难。清醒下行纤维支气管镜引导的气管内插管需谨慎。由于患者存在呼吸肌无力及胸壁畸形，呼吸抑制剂的作用将会被放大。通气与血流灌注比值失调增加，而对二氧化碳的通气反应可能会减弱。延髓性麻痹伴随反流和误吸可能会使麻醉管理变得更复杂。

该病患者对琥珀胆碱和非去极化神经肌肉阻滞剂的反应不可预测。目前尚无确凿证据表明给予琥珀胆碱可诱发过量的钾释放。确实，一些患者存在琥珀胆碱耐药性。线状体肌病的患者尚未见出现恶性高热的报道。如果疾病累及心肌，给予挥发性麻醉剂可出现心肌抑制。行区域麻醉必须考虑到高位的运动阻滞可能会引起呼吸抑制。此外，严重的腰椎前凸和（或）脊柱后侧凸可能给椎管内麻醉带来困难。

眼咽型肌营养不良症

眼咽型肌营养不良症是一种以渐进性吞咽困难和以上睑下垂为特征的肌营养不良症的罕见变异。尽管相关经验有限,该病患者在术中可能出现误吸的风险,且可能对肌松药的敏感性增加。

埃-德肌营养不良

埃-德肌营养不良是一种X染色体连锁隐性遗传病,其特征为进展的骨骼肌挛缩先于骨骼肌无力发生。这些痉挛特征性分布于肱骨腓骨肌肉。患者未见精神发育迟滞,呼吸功能正常。如有心肌受累则可危及生命,表现为充血性心力衰竭、血栓栓塞或者心动过缓。与其他肌营养不良症不同,致病基因的女性携带者可能会有心脏损害。

强直性肌营养不良症

强制性肌营养不良症是一组累及骨骼肌的遗传性退行性变,其特征为骨骼肌在随意收缩或收到电刺激后出现持续性挛缩(肌强直)(表18-2)。周围神经和神经肌接头不受影响。肌电图的表现可作为诊断依据,表现为肌肉动作电位反复而出现释放延长。这种随意收缩或刺激后发生的骨骼肌松弛障碍是由于钙代谢异常所导致的。细胞内的三磷腺苷酶不能将钙离子泵回肌浆网,所以胞浆内遗留的钙离子依旧可以引发持续的骨骼肌收缩。全身麻醉、区域麻醉或神经肌肉阻滞剂均不能防止或缓解这种骨骼肌收缩。局部浸润麻醉可以使收缩的骨骼肌舒张。奎宁(300~600 mg,静脉注射)被报道在部分病例中有效。术后肌颤可能会诱发肌强直,提高手术室环境温度可降低肌强直的严重程度以及术后肌颤的发生率。多数肌强直的患者可生存至成年,并且无明显器官损害,这使得这些患者病情隐匿,以至于在未经充分评估该病的情况下便行手术治疗。

表 18-2	强制性肌营养不良症的分类
强制性肌营养不良(萎缩性肌强直、斯太纳特病)	
先天性肌强直(汤姆森病)	
先天性副肌强直症	
高血钾性周期性麻痹	
酸性麦芽糖酶缺乏症(蓬珀病)	
施-詹二氏综合征(软骨营养不良性肌强直)	

萎缩性肌强直

萎缩性肌强直是影响成人的强制性肌萎缩中最为常见(每10万人口中可见2.4~5.5例)也是最为严重的一种。该病呈常染色体显性遗传,在11~30岁出现首发症状。与其他肌强直综合征不同,尽管骨骼肌最常受累,但萎缩性肌强直是一种多系统疾病。患者常因肺炎或心力衰竭死于51~60岁左右。这反映了骨骼肌、心肌和平滑肌的进行性损害。围术期的高发病率和死亡率主要取决于心肺并发症。

该病主要采用对症治疗,治疗中可能会给予苯妥英。奎宁和普鲁卡因胺也有抗肌强直作用,但是会加重心传导异常。这三种药物抑制了钠内流入骨骼肌细胞,并且延缓了膜兴奋性的恢复。

症状和体征

萎缩性肌强直常表现为面神经无力(呆板面容)、胸锁乳突肌萎缩和无力、上睑下垂、发音困难、吞咽困难及握手后无法松弛(肌强直)。其他特征包括以精神发育迟滞、额脱发和白内障为表现的三联征。内分泌腺受累可表现为性腺萎缩、糖尿病、甲状腺功能减退及肾上腺皮质功能不全。也可出现胃排空延迟和假性肠梗阻。可发生中枢性睡眠呼吸暂停,并表现为频繁出现的嗜睡病。尤其是在男性中,胆石症的发病率增加。在怀孕期间症状加重现象很普遍,子宫收缩乏力及胎盘滞留往往使阴道分娩更加复杂。

心律失常和心传导系统异常可大致反映肌强直进程中的心肌受累情况。Ⅰ度房室传导阻滞很常见,往往在该病的临床发病前即可出现。高达20%的患者有二尖瓣脱垂,但该病的全身性并发症很罕见。据报道猝死可能由于发生了完全性心脏传导阻滞。咽和胸部肌肉无力可能引起患者误吸。

麻醉管理

术前评估和麻醉管理应考虑到该类患者可能合并有心肌病、呼吸肌无力以及对麻醉药物的异常反应等。甚至是无症状患者也可能合并一定程度的心肌病,故吸入性麻醉剂带来的心肌抑制作用可能被扩大。心律失常可能需要接受治疗。麻醉和手术可能增加迷走神经兴奋而导致心传导系统障碍。

不推荐给予琥珀胆碱,因为可能会导致骨骼肌收缩时相延长。然而该类患者对非去极化肌松剂反应正常。尽管使用新斯的明拮抗残余肌松作用时并无严重并发症发生,但理论上可能会诱发骨骼肌强制性收缩。为避免这种原因可能诱发的肌强直,应选择短效肌松药并根据需要及时调整剂量。

萎缩性肌强直的患者对巴比妥类、阿片类、苯二氮草类及丙泊酚的呼吸抑制作用更敏感。这可能是由于药物引起的中枢性呼吸抑制作用及呼吸肌无力和(或)萎缩的串联作用所致。此外,伴有嗜睡病及中枢性睡眠呼吸暂停也使患者对呼吸抑制药物的敏感性增加。

由外科手术操作和(或)电刀刺激所引起的肌强直会干扰手术进行。普鲁卡因胺和苯妥英钠可稳定骨骼肌细胞膜从而可缓解这种情况。高浓度吸入挥发性麻醉剂可消除肌强直,但心肌抑制作用增强。由于寒冷可引发肌强直,故注意保温及防止肌颤非常重要。

先天性肌强直

先天性肌强直是一种常染色体显性遗传病,在出生或幼儿期即可表现出相应症状。该病有广泛的骨骼肌受累,但通常不累及其他器官。可出现肌肉肥大及肌强直。该病并无进展性,也不影响预期寿命。先天性肌强直的患者可使用苯妥英、美西律或奎宁治疗。该类患者对琥珀胆碱的反应正常。

先天性副肌强直症

先天性副肌强直症是一种罕见的常染色体显性遗传病,其特征为幼儿期即可出现的全身泛发的肌强直。与先天性肌强直类似,该病也可发生泛发的肌肉肥大。与其他肌强直相反,这种肌强直特别之处在于骨骼肌强直会因运动而加剧。在其他类型的肌强直中,运动可改善肌强直,这就是所谓的热身现象。寒冷会使肌强直更加恶化,并且在肌肉回暖后可能出现迟缓性麻痹。一些患者可出现与肌强直无关的肌肉麻痹,这可能与血清钾浓度有关,也由于这个原因,一些人猜测是否先天性副肌强直和高血钾周期性瘫痪是两种独立的疾病。室温下肌电图可能正常,但是当肌肉受冷后可见明显的典型肌强直性放电。该病的治疗类似于先天性肌强直。

施–詹综合征

施–詹综合征是一种罕见的儿童期疾病,表现为渐进的骨骼肌僵硬、肌强直以及包括小颌症等眼、面部及骨骼异常。气管插管常困难。有眼睑痉挛及口部紧张褶皱。患儿易发生恶性高热。

周期性瘫痪

周期性瘫痪是一组以间断发作的急性骨骼肌无力或麻痹(仅有呼吸肌等少数肌肉不被累及)为特征的肌肉病,可伴随低血钾或高血钾(表18-3)。高血钾性周期性麻痹较低血钾性更为罕见。一般发作可持续几个小时,但也可持续数天。发作间期肌力正常。

病因

家族性周期性麻痹的确切病因不明,但是钙与钠离子通道基因突变可能分别与低钾性和高钾型周期麻痹有关。人们认识到该病的机制无神经肌接头的任何异常,而是肌细胞膜的兴奋性丧失。由葡萄糖–胰岛素输注引起的骨骼肌无力证实了低钾性家族性周期性麻痹的存在,而口服钾后发生的骨骼肌无力证实了高钾性家族性周期性麻痹的存在。乙酰唑胺被推荐用于治疗这两种家族性周期性瘫痪。乙酰唑胺可产生一种非阴离子间隙酸中毒,从而起到抗低血钾的保护作用,同时也可以促进肾脏排泄钾,也起到了抗高血钾的保护作用。

麻醉管理

麻醉管理的重点是避免诱发骨骼肌无力的因素。无论钾敏感性如何,周期性麻痹的患者必须避免低体温。实施心外科手术的患者,可能需要在常温下

表 18-3	家族性周期性麻痹的临床特征		
类型	发病时血清钾浓度(mEq/L)	促发因素	其他特征
低血钾性	<3.0	高碳水化合物膳食、剧烈运动、葡萄糖输注、压力、月经、妊娠、麻醉、低体温	心律失常心电图呈低钾改变
高血钾性	>5.5	运动、钾的输注、代谢性酸中毒、低体温	骨骼肌无力可能局限于舌和眼睑

完成体外循环。对于该病患者,非去极化肌松剂可安全使用。

低钾性周期性麻痹

术前考虑因素包括碳水化合物的平衡,纠正电解质紊乱,以及避免已知的可触发低血钾的事件(心理应激、寒冷、碳水化合物负荷)。高碳水化合物膳食可引起低血钾发作,应在术前24小时避免摄入。需避免使用已知可引起钾胞内转移的葡萄糖溶液及药物,如β-肾上腺素受体激动剂。当术中需要使用利尿剂时,可使用甘露醇代替排钾利尿剂。术中频繁监测血钾浓度(每30~60分钟)非常必要,有时也需要通过积极的干预来增加血清钾浓度(氯化钾恒速输注,最高40 mEq/hr)。低钾血症可能会先于肌无力几个小时发生,所以适时的补充钾可能有助于避免发生肌无力。如果术中需要给予肌松,可使用短效的神经肌肉阻滞剂。这些患者也可使用琥珀胆碱以短时提高血清钾浓度。区域麻醉在该病患者中可安全使用。

高钾周期性瘫痪

高钾性周期瘫痪患者的麻醉管理需考虑术前使用利尿剂导致的钾缺乏,防止因给予葡萄糖溶液引起的碳水化合物消耗,避免使用含钾溶液及可导致钾释放的药物如琥珀胆碱。密切监测血清钾浓度可判断静脉注射钙剂的有效性,高血钾可也通过心电图表现出来。

重症肌无力

重症肌无力是一种慢性自身免疫性疾病,其原因是神经肌接头处的乙酰胆碱受体受到循环抗体的攻击而遭到破坏或失活,导致受体数量减少(图18-1)。70%~80%的乙酰胆碱受体功能可能会丢失,这导致了该病患者表现出无力和易疲劳,并且对非去极化肌松剂敏感性显著增加。该病的特点是肌肉无力,并且在重复使用时随意肌快速消耗,休息后可部分恢复。受颅神经支配的骨骼肌(眼、咽和喉肌)尤其易受累及,表现为上睑下垂、复视及吞咽困难,这也是该病常见的首发症状。重症肌无力并不是一种罕见的疾病。其发病率为1/7500。20~30岁的女性最易受累,然而男性往往在超过60岁才表现出这种疾病。超过80%的重症肌无力患者可检出乙酰胆碱受体抗体。这些抗体来源不明,但是由于重症肌无力患者多合并胸腺功能异常提示,该病可能与胸腺相关。例如,超过70%的重症肌无力患者有胸腺增生,10%~15%的患者合并有胸腺瘤。其他可引起头部和躯体肌肉无力的情况,必须考虑与重症肌无力的鉴别诊断(表18-4)。

分类

重症肌无力按照骨骼肌受累情况和症状的严重

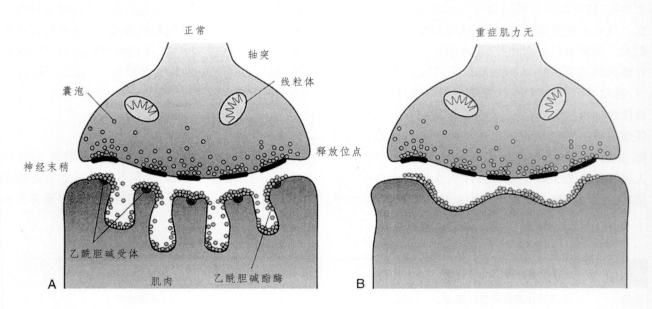

图 18-1 正常(A)和重症肌无力(B)的神经肌接头。与正常的神经肌接头相比,重症肌无力患者的神经肌接头乙酰胆碱受体的数量减少,突触后膜皱褶消失、平坦,突触间隙增宽。(From Drachman DB: Myasthenia gravis. N Engl J Med 1994;330;1797–1810. Copyright ⓒ 1994 Massachusetts Medical Society. All rights reserved.)

表 18-4	重症肌无力的鉴别诊断	
情况	**症状及特点**	**注释**
先天性肌无力综合征	罕见,发病早,非自身免疫性疾病	电生理学和免疫细胞化学检测可诊断
药物诱发的重症肌无力青霉胺非去极化肌松剂氨基糖苷类普鲁卡因胺	触发器自身免疫性重症肌无力敏感性增加	停药后数周内可恢复
停药后恢复肌无力综合征	小细胞肺癌,疲劳	重复神经刺激下反应性增强,钙离子通道抗体
甲状腺功能亢进	加重重症肌无力	甲状腺功能异常
Graves 病	复视,突眼	出现甲状腺刺激性免疫球蛋白
肉毒杆菌中毒	全身无力,眼肌麻痹	重复的神经刺激下反应性增强,瞳孔放大
进行性外眼肌麻痹	部分病例中可见上睑下垂、复视、全身无力	线粒体异常
颅内肿块压迫颅神经	眼肌麻痹,颅神经支配区域肌无力	CT 或 MRI 检查异常

程度分类。Ⅰ型仅有眼外肌受累。大约10%的患者表现为眼外肌受累的症状和体征,并考虑为眼肌型重症肌无力。确诊为眼肌型重症肌无力的患者3年以上一般不会有疾病的进展。ⅡA型是一个缓慢的渐进过程,表现为不累及呼吸肌的轻度骨骼肌无力。这些患者对抗胆碱酯酶药物和皮质激素的治疗反应良好。ⅡB型为较快进展的类型,有较严重的骨骼肌无力。药物治疗反应不佳,呼吸肌也被累及。Ⅲ型的特点为急性发病,6个月内骨骼肌肌力迅速衰退。该类型死亡率较高。Ⅳ型是一种严重的骨骼肌无力,是Ⅰ型或Ⅱ型进展恶化的结果。

症状和体征

重症肌无力的病程特点为症状的周期性加重与缓解。患者如得到充分的休息,肌力可恢复至正常,然而运动时会迅速发生肌无力。眼外肌无力导致的上睑下垂及复视是最常见的早期主诉。咽部和喉部肌肉无力可导致吞咽困难、构音障碍及唾液吞咽困难。重症肌无力的患者胃内容物误吸的风险很高。可发生臂、腿或躯干部的肌无力,并通常是不对称的。无肌萎缩发生。心肌炎可导致心房颤动、心脏传导阻滞或心肌病。其他自身免疫性疾病可能与重症肌无力联合发生,如大约10%的重症肌无力患者可能合并有甲亢。在重症肌无力患者中,类风湿性关节炎、系统性红斑狼疮以及恶性贫血的发生率普遍高于未患有肌无力的人群。患有重症肌无力的产妇娩出的新生儿大约15%可出现暂时性(2~4周)骨骼肌无力。感染、电解质紊乱、妊娠、情绪应激及手术可能会诱发或加重肌无力。抗生素,特别是氨基糖苷类,会加重肌肉无力。呼吸衰竭偶尔也可能是重症肌无力所表现出的唯一症状。

治疗

重症肌无力的治疗方法包括使用抗胆碱酯酶药物增强神经肌肉传递、胸腺切除术、免疫抑制,及包括血浆置换术和给予免疫球蛋白等的短期免疫疗法。

抗胆碱酯酶药物

抗胆碱酯酶药物是治疗重症肌无力的一线用药。这些药物发挥作用是通过抑制水解乙酰胆碱的酶的活性,从而增加神经肌接头处有效神经递质的数量。溴吡斯的明是用以实现这一目的的应用最广泛的抗胆碱酯酶药物。该药可在30分钟内起效,大约2小时后达峰值。相比新斯的明,口服溴吡斯的明药效可持续更长(3~6小时)且副作用更少。溴吡斯的明的剂量是根据对药物的反应来调整的,但其最大有效剂量很少超过每3小时120 mg。过高剂量可引发更严重的肌无力,即所谓的胆碱能危险。明显的毒蕈碱副作用(流涎、瞳孔缩小、心动过缓)加之给予滕喜龙(1~2 mg,静脉注射)后加重的肌无力证实了出现胆碱能危象的诊断。尽管抗胆碱酯酶药物可使多数患者受益,但这种好转并不完善并且可能在用药数周或数月后药效减弱。

胸腺切除术

胸腺切除术可缓解患者症状或至少可减少免疫抑制剂的使用剂量。全身性重症肌无力的患者可行胸腺切除术。术前准备应改善肌力和呼吸功能。尽量避免使用免疫抑制剂,因为该药可增加围术期感染的风险。如果肺活量小于2 L,术前可使用血浆置换术以提高术后获得充分自主呼吸的可能性。经胸骨正中的手术径路可获得最佳术野并利于切除全部胸腺组织。另外,通过颈部切口行纵膈镜下切除也受到推崇,因为其切口较小并可减轻术后疼痛。使用椎管内镇痛可减少术后疼痛,从而改善术后通气。术后几天内,抗胆碱酯酶药物的需求量可能会减少,但胸腺切除术的全部益处往往延迟至术后数月才得以体现。尽管胸腺切除术后乙酰胆碱受体抗体水平下降,但手术可改善病情的机制目前尚不明确。

免疫抑制疗法

当抗胆碱酯酶药物无法充分控制骨骼肌无力症状时,需使用免疫抑制疗法(皮质激素、硫唑嘌呤、环孢素A、麦考酚酯)。皮质激素是用于治疗重症肌无力的最常用和最持续有效的免疫抑制剂。但是它们也最大可能地会伴随产生不良反应。

短期免疫治疗

血浆置换术可去除循环抗体,对于产生肌无力危象或拟行胸腺切除术治疗的重症肌无力患者可短期改善临床状况。血浆置换术带来的有利影响是暂时的,并且重复这种治疗会增加感染、低血压及肺栓塞的风险。给予免疫球蛋白的适应证与血浆置换术相同。这种影响是暂时的,并且这种治疗对改善循环中乙酰胆碱受体抗体的浓度并无作用。

麻醉管理

术前准备

重症肌无力患者手术后往往需要通气支持。因此,在术前访视时要注意提醒患者当其术后苏醒时可能正被气管插管通气。按照标准,以下人群术后需行机械通气:经胸骨的胸腺切除术患者包括病程超过6年、出现与重症肌无力无关的慢性阻塞性肺疾病、溴吡斯的明剂量超过750 mg/d,以及肺活量小于2.9 L的患者。行经颈部纵隔镜胸腺切除术的患者术后行需要通气辅助的标准并不像以上患者那么严格,这说明该术式外科侵袭性较小,并带来较少的呼吸抑制。

肌肉松弛剂

重症肌无力患者乙酰胆碱受体结合抗体使功能性乙酰胆碱受体数量减少,这使得患者对非去极化肌松剂的敏感性增加。有活性的乙酰胆碱受体和无功能

的乙酰胆碱受体之间的平衡对非去极化肌松剂的敏感性起到调节作用。最初的肌松药剂量应根据使用周围神经刺激器监测的神经肌接头处的反应来逐步增加。对于该病患者,在眼轮匝肌处监测的反应可能会高估神经肌肉阻滞的程度,但可能有助于避免未被确认的持久性神经肌肉阻滞。

有可能用于治疗重症肌无力的药物可以影响患者对肌松药的反应。例如,抗胆碱酯酶药不仅抑制了真实的乙酰胆碱,也损伤了血浆中拟胆碱酯酶的活性,导致产生对琥珀胆碱反应时间延长的可能性。它们也可以拮抗非去极化肌松剂的作用。然而,在临床上均未见到这些效应。皮质激素治疗不能改变对琥珀胆碱的剂量要求,但是据报道对如维库溴铵等的甾体类肌松药的神经肌肉阻滞作用可产生耐药性。

在评价使用溴吡斯的明治疗的重症肌无力患者神经肌肉功能时发现,该类患者对琥珀胆碱的作用存在耐药性。该情况下的ED_{95}接近正常的2.6倍(图18-2)。因为给予琥珀胆碱的剂量是通常给予正常人群(1.0~1.5 mg/kg)的ED_{95}的3~5倍,所以对于重症肌无力的患者使用此剂量可获得充足的插管条件。琥珀胆碱耐药性的机制尚不清楚,但是神经肌接头突触后膜的乙酰胆碱受体数目减少可能对此发挥作用。

与对琥珀胆碱产生耐药性正相反,重症肌无力患者对非去极化肌松剂表现出显著地敏感性。对于某些重症肌无力患者,即便将小剂量非去极化肌松剂用于阻滞琥珀胆碱带来的肌束震颤,亦可引起骨骼肌无力。与正常人群相比,在轻至中度的重症肌无力患者中,阿曲库铵和维库溴铵的效能可增加2倍(图18-3)。尽管效能增加,但中时效肌松药作用持续时间足够短,保证不但满足术中骨骼肌麻痹的需求而且在手术结束时也可被逆转。

麻醉诱导

重症肌无力患者可使用短效静脉麻醉药用于麻醉诱导。然而,这些药物的呼吸抑制作用可能会更加明显。由于内在肌肉无力加上挥发性麻醉剂对骨骼肌的松弛作用,患者无需使用肌松药即可完成气管插管。

麻醉维持

麻醉维持通常使用含有或不含有氧化亚氮的挥发性麻醉剂。挥发性麻醉剂可使肌松药的使用剂量减少,或者甚至不需使用肌松药。该类患者可使用非去极化肌松剂,最初剂量应减少1/2~2/3,并用周围神经刺激器监测患者反应。短效或中时效肌松药的作用时

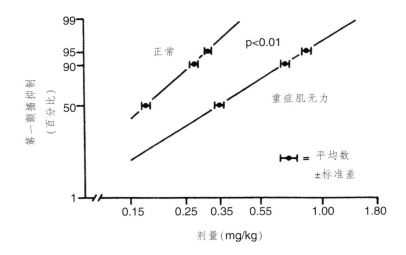

图 18-2 与正常人群相比,重症肌无力患者的乙酰胆碱的剂量效应曲线右移,说明重症肌无力患者对该肌松药的神经肌肉阻滞效果存在耐药性。(From Eisenkraft JB, Book WJ, Mann SM, et al: Resistance to succinylcholine in myasthenia gravis: A dose-response study. Anesthesiology 1988;69:760–763, with permission.)

间相对变短是该类患者的麻醉特点。阿片类药物对呼吸系统的影响可持续至术后,故需要减少其在麻醉维持中的用量。

术后护理

在手术结束时,必须明确患者有能力维持呼吸才能拔除气管插管。术后早期可能骨骼肌肌力较充足,而数小时后会减弱。术后可能发生通气不足的患者

(见"术前准备"),要预先考虑到需行术后机械通气。

肌无力综合征

肌无力综合征(Eaton-Lambert综合征)是一种类似重症肌无力的神经肌肉传导障碍(表18-5)。这种骨骼肌无力的症状,最初常见于小细胞肺癌的患者,随

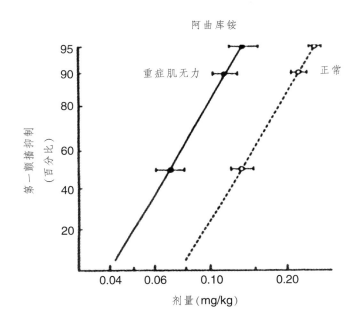

图 18-3 重症肌无力患者的阿曲库铵剂量效应曲线。比起正常人群,该曲线左移,说明重症肌无力患者对该种肌松药的神经肌肉阻滞作用敏感,并可推测其他非去极化肌松剂也是这样。(From Smith CE, Donati F, Bevan DR: Cumulative dose-response curves for atracurium in patients with myasthenia gravis. Can J Anaesth 1989;36:402–406, with permission.)

表 18-5	肌无力综合征和重症肌无力的比较	
参数	肌无力综合征	重症肌无力
表现	近端肌肉无力(下肢比上肢严重)、运动后肌力改善、常见肌痛、反射缺失或减弱	眼外肌、延髓及面肌无力、运动后肌力减退、肌痛不常见、反射正常
性别	男性常多于女性	女性常多于男性
共存疾病	小细胞肺癌	胸腺瘤
对肌松药的反应	对琥珀胆碱及非去极化肌松剂敏感对抗胆碱酯酶药反应不佳	对琥珀胆碱有耐药性,对非去极化肌松剂敏感,对抗胆碱酯酶药反应良好

后也在未患有癌症的患者中出现。肌无力综合征是一种获得性自身免疫性疾病,是由于IgG抗体攻击电压敏感性钙通道,导致钙通道在运动神经末梢的缺乏所致。这种缺乏限制了末梢去极化时的钙内流。对于治疗重症肌无力有效的抗胆碱酯酶药物对治疗肌无力综合征无显著作用。

肌无力综合征患者对琥珀胆碱和非去极化肌松剂的作用均很敏感。该类患者使用抗胆碱酯酶药不足以拮抗神经肌肉阻滞作用。可能存在肌无力综合征的患者,如需行支气管镜检查、纵隔镜检查或疑似肺癌的开胸探查术时,需减少肌松药用量。

类风湿性关节炎

类风湿性关节炎是最常见的慢性关节炎症,影响着大约1%的成年人。该病在女性中的发病率是男性的2~3倍。类风湿性关节炎的病因尚不明确,但人们猜测是遗传、环境和免疫系统之间复杂的相互作用所致。该病的特征是对称性多关节损害及显著的全身受累(表18-6)。类风湿性关节炎累及手足近端指间关节和掌指关节这一特征可以用以和骨性关节炎区分,后者主要累及承重关节和远端指间关节。该病病程特点为间断性恶化和缓解。类风湿结节特征性出现在受力点上,尤其是肘部下方。类风湿因子是一种IgG抗体,在高达90%的类风湿性关节炎患者血清中可检出,并且在骨关节炎患者血清中无法检出类风湿因子。然而,类风湿因子并不特征性出现在类风湿性关节炎中。患有病毒性肝炎、系统性红斑狼疮、细菌性心内膜炎、结节病及干燥综合征的患者血清中亦可检出类风湿因子。

症状和体征

类风湿性关节炎在成人可能出现急性起病,累及单个或多个关节,或者隐匿起病在出现关节炎前仅表现为疲劳、食欲减退以及乏力。在某些患者中,类风湿性关节炎可在恰逢创伤、外科手术、分娩或暴露于极

表 18-6	类风湿性关节炎和强直性脊柱炎的比较	
参数	类风湿性关节炎	强直性脊柱炎
家族史	罕见	常见
性别	女性(30~50 岁)	男性(20~30 岁)
关节受累	对称性多关节病	非对称性、较少关节受累
骶尾部受累	无	有
脊柱受累	颈部	全部(上行性的)
心脏改变	心包积液、主动脉瓣关闭不全、心脏传导异常、心脏瓣膜纤维化及冠状动脉炎	心肌肥厚、主动脉瓣关闭不全、心脏传导异常
肺部改变	肺纤维化、胸腔积液	肺纤维化
眼部	干燥性角结膜炎	结膜炎、葡萄膜炎
类风湿因子	阳性	阴性
HLA-B27	阴性	阳性

端气温时起病。

关节病变

晨僵是类风湿性关节炎的典型表现。手足、腕、膝等多关节可同时受累,并呈对称分布。近端指间关节受累时呈纺锤形水肿。受累关节在开始日常活动后数小时后依然肿胀、疼痛、僵硬。颞下颌关节滑膜炎可能会导致下颌运动明显受限。当该病持续性进展时,可累及除胸、腰、骶部脊柱外的所有关节。

颈椎较易受累并导致疼痛和神经系统并发症。值得关注的颈椎异常是寰枢关节半脱位以及由此导致的寰椎与枢椎齿突的分离。该病变可通过颈部侧位平片观察到。在颈部屈曲时,齿突前缘与寰椎前弓后缘之间的距离可超过3 mm。当寰椎与枢椎齿突的分离严重时,齿突可能会突入枕骨大孔,压迫脊髓或通过椎动脉影响脊髓的血运。由于齿突在病程中经常残毁,故影响脊髓的并发症可能会降至最小。颈椎其他关节也有可能发生不全脱位。MRI可确诊类风湿性关节炎的颈椎受累程度。

环杓关节炎在全身性类风湿性关节炎患者中常见。急性环杓关节炎患者可表现为声音嘶哑、吞咽疼痛、呼吸困难和喘鸣。直接喉镜可见杓状软骨发红肿胀。慢性环杓关节炎的患者则可能无症状,或表现为轻度的声音嘶哑、呼吸困难或上呼吸道梗阻。环杓关节炎可能增加气管插管的难度。

类风湿性关节炎的患者普遍存在骨质疏松。

各系统病变

类风湿性关节炎的全身表现系因免疫复合物在小型和中型血管沉积所致。全身病变在关节病变严重的患者中更明显。

在心血管系统,类风湿性关节炎可表现为心包炎、心肌炎、冠状动脉炎、加速冠状动脉粥样硬化性、心脏瓣膜纤维化,以及心传导系统风湿结节形成。主动脉炎合并主动脉根部增粗可导致主动脉瓣反流。大约1/3的患者合并有心包增厚或心包积液。

滑膜小血管炎是类风湿性关节炎的早期表现,但尤其是老年男性还可能发生泛发的血管炎。患者可表现出神经病变(多发性单神经炎)、皮肤溃疡和紫癜。据推测,神经病变是由神经滋养血管内免疫复合物沉积所致。患者也可有内脏出血的表现,如肠穿孔、心肌梗死、脑梗死。

类风湿性关节炎最常见的肺部表现是胸腔积液。积液通常量小而无症状。类风湿结节可发生于肺实质或胸膜表面,在胸部平片中观察可近似肺结核或肿瘤。渐进性肺纤维化较少见,可导致咳嗽、呼吸困难,胸片可见弥漫性蜂窝样改变。肋软骨受累会影响胸壁运动,并导致包括肺容积和肺活量减少的限制性肺改变。这些可能导致通气–血流比失衡,降低动脉氧合。

神经肌肉受累可表现为患有活动性滑膜炎的关节其周围肌肉肌力减退。由神经压迫、腕管综合征、跗管综合征导致的周围神经病变很常见。类风湿性关节炎累及颈椎通常不伴随颈神经根受压。

类风湿性关节炎患者最常见的血液系统异常是慢性疾病性贫血,其严重程度通常堪比类风湿性关节炎的严重程度。Felty综合征即为类风湿性关节炎合并脾大及白细胞减少。干燥性角膜结膜炎(干眼)发生在约10%的类风湿性关节炎患者中。其原因是由于泪腺功能受损导致的泪液生成不足。可见与之相似的累及唾液腺的病理过程,导致口干燥症(口干)。这两者都是干燥综合征的表现。

类风湿性关节炎的患者常见轻度肝功能受损。肾功能不全可能继发于淀粉样变、血管炎或药物治疗。

治疗

类风湿性关节炎的治疗包括努力减轻疼痛,保持关节的功能和强度,防止变形,并减轻全身并发症。治疗包括联合用药、物理治疗、职业疗法及矫形手术。

药物治疗

药物治疗是用来提供镇痛,控制炎症,并产生免疫抑制作用。

非甾体抗炎药 NSAID对于缓解类风湿性关节炎的症状有重要作用,但对于改变潜在的病程并无作用。使用NSAID需同时使用缓解疾病的抗风湿性药物(DMARD)。阿司匹林依旧是类风湿性关节炎初始治疗的重要药物,但它的使用也因新出现的NSAID类药物而减少。这些药物可减少受累关节的肿胀程度并缓解僵直,但是该类药物会产生胃肠道刺激并抑制血小板环氧合酶(COX),由于这些原因可能需要停止用药。选择性COX-2抑制剂在止痛抗炎方面可与COX-1抑制剂发挥同等作用,但是它带来的胃肠道副作用很小,并且不会影响血小板功能。然而,一些COX-2抑制剂会增加心肌缺血事件的风险。COX-1和COX-2抑制剂均可影响肾血流量和肾小球滤过率。

皮质激素 皮质激素是强效的抗炎药物,可减少类风湿性关节炎患者关节肿胀、疼痛及晨僵的症状。

然而,保持理想效果所需要的全身性皮质激素的剂量往往会带来明显的长期副作用,包括骨质疏松症、骨坏死、对感染的易感性增加、肌病,高血糖和伤口愈合不佳。关节内注射皮质激素带来的有利影响平均可持续约3个月,但重复注射可能会导致软骨破坏和骨坏死。

皮质激素被称为是"桥梁治疗",即开始使用DMARD控制病情时可迅速减轻炎症反应。治疗关节疾病使用泼尼松剂量很少会大于10 mg/d,但是可能需要更高的剂量来治疗类风湿性关节炎的其他症状,特别是血管炎。

缓解疾病的抗风湿性药物　DMARD是一组有可能缓解或改变类风湿性关节炎病程的药物。它们可以减缓或阻止病情发展。这组药物包括甲氨蝶呤、柳氮磺胺吡啶、来氟米特、抗疟药、D-青霉胺、硫唑嘌呤、米诺环素。这些药物一般需要2~6个月起效。对一种药物反应不佳的患者可能会对更换一种药物有良好反应。

甲氨蝶呤是治疗类风湿关节炎的首选DMARD药物。采用一周一次的给药方案。甲氨蝶呤主要起到抗炎作用。接受甲氨蝶呤治疗的患者需监测血液学参数和肝功能,因为该药有引起骨髓抑制和肝硬化的风险。每日服用叶酸治疗可以降低甲氨蝶呤的不良反应。

一般看来,细胞因子尤其是肿瘤坏死因子α和白细胞介素1,在类风湿性关节炎的发病机制中起到关键作用。采用干扰肿瘤坏死因子功能的方法,无论是药物诱导的受体封闭还是单克隆抗体,都可以有效治疗类风湿性关节炎。一些药物,例如英夫利昔单抗及依那西普、肿瘤坏死因子抑制剂等,可以有效治疗类风湿性关节炎,并且比其他DMARD起效更快。同时也应关注到该药使用带来的长期毒性作用,如感染(结核病)及脱髓鞘综合征。阿那白滞素,是一种白介素1受体拮抗剂,可有效对抗类风湿性关节炎的症状体征,但是该药起效慢且总体效果不及肿瘤坏死因子α-抑制剂。

金制剂,是最古老的DMARD类药物,对于部分类风湿性关节炎患者非常有效,但是由于其常见的毒性作用故不常使用。

手术

类风湿性关节炎患者的手术适应证包括顽固性疼痛、关节功能障碍、需要关节稳定。仅适用于手术治疗的包括软骨侵蚀、韧带断裂和进展性骨破坏导致的骨损害。关节镜手术可用来去除软骨碎片,并进行局部滑膜切除术。当关节受到毁损时,可考虑行大、小关节置换。

麻醉管理

麻醉管理应考虑到类风湿性关节炎所累及的多器官和治疗用药的副作用。术前应评估患者气道受累程度,患者气道受累可能表现在颈椎、颞下颌关节和环杓关节,颈椎屈曲性畸形可能会导致颈部伸展困难。患者可能存在寰枢关节半脱位,X线片显示齿突前缘与寰椎前弓后缘之间的距离超过3 mm,则提示有寰枢关节半脱位。这种异常非常重要,因为移位的齿突可压迫颈部脊髓或延髓,或者可阻断椎动脉。如存在寰枢关节半脱位,在使用直接喉镜时必须尽量减少头部和颈部移动,以避免齿突移位加重损伤脊髓。术前需评估前屈、后伸、或转动头部和颈椎是否会影响椎动脉血流。这可以通过让清醒状态下的患者进行头部运动或定位,以可耐受且无不适或无其他症状为准。

麻醉诱导前必须确认是否有颞下颌关节活动受限。因为如果颞下颌关节和颈部活动均受限的话,使用喉镜窥喉可能非常困难甚至根本不可能完成。如果术前评估表明直视下声门开放困难,可选择在清醒状态下行纤维喉镜进行气管插管。如果患者术前有声音嘶哑或喘鸣等症状,或者直接喉镜显示声带红肿,则提示可能存在环杓关节受累。环杓关节运动减小可导致声门狭窄,气管插管通过声门困难,同时也可使环杓关节脱位的风险增加。

如怀疑患者存在严重的类风湿性肺疾病,术前应检查肺功能及血气分析。这些患者术后可能需要通气支持。应注意阿司匹林或NSAID对血小板功能的影响。对于长期服用皮质激素的患者,应考虑术前给予该类激素。合并有环杓关节炎的患者拔出气管插管后可能会出现喉梗阻。

脊柱关节病

脊柱关节病是一组非风湿性关节病,包括强直性脊柱炎、反应性关节炎(赖特综合征),幼年性慢性多关节病、银屑病关节炎及肠病性关节炎。这些疾病的特点是累及脊柱特别是骶髂关节,不对称的周围关节炎和滑膜炎,以及未检测到类风湿结节和循环系统中类风湿因子(见表18-6)。这些疾病共有的倾向是影响慢性炎症部位的新骨形成,常导致关节强直。同时该类疾病也易导致眼内炎症。这些血清阴性脊柱关节病的病因尚不明确，但是该病与 HLA 等位基因 B27（HLA-B27）有着极强的相关性。

强直性脊柱炎

强直性脊柱炎是一种累及脊柱关节和周围软组织的慢性、进展性炎性疾病。一般从骶髂关节开始发病，向头颅方向进展。按受累程度不同，可表现为单纯骶髂关节病变，也可累及脊柱所有关节。约1/3的患者有髋部受累。以活动后可改善的晨僵，以及X线下骶髂关节炎为特征的背部疼痛可高度提示该病的诊断。该病主要发生于男性，往往在青年时发病。高家族内发病率证实发现，90%的强直性脊柱炎患者HLA-B27阳性，而正常人群中只有6%的人HLA-B27阳性。强直性脊柱炎常因发生腰椎间盘退变而被误诊为背部疼痛。脊柱检查可发现骨骼肌痉挛、脊柱前凸消失、脊柱动度减低。

患者全身表现有体重减轻、乏力、低热。40%的患者患有结膜炎和葡萄膜炎。葡萄膜炎通常是单侧发病，表现为视力缺损、畏光、眼痛。强制性关节炎相关的特征性肺损害表现为肺尖部空洞样损害伴随纤维化和胸膜增厚等类似于结核样病变。累及胸椎和胸肋关节时可导致胸壁顺应性下降，因此可导致肺活量降低。

治疗

强直性脊柱炎的治疗包括有计划的运动以保证关节动度和姿态，以及使用抗炎药物。常使用NSAID（吲哚美辛和双氯芬酸）。英夫利昔单抗和依那西普可很大程度地改善病情，但中断治疗则患者病情经常复发。对于葡萄膜炎，可使用局部使用的皮质激素眼药水治疗。

麻醉管理

强直性脊柱炎患者的麻醉管理主要受到脊柱受累程度的影响。脊柱可能发生僵硬和变形，而影响气管插管时的颈椎活动。此时可在清醒状态下，采用纤维喉镜行气管插管。评估时需注意由肋骨软骨强直和胸椎屈曲性畸形导致的限制性肺疾病。存在主动脉反流的患者，对突然或过度增大的全身循环阻力耐受性较差。行脊柱矫正手术的患者需考虑行神经监测。会阴区或下肢手术可采用硬膜外或脊髓麻醉以代替全身麻醉。由于关节活动性受限和椎间隙闭合，行区域麻醉可能会存在技术上的困难，但该类患者罕见有黄韧带骨化。

反应性关节炎

反应性关节炎是一种继发于身体其他部位感染后出现的无菌性炎性关节病，特别是衣原体、沙门菌、志贺菌属感染后可引发。当反应性关节炎伴发关节外表现如尿道炎、葡萄膜炎或结膜炎、皮肤病损时，常被称之为赖特综合征。该病的易感因素包括遗传修饰（HLA-B27阳性）。赖特综合征的症状大多仅持续数天，但接近20%的患者可发展到骶髂关节炎和脊椎炎。环杓关节炎亦可发生。表现为过度角化的皮肤病损与银屑病不易区分。最初的感染可使用抗生素治疗，NSAID或柳氮磺吡啶可缓解关节炎的症状。

幼年性慢性多关节病

幼年慢性多关节病的病理与成人风湿性关节炎相似。如果关节炎发生在青春期，可能会导致生长异常。患者可能存在肝功能障碍，但不常见心脏受累。一种多关节炎的急性形式被定义为斯提耳病，表现为类风湿因子和HLA-B27阴性的幼儿出现发热、皮疹、淋巴结肿大及脾大。阿司匹林常用来治疗这种疾病。皮质激素能有效地控制这种疾病，但药物引起的生长发育迟缓限制了该药在患儿中的使用。

肠病性关节炎

大约10%~20%的克罗恩病患者，以及2%至7%的溃疡性结肠炎患者，均患有炎性多关节炎，最常涉及下肢大关节。在一般情况下，关节炎活动度与胃肠炎症的活动度相当，控制胃肠疾病的措施通常也可同时控制关节疾病。这种关节炎并不相关于HLA-B27。

炎症性肠病也与骶髂关节炎和脊椎炎具有相关性，它们之间遵循这样的一个模式，即关节炎的波动和减缓依赖于胃肠炎症的表现。这些患者中50%可检出HLA-B27。这种关节炎通常是慢性的，并可能演变为强直性脊柱炎。治疗可参见于强直性脊柱炎。

骨关节炎

骨关节炎是目前最常见的关节疾病，是老年人的主要慢性病之一，也是致残的主要原因。骨关节炎是影响关节软骨的退行性变。该病与类风湿性关节炎不同，因为骨关节炎的炎症反应程度非常小。发病机制可能相关于生物力学应激带来的关节创伤、关节损伤、神经病理性异常关节负荷、韧带损伤或肌肉萎缩。运动时可出现疼痛,休息后缓解。类风湿性关节炎的晨僵可持续数小时,而与之相反,该病中僵硬可在运动后迅速消失。

骨关节炎可累及一个或多个关节。膝和髋部是常见的受累位点。远端指间关节出现的骨性增大,被称为赫伯登结。椎体和椎间盘可出现退行性变,且可见并发髓核凸出、神经根压迫。退行性变在中低段颈椎和腰椎下段表现最为明显。放射检查可见椎间盘狭窄和骨赘形成。

尽管常被忽视,但物理治疗和运动的确对骨关节炎患者大有裨益。维持骨骼肌功能对软骨的完整性和减少疼痛都非常重要。缓解疼痛可使用热疗法,也可给予一些简单的止痛药如对乙酰氨基酚、抗炎药。热疗法可以改善症状可能是由于与寒冷时相比,温暖的组织中痛阈升高。经皮神经刺激及针灸可能对一些患者有效。骨关节炎的治疗不需使用全身性皮质激素。当骨关节炎带来的疼痛持久存在,且存在关节功能失用或显著受限时,可行关节置换术治疗。

佩吉特病

骨性佩吉特病的特点是成骨细胞和破骨细胞的过度活动,导致骨骼异常增厚却很脆弱。该病病因不明,但可能反映了甲状旁腺激素过多或降钙素不足。佩吉特病存在家族性倾向,常累及40岁以上的白色人种。骨骼疼痛是最常见的症状。佩吉特病的并发症可累及骨(骨折和瘤性变)、关节(关节炎),以及神经系统(神经压迫、截瘫)。患者也可出现高钙血症和肾结石。佩吉特病最有特点的影像学特征是局部骨扩大。骨质松解或硬化性骨变可累及头骨。如果累及到头骨,会出现头骨显著性增大及不可逆性耳聋。放射性核素骨扫描是鉴别佩吉特病最可靠的影像学手段。血清碱性磷酸酶浓度(反映骨形成)和尿羟脯氨酸排泄量(反映骨吸收)通常升高。

佩吉特病的治疗旨在减轻骨痛,减小或防止病情恶化。降钙素是由甲状腺分泌的一种激素,它可以抑制破骨细胞的活性,降低骨吸收。使用降钙素治疗可缓解疼痛,减少佩吉特病相关的生化及影像学异常,也可以稳定佩吉特病带来的听觉损伤。二磷酸盐可通过降低破骨细胞活动诱导产生显著而持久的抑制骨吸收作用。与效应短暂的降钙素相反,二磷酸盐给药

停止后数月以至于数年,依旧可保证疾病活性处于较低水平。X线检查证实溶骨性病变的修复可能与二磷酸盐治疗效应有关。

佩吉特病患者如出现骨折,采用保守疗法可能会伴随较高的延迟愈合风险。关节置换术可能会有利于出现严重髋、膝部关节炎的佩吉特病患者。纠正长骨的弓形畸形极少使用截骨术。伴有外周神经压迫、神经根病或脊髓压迫的患者需行手术治疗。

马方综合征

马方综合征是一种常染色体显性遗传结缔组织病。该病发病率为每10万活产婴儿可见4~6例,患者平均生存期为32年。该病患者特征性变现为管状骨增长,故患者身材较高并有类似"亚伯·林肯"的外貌。此外还存在高拱形的上颚、漏斗胸,脊柱后侧凸以及关节伸展过度等骨骼畸形。病程早期出现的肺气肿具有特异性,并且脊柱后侧凸可进一步加剧肺部疾患。患者自发性气胸的发病率较高。多于半数马方综合征患者存在眼部改变,如晶状体脱位、近视及视网膜剥离。

心血管系统

几乎所有的马方综合征患儿由于心血管异常出现早产儿死亡。主动脉和心瓣膜的结缔组织缺陷可导致主动脉扩张、夹层形成或破裂,并可出现心脏瓣膜脱垂,尤其是二尖瓣。常见由于二尖瓣脱垂导致的二尖瓣关闭不全。如存在这种瓣膜性心脏病,会增加细菌性心内膜炎的风险。常见心传导异常,特别是束支传导阻滞。对于无症状患者可使用超声心动图来检测是否存在心脏异常。胸主动脉扩张的患者推荐预防性使用β-受体阻滞剂治疗。当升主动脉直径超过6 cm及存在主动脉瓣返流时,可手术行主动脉瓣及升主动脉置换。患有马方综合征的女性在妊娠期间有发生主动脉破裂或夹层的风险。

麻醉管理

马方综合征患者的术前评估应重点关注于心肺异常。在大多数患者中,骨骼异常对呼吸道的影响很小。操作时需轻柔,以免造成下颌关节脱位。考虑到在主动脉夹层的风险,需谨慎行事避免全身血液持续性增加,该事件可能发生于使用直接喉镜及手术疼痛刺激时。可使用包括经食管超声心电图等侵入性监测

麻醉全程均需高度注意有无气胸发生。

脊柱后侧凸

脊柱后侧凸是一种以脊柱前屈(后凸)和侧弯(脊柱侧凸)为特点的脊柱畸形。特发性脊柱后侧凸病例占该类疾病的80%,通常于童年后期起病,并在骨骼快速生长的时期病情加重。特发性脊柱后侧凸发病率约为4/1000。该病可能有家族倾向性,女性发病率高于男性4倍。神经肌肉系统疾病如脊髓灰质炎、脑瘫和肌营养不良可能与该病有关。

症状和体征

脊柱弯曲超过40°即被认定为严重型,并可影响心肺功能。限制性肺疾病、肺动脉高压进展到肺心病是与脊柱后侧凸畸形患者死亡的主要原因。由于脊柱侧凸曲线恶化,更多的肺组织被压缩,导致肺活量减小和劳力性呼吸困难。扭曲的胸腔内力学性能异常,以及变小的肺容积导致的气道阻力增加,导致了呼吸做功增加。肺泡气–动脉血氧分压差增加。肺血管受压以及对动脉低血氧的反应,导致了肺循环血管阻力增加,进而导致肺动脉高压。通常$Paco_2$可维持在正常水平,但是如果存在细菌或病毒性上呼吸道感染等损伤,可导致高碳酸血症和急性呼吸衰竭。咳嗽无力可促发肺部反复感染。

麻醉管理

在手术前,评估骨骼畸形导致的生理紊乱的严重程度非常重要。肺功能测试反映了限制性肺疾病的严重程度。动脉血气分析有助于检测由肺动脉高压带来的未被发现的低氧血症或酸中毒。患者可能由于慢性误吸导致存在术前肺感染。当然,任何可逆的肺功能障碍,如感染或支气管痉挛,都应在择期手术前被纠正。

虽然没有特异性药物或联合药物可以推荐作为脊柱后侧凸患者的最佳用药,但必须注意一氧化二氮可以增加肺血管阻力,这个问题在肺动脉高压的患者中尤为明显。监测中心静脉压可为肺血管阻力增加提供警报。

如果需行脊柱弯曲矫正术,应特别注意失血以及注意识别手术导致的脊髓损伤。联合使用挥发性麻醉剂和(或)血管舒张剂进行控制性降压可能会帮助减少术中出血。当脊柱弯曲伸直时,脊髓的过度牵拉会

导致脊髓缺血,这可能会导致瘫痪。有很多的方法可以检查脊髓缺血。其中一种是"唤醒试验",该试验需要通过停止麻醉剂输注直至患者充分清醒,可按指令活动双腿以确保无明显神经肌肉阻滞存在,由此证实脊髓通路都完好无损。试验后重建麻醉,继续完成手术。另外一种确定脊髓未受损的方法是监测躯体感觉和(或)皮层诱发电位。该监测方法的优点是不需要术中唤醒患者。然而,许多麻醉药品,特别是挥发性麻醉剂和氧化亚氮,会干扰诱发电位的监测,而且如果正在监测皮层诱发电位则不能使用神经肌肉阻滞剂。因此,进行全身麻醉时通常会选择使用阿片类和丙泊酚的全静脉麻醉,或联合使用阿片类/丙泊酚/低剂量挥发性麻醉剂(0.33 MAC)。这些技术可使由脊髓缺血导致的振幅和潜伏期变化更易识别。如存在异常状况,仍需使用唤醒试验。在手术结束时,首要关注充分换气功能的恢复。患有严重脊柱后侧凸的患者术后可能仍需机械通气。

侏儒症

侏儒症可以以两种形式发生:均衡的侏儒症和不均衡的侏儒症。前者四肢、躯干和头颅大小与正常成人比例一致,后者与正常成人比例不一致。

软骨发育不全

软骨发育不全是不均衡侏儒症的最常见原因。主要发生在女性,发生率为1.5/10000。该病为常染色体显性遗传,80%病例可有自发突变。主要缺陷在于软骨内钙化率降低,而骨膜成骨过程正常,结果导致管状骨较短。患该病的男性预期身高为132 cm(52英寸),女性为122 cm(48英寸)。常见脊柱后侧凸和膝内翻。颅骨基底部颅缝过早闭合,引起颅骨基底部缩短和枕骨大孔狭小。此外,还可能有寰枕关节功能性融合伴齿状突发育不全、寰枢椎不稳定、间盘膨出及严重的颈椎后凸畸形。这些变化可能导致脑积水或颈段脊髓损害。软骨发育不全性侏儒症患者中出现中枢性睡眠呼吸暂停现象可能是由于枕骨大孔狭窄压迫脑干引起。肺动脉高压导致的肺心病是该类患者中最常见的心脏并发症。智力和骨骼肌发育是正常的,1岁后仍存活的患者其预期寿命与正常人无异。

麻醉管理

垂体性侏儒症的患者气道成比例缩小,并不伴有

解剖结构异常。对该类患者在气管插管前应准备好较短的喉镜柄、各种型号的喉镜片、适合儿童的口咽和鼻咽通气道。比起正常常人所需型号，垂体性侏儒症成年患者所需的气管内插管型号更接近于儿科患者。

软骨发育不全性侏儒症患者的麻醉管理可能受以下因素影响：潜在的困难气道、颈椎不稳定以及颈部过伸导致的脊髓损伤（表18-7）。

软骨发育不全性侏儒症患者可能会经历许多特殊的手术，包括治疗枕骨大孔狭窄的枕骨下部分颅骨切除术、治疗脊柱狭窄或神经根压迫的椎板切除术和脑室腹膜分流术。对于存在阻塞性睡眠呼吸暂停病史的患者，应注意在给予镇静药或麻醉诱导期间可能发生上呼吸道梗阻。骨骼生长异常可能导致一些潜在的麻醉问题。该类患者具有前额大而突起、上颌骨短小、下颌骨大、鼻子扁平、舌体大等面部特征，使用面罩辅助呼吸和维持上呼吸道通畅可能较困难。尽管有这些解剖特点，临床经验尚未证实这些患者大部分有上呼吸道不畅或气管插管困难。

伴有颈椎后凸畸形的侏儒症患者，由于气道轴不在一条直线故可能造成气管插管困难。由于可能存在枕骨大孔狭窄，故应避免在使用直接喉镜时颈部过伸。对于该类患者可考虑使用纤维镜引导的气管插管。选择合适的气管内插管型号主要依据患者体重而不是年龄。

过多的皮肤和皮下组织可能会给周围静脉通路的建立带来技术上的困难。对于行枕部开颅手术的软骨发育不全性侏儒症患者，尤其是坐位下进行的手术，发生静脉气体栓塞的危险增加。如发生气体栓塞，放置右心房导管可能有一定意义，但由于患者颈部较短及过多的软组织遮盖导致体表标记识别困难，会给

表 18-7	软骨发育不全性侏儒症可能影响麻醉管理的特征
声门开放暴露困难
枕骨大孔狭窄
齿状突发育不全伴颈椎不稳定
脊柱后侧凸
限制性肺疾病
阻塞性睡眠呼吸暂停
中枢性睡眠呼吸暂停
肺动脉高压
肺源性心脏病
脑积水

导管的放置带来困难。对于可能损伤脑干或脊髓的手术，术中监测躯体感觉皮层诱发电位可能有一定意义。软骨发育不全性侏儒症患者对麻醉药和神经肌肉阻滞剂的反应正常。快速复苏的麻醉技术可用于神经机能的快速评估。

由于患者骨盆小而狭窄，在娩出接近正常出生体重的婴儿时会出现头盆不称，所以需行剖宫产分娩。对拟行剖宫产的产妇可选择椎管内麻醉，但因脊柱后侧凸畸形、椎管和硬膜外腔变窄会给麻醉带来技术性困难。狭小的硬膜外腔会导致硬膜外导管穿刺困难。骨赘、椎间盘膨出或椎体变形也会给椎管内阻滞带来困难。该病患者采用硬膜外或脊髓麻醉时，对局麻药的适合剂量无明确数据。硬膜外麻醉可通过调整局麻药量调控感觉阻滞平面，其可控性优于脊髓麻醉，可能更适合于该类患者。

鲁-辛综合征

鲁-辛综合征是侏儒症的一种，其特征为胎儿宫内生长发育迟缓，及出生后生长严重受损、面部畸形（包括下颌骨及面部发育不全）、肢体不对称、先天性心脏缺陷，以及一系列内分泌异常，包括低血糖、肾上腺皮质功能减退及性腺功能低下。发育和激素异常往往随着年龄增长趋于正常，患有该病的患者成年后身高可达150 cm（60英寸）。有限的肝糖原储备的快速消耗，特别是小于胎龄儿，可诱发低血糖。低血糖的风险随着孩子的成长而减小，通常在大约4岁后即可消失。

术前评估应考虑血糖浓度，特别是对于那些有低血糖风险的新生儿。术前需给予含有葡萄糖的静脉液体。该病的面部特征（类似于戈尔登哈综合征和特-柯综合征的面部表现）可能导致使用直径喉镜及声门暴露困难。小于预期号码的气管插管可能更合适。由于面部的不匀称该病患者较难选择合适的面罩。给予肌松剂等药物时，根据体重给药比据体表面积给药更易导致相对给药剂量不足。由于存在较大的表面积-体积比，患有鲁-辛综合征的婴儿在外科手术中更易发生低体温。原因不明性心动过速、出汗，或麻醉后出现嗜睡可能表明发生低血糖。

背痛

腰背部疼痛是患者求诊时最常见的肌肉骨骼系统主诉（表18-8）。腰背痛的危险因素包括男性、经

常搬运重物及吸烟。在许多患者中,导致腰背部疼痛的原因尚无法明确,通常归因于肌肉或韧带劳损、小关节关节炎,或间盘压迫纤维环、脊椎终板或神经根。

急性腰背痛

90%的患者背部疼痛症状可在30天内缓解。在疼痛可以忍受范围内的持续性日常活动比卧床休息或背部活动练习能更快促进患者恢复。急性腰背痛患者通常使用NSAID即可有效镇痛。由机械性或化学性因素损伤神经根导致的炎性痛,可能可以通过硬膜外注射皮质激素来治疗,但是如果患者根性痛存在超过6个月或已行椎板切除术治疗,则硬膜外给予皮质激素治疗效果欠佳。患者若有腿部放射痛或者直腿抬高试验阳性则提示神经根病,这类患者需要考虑是否有腰椎间盘突出。大多可导致坐骨神经痛的腰椎间盘突出症发生在L4~5及L5~S1水平。MRI检查可以确认是否发生腰椎间盘突出,但分析结果时仍需注意,因为许多无症状的人群也有椎间盘异常。该病的手术适应证是患者存在持续性神经根病/神经功能障碍。患者背部疼痛经保守治疗(NSAID)仍持续30天以上,应考虑系统性疾病。

腰椎管狭窄症

腰椎管狭窄症是指脊椎管或其外侧隐窝发生狭窄。该病通常是脊柱结构发生肥厚性退行性变(广泛的退行性椎间盘疾病和/或骨赘形成)引起,并且该病常见于有慢性腰背部疼痛及坐骨神经痛的老年患者。症状包括臀部疼痛、麻木及乏力,并可向一侧或双侧下肢扩散。症状经常因站立或行走恶化,屈曲或仰卧位下症状可缓解。诊断腰椎管狭窄可依据MRI或脊髓造影术。保守治疗更有助于部分患者,但伴有渐进性功能退化的患者可能需要行手术减压或椎板融合。

其他肌肉骨骼综合征

肩袖撕裂

肩袖撕裂是最常见的累及肩部的病理改变。依据40岁以上成年人尸检结果判断,部分或者全部肩袖撕裂的患病率在5%~40%之间。肩袖撕裂的发生率随着

表 18-8	腰背部疼痛的原因
机械性腰背痛或腿痛(97%)	
特发性腰背痛(腰扭伤或劳损)(70%)	
间盘或骨面的退行性变(年龄相关)(10%)	
椎间盘脱出(4%)	
椎管狭窄(3%)	
骨质疏松性压缩性骨折(4%)	
脊椎前移(2%)	
外伤性骨折(<1%)	
先天性疾病(<1%)	
严重的脊柱后凸	
严重的脊柱侧凸	
椎体滑脱	
非机械性脊柱改变(1%)	
癌症(0.7%)	
多发性骨髓瘤	
转移癌	
淋巴瘤及白血病	
脊髓瘤	
腹膜后肿瘤	
原发性脊柱肿瘤	
感染(0.01%)	
骨髓炎	
椎旁脓肿	
硬膜外脓肿	
炎症性关节炎	
强直性脊柱炎	
银屑病脊椎炎	
赖特综合征	
炎症性肠病	
内脏病(2%)	
盆腔器官疾病	
前列腺炎	
子宫内膜异位症	
盆腔炎	
肾脏疾病	
肾结石	
肾盂肾炎	
肾周脓肿	
主动脉瘤	
胃肠道疾病	
胰腺炎	
胆囊炎	
穿透性溃疡	

百分比表示在这种情况下预计成人患者的发病率。

Adapted from Deyo RO, Weinstein JN: Low back pain. N Engl J Med 2001;344:363–370.

年龄的增长而增加。大于55岁的成年人中多达一半的人群通过关节造影可以探测出肩袖撕裂。另一种肩部病理改变相对少见,粘连性囊炎(冻结肩)发生在大约2%的成年人和11%的成年糖尿病患者群。钙化性肌腱炎的发生率约3%~7%。在工人中,肩痛是仅次于背部疼痛和颈部疼痛的疾病原因。

肩峰下间隙注射皮质激素可以缓解症状,适用于创伤并发症伴或不伴肩袖断裂、粘连性囊炎、冈上肌腱炎。关节镜治疗或麻醉下操作可以用于恢复肩部运动。全肩关节置换(肱骨和关节窝关节面置换)对于多数患者可以减轻疼痛。

经由斜角肌臂丛神经麻醉和局麻药物的连续输注可以用于肩部手术麻醉和术后镇痛。同侧副膈神经麻痹总是伴随斜角肌间隙阻滞发生。因此,斜角肌间隙阻滞可能带来问题并且最好避免应用于严重慢性阻塞性肺疾病或者神经肌肉疾病累及呼吸肌乏力的患者身上。伤口渗透或者应用含有长效局麻药物的溶液灌洗,例如丁哌卡因或者罗哌卡因,可以用于肩关节大手术的术后镇痛。

婴儿松弛综合征

婴儿松弛综合征表现为婴儿出现的无力、骨骼肌张力减低。咳嗽反射减弱和吞咽困难常易诱发吸入性肺炎。进展性肌无力或骨骼肌无力萎缩导致挛缩和脊柱后侧凸。

如行骨骼肌活检明确诊断,麻醉时可能出现对非去极化肌松剂的敏感性增加、高钾血症及琥珀胆碱注射后心脏停搏。这些患儿也易发生恶性高热。氯胺酮由于不产生明显的呼吸抑制而可能有助于麻醉。

气管肥大症

气管肥大症是由于先天性支气管树中弹力蛋白和平滑肌纤维缺陷或放疗损伤导致的气管和支气管显著扩张,通过胸片测量气管直径大于30 mm即可确诊。其症状包括慢性排痰性咳嗽和频发的肺部感染,症状的出现可能与慢性误吸相关,气管和支气管壁异常松弛并可能在剧烈咳嗽时发生塌陷,特别是气管导管套囊最大充气也不能完全密闭气道时,患者全身麻醉时可能会发生误吸。

酒精性肌病

在过度饮酒的患者中经常发生急性和慢性近端骨骼肌肌无力。酒精性肌病区别于酒精性神经病变的特点在于近端而不是远端的骨骼肌受累,血清肌酸激酶浓度增加,急性发病可见肌红蛋白尿,以及停止饮酒后可迅速恢复。

帕-魏综合征

帕-魏综合征出生时表现为肌张力过低,咳嗽乏力、吞咽困难和上气道梗阻可能与此相关。婴儿期可能需要鼻饲喂养。该病在儿童期进展,表现为饮食过多导致的肥胖,以及性腺功能减退、糖尿病等内分泌异常。部分患者可进展为皮克韦坎综合征。由于身高增长有限,所以患者通常身材较矮。通常存在严重的精神发育迟滞。该病患者存在15号染色体缺失,该病呈常染色体隐性遗传。

患者可出现小颌、高弓腭、斜视、尺骨边缘弧度变直及先天性髋关节脱位。由于存在慢性胃内容物反流,患者常出现龋齿。该病可导致癫痫发作,但不会导致心功能障碍。

该病患者麻醉时应注意肌张力减低以及碳水化合物、脂肪代谢异常。骨骼肌无力会导致咳嗽乏力,增加肺炎的发病率。术中需监测血糖浓度,由于患者使用循环中的葡萄糖来制造脂肪而不是利用其满足基本的能源需求,故患者可能需要额外注射外源性葡萄糖。计算给药剂量时应考虑患者骨骼肌体积减小且脂肪含量增多。如存在肌张力减低,肌松药需求量会减少。麻醉中可安全使用琥珀胆碱。

患者存在体温调节紊乱,常表现为术中体温过高及代谢性酸中毒,但不会发生恶性高热。患者围术期吸入性肺炎的发病率升高。

干梅腹综合征

干梅腹综合征的特征是下腹部中部肌肉先天性发育不全,以及出现尿道异常,具体可包括严重输尿管扩张、膀胱张力减低、前列腺发育不良、双侧隐睾。男性患者可表现出全部症状,3%的女性可表现出部分症状。反复发生呼吸道感染可提示有效咳嗽的能力受损。在这些患者的麻醉管理中,肌松药的使用似乎不是必需的。

线粒体肌病

线粒体肌病是一组以骨骼肌能量代谢异常为表现的疾病。线粒体通过电子传递链的氧化还原反应和氧化磷酸化产生三磷腺苷，以供给骨骼肌细胞能量。这一过程的缺陷会导致持续运动后出现异常严重的疲劳、骨骼肌疼痛和渐进性无力。该病形态学标志是异常线粒体聚积于肌膜下，呈现出红染颗粒（蓬毛样红色纤维）。线粒体代谢异常也可累及其他需要高能量供给的器官，如脑、心脏、肝和肾脏。

基-塞综合征

基-塞综合征是一种罕见的线粒体肌病，可伴随渐进性外眼肌麻痹、视网膜色素变性、心传导阻滞、听力缺失、身材矮小、周围神经病以及换气动力受损。患者存在发生扩张型心肌病和充血性心力衰竭的可能。

对该病患者行全身麻醉必须考虑到出现药物引发的心肌抑制、心传导阻滞的加重等风险，以及术后早期可能出现的通气不足。

多核肌病

多核肌病是以出现近端骨骼肌无力、肌肉量减少及表现为脊柱侧凸、高弓腭的肌肉骨骼异常为特征的一组疾病。患者常见反复发生肺感染，并且肺感染可能相关于脊柱后侧凸畸形的严重程度。该肌病通常伴发心肌病。与其他肌病不同，该病患者血清肌酸激酶浓度通常是正常的。患者智力正常，且病程为良性。

如患者有脊柱后侧凸及反复发作的肺感染，术前需对呼吸功能进行评估。吞咽困难和咳痰乏力表明咽和喉部肌肉受累。因存在上呼吸道反射受损和麻醉药的延迟影响，患者术后需行吸引。重要的是还要认识到多核肌病和恶性高热之间存在着潜在的关系。

中央核肌病

中央核肌病是一种罕见的先天性肌病，其特点是眼外肌、面肌、颈部和四肢肌肉出现渐进性肌无力。该病是由于负责肌细胞生长和分化的一个重要基因发生突变而引起的。该病有重度新生儿型，也有缓慢进展型，后者可在出生至成年的任何时间起病。出现脊柱侧凸及限制性肺疾病是该病病情严重的重要体现。患者血清肌酸激酶通常正常。由于该病常出现上睑下垂及斜视，故患儿很大程度上需要行手术治疗。

麻醉管理受骨骼肌无力的程度、存在限制性肺疾病和胃食管反流等因素影响。通常避免使用肌松药，而选择采用非触发性全身麻醉技术。

梅热综合征

梅杰综合征是一种特发性肌张力障碍性疾病，表现为眼睑痉挛和口下颌肌张力障碍。该病常影响中老年妇女。患者出现面肌痉挛，并表现为面部肌肉的对称性肌张力障碍性收缩。肌张力障碍可由应激加重，并在睡眠后缓解。该病的病理生理尚不清楚，但可能与多巴胺活性过高或基底神经节功能障碍有关。药物治疗（抗多巴胺剂、抗胆碱能药、乙酰胆碱受体激动剂、γ-氨基丁酸受体激动剂）可能有一定的效果，并且据报道面部神经阻滞可持久改善该病症状。

痉挛性发音障碍

痉挛性发音障碍是以声带内收肌和外展肌张力障碍性痉挛为特征的喉部疾病。该病一般表现为与呼吸性窘迫无关的发音异常。应激可以加重该病病情，且大多患者可伴随神经系统症状（其他骨骼肌群发生震颤、无力、肌张力障碍）。肉毒杆菌毒素可阻滞神经肌肉传递，可有效治疗斜颈痉挛、眼睑痉挛及痉挛性发音困难。

术前使用纤维或直接喉镜可用于确定有无解剖学异常及评估气道尺度。如存在喉狭窄，需使用小于正常型号的气管导管。肉毒杆菌毒素注射或喉返神经阻滞可能引起声带功能异常，可能会增大肺误吸的风险。由于患者可能会出现呼吸困难，故在术后继续保持监测非常重要。

幼年性透明纤维瘤病

幼年性透明纤维瘤病是一种罕见的综合征，其特征为出现大量皮肤和皮下结节。患者可能有牙龈增生、溶骨性骨损害及生长发育障碍但智力正常。已见有该病患者对琥珀胆碱存在耐药性报道。

斑点状钙化软骨发育不良

斑点状钙化软骨发育不良是一种罕见的先天性综合征，该病是由过氧化物酶体功能失调引起的。表现为游走性软骨钙化，导致骨骼和皮肤损害、白内障及心脏畸形。存活下来的患儿由于生长发育异常导致侏儒症、脊柱后侧凸及髋关节半脱位。该病尚无有效治疗方法。患者常需行畸形矫正术，以达到消除疾病带来的功能限制及稳定脊柱四肢畸形的目的。该病病程中发生气管软骨受累，导致气管狭窄，这可能会使围术期的气道管理变得复杂。

红斑性肢痛病

红斑性肢痛病的字面意思是四肢变红、疼痛。该病特点为受累肢体出现红斑、剧痛、灼痛、体温增高。足部尤其是足底经常受累，男性发病率为女性的两倍。原发性红斑性肢痛病比继发性更常见，后者可能与骨髓增生性疾病如真红细胞增多症有关。可见血管内血小板聚集。对于由骨髓增生性疾病导致的继发性红斑性肢痛病，使用阿司匹林治疗有效。患者可能喜欢把肢体暴露在一个凉爽的环境下，比如把患肢浸入凉水中。椎管内给予阿片类药物和局部麻醉药可一定程度上缓解疼痛。

法伯脂肪性肉芽肿病

法伯脂肪肉芽肿病是一种遗传疾病，由于神经酰胺酶缺乏导致的神经酰胺在组织中的积聚（胸膜、心包、关节的滑膜层、肝、脾、淋巴结）。进行性关节病，精神运动性阻滞和营养缺乏为外在表现，多数患者2岁时死于气道和呼吸系统疾病。急性肝肾衰竭可以反映出神经酰胺在这些脏器中的积聚。因为咽喉部位肉芽肿形成所致的困难气道很常见。累及上呼吸道的患者最好避免应用气管插管，因为喉部肉芽肿可能导致喉头水肿和出血。

麦-奥综合征

麦-奥综合征包括一组三个体征：骨病变（多发性骨纤维性发育不良），表皮黑色素沉着，性早熟（自发性卵巢激素分泌）。当骨病变累及颞骨和耳蜗时常常发生传导性和神经性耳聋。儿童时期容易发生骨折。一些患者出现其他内分泌异常，尤其是甲状腺功能亢进，肢端肥大症和低磷酸盐血症。

麦-奥综合征的一个重要并发症是内分泌异常，尤其是甲状腺功能亢进。围术期时如果肾上腺功能亢进则需要考虑补充类固醇，因为这些患者可以表现出应激状态下皮质醇改变。血管脆性可以导致静脉操作困难。这些患者可能是脆性骨质，手术时定位时需要特别照顾。气管插管可能会很困难，因为肢端肥大症或者上气道软组织肥大可导致气道扭曲。

克-费综合征

克-费综合征的特征是由于颈椎数目减少或者一些椎体融合所导致的颈部变短。颈部活动受限，与之相关的骨骼异常包括椎管狭窄和脊柱后侧凸。可以表现出来下颌骨畸形和小颌症。心脏和泌尿生殖系统异常的几率会增加。由于颈椎棘突的不稳定性，用直接喉镜麻醉时必须考虑神经损伤的风险。术前颈椎侧位片可以帮助评估颈椎棘突的稳定性。

成骨不全症

成骨不全症是一种罕见的常染色体显性遗传的结缔组织病，可影响骨骼、巩膜和内耳。由于胶原产生缺乏，骨骼脆性很高。女性的成骨不全症的发病率更高。成骨作用不完善可能表现为两种形式：先天性成骨不全症和迟发型成骨不全症。先天性成骨不全症导致子宫内发生骨折且常于围生期内出现死亡。迟发型成骨不全症常常在儿童期和青春早期表现出来，轻微创伤后出现青枝状骨折、脊柱后侧凸、股骨和胫骨弓形弯曲、缓慢发生的耳硬化和耳聋。血小板功能受损可能出现温和的出血倾向。过高热和多汗可以出现在成骨不全症的患者中。至少50%的患者中可发生耗氧量增加所致的血清甲状腺素浓度升高。

既有的外形畸形和潜在围术期时意外骨折影响麻醉处理。成骨不全症的患者常常由于骨的改建而造成颈椎活动的范围减小。气管插管必须轻柔操作和尽量减少损伤，以防可能导致的颈椎和下颌骨骨折的发生。清醒状态的光导纤维插管需要谨慎，如果外科畸形提示应用直接喉镜法声门暴露困难。牙齿常常存在缺陷，而且应用直接喉镜法时牙齿容易受损。琥珀胆碱诱发的肌束震颤可能导致骨折。脊柱后侧凸和漏斗胸减小了肺活量和胸壁顺应性，可以导致通气血流灌注比例失调所致的低氧血症。全自动血压套袖可能会很危险，因为充气可以导致骨折。部分患者可选择性应用局部麻醉，因为它避免了气管内插管，但是由于脊柱后侧凸，该方法技术难度较大。在选择局麻方式前应当评估凝血功能，因为成骨不全症可能导致出血时间延长，尽管血小板计数正常。去氨加压素可以有效地使血小板功能正常化。这些患者可以出现术中温和的体温过高，但并非恶性高热的先驱症状。

骨化性纤维发育不良

骨化性纤维发育不良是一种罕见的常染色体显性遗传病，通常在6岁前起病，该病特点为肌炎和结缔组织增生。该病也被称为骨化性肌炎，但是骨化性纤维发育不良可能更为确切,因为该病主要累及结缔组织而不是骨骼肌。结缔组织发生软骨化和类骨质改变,最终导致骨骼肌被异位性骨取代。身体部分变得僵硬。异位性骨一般影响肘部、臀部和膝盖的肌肉,导致关节活动严重受限。该病常累及颈椎。可能有不同程度的颈椎融合,并可能发生寰枢关节半脱位。也可见颞下颌关节受累。面部肌肉、喉、眼、前腹壁、膈肌和心脏通常不受累及。

在疾病的早期阶段,受累骨骼肌出现局部肿块的同时可能出现发热。该病活动期可见碱性磷酸酶活性增加。肋骨动度受限可导致限制性呼吸形式,但极少再进展为呼吸衰竭。肺炎是该病常见的并发症。心电图可见异常变化,包括ST段改变和右束支传导阻滞。患者可能出现耳聋,但一般不会有精神发育迟滞。该病尚无有效治疗。

胸骨畸形

鸡胸(胸骨向外凸起)和漏斗胸(胸骨向内凹陷)影响美观,但一般无功能性障碍。胸骨后和椎体前缘间隙显著变窄,如不影响心肺功能则患者可以耐受。漏斗胸很少伴发心脏充盈压增加或节律障碍。阻塞性睡眠呼吸暂停可能在患有漏斗胸的幼儿中更常见,这可能是由于胸骨内陷运动更为显著及肋骨软骨较为柔韧。

巨舌症

巨舌症是一种罕见疾病,但其手术后并发症具有潜在致命性,尤其常见于坐位下后窝颅骨切除术后。巨舌症的可能病因包括由于颈部过度屈曲或头低位压迫动静脉,或者舌体受到牙齿、经口气道或气管内插管带来的机械性压迫。该病也可能具有神经源性。当巨舌症起病迅速时,该病较易被识别,且由于气管拔管延迟因而不会发生气道阻塞。然而,在一些患者中,舌体静脉流出受阻导致压迫舌动脉出现局部缺血。静脉流出梗阻解除后可发生再灌注损伤。在这种情况下巨舌症的出现可能会延迟30分钟或更长时间。这样就具有在术后意想不到的时间发生完全性气道梗阻的风险。

要　点

- 大疱性表皮松解症和天疱疮的特点是在广泛的皮膜黏膜区域形成大疱(发疱)。即使是较小的摩擦性损伤即可导致大疱形成。由于口咽部大疱形成,故气道管理可能比较困难。气道操作,包括直接喉镜和气管插管术,可导致急性大疱形成、上气道梗阻及出血。

- 硬皮病患者的麻醉可能存在许多问题。绷紧的皮肤会导致下颌动度减小及张口狭窄,给气管插管带来困难。口腔或鼻腔中扩张的毛细血管一旦受损可能发生大量出血。皮肤增厚会导致静脉通路受阻。可能存在体动脉高压或肺动脉高压。食管下端括约肌张力过低会使患者增加反流和误吸的风险。

- 肌营养不良症的特点是渐进的对称性骨骼肌无力及消瘦,但未发生骨骼肌去神经支配,也就是说,感觉和反射均未受损。骨骼肌膜通透性增加可发生于该病临床症状出现之前。肌营养不良症患者易出现恶性高热。

- 强直性肌营养不良症是一组遗传性骨骼肌退行性疾病,其特点为肌肉随意收缩或受到电刺激后出现持续性挛缩(肌强直)。周围神经和神经肌接头不会受到影响。这种随意收缩或刺激后出现的骨骼肌松弛障碍是钙代谢异常的结果。

- 重症肌无力的病程特点为症状的周期性加重和缓解。患者得到充分休息后肌力可能是正常的,但运动后会迅速发生肌无力。眼外肌无力导致的上睑下垂和复视是最常见的初期体征。咽和喉部肌肉无力导致吞咽困难、构音障碍及唾液吞咽困难。重症肌无力的患者胃内容物误吸的风险较高。重症肌无力患者的乙酰胆碱受体结合抗体使有功能的乙酰胆碱受体数量减少,这使得患者对非去极化肌松剂的敏感性增加。然而,该病患者对琥珀胆碱存在耐药性。

- 肌无力综合征(Eaton-Lambert综合征)是一种类似重症肌无力的神经肌肉传导障碍。肌无力综合征是一种获得性自身免疫性疾病,是由于IgG抗体攻击电压敏感性钙通道,导致钙通道在运动神经末梢的缺乏所致。对于治疗重症肌无力有效的抗胆碱酯酶药物对治疗肌无力综合征无显著作用。

- 类风湿性关节炎常累及颈椎,并可导致疼痛和神经系统并发症。最显著的颈椎异常是寰枢关节半脱位以及由此导致的寰椎与枢椎齿突的分离。当二者分离严重时,齿突可能会突入枕骨大孔,压迫脊髓或通过椎动脉影响脊髓的血运。

● 如出现声嘶或喘鸣或直接喉镜下观察到声带变红或水肿,可提示类风湿性关节炎已累及环杓关节。这些关节的活动度受限可导致声门狭窄,气管插管通过声门困难,同时也可使环杓关节脱位的风险增加。

● 脊柱关节病是一组非风湿性关节病,其特点为累及脊柱特别是骶髂关节,不对称的周围关节炎和滑膜炎,以及未检测到类风湿结节和循环系统中类风湿因子。这些疾病共有的倾向是影响慢性炎症部位的新骨形成,常导致关节强直。同时该类疾病也易导致眼内炎症。

● 骨关节炎是迄今为止最常见的关节疾病,是老年人的主要慢性病之一,也是致残的主要原因。骨关节炎是影响关节软骨的退行性变。该病与类风湿性关节炎不同,因为骨关节炎的炎症反应程度非常小。发病机制可能与生物力学应激带来的关节创伤、关节损伤、神经病理性异常关节负荷、韧带损伤或肌肉萎缩有关。运动时可出现疼痛,休息后缓解。

● 脊柱后侧凸是一种以脊柱前屈(后凸)和侧弯(脊柱侧凸)为特点的脊柱畸形。脊柱弯曲超过40°即被认定为严重型,并可影响心肺功能。限制性肺疾病、肺动脉高压进展到肺心病是脊柱后侧凸畸形患者死亡的主要原因。

● 皮肤和肌肉骨骼系统的疾病有明显的临床症状,因为这些系统容易观察。然而,许多全身效应不明显的疾病也很重要。

(王晶瑶 译 王清平 校)

参 考 文 献

Almahroos M, Kurban AK: Management of mastocytosis. Clin Dermatol 2003;21:274–277.

Ames WA, Mayou BJ, Williams KN: Anaesthetic management of epidermolysis bullosa. Br J Anaesth 1999;82:746–751.

D'Cruz DP: Systemic lupus erythematosus. BMJ 2006;332:890–894.

Dalakas MC, Hohlfeld R: Polymyositis and dermatomyositis. Lancet 2003;362:971–982.

Dedhia HV, DiBartolomeo A: Rheumatoid arthritis. Crit Care Clin 2002;18:841–854.

Dillon FX: Anesthesia issues in the perioperative management of myasthenia gravis. Semin Neurol 2004;24:83–94.

Kuczkowski KM: Labor analgesia for the parturient with an uncommon disorder: A common dilemma in the delivery suite. Obstet Gynecol Surv 2003;58:800–803.

O'Neill GN: Acquired disorders of the neuromuscular junction. Int Anesthesiol Clin 2006;44:107–121.

Pai S, Marinkovich MP: Epidermolyis bullosa: New and emerging trends. Am J Clin Dermatol 2002;3:371–380.

Wattendorf DJ, Muenke M: Prader-Willi syndrome. Am Fam Physician 2005;72:827–830.

White RJ, Bass SP: Myotonic dystrophy and paediatric anaesthesia. Paediatr Anaesth 2003;13:94–102.

第19章　感染性疾病

Michael S. Avidan

艰难梭状芽孢杆菌
- 症状和体征
- 诊断
- 治疗
- 预后
- 麻醉管理

1967年12月4日，美国时任公共卫生部部长威廉·H·斯图尔特博士，在国家和地区卫生官员会议上宣布传染病已经被征服。他赞扬疾病预防与控制中心去年同期的调查结果。流行性疾病如天花、疟疾和鼠疫等被断定已成为历史，脊髓灰质炎、白喉和伤寒似乎也即将成为过去。尽管梅毒、淋病和肺结核在那时不是那么容易战胜，但当时在体面的美国人看来，这似乎只是一个时间问题，所有曾让他们内心深感恐惧的瘟疫都会成为遥远的回忆。然而现在看来，这些当时的预见对事实真是一种讽刺，过早宣布"完成使命"是何等天真和鲁莽。摆在我们面前严峻的现实是，我们只是刚经历了瘟疫和传染病的暂时喘息，21世纪它们将死灰复燃。

从麻醉医师的角度来看，传染病与其他共存疾病的不同之处在于以下几个方面。患者并存的传染病无论其是表现出来的或隐匿的都将会影响他们目前手术的围术期护理。这种疾病可能是手术真正的原因或可能改变与手术相关的风险。每个接受手术的患者都冒着在围术期获得感染性疾病的风险。接受手术的患者无论是在手术部位或在自然防御被破坏的部位（例如，呼吸道、泌尿道和血液）都容易受到感染。此外，在围术期除了手术患者，传染性疾病可能会传染到其他患者和卫生专业人员。麻醉医师有责任采取那些已被证明可以减少感染的措施，以预防和治疗与感染有关的并发症。

抗生素耐药性

近代之前人类对感染了解甚少，曾暴发了多种毁灭性流行病，例如14世纪的黑死病。框19-1列举了过去几个世纪中推进我们与感染抗衡能力的一些里程碑性事件。

自从1928年发现青霉素以来细菌发生的突变比经过数百万年才从我们的共同祖先类人猿进化成人类所发生的突变要大得多。在过去的40年中，只出现了两类新型化学抗生素：噁唑烷酮类（利奈唑胺）和脂肽类（达托霉素）。大多数抗生素都是在20世纪40年代和50年代发现的，而且是针对细菌生理学的一些特定环节：细胞壁和DNA及蛋白质的生物合成。为了利润的最大化，制药企业一般都停止了抗菌药物的生产，而更专注于慢性病。病原菌普遍耐药的一个原因是抗生素开发的机制相对狭窄，导致抗生素的选择受限。令人鼓舞的是，有一些正在酝酿中的新发展，如小分子的发现、平板霉素的发现、基于链球菌产生的螺旋藻，这些是针对细菌的不常利用的弱点：脂肪酸合成。这些发现为治疗耐药和新出现的感染提供了一些帮助。这一发现也许将被解释成新型抗微生物制剂的研制。

近几十年来，许多新的感染被发现或"浮出水面"。新出现的感染性疾病的例子包括：

细菌

巴尔通体：猫抓病

莱姆病螺旋体：莱姆症

查菲埃立克体：埃立克体病（蜱咬热的一种形式）

幽门螺杆菌：消化性溃疡

病毒

埃博拉病毒：出血热

汉坦病毒：出血热

丙型肝炎病毒：慢性肝炎、肝硬化

框 19-1	传染性疾病的重要事件
1675 年	安东尼·范·列文虎克发现了细菌。
1796 年	爱德华·詹纳奠定了疫苗的基础。
1848 年	易拿斯·塞麦尔维斯发现洗手可以防止感染。
1857 年	路易斯·巴斯德介绍了疾病的细菌理论。
1867 年	约瑟夫·李斯特率先在手术过程使用消毒剂。
1876 年	罗伯特·科赫通过研究炭疽发现了细菌在疾病中的作用。
1892 年	德米特里·伊凡诺夫斯基发现了病毒。
1928 年	亚历山大·弗莱明发现了青霉素。
1955 年	乔纳斯·萨克研制了脊髓灰质炎疫苗。
1983 年	吕克·蒙塔尼和罗伯特·盖洛确认导致获得性免疫缺陷综合征的病毒。

戊型肝炎病毒:急性肝炎

人类疱疹病毒6型:玫瑰疹,免疫功能低下所致的感染

人类疱疹病毒8型:卡波西肉瘤

人类免疫缺陷病毒:获得性免疫缺陷综合征(AIDS)

尼帕病毒:脑炎

细小病毒B19:第五病,关节炎,贫血

严重急性呼吸系统综合征(SARS)的冠状病毒:严重急性呼吸系统综合征

H5N1亚型禽流感:严重的流感

寄生虫

巴贝斯原虫:巴贝斯焦虫病(血尿热,蜱咬热的一种形式)

也许更令人担心的是某种传染病看起来像是被征服了,例如肺结核(TB)和疟疾,但都出现惊人的回潮。一些再度出现的病原体,例如多重耐药结核菌和广泛耐药结核菌,已经发展到能成功抵抗先前的抗生素治疗。这种趋势是令世界卫生组织担忧的一个原因。多重耐药菌造成的感染在医院越来越多。新出现的细菌对所有可用的抗生素有抗药性。比如铜绿假单胞菌、洋葱假单胞菌、鲍曼不动杆菌、嗜麦芽寡养单胞菌、阴沟肠杆菌、黏质沙雷菌和肺炎克雷伯菌。

目前大部分的注意力集中在抗革兰阳性菌,例如甲氧西林耐药金黄色葡萄球菌,但即使万古霉素失败仍然有新药对治革兰阳性菌,例如利奈唑胺,也许在未来使用平板霉素。令人不安的是几乎所有的抗生素都完全不能对治前面提到的革兰阴性致病菌。框19-2是对不断增长的抗生素耐药问题的总结。

手术部位感染

在塞麦尔维斯和李斯特之前人们不了解消毒技术,术后手术部位感染(SSI)的发生率超过50%。塞麦尔维斯注意到由医学生接生的妇女死于产褥热(产褥期黑死病)的比率是由助产学生接生的3倍。她提出了医学生所做的尸体解剖和"通过检查的手将尸体中的某种颗粒"传播之间可能有关联。在1847年5月,他要求医学生用氯洗手后死亡率随即下降。李斯特将巴斯德的细菌学原理应用于外科手术实现了手术区域的消毒,1869年李斯特的苯酚灭菌剂第一次使用。手术中消毒剂的使用导致了手术的死亡率大幅下降。尽管

框19-2 抗生素耐药性
新感染者正在以惊人的速度增长。
陈旧性感染(如结核病)再度出现的耐药性。
越来越多的革兰阴性菌对所有抗生素产生抗药性。
当毒力强的细菌获得抗药性时会变得更加危险。
毒力强的革兰阳性菌(如肺炎链球菌和金黄色葡萄球菌)的耐药性正在增加。
没有开发出针对抗革兰阴性菌的新药物。

在接下来的150年有了重大进展,但仍有2%~5%的腹外手术和多达20%腹腔内手术的患者发生手术部位感染。于1970年成立的CDC全国医院感染监测系统,负责监测报告美国急重症医院的院内感染发展趋势。手术部位的感染是第三位最常见的院内感染,占住院患者院内感染的14%~16%。手术部位的感染会使患者在ICU中的时间延长60%,患者需要再入院的可能性增加5倍,死亡率增加2倍。手术部位感染有所抬头的原因可能与细菌耐药性的出现、假体和异物植入手术的增加以及许多接受手术的患者免疫状态低下有关。采用一些简单的措施包括用酒精频繁地消毒手部和适当应用预防性抗生素将大大降低手术部位感染的发病率。

手术部位感染分为表浅切口感染(包括皮肤和皮下组织)、深部切口感染(筋膜和肌肉层)和器官或组织间隙感染(手术中开放的或进行操作的任何部位)。(图19-1)。最主要的致病菌是金黄色葡萄球菌,包括甲氧西林耐药金黄色葡萄球菌。其他致病菌有凝固酶阴性葡萄球菌、肠球菌、大肠杆菌和产气荚膜杆菌。胃肠道手术后的器官或组织间隙感染表现为腹膜炎或腹腔脓肿。常见的致病菌是大肠杆菌、绿脓杆菌、念珠菌和脆弱类杆菌。从1991年到1995年,全国医院感染监测系统监测到在院患者真菌性手术部位感染的发病率有所增加。发病率增加的原因是由耐药菌和念珠菌所造成的。这反映了病情严重及免疫功能低下的手术患者越来越多,以及广谱抗生素的广泛使用所造成的影响。

谁有感染的危险

手术部位感染的风险可按照以下关系概念化:

患者因素

慢性疾病、高龄或免疫功能低下,包括糖尿病和

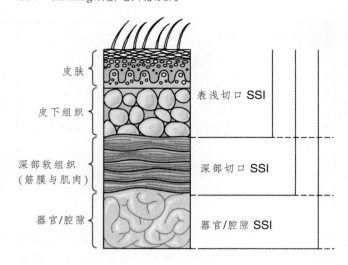

图19-1 腹壁的截面图描述了疾病控制预防中心对手术部位感染的分类。(Adapted from Horan TC, et al: CDC definitions of nosocomial surgical site infections, 1992: A modification of CDC definitions of surgical wound infections. Infect Control Hosp Epidemiol 1992;13;606–608.)

表 19-1	手术部位感染的危险因素	
患者相关因素	微生物因素	伤口相关因素
年龄	酶的产生	失活组织
营养状况	多糖荚膜	无效腔
ASA 评分>2	与纤维蛋白原结合	血肿
糖尿病	胞外多糖与黏质	污染
吸烟		异物
肥胖症		
并存感染性疾病		
微生物的定植		
免疫受损		
术前住院时间		
ASA，美国麻醉医师协会。		

糖皮质激素治疗都会增加手术部位感染的风险。美国麻醉医生协会评分3分以上当与相应的手术类型和手术持续时间结合时就预示着有手术部位感染发生的可能性。

微生物因素

微生物破坏宿主防御机制而导致感染的机制为：细菌能够产生酶(金黄色葡萄球菌)，多糖荚膜的附着(脆弱杆菌)，在血凝块中与纤维蛋白结合的能力(金黄色葡萄球菌和表皮葡萄球菌)，以表皮葡萄球菌为例，生物膜的形成是人工材料感染的重要原因，如人工关节感染。凝固酶阴性葡萄球菌产生胞外多糖和相关的成分叫做"黏质"，这是细菌抵御吞噬细胞或抑制抗生素的结合与渗透的一种天然屏障。

创伤相关因素

失活组织、无效腔、血肿形成都是与手术部位感染发展有关的因素。过去，根据细菌进入手术部位的预期数量将伤口分为清洁、可能污染和污染。异物的存在(如缝合线)降低了诱导SSI所需的细菌的数量。表19-1总结了手术部位感染的危险因素。

症状和体征

手术部位感染的典型表现是在手术后30天内手术部位的炎症和愈合不良。可能会发生全身感染的症状，如发热、全身乏力。

诊断

临床症状可表现为感染的非特异性表现，例如白细胞计数升高、血糖控制不佳及炎性指标(如C-反应蛋白和血清降钙素原的升高)。但手术本身是一个导致炎症的重要的影响因子，从而使感染的标记物变得不可靠。伤口化脓提示感染，但不是一成不变的。证实感染的最好办法是能够无菌培养出微生物。培养出的微生物中葡萄球菌(金黄色葡萄球菌和表皮葡萄球菌)占1/3，肠球菌占10%以上，肠杆菌(大肠杆菌、绿脓杆菌、肠杆菌属、变形杆菌、肺炎克雷伯菌)占了余下的大部分比例。

表19-2反映了手术部位感染的诊断标准。

麻醉管理

术前

术前应积极治疗活动性感染，如有可能，手术应推迟到感染得到控制以后。一些研究表明，吸烟不仅会增加呼吸道感染的发病率，也会增加手术部位感染的发生率。骨科手术前4~8个星期戒烟会减少伤口相关并发症的发生率。术前饮酒会导致免疫功能低下。酗酒的患者术前一个月戒酒可减少术后并发症的发病率。

糖尿病是感染的一个独立危险因素，术前治疗糖尿病可减少围术期感染。营养不良无论体现为恶病质或肥胖，都会增加围术期感染，大手术前适当的节食和控制体重是有利的。

金黄色葡萄球菌是手术部位感染最常见的微生

表19-2	手术部位感染的诊断	
SSI 的类型	病程	指标（至少含一项）
浅部切口 SSI	手术后 30 天内	浅表流脓
		浅表组织或液体中的微生物
		症状和体征（痛、红、肿、热）
		经外科医生诊断
深部切口 SSI	在手术后 30 天或植入物术后 1 年	深部流脓
		自然裂开或由外科医师打开的切口（发热>38 ℃、疼痛、压痛）
		脓肿（例如影像学检查）
		经外科医师或主治医师诊断
器官/腔隙 SSI	在手术后 30 天或植入物术后 1 年	器官/腔隙流脓
		在器官/腔隙的组织或液体中无菌获得的微生物
		脓肿累及器官/腔隙
		经外科医师或主治医师诊断
SSI，手术部位感染。		

物，在前鼻孔中定植的金黄色葡萄球菌已被作为这些感染的危险因子。前鼻孔局部应用莫匹罗星在消除金黄色葡萄球菌和减少感染方面很成功。但是，这种干预的最终结果是促进莫匹罗星耐药金黄色葡萄球菌的产生，因此也不乏批评者。可以理发，但备皮会增加手术部位感染的风险，这可能是由于备皮造成的皮肤细微伤口会成为微生物进入的门户。术前用氯己定清洁皮肤可减少手术部位感染的发病率。有一项精心设计的关于接受胸骨切开心脏手术患者的随机前瞻性研究。从入院直至鼻胃管拔除每日四次使用0.12%氯己定葡萄糖溶液作为口腔和鼻腔冲洗液，可以减少6.4%的医院感染发生率（预防一种感染所需的治疗病例数是16例）。积极监测住院患者鼻腔定植的金黄色葡萄球菌的消除情况可以控制金黄色葡萄球菌性SSI的爆发。

术中

预防性抗生素 人们多年以前就认识到预防性使用抗生素可以预防术后伤口感染。这一点对于细菌的接种量较高的部位尤其如此，如结肠或阴道手术、植入人工装置的手术，例如人工髋关节或心脏瓣膜手术。而SSI中所涉及的微生物通常是作为定植体由患者在手术时带入的，例如定植在手术患者的鼻腔或皮肤。这些微生物通常是那些尚未发展成为多重抗药性的社区微生物，除非患者在手术前就已经入院一段时间。革兰阳性菌是典型的微生物。在手术开始前(2小时)给予抗生素预防很重要，这些微生物会由切口进

入血流。理想的情况下应在手术开始前30分钟给予抗生素。目前，这一建议没有得到采纳，且在预防性抗生素的给予时机方面有很多不同意见。对于大多数手术单剂量的抗生素已足够。长时间手术(3小时)可能需要第二剂，预防时间通常不超过24小时。医疗机构评审联合委员会建议对于心脏外科手术预防持续时间可延长至48小时。其他手术也可遵循这一原则。第一代头孢菌素如头孢唑啉对于大多数手术都是有效果的。一般来说，抗菌谱广、副作用发生率低且耐受性好使得头孢菌素类药物成为预防用药的最理想选择。

对于高风险的患者及手术，选择适当的抗生素以降低手术部位感染的发病率就显得尤为重要。无论是使用头孢类抗生素无效的甲氧西林耐药金黄色葡萄球菌，还是因使用头孢菌素而导致的艰难梭菌相关性腹泻，其患病率的上升都可能导致在将来要使用其他替代药物(如万古霉素)。最近，令人震惊地出现了社区获得性甲氧西林耐药金黄色葡萄球菌，且具有耐药性、剧毒性及高致死率。从2001年到2002年，美国马里兰州的巴尔的摩、佐治亚州的亚特兰大和明尼苏达州的社区共报道了1647例社区获得性甲氧西林耐药金黄色葡萄球菌感染个案，占所有甲氧西林耐药金黄色葡萄球菌的8%~20%。

当进入小肠后革兰阴性菌占优势，对于大肠和女性生殖道而言厌氧菌占优势。概括地说与洁净手术感染相关的微生物是金黄色葡萄球菌，而污染手术感染是由手术部位的多种微生物和内脏中的菌群组成(如

乙状结肠手术中的大肠杆菌和脆弱杆菌）。一项有争议的研究表明，长效碳青霉烯类的厄他培南对于预防选择性结肠手术术后SSI的效果要优于头孢替坦。在这项研究中所采取的方法是与直觉相反的。碳青霉烯类抗生素作为最后一线抗生素，可能是唯一对多重耐药革兰阴性菌（如广谱β-内酰胺酶）的有效抗生素。使用这类药物用于预防，随之而来是促进了革兰阴性菌对碳青霉烯类抗生素产生耐药性，违背了抗生素预防的基本原则。而对于高风险的患者使用广谱抗生素则是恰当的，如假体植入或感染性心内膜炎高危患者。感染性心内膜炎的主要危险因素是风湿性心脏病、人工心脏瓣膜、先天性心脏病、二尖瓣脱垂伴反流、既往曾患感染性心内膜炎的病史和肥厚性心肌病。美国心脏协会公布了感染性心内膜炎高危患者的预防性抗生素的使用指南。更多需考虑的内容见框19-3。

物理和生理预防措施　已有学者对几个简单的物理措施与术后感染的发生率的关系进行了研究。研究主要集中在伤口部位的氧分压。依赖于受污染组织氧分压的氧化破坏或氧化杀菌作用是对手术病原体最重要的防御。对于外周血液灌注正常的患者，其皮下组织的氧分压与动脉血氧分压是呈线性相关的。已经证明皮下组织的氧分压与伤口感染呈负相关。组织缺氧会增加对感染的易感性。

低温已被证明能增加手术部位感染的发生率。一项研究将患者随机分为低温组和常温组，发生手术部位感染的比率在低温组是19%，但在常温组中只有6%。采取38℃的辐射采暖能增加皮下组织氧分压，这可能是感染风险随温度增加而降低的机制之一。此外，氧化中间体的产生与核心温度相关，温度升高4℃其增加超过四倍。中性粒细胞氧化性杀菌过程的受损可能与低温使机体对感染的抵抗力下降有关。以前亚低温甚至经常被用于一些神经外科手术，低温使感染的风险增加，但对神经系统功能没有明显的改善。

氧气　提高氧分压的一个简单方法是增加吸入氧浓度。在一项500例接受各类大肠切除术患者的研究中，患者在手术期间及术后2小时后随机接受30%或80%吸入氧浓度。吸入氧气浓度为80%的组其手术部位感染的风险减少的绝对值为6%（95%信赖区间=1.2%~10.8%）。这是一个惊人的结果。不幸的是，随后在一个较小规模的患者种群更加多样化的研究中并没有重现这一结果，并提示吸入80%的氧气会增加手术部位感染的风险。这项研究有严重的设计缺陷。在最近的一项包含300名接受直肠癌切除患者的西班牙多中心研究中，在手术期间及术后6小时随机接受30%或80%吸氧。吸入氧浓度为80%的组患SSI绝对风险减少14.5%。因此这两个设计严谨的研究已经表明，接受直肠癌切除术的患者围术期吸入80%的氧气可减少SSI的发病率。目前还不清楚围术期吸入80%的氧气是否可以减少其他手术SSI的发病率。这种普遍采用的治疗仍然存在争议，因为高吸入氧浓度可能产生不利影响例如导致肺部损伤。

镇痛　针对术后疼痛的良好治疗会增加术后手术部位的皮下氧分压，因此足够的镇痛能降低手术部位感染的发生率。这为术后疼痛的积极治疗提供了进一步的动力。

二氧化碳　低碳酸血症常发生在麻醉期间，会导致血管收缩和重要器官血液灌注受损。众所周知高碳酸血症会引起皮肤血管扩张，增加血流灌注。一项有趣的研究显示，术中轻度高碳酸血症可以增加皮下和结肠氧分压。组织氧分压的增加可能会降低手术部位感染的风险。有趣的是，二氧化碳本身是抑菌的。因为二氧化碳的不可燃性，二氧化碳环境有助于在伤口中使用杀菌乙醇消毒液。因此，这个优点将提高二氧化碳在预防手术部位感染可能性方面的应用。

液体　输液能否对伤口感染的发病率产生积极影响一直以来是有争议的。不过研究发现也不尽然。已经证明围术期补充可增加组织灌注及氧分压。但是需要把握平衡，多余的液体可能会增加肺部并发症的发病率。最近的研究均无法再现之前补液能降低手术部位感染发病率的结果。基于当前证据更推荐维持循环血容量正常。

葡萄糖　无论患者是否患有糖尿病，严格控制血糖都会减少手术部位感染及其他感染的发生率。在一个里程碑性的研究中，积极利用胰岛素以维持血糖在

框 19-3	预防性应用抗生素

切皮前30分钟内应用。
对于较大手术的患者增加剂量。
手术时间超过3小时重复剂量。
根据手术类型使用适当的药。
根据当地耐药模式使用适当的药物。
预防性用药应在24小时内停止（心脏手术为48小时）。
遵循美国心脏协会对感染性心内膜炎高危患者的指南。

80~110 mg/dL，其结果表明可减少败血症发生率（46%）和重症患者的死亡率,尤其是心脏手术。目前有关术中血糖控制的资料不足以制定出一个患者能从中获得最大利益的目标血糖范围。最近的证据表明，未经严格控制的血糖浓度波动与重症患者的死亡率上升有关。迄今为止的研究结果建议在围术期血糖的理想目标应该是在一个极窄的生理范围内的细微波动。高血糖被认为可抑制白细胞功能,并为细菌生长提供有利的环境,有趣的是对高血糖的治疗本身就可能带来有利的影响;葡萄糖、胰岛素和钾可刺激淋巴细胞增殖和攻击病原体。葡萄糖、胰岛素和钾在免疫功能低下的患者恢复免疫力方面起重要作用。

框19-4列出了降低SSI的几个关键要素。

血流感染

血流感染(BSI)位于医院感染的前三名。麻醉医师在血流感染的预防及治疗中起到重要作用,中心静脉导管是院内菌血症和真菌血症的主要原因。估计在美国每年发生与中心静脉导管相关的血流感染250 000例,占各种感染的死亡率的12%~25%。疾病预防控制中心建议,导管相关的血流感染率以每千导管留置日中发生导管相关感染的例数表示。这个参数较之以每百导管中导管相关感染例数更有用（或导管比例研究），因为它解释了血流感染的发生率随着时间的推移而增加因此应根据导管使用天数来调整其风险。

症状和体征

患者通常没有明显感染源却表现为非特异性感染的症状,除留置导管感染以外没有浑浊尿、脓性痰、流脓及伤口发炎。导管置入部位的炎症是种提示。有经验的临床医师应注意到患者病情的突然变化即提示有血流感染的可能性。重要症状包括精神状态的改变、血流动力学不稳定、营养耐受性的改变及全身不适。

诊断

导管相关的血流感染定义为患者的菌血症/真菌血症，从外周静脉抽取血培养至少有一次阳性结果,具有感染的临床表现,除了导管外并没有明显的感染源。如果在感染前48小时内使用过导管,则认为血流感染与中心导管有关。如果感染的发病时间和导管使用的时间间隔大于48小时,那就有令人信服的证据表明感染是与导管有关的。如果当导管拔除后,导管尖端培养出与血流感染一致的致病菌诊断就更加明确。

框19-5列出了一些血流感染相关的病原体。

治疗

因为血流感染往往导致严重的脓毒症、多器官衰竭甚至死亡,所以最好的治疗就是预防。应当撤离作为感染源的中心静脉导管,在等待培养结果期间应开始采用经验性的广谱抗生素治疗,此时治疗应适当缩小范围并具有针对性。耐药模式（无论来自综合性医院还是私人医院）可指导初步的治疗。来自美国的数据非常令人担忧,ICU中的大多数的革兰阴性葡萄球菌和超过50%的金黄色葡萄球菌是对苯唑西林耐药的。ICU中的超过25%的肠球菌是对万古霉素耐药的,而且这一比例正在增加。许多ICU中分离出的革兰阴性细菌可产生超广谱β-内酰胺酶,尤其是肺炎克雷伯菌,使它们对大多数抗生素甚至包括第四代头孢菌素和广谱青霉素类耐药,例如哌拉西林/他唑巴坦。一半

框 19-4	降低外科手术部位感染的提示

使用酒精确保手部卫生。

遵守严格的无菌。

使用适当的抗生素:时间、剂量和持续时间。

严格控制血糖并保持稳定。

保持常温。

促进充分的组织氧合。

框 19-5	与血流感染相关的最常见的病原体 (1992-1999)

病原体（占总数百分比）

　凝固酶阴性的葡萄球菌(37%)

　金黄色葡萄球菌(13%)

　肠球菌(13%)

　革兰阴性杆菌(14%)

　　大肠埃希菌(2%)

　　肠杆菌属某些菌种(5%)

　　铜绿假单胞菌(4%)

　　肺炎克雷伯菌(3%)

　念珠菌属(8%)

National Nosocomial Infections Surveillance (NNS) System report, datasummary from January 1990 May 1999, issued June 1999. Am J Infect Control 1999 27:520–532.

的念球菌血流感染是非白色念珠菌引起的,例如光滑念珠菌、热带念珠菌、近平滑念珠菌和克鲁斯念珠菌,这些种类的念珠菌可能对氟康唑和伊曲康唑耐药。基于这些耐药模式,很难在开始既恰当的经验性抗菌用药又不大量使用最后一线抗菌药物。临床判断应根据患者病情的严重程度,特定情况下已知微生物的敏感性以及在特定环境下的感染所涉及的相关微生物。为了延缓对所有抗菌药物的普遍耐受性,一旦确定微生物及其药物敏感性须尽快缩小治疗范围。血流感染的患者应遵从和其他原因所致脓毒症患者同样的管理原则。

术前

麻醉医师在血流感染的预防中发挥至关重要的作用。许多中心静脉导管由麻醉医师放置,但他可能预测不到日后的状况。锁骨下入路比颈内静脉和股静脉入路感染的危险更小。穿刺路线的选择必须考虑锁骨下入路有发生气胸的高风险。最近的一项针对CDC推荐的五个以证据为基础的措施的干预研究,确定了对导管相关的血流感染率影响最大且最容易执行的措施。干预措施有洗手,在中心静脉置管时采取完善的消毒隔离措施,用氯己定清洁皮肤,如果可能的话应避免股静脉入路并撤离不必要的导管。这种循证干预研究导致在整个18个月的研究期间导管相关的血流感染率有显著而持续的下降(高达66%)。置管期间,持导管前,用氯己定溶液清洗戴手套的双手可进一步降低导管的污染率。通过经常清洁双手和每次使用导管前用酒精清洁导管的每个管口来保持无菌。区域麻醉技术也应采用同样高标准的消毒方法。中央静脉导管可涂抗菌剂,如银/铂/碳浸渍或氯己定/磺胺嘧啶银或利福平/米诺环素涂层。这种导管可降低血流感染的发病率。广泛采用需关注费用的增加和进一步促进的微生物耐药。这种导管适用于大多数的易感者,如免疫功能低下患者。

术中

输血和成分输血增加术后感染的机制有两种:直接传播微生物和免疫抑制作用。自体血输注导致自然杀伤细胞的抑制,并且其本质上具有免疫抑制作用。免疫抑制的机制可能与目前使用的细胞输血的血液制品中存在同种异基因供体白细胞或它们的产物有关。用去除白细胞成分输注使输血相关的免疫抑制明显降低,然而许多研究表明,输血与血流感染发病率和死亡率的增高是有关系的。一个纳入4892例ICU患者的数据库分析表明,输血是血流感染的发病率升高的独立预测因素。输血不是一个良性干预,在不必要的时候应尽可能避免。

血液细胞成分输血与病毒、细菌和原虫的传播是有关的。在过去的20年中,减少了经由血液成分而感染病毒的风险。直到最近,还是用存在的抗体检测血液成分中的病毒污染。在人类免疫缺陷病毒(HIV)和丙型肝炎病毒感染的早期都有一个"窗口期",期间抗体尚未出现但存在大量病毒。在窗口期受感染者是健康的但具有高度的传染性。多样本混合核酸扩增检试验可以在窗口期检测出病毒,并阻止了在美国每年大约5例HIV-1和56例HCV病毒的传播,并使输血传播HIV-1型病毒和丙型肝炎病毒的风险降低到1/2 000 000。

由于检测病毒方法的成功,使得血液制品的细菌污染作为输血传播疾病最大的剩余来源。在美国每年要输注大约900万U浓缩血小板。估计有1000~3000 U血小板被细菌污染。血小板必须在室温下储存才能保持活性和功能,室温创造了一个良好的细菌生长的环境。在某些情况下,受污染的血小板中包含大量的内毒素和潜在的致病菌,如凝固酶阴性葡萄球菌、金黄色葡萄球菌、蜡样芽孢杆菌、黏质沙雷菌、链球菌和绿脓杆菌。有些在寒冷的温度下才能够生长的微生物得以在冷藏的血液中生长,如耶尔森菌。严重的输血相关脓毒症的发病率大概是约每5万血小板单位中发生1例和每50万红细胞输血中发生1例。细菌检测方法的实施可以提高输血的安全性并延长血小板保质期。推荐用尿液试纸快速检测浓缩血小板中可能的细菌污染。血糖和pH降低提示可能有细菌污染。新的美国病理学家协会核对表,于2003年12月生效,第一阶段即要求检查设施要具备一个血小板细菌检测方法。现在输血无疑要比过去几年更安全,但是献血人群中不断出现新的传染源,在最终确定新病原体并有新的检验以确保供血安全之前有一个固有的时间延迟。最近的一个例子是新变异型或新型克雅病(框19-6),牛海绵状脑病或疯牛病的病原引起。以前认为变种克雅病是无法通过输血传播的。但是变种克雅病通过血液成分传染给了受助者已使这种幻想破灭。因其潜伏期长达40年,除非出现检测变种克雅病的技术否则许多无症状献血者可能会将这种疾病传播。避免输血感染并发症的最好的办法是避免输血。

预后

　　一旦中心静脉和肺动脉导管不再需要即应尽早拔除。应避免不必要的肠外营养,甚至应避免输注含葡萄糖液体,因为这些都可能增加BSI的风险。食物和糖经肠道给予比经静脉给予能停留更长的时间。

　　框19-7重申了以前的有关血流感染的讨论。

脓毒症

　　脓毒症是指机体内因存在致病性微生物而引起各种状况的统称。脓毒症可能因致病微生物及其毒素以及机体自身防御性炎症反应的作用而引起致命性的结果。脓毒症一系列持续发展的功能障碍,在其一端表现为局部的炎症反应,而在另一端则表现为严重的全身炎症反应综合征(图19-2)。要想施行外科手术和麻醉至少要对脓毒症进行初步处理,否则应当推迟。然而,在有些情况下要想祛除引起脓毒症的潜在病因就需要紧急手术治疗,称为感染源控制,例如脓

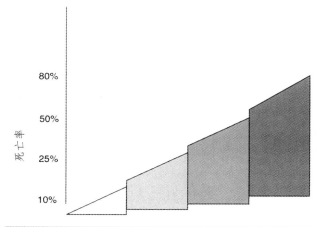

	感染	脓毒症	严重脓毒症	脓毒性休克
定义	在血液及组织中检出病原菌	感染+严重呼吸系统综合征(SIRS)	脓毒症+器官功能障碍:乳酸性酸中毒、少尿、意识模糊、肝功能异常	严重脓毒症+低血压(虽经充足的液体复苏后收缩后仍<90 mmHg)
估计死亡率	0~10%	10%~25%	25%~50%	50%~80%

图 19-2　脓毒症定义和随病程进展估计的死亡率的变化。(Adapted from Bone RC: Toward an epidemiology and natural history of systemic inflammatory response syndrome. JAMA 1992;268:3452–3455.)

肿、感染性心内膜炎、肠穿孔或肠梗阻、植入物感染(如静脉导管、宫内节育器、起搏器)、子宫内膜炎以及坏死性筋膜炎。与脓毒症相关的微生物包括化脓性链球菌,肺炎链球菌,金黄色葡萄球菌,革兰阴性杆菌(如克雷伯菌、大肠杆菌、绿脓杆菌及流感嗜血杆菌),脑膜炎奈瑟菌,白色念珠菌和产气荚膜杆菌。

　　一些细菌成分如内毒素和脂磷壁酸通过其对中性粒细胞和巨噬细胞作用,诱导其产生大量的促炎症因子包括肿瘤坏死因子-α、白介素-1和白介素-6,以及反调节宿主反应因子、白介素-4和白介素-10可以抑制促炎症细胞因子的产生。近来,发现细胞膜上的Toll样受体与细菌成分结合可促进细胞因子的产生并增强细胞活性。正常情况下,机体在促炎症反应和抗炎症反应之间存在着平衡。脓毒症可使炎症反应(全身炎症反应综合征)发生级联反应而无法控制,并伴有补体活性增加、凝血、广泛的动脉舒张以及毛细血管通透性改变。大量的异常情况的出现会导致多器官功能

衰竭和死亡。如果随后发生的代偿性抗炎症反应综合征占优势,则会导致患者对包括机会致病菌在内的感染的抵抗力更加脆弱。

症状和体征

脓毒症的症状和体征通常是非特异性的。临床表现因不同的感染源而变化。全身炎症反应综合征(框 19-8)是诊断脓毒症的一个重要部分。

脓毒症可能导致多器官功能衰竭。感染的特征包括发烧、精神状态改变、脑病以及血糖紊乱。脓毒性休克是指伴随脓毒症的血流动力学不稳定。典型症状有低血压、洪脉和脉压增大。这些是高心排出量性心力衰竭和分布性休克的典型体征,这两种情况都可以伴随脓毒症而出现。

诊断

脓毒症的诊断可以通过病史、体征和症状推测出来。确诊则需要分离出特定的病原菌。找出特定的致病菌以确保合理使用抗生素是十分重要的。要在可能会出现微生物生长的各个部位进行细菌培养。血液、尿液以及痰液的细菌培养很重要。像心脏瓣膜、骨髓以及脑脊液等机体组织也是重要的微生物来源。

治疗

脓毒症的最初治疗包括使用广谱抗生素以及防止器官系统功能衰竭的支持治疗。患者从急诊入院至开始给药时间通常给予溶栓药物,但对于更紧迫的致命性感染的紧急治疗却有争议。高致命性细菌如化脓链球菌的繁殖非常之快,以至于每分钟都是至关重要的。一旦确定特定的病原菌应即刻针对特定菌和其药物敏感性进行治疗。其紧迫性有以下几个原因:靶向治疗可以降低多重耐药菌株产生的可能性。同时,某些抗生素(如青霉素)其抗菌谱可能相对窄些,但这类抗生素对敏感菌的杀伤力比广谱抗生素更有效。抗生

框 19-8	**全身炎症反应综合征**

具备以下两种及以上的条件:

白细胞计数> 11 000 或< 4000 ×10⁹/L,或不成熟白细胞> 10%

心率> 90 bpm

体温> 38 ℃ 或 < 36 ℃

呼吸频率> 20 bpm 或 $PaCO_2$ < 32 mmHg

素的选用不仅要依据体外药敏试验的结果,而且也要考虑药物穿透各种组织的能力,包括骨组织、脑脊液、肺组织以及脓腔。

除了靶向抗菌治疗外,支持治疗对多器官功能不全也是必要的。早期有目的的提高氧供和心排出量会改善脓毒症的预后。混合静脉血或中心静脉血氧饱和度参数可用于指导治疗终点。通常会采用早期液体复苏,合理的使用强心药物和血管收缩药物也是很重要的。除了血流动力学支持外,还要采取措施支持其他的衰竭的器官系统(表19-3)。

预后

脓毒症的预后取决于所感染的病原体的毒力、开始合理治疗的时间、患者对炎症的反应、患者的免疫状况以及器官系统功能不全的程度。无法预测个体患者的预后。对ICU和手术患者的总体评分系统,如APACHE Ⅱ(急性生理系统和慢性健康状况评估)和SAPS Ⅱ评分可以提供有用的流行病学工具。器官功能不全和(或)感染以及脓毒症相关性器官衰竭评估评分系统作为对于患有脓毒症的患者的流行病学预测的工具得到了发展。

麻醉管理

术前

对于患有脓毒症的患者最重要问题是在脓毒症治疗期间是否要推迟手术,如果是急诊手术,患者的状况能否在手术前得到改善。脓毒症患者的情况极其不稳定,因此对于器官系统衰竭的支持治疗需要医生的全程关注。然而,关键是早期合理的使用抗生素是能够改变病程的最好的干预方法。治疗公式(图19-3)建议对患有脓毒症的患者进行目标导向优化治疗。复苏的目标应当达到平均动脉压大于65 mmHg,中心静脉压维持在8~12 cmH₂O,尿量充足,pH正常,无代谢性(乳酸性)酸中毒以及混合静脉血和中心静脉血氧饱和度大于70%。

术中

对于脓毒症患者的术中管理具有挑战性。这类患者生理储备有限使得他们在麻醉诱导期间易出现低血压和低氧血症。通常使用的有创监测为有创性血压监测以及建立中心静脉通道。足够的静脉通道是大量液体复苏和输血以及血液成分输血所必需的。合理使用预防性抗生素对于手术来说是必要的。理想情况

表 19-3	脓毒症的器官系统功能障碍	
器官系统	**功能障碍的表现**	**治疗与支持**
中枢神经系统	脑病,格拉斯哥昏迷量表评分下降	考虑气道保护(如插管),每日中断镇静剂,进行神经系统状态评估
心血管系统	血管扩张性休克,心肌抑制	维持平均动脉压 > 65 mmHg，中心静脉压 8~12 cmH$_2$O，中心或混合静脉饱和度 >70%，液体复苏,血管收缩剂(如去甲肾上腺素、加压素),强心药物(如肾上腺素)
呼吸系统	氧合障碍(氧合指数下降),急性呼吸窘迫综合征	辅助通气与小潮气量(6~8 mL/kg)
肾	肾衰竭(肌酐)	维持尿量 0.5 mL/(kg·hr);肾脏替代疗法,如连续静脉血液透析
血液系统	血小板减少症或弥散性血管内凝血	血红蛋白目标值控制在 7~9 g/dL。治疗是有争议的,考虑肝素或重组活化蛋白 C,在手术时间禁用抗凝药;手术可输注血小板
胃肠道	肝功能异常(胆红素)	支持治疗;使用新鲜冰冻血浆或维生素 K,在手术前纠正至国际标准化比值
肾上腺或内分泌	高血糖症,肾上腺功能不全	胰岛素注射,以控制血糖 80~150 mg/dL,检查随机和受激肾上腺功能;经验性氢化可的松(如 50~100 mg,静脉输注治疗顽固性低血压)

下,再联合应用针对致病菌的治疗方法。预防性抗生素最好要在切皮30分钟内使用。一般用于预防术后感染的原则也同样适用于脓毒症患者术中应用,例如尽量维持患者正常体温和正常血糖。应备好输注强心药物(如肾上腺素等)和血管收缩药物(如去甲肾上腺素和血管加压素等)。静脉注射类固醇激素可用于治疗难治性休克。管理原则见表19-4和图19-3。

术后(如果适用)

脓毒症患者往往在手术后转入ICU。在ICU,首选治疗是支持衰竭的器官系统、靶向抗菌治疗以及尽量减少新的感染(如真菌感染和艰难梭菌感染或耐药菌株的出现)。另外一项术后优先考虑的治疗就是对于有指征的患者继续使用抗生素。"拯救脓毒症"共识指南中已经公布了针对ICU中脓毒症患者的治疗方法的广泛指南(见图19-3)。

框19-9对脓毒症做了要点总结。

坏死性软组织感染

坏死性软组织感染是包括气性坏疽、中毒性休克综合征、富尼耶坏疽、严重的蜂窝组织炎和食肉菌感染等等在内的一种非特异性总称。这些感染最重要的方面之一就是在就诊时可能会低估其严重性。与感染相关的致病菌是高毒性的、临床病程凶险且死亡率高(高达75%)。富尼耶坏疽是因法国医师让阿尔弗雷德·富尼耶而命名的,他报道了5例年轻男子的阴囊坏疽。他指出这种病起病急骤,迅速发展为坏疽而且缺乏明确的病因。中毒性休克综合征出现在葡萄球菌感染的妇女。它往往与异物的存在有关,如卫生棉条和留置避孕装置。坏死性软组织感染是外科急症,属于严重脓毒症及其相关的并发症的亚类。

症状和体征

患者可表现为感染的一般特征,包括全身乏力、发热、出汗和精神状态的改变。疼痛是持续的,但疼痛程度可能与体征不成比例。特征包括阴囊肿胀和红斑、阴道分泌物、组织发炎、流脓或皮下气肿(捻发音)。皮肤的体征往往很轻,不能反映组织坏死程度或疾病的严重程度。这是因为皮肤坏死性感染是由深部组织开始的。低血压是预后不良的征兆,表明疾病可能进展到感染性休克。疼痛缓解也可能是不良信号,提示感染进展到坏疽。

诊断

病史是诊断的一个重要参考。患者的饮酒史、营养不良、肥胖、外伤、肿瘤、烧伤、高龄、血管疾病史和

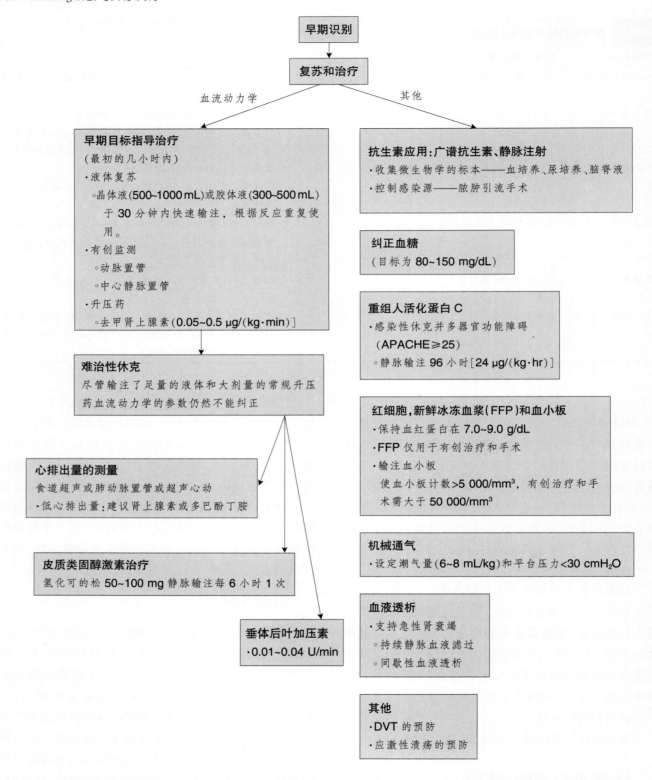

图 19-3 脓毒症在 ICU 中的术后管理。APACHE,急性生理与慢性健康评价Ⅱ;CSF,脑脊液;DVT,深静脉血栓形成;FFP,新鲜冰冻血浆。

表 19-4	临床肺部感染评分的计算方法	
参数	选项	评分
体温(℃)	≥36.5 和 ≤38.4	0
	≥38.5 和 ≤38.9	1
	≥39 或 ≤36	2
白细胞计数(mm³)	≥4000 和 ≤11 000	0
	<4000 或>11 000	1
	+ 带状核白细胞≥50%	+1
气管分泌物	无气管分泌物	0
	存在非脓性气管分泌物	1
	存在化脓性气管分泌物	2
氧合:氧合指数(mmHg)	>240 并无 ARDS	0
	≤240 并无 ARDS	2
肺动脉造影弥漫性(或片状)	无浸润	0
	浸润	1
	局灶性的浸润	2
肺浸润进展	无放射学进展	0
	放射学进展(心脏衰竭和急性呼吸窘迫综合征除外)	2
气管吸出物培养	病原细菌培养稀少或少量	0
	病原细菌培养中度或大量	1
	经革兰染色看到同一种病原细菌	+1

ARDS,急性呼吸窘迫综合征。

Reproduced from Luyt CE, Chastre J, Fagon JY: Value of the clinical pulmonary infection score for the identification and management of ventilatorassociated pneumonia. Intensive Care Med 2004;30:844–852; with permission.

框 19-9	脓毒症

脓毒症可因微生物及其毒素和人体的炎症反应而导致致命性结果。

正常情况下,机体在炎症反应和抗炎症反应之间存在着平衡。对怀疑有微生物生长的各个部位进行细菌培养。

脓毒症的最初治疗包括使用广谱抗生素以及防止器官功能系统衰退的支持治疗。

早期有目的的针对氧供和心排出量的治疗可能会改善脓毒症的预后。

《拯救脓毒症共识指南》中已经公布了治疗脓毒症患者的概括性准则。

糖尿病都是易感因素。处于免疫功能低下的患者,如服用免疫抑制剂或艾滋病毒感染者都是易感人群。其表现有白血细胞计数增高、血小板减少、凝血功能障碍、电解质异常、酸中毒、高血糖、炎症标记物(如C反应蛋白)增高,伴有皮下气肿的广泛性坏死性炎症的影像学证据。超声学检查是有意义的,CT或磁共振成像可测定组织坏死的程度。血液、尿液和组织应被送到实验室以做培养。最易生长在坏死组织的微生物包括化脓性链球菌、金黄色葡萄球菌、表皮葡萄球菌、类杆菌属、产气荚膜杆菌和革兰阴性菌,特别是大肠杆菌。多菌株感染是常见的。已报道过的多重耐药菌,如肠球菌。

治疗

确定性治疗是坏死组织广泛清创手术加上适当的抗生素治疗,通常包括革兰阳性菌、革兰阴性菌和厌氧菌。抗菌治疗的原则先是经验性广谱抗生素,待到培养出特定菌并对它们进行药物敏感性测试后再用窄谱抗生素。如果强烈怀疑是真菌感染则应加上抗真菌药。克林霉素是一直提倡的对中毒性休克综合征有效的药物,推测它会"截断"金黄色葡萄球菌和链球菌毒素的生产过程。局部治疗是有益的。未经加工的天然蜂蜜对于消化坏死组织,促进伤口愈合是有用的。已有报道表明可使用高压氧治疗,在理论上是有益处的。

预后

由高毒力微生物导致的严重脓毒症是具有高致死率的。在最初发作后如果患者幸存下来他们仍然容易受到继发感染。患者需要反复麻醉以做清创手术、修复手术和植皮手术。

麻醉管理

术前

组织坏死的程度及感染的严重程度可能不会立即显现出来。麻醉医师应把此类患者当做严重脓毒症患者来处理并尝试外科手术前的复苏。这种目标导向治疗在ICU能得到最好的实施，包括静脉内输液和改善全身的氧气输送，体现为乳酸酸中毒的缓解、中央或混合静脉饱和度的增加。无论如何手术清创应即刻进行因其延误会增加死亡率。

术中

对感染性休克患者使用依托咪酯已引起了人们的关注，因为患者可能已经存在肾上腺功能不全，理论上单次剂量的依托咪酯都会使其恶化。术中可能出现大量的体液转移、失血以及细胞因子释放。良好的静脉通道是必要的，有创动脉和中心静脉的监测可以提供有价值的信息。因为有出血的危险，应做好交叉配血并保证随时可用。麻醉医师应准备好处理患者随时可能出现的失血性休克和感染性休克这两种情况。

术后

一般而言脓毒症患者都面临多器官衰竭的危险，术后应转入ICU。抗生素治疗应在术后继续，应针对在组织标本中生长的微生物。

框19-10对坏死性软组织感染有关问题进行了评述。

破伤风

破伤风是由革兰阴性破伤风杆菌所引起的。破伤风杆菌的繁殖体所释放的破伤风痉挛毒素是导致其症状的主要原因。破伤风痉挛毒素是人类已知的除了肉毒素之外毒性最强的毒素。破伤风痉挛毒素由伤口进入沿运动神经元集中到达脊髓或经由体循环到达中枢神经系统，这种毒素影响了神经系统的几个区域。在脊髓，破伤风痉挛毒素抑制了抑制性中间神经

框 19-10	坏死性软组织感染
均为具有高致死率的外科急症。	
皮肤体征不能反映组织坏死的程度。	
患者可能比看起来的样子更虚弱。	
多菌株感染是常见的，包括需氧菌和厌氧菌。	
其并发症与脓毒症一样，包括多器官衰竭。	
目标导向的优化和复苏可能改善其预后。	

元从而导致全身骨骼肌的痉缩（痉挛）。在大脑，毒素与神经节苷脂结合，第四脑室对破伤风痉挛毒素有选择性的渗透性，形成牙关紧闭和角弓反张的早期症状。交感系统的过度兴奋是病情进展的表现。

症状和体征

牙关紧闭是75%破伤风的患者的代表性体征。与二腹肌和下颌骨舌肌相比，咬肌的更强烈的收缩导致牙关紧闭。事实上这样的患者一般最初会去口腔科就诊。面部肌肉的僵硬使患者具有独特的"苦笑"面容（痉笑）。喉痉挛会随时发生。曾有未识别的破伤风患者在拔除气管导管后出现过顽固性喉痉挛。喉部肌肉的痉挛导致吞咽困难。肋间肌和膈肌的痉挛导致通气不足。腹肌和腰肌的强直形成了角弓反张的姿势。骨骼肌的痉挛是强直性和阵挛性的并且极度疼痛。而且骨骼肌的强烈收缩伴随着耗氧量的大幅增加，外周血管的收缩会导致体温的上升。

外界刺激，包括突然暴露在强光下、意外的噪音或气管内吸引都可诱发突如其来的全身骨骼肌肉痉挛，导致通气不足以致死亡。心肌炎导致低血压。孤立的和不明原因的心动过速是交感神经系统过度兴奋的早期表现。更多时候表现为短暂性体循环高血压。交感神经系统对外界刺激的反应是过度的，如心脏快速性心律失常和体循环血压不稳定。此外，交感神经系统的过度兴奋导致强烈的外周血管收缩、出汗、尿儿茶酚胺增加。抗利尿激素分泌失当表现为低钠血症以及血浆渗透压的降低。

治疗

破伤风患者的治疗着重于控制骨骼肌肉痉挛，防止交感神经系统过度兴奋、通气支持、中和循环中的外毒素以及手术清创以消除伤口处的外毒素来源。地西泮（静脉注射40~100 mg/d）控制肌肉痉挛是有用

的。如果地西泮不能控制骨骼肌肉痉挛，那么就应使用非去极化肌松剂并通过气管导管对患者进行控制通气。事实上，积极保护患者的上呼吸道是重要的，因为全身骨骼肌肉痉挛可能伴发喉痉挛。交感神经系统的过度活跃最好静脉内注射β-受体阻滞剂，如普萘洛尔和艾司洛尔。连续硬膜外麻醉也可用来控制破伤风诱发的交感神经系统亢进。循环中的外毒素可以通过肌肉注射人类高免疫球蛋白来中和。这种中和不会改变已存在的症状，但可防止其他毒素到达中枢神经系统。青霉素可以破坏破伤风杆菌生产毒素的繁殖体。

麻醉管理

清创手术可采用包括气管插管在内的全身麻醉。这类清创术应延迟到使用抗生素几个小时后再进行，因为手术时痉挛毒素会移动到体循环中。对患者的监测往往包括通过动脉内导管监测体循环血压和测量中心静脉压。如果存在交感神经系统过度兴奋应使用挥发性麻醉药维持麻醉。在围术期治疗交感神经系统过度兴奋的药物如利多卡因、艾司洛尔、美托洛尔、镁、尼卡地平和硝普钠等应随时备用。

框19-11回顾了破伤风的主要表现。

肺炎

在美国社区获得性肺炎合并流感是十大主要死亡原因之一。肺炎链球菌是目前成人细菌性肺炎最常见的原因。引起肺炎的其他细菌包括流感嗜血杆菌、肺炎支原体、金黄色葡萄球菌、嗜肺军团菌、肺炎克雷伯菌和肺炎衣原体。肺炎链球菌通常导致典型性肺炎。流感病毒、肺炎支原体、衣原体、军团菌、腺病毒和其他微生物可能会导致非典型性肺炎。

诊断

虽然症状不尽相同，但最初的寒战继而突然发热、胸部疼痛、呼吸困难、疲乏、寒战、咳嗽、大量咳痰往往是细菌性肺炎的特征。干咳是非典型肺炎的特征。详细的病史可以提示可疑的致病微生物。酒店和浴缸都与军团病(嗜肺军团菌)爆发有关。真菌性肺炎可能与洞穴勘探(荚膜组织胞浆菌)和潜水(尖端赛多孢子菌)有关。鹦鹉热衣原体肺炎可能与接触鸟类有关，Q热(伯氏柯克斯体)可能与接触羊有关。酒精中毒可能会增加细菌吸入的危险如肺炎克雷伯菌。免疫功能低下的患者如艾滋病患者易患真菌性肺炎，如肺囊虫肺炎(PCP)。

胸部正侧位X光片对诊断肺炎非常有用。弥漫性浸润提示非典型性肺炎，而单个肺叶浑浊化提示典型性肺炎。非典型性肺炎青壮年发病率更高。放射学检测有助于检查胸腔积液和多肺叶受累。细菌性肺炎重症病例中多型核白细胞增多是典型的表现，并可能发生动脉低氧血症。因肺泡内充满了炎性渗出物，动脉灌注血液的肺内分流导致低氧血症。

痰涂片镜检及痰培养和抗生素敏感性测试可有助于肺炎的病原学诊断并指导选择适当的抗生素治疗，在痰涂片染色或痰培养中可以检测到肺炎链球菌和革兰阴性菌如流感嗜血杆菌。遗憾的是，痰标本往往不足，微生物经常不能培养出来。痰培养的解读是一项挑战，因为鼻咽部携带肺炎链球菌是常见的。如果有怀疑，痰标本应做抗酸杆菌(结核病)的检测。尿抗原检测是一种检测肺炎军团菌很好的方法。血清抗体滴度检测能帮助诊断支原体肺炎。聚合酶链反应对于诊断衣原体是有用的。血培养通常是阴性的，但在检测菌血症方面是很重要的。HIV病毒是肺炎的一种重要危险因素，应在怀疑患有肺炎时进行检测。

治疗

对于严重的肺炎，经验性治疗是头孢菌素(如头孢呋辛或头孢曲松)加大环内酯类(如阿奇霉素或克拉霉素)抗生素的典型的组合。新喹诺酮类如莫西沙星在社区获得性肺炎治疗上发挥越来越大的作用。肺炎链球菌治疗疗程应为10天，肺炎衣原体肺炎应为14天。在确定病原体后应缩小抗生素治疗的范围并有针

框 19-11	破伤风

破伤风杆菌释放的破伤风痉挛毒素是导致其临床表现的主要原因。

破伤风痉挛毒素沿运动神经进入到脊髓或经血液循环到达中枢神经系统。

常见交感神经系统过度兴奋和功能障碍。

可发生全身肌肉痉挛和牙关紧闭。

治疗需要控制肌肉痉挛，防止交感神经过度兴奋，支持通气，中和外毒素并清创感染区域以消除外毒素来源。

对性。当症状缓解后可以将静脉给药换成口服给药。对非细菌性呼吸道感染的不恰当抗生素治疗是常见的,这会加速抗生素的抗药性。最近已证实,健康受试者即使在短期内使用大环内酯抗生素也会促进口腔链球菌菌群的耐药性长达3个月之久。肺炎链球菌的耐药性已成为一个重大问题。

预后

肺炎严重程度指数是用于协助临床判断、指导正确的治疗和评估预后的有用工具。高龄和共存的器官功能障碍对其预后有负面影响。与不良预后相关的体检结果有:

T 体温> 40 ℃或< 35 ℃

R 呼吸频率>30 bpm

A 精神状态改变

S 收缩压< 90 mmHg

H 心率> 125 bpm

提示预后较差的实验室以及特殊检查的结果包括:

H 缺氧PO_2<60 mmHg 或吸入空气时氧饱和度< 90%

E 积液

A 贫血(红细胞比容< 30%)

R 肾: BUN(尿素) > 64 mg/dL(23 mmol/L)

G 血糖> 250 mg/dL(14 mmol/L)

A 酸中毒(pH<7.35)

S 钠<130 mmol/L

吸入性肺炎

大部分意识不清患者都经历过咽部误吸,这种潜在的疾病会损害宿主防御机制导致口咽部菌群的改变,会表现为吸入性肺炎。酗酒、吸毒、头部外伤、癫痫及其他神经系统疾病和镇静剂的使用是促进吸入性肺炎发展的最常见因素。肺炎克雷伯菌与过度饮酒后典型迟钝所致的吸入性肺炎有关。患者因放置鼻胃管,患有食道癌和肠梗阻而导致的吞咽异常或食管蠕动的障碍,或者反复呕吐都容易发生胃内容物误吸。口腔卫生状况不良及牙周疾病因细菌菌群的增加而易患吸入性肺炎。麻醉诱导和复苏会使患者胃内容物误吸的风险增加。

吸入性肺炎的临床表现在很大程度上取决于吸入物的性质和吸入的量。大量吸入酸性的胃液(门德尔松的综合征)可产生暴发性肺炎和动脉低氧血症。

颗粒物质的吸入导致气道阻塞,较小的颗粒会导致肺不张。放射学方面,在患者下肺的浸润是最常见的。青霉素敏感厌氧菌是吸入性肺炎最常见的致病菌。作为青霉素替代用药的克林霉素用于治疗坏死性吸入性肺炎和肺脓肿更为优越。住院或抗生素治疗改变了口咽部的正常菌群因此住院患者吸入性肺炎的病原体和社区获得性肺炎的病原体不一致。只有有限的数据表明吸入性肺炎用抗生素治疗可以改善预后。

麻醉管理

急性感染的患者最好应推迟麻醉和手术。急性肺炎患者往往伴脱水和肾功能不全。但是,过度的容量复苏可能使气体交换功能恶化并增加发病率。因此液体管理极具挑战性。局部麻醉可能更胜一筹。如果全身麻醉是不可避免的,须采用保护性通气,潮气量为6~8 mL/kg,平均气道压小于30 cmH_2O。麻醉医师应吸引分泌物,将远端痰标本做革兰染色及培养并确保能同时针对肺炎及手术使用适当的抗生素。

术后肺炎

经历重大胸部、食道及上腹部手术患者约20%发生术后肺炎,但在以前适合患者的其他手术就很罕见。慢性呼吸系统疾病使术后肺炎的发生率增加了3倍。其他危险因素包括肥胖、年龄大于70岁及手术时间超过2小时。

肺脓肿

肺脓肿可由细菌性肺炎发展而来。酗酒和口腔卫生差是重要的危险因素。化脓性肺部栓塞也会导致肺部脓肿的形成,这是静脉吸毒者最常见的。胸部X光片出现气液平面标志着脓肿破裂进入支气管树,特点为恶臭痰。肺脓肿的主要治疗是使用抗生素。仅当发生脓胸等并发症时才可手术。诊断脓胸有必要做胸腔穿刺术,其治疗需要胸管引流及使用抗生素。治疗慢性脓胸须外科引流。

治疗肺炎重要的考虑点见框19-12。

呼吸机相关肺炎

呼吸机相关性肺炎(VAP)是ICU中最常见的医院感染,占院内感染的1/3。使用气管导管和机械通气超过48小时的患者有10%~20%患有VAP,其死亡率为15%~50%。麻醉医师和重症监护医师在预防、诊断和治疗VAP方面发挥重要作用。几个简单的干预措施即可减少VAP的发生，包括严格的手部卫生、口腔护理、限制患者镇静、保持患者半坐卧位、吸引声门下分泌物、限制插管时间并考虑到适当的无创通气支持。

诊断

区分VAP与导致呼吸衰竭的其他常见原因如急性呼吸窘迫综合征和肺水肿是困难的。气管导管或气管切开插管为上呼吸道菌群提供了外来的迅速定植的表面。在气管分泌物中仅仅存在潜在的致病微生物是不能诊断VAP的。VAP标准诊断流程采用了临床和微生物学资料，用于美国院内感染监测系统和临床肺部感染评分，以促进临床医师和研究者诊断的一致性。临床肺部感染评分大于6分即可诊断VAP（见表19-4）。

在应用于单个患者时无论是美国院内感染监测系统还是临床肺部感染评分都与VAP的敏感性（>80%）相关，而非特异性。临床表现疑似VAP患者大约有一半其诊断是可疑的且远端气道培养不出微生物。不同方法诊断VAP的细菌计数的诊断阈值保护性标本刷法为10^3 cfu/mL（菌落单位/毫升），支气管肺泡灌洗法为10^4 cfu/mL，气管吸引法为$10^5 \sim 10^6$ cfu/mL。

治疗和预后

VAP的治疗包括呼吸衰竭的支持治疗加上可疑微生物的治疗。最常见的病原菌是绿脓杆菌和金黄色葡萄球菌。如果治疗开始得早可以改善预后。因此，尽管诊断的假阳性率很高，可覆盖耐药菌如甲氧西林耐药金黄色葡萄球菌和绿脓杆菌的广谱治疗也应尽早开始。已知多重耐药菌如鲍曼不动杆菌和产超广谱β-内酰胺酶的细菌，在未出培养结果时碳青霉烯类抗生素是合适的选择。抗生素治疗应根据培养结果将目标缩小针对敏感的特定菌，如果培养是阴性的应在48小时内停止使用。8天的治疗通常是足够的，而非乳糖发酵的革兰阴性菌建议维持14天的疗程。图19-4是一种指导治疗方案。

麻醉管理

VAP的患者通常需要麻醉以作气管切开术。重要手术应推迟到肺炎好转且呼吸功能有所改善之后进行。气管切开术不是一个急诊手术。当患者肺功能储备很差，如需要吸入氧气浓度超过50%或呼气末正压（PEEP）为7.5或更高，这时要做气管切开术就不是一个明智的抉择。麻醉医师的主要目标之一是要确保VAP患者在麻醉后顺利度过恢复期。呼吸衰竭患者可能是PEEP依赖的。当他们进入手术室后，应使用PEEP正压阀以减少肺泡不复张的发生。在手术室，应使用保护性机械通气，潮气量应为6~8 mL/kg。理想的情况下，在ICU中使用的呼吸机设置在手术室同样适用，包括通气模式和PEEP。应给患者提供能达到足够的血氧饱和度（例如>95%）的最低的吸入氧浓度。如果手术室的呼吸机功能有限，可以考虑从ICU带一个呼吸机进手术室。如果怀疑是肺炎，引流或吸引出的体液（如胸腔积液、积脓、支气管冲洗液）应送到实验室做培养和病原菌鉴定。

VAP的重要提示见框19-13。

严重急性呼吸系统综合征及流感

"毫无疑问，某一天将有另一次流感大流行，我们根本不知道什么时候会发生，或者是否会由H5N1禽流感病毒引起的。我们应该针对这种大范围流行制定出强大的计划。"

甲型流感和严重急性呼吸道综合征（SARS）相关病毒都是猖獗的、高毒性和高致死率的呼吸道病毒。2002年至2003年的SARS像晴天霹雳，是对人类抵御新型传染病的脆弱性的严峻警告。SARS主要影响亚洲、环太平洋地区和加拿大。病原体是一种通过接触和飞沫传播的RNA冠状病毒。该病毒可在体外存活24~48小时。SARS爆发的许多受害者是卫生工作者，包括麻醉医师。1918年至1919年的流感大流行是影响人类的主要瘟疫之一，据估计，西班牙流感在短短25

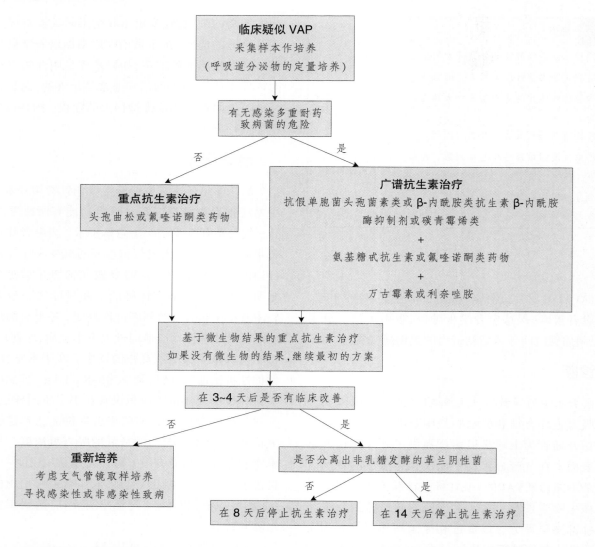

图 19-4　VAP 的管理。（Adapted from Porzecanskil, Bowton DL: Diagnosis and treatment of ventilator-associated pneumonia. Chest 2006;130:597–604.）

个星期内世界各地就有多达2500万人死亡。目前对人类造成威胁的是甲型流感病毒的H5N1亚型，一种新的禽流感病毒株。流感病毒是一种RNA病毒,属于黏液病毒科，像其他RNA病毒一样具有惊人的变异速度。H5N1病毒株是依据流感病毒脂质囊膜上的血凝素或神经氨酸酶来命名的。已知甲型流感病毒有16个血凝素亚型和9个神经氨酸酶亚型。西班牙流感是由流感病毒H1N1病毒株引起的，该病毒持续导致人类季节性流感的肆虐。据世界卫生组织公布,人类感染H5N1型病毒株可能大约66%的病例是致命的。目前，H5N1亚型禽流感是通过鸟传染给人的。令人担忧的是,如果患者同时感染流感病毒的H1N1亚型或H3N2亚型,病毒可能重组成一个可以在人与人之间传播的致命的病毒株(图19-5)。急性呼吸道病毒感染的患者可能需要麻醉医师作紧急气管插管、气管切开术、放置胸管、机械通气或一般ICU护理。

框 19-13　呼吸机相关肺炎

几个简单的干预措施可减少 VAP 的发生。

VAP 的诊断没有黄金标准。

早期广谱抗生素治疗可减少 VAP 的死亡率。

当培养出微生物后 VAP 的抗生素治疗应缩小范围并且针对特定致病菌。VAP 的疗程通常 8 天足够,而非乳糖发酵的革兰阴性菌建议维持 14 天的疗程。

如果 VAP 的患者需要麻醉应采用保护性通气的措施,类似于在 ICU。

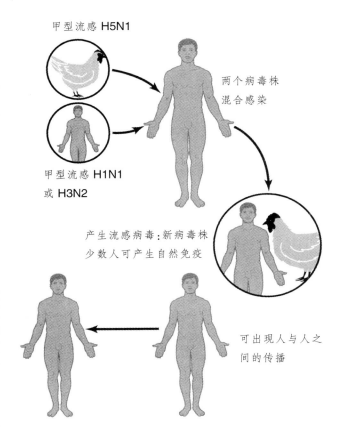

甲型流感 H5N1

甲型流感 H1N1
或 H3N2

两个病毒株
混合感染

产生流感病毒:新病毒株
少数人可产生自然免疫

可出现人与人之
间的传播

图 19-5 理论上致病性和传染性的流感新菌株是如何出现的。

症状和体征

流感的症状包括非特异性病毒感染的症状,如咳嗽、喉咙痛、头痛、腹泻、关节痛和肌肉疼痛。更严重的情况患者可出现呼吸窘迫、意识模糊(脑炎)及咯血。体征可能包括发烧、心动过速、出汗、结膜炎、皮疹、呼吸急促、辅助呼吸肌的参与、发绀、肺炎、胸腔积液或气胸的肺部特征。胸部X线片可能显示斑片状浸润、局部混浊、气胸及胸腔积液的特征。甲型流感病毒H5N1亚型和SARS冠状病毒(CoV)都可能会引起急性肺损伤和急性呼吸窘迫综合征。并发症包括多重器官衰竭及严重的败血症。

诊断

在流感爆发的背景下,根据病史、症状和临床表现等方面通常足以作出诊断。SARS冠状病毒和H5N1甲型流感病毒的潜伏期大约为一个星期。流感的潜伏期范围是2~17天。通过检测痰液中的病毒可作出明确诊断。血清学诊断的问题是感染后血清转成阳性(生

成抗体)可能需要2~3周的时间。已感染H5N1病毒的甲型流感患者酶联免疫吸附试验和快速流感病毒测试结果可能是阴性的。迄今为止使用快速抗原检测试剂盒检验流感病毒是令人失望的。分子学的方法如基于核酸的分子生物学技术,让我们在临床实验室诊断方面看到了希望。反转录聚合酶链反应试剂盒针对SARS冠状病毒和H5N1甲型流感病毒的诊断是有用。流感病毒可能不会在痰甚至鼻咽标本中检出,对气管吸引液和支气管肺泡灌洗液进行实时聚合酶链反应取得了良好的诊断结果,已经研发出一种简单的只针对甲型流感病毒基因片段的诊断性DNA微阵列技术,具有97%的临床灵敏度并且对甲型流感病毒的亚型H5N1(禽流感)、H1N1流感(人类)和H3N2(人类)具有100%的临床特异性。电子显微镜使得患者样本中的病毒颗粒直接可视化,但不适合作为常规的诊断。这种高风险的病原体的培养仅限于生物安全防护等级为3级的实验室才可以做。所有检测出甲型流感(H5N1)阳性的标本必须由全国微生物学实验室或其指定实验室证实。

治疗

疫苗的发展是预防广泛病毒感染和减少与病毒感染有关的发病率和死亡率的关键组成部分。到目前为止,没有针对SARS冠状病毒或H5N1亚型禽流感病毒的疫苗。针对流感已经开发出神经氨酸酶抑制剂,包括扎那米韦和奥司他韦。这些药物可能会降低感染的严重程度,但在流感的大爆发中可能有诸多不足。流感的其他药物治疗包括金刚烷胺和金刚乙胺。抗病毒药物只有在出现症状后的第一个48小时内使用才有适度的好处和帮助。目前并没有可有效抑制SARS病程的药物治疗方法。利巴韦林的效果也是不确定的。只有分离出引起大流行的特定菌株才能研制出疫苗,这可能有数月的延迟,在这期间该病毒可能造成毁灭性的破坏。在西班牙流感爆发期间有一个成功的干预措施就是把幸存者的血液注射到急性感染者体内。

对流感和SARS的治疗主要是支持治疗,包括辅助通气以及针对脓毒症的一系列措施。对于气胸患者引流胸腔积液和放置胸管是有好处的。对于并存的细菌感染应增加使用抗生素。

预后

临床预后取决于感染病毒的致病性以及感染者对

病毒的易感性。流感与SARS可能触发炎症反应和细胞因子风暴。会导致出现一个与严重的细菌性脓毒症不一样的临床表现。细菌的重复感染意味着预后不良。

麻醉管理

术前

麻醉医师应对有潜在的致命性感染风险的患者进行评估。有关与SARS冠状病毒相关的高风险应告知患者及家属。这些病毒具有高度传染性和高致死率；必须采取严格的隔离和预防措施以保护卫生工作者。对于潜在的(重组或新变异的)流感病毒株也可以采用同样的防护措施。理想的情况下，已感染的患者应住在有负压的病房以减少雾化传播和传染。防护措施包括使用全身的一次性防护服、双层手套、护目镜和具有高效率微粒空气过滤器的空气净化呼吸器。如果这些都没有，应使用N95口罩(可阻隔95%的颗粒)而不是普通外科手术口罩。过滤器应放置在呼吸回路的两端，以防止污染呼吸机和麻醉机。所有物体表面应使用酒精进行消毒，感染SARS冠状病毒或H5N1亚型禽流感的患者住过的房间最好在48小时后(如果可行)才能入住其他患者。即使是不是SARS或流感，感染控制的预防措施的原则同样适用于任何致命的传染性病毒感染，无论它是"自然"发生的或是恶意制造的。

术中

尽管对于传染病有恐惧感，麻醉医师也应当注意到这些易感患者需要高水平的医疗服务。SARS在香港爆发期间对于传染病的恐惧影响到了患者的管理。加拿大的经验表明采取适当的预防措施时感染的蔓延是可以预防的。对于急性呼吸窘迫综合征的患者如果需要机械通气应提供保护性通气。潮气量应限制在$6\sim8$ mL/kg且平均气道压力应小于30 cmH_2O。突发性心肺衰竭是气胸加重的表现。胸腔积液的引流可改善通气和换气功能。支气管镜检查是风险度非常高的操作应特别小心，因其会导致病毒颗粒的雾化。

术后

防止感染传播的预防措施应持续进行。对急性呼吸窘迫综合征和脓毒症适用同样的治疗原则。

框19-14总结了以往SARS和流感的讨论。

获得性免疫缺陷综合征

1981年，AIDS在美国第一次被发现。人类免疫缺

陷病毒和AIDS的流行对人类的健康产生了巨大的威胁。据估计全世界每年有超过4000万人感染人类免疫缺陷病毒，而且已经导致超过2500万人死亡。感染继续快速蔓延，感染增长最快的地区是南部和中部非洲以及南亚。人类免疫缺陷病毒主要的传播方式是异性性传播，并且包括发达国家在内新发感染病例中女性占有相当高的比重。

HIV阳性或患有AIDS行手术治疗的患者人数日益增加。麻醉医生应当熟悉这种病并知道人类免疫缺陷病毒对麻醉的影响。通过对HIV病原学的了解和治疗过程中出现的药物相互作用的观察可能会对麻醉方法的选择起到帮助。医院内HIV传播的可能性强调了麻醉医生应实施严格的感染控制措施以保护自己、其他医疗卫生人员和患者。抗反转录病毒疗法减缓了疾病的进展速度，但是在能预见的未来既没有一种有效的治愈方法也没有一种能有效预防的疫苗。

HIV属于反转录病毒科慢病毒属，这种病毒的许多种属具有致细胞病变性(细胞破坏性)，并且具有很长的潜伏期和慢性病程。当AIDS病例首次出现时，该病的发病机制是很难捉摸的，因为这种病在病毒感染后不会马上表现出临床症状。在患者处于病毒携带而又没有发病的这段时间里病情是易变的。

症状和体征

大量病毒感染后会出现急性血清病毒阳转。几个月后，随着机体免疫应答的出现血清病毒数量会有一个逐级下降的趋势。之后，随着病毒繁殖率和破坏率达到平衡点，病毒负荷在体内出现一个稳定状态。98%的T辅助淋巴细胞(CD4 T细胞)位于淋巴结内，淋巴结是病毒复制和T细胞破坏的主要场所。由于AIDS的发病是难以避免的，所以一旦疾病发生，随着CD4 T

细胞的衰减和病毒负荷的增加,逐渐会出现淋巴结功能的衰退(图19-6)。

PCP(卡氏肺包子虫病)通常不会出现在CD4 T细胞数量多于200个/mL的患者身上。呼吸急促、夜间盗汗和体重减轻是较常出现的症状。胸部检查并无显著变化。并发症包括呼吸衰竭、气胸以及慢性肺部疾病。肺空洞症可能是由于化脓性细菌性肺脓肿、肺结核、真菌性肺感染和诺卡菌所引起。卡波西肉瘤和淋巴瘤也会破坏肺功能。腺病会导致气管–支气管堵塞或者压迫大血管。支气管内卡波西肉瘤可能会导致大量咯血。HIV直接感染肺会导致和肺气肿症状相似的破坏性肺部综合重。

神经系统疾病是常见病,从AIDS性痴呆到感染性及肿瘤相关性疾病。AIDS并发的3个主要的局灶性脑部疾病包括:脑部弓形体虫病、原发性中枢神经系统淋巴瘤以及进行性多灶性脑白质病。新型隐球菌、HIV和结核杆菌都能导致脑膜炎。在HIV感染过程中出现心脏相关疾病是常见的,但是临床表现并不明显。包括心脏和脑血管性疾病在内的进展性全身血管疾病,可能会成为抗反转录病毒治疗过程中的并发症。当患者出现无法解释的低血压及肾上腺功能不全时就应该考虑HIV感染的加重。

诊断

随着高效抗反转录病毒疗法(HAART)的出现,HIV相关的感染性疾病的预后得到了显著的改善。努力找到与HIV感染相关性疾病有关的常规检查是重要的。酶联免疫吸附试验是一项标准试验,这项检查通常在HIV感染后4~8周后,随着HIV抗体的增加而呈现阳性。在最初的窗口期内,病毒数量越多传染性就越强。传染性可能会通过免疫印迹试验或者对患者血液中病毒数量的定量分析来证实。

对于伴发AIDS特有疾病即PCP的患者,胸部放射线检查在许多病例中是阴性的。典型的胸片表现是双肺毛玻璃样阴影。气胸症状明显,并且可出现多发性肺大疱。高分辨CT显示毛玻璃样改变,甚至在胸片结果阴性的情况下就已经出现上述改变。肺功能检查显示随着肺顺应性的降低和二氧化碳弥散量的减少,肺容量降低。氧饱和度测量或Pao2可比肺功能测试更有帮助。如果怀疑PCP,可以进行纤维支气管镜以及支气管肺泡灌洗等检查以确诊。能够早期诊断的优点弥补了检查结果阴性率高的缺点。

播散性肺结核是严重呼吸衰竭的一个潜在病因,并且对于伴有肺渗出性病变的AIDS患者来说,应做呼吸道分泌物的常规检查以检测是否存在抗酸杆菌。细菌性肺炎(肺炎链球菌、卡他莫拉菌、流感嗜血杆菌、金黄色葡萄球菌和绿脓杆菌)也是导致严重呼吸衰竭的病因,细菌可以通过痰液检查和支气管灌洗而检测出来。

多达50%的HIV感染患者其心脏超声检查结果都有一定程度的异常。将近25%的患者存在心包积液。心肌炎在严重病例中更加常见,可能是由弓形体虫病、播散性隐球菌、科萨奇B组病毒、巨细胞病毒、淋巴瘤、曲霉菌属以及HIV本身等感染引起。心室扩张和心脏功能不全也可能会发生。

蛋白酶抑制剂的治疗经常会发生糖耐量和脂质代谢紊乱。随机肾上腺皮质激素测定以及肾上腺刺激试验可能会发现肾上腺功能绝对或相对不足。

治疗

目前临床上主要应用的3种抗反转录病毒的药物:

1. 核苷类反转录酶抑制剂能够与复制中的病毒DNA结合并阻止反转录过程。

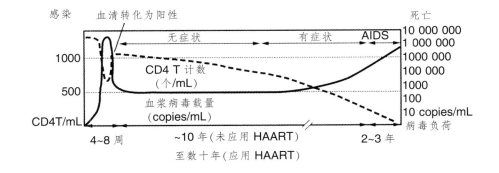

图19-6 人类免疫缺陷病毒的感染过程。AIDS,获得性免疫缺陷综合征;HAART,高效抗反转录病毒疗法。

2. 非核苷类反转录酶抑制剂可以通过直接与反转录酶结合而干扰其转录活性和其下游的活性催化基团。

3. 蛋白酶抑制剂(PI)抑制HIV蛋白酶,通过裂解多蛋白前体使其最终不能正常装配成熟病毒粒子的核心蛋白。PI特异性结合到活性裂解位点。

最近,研发了两种新型的抗反转录病毒药物。整合酶抑制剂对整合酶起作用,病毒通过这种整合酶把它的前体DNA植入被感染细胞的染色体DNA中。如果这种酶被抑制了,HIV就因此而不能复制。拉替拉韦是FDA批准的第一个整合酶抑制剂。趋化因子受体5(CCR5)阻断剂可以阻止HIV与靶细胞的共同受体结合而进入靶细胞。整合酶抑制剂和CCR5阻断剂例如马拉韦罗与其他抗反转录病毒药物联合使用是有效的。这两种药物都有良好的耐受性并且作为辅助性疗法对于抗HIV以及推迟广泛性耐药性的产生都起到了有益的作用。

三种药物组成了典型的抗反转录病毒的疗法:一种蛋白酶抑制剂或非核苷类反转录酶抑制剂联合两种核苷类抑制剂。这种联合疗法被命名为高效抗反转录病毒疗法。在某些情况下可以联合使用四种或更多种药物。对早期患者治疗的目的是用药24周后病毒载量检测阴性以及延长患者生命和提高生活质量。诸多副作用和药物间的相互作用会使着这种疗法复杂化,并且降低依从性。患者可能会出现药物高敏反应,导致发热、低血压以及伴有呼吸衰竭的急性间质性肺炎。目前齐多夫定和肾上腺皮质激素的使用可能会导致严重的肌病和呼吸机功能不全。另外,据文献报道有几例呼吸衰竭患者与HAART疗法所引起的原发性或免疫重建导致的肺囊虫性肺炎恶化有关。区分HAART相关的免疫重建所导致的肺囊虫性肺炎治疗失败或叠加呼吸系统感染在临床上具有挑战性。对麻醉医生来说尤为重要的是接受HAART治疗的患者会出现长期的代谢性并发症,包括脂质代谢紊乱、糖耐量异常以及因此而导致的糖尿病的加重、冠心病和脑血管疾病的发生。

在服用核苷反转录酶抑制剂的患者中,报道了一种类似于急性革兰阴性菌脓毒症的综合征。乳酸酸中毒和肝脏脂肪变性是常见的病变。患者出现高热,接着很快就出现意识不清和昏迷。核苷类药物可能会引起对DNA聚合酶γ的抑制,而这种酶是线粒体DNA复制时唯一起作用的酶。抑制DNA聚合酶γ会引起线粒

体功能缺陷以及破坏需氧性细胞呼吸过程。抑制氧化磷酸化和破坏呼吸链中酶的活性。核黄素已经被视为一种具有潜力的治疗性药物。不幸的是,尽管有ICU支持治疗仍有很多患者死亡。

蛋白酶抑制剂,尤其是利托那韦,是细胞色素P-450抑制剂。而像奈韦拉平之类的药物是肝微粒体酶诱导剂。这些对肝酶多变的效应使得对那些通过肝脏代谢的药物的用药剂量的调整变得复杂化,其中包括麻醉和镇痛药物(表19-5)。

高剂量磺胺甲噁唑(每日100 mg/kg)和甲氧苄啶(每日20 mg/kg)联合应用适合于PCP的治疗。系统性类固醇疗法,如泼尼松(每日1 mg/kg),适用于氧饱和度低的患者。呼吸支持和氧气补给是必需的。在某些病例中持续性气道正压替代了正压通气。一些需要机械通气的患者尽管同时辅以皮质类固醇治疗,他们的预后也是很差的,而且PEEP的使用会导致气胸。

当患者出现细菌性肺感染的时候给予经验性抗菌治疗受到了质疑。在HIV感染的患者和医护人员中出现过多重耐药性肺结核的爆发。由于这种疾病是通过吸入感染性气溶胶而经空气传播的,就证实了采取合适的隔离措施可以保护医务工作者和其他患者免受肺结核的感染。

预后

1995年以前,对于HIV的治疗前景相当悲观。这种情况由于以下四个独立因素出现而发生了显著改变:

1. 对HIV感染的发病机制的深入了解。

2. 对于免疫功能标记物和血浆病毒负荷检测的有效性。

3. 新的和更强大的药物的出现,像蛋白酶抑制剂以及非核苷类反转录酶抑制剂。

4. 几项大的临床终点试验的完成最终表明了抗反转录病毒药的联合应用,能够显著的推迟HIV疾病的进展,并且改善存活率。

麻醉管理

术中管理

1987年,DCD提出了对血源性病毒传播疾病的综合预防措施。这些预防措施表明每一个患者都应被视为具有被血液传播病毒感染的可能性。由患者高危体液继发的意外伤害,如(空)针刺损伤,建议医务人员采用暴露后预防方法。预防方法在患者被针刺伤后应

表 19-5	抗反转录病毒药物：服用方法和副作用	
药名	用药方法	常见副作用
NRTI		
齐夫多定（AZT/ZDV）	口服/静脉注射	骨髓抑制、胃肠功能紊乱、头痛
去羟肌苷（DDI）	空腹，口服	周围神经病变、胰腺炎、腹泻
扎西他滨（DDC）	口服	周围神经病变、胰腺炎、口腔溃疡
司坦夫定（D4T）	口服	周围神经病变
拉米夫定（3TC）	口服	贫血、胃肠不适
阿巴卡韦	口服	胃肠不适、引发致命性急性过敏反应
NNRTI		
奈韦拉平	口服	皮疹、肝炎、肝酶诱导
地拉韦啶	口服	皮疹、肝酶（P-450）的诱导
依非韦伦	口服	眩晕、皮疹、烦躁
PI		
沙奎那韦	脂肪餐或饭后 2 小时	腹泻、转氨酶升高、高血脂、P-450 的抑制作用
茚地那韦	空腹 24 小时内至少饮用 1.5 升水	肾结石、高胆红素血症、高脂血症、脂肪代谢障碍、P-450 的抑制
利托那韦	冷藏片	胃肠不适、口周感觉异常、高脂血症、脂肪代谢障碍、P-450 的抑制作用
利托那韦	进食时服用	腹泻、高脂血症、脂肪代谢障碍、P-450 的抑制作用

GI，胃肠道的；NNRTI，非核苷类反转录酶抑制剂；NRTI，核苷类反转录酶抑制剂；PI，蛋白酶抑制剂。

尽可能早地实施，理想的预防时间是在刺伤后1~2小时，但刺伤后1~2周仍可考虑实施。对于非常高风险的暴露超过这一时间也应积极治疗，治疗的目的是减轻疾病的进展而不是阻止感染。一种推荐的持续四周的暴露后预防方法是齐多夫定250 mg 每日2次，拉米夫定 150 mg每日2次，茚地那韦800 mg每日3次。高发的药物毒性和依从性差可能会使人们应用其他的治疗方法。

局灶性神经损伤可能会增加颅内压而应避免使用椎管内麻醉。脊髓相关病变、周围神经病变以及肌病可能会伴随巨细胞病毒和HIV本身的感染而发生。在这种情况下琥珀胆碱可能会对机体造成损害。HIV的感染与自主神经系统病变有关，并且可以表现出麻醉期间或ICU治疗期间血流动力学不稳定。有创性血流动力学监测对严重的自主神经病变有益。类固醇激素的补充疗法可能会改善血流动力学的不稳定，因此对于无法解释的低血压可以考虑使用。

麻醉后30天内，HIV感染不会增加麻醉并发症的风险，包括死亡。因此，不应当因HIV的存在以及担心其所引起的并发症而限制外科手术。但是，麻醉期间，HIV阳性的患者出现心动过速的几率较大，并且术后

高热、贫血以及心动过速的发生率均较高。

几项研究表明全身麻醉和阿片类药物可能会抑制机体的免疫功能。尽管这种免疫抑制效应对于健康个体来说临床意义不大，但是对于HIV感染的患者来说，其所造成的损害还不为人知。因全身麻醉引起的免疫抑制效应通常发生在诱导后15分钟内，并且可能会持续3~11天。对于存在固有免疫抑制的患者来说，全身麻醉造成的术后免疫抑制效应持续时间会更长，而且还可能会导致术后感染的进展或促进肿瘤生长或转移。

对于HIV血清阳性的患者来说，目前仍缺少关于麻醉和手术的整体风险的具体的信息。美国麻醉医师协会对机体状况评估和外科手术本身的风险提供了一项整体风险评估的方法。其所得到的这个信息当与HIV感染的CDC分期、免疫抑制的程度以及机会性感染或肿瘤的存在和严重性相结合就可能会得出对HIV血清阳性的患者的总体术前风险的最好的预测。关于麻醉方法，区域麻醉是除了在某些神经病变情况下经常选择的麻醉方法。

育龄妇女HIV和AIDS的患病率日益增加。ACTG-076的研究发现，齐多夫定单一疗法可将HIV的垂直传

播率从25.5%降低到8.3%。但是,由于HIV耐药性的快速出现,齐多夫定单一疗法的远期效果不佳。因此,对于孕期妇女联合用药治疗可能有益。关于孕期妇女使用蛋白酶抑制剂的数据有限。一项荟萃分析结果表明行剖宫产可单纯降低垂直传播的几率。抗逆转录病毒疗法和选择性剖宫产术的联合应用可使传播的几率降至2%。但是,剖宫产是很容易引起并发症的手术。与健康妇女经阴道分娩相比,剖宫产患者的并发症发病率更高,包括产妇持久而强烈的疼痛以及长时间的卧床、失血的增加、静脉血栓形成以及伤口感染的几率。目前,许多医生不推荐对那些抗反转录病毒治疗依从性好并且HIV病毒载量检测阴性的患者施行选择性剖宫产。不幸的是,对于HIV阳性的妇女(低CD4淋巴细胞计数),理论上剖宫产对她们的孩子最有益,但也是这些妇女术后最容易出现并发症的。

通过对HIV血清阳性的产妇实施区域麻醉进行分娩的研究,没有发现与麻醉和分娩过程相关的神经系统和感染性并发症的发生。尽管HIV病情较重,但是术后早期对患者的免疫功能检查未见明显的改变。有些人会担心对HIV血清阳性的患者行硬膜外麻醉以及腰椎穿刺可能会导致病毒进入中枢神经系统。HIV引起的中枢神经系统病变的自然病史一般在临床过程的早期以及在感染广泛迁延时出现。硬膜外血补片对于患者硬膜穿破后头痛治疗的安全性已有报道,但是鉴于理论上中枢神经系统病毒感染的风险很小,因此,应首先尝试其他的一些镇痛方法。

术后管理

APACHE Ⅱ评分显著低估了淋巴细胞计数低于200个/mL的HIV阳性患者的死亡风险。对于伴有肺炎或脓毒症的患者而言死亡风险更大。对于HIV感染患者的危重护理有不同指征。以前,因肺包子虫病肺炎引起的呼吸衰竭是患者进入ICU的最常见的原因,占总病例数的34%。对患有PCP以及其他肺功能紊乱性疾病的患者施行机械通气,可导致超过50%的患者死于机械通气相关并发症。相反,非肺功能紊乱性患者进入ICU并行机械通气引起的死亡率小于25%。对于患有感染性休克的患者,HIV感染被视为预后不良的独立危险因素。在HAART的时代,很少HIV感染患者以AIDS相关疾病例如PCP而进入ICU。目前,许多患者以HIV无关的危重病入院,却被偶然发现患有HIV感染。对伴有PCP的患者启动HAART治疗,改善了他们的预后。然而,这必须要与该疗法相关的免疫重建效应相权衡,对于患有败血症的患者在HAART治疗的开始时这种免疫抑制效应就可能会发生。

框19-15列出了HIV/AIDS的要点。

结核病

结核分枝杆菌是引起结核病的一种专性需氧菌。这种微生物最易存活于高氧气浓度的组织,这与结核病在肺尖部比较多发是一致的。

过去,在美国大多数结核病病例是因感染而复活,特别是老年患者。目前,大多数结核病例发生在少数种族和少数族裔人士、出生在结核病流行区域(亚洲和非洲)的外国人、静脉吸毒者和HIV感染或艾滋病患者。任何结核病患者都应进行艾滋病毒检测。结核分枝杆菌多重耐药菌株的出现,促进了结核病在全球的死灰复燃。最近在南非因艾滋病流行导致广泛耐药结核菌的出现,它不仅更耐治疗,毒性更强,致死率也更高。

几乎所有的结核分枝杆菌的感染都是因吸入气溶胶飞沫(滴)而引起的。据估计,每次咳嗽会带出多达60万带菌飞沫,其活力可保持好几天。虽然说数量足够的感染性病原一次就足以使易感者引起感染,但是在感染性的封闭环境中长期逗留更容易引起感染的传播。据估计,90%的感染结核分枝杆菌的患者都不会有症状,只能由结核菌素皮肤试验转为阳性来鉴定。通常患者在感染的早期没有症状,直到很晚。艾滋病毒阳性或免疫功能低下患者更容易表现出症状。

诊断

结核病的诊断须依据其临床症状、感染的流行病

框 19-15	人类免疫缺陷病毒和获得性免疫缺陷综合征

超过250万人死于获得性免疫缺陷综合征。

没有治愈的迹象。

最初采用高效抗反转录病毒疗法的热情已经被多药耐药病毒株的发现所冲淡。

麻醉医师接触了大量的患者,其中许多人是人体免疫缺陷病毒阳性但没有症状。

采取严格感染控制措施的综合预防是必要的。

所有的临床医师应了解人类免疫缺陷病毒治疗的最新知识以使患者获得最佳的治疗。

学可能性以及诊断性测试的结果。肺结核症状常常包括持续干咳、食欲缺乏、体重减轻、胸痛、咯血和盗汗。结核病最常用的检测方法是结核菌素皮肤试验(结核菌素试验)。皮肤试验应在48~72小时观察结果,阳性结果一般定义为10 mm以上的硬结。对于艾滋病患者,5 mm或以上的硬结就被认为是阳性反应。这种皮肤试验的临床价值有限,目前正在评估新的可供替代的筛查性和诊断性的试验方法。皮肤试验是非特异性的,如果一个人接受卡介苗疫苗,或他们曾暴露于结核病或其他分枝杆菌,甚至在皮试时分枝杆菌已失去活性都可能出现阳性结果。

胸部X线检查对结核病的诊断有重要价值。肺尖或近尖端的浸润高度提示存在感染。双肺上叶浸润性空洞也很普遍。艾滋病患者可能较少表现出典型的胸部X光的变化,这可能会与肺包子虫病存在相混淆。结核脊椎骨髓炎(波特病)是一种常见的肺外结核的表现。

痰涂片和痰培养也可用于诊断肺结核。痰涂片用于检查抗酸杆菌的存在。这项测试是基于分枝杆菌能够吸收红色并在酸洗后仍能保留红色。据估计,50%~80%的活动性肺结核患者痰涂片是阳性的。虽然抗酸杆菌为阴性的情况下不排除结核病,但是痰培养结核菌呈阳性即可明确诊断。

医护人员是患结核病的高危人群。例如,结核病在医生中的流行是在一般人群中的两倍。从事尸体解剖的人员更是危险。肺结核的院内暴发流行更易发生在艾滋病患者中。1994年,疾病预防控制中心发布的关于医务人员在职业中获得结核病预防指南。在指南发布以来的十年中,在美国医院感染结核病和耐药结核病疫情明显下降。该指南于2005年进行了更新。

麻醉医师在医院感染结核病的风险增加主要在于围诱导期和麻醉维持期间可能诱发患者咳嗽(气管插管、气管吸痰和机械通气)。麻醉医师所做的支气管内窥镜检查,与其皮肤结核菌素试验的阳转率这两者是有相关性的。作为防治职业性感染结核病的第一步,麻醉人员应每年参加结核菌素筛查,皮肤测试呈阳性的麻醉人员就可接受化疗。因为结核病化疗药物的严重毒性所以应慎重抉择是否接受化疗。当结核菌素皮肤试验呈阳性表现时建议做一个基本的胸部X光片检查。

治疗

抗结核化疗已使结核病死亡率下降超过90%。给以适当的治疗可使超过90%的药物敏感结核菌株感染的患者在3个月内痰涂片检查呈细菌学阴性。在美国是不推荐接种卡介苗的,因为它不能使机体形成对结核菌的免疫并可能混淆结核病的诊断。

有些人认为,为保障公众利益皮肤测试阳性的人就应该接受异烟肼化疗。然而,不利的一面是异烟肼是一种有毒性的药物,使用时需严格掌握适应证,只有具备肺结核放射检查特征或相应症状的情况下才使用。异烟肼的毒性体现在周围神经系统和肝脏,甚至也累及肾脏。神经系统毒性可经日常服用维生素B$_6$来预防。肝毒性可能与肝脏对异烟肼的乙酰化代谢有关。根据不同基因决定的体内乙酰化代谢的特性患者可被分为慢代谢型或快代谢型。在快速乙酰化的患者中,随着具有潜在的肝毒性的肼类代谢产物的大量产生,肝炎似乎更常见。血清转氨酶浓度持续升高需要终止异烟肼的使用,但轻度及短暂的转氨酶升高则不必。

用于治疗结核病的其他药物包括吡嗪酰胺、利福平和乙胺丁醇。利福平的副作用包括血小板减少症、白细胞减少症、贫血和肾衰竭。接受利福平治疗的患者中约有10%会发生伴有血清氨基转氨酶升高的肝炎。为了能治愈肺结核建议维持6个月的疗程。肺外结核通常需要一个更长的疗程。治疗的不依从性导致了耐药结核菌株的出现。

麻醉管理

对于有结核病风险的患者在术前应询问详细病史,包括是否存在持续性咳嗽和结核菌素的状态。择期外科手术应推迟到患者不再具有传染性。如果患者已经接受抗结核化疗,临床症状已改善,而且连续三个痰涂片呈阴性,那么就可以认为他们不再具有传染性。如果手术不能延期,应限制参与的相关人员的数目,只要有可能高风险操作(支气管镜,气管插管,吸痰)应在负压环境下进行。患者被送到手术室时应佩戴紧密的N-95口罩,以防止将空气中细菌传播至其他人。工作人员也应佩戴N-95口罩。

如果患者患有颈椎结核,在气道操作时应采取特别的预防措施以保护脊椎。应该在Y型连接器和面罩,喉罩以及气管插管之间的麻醉回路上使用一种高效空气微粒过滤器。细菌过滤器应放在麻醉回路的呼气端以减少结核杆菌在周围空气中的播散。麻醉设备(喉镜片)的消毒应使用能破坏结核杆菌的标准消毒方法。推荐使用专门的麻醉机和呼吸机。正压通气会导致陈旧性肺结核患者的大咯血,因此建议对于这类患者可维持自主呼吸。如果可能的话术后护理最好应在有负压的隔离室内进行。

框19-16列出了有关结核病的重要的考虑点。

艰难梭状芽孢杆菌

艰难梭菌是一种芽孢状革兰阳性厌氧杆菌,是抗生素相关性腹泻和伪膜性结肠炎的主要致病菌。克林霉素与许多艰难梭菌的病例有关,但很多其他抗生素如青霉素、头孢菌素类及喹诺酮类抗生素和艰难梭菌也同样有关。很显然大多数抗生素可改变肠道菌群促进艰难梭菌的生长。随着广谱抗生素的频繁使用,艰难梭菌性腹泻的发病率急剧上升。在医院患者尤其是在老年人中艰难梭菌无症状定植率超过20%。在艰难梭菌定植的患者中将近有1/3患者会因艰难梭菌产生的毒素导致腹泻。两种主要的毒素是毒素A和毒素B。毒素B的毒性大约是毒素A的1000倍。毒素A可激活巨噬细胞和肥大细胞。这些细胞的激活会产生炎症介质,从而导致液体分泌,增加黏膜的通透性。毒素A也是一种肠毒素,它能疏松排列在结肠的上皮细胞之间紧密连接,这有助于毒素B进入上皮细胞。

艰难梭菌相关性腹泻几个确定危险因素的系统综述:

年龄的增加(不包括婴儿)
严重的基础疾病
胃肠道的非外科手术治疗

鼻胃管的存在
接受抗溃疡药物
住在ICU
住院时间长
抗生素持续时间长(3天后风险增加1倍)
接受多种抗生素
免疫抑制治疗
近期手术
与艰难梭状感染的患者同一病房

近年来,艰难梭菌已变得更频繁、更严重、更难用标准疗法治疗、更容易复发。这可能与一种能产生大量毒素的艰难梭菌的新菌种的出现有关。

症状和体征

艰难梭菌性腹泻最常见的症状是腹泻和腹部疼痛。伴随着腹部压痛和腹胀患者可能会有发热的症状。如果有穿孔,患者可出现急腹症。

诊断

通过检测粪便中的毒素可做出诊断。住院患者特别是接受抗生素治疗的患者一旦发生腹泻,为谨慎起见应检测粪便中的艰难梭菌。腹泻不是一成不变的症状,原因不明的类白血病反应[白细胞计数增加往往大于$(30\sim50)\times10^9$ /L],特别是伴有腹部症状如急腹症时应引起怀疑。腹部X光片可以显示结肠扩张。最常见的验证性研究是艰难梭菌毒素a和b的酶联免疫分析法, 可在2~4小时内出结果。其特异性高(100%),但灵敏度范围为63%~99%。因此,最好是连续三天检测粪便中的艰难梭菌毒素,以排除艰难梭菌的可能性。一种组合免疫试验可用以检测艰难梭菌特异性的谷氨酸脱氢酶,它对于毒素a和b具有高度敏感性和高度特异性。该测试提供了一个较高的阴性预测值。如果诊断不能确定,或对治疗反应差或有疾病的暴发, 乙状结肠镜检查或CT可提供有价值的诊断及预后的信息。

治疗

对于艰难梭菌相关性腹泻患者的治疗包括液体和电解质的补充,如果可能应停用当前的抗生素治疗而使用有针对性的抗生素以消除艰难梭菌。首选口服药。一线药物是口服甲硝唑400 mg,每日3次。另一种方法是口服万古霉素125 mg,每日4次。在理论上万古

框 19-16	结核病

随着获得性免疫缺陷综合征的流行,结核病在全球范围内重新出现。

多重耐药和广泛耐药菌株是抗治疗的,并且毒性是增加的。

结核病的症状包括持续咳嗽、食欲缺乏、体重减轻、胸痛、咯血和盗汗。

麻醉医师患院内感染结核病的风险增加。

肺结核治疗建议持续6个月。

对治疗的不依从性有助于结核病耐药菌株的出现。

工作人员和病人应佩戴N-95面罩。

最好应使用专用的麻醉机和呼吸机。

术后护理应在负压隔离室进行。

霉素较之甲硝唑更有优势,因为它不易吸收因此可以更好地达到感染部位。万古霉素的主要缺点是它会促进万古霉素耐药肠球菌的增长。万古霉素一直作为治疗ICU内患者或低白蛋白患者的第一线药物。治疗通常至少维持10天,直到症状和腹泻消失。酿酒酵母菌和鼠李糖乳杆菌等益生菌可能对于恢复肠道生理菌群和减少艰难梭菌的复发有用。当有肠梗阻时可用万古霉素灌肠和静脉注射甲硝唑。

预后

在美国每年艰难梭菌的感染会增加患者在医院的住院时间并增加超过1.1亿美元的医疗费用。这种情况是老年或衰弱的患者发病甚至死亡的一个重要的常见原因。25%的患者会有感染的复发。

麻醉管理

术前

通常来讲最虚弱的患者指那些常规治疗不能改善需要结肠次全切除术和回肠造瘘术的患者,他们最易感染艰难梭菌性结肠炎。如果患者的血流动力学不稳定,重大手术可延期并做姑息治疗如回肠造瘘术、盲肠造瘘术或结肠造术。手术有很高的死亡率。心肺复苏术和术前纠正代谢紊乱是有益的。

术中

患有暴发性艰难梭菌性结肠炎的患者病情危重,麻醉期间可能发生血流动力学的不稳定。有创监测可以指导补液及指导强心药物及血管加压药物的使用。腹泻后可能会出现脱水、酸碱平衡紊乱及电解质紊乱。阿片类药物可减少肠道蠕动因而会加剧毒素介导性疾病。

术后

术后最重要的考虑是防止艰难梭菌的传播。艰难梭菌的孢子生命力很强,不易被酒精破坏。严格的接触与隔离防范措施是必不可少的,常规使用一次性手套和隔离衣是很重要的,用肥皂和清水勤洗手可能会消除孢子。听诊器和袖带也是孢子潜在藏身之处。

框19-17是对之前艰难梭菌讨论的总结。

框 19-17 艰难梭菌性结肠炎

艰难梭菌是医院内腹泻的最常见的原因。
广谱抗生素促进艰难梭菌增长。
围术期抗菌药物一般应在24~48小时内停止。
克林霉素、头孢菌素及喹诺酮类抗生素常与此病相关。
致命的顽固性的艰难梭菌的菌株将会流行。
口服万古霉素是重病患者的首选治疗。
隔离防范措施和注重手部卫生可减少传染。

要 点

- 21世纪我们将面临传染性疾病和流行病的增加。
- 没有针对革兰阴性菌的新药物。
- 目标导向的术前、术中及术后的干预措施降低了手术部位感染的发生率。
- 经常地用酒精进行手部消毒也许是减少感染的唯一的最有效的措施。
- 使用抗生素药适时、适量、适当的持续时间
- 为了延缓对所有抗菌药物的普遍耐药性,一旦确定致病菌及其药物敏感性,抗生素治疗必须尽快缩小范围。
- 所有微生物可能生长的部位都应送检以做培养。坏死性软组织感染时,皮肤症状往往不能反应组织坏死的程度。
- 带有气管导管并使用呼吸机进行机械通气超过48小时的患者有10%~20%患有呼吸机相关性肺炎,其死亡率为15%~50%。
- 呼吸道病毒病程凶险,具有高毒及高致死率。
- HIV是一种新兴的流行病,由于采用了组合治疗它已成为一种慢性病,其发病率与感染和治疗都有关系。
- 在HIV病毒感染日渐增多的背景下广泛耐药性结核病也有所发展,不仅更耐治疗而且毒性更强,致死率更高。
- 在住院患者中致命性艰难梭菌相关性腹泻可能与广谱抗生素的广泛使用有关。

参 考 文 献

1. Wang J, Soisson SM, Young K, et al: Platensimycin is a selective FabF inhibitor with potent antibiotic properties. Nature 2006;441:358–361.

2. Nordmann P, Poirel L: Emerging carbapenemases in gram-negative aerobes. Clin Microbiol Infect 2002;8:321–331.

3. Livermore DM: The threat from the pink corner. Ann Med 2003;35:226–234.

4. ManGram AJ, Horan TC, Pearson ML, et al: Guideline for Prevention of Surgical Site Infection, 1999. Centers for Disease Control and Prevention (CDC) Hospital Infection Control Practices Advisory Committee. Am J Infect Control 1999;27:97–132; quiz 133–134; discussion 96.

5. Classen DC, Evans RS: The timing of prophylactic administration of antibiotics and the risk of surgical-wound infection. N Engl J Med 1992;326:281–286.

6. Horan TC, Gaynes RP, Martone WJ, et al: CDC definitions of nosocomial surgical site infections, 1992: A modification of CDC definitions of surgical wound infections. Infect Control Hosp Epidemiol 1992;13:606–608.

7. Jarvis WR: Epidemiology of nosocomial fungal infections, with emphasis on *Candida* species. Clin Infect Dis 1995;20:1526–1530.

8. Christensen GD, Baddour LM, Simpson WA: Phenotypic variation of *Staphylococcus epidermidis* slime production in vitro and in vivo. Infect Immun 1987;55:2870–2877.

9. National Nosocomial Infections Surveillance (NNIS) report, data summary from October 1986–April 1996, issued May 1996. A report from the National Nosocomial Infections Surveillance (NNIS) System. Am J Infect Control 1996;24:380–388.

10. Myles PS, Jacono GA, Hunt JO, et al: Risk of respiratory complications and wound infection in patients undergoing ambulatory surgery: Smokers versus nonsmokers. Anesthesiology 2002;97:842–847.

11. Tonnesen H, Rosenberg J, Nielsen HJ, et al: Effect of pre-operative abstinence on poor postoperative outcome in alcohol misusers: Randomised controlled trial. BMJ 1999;318:1311–1316.

12. Malone DL, Genuit T, Tracy JK, et al: Surgical site infections: Reanalysis of risk factors. J Surg Res 2002;103:89–95.

13. Cantürk Z, Cantürk Z, Okay E, et al: Nosocomial infections and obesity in surgical patients. Obes Res 2003;11:769–775.

14. Perl TM, Cullen JP, Wenzel PP, et al: Intranasal mupirocin to prevent postoperative *Staphylococcus aureus* infections. N Engl J Med 2002;346:1871–1877.

15. Segers P, Speekenbrink RG, Ubbink DT, et al: Prevention of nosocomial infection in cardiac surgery by decontamination of the nasopharynx and oropharynx with chlorhexidine gluconate: A randomized controlled trial. JAMA 2006;296:2460–2466.

16. Feltis JM Jr, Hamit HF: Use of prophylactic antimicrobial drugs to prevent postoperative wound infections. Am J Surg 1967;114:867–870.

17. Fridkin SK, Hageman JC, Morrison M, et al: Methicillin-resistant *Staphylococcus aureus* disease in three communities. N Engl J Med 2005;352:1436–1444.

18. Itani KM, Wilson SE, Awad SS, et al: Ertapenem versus cefotetan prophylaxis in elective colorectal surgery. N Engl J Med 2006;355:2640–2651.

19. Bonow RO, Carabello DO, de Leon AC, et al: Guidelines for the management of patients with valvular heart disease: Executive summary. A report of the American College of Cardiology/American Heart Association Task Force on Practice Guidelines (Committee on Management of Patients with Valvular Heart Disease). Circulation 1998;98:1949–1984.

20. Kurz A, Sessler DI, Lenhardt R: Perioperative normothermia to reduce the incidence of surgical-wound infection and shorten hospitalization. Study of Wound Infection and Temperature Group. N Engl J Med 1996;334:1209–1215.

21. Todd MM, Hindman BJ, Clarke WR, et al: Mild intraoperative hypothermia during surgery for intracranial aneurysm. N Engl J Med 2005;352:135–145.

22. Greif R, Akça O, Horn FP, et al: Supplemental perioperative oxygen to reduce the incidence of surgical-wound infection. Outcomes Research Group. N Engl J Med 2000;342:161–167.

23. Pryor KO, Fahey TJ 3rd, Lien CA, Goldstein PA: Surgical site infection and the routine use of perioperative hyperoxia in a general surgical population: A randomized controlled trial. JAMA 2004;291:79–87.

24. Belda FJ, Aguilera L, Garcia de la Asuncion J, et al: Supplemental perioperative oxygen and the risk of surgical wound infection: A randomized controlled trial. JAMA 2005;294:2035–2042.

25. Fleischmann E, Herbst F, Kugener A, et al: Mild hypercapnia increases subcutaneous and colonic oxygen tension in patients given 80% inspired oxygen during abdominal surgery. Anesthesiology 2006;104:944–949.

26. Mauermann WJ, Nemergut EC: The anesthesiologist's role in the prevention of surgical site infections. Anesthesiology 2006;105:413–421; quiz 439–440.

27. van den Berghe G, Wouters P, Weekers F, et al: Intensive insulin therapy in the critically ill patients. N Engl J Med 2001;345:1359–1367.

28. Egi M, Bellomo R, Stochowski E, et al: Variability of blood glucose concentration and short-term mortality in critically ill patients. Anesthesiology 2006;105:244–252.

29. Hill AF, Polvino WJ, Wilson DB: The significance of glucose, insulin and potassium for immunology and oncology: A new model of immunity. J Immune Based Ther Vaccines 2005;3:5.

30. Fraenkel D, Rickard C, Thomas P, et al: A prospective, randomized trial of rifampicin-minocycline-coated and silver-platinum-carbon-impregnated central venous catheters. Crit Care Med 2006;34:668–675.

31. O'Grady NP, Alexander H, Dellinger FP, et al: Guidelines for the prevention of intravascular catheter-related infections. Centers for Disease Control and Prevention. MMWR Recomm Rep 2002;51:1–29.

32. National Nosocomial Infections Surveillance (NNIS) System report, data summary from January 1990–May 1999, issued June 1999. Am J Infect Control 1999;27:520–532.

33. Fridkin SK, Edwards JR, Courval JM, et al: The effect of vancomycin and third-generation cephalosporins on prevalence of vancomycin-resistant enterococci in 126 U.S. adult

intensive care units. Ann Intern Med 2001;135:175–183.

34. Fridkin SK, Gaynes RP: Antimicrobial resistance in intensive care units. Clin Chest Med 1999;20:303–316.

35. Pfaller MA, Jones RN, Messer A, et al: National surveillance of nosocomial blood stream infection due to species of *Candida* other than *Candida albicans*: frequency of occurrence and antifungal susceptibility in the SCOPE ProGram. SCOPE Participant Group. Surveillance and Control of Pathogens of Epidemiologic. Diagn Microbiol Infect Dis 1998;30:121–129.

36. Mermel LA: Prevention of intravascular catheter-related infections. Ann Intern Med 2000;132:391–402.

37. Pronovost P, Needham D, Berenholtz S, et al: An intervention to decrease catheter-related bloodstream infections in the ICU. N Engl J Med 2006;355:2725–2732.

38. Hill GE, Frawley WH, Griffith KE, et al: Allogeneic blood transfusion increases the risk of postoperative bacterial infection: A meta-analysis. J Trauma 2003;54:908–914.

39. Shorr AF, Jackson WL, Kelly KM, et al: Transfusion practice and blood stream infections in critically ill patients. Chest 2005;127:1722–1728.

40. Stramer SL, Glynn SA, Kleinman SH, et al: Detection of HIV-1 and HCV infections among antibody-negative blood donors by nucleic acid-amplification testing. N Engl J Med 2004;351:760–768.

41. Brecher ME, Hay SN: Bacterial contamination of blood components. Clin Microbiol Rev 2005;18:195–204.

42. Fatal bacterial infections associated with platelet transfusions—United States, 2004. MMWR Morb Mortal Wkly Rep 2005;54:168–170.

43. Yomtovian RA, Palavecino EL, Dykstra AH, et al: Evolution of surveillance methods for detection of bacterial contamination of platelets in a university hospital, 1991 through 2004. Transfusion 2006;46:719–730.

44. Brecher ME, Hay SN: Improving platelet safety: bacterial contamination of platelets. Curr Hematol Rep 2004;3:121–127.

45. Burns KH, Werch JB: Bacterial contamination of platelet units: A case report and literature survey with review of upcoming American Association of Blood Banks requirements. Arch Pathol Lab Med 2004;128:279–281.

46. Aguzzi A, Glatzel M: Prion infections, blood and transfusions. Nat Clin Pract Neurol 2006;2:321–329.

47. Llewelyn CA, Hewitt PE, Knight RS, et al: Possible transmission of variant Creutzfeldt-Jakob disease by blood transfusion. Lancet 2004;363:417–421.

48. Bone RC, Sprung CL, Sibbald WJ, Definitions for sepsis and organ failure and guidelines for the use of innovative therapies in sepsis. The ACCP/SCCM Consensus Conference Committee. American College of Chest Physicians/Society of Critical Care Medicine. Chest 1992;101:1644–1655.

49. Riedemann NC, Guo RF, Ward PA: Novel strategies for the treatment of sepsis. Nat Med 2003;9:517–524.

50. Hotchkiss RS, Karl IE: The pathophysiology and treatment of sepsis. N Engl J Med 2003;348:138–150.

51. Bone RC: Toward an epidemiology and natural history of SIRS (systemic inflammatory response syndrome). JAMA 1992;268:3452–3455.

52. Rivers E, Nguyen B, Havstad S, et al: Early goal-directed therapy in the treatment of severe sepsis and septic shock. N Engl J Med 2001;345:1368–1377.

53. Russell JA: Management of sepsis. N Engl J Med 2006;355:1699–1713.

54. Dellinger RP, Carlet JM, Masur H, et al: Surviving Sepsis Campaign guidelines for management of severe sepsis and septic shock. Crit Care Med 2004;32:858–873.

55. McHenry CR, Piotrowski JJ, Petrinic D, Malangoni D: Determinants of mortality for necrotizing soft-tissue infections. Ann Surg 1995;221:558–563; discussion 563–565.

56. Headley AJ: Necrotizing soft tissue infections: A primary care review. Am Fam Physician 2003;68:323–328.

57. Efem SE: Recent advances in the management of Fournier's gangrene: preliminary observations. Surgery 1993;113:200–204.

58. Jackson WL Jr: Should we use etomidate as an induction agent for endotracheal intubation in patients with septic shock? A critical appraisal. Chest 2005;127:1031–1038.

59. Tsueda K, Oliver PB, Richter RW: Cardiovascular manifestations of tetanus. Anesthesiology 1974;40:588–592.

60. Baronia AK, Singh PK, Dhiman RK: Intractable pharyngeal spasm following tracheal extubation in a patient with undiagnosed tetanus. Anesthesiology 1991;75:1111.

61. Southorn PA, Blaise GA: Treatment of tetanus-induced autonomic nervous system dysfunction with continuous epidural blockade. Crit Care Med 1986;14:251–252.

62. Lutfiyya MN, Henley E, Chang LF, Reyburn SW: Diagnosis and treatment of community-acquired pneumonia. Am Fam Physician 2006;73:442–450.

63. Niederman MS, Mandell LA, Anzueto A, et al: Guidelines for the management of adults with community-acquired pneumonia. Diagnosis, assessment of severity, antimicrobial therapy, and prevention. Am J Respir Crit Care Med 2001;163:1730–1754.

64. Guthrie R: Community-acquired lower respiratory tract infections: Etiology and treatment. Chest 2001;120:2021–2034.

65. Malhotra-Kumar S, Lammen C, Conen S, et al: Effect of azithromycin and clarithromycin therapy on pharyngeal carriage of macrolide-resistant streptococci in healthy volunteers: A randomised, double-blind, placebo-controlled study. Lancet 2007;369:482–490.

66. Fine MJ, Auble TE, Yealy DM, et al: A prediction rule to identify low-risk patients with community-acquired pneumonia. N Engl J Med 1997;336:243–250.

67. Start RD, Cross SS: ACP. Best practice no 155. Pathological investigation of deaths following surgery, anaesthesia, and medical procedures. J Clin Pathol 1999;52:640–652.

68. Rello J, Ollendorf DA, Oster G, et al: Epidemiology and outcomes of ventilator-associated pneumonia in a large US database. Chest 2002;122:2115–2121.

69. Porzecanski I, Bowton DL: Diagnosis and treatment of ventilator-associated pneumonia. Chest 2006;130:597–604.

70. Craven DE: Preventing ventilator-associated pneumonia in adults: sowing seeds of change. Chest 2006;130:251–260.

71. Luyt CE, Chastre J, Fagon JY: Value of the clinical pulmonary infection score for the identification and management of ventilator-associated pneumonia. Intensive Care Med 2004;30:844–852.

72. Webster RG, Govorkova EA: H5N1 influenza—continuing evolution and spread. N Engl J Med 2006;355:2174–2177.

73. Chan KH, Lam SY, Puthavathana P, et al: Comparative analytical sensitivities of six rapid influenza A antigen detection test kits for detection of influenza A subtypes H1N1, H3N2 and H5N1. J Clin Virol 2007;38:169–171.

74. Majury A, Ash J, Toye B, et al: Laboratory diagnosis of human infection with avian influenza. CMAJ 2006;175:1371.

75. Dawson ED, Moore CL, Dankbar DM, et al: Identification of A/H5N1 influenza viruses using a single gene diagnostic microarray. Anal Chem 2007;79:378–384.

76. Johnsen CK, Bottiger B, Blom J: Confirmation of electron microscopy results by direct testing of viruses adhered to grids using nucleic acid amplification techniques. J Virol Methods 2006;134:92–98.

77. Ebell MH: Diagnosing and treating patients with suspected influenza. Am Fam Physician 2005;72:1789–1792.

78. Kamming D, Gardam M, Chung F: Anaesthesia and SARS. Br J Anaesth 2003;90:715–718.

79. Peng PW, Wong DT, Bevon D, Gardam M: Infection control and anesthesia: lessons learned from the Toronto SARS outbreak. Can J Anaesth 2003;50:989–997.

98. Guidelines for preventing the transmission of *Mycobacterium* tuberculosis in health-care facilities, 1994—CDC. Notice of final revisions to the "Guidelines for Preventing the Transmission of Mycobacterium Tuberculosis in Health-Care Facilities, 1994." Fed Regist 1994;59:54242–54303.

99. Jensen PA, Lambert LA, Iodemarco MF, Rizon R, et al: Guidelines for preventing the transmission of Mycobacterium tuberculosis in health-care settings, 2005. MMWR Recomm Rep 2005;54:1–141.

100. Wang YL, Hong CL, Chung HS, et al: Massive hemoptysis after the initiation of positive pressure ventilation in a patient with pulmonary tuberculosis. Anesthesiology 2000;92:1480–1482.

101. Starr J: *Clostridium difficile* associated diarrhoea: Diagnosis and treatment. BMJ 2005;331:498–501.

102. Hurley BW, Nguyen CC: The spectrum of pseudomembranous enterocolitis and antibiotic-associated diarrhea. Arch Intern Med 2002;162:2177–2184.

103. Dallal RM, Harbrecht DG, Boujoukas AJ, et al: Fulminant *Clostridium difficile*: An underappreciated and increasing cause of death and complications. Ann Surg 2002; 235:363–372.

104. McCoubrey J, Starr J, Martin H, Poxton JR, et al: *Clostridium difficile* in a geriatric unit: A prospective epidemiological study employing a novel S-layer typing method. J Med Microbiol 2003;52:573–578.

105. Bignardi GE: Risk factors for *Clostridium difficile* infection. J Hosp Infect 1998;40:1–15.

106. Bartlett JG: Narrative review: The new epidemic of *Clostridium difficile*-associated enteric disease. Ann Intern Med 2006;145:758–764.

107. Schroeder MS: *Clostridium difficile*–associated diarrhea. Am Fam Physician 2005;71:921–928.

108. Massey V, Gregson DB, Chagla AH, et al: Clinical usefulness of components of the Triage immunoassay, enzyme immunoassay for toxins A and B, and cytotoxin B tissue culture assay for the diagnosis of *Clostridium difficile* diarrhea. Am J Clin Pathol 2003;119:45–49.

109. Fernandez A, Anand G, Friedenberg F: Factors associated with failure of metronidazole in *Clostridium difficile*–associated disease. J Clin Gastroenterol 2004;38:414–418.

110. Kyne L, Hamel MB, Polavaram R, Kelly CP: Health care costs and mortality associated with nosocomial diarrhea due to *Clostridium difficile*. Clin Infect Dis 2002;34:346–353.

111. Bartlett JG: Clinical practice. Antibiotic-associated diarrhea. N Engl J Med 2002;346:334–339.

112. Viswanath YK, Griffiths CD: The role of surgery in pseudomembranous enterocolitis. Postgrad Med J 1998; 74:216–219.

第 20 章 癌 症

Nalini Vadivelu

内容提要

在美国，癌症是仅次于心脏病的第二大死亡原因。1/3的美国人会发生癌症，这些癌症患者中有1/5死于癌症本身。死亡人数的增加反映了老年人口的增加和因心脏病死亡人数的减少。

机制

癌症是调节细胞增殖的基因发生突变累积的结果。基因的致癌作用主要是由于癌症易感基因的遗传（潜在致癌成分的代谢改变，免疫系统功能水平的降低）或者正常基因突变成致癌基因。变异等位基因的遗传通常在第二等位基因丢失后发生，导致肿瘤抑制基因失活并引发恶性化。人类与癌症相关的关键基因是肿瘤抑制基因p53。这种基因不仅对细胞活力很重要，而且对监测脱氧核糖核酸（DNA）损伤有重要作用。p53失活是很多种癌症发展的早期阶段。

在美国，估计有80%的癌症是由致癌物质（烟草、酒精、日光）刺激致癌基因形成导致的。其中烟草导致的癌症病例占的比例较其他已知致癌物质加起来还要高。导致细胞变成恶性的最根本原因是DNA结构的改变。致癌基因的突变发生在靶组织细胞，这些细胞以后会成为整个肿瘤细胞群的祖先。克隆演变到未分化的细胞反映出高突变率并且有助于耐药的、耐荷尔蒙的及耐抗体治疗的肿瘤细胞的发展。突变对生殖细胞没有影响因而不会遗传。癌细胞必须逃避宿主用于寻找并摧毁肿瘤细胞的免疫监视系统。大多数突变的细胞刺激宿主的免疫系统，形成抗体（见"癌细胞的免疫学"）。一个支持免疫系统保护作用的例子是免疫抑制患者的癌症发病率增加，如获得性免疫缺陷综合征和接受器官移植的患者。

诊断

癌症往往在威胁到重要器官的功能时才具有临床症状。癌症的最初诊断经常通过细胞学检查和活检（针刺、切开或切除）。识别特殊癌症（前列腺癌、肺癌、乳腺癌和卵巢癌）的单克隆抗体可能对癌症的诊断有效（见"癌细胞的免疫学"）。对于实体肿瘤最常见的分期系统是基于肿瘤大小（T）、淋巴结转移（N）和远处转移（M）的TNM系统。这个系统进一步将患者分为预后最好的Ⅰ期和预后最差的Ⅳ期。肿瘤转移与多种改变肿瘤周围微环境的肿瘤介质相关，这些肿瘤介质可

能帮助细胞沿着最薄弱的地方蔓延。因为淋巴系统缺乏基底膜，所以癌症的局部浸润可能受局部淋巴系统解剖的影响。比如，声带鳞状细胞癌由于淋巴组织较少所以局部淋巴结转移比较晚；而声门上癌症因为局部淋巴系统比较丰富所以局部淋巴结浸润常常是一个早期症状。影像学技术包括计算机断层扫描（CT）和核磁共振成像（MRI）用来描述肿瘤存在和蔓延程度。

治疗

癌症的治疗包括化疗、放疗和手术。初次诊断癌症手术很必要（组织活检），随后的确定性治疗包括去除全部肿瘤或远端转移或减小肿瘤组织的体积。姑息性和康复治疗可能需要手术。必须充分缓解癌症伴随的急慢性疼痛。

化疗

癌症患者的化学药物治疗可能带来严重的毒副作用（表20-1）。这些毒副作用对与癌症相关手术和癌症不相关手术过程中的麻醉管理有重要的影响。

血管发生抑制剂

癌症细胞分泌利于血管生成和组织浸润的蛋白，比如血管内皮生长因子、成纤维细胞生长因子和基质金属蛋白酶。一些信号蛋白已经被证实，比如Flk-1激酶，它与血管生长因子粘连后在血管内皮细胞激活。抑制血管生成的药物，比如内皮他丁，可能对癌症的

表 20-1	常用化疗药物的主要毒副作用
药物	**作用**
博来霉素（硫酸博来霉素）	间质性肺炎/肺纤维化
马利兰（白消安）	间质性肺炎/肺纤维化
顺铂	耳毒性、外周神经炎、肾衰
环磷酰胺	血浆乙酰胆碱酯酶抑制、出血性膀胱炎
多柔比星（阿霉素）	剂量相关的心脏毒性
左门冬酰胺酶（优适宝）	超敏反应/过敏反应、胰腺炎
美法仑（爱克兰）	继发性白血病、不孕不育
丝裂霉素 C	溶血性尿毒症综合征
紫杉醇（泰素）	超敏反应、外周神经炎
长春新碱（安可平）	外周神经炎、自主神经病

治疗有帮助。

急性和慢性疼痛

癌症患者可能经历着与病理性骨折、肿瘤浸润、放疗和化疗相关的急性疼痛。频繁的疼痛与肿瘤转移相关,尤其是骨转移。神经压迫或者肿瘤浸润可能是疼痛的一个原因。经历频繁而严重疼痛的癌症患者往往会有抑郁和焦虑。

病理生理学

癌痛的器质性原因可能进一步分为伤害性疼痛和神经性疼痛。伤害性疼痛包括躯体痛和内脏痛,可能归咎于躯体和内脏结构的伤害性刺激。躯体性疼痛与肿瘤侵犯躯体结构如骨骼和肌肉有关系,常常被描述为酸痛、刺痛或者波动性疼痛。内脏痛与中空或实体的脏器病变有关,常被描述为弥漫性疼痛或啃噬样疼痛。如果中空内脏受累则描述为绞痛;如果涉及实体脏器,更普遍的描述为酸痛或锐痛。伤害性疼痛通常对非阿片类和阿片类药物都有反应。神经性疼痛涉及周边或中央传入的神经通路,通常描述为灼烧痛或刀刺痛。神经性疼痛患者常常对阿片类药物反应不佳。使用药物或侵入性治疗癌症患者的疼痛是可以被控制的。

手术切除肿瘤造成的伤害也可能是慢性疼痛发生的一个原因。瘢痕、手术软组织损伤及支配手术区域的感觉传入神经的损伤也可能是慢性疼痛的原因。手术后慢性疼痛可能减少妇女的活动。用局麻药和加巴喷丁联合镇痛可能有效防止乳腺术后急慢性疼痛并减少镇痛药物的使用量。最近,加巴喷丁被证实可以减少术后急性疼痛对镇痛药物的需求量,但是对慢性疼痛的发生没有明显影响。

药物治疗

药物治疗因为疗效明确、起效快、相对费用低而成为癌痛治疗的基石。轻到中度的癌痛最初可以用非甾体类抗炎药和对乙酰氨基酚。非甾体类抗炎药对治疗骨痛尤其有效,骨痛是癌痛最主要的原因。进一步治疗中到重度疼痛的方法包括使用可待因或其一种类似物。当癌痛严重时,阿片类药物是最主要的药物。吗啡是最常选择的阿片类药物,而且能够口服给药。当经口途径不能提供足够的镇痛时,可以考虑改变给药途径(经静脉、皮下、椎管内、气管内、黏膜、皮肤)。芬太尼可以经黏膜和皮肤给予。吗啡和其他μ受体激动剂没有最大安全剂量。可能发生阿片类药物耐受,

但是不应该成为一个临床问题。对阿片类药物成瘾的不必要担心是限制其使用的主要原因,尽管当这些药物对癌症患者使用恰当时成瘾比较罕见。

三环类抗抑郁药被推荐用于那些尽管疼痛已经改善但仍存在抑郁的患者。这些药物对于没有抑郁的患者也是有效的,还有直接的镇痛作用并能够与阿片类药物协同作用。抗惊厥药对于治疗慢性神经性疼痛是有效的。皮质激素能够减轻疼痛的感觉、减少阿片类药物的需求、改善情绪、增强食欲、增加体重。

椎管内镇痛

椎管内镇痛是接受手术治疗的癌症患者控制疼痛的一种有效方法。使用椎管内镇痛的局部麻醉可以帮助不能通过口服或静脉镇痛药来减轻疼痛的患者迅速减轻疼痛,它经常被用来治疗癌痛。因有可能增加硬膜外脓肿的风险,所以椎管内镇痛不能用于局部感染、菌血症和全身感染的患者。然而,针对一些顽固性的癌痛,尽管会有脑脊膜的感染仍然会使用硬膜外镇痛。吗啡可以通过鞘内或硬膜外注射来解决急性或慢性癌痛。脊髓阿片类药物可以通过皮下隧道,腹部导管或植入的药物传送系统进行长达几周到几个月的长期输注。这种植入式传送系统可以置于鞘内或硬膜外,通常设有一个蓄药池并可以进行外部控制。当全身给予阿片类药物因为不能耐受全身副作用或镇痛不足而失败时,可以考虑椎管内给予阿片类药物。阿片类药物用于椎管内通常是成功的,但是一些患者需要一个额外的低浓度的局部麻醉来达到足够的镇痛效果。

神经松解术 手术的目的是破坏神经的感觉纤维而不破坏其运动及自主神经纤维。决定破坏性神经阻滞是否适当的重要方面是疼痛的位置和程度、微创治疗方式的有效性、预期寿命、与阻滞相关的固有风险以及是否由有经验的麻醉医师执行操作。总体上来说,持续性疼痛比间歇性疼痛更适于采用破坏性神经阻滞。腹腔神经丛破坏(酒精,苯酚)已被用来治疗起源于腹部脏器的疼痛,例如胰腺癌。破坏性神经阻滞伴随着明显的副作用,但镇痛通常持续6个月或更长时间。

对微创治疗反应差的癌痛可以考虑用神经外科手术(神经消融和神经刺激)来控制癌痛。脊髓切断术包括离断脊髓丘脑束,适用于单侧下肢疼痛、胸痛或上肢疼痛。背根切断术是感觉神经根的离断,当疼痛局限于特定的节段水平时应用。对特定的患者可以使用背柱刺激器或脑深部电刺激器。

癌细胞的免疫学

肿瘤细胞和普通细胞存在着抗原上的不同,因此可能引起类似移植排斥的免疫反应。存在于癌细胞但是并不存在于普通细胞的抗原是对某些特定肿瘤的抗原。相反地,肿瘤相关抗原(α-甲胎蛋白、前列腺特异抗原、癌胚抗原)存在于肿瘤细胞和正常细胞中,但是在肿瘤细胞中浓度更高。由于肿瘤相关抗原可在正常组织中存在,所以通过检测这些抗原来诊断癌症可能不如监测患者已知癌症的病情更有价值。

肿瘤相关抗原的抗体,可以被用于癌症的免疫诊断。使用单源抗体来检测癌蛋白质的基因编码或者其他类型的肿瘤相关抗原是常用的检测癌症的方法。各种肿瘤相关抗原的单源抗体可以被放射性同位素标记,注射后可用于监测癌症扩散情况或者作为免疫毒素或药物的载体使用。肿瘤细胞抗原多样性使癌症疫苗开发成为一项艰巨任务。然而,尝试使用如卡介苗和干扰素这样的非特异性免疫增强剂可能会增强患者的整体免疫水平。大多数自发性肿瘤表现为弱抗原,有的可以激活抑制性T细胞来减弱机体对肿瘤抗原的免疫反应的强度。

类癌综合征

类癌综合征表现为与癌症伴随的病理生理紊乱(表20-2)。这些病理生理紊乱(上腔静脉阻塞、颅内压增加、心包填塞、肾衰、高钙血症)可能是威胁生命的临床急症。

发热和体重减轻

发热可能伴随任何癌症,但是尤其可能伴随肝脏转移。体温增加可能伴随肿瘤快速增殖,如白血病和淋巴瘤。发热可能反映了肿瘤坏死、炎症、肿瘤细胞毒性产物或内源性致热源的释放。

厌食和体重减轻最常发生于癌症患者,尤其是肺癌患者。除了癌症对食欲的心理作用,癌症细胞与正常组织竞争营养,最终导致正常细胞的营养性死亡。当严重营养不良尤其是准备手术时推荐营养支持治疗。

血液异常

是癌症作用的直接结果,如胃肠出血或者肿瘤骨

表 20-2	类癌综合征的病理生理症状
发热	
厌食	
体重下降	
贫血	
血小板减少	
凝血异常	
神经肌肉功能异常	
肿瘤溶解综合征	
肾上腺功能不足	
肾病综合征	
输尿管阻塞	
异位激素分泌	
高钙血症	
高尿酸血症	
上腔静脉阻塞综合征	
脊髓压迫	
肺性肥大性骨关节病和杵状指	
心包渗出	
心包填塞	

髓转移。化疗是骨髓移植和贫血的另一常见原因。急性溶血性贫血可能伴随着淋巴组织增生性疾病。实体肿瘤尤其是转移的乳腺癌可以导致全血细胞减少症。相反,肾癌或者肝癌导致的促红细胞生成素增加可以导致红细胞增多症。化疗或没被发现的癌症的存在可能导致血小板减少。弥散性血管内凝血可能发生于癌症晚期患者,尤其是存在肝转移时。静脉血栓与后来癌症的诊断是有关联的。静脉血栓突发事件发生同时或者一年以内诊断的癌症通常是晚期,预后不佳。静脉血栓复发可能与胰腺癌相关,目前机制不明。

神经肌肉异常

有5%~10%的癌症患者发生神经肌肉异常。最常见的是与肺癌有关的骨骼肌无力(肌无力综合征)。在并存骨骼肌无力的患者中已经观察到去极化和非去极化肌松药的作用增强,尤其是当肌无力与未分化小细胞肺癌相关时。

异位激素分泌

许多肿瘤都能分泌活性激素,这可以导致可预见的生理作用(表20-3)。

表 20-3	异位激素的产生		
激素	相关癌症		症状
皮质激素	小细胞肺癌、甲状腺髓样癌、胸腺瘤、胰岛细胞瘤		库欣综合征
抗利尿激素	小细胞肺癌、胰腺癌、淋巴瘤		水中毒
促性腺素	大细胞肺癌、卵巢癌、肾上腺癌		男子乳腺发育、性早熟
黑色素细胞刺激激素	小细胞肺癌、肾癌、肺鳞状细胞癌、胰腺癌、卵巢癌		色素沉着、甲状旁腺功能亢进
甲状旁素			
促甲状腺激素	绒毛膜癌、睾丸癌（胚胎）		甲状旁腺功能亢进
降钙素	甲状腺髓样癌		低钙血症
胰岛素	腹膜后肿瘤		低血糖

高钙血症

癌症是住院患者高钙血症最常见的原因,这反映了癌症(尤其是乳腺癌)骨转移导致的局部溶骨活性增强或者与起源于肾、肺、胰腺或者卵巢的癌症相关的异位甲状腺激素活性增强。癌症患者快速进展的高钙血症可能表现为嗜睡和昏迷。多尿和失水可能伴随着高钙血症,高钙血症可能因为骨痛导致的活动减少而加重。减轻疼痛的阿片类药物的给予可能导致进一步的活动减少、恶心呕吐和脱水。

肿瘤溶解综合征

肿瘤溶解综合征是由于化疗导致肿瘤细胞突然破坏而引起的,可以释放尿酸、钾和磷酸盐。这种综合征通常发生在治疗血液系统肿瘤,如急性淋巴细胞白血病。高尿酸血症会引起急性肾衰竭。高钾血症引起的心律失常更可能发生于肾功能不全者。高磷酸盐血症可导致继发低钙血症,从而增加低血钙心脏心律失常的危险,并可能导致神经肌肉痉挛等症状。

肾上腺功能不全

由转移性肿瘤完全取代肾上腺引起的肾上腺功能不全是比较罕见的;更常见的是由肿瘤部分取代肾上腺皮质或长期激素治疗抑制肾上腺皮质功能导致的相对肾上腺功能不全。肾上腺皮质功能不全最常见于黑色素瘤转移、腹膜后肿瘤、肺癌或乳腺癌患者。围术期紧张可能使肾上腺功能不全显现出来。临床表现包括疲劳、脱水、尿少和心血管性虚脱。急性肾上腺皮质功能不全的治疗包括每6~8小时反复大剂量静脉注射氢化可的松或者连续输液直到口服糖皮质激素和盐皮质激素可以取代输液。

肾功能障碍

肾脏的癌症并发症反映了肿瘤侵犯肾脏及肿瘤产物或化疗对肾脏的破坏。抗原抗体复合物沉积于肾小球基底膜导致肾病综合征。扩散的腹膜后肿瘤能导致双侧输尿管阻塞和血尿,尤其多见于宫颈癌、膀胱癌或前列腺癌。如果输尿管完全阻塞推荐使用经皮肾造瘘术。化疗可能破坏大量的肿瘤细胞。尿酸结晶沉积于肾小管导致的急性高尿酸血症肾病可能用别嘌呤醇联合利尿剂和碱化尿液来预防。甲氨蝶呤和顺铂是最常导致肾毒性的化疗药。急性出血性膀胱炎是环磷酰胺治疗的一个并发症。

急性呼吸系统并发症

急性呼吸困难的发生反映了肿瘤的扩散或化疗的作用。博来霉素导致的间质性肺炎和肺纤维化是化疗最常见的肺部并发症。癌症早期患者、并存肺部疾病的患者或者之前经历过放疗的患者如果接受大剂量博来霉素治疗面临着最大的肺毒性危险。当博来霉素治疗总量小于150 mg/m² 时很少发生肺毒性。间质性肺炎最常见的症状是隐匿性干咳、呼吸困难、呼吸急促以及首次博来霉素治疗后4~10周不时地发热。使用博来霉素的患者有3%~6%发生这些症状。最初的毒性可以通过检测一氧化碳的弥散能力来检查。在受累及的患者肺泡-动脉氧分压差通常是增加的。胸片变化表现为双侧弥散性肺部浸润,可能预示着不可逆性肺纤维化。如果不用活检,博来霉素导致肺炎的临床症状和胸片特点很难与肺孢子虫病导致的肺炎相鉴别。皮质激素是治疗药物导致的急性肺炎的唯一治疗手段。然而,间质性肺炎和肺泡纤维化一旦发生了就是不可逆的。

急性心脏并发症

心包转移瘤导致的心包渗出可以导致心脏压塞。肺癌可能是导致心包填塞的最常见原因。恶性心包渗出是心电图电压异常的最常见原因。阵发性房颤或房扑可能是心包或者心肌恶性转移的早期症状。恶性心包渗出的最主要治疗方法是通过心包开窗术进行的渗液移除。

用阿霉素和柔红霉素治疗的患者中有1%~5%的心脏毒性表现为心肌病变。心脏毒性最初表现为快速的充血性心力衰竭导致的上呼吸道感染(干咳),这种心力衰竭往往对正性肌力药物和机械辅助治疗不敏感。心脏扩大和胸膜渗出可能通过胸片来证实。正在接受放疗(尤其是纵膈部位)或者环磷酰胺治疗的患者对心肌病变更敏感。与威胁生命的心肌疾病相反,大约10%的接受治疗的患者表现为非特异性心电图改变(非特异性ST-T改变、QRS低电压、房性或者室性早搏),这种改变通常是良性的,不表示患者存在潜在的心肌病变。

上腔静脉阻塞

上腔静脉阻塞是由癌症扩散到纵隔腔或直接扩散到胸壁而引起的,最常见的是肺癌。心脏水平以上的静脉发生肿胀,特别是颈静脉和上肢静脉;可能存在呼吸困难及呼吸道阻塞;上肢和面部水肿通常很明显;声音嘶哑可能反映了声带水肿;颅内压增加表现为恶心、抽搐和意识水平降低,最可能是由于脑静脉压力的增加导致的。即使没有细胞学诊断,治疗包括迅速放疗或化疗以减少肿瘤的大小从而减轻静脉及气道阻塞。支气管镜和(或)纵隔检查下取活检是非常危险的,特别是在的气道阻塞及纵隔静脉压力增大共同存在的情况下。

脊髓受压

脊髓受压是硬膜外腔存在转移灶的结果,最常见的是乳腺癌、肺癌、前列腺癌或淋巴瘤。症状包括疼痛、肌肉无力、感觉丧失和自主神经系统功能紊乱。计算机断层扫描(CT)和磁共振成像(MRI)能直观压迫的范围。当神经功能部分缺损或者正在缺失时,放射治疗是一种有效的治疗手段。一旦发展为完全瘫痪,

椎板切除手术或放射解压脊髓的效果通常较差。皮质类固醇常用于减轻硬膜外腔肿瘤定向辐射导致的炎症和水肿。

颅内压增加

脑转移瘤常常来源于肺癌和乳腺癌,最初表现为精神颓废、局部神经异常或者癫痫。转移瘤导致的急性颅内压增加的治疗方法包括皮质激素、利尿剂和甘露醇。放疗通常用于减轻症状,但是手术对于只有单个转移病变的患者是可以考虑的。当肿瘤累及脑膜时,化疗药物的鞘内使用必不可少。

麻醉管理

癌症患者的术前评估包括对疾病本身病理生理的考虑(见表20-2和表20-3)和化疗药物潜在毒副作用的认识(见表20-1)。表20-4列出针对化疗相关副作用而需进行的术前检查项目。

化疗的毒副作用

肺脏与心脏毒性

对使用有肺脏和心脏毒性的化疗药的患者应该考虑可能存在肺脏和心脏毒性。术前的药物相关性肺纤维化(呼吸困难、干咳)或者充血性心力衰竭病史可能对接下来的麻醉有一定的影响。使用博来霉素的患者,除了血氧定量,检测动脉血气或许有帮助。另外,要仔细评估血管内液体容量、注意患者发生间质性肺水肿的危险,因为肺纤维化能导致淋巴引流功能下降。博来霉素是否增加吸入高浓度氧的氧中毒还不确

表 20-4	癌症患者的术前检查
红细胞压积	
血小板计数	
白细胞计数	
凝血酶原时间	
电解质	
肝功能	
肾功能	
血糖浓度	
动脉血气	
胸片	
心电图	

定,但是应该谨慎调节吸入氧浓度至能满足理想血氧饱和度的最小浓度。在患有药物相关性心脏毒性的患者,麻醉药物对心肌收缩力的抑制作用可能更明显。

神经毒性

抗癌化疗可能导致许多神经副作用包括外周神经病变和脑病。

外周神经病变　长春花生物碱,尤其是长春新碱影响微管从而导致感觉运动性外周神经病变。事实上,所有使用长春新碱的患者都发生脚趾或者拇指的感觉异常,并可能伴随自主神经系统病变。这些变化是可逆的。顺铂通过破坏背根神经节导致剂量相关性大纤维神经病变。本体感觉的消失可能严重影响患者下床活动。顺铂的亚临床神经毒性在大多数患者都存在,而且可能延续到停药后的几个月,对使用顺铂进行化疗的患者进行区域麻醉可能因此而受到影响。局麻药和肾上腺素的给予能导致明显的临床损伤。一例接受顺铂化疗的患者行肌间沟阻滞后产生严重的弥漫臂神经丛病变已被描述。紫杉醇导致的剂量依赖性共济失调可能伴随手脚感觉异常和近端骨骼肌无力。皮质类固醇(泼尼松或其等效物60~100 mg/d)可能会导致以颈屈肌无力和四肢近端肌无力为特征的肌病。皮质类固醇引起的神经肌肉毒性的第一个体征是从坐位站立困难。呼吸肌也可能受到影响。皮质类固醇引起的周围神经病变通常在停药后消退。

脑病　许多化疗药都能导致脑病。大剂量环磷酰胺可能与急性谵妄相关。大剂量阿糖胞苷可能导致急性谵妄或者小脑变性,这两种病变通常是可逆的。静脉或鞘内给予甲氨蝶呤可能伴随可逆的急性脑病。长期使用甲氨蝶呤,尤其联合放疗,可能导致不可逆的痴呆。

术前准备

术前纠正营养不良、贫血、凝血障碍和电解质紊乱可能是必要的。恶心呕吐是化疗和放疗最常见的也是最痛苦的并发症。5-羟色胺拮抗剂,如昂丹司琼、达哌啶醇、甲氧氯普胺有助于控制这些患者的恶心。三环类抗抑郁药有助于增强阿片类镇痛药和产生内源性镇痛药物的作用。用于治疗癌痛的阿片类药物可能对患者的术前镇静有帮助。

肝肾功能不全可能影响到麻醉药物和肌松药的选择。尽管观察结果不一致,应该考虑到使用烷化药物(如环磷酰胺)的患者琥珀胆碱作用延长的可能性。

因为使用大多数化疗药物能发生免疫抑制,所以注意无菌技术是重要的。麻醉、手术刺激或者围术期输血都能导致免疫抑制,这或许会影响到患者对后续治疗的反应。因为对免疫反应的抑制,一些麻醉药物可能加速肿瘤的生长或者增强癌症蛋白的聚集反应。

头颈部及胸部肿瘤患者可能有威胁生命的呼吸困难和上呼吸道堵塞。术前准备评估潜在的危险来提高气道安全性是必需的。清醒状态下纤维支气管镜插管是困难气道处理的金标准。在某些患者,推荐使用气管切开。

术后注意事项

术后,尤其是较大的或者时间长的手术或者有药物导致的肺纤维化的患者术后可能需要机械通气。由药物导致的心脏毒性患者可能出现术后心脏并发症。

临床上常见的癌症

成人最常见的肿瘤是肺癌、乳腺癌、结直肠癌和前列腺癌。肺癌是男性继前列腺癌后第二常见的恶性肿瘤;女性肺癌的发病率正在增长,现在仅次于乳腺癌。

肺癌

在美国,肺癌是男性及女性癌症死亡的首要原因,约占所有癌症死亡患者的1/3,这是一种可预防性疾病,因为90%的肺癌死亡都与吸烟相关。肺癌的该死亡率(5年生存率15%)反映了其生物侵袭性和诊断往往较晚。

病因学

吸烟与肺癌之间的密切关系已经被充分证实。吸大麻与吸同样数量的雪茄相比能产生更多的一氧化碳和焦油,所以吸大麻是肺癌的额外风险因素。烟草中致突变剂和致癌物的存在可能导致染色体的破坏,长期吸食可能导致恶性肿瘤。其他的致癌因素包括电离辐射(煤矿和铁矿的副产物)、石棉(增加了非吸烟者肺癌的发生率而且与烟草协同作为致癌物)和自然界存在的氡气。乳腺切除术后的辅助性放疗可以增加肺癌发生的风险。

肺癌的发生也有一定的家族性,可能与遗传因素、致癌因素和接触二手烟相关。二手烟雾吸入会增加患肺癌的风险,并有可能导致儿童呼吸道感染和哮端的发生。发展为肺气肿的吸烟者发生肺癌的风险增加。获得性免疫缺陷综合征可能与肺癌的发病率增加相关。戒烟10~15年后肺癌的危险和发生率会降低至不吸烟者水平。

症状和体征

肺癌患者表现特点与疾病程度相关,包括局部表现、转移疾病的症状和体征以及与癌症间接相关的各种类癌综合征(表20-2)。呼吸道阻塞导致的咳嗽、咯血、哮喘、喘鸣、呼吸困难和肺炎是可能存在临床症状。纵膈转移可能导致声音嘶哑(喉返神经压迫)、上腔静脉综合征、心律失常和心包渗出或填塞导致的充血性心力衰竭。胸膜渗出常常导致呼吸困难和胸痛。全身虚弱、乏力、厌食和体重减轻也是常见的。

组织亚型

肺癌的临床表现因为组织亚型的不同而多种多样(见表20-5)。非小细胞肺癌约占所有新发现肺癌的75%~80%,包括鳞状细胞癌、腺癌和大细胞癌。

鳞状细胞癌起源于主支气管或者他们的主要分支(中央型),常常通过痰细胞学检查发现。这些肿瘤发展缓慢,可能在发现之前已经达到较大的体积。往往因为咯血和与支气管阻塞相关的肺不张,呼吸困难,发热和肺炎而被发现。胸部X光片上可能有空泡化。

腺癌最常发生于肺的周边,常常表现为胸膜下结节,有侵犯到胸膜并产生含有癌细胞的胸膜渗液的趋势。肺腺癌从形态上很难与恶性间质瘤及从其他组织(乳腺、胃肠道、胰腺)转移的腺癌相鉴别。

大细胞癌最常起源于肺的周边,常表现为大块肿瘤。与腺癌一样,这些肿瘤早期即发生转移且优先转移至中枢神经系统。

小细胞癌常起源于中央支气管,早期转移到淋巴结(尤其是纵膈淋巴结)、肝、骨、中枢神经系统、肾上腺和胰腺的概率较高。显著的纵膈淋巴结肿大可能被误诊为恶性淋巴瘤。纵膈压迫可以导致上腔静脉综合征。小细胞癌有明显的产生多肽和异位激素的倾向,可以导致代谢异常。这些患者往往在病程已经远处转移之后才被诊断。

诊断

痰细胞学分析对于肺癌的诊断往往是充分的,尤其是当癌症起源于癌细胞可能脱落于痰液的近端支气管时。外周病变小至3 mm都可以用高分辨率的CT检测到。肺癌的筛查推荐用于肺癌高危者,如患有慢性阻塞性肺疾病的吸烟者。然而,尽管有新的诊断技术,肺癌的5年生存率仍然约为15%,且大部分患者仍然是晚期。

纤维支气管镜联合活检、冲洗是肺癌早期评价的一个标准程序。周围的肺部病变能在X线透视、超声检查或CT引导下通过经皮细针抽吸活检得到诊断。胸腔镜手术对于周围型肺癌和胸膜肿瘤的诊断是有效的。CT检查对于肺转移瘤的诊断是敏感的。头核磁共振成像和头CT对于诊断头部转移即使是对没有神经系统症状的患者都是有帮助的。纵膈镜和胸腔镜提供了淋巴结活检的机会,并能对肿瘤进行分期。

治疗

手术切除术(肺叶切除和肺切除术)是肺癌最有效的治疗手段。对于肺功能降低的患者,可以选择楔形切除。肺癌的可治愈性指的是疾病的扩散程度和肿瘤是否能被全部切除,这取决于疾病的分期。可手术性指的是患者的临床状态包括手术风险的评估和术后有功能的肺组织的数量。据评估,新诊断的非小细胞肺癌患者中约30%在诊断的时候就是不可切除的,另外有40%已经确定发生了远处转移。当疾病已经转移到纵膈淋巴结时,外科手术对于提高生存率几乎是没有用的。即使在那些认为手术可以治愈的肺癌患者

表 20-5	肺癌的临床和病理特点			
		5 年生存率(%)		
组织亚型	发生率(%)	所有病例	可切除的病例	相关症状
鳞状细胞癌	25~40	11	40	高钙血症
腺状细胞癌	30~50	5	30	高凝、骨关节病
大细胞癌	10	4	30	男子乳腺发育、溢乳
小细胞癌	15~24	2	5~10	不适当的抗利尿激素分泌、异位皮质激素分泌、肌无力综合征

Adapted from Skarin AT: Lung cancer. Sci Am Med 1997;1–20.

中,也有将近一半在5年内复发转移。基于这些原因,许多非小细胞癌的患者只能选择化疗或者联合手术或放疗。胸腔镜是优先选择的方法,尤其是肺叶切除或者楔形切除者。标准的胸廓切开术对于更复杂的手术或者肺切除术是必需的。

传统的辅助治疗方法(包括放疗、化疗、免疫治疗及以上方法联合应用)对五年生存率没有影响。对大多数患者,放疗对缓解肿瘤转移的症状有效。

麻醉管理

肺癌患者的麻醉管理包括术前应该考虑到肿瘤相关的营养不良、肺炎、疼痛和异位分泌作用(如低钠血症,见表20-3)。拟行肺组织切除术时,评价心肺功能很重要,尤其在存在肺动脉高压时。

出血和气胸是纵膈镜最常见的并发症。纵膈镜能增加右侧无名动脉的压力,从而导致远端脉搏消失并可被误诊为心脏骤停。同样,没被发现的右侧无名动脉(右冠状动脉的分支)受压可能表现为术后神经系统功能不全。纵膈镜过程中的心动过缓可能是术中牵拉迷走神经或者纵膈镜压迫气管造成的。

结直肠癌

在美国,结肠癌是仅次于肺癌的第二大癌症死亡原因。在过去的几十年里,其发生率和死亡率都没有明显的改变。几乎所有的结直肠癌都是腺癌,而且多发生于50岁以上的老年人。

病因学

大多数结直肠癌都起源于腺瘤性息肉。大的息肉尤其是直径大于1.5 cm的很有可能包含有恶性细胞。虽然腺瘤性息肉很常见(50岁以上的老年人30%以上都有),但是只有不到1%发生恶变。现在认为腺瘤性息肉至少需要生长5年才会有明显的临床症状。正常结肠黏膜发展为含有癌细胞的良性腺瘤性息肉然后发展到威胁生命的恶性肿瘤与原癌基因的突变激活及抑癌基因的丢失等一系列遗传因素相关。

大多数结直肠癌与饮食相关,因为大多数发生于生活在市区的上层人群中。与能量摄入、使用油和脂肪、动物蛋白密切相关。数据证实动物脂肪的大量摄入是与结肠癌最相关的饮食因素。25%的结直肠癌患者有家族史。炎性肠病与结直肠癌发病率的增加相关。吸烟时间长于35年会增加结直肠癌的风险。

诊断

结直肠癌筛查的原理是对无症状患者早期检查并切除局部表浅的肿瘤和癌前病变以增加治愈率。检查程序(包括直肠指检、便潜血检查、结肠镜)对直系亲属患有结直肠癌病史(尤其是55岁以前患病)的患者尤其有用。证据表明一年一次或者一年两次的大便潜血检查能降低结直肠癌的发生率。

症状和体征

结直肠癌的症状和体征反映了癌症的解剖部位。因为粪便通过回盲瓣进入右结肠时相对稀薄,所以盲肠和升结肠的肿瘤变大后即使将管腔变得非常狭小,但也不至于造成梗阻。升结肠的肿瘤常常发生溃疡,导致血液慢性丢失于粪便中。这样的患者常常发生贫血、疲劳、有些患者甚至出现心绞痛。

当粪便进入到横结肠时变得相对浓缩。横结肠癌症引起腹部绞痛、肠梗阻甚至穿孔。腹部X线平片能发现特征性腹部结肠气平面,反映了管腔狭窄。发生于乙状结肠和直肠的癌症会有里急后重和稀便,尽管从直肠常有新鲜血便(常见于痔疮)但贫血不常见。

结直肠癌最先转移到局部淋巴结,然后通过门脉循环进入到肝脏。肝脏是癌症最常见的转移部位。在没有肝转移的情况下,结直肠癌很少转移到肺脏、骨骼和大脑等器官。术前血浆癌胚抗原浓度的增加表明手术后肿瘤会复发。癌胚抗原是一种糖蛋白,在胃癌、胰腺癌、乳腺癌和肺癌存在及非恶性状态下(如酒精肝、炎性肠病、吸烟、胰腺炎)也增加。

治疗

结直肠腺癌的预后取决于肿瘤侵及肠壁的深度和是否存在区域淋巴结及远处(肝、肺、骨)转移。结直肠癌根治术包括切除病变肠壁及周边的血管和淋巴结,这是最有可能治愈该病的一种方法。远端直肠癌的手术处理可能需要永久的乙状结肠造口(腹会阴切除术)。因为大部分患者在3~4年内就会复发,所以结直肠癌的治愈率通常用5年生存率来评价。

直肠癌患者可以考虑放疗,因为外科手术后的复发风险很高。术后放疗能引起短暂的腹泻和膀胱炎,但是对小肠和膀胱的永久性损害不常见。对晚期结直肠癌患者使用化疗很少有满意的反应。

麻醉管理

结直肠癌根治术的麻醉管理可能受贫血和肝、肺、骨、脑转移的影响。慢性大肠梗阻可能不增加诱导期间反流误吸的风险,尽管腹胀可能限制足够潮气量的给予而干扰氧合。结直肠癌根治术中输血可能缩短患者的生存时间,反映了输血所造成的免疫抑制。因为这些原因,对结肠癌患者需要仔细谨慎地评估术前风险并权衡输血的利弊。

前列腺癌

前列腺癌是男性癌症患者死亡的第二大病因。报告的前列腺癌病例数量显著增加,推测可能是因为PSA检测的广泛使用。前列腺癌的发病率非裔美国人最高而亚洲人最低。遗传性前列腺癌突变基因(HPC-1)的存在大大增加了前列腺癌的风险。输精管结扎术被认为可能与前列腺癌的风险增加相关,但还没有得到证实。前列腺癌基本上都是腺癌。

诊断

基于前列腺特定抗原的筛查已经大大改变了前列腺癌的诊断。血清PSA浓度的增加可能表明男性前列腺癌的存在,并需要进一步的直肠指诊。在直肠指诊中发现离散结节或弥漫性硬结,尤其在存在阳痿或尿路梗阻(尿频、夜尿、尿迟疑、尿急)等症状的情况下,怀疑是前列腺癌。但是直肠指检只能用来评估前列腺的后外侧。如果直肠指检表明存在癌症的可能,无论PSA的浓度如何都需要直肠超声检查和活检。不论指检的结果如何,只要PSA水平高于10 ng/mL,检测出癌症的可能性都会大幅上升。患者不常伴有骨痛、体重减轻等转移性的症状。

治疗

局灶的、分化良好的前列腺癌通常用经尿道电切术治愈,但是这些患者中8年内有高达16%会逐渐发展。更积极的治疗(如前列腺癌根治术或放射治疗)可在这些患者亚群中实施,特别是那些年龄小于65岁的患者。如果涉及淋巴结,可以推荐前列腺癌根治术或放射疗法。前列腺癌根治术,可以在耻骨后或会阴处进行手术。耻骨后方法允许外科医生在前列腺切除术前取淋巴结样品进行冰冻切片;放射治疗可以通过外照射或放射性粒子植入来进行。依据不同治疗方法的副作用来决定选择手术或放疗。阳痿和尿失禁是前列腺癌根治术的风险。保护好前列腺每侧的神经血管束,可以降低手术后阳痿的风险。放射治疗产生阳痿较少,但可以引起衰弱性膀胱炎或直肠炎。

转移性前列腺癌推荐使用激素治疗,因为这些肿瘤受雄性激素营养的影响。雄激素剥夺治疗能显著降低睾酮水平,并导致肿瘤缩小。可以通过手术去势、外源性雌激素(如己烯雌酚、促黄体激素释放激素类似物)、抑制垂体促性腺激素的释放、使用抗雄性激素物质(如氟他胺)、阻止雄激素在靶组织中作用及综合疗法(如结合促黄体激素释放激素激动剂或双侧睾丸切除抗雄激素)来去除雄激素。

当晚期前列腺癌对激素疗法产生耐药时,常发展成为丧失活动能力的骨癌。用米托蒽醌加皮质激素或雌莫司汀加紫杉醇进行系统性化疗能有效减轻疼痛。在疾病的晚期,大剂量的泼尼松进行短期冲击治疗可能会产生主观改善。

乳腺癌

美国妇女有12.6%的生命时间面临乳腺癌危险。乳腺癌的死亡率大约4%。大多数诊断为乳腺癌女性不是死于乳腺癌。据统计,在美国现存妇女中有3亿多曾经有乳腺癌病史。因为人们健康意识的增强和乳腺扫描的应用,在新诊断的乳腺癌病例里原位癌约占20%。

危险因素

乳腺癌发生的最主要风险因素是年龄增加(75%的乳腺癌发生于50岁以上的女性)和乳腺癌家族史(有直系亲属曾患乳腺癌的女性,50岁以下乳腺癌发生的风险增加了3~4倍)。发生乳腺细胞恶性增殖的危险因素包括月经来潮早、绝经晚、首次怀孕晚和未生育,这些都增加了乳腺癌发生的风险,推测因为这都延长了乳腺暴露于雌激素的时间。乳腺癌的两个易感基因(BRCA1、BRCA2)是常染色体显性遗传的突变体。

筛查

乳腺癌的筛选策略包括乳腺自我检查法、专业临床检查、乳腺扫描。乳腺癌专业临床检查和定期的乳腺扫描使乳腺癌的死亡率在50岁以上妇女降低了约1/3。40岁以上的妇女推荐一年进行一次乳腺扫描。少数乳腺癌患者不能被乳腺扫描检测到,所以乳腺超声检查和(或)磁共振成像可能对特定的患者是有价值的。

预后

在早期乳腺癌患者,腋前淋巴结浸润和肿瘤大小是两个最重要的决定预后的因素。已确定的其他预后因素包括原发肿瘤雌激素和黄体激素受体的表达和其组织学评分。雌激素和黄体激素受体表达缺失的患者预后较差。表达雌激素和黄体激素受体的大多数肿瘤对内分泌治疗是有反应的。

治疗

尽管曾经乳腺癌根治术(包括切除乳腺、腋前组织和胸壁肌肉)是治疗乳腺癌的最主要方法,但是现在临床上很少用。保留乳腺的治疗方法包括用放疗的肿块切除术、简单的乳腺切除术和改良乳腺切除术，这些方法提供较低的生存率。因为远处微转移的可能性与转移的淋巴结数量高度相关，腋前淋巴结切除术提供较好的预后。前哨淋巴结转移的范围可以通过在乳腺原发肿瘤周围注射放射性跟踪物或异舒泛蓝来划分。注射的物质很快到达腋前淋巴结（前哨淋巴结）。如果腋前淋巴结没有转移，其他地方的淋巴结也很可能没有转移，可以避免行进一步的腋前淋巴结手术。异舒泛蓝的使用可导致脉搏氧饱和度短暂下降，通常下降约3%。乳腺癌手术相关的死亡率与淋巴结清扫相关的副作用如淋巴水肿密切相关。肥胖、体重增加和上肢感染是淋巴水肿额外的风险因素。为了减小淋巴水肿的风险，应该避免手术同侧上肢的静脉穿刺、受压、感染和热暴露。

放疗是乳腺癌保守治疗的重要方面，因为肿块切除术与乳腺癌的高复发率密切相关。乳腺切除术后的放疗对预防邻近局部组织如皮肤、胸壁和邻近淋巴结的扩散是必要的。

系统性治疗　许多早期乳腺癌妇女在诊断时已经发生远处微转移。系统治疗的目的是预防或者延迟疾病的复发。他莫昔芬治疗、化疗和卵巢切除术是系统治疗最常用的方法。

他莫昔芬　他莫昔芬是一种雌激素激动拮抗剂的混合物，是最常用的抗肿瘤药物。他莫昔芬的主要益处跟它与雌激素受体相互作用有关。对雌激素受体阳性的肿瘤患者进行五年的他莫昔芬治疗，可以大大降低复发的风险。他莫昔芬治疗的效果在淋巴结阳性或者阴性的患者是一样的。然而，他莫昔芬不能改变有极少量或者没有雌激素受体表达的肿瘤患者的预后。

他莫昔芬能导致体温紊乱(热潮红)、月经紊乱并增加子宫内膜癌的风险。甲地孕酮可以用来降低与他莫昔芬相关的热潮红的严重程度。他莫昔芬可以降低血浆胆固醇和低密度脂蛋白的浓度，但是这是否能降低缺血性心肌病的风险还不确定。他莫昔芬能通过其雌激素前体的作用保持绝经妇女的骨密度，从而降低骨质疏松相关的髋骨、脊柱和桡骨骨折的发生率。

化疗　联合化疗降低了淋巴结阳性或阴性乳腺癌患者的复发率和死亡率，且对50岁以下的淋巴结阳性的女性最有利。常用的联合化疗药包括环磷酰胺、甲氨蝶呤和氟尿嘧啶。多柔比星、紫杉醇和紫杉萜也可以使用。化疗剂量是杀死细胞的一项重要决定因素。传统的辅助性化疗经常在手术后几个月内开始进行。手术前放疗和化疗在某些特定患者使用，以便减小肿瘤大小提高乳腺保存率。有多个淋巴结转移的高危女性，可以考虑用大剂量烷化剂化疗联合自体骨髓移植。

乳腺癌患者化疗的副作用包括恶心、呕吐、脱发和骨髓抑制。最严重的后遗症是白血病和多柔比星相关的心肌损害。用标准的基于蒽环类抗生素化疗的女性有0.5%~1%发生临床上显著的充血性心力衰竭。有心肌疾病或者充血性心力衰竭的患者应该用心电图或者超声心动图来评估。化疗后可能发生骨髓异常增生综合征或者急性白血病，但是发生率很低(0.2%~1%)。大剂量放疗可能导致臂丛神经病变或损伤、肺炎、肺纤维化和心肌损伤。

支持疗法　晚期乳腺癌患者治疗的最主要目的是减轻症状和预防并发症。乳腺癌最常转移的部位是骨骼。除了激素治疗或化疗，常规给予二磷酸盐化合物能减轻骨痛并通过抑制骨破坏而降低骨骼并发症的发生率。

麻醉管理

术前评估包括对化疗相关的毒副作用的评价。考虑到可能增加淋巴水肿和上肢感染的易感性，应该避免在可能发生淋巴水肿的上肢放置静脉导管。避免上肢受压(血压袖带)和热暴露也是必要的。当考虑用局部麻醉和手术变换体位时，应该考虑是否有骨痛和病理性骨折的存在。麻醉药物、方法的选择以及特殊监护的使用可能受拟行手术方法的影响多于乳腺癌本身。如果手术中注射了异舒泛蓝动脉血氧饱和度(SpO$_2$)可能有一个短暂的虚假的下降(约降低3%)。

临床上不常见的癌症

不常见的肿瘤包括心脏肿瘤、头颈部肿瘤、内分泌腺肿瘤、肝肿瘤、胆囊肿瘤和泌尿生殖器肿瘤。淋巴瘤和白血病是淋巴结和血液成分肿瘤的例子。

心脏肿瘤

心脏肿瘤可能为原发性或者继发性，良性或者恶性。从邻近肺癌转移来的心脏肿瘤的发生率是原发心脏恶性肿瘤发生率的20~40倍。

心脏黏液腺瘤

成年人心脏良性肿瘤大多数是心脏黏液腺瘤。大约70%的心脏黏液瘤发生于左心房，其余30%在右心房。在心动周期中，心脏黏液瘤在心腔内往往表现出显著的活动。

症状和体征 心脏黏液瘤的症状和体征反映了其对心腔充盈与排空的干扰以及黏液材料组成的栓子和肿瘤形成的血栓的释放（表20-6）。左房黏液瘤可能与伴有肺水肿的二尖瓣疾病相似。右房黏液瘤与三尖瓣疾病相似，可以导致静脉回流减少和右心力衰竭。右房黏液瘤可能表现为独立的三尖瓣狭窄，呼吸困难和（或）低动脉氧分压。大约1/3的心脏黏液瘤患者发生栓塞。因为大部分黏液瘤位于左心房，系统性栓塞尤其常见而且常常波及视网膜动脉和脑动脉。心脏黏液瘤可能作为包括皮肤黏液瘤、乳腺黏液样纤维腺瘤、垂体腺瘤、肾上腺皮质增生（库欣综合征）的综合征的一部分发生。

诊断 心脏超声可能确定心脏黏液瘤的位置、大小、形状、附着和活动度。有报告在急诊动脉栓塞患者手术中心脏超声检查偶然发现心脏黏液瘤。心脏黏液瘤直径小至0.5~1.0cm时可以用CT和核磁共振检测到。

治疗 手术切除心脏黏液瘤通常是可治愈的。一旦诊断确立，应尽快行手术治疗因为有发生栓塞和猝死的可能。大部分病例心脏黏液瘤是带蒂的，能很顺利被摘除。手术中必须避免心脏黏液瘤的破碎。所有心腔都必须检查排除多发性肿瘤的存在。心脏瓣膜的机械性损伤或者肿瘤粘连于瓣叶可能需要行瓣膜成形术或者瓣膜置换术。

麻醉管理 在心脏黏液瘤患者的麻醉中应该考虑到低心排血量以及二尖瓣或三尖瓣阻塞导致的低动脉氧分压的可能。阻塞的症状可能因为体位的改变加剧。存在右房黏液瘤的患者禁止放置右心房或者肺动脉导管。心脏黏液瘤术后可能发生室上性心律失常，一些患者因为房室传导阻滞可能需要安装永久性心脏起搏器。

表 20-6	心脏黏液瘤的症状和体征
顽固性充血性心力衰竭	
难以解释的心律失常	
体位性晕厥	
难以解释的体循环或肺动脉栓子	
不明原因的肺动脉高压	

头颈部肿瘤

在美国，头颈部肿瘤约占所有肿瘤的5%，尤其在50岁以上的男性。大部分患者有酗酒和吸烟史。头颈部肿瘤最常转移的部位是肺、肝和骨骼。高钙血症可能与骨转移相关。肿瘤切除术前推荐营养治疗。如果选择化疗，其目标是减小原发或者转移瘤的大小，以提高后续手术或放疗的作用；次级目标是根除隐蔽的微转移。

甲状腺癌

甲状腺乳头状癌和滤泡状癌都是治愈率最高的癌症。甲状腺癌较多见于女性。儿童时期颈部接受外源性的辐射与甲状腺癌家族史一样增加了甲状腺癌发生的危险。甲状腺髓样癌可以与嗜铬细胞瘤相伴随，这是一种被称作2型多发性内分泌腺瘤综合征的常染色体显性遗传疾病。这种甲状腺癌产生大量的降钙素，为甲状腺癌的存在与是否治愈提供了敏感的检测指标。

甲状腺次全切除术与甲状腺全切术的复发率低于甲状腺局部切除术。即使是甲状腺全切术后也可能有部分甲状腺组织残留，术后可以通过^{131}I来检测。甲状腺全切的风险包括喉返神经损伤（2%）和永久性甲状腺功能低下（2%）。甲状腺乳头状癌患者需要切除气管旁的气管食管淋巴结。甲状腺乳头状癌和滤泡状癌细胞的生长受促甲状腺素的控制，使用甲状腺素抑制促甲状腺素分泌剂提高了长期存活率。外源性放疗可以用来姑息性治疗梗阻症状和骨转移。

食管癌

食管切除术常用来治疗食管癌，伴有较高的发病率和死亡率。过量饮酒和长期吸烟是食管鳞状细胞癌发生的独立危险因素。食管腺癌发生的最高危人群是巴雷特食管患者，即胃食管反流症患者。吞咽困难和体重下降是大多数食管癌患者的最初症状。吞咽困难可能与营养不良相关。吞咽困难可能导致反流，增加了误吸的危险性。当食管癌已经有临床症状时往往已经发生了转移。然而，对于有胃食管反流症而常规行内镜癌症检查的患者，食管癌可能在很早期时就得到诊断。食管浆膜层缺损和广泛的淋巴系统的存在能导致食管癌很快转移到邻近的淋巴结。

对于食管鳞状细胞癌患者，早期放疗与手术根治结果相似,5年生存率在20%~30%之间。研究证明,对于鳞癌化疗和放疗可能优于手术切除。食管腺癌对放疗敏感,但是化疗和手术可能提高生存率。食管癌缓解症状的方法包括手术放置喂养管、探条扩张术和内镜支架植入。

与酒精性肝病和吸烟导致的慢性阻塞性肺疾病一样,对食管癌患者的麻醉管理要考虑酒精滥用对麻醉药物的交叉耐受。体重大幅度下降常常与血容量下降并存,在麻醉诱导和维持过程中表现为低血压。

胃癌

1930年时胃癌是美国男性癌症相关性死亡的最主要因素,但是胃癌的发生率在那以后就显著下降了。胃酸缺乏,恶性贫血,慢性胃炎和幽门螺杆菌感染是胃癌发生的诱因。胃癌的症状(消化不良、上腹部疼痛、厌食)与良性溃疡病不易鉴别。大约90%的胃癌是腺癌,其中将近一半发生于胃的远端。当出现体重下降、可触及的上腹部肿块、黄疸和腹水时,胃癌往往已经是晚期了。

将毗邻淋巴结一起切除的胃癌根治术是唯一可能治愈胃癌的方法。原发肿瘤的切除也是最好的解除症状的方法。胃癌相对耐放疗,但它是少数可能对化疗有反应的胃肠道肿瘤之一。

肝癌

肝癌最常发生于有乙肝或者丙肝、酗酒和血色素沉着病的男性,最初症状是典型的上腹部疼痛,可以触及的腹部肿块和厌食,体重减轻等症状。还可能有压迫上腔静脉和(或)门静脉、下肢水肿、腹水和黄疸等症状。实验室研究反映了与潜在的慢性肝病相关的异常。肝功能检查可能是异常的。肝脏的CT和核磁共振检查能够确定肿瘤的解剖位置,肝脏造影可能对于鉴别原发肝细胞癌(血管丰富)和肝脏转移瘤(血供较少)以及确定肿瘤是否能被切除更有用。手术根治切除术或肝移植常常提供唯一的生存希望,但是大部分肝癌患者因为广泛的肝硬化、肝功能下降和肝外疾病的存在而不适合手术。化疗和放疗价值有限。

胰腺癌

尽管发病率低,胰腺癌是美国人癌症相关死亡的第四主要原因。没有任何证据表明胰腺癌与咖啡因摄入,胆石症或糖尿病相关,但吸烟、肥胖、慢性胰腺炎与胰腺癌表现为正相关。大约95%的胰腺癌是导管腺癌,多数发生于胰头。腹痛、食欲减退、体重减轻通常是首发症状。疼痛提示有腹膜后及内脏神经浸润。肿瘤发生于胰头的患者,黄疸反映了胆道梗阻。胰腺癌患者很少患有糖尿病。

胰腺癌可能表现为局部肿块或腺体弥漫性肿大,需要活检以明确诊断。完整的手术切除是治疗胰腺导管癌唯一有效的方法。导致无痛性黄疸的胰头部肿瘤患者最有可能手术切除。

肾细胞癌

肾细胞癌最常表现为血尿、轻度贫血、腰部疼痛。风险因素包括肾癌家族史和吸烟史。肾脏超声检查可以帮助确定肾囊肿,计算机断层扫描(CT)和磁共振成像(MRI)用于确定肾细胞癌是否存在及其程度。实验室检查可能显示嗜酸性粒细胞增多和肝功能异常。类肿瘤综合征特别是由于异位甲状旁腺激素分泌导致的高钙血症和异位促红细胞生成素产生导致的红细胞增多症并不少见。局限于肾脏的肾腺癌的唯一治愈方法是包括区域淋巴结清扫在内的根治性切除术。肾癌根治术对有远处转移的患者是没有帮助的,但化疗可能会有一些疗效。有转移的患者5年生存率为3%~10%。

膀胱癌

膀胱癌多发生在男性,而且往往与吸烟、长期暴露于染料、皮革化工和橡胶工业等有关。最常见的特点是肉眼或镜下血尿。

膀胱癌的无创性治疗方法包括内镜切除和膀胱内化疗。膀胱原位癌往往具有侵犯性,可能需要切除以帮助防止肌肉浸润和转移扩散。在男性,膀胱根治性切除术包括切除膀胱、前列腺和临近尿道。在女性,需要切除子宫、卵巢和部分阴道。尿路改道术可能通过输尿管回肠吻合术或用小肠段代替的人工膀胱成形术来完成。转移性疾病的传统治疗包括放疗和化疗。

睾丸癌

睾丸癌虽然罕见,但却是年轻男性最常见的癌症,即使存在远处转移也是可以治愈的。在2岁以前建议行睾丸下降固定术,以降低隐睾发展为睾丸癌的风险。睾丸癌通常表现为睾丸无痛性肿块。当怀疑睾丸癌时,可通过腹股沟睾丸切除术和病理诊断证实。不进行经阴囊睾丸活检是因为阴囊的破坏可能导致局部复发和(或)腹股沟淋巴管的转移扩散。生殖细胞癌,占睾丸癌的95%左右,可分为精原细胞瘤和非精原细胞瘤。精原细胞瘤通常通过区域淋巴系统向腹膜后和纵隔转移,而非精原细胞瘤经造血系统蔓延到内脏,尤其是肺部。

不超出腹膜后淋巴结的精原细胞瘤患者可以用放射治疗。当精原细胞瘤较大、存在多层次淋巴结或横膈以上转移时,建议化疗。非精原细胞瘤对放疗不敏感,可以用腹膜后淋巴结清扫和联合化疗治疗,化疗对这些患者的毒副作用可能包括贫血、心脏毒性、肺毒性、肾毒性及外周神经病变。

宫颈癌

宫颈癌是15~34岁女性最常见的妇科癌症。宫颈的人类乳头状瘤病毒感染是宫颈癌的主要原因。巴氏涂片检测到的原位癌可以用宫颈锥形切除来治疗,然而更广泛的局部疾病或已经扩散的疾病需要手术、放疗和化疗联合治疗。

子宫癌

子宫内膜癌最常发生在50~70岁的妇女,可能与更年期雌激素替代治疗、超过5年的三苯氧胺治疗乳腺癌、肥胖、高血压和糖尿病相关。子宫内膜癌的诊断往往是在早期阶段,因为超过90%的患者有绝经后或不规则出血。这些患者的最初评估通常包括分段诊刮术。有转移性疾病存在的患者,采用经腹全子宫切除术及双侧输卵管卵巢切除术,可以选择性对盆腔和主动脉旁淋巴结进行放射治疗。用孕激素的激素疗法可能对治疗有转移的患者有所帮助。转移性子宫内膜癌对化疗反应不佳。

卵巢癌

卵巢癌是最致命的妇科恶性肿瘤。卵巢癌最有可能发生于绝经早或有卵巢癌家族史的妇女。早期卵巢癌通常无症状,所以癌症发现时通常已经是晚期了,转移到淋巴结、大网膜和腹膜的腹腔内广泛转移往往已经存在。早期和晚期卵巢癌均可以用手术治疗,即使癌症不能全部被切除,也可以减小肿瘤体积从而延长生命并提高生存质量。推荐给大多数术后患者行腹腔内化疗,通常耐受性良好。

皮肤黑色素瘤

皮肤黑色素瘤的发病率比任何其他癌症增长的都快。阳光(紫外线)在黑色素瘤发病中是一种重要的环境因素。当痣在颜色、大小、形状、表面发生变化或者出现一个新的病灶时则怀疑是黑色素瘤。对可疑病变的初步治疗是广而深的前哨淋巴结切除活检。黑色素瘤可以转移到任何器官。转移性黑色素瘤的治疗是针对缓解症状,包括切除一个孤立的转移灶、单一或联合化疗和免疫治疗。

骨癌

骨癌包括多发性骨髓瘤、骨肉瘤、尤因瘤、软骨肉瘤。

多发性骨髓瘤

多发性骨髓瘤(浆细胞骨髓瘤、骨髓瘤病)是产生单克隆免疫球蛋白的浆细胞生长难以控制而发生的一种恶性肿瘤。多发性骨髓瘤约占所有血液肿瘤的10%,约占美国所有癌症的1%。这种疾病在老年患者更常见(平均年龄在确诊时为65岁),非裔美国人的发生率是白人的两倍。多发性骨髓瘤的原因不明。其程度、并发症、药物敏感性及临床过程在不同的患者间差别很大。

症状和体征

多发性骨髓瘤最常见的临床表现是骨痛(常始于椎骨的塌陷)、贫血、血小板减少、白细胞减少、高钙血症、肾衰竭,表现为肿瘤细胞侵入骨髓的复发性细菌感染。髓外浆细胞可产生脊髓压迫。大约10%的患者会出现这样的情况。其他髓外侵入部位包括肝、脾、肋骨和颅骨。外围神经病变并不常见,通常由淀粉样变性引起。由于骨髓瘤蛋白引起血浆促凝血失活可能会干扰凝血。这些蛋白质包裹住血小板并干扰了血小板的功能。骨髓瘤患者出现恶心、疲劳、精神错乱或多尿症应怀疑存在由过度骨质破坏引起的高钙血症。多发性骨髓瘤患者中约25%由于异常蛋白(本斯琼斯蛋白)在肾小管沉积或急性肾衰竭而发生肾功能不全。淀粉样变或免疫球蛋白沉积病可引起肾病综合征或导致肾衰竭。复发性细菌感染是导致多发性骨髓瘤患者发病的主要原因,并且在患有骨髓抑制、进展期疾病导致的免疫反应受损或化疗引起的粒细胞减少的患者中最常见。低球蛋白血症、粒细胞减少、细胞免疫降低这些一起增加了感染的危险。多发性骨髓瘤患者发热是使用抗生素治疗的指征。估计有20%的患者被诊断为多发性骨髓瘤时并没有症状，只是在初筛实验室检查时发现血清蛋白质浓度增加而被偶然发现。

治疗 显性症状的多发性骨髓瘤的治疗手段最常包括自体造血干细胞移植和化疗。姑息性放疗限于有剧痛的患者和界限清楚的对化疗无反应的局限病灶。多发骨髓瘤的平均缓解时间约为2年，平均存活时间约3年。髓外浆细胞瘤导致脊髓压迫症状需要及早确认并迅速放疗。如果放射治疗无效，需要行紧急椎板切开减压，以避免发展为永久性瘫痪。化疗能逆转很多多发性骨髓瘤患者的轻度肾衰竭，但在肾衰竭存在时，暂时血液透析对于化疗生效是必要的。促红细胞生成素治疗被推荐用于治疗贫血。如果存在高钙血症，脱水的预防是很重要的。高钙血症需要静脉输注生理盐水和呋塞米及时治疗。避免卧床休息，因为不活动可以导致骨中的钙被进一步动员，且静脉淤滞可以形成静脉血栓。

麻醉管理 在麻醉和手术过程中摆体位时注意是否出现压迫症状。液体治疗取决于肾功能不全的程度和（或）高钙血症。肋骨的病理性骨折可能减小通气，并增加了肺炎的易感性。

骨肉瘤

骨肉瘤经常发生于青少年，典型的是累及远端股骨和近端胫骨。与视网膜母细胞瘤相关表明其具有遗传倾向。核磁共振成像用于评价原发病的范围和远处转移，尤其是肺脏。血浆碱性磷酸酶浓度可能是增加的，其水平高低与预后相关。治疗包括手术切除或者截肢后联合化疗。化疗成功后可以允许进行选择性保肢治疗。单一肺转移灶的患者推荐行肺切除术，没有发生转移的患者生存率可以达到85%~90%。

尤因瘤

尤因瘤或者骨肉瘤常常发生在儿童或者青年人，且大部分累及骨盆、股骨和胫骨。尤因瘤高度恶性，在诊断的同时往往已经发生了转移。治疗方法包括手术、局部放疗和联合化疗。

软骨肉瘤

软骨肉瘤常常累及青年或者中年人的骨盆、肋骨、股骨或肱骨上端。这种肿瘤生长缓慢，且能够用根治术切除大的病变或者放疗来治疗小的病变。

淋巴瘤和白血病

霍奇金病

霍奇金病是一种与感染（EB病毒）、遗传性和环境相关的淋巴瘤。淋巴瘤进展的另一个易感因素是免疫减退，见于器官移植术后或者人免疫缺陷病毒阳性的患者。最有效的诊断性检测是对可疑的淋巴结进行组织活检。

霍奇金病是一种来源于淋巴结的恶性疾病，存在于可预知的淋巴结（常见于颈部和前纵隔腺体）。可能出现严重的全身瘙痒、夜汗、不可解释的体重下降及中重度贫血。肿瘤生长可直接导致外周神经病变和脊髓压迫。霍奇金病常累及骨髓和中枢神经系统，其他淋巴瘤则不然。

霍奇金病的分期可以通过胸部、腹部和盆腔CT和正电子发射断层扫描、可获得的淋巴结活检和骨髓活检来进行。淋巴结范围和淋巴结外部疾病的精确定义对于选择适当的治疗方法是必要的。放疗可以治愈局限的早期的霍奇金病。大块的或晚期的霍奇金病应该用联合化疗。治愈的霍奇金病20年生存率将近90%。

白血病

白血病是由于淋巴源性或者骨髓源性白细胞癌变而失控的产物。淋巴细胞性白血病始于淋巴细胞，并且根据疾病最早累及的造血细胞的类型来命名。髓细胞性白血病是从骨髓粒细胞的癌症产物扩散到髓外器官开始的。正常造血干细胞和白血病细胞的主要区别在于后者有能力继续分裂。结果是大量分裂出来的细胞侵入骨髓，患者表现功能性的再生障碍。贫血可能是严重的。最后，骨髓衰竭导致致命性感染或引起因血小板减少导致的出血。白血病细胞也可以渗透到肝、脾、淋巴结和脑膜，产生这些部位功能障碍的症状。癌细胞迅速增殖需要大量的营养，耗尽了氨基酸，导致患者疲劳和正常组织的代谢性饥饿。

急性淋巴细胞白血病

在成人，急性淋巴细胞白血病约占所有白血病的15%。中枢神经系统功能异常很常见。急性淋巴细胞白血病患者对威胁到生命的机会性感染高度敏感，包括卡氏肺囊虫和巨细胞病毒感染。化疗能治愈70%的儿童和25%~45%的成人。

慢性淋巴细胞白血病

慢性淋巴细胞白血病是成人尤其是老年人最常见的白血病之一,约占所有白血病的25%。这种白血病很少发生于儿童。慢性淋巴细胞白血病的诊断标准是骨髓中淋巴细胞增多或者淋巴细胞性浸润。慢性淋巴细胞白血病症状和体征多种多样,骨髓浸润的程度决定临床症状。自身免疫性溶血性贫血和脾功能亢进导致的全血细胞减少症和血小板减少可能很显著。淋巴结增大可能阻塞输尿管。皮质激素往往用于治疗溶血性贫血,但有时脾切除可能是必要的。常规治疗是单一或者联合化疗,放疗用于治疗局部增大的肿块或者增大的脾脏。

急性髓样白血病

急性髓样白血病(AML)的特点是骨髓中髓细胞数量增加和成熟障碍,常常导致造血功能不足(粒细胞减少症、血小板减少症、贫血)。急性髓细胞白血病的临床症状和体征多种多样并且没有特异性,但通常归因于白血病浸润骨髓。约有1/3的AML患者伴随疲劳、牙龈出血、鼻出血、皮肤苍白和头疼。劳力性呼吸困难很常见。白血病细胞浸润到多个器官(肝脾肿大、淋巴结肿大)、骨骼、牙龈和中枢神经系统能导致多种体征。白细胞过多症(多于100 000 细胞/mm^3)导致白细胞停滞的症状包括视觉的、脑血管的功能障碍或者出血。代谢异常包括高尿酸血症和低钙血症。

化疗用来诱导缓解。小于60岁的患者有70%~80%可以完全持久地得到缓解,大于60岁的患者有将近50%可以完全持久地得到缓解。治疗不缓解或化疗后复发的患者可以考虑骨髓移植。

慢性髓样白血病

慢性髓样白血病表现为髓样白细胞增多和巨脾。患者白细胞碱性磷酸酶水平明显显高。白细胞数增多可能导致血管堵塞。高尿酸血症很常见,用别嘌呤醇治疗。可能需要用羟基脲、化疗、白细胞分离法和脾切除来减少白细胞。同种异体干细胞移植是一种可行的治疗方法,10年生存率在30%~60%。然而,移植相关的死亡率也是显著的。

白血病的化疗

1 kg白血病细胞(将近10^{12}个细胞)是一个致命的肿块。除非肿瘤细胞达到大约10^{9}个,否则因出现症状而诊断的白血病几乎不可能。化疗的目的是减少肿瘤细胞的数量以减小肿大的脏器和改善骨髓功能。化疗药物主要抑制骨髓活性。所以,出血和感染将决定化疗药的最大剂量。化疗破坏肿瘤细胞产生的尿酸负荷可能会导致尿酸肾病和(或)痛风性关节炎。对接受化疗的患者进行营养支持对预防低蛋白血症和免疫功能丧失是必要的。

骨髓移植治疗白血病

造血干细胞移植为多种致命性疾病提供了治愈机会。自体骨髓移植的患者需要收集患者自己的骨髓并进行回输,而异体移植使用具有免疫相容性的供体的骨髓或外周血。不考虑骨髓移植的类型,受体必须经过术前设计以实现功能骨髓消融,这需要全身放疗和化疗相结合来完成。通常从髂后上嵴通过重复抽吸获得骨髓。受体与供体之间AB血型不兼容的异体骨髓移植,有必要从移植物中去除成熟的红细胞,以避免溶血性输血反应。去除同种异体移植物的T细胞可以降低移植物抗宿主病的风险。

获得骨髓的整个过程(消除恶性细胞,消除不兼容的红细胞)可能需要2~12小时。浓缩的骨髓(约200 mL)通过中央静脉导管注入受体。随着全身循环,骨髓细胞达到受体的骨髓,这里为细胞成熟和分化提供了必要的微环境。骨髓移植所需的时间一般为10~28天,在此期间患者可能需要保护隔离。在等待移植过程中,有必要维持血小板在20 000/mm^{3}以上,维持红细胞压积在25%以上。

骨髓移植的麻醉管理

从髂嵴穿刺骨髓的过程中可能需要全身或局部麻醉。对骨髓捐献者应该避免使用氧化亚氮,因为这种药物与潜在的骨髓抑制有关。然而,没有证据表明在骨髓获取过程中使用氧化亚氮对骨髓及其后续功能不利。这个过程可能有大量液体损失,血液替代可能是必要的,无论是自体输血或移植期间分离红细胞回输。围术期并发症是罕见的,骨穿刺点不适是常见的。

骨髓移植的并发症

除了长期的骨髓抑制,骨髓移植还与几个不常见的并发症相关。

移植物抗宿主病 移植物抗宿主病是骨髓移植的一项危及生命的并发症,表现为器官系统功能障碍,最常涉及皮肤、肝脏和胃肠道(表20-7)。严重皮疹甚至脱皮,黄疸及腹泻通常都可以看到。当移植物有免疫能力的细胞靶向对抗受体细胞的时这种反应即发生。

移植物抗宿主病可分为两个不同的临床实体:急性疾病,在骨髓移植后前30~60天发生;慢性疾病,移

表 20-7	移植物抗宿主病的表现
全血细胞减少和免疫功能下降	
斑丘疹、红皮症、脱皮	
口腔溃疡和黏膜炎	
食管炎	
腹泻	
凝血障碍性肝炎	
梗阻性细支气管炎	
间质性肺炎	
肺纤维化	
肾衰竭	

植后至少100天发生。接受异基因骨髓移植的患者通常接受对急性移植物抗宿主病的预防性治疗。然而即使预防，大多数成年患者在异基因骨髓移植后仍经历着某种程度的移植物抗宿主病。移植物抗宿主病的慢性形式与其他免疫疾病（如硬皮病）有一样的特定临床特点。

移植物排斥 当宿主的免疫细胞破坏供体细胞时，移植排斥反应即发生。这在匹配良好的关联体移植是很少见的，但可以从交叉的供体移植看到。

肺部并发症 异基因骨髓移植后的肺部并发症包括感染、急性呼吸窘迫综合征、化疗引起的肺损伤和间质性肺炎。当间质性肺炎发生于骨髓移植后60天及以上时，最可能是由于巨细胞病毒或真菌感染。

肝静脉闭塞病 肝脏静脉闭塞性疾病可能会发生于异体和自体骨髓移植之后。静脉闭塞性疾病的主要症状包括黄疸、肝大、腹水和体重增加。可能发展为进行性肝衰及多器官衰竭，其死亡率较高。

对癌症和其症状的理解和管理对我们专业的以及个人的健康至关重要。癌症具有复杂的社会影响，是一个主要的健康问题。更多研究途径以及更多的识别和治疗癌症的设施正在被开发，癌症有希望得到更好的控制，甚至被治愈。

要　　点

- 在美国，估计有80%的癌症是由致癌物质（烟草、酒精、日光）刺激致癌基因形成而导致的。其中烟草导致的癌症病例所占的比例比其他已知致癌物质加起来还要高。导致细胞变成恶性的最根本原因是DNA结构的改变。致癌基因的突变发生在靶组织细胞，这些细胞以后会成为整个肿瘤细胞群的祖先。

- 对于实体肿瘤最常见的分期系统是基于肿瘤大小（T）、淋巴结转移（N）和远处转移（M）的TNM系统。这个系统进一步将患者分为预后最好的I期和预后最差的IV期。

- 癌症患者的化学药物治疗可能带来严重的毒副作用，包括间质性肺炎、外周神经改变、肾功能不全、心肌病变和超敏反应。这些毒副作用对与癌症相关手术和癌症不相关手术过程中的麻醉管理有重要的影响。

- 癌症患者可能经历着与病理性骨折、肿瘤浸润、放疗和化疗相关的急性疼痛。频繁的疼痛与肿瘤转移相关，尤其是骨转移。神经压迫或者肿瘤浸润可能是疼痛的一个原因。经历频繁而严重疼痛的癌症患者往往会有抑郁和焦虑。

- 药物治疗因为疗效明确、起效快、相对费用低而成为癌痛治疗的基石。轻到中度的癌痛最初可以用非甾体类抗炎药和对乙酰氨基酚治疗骨痛，而骨痛是癌痛最主要的疼痛。进一步治疗中到重度疼痛的方法包括使用可待因或其类似物。当癌痛严重时，阿片类药物是最主要的药物。吗啡是最常选择的阿片类药物，而且能够口服给药。当经口途径不能提供足够的镇痛时，可以考虑改变给药途径（经静脉、皮下、椎管内、气管内、黏膜、皮肤）。

- 脊髓阿片类药物可以通过皮下隧道、腹部导管或植入的药物传送系统进行长达几周到几个月的长期输注。这种植入式传送系统可以置于鞘内或硬膜外，通常设有一个蓄药池并可以进行外部控制。当全身给予阿片类药物因为不能耐受全身副作用或镇痛不足而失败时，可以考虑椎管内给予阿片类药物。阿片类药物用于椎管内通常是成功的，但是一些患者需要额外低浓度的局部麻醉来达到足够的镇痛效果。

- 决定破坏性神经阻滞是否适当的重要方面是疼痛的位置和程度、微创治疗方式的有效性、预期寿命、与阻滞相关的固有风险以及是否由有经验的麻醉师执行操作。总体上来说,持续性疼痛比间歇性疼痛更适于采用破坏性神经阻滞。

● 癌症是住院患者高钙血症最常见的原因,这反映了癌症(尤其是乳腺癌)骨转移导致的局部溶骨活性增强或者与起源于肾、肺、胰腺或者卵巢的癌症相关的异位甲状腺激素活性增强。癌症患者快速进展的高钙血症可能表现为嗜睡和昏迷。多尿和失水可能伴随着高钙血症,高钙血症可能因为骨痛导致的活动减少而加重。

● 癌症的肾脏并发症反映了肿瘤侵犯肾脏及肿瘤分泌物或化疗对肾脏的破坏。抗原抗体复合物沉积于肾小球基底膜导致肾病综合征。扩散的腹膜后肿瘤能导致双侧输尿管阻塞和血尿,尤其多见于宫颈癌、膀胱癌或前列腺癌。如果输尿管完全阻塞推荐使用经皮肾造瘘术。化疗可能破坏大量的肿瘤细胞。尿酸结晶沉积于肾小管导致的急性高尿酸血症肾病可能用别嘌呤醇联合利尿剂和碱化尿液来预防。甲氨蝶呤和顺铂是最常导致肾毒性的化疗药。

(刘云霞 译　喻文立 校)

参 考 文 献

Armitage JO: Bone marrow transplantation. N Engl J Med 1994;330:827–838.

Breivik H: The future role of the anaesthesiologist in pain management. Acta Anaesthesiol Scand 2005;49:922–926.

Burstein HJ, Winer EP: Primary care for survivors of breast cancer. N Engl J Med 2000;343:1086–1094.

Congedo E, Aceto P, Petrucci R, et al: Preoperative anesthetic evaluation and preparation in patients requiring esophageal surgery for cancer. Rays 2005;30:341–345.

Exner HJ, Peters J, Eikermann M: Epidural analgesia at the end of life: Facing empirical contraindications. Anesth Analg 2003;97:1740–1742.

Fassoulaki A, Triga A, Melemeni A, Sarantopoulos C: Multimodal analgesia with gabapentin and local anesthetics prevents acute and chronic pain after breast surgery for cancer. Anesth Analg 2005;101:1427–1432.

Homburger JA, Meiler SE: Anesthesia drugs, immunity and long-term outcome. Curr Opin Anaesthesiol 2006;19:423–428.

Kvolik S, Glavas-Obrovac L, Sakic K, et al: Anesthetic implications of anticancer chemotherapy. Eur J Anaesthesiol 2003;20:859–871.

Lavand'homme P, De Kock M, Waterloos H: Intraoperative epidural analgesia combined with ketamine provides effective preventive analgesia in patients undergoing major digestive surgery. Anesthesiology 2005;103:813–820.

Martin RF, Rossi RL: Multidisciplinary considerations for patients with cancer of the pancreas or biliary tract. Surg Clin N Am 2000;80:709–728.

Minai FN, Monem A: Paraneoplastic syndrome of renal cell carcinoma. J Coll Physicians Surg Pak 2006;16:81–82.

Reardon MJ, Walkes JC, Benjamin R: Therapy insight: Malignant primary cardiac tumors. Nat Clin Pract Cardiovasc Med 2006;3:548–553.

Reynen K: Cardiac myxomas. N Engl J Med 1995;333:1610–1617.

Sorensen HT, Mellemkjaer L, Olsen JH, Baron JA: Prognosis of cancers associated with venous thromboembolism. N Engl J Med 2000;343:1846–1850.

Stewart AF: Hypercalcemia associated with cancer. N Engl J Med 2005;352:373–379.

Testini M, Nacchiero M, Portincasa P, et al: Risk factors of morbidity in thyroid surgery: Analysis of the last 5 years of experience in a general surgery unit. Int Surg 2004;89:125–130.

Vokach-Brodsky L, Jeffrey SS, Lemmens HJ, Brock-Utne FG: Isosulfan blue affects pulse oximetry. Anesthesiology 2000;93:1002–1003

第21章 免疫系统功能障碍相关疾病

Christine S. Rinder

人类免疫系统分为两个部分，一种是天然免疫，另一种被称为适应性免疫或者获得性免疫。天然免疫可被视为快速反应部队，它持续设防，对感染做出最初反应，识别病原体带有的普遍靶位，无特异性记忆功能。参与天然免疫的成分不仅包括中性粒细胞、巨噬细胞、单核细胞、自然杀伤细胞等免疫细胞，还包括非细胞成分的免疫因子，比如补体、急性期蛋白以及所有天然免疫过程中的其他相关蛋白。适应性免疫稍迟才会发挥作用，经特异性抗原激动后数天活化，然而它却能够产生免疫记忆，当相同抗原再次进入机体后，唤醒记忆产生迅速的免疫反应。适应性免疫分为产生抗体的B淋巴细胞介导的体液免疫和T淋巴细胞介导的细胞免疫。致病生物通过特异性物质袭击免疫系统中的薄弱环节，导致机体感染（表21-1）。无论是天然免疫还是获得性免疫，它们表现出的不足可以分为三种：①免疫缺陷；②免疫过度；③免疫导向错误。

天然免疫缺陷

中性粒细胞减少症

中性粒细胞减少症是指白种人粒细胞绝对值小于2000/μL，非洲裔美国人粒细胞绝对值小于1500/μL。当粒细胞数量小于500/μL时，患者发生皮肤、口腔（牙

表 21-1	病原体与相关特异性免疫缺陷				
微生物	吞噬细胞缺陷	补体缺陷	B 细胞和抗体缺陷	T 细胞缺陷	B 细胞、T 细胞联合免疫缺陷
细菌	葡萄球菌、假单胞菌、肠道菌群	奈瑟菌属化脓性细菌	链球菌、葡萄球菌、嗜血杆菌属、脑膜炎奈瑟菌	败血症，特别是伤寒沙门菌所致败血症	与抗体缺陷相似，以脑膜炎奈瑟菌为主
病毒			肠道病毒	巨细胞病毒、EB 病毒、水痘、呼吸系统和消化系统慢性疾病的相关病毒	全部
分枝杆菌属	除结核分枝杆菌外的其他同属细菌			除结核分枝杆菌外的其他同属细菌	
真菌	假丝酵母菌诺卡均属曲霉菌		严重肠道贾第鞭毛虫病	假丝酵母菌、肺孢子菌、荚膜组织胞浆菌、曲霉菌	与 T 细胞缺陷相似，以肺孢子菌和弓形体原虫为主
临床特点			反复肺内感染、败血症、慢性脑膜炎	条件致病菌引起的侵犯性疾病、无法清除感染	

齿和牙周组织）、咽部和肺内感染的风险明显增高。当粒细胞数量小于100/μL，患者革兰氏阳性细菌或革兰氏阴性细菌败血症，以及真菌感染的发生率将显著增加。

儿童中性粒细胞减少症

在新生儿和幼儿患者中，可见中性粒细胞减少而导致的多种临床表现。出生后几天内发生新生儿败血症，是重度中性粒细胞减少的最常见原因。孕期患有自身免疫性疾病、高血压病或服用某些药物的女性，分娩后婴儿可能出现一过性的中性粒细胞减少，而中性粒细胞产生、成熟和存在发生缺陷时，可导致患者持续性中性粒细胞减少。

周期性中性粒细胞减少症是一种常染色体隐性遗传病，目前对其研究较为充分，被认为是造成儿童中性粒细胞减少症的病因之一。该疾病主要表现为反复发生的中性粒细胞减少，周期一般为3~4周，与感染并非绝对相关。每次发作时，表现为持续1周的粒细胞减少，随后出现单核细胞反应性增多，最后粒细胞数量逐步恢复正常。粒细胞减少可以导致反复发生的细菌严重感染，并需要抗生素治疗。随着儿童成长，这种粒细胞周期性变化的规律将逐渐消失，演变成为慢性迁延的粒细胞减少。目前认为，周期性中性粒细胞减少症的发病机制可能与刺激前体细胞分化的生长因子，例如粒细胞集落刺激因子（G-CSF）的反馈调节缺陷有关。

科斯特曼综合征是一种中性粒细胞成熟障碍的常染色体隐性遗传病。患者造血祖细胞数量正常，但却不明原因的出现成熟障碍，导致患者发生严重的致命感染，采用G-CSF治疗有效。

成人中性粒细胞减少症

成人获得性中性粒细胞生长缺陷较为普遍，具有代表性的病因为肿瘤化疗及应用齐多夫定治疗获得性免疫缺陷综合征。药物影响干细胞和骨髓造血祖细胞增殖，使得中性粒细胞减少，一经停药，骨髓造血功能一般均可恢复。许多药物都可以引起中性粒细胞减少，例如应用金盐、氯霉素、抗甲状腺药物（卡比马唑和丙硫氧嘧啶）、解热镇痛药（吲哚美辛对乙酰氨基酚和非那西丁）、三环抗抑郁药和吩噻嗪等，但罕见引起严重的、致命的中性粒细胞减少症。因此，在药物治疗过程中出现了中性粒细胞减少，均应该考虑到药源性病因。

自身免疫相关的中性粒细胞减少可见于胶原血管病或自身免疫性疾病，常见于系统性红斑狼疮（单纯中性粒细胞减少或合并血小板减少）和风湿性关节炎。费耳提综合征表现为风湿性关节炎、脾大和中性粒细胞减少三联征。引起脾肿大和中性粒细胞减少的疾病还包括淋巴瘤、骨髓增生异常综合征以及出现门脉高压的严重肝脏疾病等，当出现上述三种情况时，往往很难判断患者粒细胞减少是单纯的脾脏破坏，还是合并存在自身免疫性疾病。据报道，费耳提综合征或骨髓纤维化患者行脾切除后可明显缓解病情。

急性致命性粒细胞减少可使患者出现严重的败血症，肺炎球菌败血症或腹膜炎患者出现白细胞减少为预后不佳的临床表现，提示粒细胞消耗过多，超过骨髓生产新鲜细胞的能力。嗜酒患者容易因感染而发生粒细胞减少，这是由于叶酸缺乏以及酒精的直接作用，使骨髓造血前体细胞在机体遭受感染的情况下，生产新鲜中性粒细胞的能力严重受损。

还有一部分患者无明显诱因出现中性粒细胞减少症。通常在粒细胞生长周期中数量的轻微减少，并不会导致致命性感染的发生。在粒细胞减少的同时伴随其他血细胞成分的异常（贫血和血小板减少），提示患者的病情有可能正在发展为髓系增殖性疾病或者骨髓增生异常性疾病。淋巴组织增生性疾病，尤其是抑制性T细胞的恶性病变，使粒细胞减少和皮肤、黏膜感染的发生率增高。人类免疫缺陷病毒感染导致T细胞功能障碍，患者抑制性T细胞增多而辅助性T细胞减少，与中性粒细胞数量和功能异常相关。

吞噬功能异常

慢性肉芽肿病是一种基因缺陷病，是由于粒细胞产生活性氧能力不足所致，粒细胞能够向感染灶移动并捕获致病原，但无法将其清除。正常情况下，通过吞噬作用和溶酶体溶解可以消灭金黄色葡萄球菌和某些革兰氏阴性细菌，但这些患者却不能清除致病原而导致感染。患者表现为反复发生的微脓肿和慢性肉芽肿性炎，一般在儿童期或青年期确诊。

还原型烟酰胺腺嘌呤二核苷酸磷酸为氧化酶类的重要底物，患者中性粒细胞内葡萄糖-6-磷酸脱氢酶缺陷导致无法产生大量的还原型烟酰胺腺嘌呤二核苷酸磷酸，因此氧化酶生成减少，使细胞在捕获致病微生物后却无法将其消灭。患有慢性肉芽肿病，具有中性粒细胞葡萄糖-6-磷酸脱氢酶缺陷的患者，将终生存在含过氧化氢酶微生物反复感染的危险。

白细胞黏附缺陷病是一种罕见疾病，由于整合素家族白细胞黏附分子亚单位缺陷造成，而该亚单位在细胞黏附和趋化过程中起到重要作用。白细胞黏附缺陷病患者极易出现缺少脓液形成、反复发生的细菌感染。

切-东二氏综合征是一种累及多系统的罕见疾病，主要表现为眼皮肤白化病、反复细菌感染、出血倾向、进展性外周神经病变及中枢神经病变，部分患者在20岁之前因感染而致死。患者中性粒细胞内具有直径较大的致密颗粒，免疫监视细胞以此发现异常，于是部分中性粒细胞在离开骨髓前便已破坏，所以患者表现为中性粒细胞减少，但减少数量并不显著。另外，

免疫过程中的趋化作用、吞噬作用以及清除细菌的能力均存在异常。

特异性颗粒缺乏综合征是另外一种罕见的先天性疾病，患者中性粒细胞的趋化作用减弱、杀菌能力降低，导致容易发生细菌和真菌感染，并且容易出现深部脓肿。皮肤感染和肺内感染是最为常见的，对积极抗生素治疗有效。患者一般可生存到成年。

中性粒细胞减少症、吞噬功能异常患者的治疗

中性粒细胞减少症或者粒细胞功能障碍患者，在抗生素治疗及应用重组G-CSF后，通常可以明显缓解病情。重组G-CSF可以缩短患者化疗及自体骨髓移植后中性粒细胞绝对值减少的天数，缩短抗生素应用时间，降低严重细菌感染和机会性真菌感染的发生率。G-CSF已获准应用于人类免疫缺陷病毒感染患者的治疗中，以遏制病情恶化和提高中性粒细胞数量。在择期手术前，对中性粒细胞减少患者行G-CSF治疗，利于改善免疫状态，可降低围术期感染发生率。另外，吞噬细胞功能障碍患者，也可考虑行骨髓移植治疗。

补体系统缺陷疾病

关于补体系统组分的缺陷，已有相关描述。补体经典激活途径（C1q、C1r、C2和C4）起始成分缺陷，可引起类似于系统性红斑狼疮的自身免疫炎症反应，C3缺陷可导致严重的子宫疾病，末端补体成分C5~C8缺陷与反复感染和风湿性疾病相关，C9及替代激活途径中的成分（D因子和备解素）缺陷使患者易发生奈瑟菌感染，H因子缺陷与遗传性非典型溶血尿毒综合征有关，C1抑制分子具有补体调节作用，它的缺陷虽然并不引起免疫缺陷性疾病，但会导致血管神经性水肿的发生。

天然免疫过度

中性粒细胞增多症

粒细胞从血液循环迁出并向感染灶移动，是机体受到感染后的最初反应。粒细胞受到致病原刺激后，增殖的速度及幅度都是惊人的，在遭受严重感染最初的几个小时内，其数量可以增至原先水平的2~4倍，一方面这是由于粒细胞从边缘池向循环池移动，另一方面骨髓也向血液循环中输入新鲜的粒细胞。中性粒细

胞增多症是指粒细胞绝对值超过7000/μL。表21-2列出了引起中性粒细胞增多症的常见原因。

粒细胞增多时，只要数量不超过100 000/μL，一般并不会出现特异性症状或体征。然而，当发生严重的白细胞增多时，可出现白细胞停滞导致脾梗死或者肺弥散功能降低，大量白细胞堆积在皮肤，可使皮肤硬化、感觉失敏，甚至出现深紫色结节（绿色瘤）。与幼稚粒细胞不同的是，成熟粒细胞并不侵袭颅脑组织，所以粒细胞增多不会导致神经系统并发症的发生。

中性粒细胞增多通常是由于原发疾病刺激所致，所以粒细胞增多症的临床表现也通常为原发疾病的临床表现。大部分细菌感染，尤其是深部感染或腹膜炎，粒细胞数量可增至10 000~30 000/μL，甚至更高水平，血细胞中粒细胞相对数量也同样升高。结核病、亚急性细菌性心内膜炎及严重的粒细胞减少症，可引起单核细胞反应性增多。寄生虫感染使嗜酸性粒细胞数量增加，而慢性粒细胞白血病患者会出现嗜碱性粒细胞增多。一般来讲，当粒细胞数量持续保持在50 000/μL或者更高水平时，常提示患者存在非感染性、恶性血液系统疾病，例如髓系增殖性疾病。另外，在恶性血液病患者的血液中还可见到极端幼稚的髓系细胞，并伴随其他血细胞的变化（红细胞数量或血小板数量的升高或降低）。

粒细胞增多是糖皮质激素治疗的副反应之一，这是由于糖皮质激素干扰了粒细胞从血液循环向组织中转移的过程。泼尼松60~100 mg/d常可使患者白细胞数量达到15 000~20 000/μL。

哮喘

哮喘是支气管在某种刺激下发生过度收缩而引起的临床表现（详见第9章，"呼吸系统疾病"）。寒冷、运动、情绪紧张或者吸入刺激性气体等均可触发支气管痉挛导致内源性哮喘发作，而这些因素与免疫系统可能并不相关，置入气管插管以及吸入寒冷空气时，也可触发内源性哮喘，事实上这是天然免疫的反应。然而，还有其他因素，例如吸入过敏原，可激活免疫系统，释放免疫球蛋白IgE，引发适应性免疫参与的外源性哮喘。外源性或过敏性哮喘的症状多种多样，可以出现咳嗽、呼吸困难和喘息等。哮喘发作时需要应用β受体激动剂、抗胆碱药、皮质类固醇药物和白三烯受体拮抗剂进行治疗。

先天性免疫导向异常

血管性水肿

血管性水肿分为遗传性和获得性两种类型，主要表现为皮肤（颜面和手足）和黏膜（胃肠道）的局限性水肿（血管通透性增高）。遗传性血管性水肿属于常染色体显性遗传病，患者C1酯酶抑制因子功能障碍。丝氨酸蛋白酶抑制因子（serpin）调节补体系统，阻止不依赖抗体的补体经典途径和纤溶系统的激活，然而更为重要的是，serpin还能够抑制缓激肽、XII因子和接触激活系统中酶类的作用。serpin缺乏可导致血管活性介质释放，致使血管通透性增高而发生水肿。该病患者常在二十几岁时发病，表现为反复出现一过性颜面水肿和（或）喉头水肿，每次症状持续24~72小时，发病诱因包括月经来潮、创伤、感染、情绪紧张或者口服含有雌激素的避孕药物等，而口腔手术是该病出现喉头水肿的重要诱因，腹部症状主要有难以忍受的剧痛、恶心、呕吐和（或）腹泻，疾病治疗包括疼痛治疗和液体治疗。

淋巴组织异常增生疾病的患者体内存在C1酯酶抑制因子抗体，因此患者C1酯酶抑制因子缺乏，出现类似于遗传性血管性水肿的症状。治疗高血压病和心脏衰竭的血管紧张素转换酶抑制剂，能够加重0.1%~0.7%血管性水肿患者的病情，这可能是由于血管紧张素转换酶抑制剂阻碍缓激肽降解，所以血液中缓激肽增多而致药源性血管性水肿的发生。另外，长期应用某些其他药物，也可导致血管性水肿，累及颜面、上呼吸道或者喉咽。

无论是遗传性还是获得性血管性水肿，患者症状均会反复发作，在进行口腔手术或所有需要气管插管

表 21-2	与中性粒细胞增多症相关的临床疾病
异常因素	**机制**
感染/炎症反应	中性粒细胞生产增多、骨髓释放入血
应激/代谢性疾病（先兆子痫、糖尿病酮症酸中毒）	中性粒细胞生产增多
类固醇药物治疗	中性粒细胞由边缘池释放增多
骨髓增生性疾病	骨髓及边缘池释放中性粒细胞增多
脾切除术后	脾脏吞噬中性粒细胞功能减弱

手术等刺激性操作前，都应尽量做好预防疾病发作的措施。具有避孕作用的达那唑和司坦唑醇属于雄激素衍生物，可以长期或在口腔及其他部位手术前临时应用以预防和治疗血管性水肿，另外，抗纤溶（ε-氨基己酸、氨甲环酸、抑肽酶）治疗也同样有效。合成类固醇（雄激素）一方面可以增加肝脏C1酯酶抑制因子的合成，另一方面还能通过抑制纤溶酶活性而起到抗纤溶的作用。血管性水肿急性发作时，推荐的治疗方式是输注C1抑制因子（25 U/kg）或新鲜冰冻血浆（2~4单位）以替换血液中的缺陷成分。需要注意的是，急性发作时应用雄激素、儿茶酚胺、抗组胺和抗纤溶药物通常是无济于事的。当患者出现上呼吸道梗阻时，应该实施气管插管进行生命支持直至水肿消退。

麻醉管理

在需要控制气道（包括喉罩置入或气管插管）的择期手术之前，对遗传性血管性水肿患者应该采取预先治疗。当围术期出现急性发作时立即静脉注射C1抑制剂，所以药物准备必须充分，吸痰等口咽操作需轻柔，以免造成组织损伤。如果手术采用局部麻醉，患者也能够很好的接受这种类似于肌肉注射的方式。对于遗传性血管性水肿患者而言，疾病并不会影响全身麻醉或局部麻醉的药物选择。

紧急气道管理

急性发作出现喉头水肿时应该注意加强气道管理，实施气管插管维持氧供。进行喉镜检查前，要确保实施气管切开所需的人员和仪器备用，然而如果患者气道肿胀严重，气管切开治疗效果可能并不理想。广泛水肿使气道管径狭窄，如果未立即给予C1抑制剂治疗，患者将危及生命。

获得性免疫缺陷

抗体缺陷

X连锁无丙种球蛋白血症是一种B细胞成熟障碍的遗传性疾病，患者血液循环中的B细胞消失或缺乏，而淋巴组织内也无浆细胞存在，所以具有免疫功能的抗体无法生成。该病仅见于男孩，随着母体抗体的逐渐减少，患儿出生后6~12个月开始出现反复化脓性感染，需每3~4个月进行免疫球蛋白静脉注射治疗，该法可使大部分患儿存活至成人。

联合免疫缺陷

严重联合免疫缺陷综合征是由基因突变而引起的疾病，其患者T细胞、B细胞或自然杀伤细胞功能障碍。X连锁联合免疫缺陷病是严重联合免疫缺陷综合征的最普遍类型，约占其半数，而且经流行病学调查，在美国每出生50 000个新生儿中就有一人患有X连锁联合免疫缺陷病。该病是由于淋巴细胞上的白细胞介素受体缺陷所致，患者通常B细胞数量正常，但免疫球蛋白水平低下，无法介导特异性抗体反应，治疗的唯一方法是供体、受体HLA配型成功的骨髓移植或造血干细胞移植。

腺苷脱氨酶缺乏症是严重联合免疫缺陷综合征的另一种类型，约占后者的15%。腺苷脱氨酶是嘌呤代谢的重要物质，大量存在于淋巴细胞内，其缺乏使得嘌呤代谢的中间产物在淋巴细胞内堆积，发生毒性反应致淋巴细胞死亡。患者出现明显淋巴细胞减少的同时，还存在肋骨及髋骨的异常性改变。骨髓移植、造血干细胞移植或应用牛腺苷脱氨酶进行治疗，可以提高患者的生存率。

毛细血管扩张性共济失调综合征是表现为小脑共济失调、眼皮肤毛细血管扩张、慢性肺部疾患和免疫缺陷的一组综合征，由于基因突变导致DNA监控系统受损，使得双链DNA合成及修复缺陷，随着细胞分裂，DNA损伤也在持续发生，最终缺陷细胞释放入血。不仅患者体内的淋巴细胞存在功能障碍，而且他们还容易罹患恶性疾病，尤其是白血病和淋巴瘤。另外，由于毛细血管扩张性共济失调综合征患者对放射性暴露极其敏感，故无法接受骨髓移植，可以采取免疫球蛋白静脉注射进行支持治疗。

T淋巴细胞缺陷

迪乔治综合征（胸腺发育不全）是一种由于基因缺失而引起的疾病。临床表现的主要特点是胸腺缺如或发育不全、甲状腺和甲状旁腺发育不全、心脏畸形和特殊面容。该病患者免疫系统的病变程度与其胸腺组织发育程度相关，如果为胸腺组织缺如，则患者体内无T细胞存在，可导致严重联合免疫缺陷综合征的发生，出现细菌、真菌和寄生虫感染。不完全性迪乔治综合征患者无需特殊治疗，完全性迪乔治综合征患者需要进行胸腺移植或输注成熟T细胞进行治疗。

获得性免疫过度

变态反应

根据发病机制不同,将免疫介导的变态反应分为四类。Ⅰ型变态反应是由IgE介导、肥大细胞和嗜碱性粒细胞参与的反应,例如过敏反应。Ⅱ型变态反应是由IgG、IgM和补体介导的细胞毒型变态反应。Ⅲ型变态反应中,因免疫复合物形成和沉积而造成组织损伤。Ⅳ型变态反应是T细胞介导的迟发型超敏反应。肥大细胞和嗜碱性粒细胞通过非免疫机制释放生物活性介质,并由此引发过敏反应。

过敏症

过敏症是一种可致命的抗原–抗体反应,在患者初次接触药物或食物等过敏原时,机体产生特异性IgE,当上述过敏原再次进入机体时,将会发生抗原–抗体反应使大量肥大细胞和嗜碱性粒细胞脱颗粒。临床症状通常在患者再次接触过敏原后的5~10分钟内出现,是由肥大细胞和嗜碱性粒细胞脱颗粒释放血管活性介质而引起(表21-3),荨麻疹和皮肤瘙痒是常见症状。严重过敏的患者中,20%可出现心血管系统失代偿,患者毛细血管通透性明显增加,可使50%的血管内液体渗入组织间隙,有效循环血量减少致患者出现低血压,而且过敏反应所释放的白三烯具有负性肌力作用加重低血压。患者过敏时还可出现喉水肿、支气管痉挛和动脉血氧降低等表现。麻醉期间患者过敏的发生率大概在1:3500~1:13000。

表 21-3	过敏反应中释放的血管活性介质
介质	**生理学效应**
组胺	增加毛细血管通透性、扩张外周血管、收缩支气管
白三烯	增加毛细血管通透性、强烈收缩支气管、负性肌力作用、收缩冠状动脉
前列腺素	收缩支气管
嗜酸性粒细胞趋化因子	吸引嗜酸性粒细胞聚集
中性粒细胞趋化因子	吸引中性粒细胞聚集
血小板活化因子	使血小板聚集并释放血管活性胺

诊断

诊断过敏症要结合临床表现以及特异性抗原的接触史,患者的临床表现一般并不复杂,但也可出现类似于肺栓塞、急性心肌梗死、呼吸困难或血管迷走神经反射等情况。麻醉药物能够抑制血管活性介质释放,掩盖病情而影响早期诊断,全身麻醉时患者出现低血压和心血管系统失代偿,也许是过敏的唯一临床表现。

怀疑发生药物过敏反应时,如果患者在发病1~2小时内血类胰蛋白酶浓度增高,就可成为过敏症的免疫学和生物化学依据。类胰蛋白酶是一种储存在肥大细胞内的中性蛋白酶,在过敏反应时释放入血,而类过敏反应不会出现类胰蛋白酶释放。血类胰蛋白酶的存在,证明了肥大细胞已被活化,介质已被释放入血,化学反应过程中发生了免疫反应,其浓度高低能够反映过敏反应的程度。在发生过敏反应的30~60分钟内,血组胺浓度可降至正常水平,所以血组胺检测要在发生过敏反应时立即进行。

皮内试验有助于判断过敏原,结果阳性(局部皮肤出现风团或红晕)便可证明患者机体内存在特异性IgE。建议在发生过敏反应后的6周内不进行皮肤试验,因为肥大细胞和嗜碱性粒细胞内的介质已被耗竭,可导致出现假阴性结果。由于检查过程中机体可能会出现系统性反应,所以应该采用不含防腐剂的稀释药液,操作者需要经过专业培训,并确保抢救工具的备用。

放射性过敏原吸附试验和酶联免疫吸附试验能够提供抗原,抽取患者血液后在体外进行检验,以判断患者机体内是否存在特异性抗体。

治疗

对过敏症立即进行治疗的目的是纠正低血压和低氧血症状态,补充有效循环血量,阻止细胞脱颗粒和血管活性介质释放的继续进行。输注大量晶体液和(或)胶体液,以补充有效循环血量维持血压。当过敏患者病情危及生命时,需马上进行肾上腺素10~100μg静脉注射。肾上腺素可提高细胞内环磷酸腺苷浓度,恢复膜通透性和减少血管活性介质释放,其β-受体激动作用还可以松弛支气管平滑肌,缓解支气管痉挛。随后肾上腺素剂量加倍,每1~2分钟重复注射一次,直至血压稳定在满意水平为止。如果过敏反应并不危及患者生命,可以采取0.3~0.5 mg肾上腺素皮下注射,暂不采用静脉注射。

苯海拉明等抗组胺药竞争结合膜组胺受体,减轻过敏后出现的皮肤瘙痒和支气管痉挛症状,然而一旦血管活性介质释放入血,抗组胺治疗效果不佳,因其无法削弱白三烯引起的负性肌力作用和致支气管痉挛作用。定量吸入或雾化吸入沙丁胺醇等β_2-受体激动剂能够有效缓解支气管痉挛。

静脉应用皮质类固醇激素治疗危及生命的严重过敏,就目前研究而言,尽管皮质类固醇激素对肥大细胞脱颗粒和抗原抗体反应无明显作用,但欣喜地发现它可以强化其他药物β_2-受体激动作用和抑制花生四烯酸释放并衍生白三烯和前列腺素的作用。另外,由于皮质类固醇激素能够活化补体系统,所以将其应用在严重过敏能够助于临床治疗。

药物变态反应

流行病学调查

人群调查发现,青霉素可引发严重的药物过敏反应。在麻醉相关死亡病例中,3.4%~4.3%是与药物超敏反应有关,麻醉期间药物变态反应的发生率升高,这可能是由于多种药物反复应用或药物交叉过敏所致。药物变态反应与过敏反应、类过敏反应或补体系统活化有关,个别特殊患者的发病机制并不单一,但无论引起严重过敏的机制如何,患者的临床表现和治疗方法都是相同的。

无法预测患者应用药物后是否会出现药物过敏,但如果患者存在过敏史(哮喘、食物过敏、药物过敏),则药物过敏的发生率便会增高,可能是由于这些患者机体更容易诱发产生大量IgE所致。青霉素过敏者,对其他药物出现过敏的可能性是正常人群的3~4倍。围术期评估时询问患者药物过敏史是必要的,但即便患者既往对某种药物并无过敏反应,也不能排除再次应用也不会发生过敏的可能性。

药物变态反应需要与药物不耐受、药物特异质反应和药物毒性相鉴别(表21-4)。药物不耐受是指患者在应用小剂量药物后便出现不良反应的情形,而药物特异质反应与药物剂量无关。药物注射后仅引起局部的、非免疫性组胺释放时为类过敏反应,而不应诊断为药物过敏。

围术期药物变态反应

据报道,除氯胺酮和苯二氮䓬类药物以外,麻醉期间应用的多种药物都可能会引发过敏反应(表21-5)。心血管系统失代偿是麻醉患者发生严重药物变态

表21-4	药物过敏和药物毒性反应的特性对比	
特性	药物过敏	药物毒性反应
发病机制	抗原抗体反应	根据药物的化学特性
临床表现	低血压、支气管痉挛、荨麻疹	表现多样
可预测性	无法预测	可以预测
既往接触史	一定存在	不一定存在
与剂量是否相关	不相关	相关
发病时间	用药后5~10分钟	延迟发病
发生率	低	足量时高发

反应时主要的临床表现,而支气管痉挛较为鲜见。值得注意的是,怀疑发生药物变态反应时应该判断这是否为乳质物品引发的超敏反应,因为事实上乳质物品是麻醉期变态反应的罪魁祸首之一,其引发的过敏反应占麻醉期药物变态反应的15%。

药物变态反应一般是在用药后5~10分钟内发生,而乳质物品的变态反应却一般是在应用后30分钟左右发生。患者可能出现血压迅速降低的情况,所以要倍加关注。而且术中发生药物变态反应的患者中,十分之一仅表现为血压下降,这是因为毛细血管通透性增高,大量液体流入组织间隙导致有效循环血量减少。如果发生支气管痉挛的患者合并阻塞性肺疾患,其病情常常较为严重,治疗难度较大。

肌肉松弛药

肌松药引起变态反应占术中药物变态反应的60%,其中约有一半患者在对某一种肌松药出现变态反应的同时,还会对其他肌松药也同样出现变态反应。这种交叉超敏反应是由于肌松药的化学结构近似,尤其季铵化合物可具备一个或多个抗原特性位点。对肌松药产生变态反应的患者在初次生成抗体后,可将此特异性超敏状态保持30年(放射性过敏原吸附试验)。药物中季铵离子或叔铵离子可刺激特异性IgE产生,所以应用包括上述离子的多种非处方药和化妆品时也会引起变态反应的发生。被同类药物敏化的患者首次接触某种肌松药就可能出现过敏反应,由于新斯的明和吗啡具有铵离子,所以与肌松药存在交叉反应。无论患者既往对何种肌松药存在过敏,术前均应对其进行皮肤过敏试验检查,明确患者对麻醉中可能会应用的全部药物是否存在过敏。

肌松药还可以引发非免疫反应,这是由于肥大细

表 21-5	术中药物变态反应			
药物	发生率（%）	过敏反应	类过敏反应	非特异性肥大细胞/嗜碱性粒细胞脱颗粒
肌肉松弛药	60	×		×
脂溶性药物	15	×		
抗生素	5~10	×		
镇静药物	<5	×		
阿片类药物	<5	×		×
造影剂	<5		×	
鱼精蛋白	<5	×	×	

胞直接脱颗粒而导致组胺和其他介质释放而致。较泮库溴铵、维库溴铵和罗库溴铵等氨基醇类肌松药而言，筒箭毒碱、碘二甲箭毒、阿曲库铵和米库氯铵等季胺类肌松药更易诱发肥大细胞直接脱颗粒。

诱导药物

应用巴比妥类药物进行麻醉诱导出现药物变态反应虽罕见，但可致命。过敏病例报告中的患者往往存在食物过敏、鼻炎或哮喘既往史，初次接触巴比妥类药物时无恙，再次接触时发生药物变态反应。

无论是初次还是再次应用丙泊酚，患者均可出现严重的药物变态反应。与无药物过敏史的患者相比，存在药物过敏史的患者更易出现丙泊酚过敏，而丙泊酚过敏较其他药物过敏更易引起支气管痉挛。

局部麻醉药

局部麻醉药应用普遍，可使患者出现药物变态反应，然而临床上因局部麻醉药出现变态反应的却并不多见，仅占全部局部麻醉药相关反应的1%。通过详细问诊和回顾历史用药记录，可明确患者发生局部麻醉药不良反应的机制。例如，局部麻醉药中毒可导致出现全身系统性反应，出现低血压和癫痫症状，这往往是由于在实施局部麻醉时药物误注入血管所致，而它们常被错误地认为是发生了药物变态反应。应用局部麻醉药和肾上腺素的混合药液时，后者吸收入血可引发全身系统性反应，使患者出现心动过速和高血压。而当出现荨麻疹、喉水肿和支气管狭窄症状时，才提示患者存在真正的局部麻醉药变态反应。

酯类局部麻醉药在代谢过程中转化为具有抗原性的对氨基苯甲酸，而酰胺类局部麻醉药并不转化为对氨基苯甲酸，故酯类局部麻醉药较酰胺类局部麻醉药更易引起药物变态反应。局部麻醉药溶剂中含有对羟基苯甲酸甲酯和对羟基苯甲酸丙酯等防腐成分，具有抑制细菌和抑制真菌的作用，但上述防腐成分的化学结构与对氨基苯甲酸的化学结构近似而具有抗原性，所以当患者出现过敏反应时，可能是由于局部麻醉药中防腐成分所致，而并非局部麻醉药本身导致出现药物变态反应。

术前需要考虑到局部麻醉药使用安全性，尤其是那些既往存在这一类药物过敏的患者。目前普遍认为，在酯类局部麻醉药和酰胺类局部麻醉药之间并不存在交叉超敏的现象，因此，如果患者既往对酯类局部麻醉药出现变态反应，那么此次可以考虑应用酰胺类局部麻醉药，反之亦然。由于防腐成分也可以引发变态反应，所以应该使用无防腐成分的局部麻醉药。建议在个别患者中采用无防腐成分添加的局部麻醉药进行皮试，尤其是那些具有明确过敏史，但缺乏相关医疗文书记录的患者。

阿片类药物

阿片类药物过敏很少见，原因可能是由于该类药物与机体内源产生的内啡肽结构相似。全身或椎管内给予芬太尼可能出现变态反应，吗啡–并非芬太尼或其衍生物–可能直接使肥大细胞和嗜碱性粒细胞释放组胺。

吸入麻醉药

出现氟烷性肝炎的临床表现提示存在药物变态反应，这些存在氟烷接触史的患者可出现嗜酸性粒细胞增多、发热、皮疹。氟烷性肝炎患者的肝脏上出现氟烷诱发产生的特异性抗原（新生抗原），血清学检查时可以在患者体内检测到新生抗原的特异性抗体。肝脏微粒体蛋白参与氟烷氧化代谢，氧化代谢过程中的三氯乙酰卤化物具有活性，共价结合后形成新生抗原。事实上，肝脏蛋白的乙酰化作用将"自我"转变为"非我"(新生抗原)，从而使得特异性抗体产生，我们可以认为正是由于这种抗原抗体反应，才导致肝脏损伤出现氟烷性肝炎。除七氟烷以外，恩氟烷、异氟烷和地氟烷在氧化代谢过程中也会存在类似的卤化物，提示在个别敏感患者中可能存在吸入麻醉药的交叉超敏现象。另外，由于不同吸入麻醉药的代谢程度不同，所以它们引起变态反应性肝炎的发生率也不同，氟烷引发肝炎的发生率最高，恩氟烷居中，异氟烷较少引起，而地氟烷几乎不引起肝炎。

鱼精蛋白

对海产品（鱼精蛋白是从鲑鱼精子中提炼而成）过敏以及应用含有鱼精蛋白的胰岛素制剂治疗糖尿病的患者，在给予鱼精蛋白时更容易出现过敏反应。输精管切除术后的患者因血液内产生精子抗体，同样可能导致变态反应。鱼精蛋白可以使细胞直接释放组胺，还能够激活补体途径释放血栓素，导致出现支气管收缩和肺动脉高压。面对鱼精蛋白过敏的患者，治疗中进退两难，因为目前还没有能够替代鱼精蛋白中和肝素作用的其他药物。

抗生素

青霉素和头孢菌素具有相似的化学结构（均含有β-内酰胺环），所以理论上存在交叉过敏的可能。但是，头孢菌素出现严重变态反应的发生率却很低（0.02%），而且既往存在青霉素过敏的患者在应用头孢菌素时，出现变态反应的发生率仅轻度增高。

血和血浆替代品

输注交叉配型血后出现变态反应的患者约占全部输血患者的1%~3%。人工胶体液（右旋糖酐、羟乙基淀粉）可导致过敏反应和类过敏反应，临床表现轻者出现皮疹和轻微低血压，重者可能出现支气管痉挛和休克。虽然低分子右旋糖酐无法直接产生抗体，但就那些既往存在某些病毒和细菌感染的患者而言，它可以和致病原多糖结构的特异性抗体发生反应。右旋糖酐同样可以激活补体系统，导致患者出现过敏症状。

造影剂

放射检查时静脉注射含碘造影剂而出现过敏反应的患者占全部应用造影剂患者的5%，既往存在药物或食物过敏的患者相对高发。造影剂引发的变态反应似乎属于类过敏反应，检查前应用皮质类固醇药物和抗组胺药物、限制碘剂用量可助患者预防变态反应和缓解症状。

含乳质成分的医疗物品

乳质物品（天然橡胶）在麻醉和手术过程中的应用可能导致过敏反应，出现心血管系统失代偿表现。药物变态反应通常在用药后5~10分钟出现，而乳质物品变态反应往往是在接触变应原30分钟后才能发生，这是由于后者需要一定时间将天然橡胶中的变应原洗提，并经黏膜充分吸收入血。黏膜接触可能是机体暴露于乳质物品的最主要方式，而经气道吸入也是医疗工作者暴露和致敏的常见途径。医疗手套中的玉米淀粉虽然不具有免疫原性，但可以吸收乳质抗原成为空气中的传播载体。

患者致敏后产生直接对抗乳质抗原的特异性抗体，进行皮试可以帮助诊断，但皮试过程中可能会引发过敏反应。放射性过敏原吸附试验和酶联免疫吸附试验可以在体外明确患者体内是否存在乳质物品特异性IgE，这种检查手段同样具有敏感性和特异性，而且还能够避免皮试过程中过敏反应的发生。

在口吹玩具气球、戴橡胶手套和医生戴橡胶手套进行口腔或妇科检查后，需注意询问患者是否出现瘙痒、结膜炎、鼻炎、皮疹或出现精神兴奋的症状，这有助于认定患者是否存在乳质物品超敏。由于频繁接触导尿管、橡胶手套等乳质物品，所以手术室医务工作者和脊柱裂患者出现乳质物品变态反应的发生率增高，常见临床表现为乳质手套直接接触部位的皮肤改变，以及吸入乳质过敏原后出现支气管痉挛。乳质物品超敏被视为手术室医务工作者的职业危险因素，超过15%的麻醉医师存在乳质物品超敏，而当医务工作人员患病并需要进行手术时，他们发生严重乳质物品变态反应的风险将会增高。

麻醉管理

详细询问病史，尤其是具有乳质物品超敏因素的高危人群（患有脊柱裂、既往多次手术、水果过敏史；医疗工作者；患有家族遗传性过敏症），注意询问日常生活中或既往手术中接触天然橡胶后是否出现相关症状。面对乳质物品超敏的患者，应提供无乳质成分存在的手术环境，接触患者的医务工作者应戴无乳质成分的手套（聚丙乙烯、合成橡胶），尽量避免从含有乳质胶塞的药瓶中抽取药液，而静脉注射时勿将药液经输液器的乳质加药器处注入，另外，静脉留置针、导尿管、引流管、麻醉机气体输送管道、麻醉机风箱、气管导管、喉罩面罩、鼻胃管、测压袖带、脉搏血氧饱和度监测仪器、心电监护的电极片和注射器等也要求不能含有乳质成分。

嗜酸性粒细胞增多症

临床中当嗜酸性粒细胞绝对值持续高于1000~1500/μL时,被称为嗜酸性粒细胞增多症。轻度嗜酸性粒细胞增多可见于多种疾病,例如寄生虫感染、全身系统性变态反应、胶原血管病、多种类型皮肤炎症、药物反应和肿瘤等。霍奇金病、B细胞非霍奇金淋巴瘤、T细胞非霍奇金淋巴瘤均可出现嗜酸性粒细胞增多。即便机体潜在的淋巴瘤还未表现出明显症状,但已有超过25%的患者可出现原发嗜酸性粒细胞增多,这些患者体内产生大量克隆的异常T细胞,导致白细胞介素5水平提高。

高嗜酸性粒细胞血症(嗜酸性粒细胞数量>5000/μL)可继发引起组织损伤,这是由于大量嗜酸性粒细胞释放碱性蛋白所致。持续嗜酸性粒细胞数量超过5000/μL的患者心内膜心肌可出现不可逆纤维化,通常易于导致限制性心肌病的发生。嗜酸性粒细胞性白血病、特发性嗜酸性粒细胞增多综合征或吕费勒综合征患者嗜酸性粒细胞数量甚至可以达到20 000~100 000/μL,常导致广泛的器官功能障碍和急性进展性心脏疾病,治疗中需予以足量羟基脲和皮质类固醇药物,另外还可采用白细胞分离法快速降低嗜酸性粒细胞数量。

获得性免疫导向错误

自身免疫性疾病

正常情况下,适应性免疫在对抗大量外源性抗原的同时,可以识别并耐受"自身"抗原。研究发现,大部分感染等免疫性刺激因素能够激发活化淋巴细胞,最后这些活化淋巴细胞发生自我毁损的大面积凋亡。在进行广泛免疫反应时可出现一过性的自身免疫,但当其转变为持续性的自身免疫时,便成为了慢性的自身免疫性疾病,关于其发生机制,目前尚未明确,也许是与基因易感性和/或某些特异性感染,或其他刺激因素有关,而导致机体产生持续的、能够引发疾病的自身免疫性,表21-6列举出某些与自身免疫相关的临床疾病。

在对自身免疫性疾病患者实施麻醉时,应关注三方面内容。第一方面应该考虑到某些自身免疫性疾病更易损伤某些特定器官组织,例如类风湿性关节炎与颈椎病变、系统性红斑狼疮与肾脏损伤、慢性活动性肝炎与肝脏功能衰竭等。第二方面需要评估患者在进行针对性治疗后的病情变化。例如我们所熟知的,在应用皮质类固醇药物后患者可能会发生肾上腺皮质危象。有些新的治疗方法可以在某些特定方面抑制免疫反应,比如已作为治疗多种淋巴瘤清除B细胞所采用的利妥昔单克隆抗体。第三方面应注意自身免疫性疾病所促发的动脉硬化症,以及心脏疾病或中风等心血管系统并发症的存在。某些研究提示,自身免疫性疾病使心血管系统发病率及死亡率升高约50倍,考虑这是由于为治疗自身免疫性疾病而长期应用的皮质类固醇药物可引起高血压病及糖尿病所致,即使在有效的控制上述合并症后,其患者发生心血管系统疾病的风险仍将升高8倍。因此,长期患有自身免疫性疾病的患者在接受手术治疗时,围术期心血管事件的发生风险增高,这便要求医生必须做好全面充分的术前评估。

麻醉及机体免疫能力

麻醉及手术操作可影响机体免疫能力,改变围术

表 21-6	自身免疫性疾病
风湿性疾病	
类风湿性关节炎	
硬皮病	
干燥综合征	
混合性结缔组织病	
系统性红斑狼疮	
消化系统疾病	
慢性活动性肝炎	
溃疡性结肠炎	
节段性回肠炎	
内分泌疾病	
1 型糖尿病	
桥本甲状腺炎	
突眼性甲状腺肿	
神经肌肉疾病	
重症肌无力	
多发性硬化	
造血系统疾病	
特发性血小板减少性紫癜	
肾脏疾病	
肺出血肾炎综合征	

期感染及肿瘤应答的情况。

对抗感染

麻醉过程显然能够抑制免疫系统功能,从而导致围术期发生感染的风险增高或使感染的程度加重。局部麻醉药和吸入麻醉药(氧化亚氮)能够抑制多形核白细胞的迁移能力,而该抑制程度与药物剂量存在相关性,但就麻醉持续过程和药物剂量而言,上述情况无显著临床意义。围术期发生感染更可能是与手术创伤以及皮质醇和儿茶酚胺释放有关,这是由于手术刺激、激素释放可抑制吞噬作用引发持续性免疫抑制,所以相对而言,麻醉药物使机体对感染耐受的影响仅仅是暂时的、可逆的、轻微的。另外,围术期轻度体温降低(<36 ℃)也可以增高发生感染的风险。

全身麻醉时浅麻醉状态无法有效降低交感神经活性,使得手术刺激后激素大量释放,后者又可以增高发生感染的风险,所以我们有理由认为全身麻醉时将麻醉状态维持于一个较深的水平将更为满意。局部麻醉可以减少因手术刺激而来的激素释放。然而,至今尚无麻醉技术或麻醉深度影响围术期感染发生率的有力证据。

对抗肿瘤

对抗肿瘤是宿主免疫能力中不可缺少的部分。肿瘤患者在承受麻醉和手术创伤后,可出现肿瘤快速生长的现象,这可能是由于免疫能力下降促使肿瘤细胞复制和转移所致。但尽管如此,目前尚无麻醉药物短期应用与肿瘤细胞耐受存在相关性的明确依据。

要　点

- 免疫系统可分为两部分,一部分为天然免疫,另一部分为适应性免疫,或被称为获得性免疫。

- 天然免疫对感染做出最初反应,识别病原体带有的普遍靶位,无特异性记忆功能。参与天然免疫的成分不仅包括中性粒细胞、巨噬细胞、单核细胞、自然杀伤细胞等免疫细胞,还包括非细胞成分的免疫因子,比如补体、急性期蛋白以及所有天然免疫过程中的其他相关蛋白。

- 适应性免疫稍迟才会发挥作用,经特异性抗原激动后数天活化,然而它却能够产生免疫记忆,当相同抗原再次进入机体后,唤醒记忆产生迅速的免疫反应。适应性免疫分为产生抗体的B淋巴细胞介导的体液免疫和T淋巴细胞介导的细胞免疫。

- 血管性水肿分为遗传性和获得性两种类型,主要表现为皮肤(颜面和手足)和黏膜(胃肠道)的局限性水肿(血管通透性增高)。遗传性血管性水肿属于常染色体显性遗传病,患者C1酯酶抑制因子功能障碍。

- 治疗血管性水肿急性发作的方式是输注C1抑制因子或新鲜冰冻血浆以替换血液中的缺陷成分,而应用雄激素、儿茶酚胺、抗组胺和抗纤溶药物通常是无济于事的。

- 过敏症是一种可致命的抗原-抗体反应。

- 过敏症的临床症状通常在患者再次接触过敏原后的5~10分钟内出现,是由肥大细胞和嗜碱性粒细胞脱颗粒释放血管活性介质而引起。

- 对过敏症进行治疗的目的是纠正低血压和低氧血症状态,补充有效循环血量,阻止细胞脱颗粒和血管活性介质释放的继续进行。及时应用肾上腺素是治疗关键,它可提高细胞内环磷酸腺苷浓度,恢复膜通透性和减少血管活性介质释放,其β-受体激动作用还可以松弛支气管平滑肌,缓解支气管痉挛。

- 肌松药引起变态反应占术中药物变态反应的60%,其中约有一半患者在对某一种肌松药出现变态反应的同时,还会对其他肌松药也同样出现变态反应。

- 乳胶(天然橡胶)在麻醉和手术过程中的应用可能导致过敏反应,出现心血管系统失代偿表现,一般是在接触变应原30分钟后发生。

- 乳胶超敏被视为手术室医务工作者的职业危险因素,超过15%的麻醉医师存在乳胶超敏。

- 自身免疫性疾病患者发生心血管系统疾病的风险升高8倍。因此,长期患有自身免疫性疾病的患者在接受手术治疗时,围术期心血管事件的发生风险增高,这便要求医师必须做好全面充分的术前评估。

（田婧　译　于泳浩　校）

参 考 文 献

Bracho FA: Hereditary angioedema. Curr Opin Hematol 2005;12:493–498.

Cleary AM, Insel RA, Lewis DB: Disorders of lymphocyte function. In Hoffman R, Benz EJ, Shattil SJ (eds): Hematology: Basic Principles and Practice. Philadelphia, Elsevier Science, 2004.

Dinauer MC, Coates TD: Disorders of phagocyte function and number. In Hoffman R, Benz EJ, Shattil SJ (eds): Hematology: Basic Principles and Practice. Philadelphia, Elsevier Science, 2004.

Gompels MM, Lock RJ, Abinum M, et al: C1 inhibitor deficiency: Consensus document. Clin Exp Immunol 2005;139: 379–394.

Hepner DL, Castells MC: Latex allergy: An update. Anesth Analg 2003;96:1219–1229.

Hepner DL, Castells MC: Anaphylaxis during the perioperative period. Anesth Analg 2003;97:1381–1395.

Kay AB: Allergy and allergic diseases. N Engl J Med 2001;344:30–37, 109–113.

Kemp SF, Lockey RF: Anaphylaxis: A review of causes and mechanisms. J Allergy Clin Immunol 2002;110:341–348.

Mertes PM, Laxenaire MC: Allergic reactions occurring during anaesthesia. Eur J Anaesthesiol 2002;19:240–262.

Walport MJ: Complement. N Engl J Med 2001;344:1058–1066, 1140–1151.

第22章 精神疾病／药物滥用／药物过量

Roberta L Hines, Katherine E Marschall

精神疾病的广泛流行致使接受麻醉和手术的患者常合并此种疾病。精神药物本身的效应以及与其他药物潜在的相互作用是围术期需重点考虑的问题。精神性药物滥用和药物依赖都可看做是精神疾病的类型。另外,药物滥用和自杀都是麻醉医师重要的职业危害因素。

抑郁症

抑郁症是最常见的精神疾病,占人群2%到4%。从情绪障碍的严重度和持续时间上区别于正常的悲伤和哀愁。伴有躁狂发生的抑郁症患者被归类为躁狂-

抑郁症或者双相情感障碍。严重抑郁症有家族倾向，女性较多。大约15%的严重抑郁症患者会自杀。抑郁症确切的病理生理原因还不清楚，但可能性最大的病因是胺类神经递质传导通路异常。

诊断

表22-1中的症状至少有5项持续存在，则严重抑郁症诊断基本可确立。然而机体因素导致的应激性和情绪改变以及对所爱之人死亡的正常反应必须除外。因为酗酒和严重抑郁症常常并存，故而推测这与酒精对大脑的毒性作用有关。对于老年人来说，抑郁症和痴呆可能较难区分。所有抑郁症患者都要评估其潜在的自杀倾向。在美国，自杀已成为第八致死原因。有趣的是，相比一般人群，医师群体具有中度增高（男性）到高度增高（女性）的自杀率。大多数自杀者都在死前不久受过医师的医疗关怀，故应强调识别处于危险中的患者的重要性。绝望是有自杀倾向的抑郁症患者最重要的外在特征。

治疗

抑郁症可以用抗抑郁药物、心理治疗和（或）电惊厥疗法（ECT）治疗。大约有70%到80%的患者药物治疗是有效的。ECT对至少50%抗抑郁药物无效的患者有作用。ECT常作为对抗抑郁药物耐药或有禁忌证的患者的备选治疗。如果患者还合并精神病症状（妄想、幻觉、紧张症），除了使用抗抑郁药物外还要使用抗精神病药物。

大约50年前，有关抑郁症的神经化学假说认为，抑郁症与去甲肾上腺素和5-羟色胺在大脑特定突触中活性降低有关，相反，这些神经递质的浓度增加则与躁狂有关。虽然确切的机制仍有待证实，但后来的

研究大多支持儿茶酚胺和5-羟色胺的代谢对情绪状态有十分重要的影响的假说。几乎所有具有抗抑郁作用的药物都影响中枢神经系统中的儿茶酚胺和（或）5-羟色胺的活性（表22-2）。

选择性5-羟色胺再摄取抑制药阻碍了突触前膜5-羟色胺的再摄取，对肾上腺素能、胆碱能、组胺能或其他神经化学系统的影响小，因此其副作用少。

三环类抗抑郁药通过抑制去甲肾上腺素和5-羟色胺突触的再摄取治疗抑郁。然而，它也会影响其他神经化学系统，包括组胺能和胆碱能系统。所以，三环类抗抑郁药副作用较多，包括体位性低血压，心律失常和尿潴留。

单胺氧化酶抑制剂是大脑单胺氧化酶A、B两种形式的抑制剂。它通过抑制儿茶酚胺和5-羟色胺降解来改变神经递质的浓度。

文拉法辛是一种甲胺抗抑郁药，其可以抑制去甲肾上腺素和5-羟色胺的再摄取，但不影响其他神经化学系统。其他的非典型的抗抑郁药物副作用较多，包括抑制5-羟色胺和多巴胺的再摄取，拮抗特定的5–羟色胺受体，多巴胺受体阻滞剂，增加去甲肾上腺素和5-羟色胺释放的突触前α_2-受体阻滞剂和组织胺受体阻滞剂。

选择性血清素再摄取抑制剂

5-羟色胺是L-色氨酸在突触前神经元经羟化作用

表 22-1	严重抑郁症的特点
情感低落	
对日常活动缺乏兴趣	
体重和食欲波动	
失眠或嗜睡	
烦躁	
疲劳	
无价值感或负罪感	
注意力集中困难	
自杀观念	

表 22-2	常用抗抑郁药	
药物类型	**通用名**	**商品名**
选择性血清素再摄取抑制剂	氟西汀	百忧解
	帕罗西汀	帕罗西汀
	舍曲林	左洛复
	氟伏沙明	兰释
	西酞普兰	喜普妙
三环类抗抑郁药	阿米替林	盐酸阿米替林制剂
	丙咪嗪	托法尼
	普罗替林	盐酸普鲁替林制剂
	多塞平	多虑平
单胺氧化酶抑制剂	苯乙肼	苯乙肼
	反苯环丙胺	硫酸反苯环丙胺制剂
非典型药物	安非他酮	安非他酮
	曲唑酮	曲拉唑酮
	奈法唑酮	奈法唑酮
	文拉法新	郁复伸

和脱羧作用而产生的,储存在小囊泡内,当需要进行神经传递时,小囊泡释放5-羟色胺并与突触后受体结合。再摄取机制使5-羟色胺返回到突触前小囊泡内。5-羟色胺的代谢靠A型单胺氧化剂。顾名思义,特定5-羟色胺再摄取抑制剂是抑制5-羟色胺在神经元突触的再摄取,而对去甲肾上腺素和多巴胺的再摄取没有显著作用。

选择性5-羟色胺再摄取抑制剂(SSRI)包含最广泛的抗抑郁类处方药物,也是治疗轻度到中度抑郁的常用药。这种药物对治疗焦虑症、创伤后应激障碍、易饿病、精神抑郁症、强迫症、肠易激综合征也有疗效。SSRI通常产生的副作用为失眠、兴奋、头痛、恶心、腹泻和性功能障碍。氟西汀会减少食欲。突然停止使用SSRI,尤其是半衰期短、代谢物无活性的帕罗西汀和氟伏沙明,会导致停药综合征,停药综合征是对严重疾病的一种模拟,使人感到痛苦不适。停药综合征通常会发生在突然停止使用SSRI的1~3天后,包括头晕、易怒、情绪波动、头痛、恶心、呕吐、肌张力障碍、颤抖、嗜睡、肌痛和疲劳。症状会在重新使用SSRI的24小时内缓解。

SSRI中,氟西汀是肝脏细胞P-450酶有效的抑制剂,会增加依赖于肝脏代谢清除的药物的血浆浓度。例如,用三环类抗抑郁药物治疗时如加用氟西汀会导致三环类药物血药浓度增加2~5倍。一些抗心律失常药物和β-肾上腺素受体拮抗剂也是由细胞P-450酶系统代谢的,所以氟西汀对P-450酶的抑制作用也会使这些药物的效能增强。

血清素综合征

血清素综合征是一种潜在的威胁生命的不良药物反应,这种不良反应会出现在治疗性药物使用、药物过量或血清素能药物相互反应的过程中。大量的药物可引起血清素综合征。这些药物包括SSRI、非典型周期性抗抑郁药物、单胺氧化酶抑制剂、阿片类药物、止咳药、抗生素、减肥药、止吐药、抗偏头痛药、药物滥用(特别是"安非他明")和草药(表22-3)。

血清素综合征的典型症状包括激动、谵妄、多动症、反射亢进、阵挛和高热症(图22-1)。血清素综合征的鉴别诊断见表22-4。治疗方法包括支持治疗、控制自主神经功能不稳、肌肉活动过量和高热。赛庚啶一种5-HT$_{2A}$受体拮抗剂,可以用来结合5-羟色胺受体。它只能口服使用。

三环类抗抑郁药物

在使用SSRI之前,三环类抗抑郁药物是最常用

表 22-3	与血清素综合征有关的药物和药物间作用
与血清综合证有关的药物	
SSRI	
非典型和环类抗抑郁药物	
单胺氧化酶抑制剂	
抗惊厥药:丙戌酸盐	
镇痛药:哌替啶、芬太尼、曲马朵、喷他佐辛	
止吐药:昂丹司琼、格雷司琼、甲氧氯普胺	
抗偏头风药物:舒马普坦	
抗生素:利托那韦、噁唑烷类抗生素	
非处方咳嗽药:美莎芬	
药物滥用:安非他明、LSD、foxy methoxy、叙利亚芸香	
食物补充:圣约翰麦芽汁、人参	
其他:锂	
与严重血清素综合征相关的药物间相互作用	
苯乙肼和哌替啶	
反苯环丙胺和丙咪嗪	
苯乙肼和 SSRI	
帕罗西汀和丁螺环酮	
噁唑烷类抗生素和西酞普兰	
吗氯贝胺和 SSRI	
曲马朵、文拉法辛和米氮平	

SSRI,选择性血清素再摄取抑制剂。

的治疗抑郁症药物。现在,三环类抗抑郁药物只用于部分经选择的抑郁症患者,并作为慢性疼痛综合征的辅助治疗。抗抑郁药物的副作用影响药物的选择,因为在相同剂量下,所有这些药物是等效的。三环类抗抑郁药物除了有镇静和抗胆碱能的作用,还会引起心

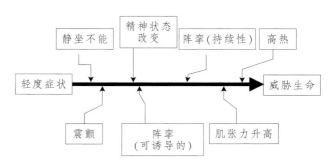

图 22-1 血清素综合征临床表现时间表。表现从轻度到威胁生命。纵轴指示临床症状发病过程中可能出现的时间。

表 22-4	导致高热综合征的药物			
症状	发病时间	药物	特征	治疗
恶性高热	几分钟内	琥珀胆碱,吸入性麻醉药	肌肉强直,严重的高钙血症	丹曲林,支持治疗
神经阻滞剂恶性综合征	24~72 小时	多巴胺拮抗剂,抗精神病药	肌肉强直,木僵/昏迷,心动过缓	溴隐亭,丹曲林,支持治疗
血清素综合征	直到 12 小时后	血清素能药物,包括 SSRI,单胺氧化酶抑制剂,非典型抗抑郁药	阵挛,反射亢进,躁动,可能有肌肉强直	赛庚啶,支持治疗
拟交感神经综合征	直到 30 分钟后	可卡因,苯异丙胺	躁动,幻觉,心肌缺血,心律失常,无肌强直	血管收缩药,α,β 受体拮抗剂,支持治疗
环类抗抑郁药过量	直到 6 小时后	环类抗抑郁药	低血压,木僵/昏迷,复杂的心律失常,无肌强直	碱化血液,镁离子
抗胆碱能药物中毒	直到 12 小时后	阿托品,颠茄	皮肤发热,干燥,潮红,瞳孔散大,无肌强直	毒扁豆碱,支持治疗

SSRI,选择性血清再摄取抑制剂。

血管异常,如体位性低血压和心律失常。

应用三环类抗抑郁药物治疗的患者,对手术期间用药的反应可能有所改变。中枢神经系统神经递质可利用性的增高会增加对麻醉剂的需求。同样,在交感神经系统突触后受体去甲肾上腺受体可利用性增高,可以使间接起效的血管加压药(如麻黄碱)应用之后的血压反应加大。在使用三环类抗抑郁药物的急性治疗期(14~21天)内,最有可能出现明显的血压升高,然而长期治疗后受体下调,血压变化减小。

长期使用三环类抗抑郁药物治疗可改变对泮库溴铵的反应。同时接受丙咪嗪治疗的患者在注射泮库溴铵后心律变快。由此可推测,三环类抗抑郁药物与泮库溴铵的抗胆碱能和交感神经刺激作用发生相互作用。氯胺酮、哌替啶、含有肾上腺素的局麻药与三环类抗抑郁药联用可产生与泮库溴铵相似的不利反应,最好避免。

单胺氧化酶抑制剂

用抗抑郁药物治疗无效的患者可能从单胺氧化酶抑制剂治疗中获益。单胺氧化酶抑制剂能抑制去甲肾上腺素和5-羟色胺的降解,因此相当于释放了更多有活性的去甲肾上腺素和5-羟色胺。使用这类药的主要临床问题是如果患者摄取的食物中含有酪胺(奶酪、酒)或服用了拟交感神经药会发生显著的全身性高血压。酪胺和拟交感神经药可以有效地刺激去甲肾上腺素的释放。对使用单胺氧化酶抑制剂的患者进行观察,体位性低血压是最常见的副作用(表22-5)。这

种低血压的机理仍然未知,可能的机制与效能低于去甲肾上腺素的假性神经递质如羟苯乙醇胺等的堆积有关。这种机制也可以解释为何长期应用单胺氧化酶抑制剂具有抗高血压的作用。

如前文提到的(见"血清素综合征"),单胺氧化酶抑制剂与其他血清素能药物间可产生不利的交互反应。在麻醉中,其与哌替啶的相互作用是最为值得注意的。

麻醉管理 对应用单胺氧化酶抑制剂的患者可以安全地实施麻醉,但建议应当在行择期手术前14天停药,以便使新酶再合成。对接受单胺氧化酶抑制剂治疗的患者手术和麻醉过程中应考虑所给予药物及其剂量的选择。苯二氮䓬类药物可以用于治疗术前焦虑。麻醉诱导可以由一般的静脉麻醉诱导药物完成,但要注意中枢神经系统效应和通气抑制可能会加大。像氯胺酮这样的交感神经兴奋剂应避免使用。用苯乙肼治疗的患者血清胆碱酯酶活性可能会减低,因此,

表 22-5	单胺氧化酶抑制药的副作用
镇静作用	
视力模糊	
体位性低血压	
酪胺介导的高血压危象	
拟交感神经药的过度效用	
潜在的血清素综合征	

琥珀胆碱的用量需要减少。氧化亚氮联合挥发性麻醉药可以用于麻醉的维持。由于中枢神经系统去甲肾上腺素浓度的增加，麻醉剂的需求也随之提高。术中对使用单胺氧化酶抑制剂的患者注射芬太尼未出现明显的不良反应。除了泮库溴铵，非去极化肌松药的选择不受单胺氧化酶抑制剂的影响。可以实施腰麻和硬膜外麻醉，尽管此类麻醉技术引起低血压，继而对血管加压药物需要的潜在性可能减低，但仍倾向于采用全身麻醉。局部麻醉时应尽可能避免添加肾上腺素。

在麻醉和手术过程中避免刺激交感神经系统是很重要的，如避免浅麻醉、局部可卡因喷注或者注射间接起效的血管加压药，以降低全身性高血压的发生率。如果发生低血压并且需要血管加压药时，推荐使用直接起效的药物如去氧肾上腺素。为了使发生过大的高血压反应的可能性降到最低，应尽量减少去氧肾上腺素的用量。

术后管理　术后镇痛药的应用受阿片类，特别是哌替啶与单胺氧化酶抑制剂之间潜在不应相互作用的影响，可导致严重的血清素综合征(表22-3)。如果术后需要阿片类药物镇痛，吗啡为首选药。阿片类镇痛药的替代品，如非阿片类镇痛药、非甾体抗炎药物与周围神经阻滞药物，也可考虑使用。椎管内注射阿片类药物能够充分发挥镇痛的效用，但对使用单胺氧化酶抑制剂的患者实施这个方法的经验非常有限，所以并不推荐使用。

电惊厥治疗

虽然已经应用了几十年，电惊厥治疗抑郁症的确切机理至今尚未明了。尽管认为其与神经生理、神经内分泌和神经化学系统的改变有关，但到目前为止也没有作出明确的阐释。所清楚的是，至少25秒的电诱导癫痫发作对有效的治疗是必要的。电惊厥治疗适用于药物治疗无效或者有自杀倾向的严重抑郁症患者。电流可以通过双侧大脑半球或仅通过非优势大脑半球，减轻记忆损害。电流刺激可以诱发癫痫大发作，包括一个短暂的强直期和紧随其后的较长的阵挛期。脑电图显示的变化与自发性癫痫大发作时类似。通常的治疗方法是，患者住院期间经历6~12次"诱导"治疗，然后继续进行每周一次，或两周一次，或每月一次的维持性治疗。超过2/3用电惊厥疗法治疗患者的抑郁症状有很大的改善。

除了有痉挛反应和神经精神作用外，电惊厥疗法产生明显的心血管系统和中枢神经系统作用(表22-6)。

表 22-6	电惊厥治疗的副作用
副交感神经系统兴奋	
心动过缓	
低血压	
交感神经系统兴奋	
心动过速	
高血压	
心律不齐	
每搏血流量增加	
颅内压增加	
眼内压增加	
胃内压增加	

对电惊厥疗法的典型心血管反应为副交感神经兴奋导致10~15秒的心动过缓，伴血压降低，随之交感神经系统激活，又导致持续几分钟心动过速和血压升高。这些变化对缺血性心脏病患者是不利的。确实，与电惊厥治疗相关的最常见的死因为心肌梗死和心律失常，尽管总死亡率较低的(约为1/5000)。然而，短暂性心肌缺血并不少见。电惊厥治疗的其他心血管反应还包括静脉回流减少，这是由伴随癫痫发作的胸内压和(或)正压通气增加以及过度交感神经系统兴奋导致室性期前收缩引起的。患有急性冠状动脉综合征、失代偿性的充血性心力衰竭、明显的心律失常以及严重的瓣膜性心脏病的患者应在实施电痉挛治疗之前进行心脏科的会诊。

电惊厥治疗的脑血管反应包括脑血流量的显著增加(跟治疗前相比，可增高7倍)和血流速度加快(超过2倍)，大脑耗氧量也有所增加，体循环血压的升高速度超过脑的自动调节可能会导致颅内压的迅速升高。因此，电惊厥治疗禁用于患有占位性疾病或颅脑损伤的患者。大脑血流动力学改变也与脑动脉瘤的血管壁压力增加有关，因此，颅内动脉瘤疾病也是电惊厥治疗的禁忌证。

眼内压升高是电诱导癫痫发作的一个不可避免的副作用。在癫痫发作时胃内压会增加，而癫痫发作后，可能会出现短暂的窒息、精神错乱或兴奋、恶心呕吐和头疼。电惊厥疗法最常见的长期作用是记忆损害。

麻醉管理　用于电惊厥治疗的麻醉剂必须是短效的，这有利于监护和限制癫痫发作的生理反应，并能使对癫痫发作及其持续时间的干扰降到最小。患者

需要禁食。麻醉诱导及通电流前1~2秒注射格隆溴铵，可以减少唾液分泌和预防心动过缓。治疗强度过大导致的高血压可以通过静脉注射、舌下含服或经皮吸收硝酸甘油来缓解。同样，麻醉诱导前静脉注射1 mg/kg的艾司洛尔可以缓解电痉挛治疗引起的心动过速和高血压，这要比服用拉贝洛尔的效果好。很多其他的药物已经被用于治疗在电惊厥治疗时引起的交感神经过度兴奋，这些药物包括钙离子通道阻滞剂、神经节阻滞剂、α_2-激动剂和拮抗剂、直接起效的血管扩张药。但是用这些药物治疗与用艾司洛尔和硝酸甘油治疗相比并没有显示出特别的优势。

美索比妥(0.5~1.0 mg/kg IV)是用于电痉挛治疗的规范麻醉诱导药，它具有起效快、苏醒快、作用时间短、抗惊厥作用最小等特点。硫喷妥钠因其复苏时间较长，所以并不优于美索比妥。异丙酚可以代替美索比妥，这是因为用异丙酚治疗可以使电痉挛治疗时血压和心率都处于较低状态。美索比妥与异丙酚麻醉的苏醒时间差不多，但异丙酚的抗惊厥作用可以缩短癫痫发作的时间。

在诱导后立即静脉注射琥珀胆碱用以减少由癫痫发作可能引起的骨骼肌收缩和骨折的潜在危险。静脉注射0.3~0.5 mg/kg的琥珀胆碱足以减弱骨骼肌收缩，且仍可见癫痫发作出现。脑电图是确认电刺激诱发癫痫的最可靠的方法。另一种方法是，在应用琥珀胆碱前，用止血带暂时中断肢端的血液循环，此时出现的肢体强直和阵挛性运动是癫痫发作的证据。琥珀胆碱引起肌痛是非常罕见的，大约只有2%的患者在接受电惊厥治疗时会发生这种情况。没有证据证明电惊厥治疗会增加琥珀胆碱诱导的钾离子释放。持续通气支持和供氧直至完全恢复到治疗前的心肺状态是必需的。因为要对每个患者进行多次麻醉，为了达到可预知和最理想的效果，要针对个体制定麻醉诱导药物和琥珀胆碱的剂量。

很少情况下，必须对戴有永久心脏起搏器或心脏电复律器(除颤器)的患者采用电惊厥治疗。幸运的是，大多数设备是有屏蔽功能的，不会受诱发癫痫产生的电流的不利影响。但为了慎重起见，以防外漏电流、琥珀胆碱或癫痫产生的肌电位使起搏器发生故障，需要备用一个外部磁体，可将起搏器转为非同步模式。监测心电图、脉搏血氧计的体积描记波形，以及触诊外周动脉搏动以证实心脏起搏器保持不间断的正常功能。植入的心脏电复律器(除颤器)应该在电惊厥治疗之前停止，在治疗结束后再重新启用。

电惊厥治疗已在心脏移植患者中安全、成功地实施。对这样的患者来说，迷走神经对心脏支配的缺失消除了缓慢性心律失常的危险。然而，交感神经反应仍然存在。

双向性精神障碍

双向性精神障碍(以前被称为躁郁症)典型的特征是情绪在抑郁与躁狂之间摆动，间歇期行为正常。8%~10%的双向性精神障碍患者有自杀行为。双相精神障碍躁狂期的临床表现为持续高涨的欣快情绪，患者常有夸张的想法和计划。非常严重的情绪紊乱会导致职业功能、社会活动和人际关系等方面的明显缺陷，因而具有伤害自己和他人的危险。也会出现易怒和亢奋，在严重的情况下，精神病性妄想和幻觉也可能出现(表22-7)。

双向性精神障碍的基因型为外显率不定的常染色体显性遗传。据推测，存在神经内分泌途径异常，导致一个或多个胺类神经递质系统的调控异常。因此，就目前所知，双向性精神障碍的病生理与严重的抑郁症相似。诊断躁狂症必须排除药物滥用、给药方法及相应医疗条件的影响。

治疗

躁狂症要立即接受治疗，一般需住院，保护患者免受潜在的有害行为伤害。锂剂仍然是主要的治疗药物，但抗癫痫药如卡马西平和丙戊酸盐也经常被使用。

奥氮平也是治疗的一个选择。当躁狂症状严重时，可联合使用锂剂及一种抗精神病药治疗，直到急性症状缓解。

表 22-7	躁狂症的表现
过度欣快的情绪	
膨胀的自尊心	
对睡眠的需求降低	
思维奔逸	
比平时更健谈	
注意涣散	
精神运动性激跃	

锂

锂是碱金属,一价阳离子,能最低限度地与蛋白结合。它不经过生化转换而通过肾脏直接排泄。锂可经口服给药方式充分吸收。其治疗急性躁狂的血药浓度为0.8~1.2 mEq/L,预防治疗血药浓度大约为0.4 mEq/L。因为锂的治疗指数小,所以必须监测血药浓度以防中毒。锂的治疗作用很可能与依赖磷脂酰肌醇转换的第二信使系统的作用有关。锂对跨膜的离子泵也有影响,对腺苷酸环化酶有抑制作用。

锂治疗的副作用通常包括认知功能障碍、体重增加以及震颤。锂可以抑制甲状腺激素的释放,致使大约5%的患者甲状腺功能减退。长时间使用锂可能导致加压素抵抗性尿崩症,表现为多尿。心脏方面的问题包括窦性心动过缓、窦房结功能失调、房室传导阻滞、T波改变和室性兴奋。常见白细胞增多,范围为10 000~14 000/mm³。

当患者血清中锂的浓度超过2 mEq/L时会发生中毒,表现为骨骼肌无力、共济失调、镇静状态和QRS波增宽。严重锂中毒时会出现房室传导阻滞、低血压和癫痫,在这种紧急症状情况下需要血液透析治疗。

锂通过肾脏全部排出,在近端小管与钠交换进行重新吸收。利尿剂的应用会影响锂的血药浓度。噻嗪类利尿剂可以增加锂在近端小管的重吸收,而髓袢利尿剂不能。应用含钠溶液或渗透性利尿剂会增加锂的肾脏排泄,从而使锂处于一个较低水平。合并使用非类固醇类抗炎药和(或)血管紧张素转换酶抑制剂会增加锂中毒的危险。

麻醉管理

术前评估是否有锂中毒是非常重要的,很有必要回顾近期锂的血药浓度,手术期间对患者检测血清电解质中锂的含量是非常有用的。为了预防锂在肾脏被大量地重吸收,可以合理地给予静脉含钠溶液,严禁使用噻嗪类利尿剂利尿,监测心电图防止锂导致的传导问题或心律失常。联合使用镇静剂和锂会减少患者对麻醉剂的需要。因为锂存在时,去极化和非去极化肌松药的作用持续时间可能延长,所以需要监测神经肌肉阻滞的作用。

精神分裂症

精神分裂症(希腊语意为"分裂的思想")是主要的精神心理疾病。主要特征为非正常的现实尝试和思维过程。疾病的基本特点包括两大类别的症状。阳性症状表现为对正常行为的扭曲或夸大的反映,包括妄想和幻觉。阴性症状表现为正常功能的缺失或减少,包括单调的感情、情感淡漠、社会或职业功能障碍,包括外表或卫生状况的倒退或改变。精神分裂症亚型包括偏执型、混乱型、紧张型和未分化型。对于一些患者,此病症是永久性的;而对于另外一些患者,病症可加重也可减轻。

治疗

关于精神分裂的病因,一些假说认为此病为神经递质(特别是多巴胺和5-羟色胺)的功能障碍引起的。通过药物拮抗多巴胺受体尤其是D2和D4受体,可以改善精神状态,特别是阳性症状。传统的抗精神病药为广谱的多巴胺受体阻滞剂,影响所有的多巴胺受体亚型。因此,这些药有很多运动方面的副作用,包括迟发性运动障碍(舞蹈样运动)、静坐不能(坐立不安)、急性肌张力不全(颈部、嘴巴和舌头骨骼肌收缩)和帕金森氏综合征。这些影响中有些可以随时间而减少,而有些即使停药后仍然存在。联合应用抗胆碱能药物可能会减少一些运动异常。静脉注射苯海拉明25~50 mg可以缓解急性肌张力不全。

最新的抗精神病药物(也叫做非典型抗精神病药),对多巴胺受体亚型和5-羟色胺受体尤其是5-HT$_{2A}$受体有不特定的作用。这些新药对减轻精神分裂症的阴性症状很有效,并且与经典药物相比,锥体外系副作用较少(表22-8)。

对于麻醉医生来说,抗精神病药物的重要影响包括α-肾上腺素能阻滞引起的体位性低血压、QT间期延长可能产生的尖端扭转型室性心动过速、癫痫、肝酶升高、体温调节异常和镇静作用。药物介导的镇静作用可以降低对麻醉药的需要。

抗精神病药恶性综合征

抗精神病药恶性综合征是因服用抗精神病药物引起的一种罕见但可致死的综合征,可能与中枢神经系统多巴胺的消耗相关。这种综合征可在抗精神病药治疗的任何阶段出现,但是通常是在治疗的前几周或在增加药量后前几周。临床表现可持续24~72小时,主要为高烧、严重的肌强直、横纹肌溶解、自主神经失调(如心跳过速、高血压、心律失常)、意识改变和酸中

表 22-8	通常应用的抗精神病药			
分类	通用名	商品名	锥体外系副作用	特殊副作用
传统药物				
吩噻嗪类	氯丙嗪	冬眠灵	常见	
	奋乃静	羟哌氯丙嗪		
	氯奋乃静	氟非那嗪		
	三氟拉嗪	使得安静		
	硫利哒嗪	美立廉		
丁酰苯类	氟哌啶醇	好度	常见	视网膜色素沉着
硫杂蒽类	替沃噻吨	氨砜噻吨	常见	
非典型药物				
	利培酮	维思通	不常见	
	氯氮平	可致律	罕见	粒细胞缺乏
	喹硫平	思瑞康	不常见	白内障
	奥氮平	再普乐	不常见	中性粒细胞减少
	齐拉西酮	哲思	不常见	QT 间期延长

毒。严重骨骼肌痉挛时，需要使用机械通气。肌红蛋白尿和脱水会导致肾衰竭。神经阻滞剂恶性综合征发生后需要立即停止使用抗精神病药物，并行支持治疗（如通气、补水、降温等）。溴隐亭（每6小时口服5 mg）或丹曲林（每日连续注射直到6 mg/kg）可以缓解骨骼肌强直。未接受治疗的患者死亡率达20%，主要死因为心律失常、充血性心脏衰竭、通气不足或肾衰竭。患有这种综合征的患者在重新服用抗精神病药物后可能会重新发作，因此通常建议应用另一种药效较低的抗多巴胺药或者非典型抗精神病药物。因为神经阻滞剂恶性综合征与恶性高热颇为相似，所以要注意有神经阻滞剂恶性综合征病史的患者，其极易发展成恶性高热症的可能性（表22-4）。目前，仍没有任何依据表明这两种综合征之间存在病理生理性联系，神经阻滞剂恶性综合征也没有家族性遗传的现象。无论如何，在人们提出任何神经阻滞剂恶性综合征与恶性高热有联系的反证之前，建议在全身麻醉时要进行新陈代谢的调节。值得注意的是，已有实例表明，对有神经阻滞剂恶性综合征病史的患者在电惊厥治疗中可以使用琥珀酰胆碱。

焦虑症

焦虑症常伴有令人苦恼的症状如神经质、失眠、臆想症和躯体上的病痛，根据临床表现，焦虑症分为两种类型：(1)慢性广泛性焦虑；(2)偶发的，常为情景依赖性的焦虑症。由于可以辨识的压力造成的焦虑症通常具有自限性，很少需要药物治疗。而由于不现实或过度的忧虑和恐惧所导致的焦虑症则需要药物治疗。几乎所有苯二氮䓬类药物短期内都可以明显地缓解症状。表演型焦虑（怯场）是一种情境焦虑，这种焦虑通常用β-受体阻滞剂来治疗。β-受体阻滞剂不产生镇静作用，也不能缓解焦虑，但却能消除运动及自主神经系统的焦虑症状。补充的认知行为治疗、放松治疗、催眠和心理治疗等对治疗焦虑症也是非常有效的。

恐惧症与一般意义上的焦虑有本质的不同。在不经历任何刺激下，典型的患者经历包括极度恐惧、忧惧和濒死感几个不相连续的阶段，会出现呼吸困难、心动过速、出汗、皮肤感觉异常、恶心、胸痛和死亡恐惧等症状，并且可能与其他如心绞痛、癫痫等情况混淆。有几类药物可以有效减少恐惧症发作，包括5-羟色胺再摄取抑制剂、苯二氮䓬类、循环抗抑郁剂和单胺氧化酶抑制剂，并且药效接近。

药物滥用

药物滥用是指擅自使用不适于在医疗系统或社会中随意使用的药物，长时间使用可导致身体和心理依赖。在医生群体中，药物滥用和因药致死的发生率较高,尤其是在医学院校毕业后的前5年里。当患者表现出9种典型症状中的至少3种,并且某些症状已经持续至少1个月或是重复发生时,即可诊断为药物依赖(表22-9)。为了维持正常的生理机能或预防戒断症状而使用一种药物时,需要警惕产生身体依赖。典型的戒断症状包括已被药物纠正的生理症状的反跳。药物耐受表现为组织习惯于药物的作用以至于不断增加药量进而产生与初始给较小剂量时相似的疗效。药物滥用可表现为交叉耐药,从而使镇痛药和麻醉药的需要量难以预测。通常情况下,长期的药物滥用会导致镇痛药和麻醉剂的需要量增加,然而附加的甚至是协同的效果在急性药物滥用时会出现。在围手术期间,识别药品戒断症状是十分重要的。当然,在手术期间不可以突然停药。

诊断

在一些其他情况如肝炎、艾滋病和妊娠的治疗处理过程中,经常要首先怀疑药物滥用。大多数患者会伴随有人格障碍并表现出反社会的特征。反社会的症状(辍学、犯罪、多样的毒品滥用)诱发了药物滥用而不是由药物滥用引起。约50%伴有假性精神病的住院患者都是药物滥用者,其中一些是慢性疼痛患者。建议对各种原因造成的药物滥用进行精神病学咨询。

据观察,药物过量是急症患者意识丧失的首要原因。通常,一种以上的药物或酒精被摄入。除了药物过量,其他情况也会导致意识丧失,实验室检查(电解物、血糖、动脉血气、肝肾功能检测)对确诊十分重要。可以根据对疼痛刺激的反应、呕吐反射、是否出现低血压、呼吸频率、瞳孔的大小和反射等来推断中枢神经系统被抑制的深度。

表22-9	精神药物依赖的典型症状
大剂量长期服药	
尝试减少药物失败	
增加获得药物的时间	
频繁中毒或戒断症状	
由于药物使用而导致社会和工作活动受到限制	
尽管有与药品使用有关的社会和身体问题,却仍然继续使用药物	
对药物产生的作用耐受	
典型的戒断症状	
为了消除戒断症状而使用药物	

治疗

无论毒品还是药品滥用,其表现形式是相似的,对其评估和治疗应该同时开始。第一步要保证导气道的通畅、通气和循环支持。咽反射消失说明保护喉的反射被危险地抑制了,在这种情况下,需要放置带套囊的气管导管来保护肺部以免误吸。由于药物过量,常常出现低体温伴无意识,所以需要监测体温。是否除去摄入的药物(洗胃、强迫利尿、血液透析)取决于摄入的药品、摄入时间和其对中枢神经系统的抑制程度。摄入药物4个小时内,洗胃是有益的。当摄入的是碳氢化合物、腐蚀性物品或当保护性的喉反射不健全的时,不推荐洗胃或刺激呕吐。洗胃或呕吐后,活性炭被用来吸收还在消化道里的药物。当摄入了潜在致死剂量的药物或心肺功能逐渐恶化或新陈代谢和肾脏排泄正常途径被损害时,可以考虑血液透析。当摄入的药物具有高蛋白结合力或因脂溶性而顽固储存于组织中时,血液透析治疗效果甚微。

酗酒

酗酒为原发性慢性疾病,遗传、社会心理和环境等因素会影响其发展和表现。酗酒至少影响1000万美国人,并且导致每年20万人死亡。有1/3的成年人患有和酒精有关的疾病(表22-10)。对酗酒的诊断需要得到高度的警惕,注意发现非特异性但具有提示性的症状(胃炎、震颤、跌倒史、无法解释的失意),而老年人酗酒往往被漏诊。

男性和酗酒家族史是酗酒的两个主要危险因素。领养研究表明酗酒的父母所生的男孩子,即使是被不嗜酒的养父母收养,也更可能成为嗜酒者。其他形式的精神疾病如抑郁或是反社会症状,在酗酒父母的孩子中并不增加。

尽管酒精对细胞膜产生普遍非特异性作用,但一些证据表明,酒精的很多神经效应是通过抑制神经递质γ-氨基丁酸(GABA)的受体作用而产生的。GABA与受体结合,使Cl离子通道开放,神经元超极化,从而阻止其去极化作用。酒精会增加GABA介导的氯离子通道。苯二氮䓬类和巴比妥类与酒精作用位点相同,所以这些药物之间会产生交叉耐受或交叉依赖性。

治疗

要求患者完全戒酒。精神心理咨询辅助双硫仑药

表 22-10	与酒精中毒有关的医疗问题

中枢神经系统影响

精神错乱(情绪低落、反社会行为)

营养失调(Wernicke-Korsakoff 综合征)

小脑变性

大脑萎缩

心血管系统影响

心肌病

心律失常

高血压

胃肠和肝胆的影响

食管炎

胃炎

胰腺炎

肝硬化

门静脉高压

对皮肤、肌肉骨骼的影响

蜘蛛状血管瘤

肌病

骨质疏松症

对内分泌和代谢的影响

血清睾酮浓度减少(阳痿)

糖原异生减少(低血糖)

酮症酸中毒

低蛋白血症

低血镁

对血液系统的影响

血小板减少

白细胞减少

贫血

物治疗。服用双硫仑后,饮酒会产生不适的症状(脸红、头晕、发汗、恶心、呕吐),这些症状会抑制喝酒的欲望。这些症状产生是由于乙醛积聚产生的,也就是说双硫仑抑制了醛脱氢酶的活性,使酒精在氧化酶的作用下产生的乙醛不能进一步被氧化。通常长期应用双硫仑的顺应性差,没有证据表明这种药物在帮助患者完全戒酒方面比安慰剂更有优势。使用双硫仑的禁忌证包括怀孕、心功能不全、肝功能不全、肾功能不全和周围神经病变。酒精与双硫仑相互作用的紧急治疗包括静脉输注晶体液,必要时短暂使用血管加压药以维持全身血压。

药物过量

酒精中毒与其血药浓度相关,不酗酒的患者,血中酒精的浓度达到25 mg/dL时,会损伤认知与协调功能。当血液酒精浓度高于100 mg/dL时,会增加前庭症状和小脑功能障碍(眼球震颤、发音困难、运动失调)。自主神经系统功能障碍可能导致低血压、低体温、精神恍惚,并最终昏迷。酒精中毒通常定义为血中酒精浓度在80~100 mg/dL之间,超过500 mg/dL的水平会导致抑制通气,这种情况往往是致命的。长期过量摄取酒精会产生慢性耐药,即使血中酒精浓度已有潜在致命的危险,酗酒患者仍可能保持清醒。治疗危及生命的酒精过量的关键是保持通气。如果过度饮酒并且进食少,那么可能会发生低血糖。值得注意的是,其他中枢神经系统抑制剂经常会和酒精同时摄入。

戒断综合征

当停止酒精摄入或摄入量减少时,会产生生理依赖,表现为戒断综合征。

早期症状 出现最早且最为常见的戒除综合征表现为全身颤抖,可伴有知觉障碍(噩梦、幻觉)、自主的神经系统功能亢进(心动过速、高血压、心律失常)、恶心、呕吐、失眠、兴奋和轻微的意识模糊。这些症状通常在血液酒精浓度减少6~8小时内开始出现,并且在24~36小时变得十分显著。这些戒断症状可以通过酒精的再摄入或服用苯二氮䓬类、β-受体拮抗剂及α₂-受体激动剂而被抑制。临床上,苯二氮䓬类药通常被用于镇静;如果存在心动过速,会使用α、β-受体拮抗剂。交感神经阻滞药可以减少这些症状,表明自主神经系统功能亢进为酒精戒断综合征的病因之一。

震颤性谵妄

几乎5%的酒精戒断症状患者会出现震颤性谵妄。震颤性谵妄是一种危及生命的医疗急症,多发生于中断饮酒后2~4天,症状表现为幻觉、脾气暴躁、体温升高、心动过速、高血压或者是低血压、癫痫大发作。

震颤性谵妄必须积极治疗,服用地西泮(5~10 mg,每隔5分钟静脉注射),直到患者镇静但仍然保持清醒。β-肾上腺素拮抗剂(如普萘洛尔、艾司洛尔)可以有效地抑制交感神经系统亢奋。使用β-肾上腺素拮抗剂的目的是将心率降至100 bpm以下。对一些患者,需要用带气囊的气管导管来保护气道。补充体液和电解质(镁、钾),纠正代谢紊乱(维生素)是很重要的。即使纠正电解质紊乱后,心律失常也会发生,可以应用利多卡因治疗心律失常。为了减少伤害自己和他人的风险,束缚身体是很有必要的。尽管进行积极治疗,震颤性谵妄死亡率约为10%,死亡原因主要为低血压、心律失常或癫痫发作。

Wernicke-Korsakoff综合征

Wernicke-Korsakoff综合征是由于缺乏硫胺素(维生素B_1)而导致小脑神经元的丧失(Wernicke脑病)和健忘(Korsakoff精神病)的一种疾病。维生素B_1是体内碳水化合物进行新陈代谢所必需的。该综合征不是由酒精戒断造成的,但它的出现说明患者已经对酒精产生了依赖。除了共济失调和记忆丧失,许多患者还存在意识障碍、困倦、眼球震颤、直立性低血压等症状,几乎都伴有多发性外周神经病变。

Wernicke-Korsakoff综合征的治疗可采用静脉注射维生素B_1,如果可能,尽量利用正常饮食补充维生素B_1,因为碳水化合物负荷会加重维生素B_1缺乏的患者的症状。给营养不良患者或酗酒患者输入葡萄糖液之前,应补充维生素B_1。

酒精与妊娠

酒精可进入胎盘,能导致胎儿体重减少。高血浆酒精浓度(高于150 mg/dL)可导致胎儿酒精综合征,特点为颅面部畸形、发育迟缓、智力低下等。先天性心脏病的发病率逐渐增加,包括动脉导管未闭、动脉缺陷及间隔缺损。

麻醉管理

对应用双硫仑治疗患者的麻醉管理,应该考虑双硫仑引起的镇静作用和肝脏毒性对于患者的潜在影响。减少麻醉剂量与累积的镇静作用或者与双硫仑抑制药物代谢相关,而不是由酒精原因造成的。例如,双硫仑会增强苯二氮䓬类的作用效果。全身麻醉时,由于双硫仑对多巴胺β-羟化酶的抑制,发生无法解释的低血压可能反映去甲肾上腺素的储存不足。这种低血压对麻黄素有反应,但在去甲肾上腺素不足的情况下,直接作用的拟交感神经药如去甲肾上腺素,可能会产生比预期更好的效果。局部麻醉的实施可能被双硫仑引发的多发性神经病所影响。像皮肤消毒液这类含有酒精的溶液,应避免在服用双硫仑的患者身上使用。

可卡因

非医用目的的使用可卡因已经成为影响经济和社会的公众健康问题。人们误认为可卡因可以刺激性欲、不会成瘾、对生理没有不良影响,由于这种观念造成了可卡因滥用。事实上,可卡因有高度的成瘾性,偶尔使用也可能成瘾,并且可卡因有致命的副作用。可卡因通过抑制突触前去甲肾上腺素和多巴胺的再摄取,增加这些神经递质在突触后的浓度,产生刺激交感神经系统的作用。由于抑制作用,在突触中多巴胺浓度高,产生了典型的"高可卡因"现象。

副作用

急性摄入可卡因可导致冠状动脉血管痉挛、心肌缺血、心肌梗死及室性心律失常,包括室颤。可卡因对冠状动脉血流量的作用,使冠状动脉氧输送量减少,此时若合并系统性高血压和心动过速,会进一步增加心肌的氧需量。可卡因引起的心肌缺血和低血压会一直持续到停用可卡因后6周。长期接触可卡因后,冠状动脉血管对儿茶酚胺十分敏感,部分原因可能是可卡因引起储存的多巴胺消耗。吸食可卡因的患者可出现肺损伤和肺水肿。可卡因滥用的孕妇发生流产、胎盘早剥和胎儿畸形的风险更高,可卡因呈剂量依赖性地减少子宫血流量或产生高热,高热又可诱发癫痫。娱乐性使用可卡因和脑血管事件之间有时间上的关系。长期可卡因滥用与鼻中隔萎缩、行为暴躁、思想偏执和反射亢进有关。可卡因戒断症状包括相关的疲劳、抑郁、食欲增加。各种途径(鼻内、口服、静脉注射、吸入)摄入可卡因都可发生死亡,主要原因通常为呼吸暂停、癫痫发作或心律失常。血浆胆碱酯酶活性减少的患者(老年患者、产妇以及那些有严重肝病的患者)使用可卡因后猝死的风险更高,因为这种酶对于可卡因的代谢非常重要。

可卡因过量可引起交感神经系统对心血管系统的严重刺激,不可控制的高血压可能会导致肺水肿和脑水肿。而循环中的儿茶酚胺浓度不断增加,可导致冠状动脉血管收缩、冠状动脉血管痉挛和血小板聚集。

治疗

滥用可卡因的治疗包括服用硝酸甘油控制心肌缺血。尽管艾司洛尔已被推荐用来治疗由于可卡因过量引起的心动过速,但有证据表明,β-肾上腺素阻滞剂可加重可卡因引起的冠状动脉血管痉挛。用α-肾上腺素阻滞剂治疗由可卡因引起的冠状血管收缩是有效的。静脉注射苯二氮䓬类药物如安定,可有效地控制由可卡因毒性引起的癫痫发作。当可卡因过量伴高烧时,需要有效地降温。

麻醉管理

对于可卡因成瘾的患者实施麻醉,必须要考虑这些患者易于出现心肌缺血及心律失常。在选择任何可能增加交感神经系统活性的措施或药物之前必须要仔细考虑。应该准备硝酸甘油以防心肌缺血发生，心肌缺血发生时表现为心动过速或高血压。手术期间突然的躁动可能是可卡因在起作用。急性中毒的患者对麻醉药的需求增加，与中枢神经系统中儿茶酚胺浓度增加有关。可卡因滥用导致的血小板减少可能会影响局麻的选择。

尽管发生心律失常的可能性一直被人们持续关注，但并没有证据表明急性中毒或长期的可卡因滥用会与麻醉药物相互作用产生不良影响。可卡因代谢迅速，所以急性中毒的患者手术的可能性很小。

为了满足医疗目的，局部应用可卡因加肾上腺素，随后使用可增加心肌敏感性的挥发性麻醉药，可扩大可卡因对于心脏的刺激作用。为了医用目的，可卡因应该避免用于高血压、冠状动脉疾病的患者以及正使用可增加儿茶酚胺活性的药物如单胺氧化酶抑制剂的患者。

阿片类药物

与通常的推测相反，阿片类药物依赖很少在治疗急性术后疼痛时发生。然而，如果药物每天以不断增加的剂量供给，阿片类药物不到14天就可能成瘾。阿片类药物经口服、皮下注射或者静脉注射而被滥用，以获取其精神欣快和镇痛作用。阿片类药物成瘾会出现很多医学问题，尤其是对静脉吸毒者而言（表22-11）。术前评估时，需要确定是否有阿片成瘾的症状。阿片类药物的某些作用（镇痛、镇静、止吐、欣快感、通气不足）会形成耐药，但其他作用（缩瞳、便秘）则不会形成耐药。幸运的是，随着耐药性的增加，服用阿片类药物的致死剂量也会增加。一般而言，在类吗啡作用药物中有高度的交叉耐药性。但当阿片成瘾解除时，耐药性会迅速减少。

药物过量

阿片类药物（通常为海洛因）过量最明显的症状是呼吸频率减少，潮气量正常或增加。瞳孔通常是缩小的，但当通气不足导致严重缺氧时，瞳孔放大。中枢神经系统的症状表现从烦躁不安到意识不清，癫痫发作通常不会发生。很多海洛因吸食过量的患者发生肺水肿，其病因不明，可能与低氧血症、低血压、神经源性机制和药物相关的肺内皮损伤有关。胃弛缓预示急性阿片过量的发生。致命的阿片药物过量是伪劣产品

表 21-11	与慢性吗啡滥用相关的医疗问题
肝炎	
蜂窝织炎	
浅表皮肤溃疡	
血栓性静脉炎	
心内膜炎	
全身性脓毒栓子	
获得性免疫缺陷综合征	
吸入性肺炎	
营养不良	
破伤风	
横贯性脊髓炎	

纯度不稳定或阿片药物与其他中枢系统抑制剂联合使用造成的。纳洛酮是阿片类药物的特异性拮抗剂，用于维持可接受的呼吸频率（一般超过12 bpm）。

戒断综合征

尽管停止阿片类药物后极少有生命危险，但其过程并不愉快，并可使围术期的管理更为复杂。所以，很有必要考虑突然停用阿片类药物后戒断开始的时间、峰值和持续时间（表22-12）。静脉注射纳洛酮后短时间就可以出现阿片类戒断症状。相反，重新应用阿片药物或美沙酮替代治疗（2.5 mg美沙酮等价10 mg吗啡）会终止已发生的戒断症状。可乐定可以减轻阿片戒断症状，可能机制为 α_2-受体拮抗剂替代阿片类药物抑制大脑交感神经系统。

阿片戒断症状主要表现为交感神经系统过度亢奋（出汗、瞳孔放大、高血压、心动过速等）、迫切要得到药物，伴随哈欠、流泪、流涕、竖毛（源于词组"冷火鸡"）、震颤、骨骼肌肉和骨骼不适、厌食、失眠、腹部绞痛，腹泻和发烧也可能发生。随后出现骨骼肌痉挛和腿部抽搐（源于词组"踢掉毛病"），有时心血管疾病也

表 22-12	阿片戒断症状的时间表		
药物	发作时间	峰值时间	持续时间
哌替啶	2~6 小时	8~12 小时	4~5 天
氢吗啡醇	6~18 小时	36~72 小时	7~10 天
可待因	24~48 小时	3~21 天	6~7 周
吗啡			
海洛因			
美沙酮			

可能出现。阿片戒断症状很少出现癫痫发作,如果发生这种情况,则需要考虑癫痫的其他病因,如未被注意的巴比妥类戒断或不明原因癫痫。

快速阿片脱毒

快速阿片脱毒是在全身麻醉下应用大剂量阿片拮抗剂(纳美芬),并持续输注纳洛酮维持。这种方法可有效地替代传统的脱毒方法。阿片戒断症状主要由大脑蓝斑核异常产生,在注射大剂量阿片拮抗剂后的4~6小时达到高峰并恢复正常。对那些全身麻醉下行阿片快速脱毒患者使用纳洛酮后没有出现明显的戒断症状,说明阿片快速脱毒成功。相对于逐渐减少阿片剂量的传统脱毒方法,这种方法使患者在麻醉状态下无意识地度过阿片戒断最痛苦的时期,从而成功率较高。

在麻醉药物辅助阿片脱毒过程中,血清儿茶酚胺浓度迅速升高,表现为收缩血压改变或心动过速。手术前使用可乐定会减小这些改变。麻醉过程中,使用β-肾上激素抑制剂可以治疗交感神经系统亢奋的症状。建议深度麻醉使骨骼肌麻痹并采用控制通气,虽然快速的阿片脱毒在全身麻醉时可安全耐受,但也应关注心律失常(QT间期延长)和术后死亡的发生。通常在术后监护病房会给予纳洛酮,同时辅助其他药物治疗如咪达唑仑、酮咯酸、可乐定等。快速阿片脱毒后的3~4天还会出现轻到中度戒断症状。

麻醉管理

围手术期间,阿片成瘾患者需要继续使用阿片维持或者用美沙酮替代。手术前用药包括阿片类药物的使用。不建议使用阿片激动拮抗剂,因为这些药可以加重急性戒断反应。阿片类药物不适合维持麻醉,因为很有可能需要使用更大剂量的药物。此外,长期使用阿片类会引起对其他中枢神经系统抑制剂的交叉耐药,所以吸入式麻醉药氧化亚氮对阿片成瘾患者的镇痛作用减小。相反,急性阿片摄入会减少对麻醉药的需求。通常用挥发性麻醉药进行麻醉维持,但要警惕这些患者可能患有肝脏疾病。手术中如发生低血压则反映出血容量不足,可能与慢性感染、发热、营养不良、肾上腺皮质不全或者大脑中阿片浓度不足有关。

对于阿片成瘾患者脱毒拮抗治疗的麻醉也是以吸入性麻醉为主。一些患者可以选择区域阻滞麻醉,但要警惕发生低血压、血清学阳性增加、偶发外周神经炎,但很少发生横贯性脊髓炎。

阿片成瘾患者术后疼痛程度增加,具体原因尚不清楚,在维持使用美沙酮基础上加用哌替啶或其他阿片类药可以达到令人满意的术后镇痛作用。事实上,美沙酮对术后疼痛的镇痛效果较低。左旋乙酰美沙酮像美沙酮一样,是一种μ-阿片受体激动剂,因其代谢产物具有活性,所以半衰期较长。左旋乙酰美沙酮的优越性在于每日使用量要小于美沙酮。其他缓解术后疼痛方法还有用局部麻醉药行持续区域阻滞麻醉、椎管内注射阿片类药物和经皮电刺激神经。

巴比妥类药物

长期滥用巴比妥类药物不会引起明显的病生理变化。巴比妥类药物滥用通常通过口服形式,以获得欣快感或为了治疗失眠或为了拮抗其他药物的兴奋作用。这些药物大多数可产生耐药性并与可其他神经系统抑制剂产生交叉耐药。尽管产生欣快感或镇静催眠作用的剂量会迅速增大,但致死剂量不会那样迅速增加。因此,与阿片滥用相比,为了达到预期的效果,随着药物剂量的增加,巴比妥药物滥用者更易发生药物致命。

药物过量

巴比妥类药物过量的主要表现为中枢神经系统抑制。血浆巴比妥含量水平与中枢神经系统抑制(言语模糊、共济失调、易怒)程度相关,过高的血药浓度可导致咽反射和肌腱反射消失并伴有昏迷症状。没有特异性拮抗药物可以扭转巴比妥引起的中枢神经系统抑制症状,所以不建议使用非特异性中枢兴奋剂。可出现较深的通气抑制,因此,与阿片过量一样,采取保持气道的通畅、防止误吸、用带气囊的气管导管支持通气等措施是很有必要的。巴比妥药物过量可引起低血压,其原因与中枢血管收缩被抑制、心肌功能被直接抑制和静脉血容量增加有关。可以通过补液治疗低血压,偶尔需要使用血管升压药或血管活性药物。低体温频繁发生,需要积极治疗恢复正常体温。低血压和横纹肌溶解可引起急性肾衰竭,强制性利尿和碱化尿液可以促进苯巴比妥的排出,但对其他巴比妥类药物作用不大。对于服药短于6小时的清醒患者,可通过催吐、洗胃和服用活性炭加快药物排出。

戒断综合征

与阿片类药物的戒断症状相反,巴比妥类药物的戒断有致命危险。巴比妥类药物的戒断症状初始时间、峰值和持续时间比阿片类药物延迟(表22-13)。巴

表 22-13	巴比妥类药物戒断症状的时间表		
药物名称	发病时间（小时）	峰值时间（天）	持续时间（天）
戊巴比妥	12~24	2~3	7~10
司巴比妥	12~24	2~3	7~10
苯巴比妥	48~72	6~10	10+

比妥类戒断症状最初表现为焦虑、骨骼肌震颤、反射亢进、出汗、心动过速和体位性低血压，心血管系统衰竭和高热也可能发生。最严重的巴比妥类戒断症状是癫痫大发作，可能与血药浓度骤然降低有关。巴比妥类药物的戒断症状一旦发作很难终止，尤其是癫痫大发作。

如果出现巴比妥戒断症状，可以应用戊巴比妥。一般来说，戊巴比妥初始口服剂量为200~400 mg，因为这些患者可迅速出现耐受性，所以要逐步加药以达到治疗效果。苯巴比妥和地西泮可以有效地抑制巴比妥类药物的戒断症状。

麻醉管理

虽然有关慢性巴比妥类药物滥用的麻醉管理的资料较少，但需要注意对其他麻醉药抑制作用发生交叉耐受性。例如，与对照组相比，对硫喷妥钠耐药的小鼠在催醒时苯巴比妥类药物组织浓度较高。同样，有一些报道描述了对慢性巴比妥滥用者麻醉诱导时需要增加巴比妥类药物的用量。虽然已经被证实紧急应用巴比妥类药物可以减少对麻醉药的需求，但是还没有有关慢性巴比妥滥用者需要增加麻醉药物（MAC）的报告。长期巴比妥滥用诱导肝脏微粒体酶活性增强，伴随其他药物（华法林、洋地黄、苯妥英、挥发性麻醉剂等）代谢增强。长期静脉注射巴比妥类药物者，自我输注的碱性溶液可能使静脉硬化，所以建立静脉通路比较困难。

药物滥用对麻醉职业的危害

麻醉医师占美国所有医师的3.6%，然而，成瘾患者的所占比例比任何其他医生组高出近3倍。另外，在所有的医疗专家中麻醉医师复发的可能性最大。目前，在接受诊疗的医师中有12%~15%是麻醉医师。值得欣慰的是，一次调查（1994~1995年）显示，麻醉医师药物滥用发病率为0.40%，高校教师的发病率为0.1%。这意味着从1986年以来，发病率在下降。

为什么麻醉医师会药物滥用？

为了解释在麻醉医师那里药物滥用的高发病率，许多因素都被提出来。这些因素如下：

- 能较容易的接触到药物，尤其是阿片类药物；
- 接触的药物具有高成瘾性，尤其是芬太尼和舒芬太尼；
- 这些药物转移相对简单，因为初始时小剂量就可使滥用者达到期望的效果；
- 对患者使用这些药物的经历好奇；
- 具有控制导向型人格。

成瘾麻醉医师的特征与人口统计

由美国麻醉医师职业卫生委员会编纂的有关药物滥用和成瘾课程被强烈推荐，这门课程已成为药物滥用和成瘾这一重要课题的原始资料。课程显示药物成瘾的麻醉医师具有以下相关特点：

- 50%的年龄都小于35岁，但这也反映了麻醉专业的年龄分布。
- 住院医生居多。可能是由于麻醉医师对于药物滥用的高风险意识在增加，对这个群体培训时更注意寻找成瘾的迹象。（有趣的是，药物滥用的麻醉住院医师中，阿尔法欧米茄阿尔法荣誉学会的会员比例较高。）
- 67%~88%是男性，75%~96%是白人。
- 76%~90%选择阿片类药物。
- 33%~50%是多药滥用。
- 33%有成瘾性家族史，多为酗酒家族史。
- 65%是在大学期间开始药物滥用的。

最常见的滥用药品

阿片类药物通常是麻醉医师们选择的滥用药品，其中芬太尼和舒芬太尼最为常见，其次是哌替啶和吗啡，在35岁以下的麻醉医师中，这样的选择尤其明显。年纪稍大的麻醉医师主要把酒精当作更好的选择，因为其产生损害的时间比阿片类药物明显延长。数据还显示，一个麻醉医师在事业初期常沉溺于阿片类药物，而在住院实习期后5年，麻醉医师更钟情于酒精。

其他被滥用的药物包括可卡因、苯二氮䓬类（咪达唑仑），而最近为异丙酚。过去5年里，滥用药剂的输注方法转向"无针"方式，注射普通的麻醉药品，这种方式比传统的静脉注射和肌肉注射更加卫生。每一种可能的输注方式都已经被尝试和报道，包括不常见的静脉注射位点（脚上、腹股沟、大腿以及阴茎上较隐蔽的静脉）、口服或鼻腔黏膜给药（苯二氮䓬类）、舌下含服以及直肠给药。如今，挥发性麻醉药也成为医师们的选择。据报道，七氟醚就是其中的一种。撇开那些基本的滥用药品不说,6个月后,多药滥用的发生率将增加。

获得滥用药物的方法

为了获得药物,麻醉医生使用了大量的并常常是创造性的方法。最常用的方法是记录不恰当的麻醉药物使用情况,继续使用残余的药物而不是扔掉。此外,近期报告了一种新的方法:秘密使用多剂量药水瓶,然后用其他药物重新填满、封装。应该提防那些医科大学生、不休息的住院医师或者那些志愿工作到很晚的人。报道中最常见的成瘾行为之一就是渴望超时工作,尤其是在监督相对松懈的时候,比如晚上或者周末。

成瘾行为的体征和症状

除了对药品上瘾外,行为上发生不寻常的持续变化都应该引起警觉。一般来说,这些行为包括心情波动,例如抑郁、生气以及过度兴奋等。关于成瘾行为,需要记住以下要点:

- 普遍对成瘾行为进行否认。
- 工作中的征兆往往最迟出现(首先是在社区,然后是在家里)。
- 特异性特点是自我给药。
- 被发觉的成瘾者常常神志不清。
- 没有被治疗的成瘾者通常会死亡。

以下是经常被忽略的成瘾症状:

- 渴望独自工作;
- 不午休或拒绝休息;
- 常常和别人换班;
- 志愿做更多工作;
- 治疗患者术后疼痛的麻醉药的记录用量多于给予用量;
- 体重减轻;
- 经常在浴室中休息。

医师药物成瘾的相关风险

虽然传统意义上的风险主要是针对医师个体,但如果一个医师药物上瘾,对于患者和医院其他员工及医疗管理来说也潜藏着巨大的风险。

医师 对于患有成瘾疾病的麻醉医师而言,主要的危险是服用过量药物引起自杀风险增高以及与药物相关的其他死亡。不幸的是,在所有具有麻醉药物成瘾病史的医师中,麻醉医师的复发率是最高的。复发的风险在头5年里最大,而后随着恢复时间的增加而减少。好消息是,89%完成治疗并参加后期康复的

麻醉医师可以戒瘾2年以上。但是,那些对阿片类药物成瘾的麻醉医师复发后的主要症状却是死亡。

患者 患者会受到成瘾行为的影响。数据表明,医师的药物滥用会增加操作失误的危险。来自加利福尼亚州和俄克拉荷马州的数据显示,随着对医师药物滥用的治疗,有关的投诉数量和所涉及的金额都极大地减少了。

医院(科研机构) 大部分的州都有法律规定要求医院和医护人员报告任何可疑的滥用行为。如若不报,根据各个州的法律,将会产生相应结果。

发现可疑的滥用药物行为应该做什么?

这取决于有没有医生援助委员会。如果没有该机构就应该成立一个,并制定相关政策。这样,当发现有成瘾的医生时,就可以给他提供帮助。这个委员会应当有一名麻醉医师。此外,该委员会还要和当地有治疗成瘾和咨询经验的专家达成咨询协议。如果能有一名有治疗麻醉医师经验和特长的医生或顾问就更加理想了。最后,该委员会还应该有援助热线以及事先拟定好的成瘾脱毒治疗计划。

报告和干预

参加酗酒或药物成瘾治疗计划不需要向州或联邦机构上报,可以当成病假来处理。但是,一旦有确凿的药品滥用证据,就必须立刻干预。此证据必须明确,并且要让医生援助委员会信服。

干预的主要目的是让成瘾的患者参加到一个全面的医疗评估过程中,该过程由有临床住院诊疗经验丰富的一组专家负责。应避免进行一对一的干预,可以通过医生援助委员会或利用州(县)医疗团体的专业技能来进行干预。当一个医生被发现药物成瘾,正在等候最终的处理决定书时,千万不要让他独处,因为最新发现的结果表明,成瘾医生在面对审查后有更高的自杀风险。

治疗

本章无法涵盖治疗滥用药物的医生的具体细节。但是,让学院、团体或者戒毒委员会中的一个成员与药物成瘾的医生或者治疗小组保持联络是很重要的。戒除药瘾没有灵丹妙药,康复是一个终生的过程,最有效的治疗方案就是对成瘾的医生进行全方位的治疗,并且提供长期的跟踪服务。

苯二氮䓬类药物

苯二氮䓬类药物成瘾需要摄取大量该药物。正如

巴比妥类药物一样，耐受和生理依赖会随着长期的苯二氮䓬类药物滥用而出现。苯二氮䓬不会明显地诱导微粒体酶活性，戒断症状通常要比巴比妥类药物出现得晚，而且较轻。这是因为大部分苯二氮䓬类药物清除半衰期要长一点，而且，大多数的药物经过代谢而生成具有药理活性的代谢产物，这也使清除半衰期变长。对长期苯二氮䓬类药物滥用者和对巴比妥类滥用者的麻醉管理是相似的。

急性苯二氮䓬类药物过量产生呼吸衰竭的危险比巴比妥类药物小得多。但是有一点必须认识到，苯二氮䓬类药物和其他中枢神经抑制剂联合使用会产生致命的危险，比如酒精。对于苯二氮䓬类药物成瘾而言，通常情况下的支持治疗就足够了。氟马西尼，一种专门的苯二氮䓬类拮抗剂，对严重或危及生命的苯二氮䓬类过量很有效。使用氟马西尼后，原先被苯二氮䓬类药物抑制的癫痫可能会发生。

安非他明

安非他明会刺激儿茶酚胺的释放，导致大脑皮层紧张、食欲不振和睡眠减少。安非他明已被批准用于治疗嗜睡症、注意力缺陷障碍以及儿童小脑功能障碍引发的多动症。对安非他明引发的食欲不振的耐受在几周就可以形成，使得这些药物滥用无法被常规饮食替代。安非他明的心理依赖很严重，每天服用的剂量可能增加到治疗剂量的几百倍。长期滥用，会导致人体储存的儿茶酚胺耗尽，可表现为困倦和焦虑，或者出现精神病状态。其他由于长期滥用安非他明引起的生理异常包括高血压、心律不齐和营养不良。安非他明滥用通常是通过口服，但去氧麻黄碱滥用却是通过静脉注射。

药物过量

安非他明药物过量会导致焦虑、精神错乱和由渐进性中枢神经系统兴奋所表现的多动、反射亢进、间歇性癫痫发作。其他的生理反应包括血压升高、心跳加速、心律失常、肠胃蠕动降低、瞳孔散大、出汗、高体温，还可能发生代谢失衡，如脱水、乳酸中毒、酮症。

口服安非他明过量的治疗包括催吐、洗胃、给予活性炭和泻药。吩噻嗪可以拮抗许多安非他明的急性中枢神经系统作用。地西泮同样可以控制由安非他明诱发的癫痫发作，酸化尿液可促进安非他明的排出。

戒断综合征

突然停止使用过量安非他明后，会伴有极度嗜睡、有自杀倾向的抑郁症、食欲和体重增加。如果治疗戒断症状需要镇静，可以使用苯二氮䓬类药物。给予β-肾上腺素受体拮抗剂可以控制交感神经系统亢奋症状。后安非他明抑郁症可能持续数月，需要用抗抑郁药治疗。

麻醉的管理

如果长期使用安非他明作为医疗用药（嗜睡、注意力缺陷障碍），在择期手术前不需要停药。安非他明急性中毒患者行急症手术时可能出现高血压、心动过速、高烧，并且会增加对挥发性麻醉药的需求，甚至术中颅内压增高和心脏骤停也可能是滥用安非他明造成的。在动物实验中，急性静脉注射右旋安非他明容易产生剂量相关性体温增高及麻醉剂量增加。基于这些原因，需要审慎监测围术期体温的变化。慢性安非他明滥用可明显降低对麻醉药的需求，推测可能与中枢神经系统中的儿茶酚胺消耗有关。顽固性低血压能够反映储存的儿茶酚胺的消耗状况。直接作用的血管升压类药物，包括去氧肾上腺素和肾上腺素，可用于治疗低血压，因为由安非他明诱导的儿茶酚胺消耗，使间接作用的血管升压药如麻黄碱作用减小。术中建议使用动脉导管监测血压。术后，患者一旦开始行走，就要警惕出现体位性低血压的危险。

致幻药

致幻药以麦角酸酰二乙胺（LSD）为代表，通常为口服。虽然有高度的心理依赖性，但突然停止服用LSD时不会出现明显的身体依赖或戒断症状。长期使用致幻剂是不可能的。这些药物的影响出现在服药后1~2小时内，并持续8~12小时，包括视觉、听觉、触觉方面的幻觉和周围环境、身体形象的扭曲。大脑对相对不重要的刺激的抑制能力被LSD损害，交感神经系统刺激症状包括瞳孔散大、体温升高、高血压和心动过速。LSD对行为作用的耐受性发生迅速，而对心血管作用的耐受性不太明显。

药物过量

药物过量不会致命，但患者会遭受意识不到的创伤，这是由这种药内在的镇痛作用导致的。在极少数情况下，LSD能产生癫痫发作和呼吸暂停。它可以产生一种急性恐慌反应，表现为亢奋、情绪不稳，并在极端情况下，表现为精神疾病。患者应置于安静的环境中，避免受到外界刺激。没有特异的解毒药存在，但苯甲二氮䓬类药物可以被用来控制躁动和焦虑。气道管理、机械通气、癫痫治疗和控制交感神经系统亢奋症状等支持治疗是很有必要的。利尿和酸化尿液可以促进了苯环利定的排除,但还存在着体液负荷过大和电解质紊乱的风险,尤其是低钾血症的发生。

麻醉管理

有报道称麻醉和手术会增加这些患者的恐慌反应。如果这样的事件发生,使用苯甲二氮䓬类药物治疗是很有效的。患者对拟交感神经药物反应敏感。LSD可延长阿片类药物的镇痛和呼吸抑制作用。

大麻

大麻主要用来吸食,其有效的精神作用成分是四氢大麻醇(THC),相比口服,吸食可增加四氢大麻醇(THC)的生物利用度。吸入大麻可产生欣快感,伴随交感神经系统兴奋、副交感神经系统抑制的症状增加。与心脏相关的改变是静息心率的增加,可能会发生体位性低血压。长期滥用大麻会导致肺部焦油量增加,使肺防御机制受损,降低肺功能,还可能使鼻窦炎和支气管炎的发病率上升。在易感人群中,吸食大麻会引起癫痫发作。结膜充血是血管扩张的表现,嗜睡是一种常见的副作用,THC的大部分精神作用都可产生耐受。虽然大麻不会发生生理依赖性,但长期使用后突然停药可产生轻微的戒断症状,如烦躁、失眠、出汗、恶心、呕吐和腹泻。大麻的一个治疗作用是帮助癌症化疗患者止吐。

吸入THC的药理效果会在几分钟内发生,但很少持续超过2~3小时,它减少了对急性中毒患者手术的可能性。麻醉管理要考虑THC对心、肺和中枢神经系统的影响。动物研究表明静脉注射THC后,可诱导嗜睡并减少对挥发性麻醉药的需求。注射THC的动物,巴比妥类药物和氯胺酮的催眠时间延长,而阿片类药物引起的呼吸抑制作用会被增强。

环类抗抑郁药过量

故意过量服用抗抑郁药是导致死亡的常见原因。这个死亡率中环类抗抑郁药所占比例较大。这些药物的致死量仅为每日治疗量的5~10倍。药物过量主要影响中枢神经系统、副交感神经系统和心血管系统。其毒性与神经元对去甲肾上腺素和(或)5-羟色胺再摄取的抑制、抗胆碱能作用、外周α-肾上腺素能阻滞和膜抑制作用有关。严重的抗胆碱作用的症状包括谵妄、发烧、心动过速、瞳孔散大、皮肤潮红、肠梗阻、尿潴留

(表22-4)。心血管毒性包括窦性心动过速伴PR间期、QRS和QT间期延长、室性心律失常,心肌抑制是可致命的。癫痫发作并不少见。当肢体导联QRS宽度小于100 ms时,发生癫痫发作和心律失常的可能性小。一般不会检测环类抗抑郁药的血浆浓度,因为监测肢体导联QRS波宽度已经可以可靠地预测神经和心脏并发症的发生风险。环类抗抑郁药过量造成的意识不清、昏迷或癫痫的发作期可持续24小时或更长。即使过了这段时间,发生威胁生命的心律失常的风险也可能持续数天,因此有必要延长心电图监测的时间。

对上呼气道完好的环类抗抑郁剂药剂过量的患者的初始治疗主要是洗胃和服用活性炭治疗。不应该催吐,因为症状从轻度发展到致命(癫痫发作、通气不足、低血压、昏迷)的进程迅速,催吐可能造成肺误吸。呼吸抑制或昏迷要求气管插管和机械通气。碱化血液是主要的治疗方法,可以增加药物与蛋白质的结合,减少游离药物,从而减少毒性。静脉注射碳酸氢钠或过度通气使pH值维持在7.45~7.55,如果QRS波变窄或心律失常等临床症状消失则停止碱化血液。利多卡因也可以用来治疗心律失常。如果存在扭转型室性心动过速,应该注射镁。血容量增加和碱化血液后,患者出现低血压,可以使用血管加压药或收缩药。苯二氮䓬类药物可以有效地控制癫痫发作。血液透析和血液灌注是无效的,因为环类抗抑郁药具有高的蛋白结合率。

水杨酸类药物过量

阿司匹林一旦被摄入就会转变为具有活性的代谢产物水杨酸。在致毒剂量下,水杨酸会通过解偶联氧化磷酸化作用和干扰三磷酸羧酸循环而影响许多器官的功能。氧化磷酸化解偶联会引起乳酸和酮酸的蓄积。

水杨酸过量的表现包括耳鸣、恶心、呕吐、发烧、抽搐、意识不清、低血糖,低脑脊髓液血糖浓度、凝血功能障碍、肝功能障碍以及直接刺激呼吸中枢。刺激呼吸中枢能诱导呼吸性碱中毒,从而增加了水杨酸水溶性离子的比例,促使其从肾脏排除。另一方面,代谢性酸中毒增加了药物的脂溶性非游离部分,促使其通过组织和大脑从而产生毒性。非心源性水肿通常发生在服用阿司匹林过量后24小时内。

急性水杨酸过量的初步治疗包括洗胃和服用活性碳。对水杨酸血清浓度进行初始检测,对有包裹肠溶衣或缓释的药物过一段时间再次检测以评价其吸

收情况。经验性注射葡萄糖将有助于预防低脑脊液血糖浓度。注射碳酸氢钠增加动脉血pH值至7.45~7.55，碱化尿液，这可以极大地增加水杨酸的肾清除率。此外，碱血症可以促使水杨酸离开大脑和其他组织进入血液。这种疗法的潜在并发症包括体液过多及低血钾。血液透析的适应证是存在潜在致命的水杨酸浓度（>100 mg/L）和顽固性酸中毒、昏迷、癫痫发作、容量负荷过重或肾衰竭。

乙酰氨基酚过量

据美国毒物控制中心报告，乙酰氨基酚过量为最常见的药物过量。典型的症状为恶心和（或）呕吐、腹痛。乙酰氨基酚的毒性是由于N-乙酰基苯并醌亚胺破坏肝细胞导致肝中央小叶坏死而造成的。通常情况下，这种代谢产物在乙酰氨基酚的代谢产物中只占5%的比例，与内源性谷胱甘肽结合而灭活。药物过量时，谷胱甘肽的供应不足而不能使N-乙酰基苯并醌亚胺脱毒。

乙酰氨基酚过量的治疗首先确定药物服用的时间，并服用活性炭阻止药物吸收。在服药4小时后，测量乙酰氨基酚的血药浓度，并在Rumack-Matthew数据图上标记，将患者肝中毒进行危险分级：没有、可能有、几乎有。对药物摄取时间不清楚的肝中毒可能存在或几乎确实存在的患者，用乙酰半胱氨酸治疗，乙酰半胱氨酸使谷光苷肽足量，直接结合N-乙酰基苯并醌亚胺，增强乙酰氨基酚与硫酸盐的结合程度。在服药后8小时内，使用N-乙酰半胱氨酸预防肝中毒的有效率达100%。

中毒

甲醇摄入

甲醇存在于脱漆剂、气状防冻液、挡风玻璃清洗液以及露营燃料中。甲醇毒性较弱，但它的代谢产物的毒性很强。它由醇脱氢酶代谢为甲醛和甲酸，引起阴离子间隙型代谢性酸中毒。其毒性作用的靶器官是视网膜、视神经和中枢神经系统。视力模糊、视盘充血和失明是甲醇中毒的标志。严重的腹部疼痛可能是发生急性胰腺炎，为外科急症。

甲醇中毒治疗包括支持治疗和保护呼吸道。活性炭不能吸附酒精。静脉注射乙醇，可以优先被醇脱氢酶代谢，从而减少甲醇的代谢。另外，乙醇脱氢酶的活性可以被甲吡唑抑制。亚叶酸可以辅助消除甲酸。顽固性酸中毒或视力障碍是血透的指征。

乙二醇摄入

乙二醇（存在于防冻剂、除冰剂、工业溶剂中）被醇脱氢酶代谢为羟基乙酸，引起代谢性酸中毒。乙醇酸代谢成为草酸盐，长期草酸钙结晶沉淀积聚可引起急性肾小管坏死。由于草酸盐对钙的螯合作用，可导致低钙血症。乙二醇中毒可导致心肌功能不全、肺水肿、脑水肿。乙二醇中毒的治疗类似于治疗甲醇中毒。注射乙醇或甲吡唑可伴随有毒代谢产物的形成。维生素B_1、维生素B_6和足够的钙可以扭转低钙血症，必要时需要紧急血液透析。

有机磷中毒

有机磷杀虫剂、氨基甲酸酯类农药、有机磷化合物（"神经毒剂"）是在生化战争（被用于恐怖袭击）中开发出来的，能抑制乙酰胆碱酯酶，从而导致胆碱能过度刺激。这些化学物质可以穿过皮肤，通过吸入和口服等方式摄入。神经毒剂和杀虫剂有几个重要的区别。杀虫剂是油性的，不易挥发，毒性起效慢，但作用时间长。神经毒剂通常是水溶性的，易挥发，在较短的时间内迅速起效，影响严重。氨基甲酸酯类杀虫剂有限地透过血脑屏障进入中枢神经系统，可逆性结合胆碱酯酶，所以产生一个短期的、轻于有机磷酸盐的作用。两者都可以被雾化和蒸发。杀虫剂和神经毒剂中毒的表现受到摄入途径的影响，最严重情况发生在吸入途径（表22-14）。有机磷酸盐的毒蕈碱症状包括外分泌腺分泌增加（流泪、流鼻涕、支气管黏液、流涎）、胃肠道症状、眼部症状如瞳孔缩小。大剂量有机磷酸盐可刺激尼古丁受体，产生骨骼肌肉无力、肌束震颤和麻痹。心血管作用比较复杂，心动过速或心动过缓，高血压或低血压都可能存在。中枢神经系统的影响包括认知障碍、抽搐、昏迷等。由支气管黏液分泌、支气管痉挛、呼吸肌或膈肌无力（麻痹）、延髓呼吸中枢被抑制而导致急性呼吸衰竭是造成死亡的首要原因。

对有机磷酸盐药剂过量的治疗包括3个部分：抗胆碱能药物解除胆碱能危机；肟剂活化乙酰胆碱酯酶活性；抗惊厥药物预防或治疗癫痫发作（表22-15）。阿托品是主要的解毒剂，每隔5~10分钟持续注射2 mg直到呼吸道没有明显的分泌物为止。解磷定是一种肟

表 22-14	有机磷中毒的特征

毒蕈碱的作用

大量分泌物

　　流涎

　　流泪

　　出汗

　　支气管黏液溢出

　　鼻漏

支气管痉挛

瞳孔缩小

蠕动过强

心动过缓

烟碱的作用

骨骼肌肉震颤

骨骼肌无力

骨骼肌麻痹

中枢神经系统影响

癫痫发作

昏迷

中枢性窒息

气、供暖系统功能差、吸烟)或人为吸入。

病理生理

　　一氧化碳是一种无色、无味、无刺激性气体，容易通过肺吸入。一氧化碳的吸收量取决于每分钟通气量、暴露时间以及环境中一氧化碳和氧气浓度。一氧化碳的毒性可以导致组织缺氧和细胞损伤。一氧化碳与氧气竞争性结合血红蛋白。一氧化碳与血红蛋白的亲和力比氧气与血红蛋白的亲和力高200倍以上。这种争夺性结合的后果是使氧血红蛋白解离曲线左移，氧向组织的释放被抑制(图22-2)。然而，一氧化碳与血红蛋白结合并不能完全解释与一氧化碳中毒相关的病生理改变。一氧化碳会破坏氧化代谢，增加一氧化碳浓度会引起脑脂质过氧化反应，生成氧自由基，从而产生其他代谢的变化，引起神经系统和心脏毒性。一氧化碳与胎儿血红蛋白的结合比成人更紧密，因此使婴幼儿更易于受其影响。儿童因为其有较高的代谢率和氧消耗，也很容易一氧化碳中毒。一氧化碳

剂，可与有机磷酸盐结合形成复合体，使有机磷酸盐与乙酰胆碱酯酶分离，从而使有机磷酸盐迅速代谢分解。有机磷酸盐的分离使乙酰胆碱酯酶的活性活化，恢复正常功能。苯二氮䓬类药物是有机磷中毒患者治疗癫痫的唯一选择。中毒严重的患者应该注射地西泮或咪达唑仑。呼吸肌无力时需要进行机械通气。

一氧化碳中毒

　　一氧化碳中毒是常见的死亡原因。在美国中毒致死的案例中，一氧化碳中毒是主要的原因。其有可能是偶然发生的接触(与燃烧相关的烟雾吸入、汽车尾

表 22-15	有机磷酸酯中毒治疗的目的

逆转中毒引起的严重类胆碱危机

　　每 5~10 分钟注射 2 mg 阿托品直到呼通气改善

恢复乙酰胆碱酯酶活性

　　静脉注射解磷定 600 mg

预防(治疗)癫痫发作

　　使用苯二氮䓬或咪达唑仑

支持性治疗

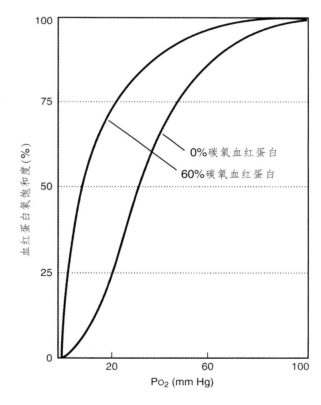

图 22-2　碳氧血红蛋白使氧血红蛋白解离曲线左移，形成一个双曲线。使血红蛋白携氧能力下降以及在组织中氧气释放受阻。(Adapted from Ernst A, Zibrak JD: Carbon monoxide poisoning. N Engl J Med 1998;339:1603–1608. Copyright 1998 Massachusetts medical Society. All rights reserved.)

暴露对孕妇十分有害，因为一氧化碳很容易穿过胎盘，胎儿的碳氧血红蛋白浓度可超过母体碳氧血红蛋白浓度，胎儿一氧化碳的清除要比母亲慢。

症状和体征

一氧化碳中毒的初期症状具有非特异性，可表现为头痛、恶心、呕吐、乏力、注意力难以集中和意识错乱。对氧依赖较高的器官——大脑和心脏，表现出主要的损伤症状。心动过速、呼吸急促反映出细胞缺氧。因为缺氧而增加心搏出量，可引起心绞痛、心律失常、肺水肿。晕厥和癫痫发作可能是由脑缺氧和脑血管舒张引起的。值得注意的是，一氧化碳中毒现象的出现反映出中枢神经系统受到了严重的器质性损害。经典的樱桃红色嘴唇并不常见。

一氧化碳的影响不仅表现在立即接触毒气之后，其对神经系统还可能产生持久或延迟性的影响。迟发性神经精神综合征可能在急性一氧化碳中毒恢复期发生，包括认知功能障碍、记忆力减退、癫痫、性格改变、帕金森综合征、老年痴呆症、缄默症、失明和精神疾病。无临床或实验证据表明，昏迷、高龄和长期暴露的患者更容易患有延迟神经精神综合征。

诊断

怀疑一氧化碳中毒时，应该监测血清碳氧血红蛋白浓度。碳氧血红蛋白浓度能从一氧化碳疑似接触患者的血清中获得，没有必要采用动脉血，因为动脉和静脉碳氧血红蛋白水平的相关性很好。测量需要使用血氧饱和度测定仪，其通过分光光度法，可以检测和量化所有正常和异常的血红蛋白。常规血气分析不会识别出异常血红蛋白，脉搏血氧仪也不能区分碳氧血红蛋白和氧血红蛋白，所以，SpO_2的值可能产生误导。

治疗

治疗包括远离一氧化碳源、迅速补充氧气，以及采取积极的支持性治疗：气道管理、血压支持和心血管稳定。氧疗通过竞争结合血红蛋白，缩短了一氧化碳的清除半衰期，提高组织氧合。输氧一直持续到碳氧血红蛋白浓度恢复正常。当患者呼吸室内空气时，碳氧血红蛋白的半衰期是4~6小时；当患者呼吸纯氧时，半衰期大约为40~80分钟；当呼吸高压氧时，半衰期大约为15~30分钟。高压氧治疗是指在高压下给予纯氧，从而使溶解在血液中的氧量大幅度增加。高压氧治疗加速清除一氧化碳，可以减小由一氧化碳中毒导致的神经系统后遗症发生的可能性。高压氧治疗具有一定的风险，这一疗法是有争议的，故尚未普及。但高压氧适于昏睡或显示出神经系统异常的患者、碳氧血红蛋白浓度超过40%的患者以及碳氧血红蛋白浓度高于15%的孕妇。

要　　点

● 血清素综合征是由于过度刺激5-羟色胺受体而产生潜在的威胁生命的药物不良反应。大量5-羟色胺前体以及5-羟色胺释放增加、再摄取或代谢减少都可以导致血清素综合征。许多具有血清素能的药物可参与这个过程，包括选择性5-羟色胺再吸收抑制剂、非典型和环类抗抑郁药、单胺氧化酶抑制剂、锂、药物滥用和麻醉镇痛。

● ECT除了产生抽搐和神经精神作用，还可产生明显的心血管作用。典型的电惊厥产生的心血管作用为10~15秒的副交感神经刺激产生的心动过缓和血压降低。伴随着交感神经兴奋产生的心动过速和高血压会持续几分钟。

● 抗精神病药恶性综合征是威胁生命的药物不良反应，由抗精神病药物引起，可能原因与中枢神经系统多巴胺耗竭有关。典型症状为发热和严重的肌强直，使用丹曲林可以缓解，但不会产生恶性高热。

● 药物滥用被定义为自用私开的医疗或社会禁用药物，持续滥用可导致生理和心理依赖。为了维持正常生理功能或预防戒断症状而使用药物也可出现身体依赖。耐受是指组织习惯药物的存在，以至于必须增加药物的剂量才能产生与初始小剂量药物相似的效果。

● 虽然酒精对细胞膜产生广泛的非特异性的作用，但有证据表明酒精的许多神经作用是通过作用受体抑制神经递质GABA介导的。酒精增加GABA介导的氯离子通道。酒精与苯二氮草和巴比妥类药物有共同的作用位点，所以这些药物可产生交叉耐受性和交叉依赖性。

● 急性的可卡因摄入会引起冠状动脉痉挛、心肌缺血、心肌梗死和室性心律失常包括心颤。因为可卡因对于冠状血流产生影响，所以冠状动脉氧输送量减少，这时，相关的高血压和心动过速会进一步增加心肌耗氧量。可卡因导致的心肌缺血和低血压可持续到停药后6周。长期使用可卡因后，冠状动脉血管对儿茶酚胺十分敏感，部分原因可能与可卡因导致储存的多巴胺消耗有关。

- 麻醉医师占美国所有医师的3.6%。然而，他们在成瘾治疗中的比例几乎是其他任何医师群体的3倍以上。另外，麻醉医师与其他的专业医师相比，具有最高的复发危险。目前，接受药物滥用治疗的医师中，12%~15%为麻醉医师。

- 阿片类药物是麻醉医生通常选择的滥用药物。芬太尼和舒芬太尼是最常见的滥用药物，其次是哌替啶和吗啡，在35岁以下的麻醉医师中，这样的选择尤其明显。年纪稍大的麻醉医师主要把酒精当做更佳选择，因为其产生损害的时间比阿片类药物明显延长。数据还显示，在一个麻醉医师事业初期，常沉溺于阿片类药，而在住院实习期后5年，麻醉医师更钟情于酒精。

- 干预的主要目的是让成瘾的患者参加到一个全面的医疗评估过程中，该过程由拥有丰富住院治疗经验的专家组负责，避免进行一对一的干预。可以通过医生援助委员会或利用州（县）医疗团体的专业技能来进行干预。当一个医生被发现药物成瘾，正在等候最终的处理决定书时，千万不要让他独处，因为新发现的结果表明，成瘾医生在面对审查后有更高的自杀风险。

- 据美国毒物控制中心报告，乙酰氨基酚过量为最常见的药物过量。典型的症状为恶心和（或）呕吐、腹痛。乙酰氨基酚的毒性是由于N-乙酰基苯并醌亚胺破坏肝细胞导致肝中央小叶坏死而造成。通常情况下，这种代谢产物在乙酰氨基酚的代谢产物中只占5%的比例，与内源性谷胱甘肽结合而灭活。药物过量时，谷胱甘肽的供应不足而不能使破坏性的代谢产物脱毒。

- 神经毒剂是一种有机磷酸盐，它被用于战争和恐怖袭击中。乙酰胆碱酯酶失活造成急性的严重的胆碱能危机。重复大量使用阿托品是处理这种急性中毒的关键。

- 常规血气分析不能识别异常的血红蛋白，脉搏氧饱和度仪不能区分氧血红蛋白和碳氧血红蛋白。因此，一氧化碳中毒时，这些监护提供的信息不准确。

- 一氧化碳的影响不仅表现在立即接触毒气之后，其对神经系统还可能产生持久性或延迟性的影响。迟发性神经精神综合征可能在急性一氧化碳中毒恢复期发生，包括认知功能障碍、记忆力减退、癫痫、性格改变、帕金森综合征、老年痴呆症、缄默症、失明和精神疾病。无临床或实验证据表明，昏迷、高龄和长期暴露的患者更容易患有延迟性神经精神综合征。

（景原媛 译 王清平 校）

参 考 文 献

Adnet P, Lestavel P, Krivosic-Horber R: Neuroleptic malignant syndrome. Br J Anaesth 2000;85:129–135.

American Society of Anesthesiologists' Committee on Occupational Health: Model curriculum on drug abuse and addiction for residents in anesthesiology. Available at: www.asahq.org/curriculum.pdf.

Boyer EW, Shannon M: The serotonin syndrome. N Engl J Med 2005;352:1112–1118.

Ding Z, White PF: Anesthesia for electroconvulsive therapy. Anesth Analg 2002;94:1351–1364.

Folk JW, Kellner CH, Beale MD, et al: Anesthesia for electroconvulsive therapy: A review. J ECT 2000;16:157–170.

Gold CG, Cullen DJ, Gonzales S, et al: Rapid opioid detoxification during general anesthesia: A review of 20 patients. Anesthesiology 1999;91:1639–1647.

Gold MS, Byars JA, Frost-Pineda K: Occupational exposure and addiction for physicians: Case studies and theoretical implications. Psychiatr Clin North Am 2004;27:745–753.

Kao LW, Nanagas KA: Carbon monoxide poisoning. Med Clin N Am 2005;89:1161–1194.

May JA, White HC, Leonard-White A, Warltier DC, Pagel PS: The patient recovering from alcohol and drug addiction: Special issues for the anesthesiologist. Anesth Analg 2001;92:1608–1610.

Mokhlesi B, Leikin JB, Murray P, Corbridge TC: Adult toxicology in critical care. Part II: Specific poisonings. Chest 2003;123:897–922.

Rumack BH, Matthew H: Acetaminophen poisoning and toxicity. Pediatrics 1975;55:871–876.

Sadock BJ, Sadock VA: Kaplan and Sadock's Pocket Handbook of Psychiatric Drug Treatment, 4th ed. Philadelphia, Lippincott Williams & Wilkins, 2005.

Zimmerman JL: Poisonings and overdoses in the intensive care unit: General and specific management issues. Crit Care Med 2003;31:2794–2801.

第 23 章　妊娠相关疾病

Ferne R. Braveman

在妊娠和随后的产程和分娩过程中伴随着一系列器官系统的生理功能改变,这或许影响着母体对麻醉的反应及麻醉技术的选择。此外,妊娠期间的正常生理变化可能给原有的母体情况带来负面影响。一些产妇特有的疾病会影响到麻醉的管理,特别是在产程和分娩过程中。

妊娠相关生理变化

心血管系统

怀孕5周时,心排出量会有一个显著的增加。心排出量在妊娠前三个月末会较非孕期增加40%,在妊娠中期末会增加到50%。临产时,心排出量在第二产程会额外增加40%,子宫收缩时输出量会再增加20%。产后即刻心排出量会比分娩前高出75%,这些变化在有心血管疾病的患者中会更加明显。

妊娠早期的心排出量增加是由于心率的增快。妊娠中期末每搏输出量会增加大约30%并持续这个水平直至分娩。临产时每搏输出量增加是由于血液从子宫移位而产生自身输血。

当接近妊娠末期时,超过10%的产妇会发生仰卧位低血压综合征。当孕妇仰卧时,妊娠子宫压迫下腔静脉从而引起仰卧位低血压综合征,可以通过将患者置于侧卧位或是在仰卧位时将子宫用力偏向左侧(子宫左置)来降低仰卧位低血压综合征的发生率。

呼吸系统

由于从妊娠早期开始分钟通气量增加,并且随着妊娠进展功能残气量逐渐减少,导致吸入麻醉气体在肺泡内浓度的变化速度加快。因此,产妇的麻醉诱导、麻醉苏醒以及麻醉深度的变化比非妊娠时均明显加快,挥发性麻醉药的剂量要求(最低肺泡有效浓度)在手术过程中会降低。麻醉起效加速和麻醉药需要量的降低导致孕妇对麻醉药过量很敏感。产妇在麻醉诱导期间,如果气管插管时呼吸暂停时间延长,动脉氧合就会显著降低。这反映出氧储备的降低,其可能继发于功能残气量的减少。

呼吸道黏膜的毛细血管充血导致鼻腔、口咽、喉和气管的肿胀,产妇可能出现类似上呼吸道感染和喉炎的症状。液体过剩或伴随着先兆子痫的水肿可以使这些症状加重。值得注意的是,气道操作可能导致出血甚至水肿。

胃肠道系统

食道下端括约肌的紧张性由于以下两种因素而降低:胃的向上移位和黄体激素引起的肌肉松弛。此外,产妇经常发生胃烧灼感。在分娩过程中胃排空会延缓,但在孕期胃排空并没有改变。

由于胎盘催乳素的分泌而引起的胰岛素抵抗是孕期的特点,分娩后这种抵抗迅速消退。与非妊娠患者相比,孕期空腹血糖水平较低,这主要是由于胎儿的高糖需求。

其他系统的变化

孕期处于一种血小板更新率和凝血都增加的状态。血小板计数可能会减少,但出血时间维持正常。孕期凝血因子增加,导致凝血酶原时间和部分凝血活酶时间缩短。在血栓弹性描记图中观察到的变化与上述表现均提示孕期血液处于一种高凝状态。

妊娠期间肾血流量增加。肾小球滤过率增加了50%,导致血液中尿素氮和肌酐含量降低。正常血液尿素氮和肌酐值在孕期是不正常的,提示肾功能不全(表23-1)。

麻醉注意事项

非产科手术

在美国,大约有1%~2%的孕妇会接受与妊娠无关的外科手术。最常见的非产科手术有卵巢囊肿切除术、阑尾切除术、乳腺活检和创伤手术。此外,对子宫颈闭锁不全的治疗(宫颈环扎术)通常在妊娠早期进行。

对于接受非产科手术的患者,麻醉管理的目标是保证母体和胎儿的安全以及防止由于麻醉期间的手术操作或用药导致早产。为了实现这些目标,必须认识到患者的生理变化所产生的影响,并将其纳入麻醉计划中。由于每分钟通气量的增加、功能残气量的降低及挥发性药物的最低肺泡有效浓度的降低(可能出现在怀孕8~10周),麻醉的诱导和苏醒比非妊娠状态要快。仰卧位低血压综合征可早在妊娠中期即出现。

重要的是要记住,妊娠生理的影响并不局限于全身麻醉。妊娠期间局部麻醉药的作用会增强,因此,在孕期的任何阶段局部麻醉药的给药剂量均应减少

表 23-1	妊娠伴随的生理变化
参数	**与非妊娠值相比的平均变化（%）**
血管内液量	+35
血浆容量	+45
红细胞容积	+20
心排出量	+40
每搏输出量	+30
心率	+15
外周循环	
收缩压	没有变化
体循环血管阻力	−15
舒张压	−15
中心静脉压	没有变化
股静脉压	+15
每分钟通气量	+50
潮气量	+40
呼吸频率	+10
动脉血氧分压	+10 mmHg
动脉血二氧化碳分压	−10 mmHg
动脉血 pH	没有变化
肺总容量	没有变化
肺活量	没有变化
功能残气量	−20
呼气储备容量	−20
残气量	−20
气道阻力	−35
氧耗	+20
肾血流量和肾小球滤过率	−50
血清胆碱酯酶活性	−25

25%～30%。

　　在妊娠期间的任何阶段都可能诱发致畸。然而，最关键的器官发育时间是在妊娠前 3 个月。虽然许多常用的麻醉剂在高剂量时可使动物致畸，但只有非常少的研究支持常规麻醉剂量的麻醉剂或镇静药物对人类有致畸效应。有一些证据表明母体在妊娠早期高剂量注射地西泮和胎儿腭裂之间有一定的联系，不过，当需要治疗围术期焦虑时，临床剂量的苯二氮䓬类药物是安全的。

　　氧化亚氮也被指出在长时间给药时（1～2 天）有动物致畸效应。在对人类使用时令人关注的是其对 DNA 合成的影响。虽然它的致畸作用只是在不太可能于临床极端情况下使用的动物中观察到，但仍有些人认为应在怀孕前 6 个月禁用氧化亚氮。

　　通过维持动脉血氧分压、动脉血二氧化碳分压和子宫血流量可以防止子宫内胎儿窒息。动脉血二氧化碳分压会影响子宫血流量，母体的碱中毒可以引起直接的血管收缩。碱中毒还使氧解离曲线移动，导致胎盘对胎儿的氧释放减少。母体的低血压导致子宫血流量减少，因而引起胎儿缺氧。当子宫高血压发生时，对子宫的刺激性增加，这也将减少子宫血流量。

　　在手术期间和术后，麻醉和手术也可能导致早产，对腹部和盆腔进行操作而引起早产的发生率最高。一般情况下，择期手术应推迟到患者不再妊娠，并已回到非妊娠生理状态时（约产后 2～6 周）。手术的安排可以有一些灵活性，当不能推迟到产后时最好在妊娠中期进行手术。这减少了致畸（妊娠早期给药）或早产（妊娠晚期风险更大）的风险（图 23-1）。

　　如果需要紧急手术，必须要保证氧合和维持血压并且避免过度换气，没有数据表明哪种麻醉方法是首选的。尽管这样，区域麻醉更可取，因为它最大限度地减少了将胎儿暴露于药物的风险。如果需要进行全身麻醉，就像以前所强调的那样，必须维持正常的氧合和血压并且避免过度通气。在妊娠中期及末期应将子宫左置并要对所有孕妇预防误吸。至少要在术前和术后对胎儿心率和子宫活动度进行评估监测。

产科麻醉

区域镇痛技术

　　对产妇使用区域麻醉技术时需要对产程和分娩时疼痛传导的神经通路有一定的了解，产程中的疼痛主要来自子宫和会阴部结构的感受器。来源于宫颈和子宫的痛觉传入神经冲动在与交感神经系统纤维伴行的神经中传递，进入脊髓 T10-L1，来自会阴的疼痛通过阴部神经传导到 S2-4。第一产程（开始规律的宫缩）期间的疼痛来源于宫颈扩张、子宫收缩和圆韧带的牵引，这种疼痛是内脏性的，并且牵涉到脊髓 T10-L1 节段所对应的皮区。在第二产程（宫颈完全扩张）期间，疼痛是躯体性的，这是由会阴的扩张和筋膜、皮肤以及皮下组织的伸展所引起。

腰部硬膜外镇痛

　　在产程和分娩期间或为剖宫产进行麻醉放置硬膜外导管进行镇痛时，重要的是要确认硬膜外导管没有误入血管内或蛛网膜下腔。在这方面，通常是先给予一个试验量的局麻药和肾上腺素（15 μg）混合溶液。

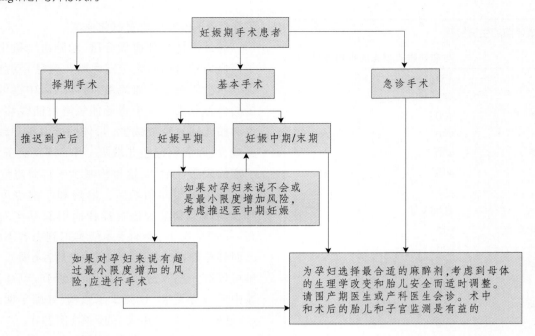

图 23-1　对产妇和手术操作处理的建议。(Adapted from Rosen MA：Management of anesthesia for the pregnant surgical patient. Anesthesiology 1999；91：1159–1163. ⓒ 1999,Lippincott Williams & Wilkins.)

当出现肾上腺素诱导的孕妇心率增快时,麻醉医师要警惕导管误入血管内的可能性。镇痛起效过快提示置管误入蛛网膜下腔,当出现低血压时可能需要静脉注射小剂量的麻黄碱(5~10 mg)或去氧肾上腺素(20~100 μg)。与全身麻醉相比,在产程早期椎管内镇痛不增加剖宫产的发生率,并可能缩短产程。关于镇痛的选择可参考表23-2。

腰硬联合镇痛

近来一直倡导在临产时以腰硬联合镇痛(CSE)替代硬膜外镇痛。选用联合镇痛的优势包括镇痛起效更迅速、可靠性增加、在产程进展迅速时给予有效的以及最小的运动阻滞。蛛网膜下腔给予低剂量的阿片

类药物如芬太尼(12.5~25 μg)或舒芬太尼(5~10 μg),可以在第一产程中快速的(5分钟)、几乎完全缓解疼痛,也可以添加低剂量局部麻醉药如2.5 mg布比卡因到阿片类药物溶液中。联合镇痛的缺点包括增加了操作技术的复杂性以及可能出现硬膜穿破后头痛的风险,当在产程早期就要求椎管内镇痛或在产妇身上出现迅速进展的产程时应考虑这种操作技术。

剖宫产的麻醉

2007年,超过30%的产妇通过剖宫产分娩。如果在产程中应用了硬膜外镇痛,可以通过改变药物使用剂量和浓度,将这种技术转换为一种外科麻醉。大多数择期剖宫产分娩和许多急诊剖宫产都是在蛛网膜

表 23-2　硬膜外分娩镇痛		
	输注	
推注(10ml)	局部麻醉药	阿片类药物
0.125%布比卡因+氢吗啡醇 10 μg/mL	0.0625%~0.125%布比卡因	氢吗啡醇 3 μg/mL
0.125%布比卡因+芬太尼 5 μg/mL	0.0625%~0.125%布比卡因	芬太尼 2 μg/mL
0.125%布比卡因+舒芬太尼 1 μg/mL	0.0625%~0.125%布比卡因	舒芬太尼 2 μg/mL
(0.075%罗哌卡因与上述阿片类合用)	(0.075%~0.125%罗哌卡因)	(上述皆可)

下腔麻醉下完成。高比重的布比卡因溶液能提供可靠的麻醉效果,常加用吗啡或其他阿片类药物用于术后镇痛。当在最紧急的情况下或母亲有区域麻醉禁忌时可以选择全身麻醉。在患者接受临时剖宫产时,美国妇产科医师协会和美国麻醉医师协会的共识是医院应该在决定有能力进行手术后的30分钟内开始剖宫产。然而,并非所有剖宫产的适应证都规定30分钟为反应时间。具有讽刺意味的是,从出现严重的胎心率减速到分娩,大于18分钟(而不是30分钟)的时间间隔就可导致新生儿的不良后果。在选择麻醉药时,我们必须把临时剖宫产的指征(例如产程停滞、不安全的胎心率或母体疾病)与产妇的风险或利益进行比较,权衡利弊。在确定临时剖宫产麻醉药的选择时,产妇的安全和健康是最重要的。

在理想的情况下,所有患者在因分娩入院时应由麻醉小组对其进行评估。麻醉科医务人员应至少被事先告知,当预见到复杂分娩以及患者有增加麻醉危险性的因素(表23-3)或出现不安全的胎心率迹象时应对患者进行评估。显然,麻醉前评估必须包括对并存疾病的评估以及彻底的气道检查,3/4与麻醉相关的产妇死亡原因为肺误吸以及插管失败。全身麻醉下进行剖宫产的患者胃内容物误吸的发生率为1/661,而在普通外科手术中仅为1/2131,15%~20%发生吸入性肺炎的患者可能需要进行机械通气或接受长期住院治疗。术前适当地给予H_2受体拮抗剂,使用无颗粒抗酸剂以及(或)甲氧氯普胺和(或)法莫替丁可对吸入性肺炎进行预防,减少严重吸入性肺炎的风险。应尽可能避免全身麻醉,如果必须采用全身麻醉,应压迫环状软骨进行气管内插管。分娩期间,应限制少量的澄明液体经口摄入,因为谁也无法预测哪些临产的患者会进展到剖宫产。插管失败的发生率在产科患者为

1/250,是普通外科患者的10倍。由于不安全的胎心率而进行的急症剖宫产未必要排除使用区域麻醉。腰麻的起效迅速适合于胎儿窘迫的情况。在有高风险气道并发症的产妇中应在早期进行分娩镇痛,当必须进行剖宫产时分娩镇痛能迅速转换为外科麻醉,而不必在急诊剖宫产时选择全身麻醉。

妊娠高血压综合征

病因

妊娠高血压综合征(妊高征)包括妊娠期高血压(非蛋白尿高血压)、先兆子痫(蛋白尿高血压)和子痫,以往统称为妊娠毒血症。妊娠期间发病率为6%~8%,妊高征是产科围产期患者发病及死亡的主要原因之一。妊高征的病因包括由于血管平滑肌对儿茶酚胺异常敏感而导致的血管痉挛,妊娠早期胎儿与母体组织的抗原抗体反应而引起的胎盘血管炎以及血管活性前列腺素(血栓素A和前列环素)的生成不平衡所导致的小动脉血管收缩和血小板聚集这3个主要机制。在胎盘、肾脏和脑部最基本的病理特征为血管内皮细胞损伤和功能障碍(图23-2)。

表 23-3	增加麻醉危险性的因素
肥胖症	
颜面及颈部水肿	
极度身材矮小	
张口困难	
颈部关节炎、短脖子、小下颌	
颜面、口部或牙齿畸形	
甲状腺增大	
肺部疾病	
心脏病	

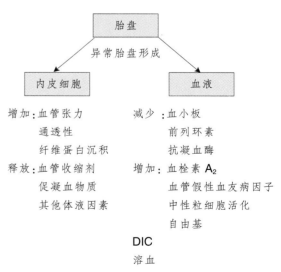

图 23-2 妊娠高血压综合征(先兆子痫)发展过程中最初的变化可能是胎盘缺血。DIC:弥散性血管内凝血。(Adapted from Mushambi MC, Halligan AW, Williamson K: Recent developments in the pathophysiology of preeclampsia. Br J Anaesth 1996; 76:133-148. ⓒ The Board of Management and Trustees of the British Journal of Amaesthesia.)

妊娠期高血压

诊断

妊娠期高血压的特点是全身性高血压,无蛋白尿和水肿,在妊娠的最后几个星期或在产后不久发病。

治疗

全身性高血压通常比较轻微,妊娠预后不会受到影响。全身血压在产后几个星期恢复正常,但随后怀孕时往往会复发。

预后

普遍认为,这些妇女在以后的生活中发展为原发性高血压的风险增加。

先兆子痫

症状和体征

先兆子痫是指在妊娠20周后出现全身性高血压、蛋白尿、全身性水肿的症状(表23-4)。全身水肿对于诊断并不是非常重要,因为大多数血压正常的产妇也可能伴有水肿。先兆子痫的全身性水肿通常突然出现,并伴随体重迅速增加。先兆子痫的症状和体征通常在分娩后48小时内好转。当全身血压高于140/90 mmHg,每日

表 23-4	先兆子痫的临床表现和并发症
全身性高血压	
充血性心力衰竭	
胶体渗透压下降	
肺水肿	
动脉低氧血症	
喉头水肿	
脑水肿(头痛、视觉障碍、意识水平变化)	
癫痫大发作	
脑出血	
血容量不足	
HELLP 综合征(溶血、肝酶升高、血小板计数减少)	
弥散性血管内凝血	
蛋白尿	
少尿	
急性肾小管坏死	
上腹部疼痛	
子宫血流量减少	
胎儿宫内发育迟缓	
早产	
胎盘早剥	

尿蛋白超过2 g就足以诊断先兆子痫。当全身血压高于160/110 mmHg,每日丢失的尿蛋白超过5 g时即已处于重度子痫前期。这些患者可能有头痛、视觉障碍、上腹部疼痛等症状,而且可能会出现意识改变。

先兆子痫的发病危险因素包括初产妇、高龄产妇、高血压和肥胖(表23-5)。

病因及诊断

先兆子痫是一种几乎影响所有器官系统的综合征。它与异常胎盘所导致的胎盘缺血有关,异常胎盘可能会释放引起全身血管内皮细胞损伤的因子,并导致多器官系统功能障碍(图23-2)。

全身性高血压是先兆子痫的早期征象,它可能起因于严重的血管痉挛和全身动脉血管收缩。后负荷的增加可以导致左心力衰竭和肺水肿,循环中的儿茶酚胺和血管紧张素 Ⅱ 的反应被放大。通常血管内液容量会减少,尤其是重度子痫前期的产妇。血容量不足可能会导致红细胞压积升高,从而可能掩盖贫血的存在。

在重度子痫前期可能发生肺水肿,由于尿液中流失白蛋白导致的胶体渗透压降低和毛细血管通透性的增高导致肺间质液体积聚,临床上动脉氧分压的降低可能由间质性肺水肿引起,静脉输液可能导致发生肺水肿的风险增加。上气道和喉头的水肿,在正常妊娠中可能会出现,在先兆子痫患者中则会更严重,这种变化可能会影响到气管插管时导管尺寸的选择。

先兆子痫可伴有视觉障碍(畏光、复视、视力模糊),大脑后动脉痉挛引起的缺血或枕区脑水肿可能是出现视觉障碍的原因。头痛和反射亢进预示着大脑刺激增加,还有可能会出现癫痫大发作,这或许源于血管痉挛、脑水肿和小梗死而引起的脑缺血。当发生脑血管痉挛时,可用硫酸镁作为脑血管扩张剂,控制癫痫发作。癫痫发作与母体全身性高血压严重程度之间关系尚未确定,癫痫发作后,可能会出现与颅内压增高

表 23-5	先兆子痫的危险因素
肥胖	
初产妇	
产妇年龄 > 40 岁	
有先兆子痫病史	
慢性高血压	
糖尿病	
肾脏疾病	
多胎妊娠	

相关的昏迷,脑出血对该类患者是致命的。

先兆子痫常伴随肾血流量和肾小球滤过率降低,并导致血清肌酐浓度增加。虽然普遍会出现少尿,但发展为急性肾衰竭很罕见,急性肾小管坏死通常引起可逆性肾衰竭、胎盘早剥、弥散性血管内凝血(DIC)和血容量不足、出现通常先于急性肾衰竭。

重度子痫前期患者的肝功能受损可能会削弱其对经肝脏代谢药物的清除能力。自发性肝破裂虽然罕见但可能是致命的,肝功能检查异常可单独出现也可能是HELLP综合征的一种表现(参见"HELLP综合征")。

发生在先兆子痫患者中的血小板减少常反映出轻度DIC,循环中纤维蛋白降解产物浓度增加也符合DIC的表征。血小板减少还可能与自身免疫机制有关,免疫球蛋白G水平的升高可以证明这点。关于血小板减少对于出血的影响还不清楚,因为出血时间延长不与血小板减少相平行。但当血小板计数低于100 000/mm³时,出血时间和血小板计数通常是相关的。

先兆子痫母体血管内前列环素浓度降低,但血小板血栓素A$_2$增加,前列环素和血栓素之间的失衡可能导致血小板活性增强和血管损伤。

胎盘循环功能障碍可以说是宫内胎死、胎儿宫内发育迟缓和与先兆子痫相关的围产期高死亡率的最合理解释。先兆子痫患者的胎盘早剥也很常见,子宫血流量减少使子宫活动性亢进,常常出现早产。值得注意的是,临床上小婴儿和早产儿很容易受到用来给母体进行分娩镇痛或预防癫痫发作的药物所产生的抑制作用的伤害。此外,这些新生儿的胎粪误吸也是一个普遍的问题(表23-3)。

治疗

先兆子痫的彻底治疗措施是终止妊娠。若胎儿已经足月,诊断为先兆子痫的患者应行引产或剖宫终止妊娠。若仍未足月,需兼顾新生儿早产风险以及继续妊娠后母亲和胎儿的风险。

如果是轻度先兆子痫,患者尚未足孕,建议行保守治疗,即卧床休息和监护母儿状态直到怀孕37周或母亲(胎儿)的状况恶化。重度子痫前期(表23-6)的孕妇应终止妊娠而不考虑胎龄,在终止妊娠前允许有48小时的期待性治疗,即给予皮质类固醇促使胎肺成熟。

硫酸镁可用来预防癫痫发作,它的抗惊厥作用主要作用于N-甲基-天冬氨酸受体,其他的有利作用包括降低体循环血管阻力和增加心脏指数。

表 23-6	重度子痫前期的诊断标准
24 小时尿蛋白 ≥ 5 g	
少尿	
肺水肿	
肝功能异常	
右上腹疼痛	
脑血管意外	
血小板减少	

收缩压超过160~170 mmHg或舒张压超过105~110 mmHg的先兆子痫患者需要接受降压治疗,治疗的目标是使收缩压保持在140~155 mmHg,舒张压保持在90~105 mmHg。血压过低可能会影响子宫胎盘血流灌注。在这些患者中肼屈嗪、拉贝洛尔和硝苯地平都是有效的降压药,顽固性高血压可能需要持续输注抗高血压药,短期治疗时硝酸甘油、硝普钠和非诺多泮都是有效的(表23-7),在持续输注任何降压药物时应放置动脉内导管以监测血压。

先兆子痫患者常伴有血容量不足,需要在降压治疗前或在降压治疗过程中纠正。如果患者出现少尿,可用500~1000 mL晶体液冲击,当少尿对治疗没有反应或出现肺水肿时,应放置中心静脉导管并监测。

表 23-7	与先兆子痫相关的全身性高血压的治疗
维持舒张压 <110 mmHg	
肼屈嗪每 20~30 分钟给予 5~10 mg IV	
肼屈嗪给予 5 mg IV 后 5~20 mg/hr IV 连续输注	
拉贝洛尔 50 mg IV 或 100 mg PO	
拉贝洛尔 20~160 mg/hr IV 连续输注	
硝酸甘油 10 μg/min IV,逐步滴定至起效	
硝普钠 0.25 μg/(kg·min) IV,逐步滴定至起效	
非诺多泮 0.1 μg/(kg·min) IV,可增加为 0.05~0.2 μg/(kg·min)直至出现满意反应,平均计量 0.25~0.5 μg/(kg·min)	
预防癫痫发作	
硫酸镁 4~6 g IV 随后 1~2 g/hr IV 持续输注(目标是维持血药浓度在 2.0~3.5 mEq/L)	
毒性	
4.0~6.5 mEq/L 可出现恶心、呕吐、复视、嗜睡、膝反射消失	
6.5~7.5 mEq/L 可出现骨骼肌麻痹、呼吸暂停	
≥10 mEq/L 可出现心跳停止	

预后

母体

先兆子痫和子痫引起产妇死亡的主要原因是脑出血。当平均动脉压超过140 mmHg，产妇脑出血的风险性显著增加。由于这些原因，建议当产妇全身血压高于170/110 mmHg时，要积极接受治疗使全身血压低于170/110 mmHg并且高于130/90 mmHg，这个目标能够减少脑出血的危险并维持胎盘灌注。

先兆子痫患者可能在分娩后的24~48小时内出现癫痫发作或肺水肿，因此，抗惊厥治疗和抗高血压治疗应至少持续至产后48小时。

新生儿

患有妊高征的母亲所产的婴儿早产风险性更大，而且比相应胎龄要小，在分娩时还出现与药物相关的呼吸抑制。

麻醉管理

麻醉前评估

特别要注意气道评估，颜面浮肿或喘鸣可能提示有呼吸道水肿，因而造成插管困难。

先兆子痫患者血容量不足，椎管内麻醉后容易出现低血压并存在肺水肿的危险，因此，补充液体时要谨慎。椎管内麻醉前预先给予500~1000 mL的晶体液是适当的。如果患者出现肺水肿或出现对液体冲击无反应的少尿，可以行有创中心监控。动脉血压监测适用于难治性高血压，特别是在需要输注降压药物时。

实验室评估应包括全血细胞计数，红细胞压积增高提示血容量不足。大约15%的先兆子痫患者会出现血小板减少，血小板计数低于70 000/mm³时出现硬膜外血肿的风险性增加，如果血小板计数在70 000~100 000/mm³，血小板功能测试可以用来评估患者能否采用区域麻醉。

肝功能检查、血尿素氮和肌酐在确定先兆子痫的严重程度或鉴别是否存在HELLP综合征时必不可少。如果有肺水肿的体征或症状，应行动脉血气和胸片检查。

分娩镇痛

在有妊高征但不存在胎儿窘迫的情况下可以选择经阴道分娩。胎儿窘迫的出现可能反映了子宫胎盘循环的逐渐恶化，这时需行剖宫产。不管如何选择麻醉方式，重要的是要持续胎心监护直到手术开始，特别是在胎儿窘迫已经存在的时候。

如果无禁忌，硬膜外镇痛是分娩镇痛的首选方式。硬膜外镇痛能降低母体的儿茶酚胺水平并能使分娩过程中的血压易于控制。因为先兆子痫时存在血管痉挛，所以经常使得子宫胎盘灌注减少。先兆子痫时硬膜外镇痛可增加绒毛间血流量，改善子宫胎盘的性能，保证胎儿的安全。

由于这些患者有剖宫产的风险，早期硬膜外置管可以让剖宫产时硬膜外麻醉易于实行，从而避免了全身麻醉的风险。硬膜外镇痛是通过连续输注含有罗哌卡因或布比卡因的局部麻醉药与阿片类药物的混合溶液（表23-2）来完成的，同时要保持子宫左置并进行胎心监测。由于母体的血管对儿茶酚胺过于敏感，一般认为在使用的局麻药中不加入肾上腺素。

剖宫产的麻醉

全身麻醉 全身麻醉适用于剖宫产时拒绝区域麻醉或有凝血障碍的先兆子痫患者。事实上，基于实行区域麻醉所用的时间不利于胎儿健康这个观念，产妇因胎儿窘迫需行紧急剖宫产时常常选择全身麻醉。尽管如此，蛛网膜下腔麻醉仍可及时实行，从而避免药物对胎儿可能产生的抑制作用以及因插管失败或气管插管困难而引起的风险。当因出血或脓毒血症而行紧急剖宫产时，应选择全身麻醉。若存在胎儿窘迫，应在实行区域阻滞或准备麻醉诱导的同时持续监测胎心率。

子痫前期的产妇全身麻醉的风险包括可能由于喉头水肿引起气管插管困难、误吸胃内容物、非去极化肌松药的敏感性增加、直接喉镜和气管插管引起的升压反应以及胎盘血流量减少。在全身麻醉时产妇的死亡几乎都是因为气道困难或气管插管失败。

在麻醉诱导前，一定要恢复血管内液体容量并控制血压。麻醉诱导时，通常用硫喷妥钠再加上琥珀胆碱以易于气管插管。在给予琥珀胆碱之前预先使用小剂量的非去极化肌肉松弛剂是没有必要的，因为镁剂治疗（作为辅助治疗在这些患者中频繁给予）减弱了琥珀胆碱产生的肌束震颤。

上呼吸道结构的水肿可能会妨碍对声门开放的观察，喉部肿胀可能导致需要插入比正常情况下细的气管插管。喉头水肿常常是伴随先兆子痫的全身水肿和颜面肿胀的一部分，但也可能会没有征兆发生。重要的是用直接喉镜时要避免反复尝试，因为这可能会加重现有水肿。对有凝血功能障碍的先兆子痫产妇，任何与直接喉镜相关的创伤都可能会导致出血。

在先兆子痫的产妇中直接喉镜和气管插管引起的全身血压反应会更严重，从而增加了脑出血或肺水肿的风险。理想情况下，缩短喉镜时间是使气管插管诱发的血压和心率反应程度和持续时间最小化的最好方法。肼屈嗪（麻醉诱导前10~15分钟给予5~10 mg IV）、拉贝洛尔（麻醉诱导前5~10分钟给予10~20 mg IV），或硝酸甘油（直接喉镜开始之前给予1~2 μg/kg IV）都可以用来减轻全身血压反应。

低剂量的挥发性麻醉药（0.5~1.0 MAC）或联合50%氧化亚氮可用于麻醉维持。针对这种病人，影响新生儿抑制的主要因素是剖宫产分娩与麻醉持续时间之间的间隔，分娩前给药时间过长（大于20分钟）时就会产生影响。分娩后，通常辅以阿片类药物。由于可能会出现由镁剂所诱发的肌松药作用增强，因而有必要进行神经肌肉功能监测。

蛛网膜下腔麻醉　因为有出现严重低血压的风险，蛛网膜下腔麻醉历来不被支持用于拥有先兆子痫的产妇。然而，对于重度子痫前期的患者，在剖宫产时无论是给予腰麻还是硬膜外麻醉，产妇血压下降幅度是相似的。和硬膜外麻醉一样，在腰麻前进行静脉补充液体是必不可少的。如果收缩压下降幅度超过麻醉前基础值的30%，治疗措施应包括将子宫左置和增加输液速度并给予小剂量麻黄碱（5 mg IV）或去氧肾上腺素（100 μg IV）。剖宫产时需要镇痛达到T4感觉水平，要紧记产妇的麻醉药需要量是降低的。在多数情况下，布比卡因（12~15 mg）足以达到需要的T4感觉水平并维持麻醉120分钟。可以加用阿片类药物用于术后镇痛。

HELLP综合征

症状和体征

HELLP综合征是先兆子痫的一种严重情况，它的典型特征有溶血、肝转氨酶升高和血小板计数减少。据估计，高达20%的重度子痫前期产妇会发生HELLP综合征。临床体征和症状包括上腹部疼痛、上腹压痛、全身性高血压、蛋白尿、恶心呕吐和黄疸。这种疾病可进展到出现肺水肿、胸腔积液、脑水肿、血尿、少尿、急性肾小管坏死和全垂体功能减退，也可能会发生DIC。孕产妇及围产儿的死亡率增加。

治疗

HELLP综合征的彻底治疗是分娩出胎儿，往往是通过剖宫产。如果能够尽快完成，阴道分娩也是可取

的。分娩前可能需要输注血小板。如果由溶血引起的贫血十分严重，可能需要输注浓集红细胞。此外，尿量（通过导尿管）和中心静脉压监测可能会有所帮助。

麻醉管理

麻醉管理和对区域麻醉技术与全身麻醉技术的选择是由产妇和胎儿的状况所决定的。因为存在凝血功能障碍，因此往往避免使用区域麻醉技术。具体的药物选择将取决于肝肾功能障碍的程度，因为这会影响到药物的清除、代谢和消除。

子痫

症状和体征

子痫是指在先兆子痫的基础上出现癫痫发作。

预后

虽然先兆子痫的症状和体征通常在子痫发作之前出现，但也有可能没有征兆就突然发作子痫。大约10%的产妇死亡率与子痫相关。产妇死于子痫的原因包括充血性心力衰竭和脑出血。在无全身性水肿的情况下子痫也可发生。

麻醉管理

子痫患者的产科和麻醉管理主要控制癫痫发作和预防吸入性肺炎，因为癫痫发作后会有较长一段时间处于半昏迷状态。此外，应注意观察癫痫发作时患者的单侧神经系统体征，因为这可能是出现颅内出血的第一个迹象。

若遇到癫痫发作，应给予气道支持、充氧并立即采取措施终止癫痫发作。例如短效巴比妥类药物如硫喷妥钠、苯二氮䓬类（地西泮）或推注硫酸镁都是恰当的治疗方法。癫痫的后续治疗可以是给予镁剂以预防癫痫再次发作。如果患者已经输注镁剂，应立即检查血镁水平以确定是否处于治疗有效浓度，并相应地调整剂量。

如果对子痫发作进行控制后产妇和胎儿情况稳定，那么患者的后续治疗将和先兆子痫患者相同。

产科并发症

与分娩相关的并发症包括出血性并发症、羊水栓塞、子宫破裂、剖宫产后自然生产、异常胎位和多胎产。

产科出血

产科出血仍是一个严重的并发症，它是造成孕产

妇和围产儿死亡的重要原因。虽然出血可发生在怀孕期间的任何时间,但妊娠晚期出血对产妇和胎儿的健康最为危险(表23-8)。产科出血是妊娠相关死亡的第二大原因,占围产期发病率和死亡率的重要部分。前置胎盘和胎盘早剥是妊娠晚期出血的主要原因,子宫破裂会造成难以控制的出血,常发生在产程活跃期。产后出血在阴道分娩中的发生率为3%~5%,这往往是由于子宫收缩乏力,但也可能是由于胎盘滞留、宫颈或阴道裂伤。

由于一般妊娠患者的血容量增加且身体比较健康,产妇能耐受轻至中度的失血而表现出很少的临床体征或症状。这可能导致对失血量的低估。

前置胎盘

体征和症状 前置胎盘的主要症状是无痛性阴道流血。初次出血一般会自发停止,出血通常发生在妊娠32周左右,子宫下段开始形成时。当怀疑这个诊断时,需要通过超声或放射性同位素扫描确认胎盘的位置。

诊断 足月妊娠时前置胎盘的发生率高达1%,形成前置胎盘的原因尚不清楚,但有可能与产妇的高龄及多次分娩相关,最大的风险因素是有既往剖宫产。前置胎盘可以被分为完全性即整个宫颈外口被胎盘组织覆盖,部分性即在宫颈内口关闭而不是在充分扩张时能被胎盘组织所覆盖,边缘性即胎盘组织侵犯或延伸到宫颈内口边缘,大约50%前置胎盘的产妇有边缘植入。由于使用更先进的产科超声检查所以已不需要用双合诊宫颈检查诊断前置胎盘,磁共振成像和超声检查过程中的彩色血流成像可鉴别侵入性胎盘,或者至少对其提高警惕。

治疗 一旦诊断为前置胎盘,产科医生要确定分娩的时间和方式。如果出血停止且胎儿尚未发育成熟,可以选择期待性治疗,当胎肺已成熟或者胎龄到37周时应终止妊娠。显然,当孕妇出现心血管不稳定时可随时终止妊娠。除了边缘性前置胎盘患者可以选择经阴道分娩外,其他患者须行剖宫产终止妊娠。

预后 产妇死亡率极低,围产儿死亡率为12‰。产妇行剖宫产子宫切除术的风险随以往剖宫产次数的增加而增加。

麻醉管理 麻醉管理取决于产科的计划和产妇的情况。

术前 患者对轻至中度的失血耐受良好,因而麻醉医师可能低估出血量。因此,足量复苏在患者的护理中是至关重要的。所有患者应进行血型检查和交叉匹配试验以确保有持续可用的浓集红细胞,如果需

表 23-8	妊娠晚期出血的鉴别诊断		
参数	**前置胎盘**	**胎盘早剥**	**子宫破裂**
体征和症状	无痛性阴道流血	腹痛	腹痛
		部分性或完全隐性出血	阴道疼痛
		子宫刺激	先露部退缩
		休克	胎心音消失(胎儿心动过缓)
		凝血紊乱	血流动力学不稳定
		急性肾衰竭	
		胎儿窘迫	
易感因素	高龄	经产	子宫手术史
		高龄	
		吸烟	
		滥用可卡因	
		创伤	
	多产	子宫异常	快速自然分娩
		下腔静脉受压	子宫收缩过强
		慢性全身性高血压	头盆不称
			多产
			羊水过多

要,也可应用血液制品。

术中 完全性或部分性前置胎盘的产妇必须以剖宫产终止妊娠。麻醉管理取决于产妇和胎儿的状况以及手术的紧迫性,如果患者近期没有出血,并且接受择期手术,则区域麻醉是其首选,因为它能被所有剖宫产患者所接受。由于患者术中出血的风险很大,应建立大口径静脉通道,应该保证交叉匹配的血液能立即可用。

如果有出血就必须紧急终止妊娠,这时应选择全身麻醉。氯胺酮和依托咪酯是低血容量患者首选的诱导剂,如何维持麻醉将取决于孕妇的血流动力学状态。

侵入性胎盘

侵入性胎盘是指胎盘异常地附着在子宫肌层。侵入性胎盘是一种粘连但尚未侵犯子宫肌层的胎盘,而植入性胎盘是指胎盘已经侵犯子宫肌层,穿透性胎盘则是指胎盘侵透浆膜,在分娩后试图剥离胎盘时可能会有大量出血。

症状和体征 侵入性胎盘患者常出现胎盘滞留和产后出血。

诊断 对危险因素包括前置胎盘和(或)以前多次剖宫产的患者来说,既往的剖宫产使前置胎盘的危险性增加,有既往剖宫产的患者前部胎盘植入的风险性也增加。磁共振成像和超声多普勒血流成像可在产前确定胎盘植入,但是,因为这些检查的预测值较差,诊断往往都是在手术时得以确定。

治疗 大多数情况下需要进行剖宫产子宫切除术。

预后 如果产妇未发生重大出血,则预后良好。如果试图用手牵拉胎盘,可能会出现严重的出血。

麻醉管理

术前 应预见到大出血的可能性,因此至少放置两个大口径静脉导管,动脉导管也应予以考虑置入。浓缩红细胞应能立即可用并常备血液制品,血液回收机应考虑在分娩后使用。由于动脉栓塞形成可减少术中出血,因此术前可请介入放射科会诊。

术中 对有出血风险和(或)行剖宫产子宫切除术的患者的术中管理存有争议。多数人认为所有的患者应该接受全身麻醉(如同对前置胎盘患者的讨论),其他人则认为,如果需要行剖宫产子宫切除术,可以在硬膜外麻醉下进行。一般规定,如果患者被认为有潜在的气道困难,那么应慎重选择使用全身麻醉。

胎盘早剥

体征和症状 胎盘早剥的体征和症状取决于胎盘剥离的位置和程度,但一般都伴有腹部疼痛。当剥离只涉及胎盘边缘时,排出的血液表现为阴道流血。相反,大量的失血可保持隐藏在子宫内。胎盘早剥引起的严重失血可表现为产妇低血压、子宫刺激和高张状态、胎儿窘迫或死亡,还可能发生凝血异常。典型的出血性情况包括血小板减少、纤维蛋白原耗尽、血浆凝血活酶时间延长。急性肾衰竭可能伴随DIC出现,这反映了肾小动脉纤维素沉积。胎儿窘迫反映了胎盘功能下降和由产妇低血压引起的子宫胎盘血流灌注减少。

诊断 胎盘早剥是指妊娠20周后正常位置的胎盘过早从子宫壁剥离。确切的病因尚不清楚,但多产、子宫畸形、下腔静脉受压、妊高征和可卡因滥用都与发病率增加有关。约1/3的妊娠晚期出血都是由胎盘早剥引起的,在所有妊娠中的发生率为0.5%~1%。可在分娩前通过超声检查或在分娩时通过检查胎盘做出诊断。

治疗 胎盘早剥的彻底治疗方法是分娩出胎儿和胎盘。如果胎盘早剥不影响产妇或胎儿的安全可以行阴道分娩,否则应行剖宫产分娩。

预后 与胎盘早剥相关的产妇并发症包括DIC、急性肾衰竭和可能会导致产后出血的子宫收缩乏力,在胎盘早剥的患者中大约10%的人会发生DIC。

新生儿的并发症是严重的,如果足月妊娠并发胎盘早剥,围产儿死亡率是正常的25倍。由于胎盘血流中断,胎儿窘迫也很常见。

麻醉管理 如果不存在母体低血压、凝血功能尚可接受并且没有因子宫胎盘功能不全引起胎儿窘迫的迹象,可用硬膜外镇痛为产程和阴道分娩提供镇痛。当胎盘剥离面继续扩大以及由此产生的出血加重时,需行紧急剖宫产手术,这时最常用到的是全身麻醉,因为对于血流动力学不稳定的患者选择局部麻醉是不明智的。麻醉管理与前置胎盘的方法类似。由于存在出血和DIC的风险,应常备血液和血液制品。

胎盘过早剥离后血液浸入子宫肌层之间并非罕见。因此,分娩后子宫不能充分收缩而发生产后出血,当无法控制出血时可能需行紧急子宫切除术。当有凝血功能障碍时出血会加重,在此情况下,需输注新鲜冰冻血浆和血小板以补充凝血因子。凝血因子通常在新生儿分娩后的几个小时内恢复正常。

产后出血

子宫收缩乏力 阴道分娩后子宫收缩乏力是产后出血的一个常见原因而且是产妇死亡的潜在原因,一个完全性子宫收缩乏力可能会导致在5分钟内失血2000 mL。与子宫收缩乏力相关的原因包括多产、多胎、羊水过多、胎儿过大和胎盘滞留,子宫收缩乏力可能会在分娩后立即发生,也可能会在几个小时后显现。常用静脉注射缩宫素治疗以使促进子宫收缩,静脉(肌肉)注射甲基麦角新碱或肌肉(宫内)注射甲基前列腺素(米索前列醇)也可用于控制出血。在极少数情况下,可能需要行紧急子宫切除术。

胎盘滞留 胎盘滞留发生在大约1%的阴道分娩中,通常需要用手进行子宫探查。如果硬膜外镇痛已被用于阴道分娩,可以尝试在硬膜外麻醉下用手剥离滞留胎盘。如果没有行硬膜外置管,椎管内麻醉(鞍区阻滞)或静脉注射低剂量氯胺酮可提供充分的镇痛。在极少数情况下,可能需要全身麻醉。剥离胎盘时,可在静脉注射低剂量硝酸甘油(根据需要进行40 μg推注)用于放松子宫。

羊水栓塞

羊水栓塞是一种罕见的、灾难性的并且危及生命的妊娠并发症,在羊水和母体循环的屏障被破坏时发生。3种最常见的羊水进入母体循环的部位是子宫颈静脉、胎盘和子宫的损伤部位。经历混乱产程的多胎产妇发生羊水栓塞的风险性增加。

体征和症状

羊水栓塞的体征和症状出现得剧烈并且是突然发病,典型的临床表现有呼吸困难、动脉低氧血症、发绀、抽搐、意识丧失和与失血不成比例的低血压,常同时出现胎儿窘迫。超过80%的产妇会出现心肺功能衰竭。通常会伴随凝血障碍如DIC并引起出血,而这可能是唯一出现的症状。

病理生理学

羊水栓塞造成的主要危害是造成部分肺循环的机械性阻塞,并且由于释放一些不确定的化学物质如前列腺素、白三烯、5-羟色胺和组胺导致其余肺血管的收缩。因此,出现肺动脉压升高,同时由于通气血流灌注失调引起动脉低氧血症,心排出量减少导致低血压,由于右心室流出道梗阻和急性肺心病引起充血性心力衰竭。

诊断

对羊水栓塞的诊断基于临床症状和体征。包括通过有创监测器确定的肺动脉压升高、心排出量减少,而且最终在产妇中心静脉或肺动脉导管取出的血液中找到羊水的有形成分。在产妇的血液样本中找到胎儿的鳞状上皮细胞、脂肪、粘蛋白是羊水栓塞的确诊指标。

类似羊水栓塞的情况包括胃内容物误吸、肺栓塞、静脉气泡栓塞和局麻药的毒性,当这些临床症状和体征伴随支气管收缩时则更像是肺误吸。事实上,支气管痉挛在羊水栓塞产妇中比较罕见,肺栓塞通常伴有胸痛,腰麻或硬膜外麻醉时麻醉平面过高引起的症状可能会与羊水栓塞相混淆。

治疗

羊水栓塞的治疗包括气管插管并实施机械通气给予100%的氧气,在中心静脉或肺动脉导管监测的指导下进行变力性药物支持和纠正凝血功能障碍。呼气末正压常有助于改善氧合作用,多巴胺、多巴酚丁胺和去甲肾上腺素已被推荐作为治疗急性左心室功能不全及相关低血压的强心药物。监测中央静脉压以指导液体治疗,谨记这些患者容易发展为肺水肿。DIC的治疗方法包括输注新鲜冰冻血浆、冷沉淀物和血小板。即使立即积极治疗,羊水栓塞的死亡率仍高于80%。

子宫破裂

子宫破裂在足月妊娠中的发生率达0.1%,可能与既往的子宫手术疤痕、快速自然分娩、过多的催产素刺激、经产妇有头盆不称或有未被识别的横产位有关。子宫破裂和裂开代表从不完全破裂或手术疤痕逐渐裂开到突然破裂以致子宫内容物进入腹腔这个渐进过程。

体征和症状

子宫破裂时可出现剧烈腹痛并由腹腔内的血液引起膈下刺激经常牵涉到肩膀,以及产妇低血压和胎心音消失。

诊断

超声波检查在诊断子宫破裂时非常有用。剖宫产时对子宫的可视化检查能鉴别破裂或裂开。阴道分娩时用手检查也可以发现子宫裂开。

治疗

子宫破裂的产妇无论有无胎儿窘迫都需立即行剖腹手术、自然分娩以及手术修补或子宫切除术。

预后

产妇死亡率很低。胎儿死亡率约为35%。

麻醉管理

麻醉管理与不稳定的前置胎盘患者相似。

剖宫产后阴道分娩

经历过一次低位横向剖宫产，并且没有其他阴道分娩禁忌证的孕妇可以考虑剖宫产后阴道分娩（剖宫产后自然生产）。有过两次剖宫产的孕妇也可考虑剖宫产后自然生产。但是，子宫破裂的危险随以往子宫切口数量的增加而增加。有过两次以上剖宫产的孕妇不建议剖宫产后自然生产。美国妇产科医师协会在关于剖宫产后自然生产临床实践指南中建议必须要与患者深入彻底地讨论剖宫产后自然生产的潜在并发症，并且在为患者提供剖宫产后并进行自然生产之前，这些讨论应被记录下来。美国妇产科医师协会和美国麻醉医师协会都建议在尝试剖宫产后自然生产时，所有人员包括妇产科医师、麻醉医师和操作人员要随时做好行紧急剖宫产的准备。若忽略对这一患者群体子宫破裂的关注，行剖宫产后自然生产的患者再次剖宫产子宫破裂的风险约为2%。与接受重复剖宫产的孕妇相比，接受剖宫产后自然生产的孕妇与分娩相关的死亡率降低了。但是，有可能在剖宫产后自然生产组围产儿死亡的发生率较高。

麻醉管理

硬膜外镇痛对于尝试剖宫产后自然生产的产妇来说是一种控制疼痛的理想技术。因为60%~80%尝试剖宫产后自然生产的患者最终都会行剖宫产，这时在这些患者中硬膜外镇痛可以迅速转换为手术麻醉。出于同样的原因，不建议在这组患者中选用腰硬联合麻醉（CSE），因为在需要将其用于外科手术麻醉之前，可能无法确定硬膜外导管是否能充分发挥作用。像其他临产的患者一样，尝试剖宫产后自然生产的患者应该接受一些稀释的局部麻醉药（阿片类药物）作为分娩镇痛。建议不要使用高浓度麻醉药，因为这可能会推迟患者对子宫破裂所带来的痛苦的认知。

异常胎位和多胞胎

胎儿的胎位是由先露部位和用手通过子宫颈感觉到的胎儿的解剖学部位来决定的。对胎位的描述是基于胎儿枕骨、颏骨或骶骨与产妇的左侧或右侧的位置关系。大约90%的分娩是枕横位或枕前位的头先露，所有其他的先露和其他方位被认为是异常的。

臀先露

诊断　臀先露而不是头先露占所有妊娠数量的3.5%。臀先露的原因还不清楚，但似乎容易发生臀先露的因素包括早产、前置胎盘、多胎妊娠和子宫畸形。胎儿畸形，包括脑积水和羊水过多也与臀先露有关。

预后　臀先露在阴道分娩时导致产妇的发病率增加，相比于头先露，它所导致的宫颈裂伤、会阴损伤、胎盘滞留以及出血引起的休克的可能性更大。新生儿发病率和死亡率也有所增加，这些婴儿很可能出现由脐带受压引起的动脉低氧血症和酸中毒。脐带脱垂的发生率在臀先露时有所增加，推测它是先露部位不能填满子宫下段的表现。

治疗　臀先露的胎儿应行择期接受剖宫产分娩。臀先露阴道分娩比较罕见，因为可能会发生严重的并发症所以必须保证有即时可得的麻醉护理。

麻醉管理　因臀先露而行择期剖宫产的患者的麻醉护理通常是选择蛛网膜下腔麻醉，这对择期剖宫产来说是常规。

阴道分娩可能并发脐带脱垂或胎头压迫，因此需要为剖宫产或机械辅助阴道分娩行急诊麻醉。机械辅助阴道分娩需要行深度会阴麻醉并且必须迅速执行，如果硬膜外已置管可用3%的2-氯普鲁卡因，或选择全身麻醉诱导。

多胎妊娠

由于对辅助生殖技术的使用增多，多胎妊娠发生率明显增高。双胎妊娠占所有妊娠的3%，三胎和更多胎妊娠从1980年到2001年增加了500%。

治疗　所有三胎和更多胎妊娠需行剖宫产分娩。对于双胎妊娠，在确定分娩方式时应考虑双胞胎的胎位，如果两者都是头位，阴道分娩是适合的，如果双胞胎中第一胎儿是臀位，建议行剖宫产。对头位或非头位双胞胎的分娩方式是有争议的，但往往建议行剖宫产。

预后　由于多胎妊娠时许多产科并发症更加普遍，所以产妇的发病率和死亡率增加。围产期死亡率和发病率也增加了，早产是最常见的原因。

麻醉管理

术前　我们必须认识到在多胎妊娠时与妊娠相关的生理变化可能会更明显。增大的子宫造成功能残气量更大幅度地下降，母体血液量需求在双胎时要多出500 mL，心排出量会更大。由于增大了子宫，仰卧位低血压综合征也更为明显。

术中　如果需要的话，硬膜外镇痛是分娩镇痛的首选,因为它能使机械辅助的阴道分娩更容易,或者允许被快速转换为外科麻醉,特别要注意的是要把子宫左置。产后或产时出血的风险增加,因此应该建立大口径的静脉通路。如果出现非头位,麻醉医师必须为行阴道(产钳)或腹部手术分娩双胎的第二胎儿做准备。

对于有计划的剖宫产,产妇和胎儿的状况将决定麻醉的选择。严重的主动脉受压,尽管子宫左置仍可能会导致严重的低血压,应予以积极治疗。

并存的内科疾病

并存的内科疾病可能一直伴随妊娠,因此,可以推断这些疾病所蕴含的重要性要远远大于非妊娠时的内科疾病。

心脏病

在所有产妇中,据估计有大约1.6%的人患有心脏病,常见原因有先天性畸形和后天性心脏瓣膜病。正常妊娠的许多体征和症状和这些心脏病相似,例如,由左心力衰竭引起的肺间质水肿导致的呼吸困难可能很难与正常妊娠典型的用力呼吸相区分。充血性心力衰竭导致的腿部水肿可能被误认为是由主腔静脉受压而引起的静脉淤滞,充血性心力衰竭的存在常表现为肝肿大和颈静脉扩张,因为这些变化不伴随正常妊娠,可能很难区分心脏杂音是来自器质性病变还是由于血流量增加。随着妊娠的进展,由膈肌升高而引起的母体心脏旋转可以被误认为是心肌肥厚。

循环变化和并存的心脏病

妊娠和分娩可能导致已经不健全的心血管系统出现心血管失代偿。在妊娠期间心排出量增加大约40%,分娩期间心排出量可以比分娩前再增加额外的30%~45%。分娩后,主腔静脉的压迫解除导致心排出量比分娩前进一步增加,对于这些增加,心脏正常的产妇可以很好地耐受,而并存心脏病的产妇可能会导致充血性心力衰竭。怀孕前最小活动量或休息时仍存在心脏病症状的患者,在妊娠期间50%会出现充血性心力衰竭。心脏病患者使用的药物很容易通过胎盘并可能影响胎儿,例如,当产妇血液中利多卡因浓度超过5 μg/mL时就可能导致新生儿抑制,β-受体阻滞剂可能会引起胎儿心动过缓和低血糖,地高辛在胎儿中的消除半衰期显著延长,电复律的使用对胎儿无不良影响。

在规划产程和分娩期间的麻醉管理时,对先前存在的心脏病的评价是至关重要的。硬膜外镇痛产生的镇痛效果,可以使由疼痛或焦虑引起的心排出量增加的负面影响降到最低。

在没有心脏病症状的情况下,产程和分娩期间通常不需要进行有创性监测,但有肺动脉高压、右至左心内分流或主动脉缩窄的产妇除外。能够测量心排出量和心脏充盈压,以及计算全身和肺血管阻力,对这类患者是很有帮助的,因为在产程和分娩过程中出现的血流动力学变化可以持续到产后期,因此在这些患者中有创性心脏监测应持续到分娩后48小时。

二尖瓣狭窄

二尖瓣狭窄是出现在妊娠患者中的心脏瓣膜缺损的最常见类型。二尖瓣狭窄的产妇肺水肿、心房颤动和阵发性房性心动过速的发生率增加。在产程和阴道分娩过程中,硬膜外镇痛产生的节段性镇痛可以使疼痛对产妇心率和心排出量的不良影响降到最低,会阴镇痛可以防止产妇急产和消除Valsalva动作对静脉回流的有害影响。全身麻醉或局部麻醉都可用于剖宫产,如果选择了全身麻醉,必须避免使用引起心动过速的药物,避免引起肺血管阻力增加的因素(如动脉低氧血症、通气不足)。

二尖瓣反流

二尖瓣反流是妊娠期间第二个最常见的心脏瓣膜缺损。与有二尖瓣狭窄的产妇不同的是,这些患者通常对怀孕耐受良好。与二尖瓣反流相关的临床症状通常到更晚的时候才会出现,通常在生育年龄以后。

建议产程和阴道分娩过程中应用硬膜外镇痛,因为它减少了与疼痛相关的外周血管收缩从而有助于维持左心室搏出量,当静脉扩张导致静脉容量增加时,静脉内液可维持左心室的充盈量。计划行剖宫产时可采用全身麻醉。

主动脉瓣反流

主动脉瓣反流与二尖瓣反流相似,合并症通常出现在生育年龄后。因此,这些患者通常有一个平静无事的妊娠过程,但严重者也可出现充血性心力衰竭。在妊娠期间,体循环血管阻力的降低和心率的增加可以减少反流的血量并降低与主动脉瓣反流相关的心脏杂音的强度。相反,与产程和阴道分娩过程中的疼痛相关的体循环血管阻力增加可能会导致左心室搏出量降低。和二尖瓣反流一样,在产程和阴道分娩期间推荐行硬膜外镇痛,在计划行剖宫产时可以选择全身麻醉。

主动脉狭窄

妊娠期间主动脉瓣狭窄罕见,这是因为从急性风湿热到出现主动脉瓣狭窄症状之间有35~40年的潜伏期。无症状的产妇在产程和分娩时的风险性并不增加,然而由于有固定的瓣膜病变,如果体循环血管阻力突然降低,这些产妇很容易出现心搏量减少和低血压。如果使用局部麻醉,优先选用镇痛(麻醉)效果逐渐起效的硬膜外麻醉。在计划行剖宫产时可以选择全身麻醉。

法洛四联症

妊娠增加了与法洛四联症相关的发病率和死亡率。产程和阴道分娩过程中的疼痛可能会增加肺血管阻力,导致右向左心内分流增加,从而导致肺血流量减少和动脉低氧血症加重。此外,伴随妊娠的体循环血管阻力的正常降低,也能增加右向左分流作用,从而加剧动脉低氧血症。事实上,绝大多数的心脏并发症在产后即刻出现,那时体循环血管阻力最低。

使用局部麻醉时必须要谨慎,因为外周交感神经系统阻滞可引起体循环血压的下降,全身麻醉是剖宫产麻醉技术的首选。有创性监测,包括对动脉和心脏充盈压的连续测量是很有帮助的。当体循环血压降低引起右向左分流程度增加时,通过术中对氧分压的测定可在早期发现动脉低氧血症,脉搏血氧仪也可以反映动脉氧合的变化。

艾森门格综合征

艾森门格综合征包括肺血管阻塞性疾病及其造成的肺动脉高压、右向左心内分流和动脉低氧血症。一般情况下,如果这些异常情况没有得到很好的或完全的纠正,那么将不能很好地耐受妊娠,孕产妇死亡率可能会接近30%。艾森门格综合征的产妇面临的主要危险是体循环血管阻力降低,它能导致右向左心内分流程度和血栓栓塞的增加,这可能干扰到已经降低的肺血流量。这些患者的最大的风险常出现在分娩时和产后即刻,那时心血管扰动最严重。

对于艾森门格综合征患者使用的任何镇痛或麻醉技术,应注意避免体循环血管阻力或心排出量的减少,同样,必须避免可能会进一步增加肺血管阻力的因素(高碳酸血症、加重动脉低氧血症)。需要特别注意的是要防止空气通过输液管道注入体内,因为反常空气栓塞的可能性很大。

阴道分娩是一个可接受目标。连续硬膜外镇痛可最大限度地减少分娩压力。如果选择硬膜外镇痛,最重要的是它能使体循环血管阻力降到最低,不应该在局麻药中添加肾上腺素,因为从硬膜外腔吸收的β-肾上腺素可以加快体循环血管阻力的降低。另外,如果鞘内注射阿片类药物为第一产程提供镇痛,那么接下来可行阴部神经阻滞或在腰硬联合麻醉中发挥硬膜外的作用,为第二产程提供麻醉。

剖宫产通常在全身麻醉下完成。硬膜外麻醉已被成功用于这些患者的择期剖宫产,然而,交感神经阻滞可能导致失代偿。无论选择哪种麻醉方法,术前应给予抗生素以防止感染性心内膜炎。应当认识到,由于右向左心内分流,臂脑循环时间加快,因此静脉注射药物会迅速起效。与胃肠外给药相反的是,由于肺血流量减少,吸入性药物的动脉内浓度增加速度缓慢。尽管起效缓慢,但挥发性药物的心肌抑制作用及扩血管作用对于艾森门格综合征患者来说是危险的。氧化亚氮会增加肺血管阻力,故应避免使用。肺部正压通气可减少肺血流量。当右心室比左心室出现功能障碍的风险更大时,应对动脉和心脏充盈压行有创性监测,这种情况下,测量右心房压力是非常有用的。

主动脉缩窄

主动脉缩窄,如主动脉瓣狭窄一样,表示左心室搏出量向前喷射时有固定阻塞。心排出量增加主要通过增加心率来实现。在高需求期间,如分娩时或宫缩引起血管内液体容量急剧增加时,心率也许不能够增加到能维持足够的心排出量的程度,这一系列变化可能会导致急性左心力衰竭。生产和阴道分娩时的另一个危害是对主动脉血管壁的损伤,具体而言,伴随分娩的心率和心肌收缩力的增加,可使左心室射血速度增加,并可能导致主动脉剥离。

心率、心肌收缩力和体循环血管阻力的维持在麻醉管理中是非常重要的。与主动脉瓣狭窄一样,产程和阴道分娩的镇痛通常使用全身性药物或吸入剂镇痛复合阴部神经阻滞。剖宫产时也建议选择全身麻醉。在任何情况下,对动脉和心脏充盈压进行有创性监测都是很有帮助的。

原发性肺动脉高压

原发性肺动脉高压主要在年轻女性中多见。产程和阴道分娩期间的疼痛尤其有害,因为它可能会进一步增加肺血管阻力并减少静脉回流。硬膜外镇痛可用来防止疼痛引起的肺血管阻力增加。加入阿片类药物稀释的局麻药溶液，能使体循环血管阻力降到最低。剖宫产时通常建议选择全身麻醉，虽然硬膜外麻醉也已得到成功使用。剖宫产时不推荐选择脊髓麻醉，因为它可能引起体循环血管阻力的突然降低。这些患者全身麻醉时潜在的风险包括喉镜检查和气管插管时肺动脉压的增加、正压通气对静脉回流的不利影响以及挥发性麻醉药的负性肌力作用，氧化亚氮可能会进一步增加肺血管阻力。产前对血管扩张剂、强心药物、催产素和输注液体的影响的评估在随后的麻醉管理过程中是非常有价值的。除了氧气，给予异丙肾上腺素对降低肺血管阻力可能也起作用。这些患者可以进行包括全身动脉压和肺动脉压的血流动力学监测，在有肺动脉高压时，使用肺动脉导管有肺动脉破裂和形成血栓的风险，但其对于这些危重患者的益处可抵消这些潜在危险。产妇死亡率超过50%，大多数人死于产程中和产后早期发生的充血性心力衰竭。

围生期心肌病

诊断　在妊娠晚期或产后6周内出现左心力衰竭被称为围生期心肌病，其确切的病因尚不清楚，可能的原因包括心肌炎或自身免疫反应，患者往往在分娩后或产后期出现左心力衰竭的体征和症状。

预后　这种心力衰竭在半数产妇那里是短暂的，在分娩后6个月内好转。在其余的产妇中，特发性充血性心肌病持续存在，死亡率高达25%~50%。

治疗　围生期心肌病的内科治疗类似于其他扩张性心肌病，包括优化前负荷、减少后负荷和改善心肌收缩力。此外，由于血栓栓塞的风险性增加，这些患者可能需要抗凝治疗。重要的是要记住血管紧张素转换酶抑制剂，这个在非妊娠患者中常规用来减少后负荷的药物，在妊娠期间是禁忌的。不过，对于怀孕的患者，硝酸甘油或硝普钠可用于减少后负荷。

产科医生、心脏病专家以及麻醉医师之间的协作对这些患者的治疗达到最佳化是很重要的。如果患者的心功能状态在药物治疗下能稳定，通常建议行引产，但是，如果出现急性心脏失代偿，因为产妇无力承受分娩的压力，可能需要行剖宫产。

麻醉管理　有围产期心肌病的产妇可能需要行包括动脉内置管和肺动脉导管的有创性监测，以评估患者的血流动力学状态和指导分娩时的管理。分娩期间的急性心脏失代偿可能需要在静脉给予硝酸甘油或硝普钠以减少前负荷和后负荷，给予多巴胺或多巴

酚丁胺行强心支持。早期行硬膜外分娩镇痛是必不可少的，以尽量减少与分娩疼痛有关的心脏负荷。有创性监测可以为液体治疗、血管活性药物的滴定和硬膜外镇痛的诱导提供指导。

若需要行剖宫产，可在使用有创性监测指导液体治疗的前提下，行硬膜外或脊髓麻醉。如果选择脊髓麻醉，应使用连续给药技术，因为使用单次注射给药常伴随快速的血流动力学变化，患者不能很好地耐受。如果需要行全身麻醉，对于高剂量阿片类药物通常优先使用瑞芬太尼，阿片类药物常引起新生儿抑制，因此医护人员必须提前做好准备行新生儿复苏。

糖尿病

糖尿病是妊娠期间最常见的疾病之一，会发生在大约2%的产妇中。因为肥胖的流行和高龄产妇人数的增加，糖尿病的发病率正在增加。90%的患者是妊娠期糖尿病患者，而另外10%的人妊娠前已有糖尿病。如本章前面讨论的那样，妊娠是一种进展性的胰岛素抵抗状态。不能产生足够的胰岛素来代偿的孕妇将发展为妊娠期糖尿病。妊娠前已患有糖尿病的患者在孕期胰岛素的需求会增加。由于妊娠时脂解作用和生酮作用会增强，1型糖尿病的患者发生糖尿病酮症酸中毒的风险更大。在孕期糖尿病酮症酸中毒可以发生在较低的血糖水平，可低至200 mg/dL。给予β-肾上腺素药物和糖皮质激素可能诱发糖尿病酮症酸中毒。

表 23-9	妊娠期糖尿病 White 分类法
分期	**定义**
A₁	妊娠期 DM 可经饮食控制血糖
A₂	妊娠期 DM 需加用胰岛素控制血糖
B	妊娠前已患 DM，无其他合并症（病程小于 10 年或 20 岁以后发病）
C	妊娠前已患 DM，无其他合并症（病程 10~19 年或 10~19 岁发病）
D	妊娠前已患 DM（病程大于 20 年或 10 岁以前发病）
F	妊娠前已患 DM 并有肾病
R	妊娠前已患 DM 并有视网膜病变
T	妊娠前已患 DM 且为 S/P 肾移植
H	妊娠前已患 DM 并有心脏病
DM，糖尿病；S/P，术后状态。	

诊断

确诊妊娠期糖尿病患者时，如果常规的1小时糖耐量试验异常，还需要做3小时糖耐量试验。如果这一试验结果也异常，就可以诊断为妊娠期糖尿病。孕前已患糖尿病的患者可根据合并症进行分类(表23-9)。

治疗

控制血糖是妊娠期糖尿病患者保健的重点。血糖水平在60~120 mg/dL是合适的，这需要在妊娠期间频繁调整胰岛素的剂量。对糖尿病酮症酸中毒的管理类似于非妊娠患者。对于妊娠期糖尿病患者，最初常使用饮食控制。如果不能达到血糖控制的目标，就开始使用胰岛素治疗。

在妊娠末期，从怀孕28周开始产前监护可采用每周两次的无应激试验。一个非反应型的无应激试验显示出了一个确定分娩时间和方式的生物物理相。在怀孕38~40周时，通常选择择期引产以避免与母体糖尿病相关的新生儿的风险。

预后

妊娠期糖尿病患者在以后的生活中患2型糖尿病的风险增加。此外，先兆子痫和羊水过多的发生率增加。

糖尿病对胎儿的影响包括妊娠前已患糖尿病的孕妇胎儿畸形的风险更大。宫内胎死，包括妊娠晚期死产，在有糖尿病的母亲中发生更频繁，可能继发于子宫胎盘血流量不足。巨大儿导致剖宫产、肩难产和产伤的发生率增加。新生儿有发生低血糖的风险，而发生呼吸窘迫的危险可能更大。

麻醉管理

术前　妊娠前已患糖尿病的孕妇应评估糖尿病相关的并发症，要恰当地评估胃轻瘫、自主神经功能紊乱、心脏、血管和肾功能的损害。

术中　硬膜外分娩镇痛可减轻疼痛，导致孕妇血浆儿茶酚胺水平下降。使儿茶酚胺增加，从而可改善子宫胎盘血流量。自主神经功能紊乱的患者行硬膜外镇痛时特别容易出现低血压，从而需要高度警惕并快速治疗。

由于糖尿病的产妇行紧急剖宫产的风险增加，要优先选择硬膜外镇痛而不是腰硬联合麻醉，因为众所周知，一旦进行剖宫产，硬膜外置入的导管可以有效减少行全身麻醉的可能性。

像其他的患者一样，剖宫产时对麻醉的选择依赖于母亲和胎儿的状况。对于所有的糖尿病患者，术中应检查血糖水平。

重症肌无力

体征和症状

妊娠期间重症肌无力的病情有高度的可变性和不可预知性。在妊娠早期或产后前10天最有可能出现病情加重，在妊娠和分娩期间应继续使用抗胆碱酯酶药物，虽然在理论上，这些药物会增加子宫的收缩性，但不会增加自发流产或早产的发生率。

预后

重症肌无力并不影响分娩过程。考虑到这些患者的呼吸功能储备已到临界状态，故应避免使用镇静剂。硬膜外镇痛对于临产和阴道分娩是合适的。低位产钳可用于缩短第二产程，从而最大限度地减少与分娩相关的骨骼肌疲劳。局部麻醉可以安全地用于剖宫产，但重要的是要认识到在麻醉期间并存的骨骼肌无力可能会导致通气不足。

患这种疾病的母亲生出的婴儿，20%~30%可短暂地发生新生儿重症肌无力。这些表现通常发生在出生后24小时内，以全身骨骼肌无力和面部无表情为特点。当呼吸功能储备不足时，应行气管插管并对婴儿的肺部实施机械通气。抗胆碱酯酶治疗通常在新生儿出生后要持续使用约21天。

肥胖

在美国，肥胖已成为一个全国性的流行病，超过60%的成年人被归类为超重或肥胖。与非肥胖患者相比，肥胖相关的病理生理改变使与妊娠相关的并发症的发病率增加。在肥胖产妇中，怀孕时肺心血管和胃肠道变化往往增大。

预后

怀孕期间肥胖的存在，对母亲和胎儿都会产生重大影响。高血压疾病包括慢性高血压和先兆子痫在这些患者中的发病率是增加的。肥胖的患者更容易患妊娠期糖尿病并且发生血栓栓塞性疾病的风险增加。肥胖患者更容易出现异常分娩，更可能发生引产失败。总的剖宫产率和紧急剖宫产率在这些患者中都是增加的。导致这些发生率增加的因素包括先兆子痫、糖尿病以及发病率增加的巨大儿。软组织难产也可能是一个促进因素。可以预料到这些患者的手术时间会延长。

已经发现肥胖会增加产妇死亡的风险性，这与先兆子痫、糖尿病、肺栓塞和感染的发病率增加有关。在肥胖产妇中与麻醉相关的产妇死亡率增加的一个重要原因是困难气道。

肥胖对围产儿的预后会产生不利的影响。巨大儿发生率的增加导致产伤和肩难产的风险性更大,胎粪误吸更频繁地发生于肥胖产妇的婴儿,这些婴儿发生神经管缺陷和其他先天性畸形的危险性很高。

产科管理

肥胖为产程和分娩的管理提出了特殊的技术问题,对胎儿和宫缩进行外部监护很困难,因此需要对这些参数进行内部监护。如上所述,肥胖导致剖宫产的发病率增加,而肥胖本身产生了更多与手术相关的技术问题。因此,这些患者的手术时间比非肥胖患者要长。

麻醉管理

麻醉前病情评估 因为患者的体型为肥胖产妇的管理提出了一个重要的挑战,与肥胖相关的内科疾病及其相应的困难都有较高的发生率。麻醉前病情评估和准备应包括彻底的气道检查和对患者心肺功能状态的评估,用动脉血气评估二氧化碳潴留,还可能需要做心电图和超声心动图。为适合患者的手臂而设计的适当大小的血压袖带也是管理所必需的。

分娩镇痛 硬膜外镇痛是分娩镇痛的一个合理选择,它能有效缓解疼痛、降低耗氧量并可以减弱心脏对于产程和分娩的反应。由于肥胖的妇女剖宫产的风险性很大,而在这类患者中全身麻醉的风险也很大,早期硬膜外镇痛的优点是能够为手术麻醉而延长阻滞时间。

不能低估为肥胖的产妇行硬膜外镇痛时的技术挑战。可能需要用到长针以便到达硬膜外腔,这应该在产程和分娩时提前准备好。坐位而不是侧卧位,更易于对硬膜外腔进行成功地识别。由于在肥胖患者中硬膜外镇痛的失败率有所增加,必须保证若出现不充分镇痛,能频繁监护这些患者度并及时重置硬膜外导管。

连续脊髓镇痛是分娩镇痛的一种选择,对于病态肥胖患者来说它比硬膜外镇痛更有优势。通过抽吸脑脊液可以证实导管位置是正确的,因此初次的失败率会比硬膜外镇痛低。导管移位比硬膜外镇痛更加易于识别。连续腰麻与腰椎穿刺后头痛有关,头痛程度较低但具有明显的风险,这可能需要在产后期间治疗。

剖宫产 与非肥胖女性相比,肥胖的产妇剖宫产的发生率增加。麻醉医师必须提前预料到会有较长的手术时间和增多的失血量,因为产科医生经常需要向头侧牵拉患者的筋膜。麻醉医师必须对由于这种牵拉相关的胸壁顺应性增加而导致的母体呼吸系统损伤的体征和症状提高警惕。这些患者误吸的风险高,因此应接受用枸橼酸钠和甲氧氯普胺并结合H_2受体拮抗剂预防误吸。最后,麻醉医师必须认识到,无论选择哪种麻醉方式,技术困难都更可能出现在肥胖的产妇中。当有可行性时,区域麻醉对肥胖的产妇来说是首选,这主要是因为对于肥胖的产妇,全身麻醉和困难气道的风险更大。区域麻醉很重要的一点在于,肥胖的产妇在使用单次腰麻药时,局麻药快速扩散可以导致高水平面的脊随麻醉。出于这个原因,在病态肥胖患者中可以选择腰麻或硬膜外这种连续的给药方式。连续的给药方式也有为可能出现时间延长的手术提供麻醉支持的优势。

如果全身麻醉不可避免,急诊气道设备必须立即可用。如果预期会插管困难,应当选择清醒状态下纤维支气管镜插管。

孕妇高龄

在美国,所有出生于2002年的婴儿中有大约14%是由35岁或更大年龄的产妇所生。在加拿大,所有出生于2002年的婴儿有30%是由30~34岁的产妇所生,14%由35~39岁产妇所生,2%由40岁或更大年龄的产妇所生。患者和医疗保健专家都认为产妇高龄常导致不良的预后,这一观点被高龄患者中较高的慢性内科疾病的发病率所证明。的确,孕妇高龄与母体妊娠期糖尿病、先兆子痫、胎盘早剥和剖宫产的发生率有着独立的关联,此外,高龄产妇很可能体重超过70 kg并且孕前已有高血压或糖尿病。因此,这些内科问题会使妊娠以及对妊娠的管理变得复杂。

预后

高龄孕妇的预后与合并症有关,而与患者的年龄无关。一个健康的高龄产妇预计会有一个平静无事的妊娠和分娩过程,不过,将近一半的高龄孕妇都在孕前已有内科疾病或会出现与妊娠相关的疾病,她们的妊娠预后与这些疾病有关。

高龄孕妇的围产期并发症是很显著的。在高龄孕妇中,多胎妊娠、流产、先天性畸形、早产、低出生体重、宫内胎死和新生儿死亡都很常见。

产科管理

产科管理的重点在于患者的并发症。围产期护理应着重于对妊娠相关疾病的早期诊断,以利于在早期积极地处理这些问题。

剖宫产在高龄产妇中很常见, 在一定程度上,选择剖宫产是与那些复杂的疾病有关系。然而, 孕妇高龄也与剖宫产的可能性增加有着独立的联系,并且在大于34岁的产妇中要求进行剖宫产的分娩率要比25岁或更年轻的产妇要高很多。

麻醉管理

与产科管理一样,高龄产妇的麻醉护理与产妇的并发症有关,这些已在本章的其他段落讨论过。

药物滥用

诊断

药物滥用往往根据病史诊断。当患者急性中毒时,许多常见的药物滥用会改变神志或影响心血管系统。对一个在入院时没有受药物作用影响的患者,可能在她本人或她的婴儿表现出戒断症状,或新生儿被诊断出一种与子宫内药物暴露有关的综合征时做出诊断。

妊娠期间滥用的药物与那些能在社会上见到的类似:酒精、烟草、阿片类药物和可卡因经常被滥用。

酗酒

体征和症状　大约4%的孕妇是严重的酗酒者。产妇的体征和症状可能包括肝功能检查异常,但往往直到分娩时诊断胎儿酒精综合征后才能作出确诊。胎儿酒精综合征发生在大约1/3由怀孕期间每天饮酒超过85 g的母亲所生的婴儿中。然而,研究表明适量饮酒者的婴儿也会出现神经行为缺陷、胎儿宫内发育迟缓及其他先天性畸形等。目前支持将怀孕期间没有饮酒设定为安全水平,还没有对怀孕期间饮酒的安全水平的定义。

麻醉注意事项　对怀孕的酗酒者的麻醉护理注意事项与非妊娠患者相同(请参阅第19章)。

烟草滥用

体征和症状　香烟是妊娠期间最常见的滥用药物。由于吸烟的孕妇相对比较年轻,在这类人群中常常有很少的体征和症状与烟草滥用有关。吸烟与低生育水平、胎盘早剥和新生儿呼吸功能受损有强烈的关联。每天吸烟超过20支的吸烟者,早产的发生率增加1倍。婴儿猝死综合征在母亲吸烟的婴儿中发生得更频繁。

麻醉注意事项　像对酗酒者一样,对烟草滥用的产妇的麻醉护理注意事项与非妊娠患者类似。

阿片类药物滥用

注射毒品可引起大量的内科并发症,这些包括人类免疫缺陷病毒和肝炎等传染性并发症。患者可能出现局部脓肿,或更严重的出现心内膜炎或血栓性静脉炎。承认有慢性阿片类药物治疗的怀孕患者应在妊娠期间维持这个治疗直至产后一段时间,不建议这些患者在妊娠期间接受戒毒治疗。事实上,妊娠末期的阿片类药物戒断可能导致围产儿窒息或新生儿死亡。新生儿的阿片类药物戒断症状可表现为呼吸困难、抽搐、体温过高和婴儿猝死综合征,应对新生儿做必要的观察并对戒断症状进行治疗。

麻醉注意事项　对有阿片类药物依赖的产妇的护理注意事项与非妊娠患者类似。

可卡因滥用

体征和症状　产妇滥用可卡因会导致多器官受累,包括心血管系统、呼吸系统、神经系统和血液系统。可卡因与母体的心血管并发症有关,包括全身性高血压、心肌缺血、心肌梗死、心律失常和猝死。全身血压的突然增加可能是引起脑出血的主要原因,另外,脑血管痉挛可导致局部缺血和梗死,蛛网膜下腔出血、脑出血、动脉瘤破裂和抽搐都与妊娠期间使用可卡因有关。可卡因的使用可引起血小板减少,导致出血时间延长。母亲使用可卡因可能导致胎儿和母亲的代谢和内分泌变化,大概是由于可卡因引起儿茶酚胺的释放。肺部并发症(哮喘、慢性咳嗽、呼吸困难、肺水肿)最常发生在吸食可卡因释出物时。

在妊娠期间滥用可卡因的产妇产科并发症的发生率显著增加(表23-10)。自然流产、死产和早产的发生率增加,自然流产率偏高可能与可卡因引起的血管收缩、子宫收缩增强和全身血压突然变化有关。

表 23-10	妊娠期间与可卡因滥用相关的产科并发症
自然流产	
早产	
胎膜早破	
胎盘早剥	
急产	
死产	
母体高血压	
胎粪误吸	
出生时低 Apgar 评分	

诊断 鉴定产妇滥用可卡因是不容易的,因为尿液检查只能发现使用可卡因14~60小时后的代谢产物。滥用可卡因最重要的预测指标之一是缺少围产期的保健。

预后 在妊娠末期使用可卡因可能导致立即的子宫收缩、胎动增加、胎盘早剥和早产。子宫胎盘功能不全可以导致出生体重降低、胎儿宫内发育迟缓、小头畸形和早产,在器官发育期间使用可卡因与胎儿畸形有关。产妇全身性高血压和血管收缩可能是滥用可卡因的产妇中胎盘早剥发病率增加的原因,可卡因对胎儿的影响可能表现为胎便染色和出生时低Apgar评分的发生率增加。

麻醉管理

术前 对怀疑滥用可卡因的产妇的评估包括心电图或用超声心动图检查是否存在心脏瓣膜病,对于并存由可卡因引起的严重心血管毒性的产妇,在麻醉诱导前必须保证血流动力学的稳定。

术中 如果计划选择区域麻醉,必须要排除由可卡因引起的血小板减少。硬膜外麻醉要逐步实行,同时注意补充液体并将子宫左置以防止低血压。对于由全身麻醉快速诱导或局部麻醉引起的低血压,麻黄碱通常有效,尽管长期滥用可卡因能消耗儿茶酚胺,且理论上使间接作用的血管升压药引起的反应钝化。因此,对于这些患者来说去氧肾上腺素可能是治疗低血压的更好选择。经过血浆胆碱酯酶代谢的酯类局部麻醉药,可与可卡因竞争,并导致两种药物的代谢都减少。与可卡因有关的体温升高和拟交感神经作用酷似恶性高热。

胎儿评估与新生儿问题

胎儿电子监护

胎儿电子监护可按照外接监护器(多普勒)或胎儿头皮电极记录的胎儿心率变化对胎儿安全进行评估。胎儿电子监护的基本原理是把胎儿心率的变化与胎儿安全和子宫收缩之间相关联。例如,对胎儿安全的评估是通过计算胎儿心电图RR间期确定胎心率的心搏间变异性来实现的。另一种方法是评估伴随宫缩的胎心率减速。三大胎心率减速分为早期、晚期和变异减速。

心搏间变异性

胎心率可有5~20 bpm的波动,正常胎心率在120~160 bpm。这种正常的心率变异性被认为能反映从胎儿大脑皮质到髓质、迷走神经、心脏传导系统的神经通路的完整性。当心搏间变异性存在时能确保胎儿的安全,相反,由动脉低氧血症,酸中毒,或中枢神经系统损害而引起的胎儿窘迫常伴随减弱或消失的心搏间变异性。

即使在没有胎儿窘迫的情况下,给予产妇的药物可能会减弱或消除胎心率的变异性。最常见的与心搏间变异性消失相关的药物有苯二氮䓬类、阿片类药物、巴比妥类、抗胆碱能药和连续硬膜外镇痛时使用的局部麻醉药。这些药物引起的作用似乎并没有危害,但可能会给解释胎心监测结果造成困难。此外,心率变异性的缺乏可能存在于早产胎儿和胎儿睡眠周期期间,这一现象是正常的。

早期减速

早期减速的特点是在出现宫缩的同时开始胎心率减速 (图23-3),胎心率减速在宫缩高峰时达到最大,在其返回至接近基线时终止。心率的下降幅度通

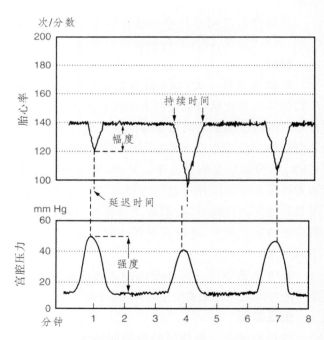

图 23-3 胎心率早期减速的特点是在宫缩开始与胎心率减速开始之间有很短的延迟时间。最大的心率下降幅度通常少于20 bpm 并在宫缩高峰时发生。在宫缩停止的时候心率恢复正常。对于这种早期减速最有可能的解释是胎头受压引起的迷走神经反射性反应。(Adapted from shnider SM: Diagnosis of fetal distress: Fetal heart rate. In Shnider SM [ed]: Obstetrical Anesthesia: Current Concepts and Practice. Baltimore, Williams & Wilkins, 1970; 197–203.)

常不超过20 bpm或绝对速度在100 bpm以下，这种减速模式被认为是由继发于胎头压迫的迷走神经刺激引起的。增加胎儿的氧合并不能阻止早期减速，但是给予阿托品能减弱早期减速。最重要的是，这种胎心率模式并不伴有胎儿窘迫。

治疗　早期减速是由胎头受压引起的，一般比较轻微，很少导致不良的胎儿预后。改变母体的姿势可能对胎儿有利。在有胎粪或出现严重早期减速时，胎儿头皮的刺激可能会导致胎心率加速。为进一步评估，行胎儿头皮血取样可能是必要的。

晚期减速

晚期减速的特点是在宫缩开始后10~30秒出现胎心率减速，心率减慢在宫缩的高峰后出现（图23-4）。轻度晚期减速被定义为心率下降幅度小于20 bpm，当心率下降幅度大于40 bpm时出现重度晚期减速。晚期减速与胎儿窘迫有关，这很可能反映了继发于子宫胎盘功能不全的心肌缺氧。有助于出现晚期减速的主要因素包括产妇低血压、子宫过度活跃和可能与糖尿病或高血压有关的慢性子宫胎盘功能不全。当这种情况持续存在时，可预测到这与胎儿酸中毒发展相关。晚期减速可以通过改善胎儿氧合来纠正。尽管存在晚期减速，当心搏间变异性仍存在时，胎儿仍然可能健康出生。

治疗　晚期减速常由子宫胎盘功能不全引起。治疗包括子宫左置、静脉输液，如果产妇存在低血压，可给予麻黄碱。

变异减速

变异减速是在分娩期间观察胎儿心率变化最常见的情况。正如该词表明的那样，这种减速在幅度、持续时间和相对于宫缩的开始时间上都是不确定的（图23-5）。例如，这种情况可能会在宫缩开始之前、宫缩同时或在宫缩之后出现。这种减速的特点是它的出现和停止都很突然。胎儿心率几乎常常降低到小于100 bpm。变异减速被认为是由脐带受压所致。阿托品可以削弱变异减速的严重程度，但孕妇吸氧是没有效果的。如果减速并不严重，也没有反复发作，通常对胎儿的酸碱状况只有很小的改变。持续15~30分钟的严

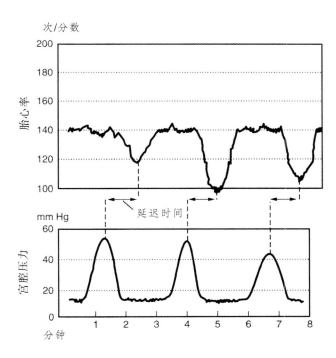

图23-4　胎心率晚期减速的特点是宫缩开始与对胎心率减速之间有延迟（延迟时间）。直到宫缩停止后，胎心率才会恢复正常。轻度晚期减速是指下降幅度小于20 bpm，重度晚期减速是指下降幅度大于40 bpm。晚期胎心减速表明了由子宫胎盘功能不全引起的胎儿窘迫。（Adapted from shnider SM: Diagnosis of fetal distress: Fetal heart rate. In shnider SM ［ed］: Obstetrical Anesthesia: Current concepts and Practice. Baltimore, Williams & Wilkins, 1970；197–203.）

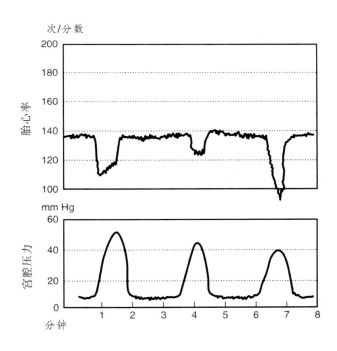

图23-5　胎心率变异减速的特点是不同幅度和持续时间的心率减少，并且减速与宫缩无恒定关系。这种胎心率减速模式与脐带受压有关。（Adapted from Shnider SM: Diagnosis of fetal distress: Fetal heart rate. In Shnider SM ［ed］: Obstetrical Anesthesia: Current Concepts and Practice. Baltimore, Williams & Wilkins, 1970；197–203.）

重变异减速常伴随胎儿酸中毒。

治疗 变异减速是由脐带受压引起的,健康胎儿可以很好地耐受。如果严重的话,可能会对胎儿造成危害,如果变异减速持续存在或者恶化,可能需要终止妊娠。

胎儿头皮血取样

当需要对出现异常胎心监护的胎儿进行评估时,可行胎儿头皮血取样。根据化验结果,可疑胎儿缺氧或许可以得到确诊,需要准备好紧急分娩。pH值大于7.20时,新生儿预后良好,而当pH值小于7.20时需要立即终止妊娠。

胎儿脉搏血氧测量

胎儿脉搏血氧测量是一种较新的评估分娩时胎儿氧合的技术。它目前能辅助电子胎心监护,一般当胎心监测显示不安全的迹象时可以使用。当把胎儿脉搏氧饱和度仪通过子宫颈横靠在胎儿的颊部或颞部时,它能提供持续的胎儿动脉血氧饱和度读数。正常胎儿血氧饱和度范围在30%~70%。饱和度低于30%提示胎儿侧酸血症。

超声检查

当产妇临产时对胎儿进行超声检查可用于确定胎先露。此外,如果多普勒扫描测不到胎心音,超声检查可确认宫内胎儿的健康或死亡。超声检查能确定子宫内羊水的总量,也能用来诊断胎盘早剥和前置胎盘。

新生儿评估

出生后立即进行评估的重要性在于能迅速确定需要有效复苏的窒息新生儿。作为识别和治疗新生儿窒息的指南,Apgar评分从没有被超越过。

Apgar评分对新生儿出生后1分钟和5分钟测量或观察到的5项生命体征指定了数值(表23-11)。在这5

个标准中,心率和呼吸的性质是最重要的因素,皮肤颜色对识别新生儿窒息提供的信息是最少的。心率低于100 bpm一般表示出现动脉低氧血症。当通气和循环恢复正常时,发绀往往很快消失。尽管如此,仍然有许多健康的新生儿在生后1分钟内出现发绀,这是由于产房的低温环境引起了外周血管收缩。酸中毒和肺血管收缩是持续发绀的最可能的原因。

Apgar评分与出生后立即执行的酸碱测量结果有良好的相关性。当评分大于7时,新生儿或是正常血气或是轻度呼吸性酸中毒。评分在4~6分的婴儿有中度窒息;评分在3分或以下者出现代谢性酸中毒合并呼吸性酸中毒。轻度至中度的窒息婴儿(Apgar评分3~7)在面罩给氧或肺部正压通气后常常会有所改善。当Apgar评分小于3时,需行气管插管和体外心脏按压。Apgar评分不够灵敏去发现确切的药物相关变化以及提供必要的数据来评估产科麻醉方法对新生儿微弱的影响。

新生儿娩出后即刻

新生儿在分娩后即刻心血管系统和呼吸系统发生重大变化。例如,出生时随着脐带的结扎,体循环血管阻力增加,左心房压力升高,使卵圆孔关闭。肺部的膨胀使肺血管阻力降低,整个右心室的输出转移到肺部。在正常的新生儿那里,当动脉血氧分压提高到超过60 mmHg时会引起动脉导管收缩及功能性关闭。若产后没有建立充足的氧合和通气,以肺血管阻力增加和肺血流量减少为特征的胎儿血液循环模式会继续存在。此外,动脉导管和卵圆孔仍然开放,导致严重的右向左心内分流且伴有动脉低氧血症和酸中毒。

必须对可能在出生时即存在或分娩后不久出现的严重异常情况保持高度怀疑。它们包括胎粪误吸、鼻后孔狭窄和闭锁、膈疝、血容量不足、低血糖症、气管食管瘘和喉部异常。

血容量不足

出生时平均动脉压力小于50 mmHg的新生儿很可能有血容量不足,常存在微血管再充血缓慢、心动过速及呼吸急促。血容量不足常与宫内胎儿窘迫有关,在此期间比正常分量更多的胎儿血液分流到胎盘并在分娩和脐带结扎后仍停留在那里。脐带受压也常与血容量不足相关。

低血糖症

低血糖可表现为低血压、震颤和癫痫发作。宫内

表 23-11	新生儿 Apgar 评分标准		
体征	0	1	2
心率(bpm)	无	<100	>100
呼吸	无	慢 不规则	哭
对刺激的反应	无反应	痛苦表情	哭
肌张力	软弱无力	四肢略屈曲	四肢活动
皮肤颜色	苍白 青紫	躯干粉红 四肢青紫	全身红

发育迟缓的婴儿及那些由糖尿病母亲生出的或有严重宫内胎儿窘迫的婴儿很容易发生低血糖。

胎粪吸入

胎粪是吞咽下的羊水、胃肠细胞和分泌物的分解产物。它在妊娠34周前很少出现,在大约34周后,胎儿宫内动脉低氧血症可以导致肠蠕动增加和排便,动脉低氧血症引起的喘息导致胎儿将羊水和碎屑吸入肺内。如果延迟分娩,胎粪会被分解并从肺部排出体外。如果在误吸后24小时内出生,胎粪仍然在大气道内,由于自主呼吸的建立而被分布肺的外围。小气道的阻塞引起通气-灌注失调,呼吸频率可能会超过100 bpm,肺顺应性会降低到有呼吸窘迫综合征的婴儿的水平。在严重的情况下,肺动脉高压和通过未闭卵圆孔和动脉导管的右向左分流(持续性胎循环)会导致严重的动脉低氧血症。当存在胎粪误吸时,气胸也是一个常见问题。

在过去,胎粪误吸的治疗包括分娩后即刻放置气管导管并尝试从新生儿气道中吸出胎粪。目前,推荐一个较为保守的做法是因为对所有胎粪染色的婴儿(约占所有新生儿的10%)行常规气管插管可能会导致不必要的气道并发症。推荐在分娩时常规口咽吸引,而气管插管及吸引要根据婴儿的情况选择性地进行(Apgar评分超过7的婴儿可保守处理)。Apgar评分低或临床上有胎粪堵塞的婴儿需要积极复苏,这包括气管插管并尝试通过吸引除去胎粪。

鼻后孔狭窄和闭锁

对于有良好的呼吸做功但空气不能进入的新生儿应怀疑有鼻部闭塞,如果这些婴儿在闭口状态下用力呼吸就会逐渐出现发绀。单侧或双侧鼻后孔狭窄是在小导管不能通过每个鼻孔的基础上诊断出的,这种失败可能表明了先天性(解剖)闭塞或更常见的由血液、黏液或胎粪引起的功能性闭锁。先天性鼻后孔闭锁必须在新生儿期行外科手术治疗,在完成手术矫正前可能需要经口气道。功能性鼻后孔闭锁可用鼻腔吸引治疗。阿片类药物常引起鼻黏膜充血和阻塞,这种充血可以用去氧肾上腺素滴鼻剂治疗。

膈疝

出生时严重的呼吸窘迫、发绀和舟状腹常提示新生儿患有膈疝,胸部X光片显示腹部内容物出现在胸腔。在产房中的初步治疗包括气管插管及给氧肺通气,如果试图膨胀与疝同侧的肺,可能会出现对侧气胸。

气管食管瘘

在羊水过多时,应怀疑存在气管食管瘘(参见第24章)。当导管能插入食管却不能进入胃部时,可在产房中作出初步诊断,通常存在大量的口咽分泌物。利用放置导管的胸部X光片检查可以确诊。

喉部异常

出生时即存在喘鸣是喉部异常和声门下狭窄的表现。插管到超过气管的阻塞部位可缓解症状。主动脉畸形而形成的血管环可以压迫气管,引起吸气和呼气阻塞。推进气管导管以越过血管环引起的阻塞部位可能很困难。

要　点

- 怀孕的生理变化会影响所有的器官系统,它们影响母体对并存疾病的代偿和母体对麻醉的反应。
- 区域麻醉时胎儿更少地暴露于药物,任何实施良好的麻醉都是安全的。
- 维持血压,供氧和血碳酸正常。
- 妊高征时分娩是最有效彻底的治疗,只有在新生儿不成熟的风险大于母体风险时采取姑息治疗。
- 并存的内科疾病可能会导致与妊娠生理变化相关的产妇的失代偿。
- 胎儿评估可以对胎儿健康进行评价并指导进行新生儿管理。

(穆艳月 译　于泳浩 校)

参 考 文 献

Bridges EJ, Womble S, Wallace M, McCartney J: Hemodynamic monitoring in high-risk obstetrics patients. II. Pregnancy-induced hypertension and preeclampsia. Crit Care Nurse 2003;23:53–57.

Casey BM, McIntire DD, Leveno KJ: The continuing value of the Apgar score for the assessment of newborn infants. N Engl J Med 2001;344:467–471.

Davies S: Amniotic fluid embolus: A review of the literature. Can J Anaesth 2001;48:88–98.

Eisenach JC: Combined spinal-epidural analgesia in obstetrics. Anesthesiology 1999;91:299–302.

Koren G, Pastusak A, Ito S: Drugs in pregnancy (review). N Engl J Med 1998;338:1128–1137.

Mushambi MC, Halligan AW, Williamson K: Recent developments in the pathophysiology and management of pre-eclampsia. Br J Anaesth 1996;76:133–148.

Roberts JM, Lain KY: Recent insights into the pathogenesis of preeclampsia. Placenta 2002;23:359–372.

Rosen MA: Management of anesthesia for the pregnant surgical patient. Anesthesiology 1999;91:1159–1163.

Visalyaputra S, Rodanant O, Somboonviboon W, et al: Spinal versus epidural anesthesia for cesarean delivery in severe preeclampsia: A prospective randomized, multicenter study. Anesth Analg 2005;101:862–868.

Wong CA, Scavone BM, Peaceman AM, et al: The risk of cesarean delivery with neuraxial analgesia given early versus late in labor. N Engl J Med 2005;352:655–665.

第 24 章　儿科疾病

Charles Lee, Igor Luginbuehl, Bruno Bissonnette, Linda J Mason

内容提要

儿科患者的特点

婴幼儿的需求与成人大不相同。小儿患者,特别是新生儿和小于6个月的婴儿,与成人在解剖和生理方面存在着显著差异,从而使得麻醉并发症发生的风险较成人更高。儿科患者药理药效学反应的差异,进一步增加了麻醉管理的复杂性。这个年龄段的患儿属于疾病易发或多发群体。

气道解剖

新生儿头部和舌体相对较大,会厌形态多样,喉的位置较高,气管插管时头位于居中位或轻度屈曲位比过伸位时操作更容易。由于婴儿喉的位置较成人高,舌头更容易阻塞呼吸道。环状软骨(与成人声带部位相反)是儿科患者喉部最狭窄的部位,选择合适口径的气管导管很重要,这样可以降低气道损伤和声门下水肿的风险。和成人一样,由于左右主支气管角度不同,如果气管插管超过了隆突,会更容易插入右侧支气管。

生理学

在制定儿科患者麻醉管理方案时,儿童和成人之间的生理差异是重要的决定因素。由于新生儿和婴儿的生理储备少,围术期生命体征和器官功能的监测特别重要。

呼吸系统

成人患者与小儿患者,生理上一个最重要的区别就是氧耗量不同。新生儿氧耗量超过6 mL/kg,按体重计算,大约是成人的两倍(表24-1)。为了满足这种高氧耗量的需求,肺泡通气量与成人相比增加了1倍。由于按体重计算,婴儿和与成人的潮气量是相似的,因此要依靠增加呼吸频率来增加肺泡通气量。动脉血氧分压在出生后迅速增加,但需要数天,才能达到较大儿童的水平。

心血管系统

胎儿娩出后出现自主呼吸,循环系统发生变化,使新生儿得以适应子宫外环境。胎儿血液循环的特点是肺血管阻力高,体循环血管阻力低(胎盘),血液通过卵圆孔及未闭的动脉导管右向左分流。胎儿娩出后出现自主呼吸,使肺血管阻力降低和肺血流量增加。

表 24-1	肺功能平均值	
参数	新生儿 (3 kg)	成人 (70 kg)
氧耗量[mL/(kg·min)]	6.4	3.5
肺泡通气量[mL/(kg·min)]	130	60
二氧化碳生成量[mL/(kg·min)]	6	3
潮气量(mL/kg)	6	6
呼吸频率(min)	35	15
肺活量(mL/kg)	35	70
功能残气量(mL/kg)	30	35
气管长度(cm)	5.5	12
PaO$_2$(室内空气,mmHg)	65~85	85~95
PaCO$_2$(室内空气,mmHg)	30~36	36~44
pH	7.34~7.40	7.36~7.44

由于左心房压力升高,卵圆孔功能性关闭。大约在3个月~1岁时,卵圆孔解剖性关闭,但20%~30%的成人可用探针探到未闭的卵圆孔。一般出生后10~15小时动脉导管功能性关闭,4~6周时解剖学意义上关闭。出生后动脉氧分压增高,动脉导管收缩。虽然如此,动脉导管在低氧血症时可能重新开放。确定是否存在持续性胎儿血液循环,可以通过测量同时取自动脉导管前(右桡动脉)和动脉导管后(脐静脉、胫后和足背动脉)血液的氧分压进行诊断。如氧分压差超过20 mmHg就可以确诊。

新生儿高度依赖心率维持心排出量和体循环血压。与成人比较,新生儿较少出现因出血而引起的血管收缩反应。例如,新生儿血管内容量减少10%,很可能会使平均动脉压降低15%~30%。早产儿应用吸入式麻醉药引起的低血压,可能与血管内容量减少和(或)麻醉药过量有关。

体液分布

新生儿体液总量和细胞外液量都成比例增加。新生儿细胞外液量相当于体重的40%,而成人约占20%。在18~24个月时,小儿细胞外液和体重的比例与成人相似。新生儿较高的新陈代谢率使细胞外液交换加快,应密切注意术中补液。虽然临床上所认为的禁食期间儿科患者比成人更容易受到低血糖影响的观点已经受到了挑战。但是,儿科患者术中补液通常仍包括葡萄糖(表24-2)。

肾功能

足月新生儿肾小球滤过率很低,但3~5周后提高近4倍。早产儿肾小球滤过率增加的速度减慢。新生儿尿液浓缩功能较成人差,易丢失钠离子。因此,围术期必须补充足够的水和钠。相反,新生儿排泄容量负荷的能力较成人差,因此更容易导致液体超负荷。肾功能不足,依赖肾脏清除的药物排泄时间延长。

血液学

胎儿血红蛋白的特性影响氧的运输。例如,胎儿血红蛋白的P_{50}(即血红蛋白50%饱和时的动脉氧分压)是19 mmHg,而成人为26 mmHg,胎儿氧离曲线左移。随之血红蛋白氧亲和力增加,氧气向周围组织的释放下降。新生儿通过增加血红蛋白浓度来增加氧的输送,抵消了氧释放的减少(表24-3)。2~3个月时,出现生理性贫血。3个月后,红细胞总量和红细胞压积逐步增加。4~6个月时,氧离曲线接近成人。鉴于新生儿心血管储备低和氧离曲线左移,将血细胞比容维持在30%~40%是有益的,与年长一些的儿童一样。计算估计的红细胞数量和可允许的红细胞丢失量,为术中出血的补充提供了有益的指导(表24-4)。

术前是否需要常规测定血红蛋白,目前还存在争议。未满1岁的小儿术前常规测量血红蛋白浓度,结果只有少数少于10 g/dL,这一情况很少影响麻醉准备或推迟择期手术。可能由于婴儿期鉴别贫血有潜在的益处,使得术前只有这个年龄组常规测定血红蛋白显得合理。

体温调节

新生儿和婴儿围术期易发生低体温。这个年龄组因为体表面积与体重的比例大,皮下脂肪层薄,产热少,体温下降的速度比年龄较大的儿童或成人快。新生儿寒战产热的作用较小,主要是通过棕色脂肪的非寒战性产热产生热量。棕色脂肪是一种特殊的脂肪组织,位于新生儿颈后部、肩胛间区、脊椎、肾脏和肾上腺的周围。去甲肾上腺素的释放,刺激棕色脂肪代谢,

表 24-2 儿科患者的术中补液疗法

手术	生理盐水或乳酸钠林格液[mL/(kg·hr)]		
	维持量	补量	总量
小手术(疝修补术)	4	2	6
中等手术(幽门肌切开术)	4	4	8
大手术(肠切除术)	4	6	10

表 24-3 新生儿、婴儿和儿童正常血液指标

年龄	血红蛋白 (g/dL)	血细胞比容 (%)	白细胞 (细胞/mm³)
1 天	19.0	61	18 000
2 周	17.3	54	12 000
1 个月	14.2	43	
2 个月	10.7	31	
6 个月	12.3	36	10 000
1 岁	11.6	35	
6 岁	12.7	38	
10~12 岁	13.0	39	8 000

表 24-4 估计可允许的失血量*	
一个 3.2 kg 的足月新生儿择期行开腹手术。术前血细胞比容为 50%。术中维持血细胞比容在 40% 时,可允许的失血量是多少?	
参数	**计算**
估计血容量	85 mL/kg × 3.2 kg =272 mL
估计的红细胞总量	272 mL × 0.5 =136 mL
维持血细胞比容在 40% 时的红细胞总量	272 mL × 0.4 =109 mL
手术中可允许的红细胞总量	136 mL – 109 mL = 27 mL
维持血细胞比容在 40% 时可允许的术中失血量	7 × 2† = 54 mL

* 这些计算仅作为指导,没有考虑输注晶体和胶体液对血细胞比容的潜在影响。

† 矫正最初血细胞比容在 50% 的系数。

使甘油三酯水解而产热。

手术室内身体热量丢失的一种重要机制就是辐射。为了尽量减少耗氧量,新生儿应置于适宜的环境温度中。适宜温度是指耗氧量最小时的环境温度(表24-5)。临界温度是指低于一名赤身、非麻醉的人无法维持正常体温时的环境温度(表24-5)。大多数的手术室都低于临界温度,甚至在为足月新生儿准备的手术室也是这样,因此有必要把温度下降的程度控制在最小范围内。减少身体热量丢失的措施包括:用保育箱运送新生儿,增加手术室环境温度,采用加热床垫、辐射加温器、空气加温设备及加温和加湿吸入气体。

药理学

儿科患者对麻醉药的反应和成人不尽相同,特别表现在麻醉药的用量、对肌肉松弛剂的反应和药代动力学等方面。

麻醉药物的用量

足月新生儿吸入麻醉药浓度较6个月内的婴儿低。例如,新生儿最低肺泡浓度(MAC)比婴儿低大约25%左右。此外,胎龄小于32周的早产儿较孕龄为32~37周的早产儿所需的MAC要低,并且这两个年龄组的MAC都比足月新生儿低。新生儿中枢神经系统不成熟,体内黄体酮水平和β-内啡肽的含量增加,对于麻醉药的需求量降低。2~3个月的婴儿MAC稳步增加,3

个月后,随着年龄的增长,MAC稳步下降,青春期又略有增加。

七氟烷基本上取代了氟烷在小儿麻醉中的使用,在目前使用的吸入式麻醉药中是独一无二的。七氟烷的MAC在新生儿、未满6个月的婴儿(3.2%)、超过6个月的婴儿一直到12岁的儿童中(2.5%)保持不变。七氟烷的MAC不会像在其他吸入式麻醉药中看到的一样随着年龄的增加而下降,其机制目前还不清楚。

肌肉松弛剂

2个月以下的婴儿,神经肌肉接头的形态结构和功能发育不健全,但这种发育不全在肌肉松弛剂药效学上的意义尚不清楚。由于婴儿的肌肉组织发育未成熟,当他们的外周肌麻痹时,膈肌同时也被麻痹。婴儿对非去极化肌松剂更加敏感,但按体重计算的初始剂量其分布容积较成人大。肝肾功能不成熟,主要依赖肝肾清除的肌松剂的作用时间延长。肌松剂拮抗剂对婴儿可靠,因清除时间较成人长,抗胆碱酯酶药物的用量可能比成人少。

新生儿和婴儿对去极化肌松剂不敏感,按体重计算,其与儿童相比需要更大的琥珀胆碱用量才能产生同样的神经肌肉阻滞效果。可能与这个年龄阶段小儿细胞外液容量增加,琥珀胆碱分布容积更大有关。琥珀胆碱的副作用(肌红蛋白尿、恶性高热、高钾血症)限制了该药物在小儿(特别是5岁以下的小儿)迅速建立安全气道和治疗喉痉挛中的应用。

药代动力学

新生儿和婴幼儿的药代动力学与成人不同。例如,婴儿摄取吸入式麻醉药的速度比儿童或成人更快。可能与他们的肺泡通气量和功能残气量较高有关。吸收吸入式麻醉药更快速,表现出它的负性肌力作用,新生儿和婴儿在使用吸入麻醉药时低血压的发

表 24-5 适宜温度和临界温度		
年龄	**适宜温度(℃)**	**临界温度(℃)**
早产儿	34	28
足月新生儿	32	23
成人	28	1

病率增高。鉴于此，可知婴幼儿在使用吸入式麻醉药时的安全剂量较小。

新生儿血脑屏障发育不成熟，药物代谢能力不健全，对巴比妥类药物和阿片类药物的敏感性增加。所以，在对新生儿进行麻醉诱导时应给予小剂量的巴比妥类药物。在对5~15岁的少儿进行麻醉诱导时，硫喷妥钠的用量较成人大。同样，对非巴比妥类催眠药丙泊酚来说，麻醉诱导时婴儿（1~6个月婴儿的ED_{50}为3.0 mg/kg）较儿童（10~16岁儿童的ED_{50}为2.4 mg/kg）的用量大。

新生儿肝脏和肾脏清除药物的能力差，延长了药物的作用时间。到大约5~6个月时清除能力接近成人水平，幼儿期甚至可能超过成人。婴儿对许多药物的蛋白结合率低，导致体内非结合的药物和有药理活性的药物浓度增高。

监测

无创血压监测应用于小儿患者是可靠的。选择适当大小的袖带至关重要，因为如果袖带太宽，则测得的血压数值偏低。动脉穿刺后在外周动脉放置动脉导管，可以连续监测动脉血压，并抽取血液样本，用于监测血气和进行血液酸碱度分析。新生儿外周穿刺动脉的选择非常重要，因为对于动脉导管未闭的患儿来说，如果抽取的血液样本是取自动脉导管的远端（左桡动脉、脐动脉、胫后动脉），血液样本可能无法准确反映被输送到视网膜或大脑的氧分压。如果考虑早产儿视网膜病变，应选择在动脉导管前动脉行动脉穿刺，如右侧桡动脉。

小儿围术期连续监测体温，对于发现低体温和罕见的恶性高热尤为重要。新生儿或婴儿在麻醉过程中很容易发生低体温，使全身耗氧量增加，通气量下降，发生心动过缓、代谢性酸中毒和低血糖。虽然监测呼气末二氧化碳浓度在新生儿和婴幼儿那里有一定的局限性，但对儿童是可靠的。例如，由于潮气量小和吸入气流量大，呼出气体中二氧化碳的浓度可能被稀释，则测得的呼气末二氧化碳浓度低于实际浓度。

新生儿疾病

在过去，出生时婴儿体重低于2500 g应考虑早产。然而，足月儿体重也可低于2500 g，这与在宫内接触某些药物、感染、毒血症、胎盘功能不全和产妇营养不良有关。怀孕37周前出生的被称之为早产儿。一般来说，早产儿可分为3组（表24-6）。

表 24-6	早产儿分类
早产分级	**孕龄（wk）**
临界性	36~37
中度	31~36
重度	24~30

呼吸窘迫综合征

呼吸窘迫综合征（RDS），又称肺透明膜病，早产儿死亡病例中约有50%~75%是死于此病。其发病率与孕龄和出生时体重成反比。该症状表现为因表面活性剂磷脂，即表面活性物质生成和分泌不足而造成的肺泡气体交换进行性受损。表面活性物质，由肺泡Ⅱ型细胞分泌，具有保持肺泡稳定性，降低肺泡表面张力的作用。表面活性物质缺乏，肺泡塌陷，功能残气量减少，导致肺内血液右向左分流，低氧血症和代谢性酸中毒。怀孕35周时才能分泌足够的肺表面活性物质。

症状和体征

胎儿出生后数分钟，RDS的症状通常就会变得很明显。临床可见呼吸急促、呻吟、肋间及肋下凹陷、鼻翼煽动和面色青灰。吸氧不能改善发绀，呼吸困难逐渐加重。呼吸暂停和呼吸不规则是呼吸衰竭的表现，需要立即干预。如果没有适当的治疗，将相继发生低血压、低体温、呼吸-代谢混合性酸中毒、水肿、肠梗阻以及少尿等。

诊断

临床表现、胸片和血气分析有助于RDS的诊断。典型的肺部X线片可见弥漫性均匀一致的细颗粒网状影和支气管充气征。血气分析结果可以发现进行性低氧血症、高碳酸血症和代谢性酸中毒。B组溶血性链球菌败血症与RDS不易区分，在胃或气管吸引物中培养出母源性革兰氏阳性球菌，以及血涂片棕黄层可帮助鉴别诊断。先天性肺泡蛋白沉积症是一种罕见的家族性疾病，往往以严重和致命的RDS形式呈现。

治疗

大多数情况下RDS呈自限性，监护是主要的支持手段。肺部氧气和二氧化碳交换损害进行性加重是需要治疗的主要缺陷。可以使用也可以不使用机械通气，但必须靠吸氧来维持血氧分压，直到可以产生足够的表面活性物质。婴幼儿重症RDS表现为持续性的呼吸暂停,或者吸入70%~100%的氧气仍不能维持动脉血氧分压大于50 mmHg,需要辅助机械通气。机械通气期间动脉血气氧分压值可接受的范围是55~70 mmHg,二氧化碳分压为45~55 mmHg,血pH为7.25~7.45。在机械通气期间,通过增加吸入氧分压或平均气道压(通过增加吸气峰压(PIP)、气流量、吸气呼气比或呼气末正压),改善氧合。通过增加PIP(潮气量)和呼吸频率,增加二氧化碳排出。对于常规呼吸模式不能改善氧合的婴儿,高频振荡通气可提高二氧化碳的排出,降低平均气道压力,改善氧合。

预后

在大多数情况下,数天后,尿量增多,氧气需求减少,预示病情逐步改善。死亡通常是由于间质气肿或气胸,肺或脑室出血以及肺泡漏气造成的。产前给予皮质类固醇激素,产后应用肺泡表面活性物质,改善通气方式以及应用技术熟练的支持性治疗,能使RDS的死亡率稳步下降。

麻醉管理

RDS的患儿,麻醉期间动脉血氧分压应维持在术前水平。吸入式麻醉药可以通过减少心排出量而改变动脉血氧饱和度。动脉穿刺置管对于手术过程中评估氧合,避免高氧症,预防呼吸和代谢性酸中毒很有帮助。理想情况下,监测动脉血氧分压的血液标本应取自动脉导管前动脉。不过,患者可能已经有一个脐动脉导管,动脉插管未必可行,在这种情况下,脐动脉导管或脉搏血氧仪(为了简化程序),可用于监测血氧。在接受机械通气治疗的过程中,如果动脉血氧饱和度突然恶化,应考虑是否存在继发于气压伤的气胸,这是一个很常见的风险。低血压是麻醉过程中经常遇到的问题。伴RDS的早产儿给予白蛋白(1 g/kg IV),能增加血容量及肾小球滤过率。新生儿血细胞比容应维持在40%以上,有利于组织氧气供应。应避免水分过量,因为这可能会使动脉导管重新开放。早期拔管患儿,应进行术后监测,预防呼吸暂停和心动过缓。

支气管肺发育不良

支气管肺发育不良(BPD)是一种肺实质和小气道的慢性疾病,是那些需要长期机械通气的早产儿肺损伤最常见的结果。其与下列诱因有关:早产儿、机械通气肺损伤、氧中毒,以及一些其他的风险因素(表24-7)。

症状和体征

BPD常常是由于患有RDS的新生儿发展出持续性

表 24-7	支气管肺发育不良发病因素及机制
早产相关因素
正压通气
吸入氧浓度过高
炎症(单独或与其他感染有关)
肺水肿(由于动脉导管开放或输液过多)
肺气体渗漏
营养缺乏
气道高反应性
早期肾上腺功能不全
其他因素
胎粪吸入性肺炎
新生儿肺炎
充血性心力衰竭
Wilson-Mikity 综合征

呼吸窘迫,表现为气道反应性增加和阻力增加、肺顺应性降低、肺通气和血流比值失衡、低氧血症、高碳酸血症、呼吸急促,严重的病例伴有右心力衰竭。耗氧量增加25%。生长发育迟缓是慢性缺氧的表现。因为气道高反应性的部位通常是肺周边的小气道,肺部听诊往往听不到哮鸣音。

诊断

临床诊断BPD应符合以下条件:在孕36周出生,出生时体重低于1500 g,需要持续吸入氧气超过28天(维持$PaO_2 > 50$ mmHg)。肺部X片表现是一个逐渐变化的过程,从伴有支气管透明征和间质性肺气肿的几乎完全浑浊的表现,到小、圆形透亮区与不规则密度影相交替的海绵样表现。

治疗

大多数中度至重度的BPD婴儿,超过4周时,仍需伴或不伴有呼吸机依赖的氧气支持。维持充分氧合($PaO_2 > 55$ mmHg和$SpO_2 > 94\%$),必须预防或治疗肺源性心脏病、促进肺组织生长和肺血管床重塑。用支气管扩张剂治疗反应性气道收缩。肺源性心脏病和重度胸廓塌陷,使液体进入细胞间隙,引起水肿,因此有必要限制液体入量和应用利尿剂,以便减少肺水肿,改善气体交换。

预后

患有BPD的患儿,肺功能障碍在1岁以内最明显。患轻度BPD的婴儿可能没有症状,但气道高反应可能持续存在。

麻醉管理

对于BPD患儿,在麻醉之前应通过脉搏血氧仪测量基础血氧饱和度。去饱和时,可能会迅速出现呼吸暂停。麻醉过程中,麻醉药物的选择很重要,气道的管理更重要。有机械通气病史的小儿,因为可能存在声门下狭窄,所以在选择气管插管管号时,应配备有比同等年龄患儿适当管号小一号的气管插管。BPD患儿在长期插管后可能出现气管和支气管软化后遗症。因为气道高反应性和支气管痉挛发生的风险增加,应确保在气道建立之前,就应达到外科手术需要的麻醉水平。患有或曾经患有BPD的患儿,应假定为有反应性气道疾病(RAD),应予以类似哮喘患者一样的治疗。一些BPD的患者,围术期可能需要增加气道峰压和氧气浓度。高气道压力可能导致气胸。应给予充足的氧气,以维持动脉血氧分压在50~70 mmHg。因为使用呋塞米治疗而导致代谢性碱中毒患者,可能出现二氧化碳代偿性升高。代偿性代谢性碱中毒的患者过度通气可能有因严重碱中毒而致的低血压。应常规监测输液和减少输液,以避免肺水肿。

颅内出血

新生儿时期的颅内出血分为4种类型:硬脑膜下型、蛛网膜下腔型、脑实质型和脑室周围及脑室型[脑室出血(IVH)]。颅内出血的最常见和最重要的类型就是IVH。其发病率与胎龄及出生体重呈负相关,是早产的一个主要并发症。新生儿脑血流自身调节能力不健全和毛细血管床发育不成熟,脑血流突然或严重的变化,很容易使发育中的基质血管破裂出血。虽然,新生儿早产是颅内出血一个最重要的危险因素,颅内出血也可以由围产期和产后其他一些因素引起。

症状和体征

临床特征变化多样,从细微的、不易探明的神经系统异常,到快速恶化的灾难性昏迷。

诊断

对于易感新生儿应高度怀疑有IVH,可以通过临床体征和神经影像做出IVH诊断。头颅超声检查或脑超声描记术是IVH诊断的首选方法。

治疗

产前应用皮质类固醇激素并进行抗分娩治疗以便预防或延缓早产,降低呼吸窘迫综合征的风险,从而减少颅内出血发生率。预防IVH的重要措施包括:减慢宫口扩张,维持血压稳定,避免可能对脑血流速度有不利影响的血压波动。

预后

孕龄小于34周的新生儿或低体重儿(体重低于1250 g),脑室出血发生率占40%~60%。最低胎龄和极低体重儿更容易发生最严重程度的出血。气胸和产钳等被认为是能增加脑血流量的临床事件,可发展为急性IVH。在严重颅内出血的婴儿中,发生脑积水和死亡是很常见的。

麻醉管理

没有任何证据表明,全身麻醉的应激状态会加重已经存在的颅内出血。代谢紊乱(如酸中毒、低血糖、高碳酸血症、低碳酸血症、缺氧、低钠血症、高钠血症和低钙血症)可能会导致血流动力学不稳定,必须予以纠正。而脑血流自动调节能力不健全,使早产儿脑血流自动调节血压范围缩小。鉴于脑血流自动调节能力受损,麻醉状态下应使收缩压维持在正常范围内,以减少脑过度灌注的风险。低血压、高血压、快速扩容都可以导致脑循环的改变,应努力减少这些事件的发生。

早产儿视网膜病变

早产儿视网膜病变(ROP)以前被称为晶体后纤维组织增生,是一种多因素性视网膜血管增殖性病变,几乎只发生在视网膜血管发育不成熟的早产儿身上。视网膜病变的风险与出生时体重和胎龄成反比。

未成熟的视网膜血管受到损伤导致正常血管发育受到抑制,继而视网膜和玻璃体新生血管和纤维组织反应性增生紊乱。到妊娠44周时,视网膜血管发育完全后胎儿患ROP的风险几乎可以忽略不计。

ROP相关的危险因素并非十分明确。高氧是一个重要的危险因素,但仅有氧气还不足以引起ROP,在那些从未接受氧气治疗的患儿中也有发病记录。吸入氧浓度、持续时间、时机和氧浓度的波动,都可能在ROP发展中发挥作用。然而,早产儿视网膜不成熟无疑是最大的危险因素。其他早已被认定为ROP的危险因素包括:败血症、先天性感染、先天性心脏病、机械通气、RDS、输血、IVH、缺氧、高和低碳酸血症,窒息和维生素E缺乏症。

症状和体征

临床表现范围从轻微、短暂的周边视网膜改变到严重、进行性的视网膜外血管增生(在视网膜的表面以及玻璃体内），瘢痕形成和继发性视网膜剥离。而视网膜剥离是ROP视力损害和失明的主要原因。

诊断

出生时体重低于1500 g和妊娠28周前出生的早产儿，建议在生后6周或孕龄32周时做眼科检查。正常发育的视网膜，是一个从血管视网膜形成为无血管视网膜的逐步过渡的过程。患有视网膜病变的患儿，血管发育突然中止，因而会在视网膜上留下线性分界线。

治疗

经巩膜视网膜冷冻治疗或激光光凝，破坏视网膜周围无血管区，减缓或逆转异常血管的生长，以减少视网膜剥离的危险，在牺牲周边视力的基础上保存中心视力。对于那些对激光或冷冻治疗没有反应的婴儿，为了减轻瘢痕引起的视网膜牵拉，使视网膜可以松弛和重新附着，可选择手术治疗。对于纤维血管瘢痕组织牵拉引起轻度视网膜剥离的婴儿，可以使用巩膜卡子。

预后

幸运的是，大约80%~90%的急性ROP病例，没有经过治疗就可以慢慢恢复，很少或根本没有残留影响或视力残疾。而患有ROP的婴儿，在以后的生活中发生眼科问题的风险更高，包括视网膜裂孔、视网膜剥离、近视、斜视、弱视和青光眼。

麻醉管理

对ROP患者的麻醉管理比较棘手，一方面他们易于出现动脉低氧血症，另一方面却需要竭力减少氧气给予。一个阻止早产儿视网膜病的多中心对照试验显示，辅助供氧使脉搏血氧饱和度处于96%~99%，并没有使已经存在的阈前ROP恶化。由于这些婴儿术中最佳的血氧饱和度尚未确定，在视网膜血管的形成时期，应审慎限制氧气的补充，特别是对那些无ROP的患儿，应尽力将PaO_2维持在50~80 mmHg和$PaCO_2$维持在35~45 mmHg，脉搏血氧饱和度维持在89%~94%。尽管动脉低氧血症可能更有害，甚至危及生命，但仍应避免高氧症。那些需要进行高浓度吸氧来保持心血管稳定和神经功能的患者，可以给予吸氧。接受周边视网膜消融术的婴儿，在手术过程中以及术后1~3天，呼吸暂停和心动过缓的发病率增高。

呼吸暂停

呼吸暂停通常被定义为呼吸停止时间超过20秒，或呼吸停止时间短于20秒，但伴有发绀和心动过缓。

周期性呼吸和呼吸暂停在早产儿中很常见，通常是缘于早产儿特发性的呼吸暂停。然而，也可能是其他新生儿疾病的表现症状。特发性早产儿呼吸暂停是指呼吸控制紊乱，可分为梗阻性、中枢性或混合性的。梗阻性睡眠呼吸暂停可能是由于咽部结构不稳定、颈部前屈和鼻腔阻塞。中枢性呼吸暂停可能是由于呼吸控制中枢发育不成熟造成的。

症状和体征

中枢性呼吸暂停表现为气流完全停止和胸壁没有任何呼吸动作。与之相反，阻塞性睡眠呼吸暂停，尽管有胸壁运动，但无气流。早产儿大部分（50%~75%）的呼吸暂停是混合性的。短暂的呼吸暂停发作往往是中枢性的，持续时间长的多是混合性的。

诊断

特发性早产儿呼吸暂停与孕龄成反比。特发性呼吸暂停发作通常发生在出生后的第二天到第七天。以前无症状的早产儿在出生后第二周出现呼吸暂停，或足月儿在任何时间发生呼吸暂停，都是一个令人担忧的事情，需要重视。呼吸暂停必须与周期性呼吸相鉴别，周期性呼吸的特点是均匀呼吸伴间断性短暂的呼吸暂停，或是呼吸暂停时间持续5~10秒，无发绀或心率变化，呼吸暂停后随之而来的是快速呼吸爆发。正常足月儿和早产儿出现周期性呼吸时，通常被认为是新生儿呼吸的特征，不具备长远意义。

治疗

有呼吸暂停风险的婴儿必须进行呼吸监测。轻度发作的婴儿，只需温和的皮肤刺激；而经常性和长期发作的婴儿则需要立即进行面罩通气。缺氧应给予吸氧治疗，从而增加每分钟通气量。吸氧可以提高二氧化碳的敏感性，降低缺氧呼吸抑制，减少周期性呼吸，增强膈肌的力量和活动。药物治疗可使用茶碱（口服）或氨茶碱（静脉注射），负荷剂量为5 mg/kg，每6~8小时给予1~2 mg/kg维持。咖啡因负荷剂量为10 mg/kg并维持每天2.5 mg/kg口服用药。对于阻塞性或混合性呼吸暂停，可高流量鼻导管吸氧（1~2.5 L/min）和持续3~6 cm H_2O鼻腔持续正压通气治疗有效。上呼吸道持续正压通气，能增加功能残气量，改善氧合。输注浓缩红细胞对严重贫血的婴儿有帮助。

预后

年龄超过36周的新生早产儿，呼吸暂停通常不会出现。在没有生命危险的前提下，在44~45周时往往可以不需要进行监护。

麻醉管理

术后，甚至是腹股沟疝修补术等这样的小手术之后，早产儿出现致命性呼吸暂停的情况已有报道。早产儿发生呼吸暂停的风险与胎龄以及孕龄成反比。除了妊娠、孕龄或有呼吸暂停的病史外，贫血(红细胞压积小于30%)也是术后呼吸暂停的危险因素。

吸入和静脉给予麻醉药物会影响呼吸功能的调节，并且易于出现上呼吸道梗阻，从而增加了术后12小时内呼吸暂停发生的风险，特别是低于60周的新生早产儿。单纯区域麻醉技术，不复合镇静药物，大大减少但并不能完全消除早产儿术后发生呼吸暂停的危险。因此，有呼吸暂停病史的早产儿，不适合门诊手术。这些患者术后至少需要进行12小时的脉搏血氧饱和度监测和呼吸暂停监护。超过50~52周，术后呼吸暂停的风险明显下降，建议对早产儿不必要的手术以及门诊手术尽量推迟到这个时期后进行。

核黄疸

新生儿高胆红素血症是一种常见的、通常是良性的病症。约60%的足月儿和80%的早产儿，在出生第一周时可出现黄疸。新生儿胆红素生成率较成人高，从而出现生理性黄疸，其原因是：新生儿红细胞寿命短，形成胆红素的周期快，同时伴有肝脏功能不成熟，形成结合胆红素的能力减弱。

核黄疸是未结合的胆红素沉积在基底神经节和脑干神经核而引起的毒性作用所造成的一种神经系统综合征。新生儿尤其是早产儿，血脑屏障不成熟，这或许可以解释胆红素进入大脑造成细胞损害的原因。

症状和体征

足月儿出生后2~5天和早产儿出生后7天，核黄疸的症状和体征通常表现得比较典型。其最初症状没有特异性，与败血症、新生儿窒息、低血糖、颅内出血以及其他严重新生儿全身疾病不易鉴别。新生儿在患急性核黄疸时，嗜睡、进食差、拥抱反射减弱，可进展为腱反射减弱和呼吸窘迫，接着可能发生肌张力过高或过低，角弓反张，脸或四肢抽搐以及尖叫。严重的病例，可发生抽搐和痉挛。核黄疸典型的后遗症有手足徐动症样大脑麻痹、听力丧失、眼球向上凝视功能受损和乳牙釉质发育不全。

诊断

根据病史、体格检查和实验室检查相结合做出临床诊断。黄疸病史、典型的神经系统症状和实验室检查高胆红素血症能提示核黄疸。

治疗

治疗包括光疗、换血疗法和诱导或增强肝脏结合系统活性的药物。现代高强度的光疗技术大大减少了对于更多侵入性治疗方法的需求。

预后

有明显神经系统体征的新生儿预后较差。伴有神经症状的婴儿，有超过75%的患儿死亡。80%的幸存者遗留有双向性伴不随意肌痉挛的手足徐动症。智力低下、耳聋和四肢痉挛是常见的后遗症。

麻醉管理

没有数据证明麻醉药对早产儿血清胆红素浓度有影响。在20世纪70年代，加入以苯甲醇作为防腐剂的生理盐水冲洗液，有可能将胆红素从白蛋白上替换，从而促进其进入大脑，引起核黄疸。含苯甲醇的生理盐水稀释液和冲洗液在一些手术室仍然使用，应避免用于新生儿。患有高胆红素血症的新生儿也应避免或纠正酸中毒、高氧症和血浆高渗透压。

低血糖

低血糖是新生儿最常见的代谢性疾病。糖原储备不足、糖原异生缺乏是新生儿易于发生低血糖的重要因素。小于胎龄的婴儿，症状性低血糖的发生率最高。由于产妇新陈代谢的改变、新生儿内在的问题以及内分泌或代谢紊乱(表24-8)，婴儿有发生低血糖的风险。

症状和体征

许多低血糖的新生儿无临床症状。症状出现的时间不同，可从出生后几个小时到出生后一周。低血糖持续时间超过出生后第一周的情况较少见。其最常见的原因是先天性高胰岛素血症。新生儿低血糖的症状包括易激惹、呼吸暂停、发绀、癫痫样发作，肌张力低下、嗜睡和喂养困难。许多临床表现是细微或非特异性的，对于高危的新生儿必须保持高度的警觉。

诊断

迄今为止，还没有研究指出导致新生儿中枢神经系统损伤的绝对血糖浓度或低血糖的持续时间。然而，众所周知的是，血糖水平在出生后24小时内很少低于35~40 mg/dL，或在24小时之后低于45 mg/dL。在早产儿中，当血糖浓度低于20 mg/dL；足月儿在出生后72小时内血糖浓度低于30 mg/dL时，72小时后则会低于40 mg/dL时，通常会观察到低血糖所致的中枢神

表 24-8	新生儿低血糖的病因

A.母体因素

　　1.产时应用葡萄糖

　　2.药物治疗

　　　　a.β-肾上腺素受体阻滞剂(特布他林、利托君、普萘洛尔)

　　　　b.口服降糖药

　　　　c.水杨酸盐类

　　3.母亲糖尿病(妊娠糖尿病)

B.新生儿因素

　　1.糖原储备衰竭

　　　　a.窒息

　　　　b.围产期应激

　　2.葡萄糖利用增加(代谢需求)

　　　　a.脓毒症

　　　　b.红细胞增多症

　　　　c.低温

　　　　d.呼吸窘迫综合征

　　　　e.充血性心力衰竭(发绀型先天性心脏病)

　　3.糖原储备有限

　　　　a.宫内生长发育迟缓

　　　　b.早产

　　4.高胰岛素血症(内分泌紊乱)

　　　　a.糖尿病母亲的婴儿

　　　　b.胎儿成红细胞增多症,胎儿水肿

　　　　c.胰岛素瘤

　　　　d.贝-威二氏综合征

　　　　e.全垂体功能减退

　　5.糖原分解、糖异生或代用燃料的利用减少

　　　　a.先天性代谢紊乱

　　　　b.肾上腺功能减退

经系统或全身性症状。将所有新生儿血糖浓度维持在高于40 mg/dL的水平线上,是较为明智的做法。

治疗

伴有除了癫痫样发作以外其他低血糖症状的婴儿,给予10%葡萄糖200 mg/kg(2 mL/kg)静脉注射。对伴有抽搐的婴儿,给予10%葡萄糖4 mL/kg静脉推注。在给予首次剂量后,静脉输注10%的葡萄糖8 mg/(kg·min),将血糖维持在40 mg/dL以上。新生儿经常性和持续性低血糖的原因包括高胰岛素血症,内分泌不足,碳水化合物、氨基酸或脂肪酸代谢紊乱。

预后

新生儿无症状的暂时性的低血糖预后较好。有症状的婴儿,特别是低出生体重儿,持续性高胰岛素血症的低血糖和母亲为糖尿病患者的婴儿,对于随后正常智力发育的预后应更谨慎。

麻醉管理

出生不到48小时的新生儿、早产儿或小于胎龄的婴儿以及母亲为糖尿病患者的婴儿,术中发生低血糖的风险是很大的。同成年人一样,低血糖并非总是有临床症状,并且低血糖的表现会因为麻醉药品的应用而进一步减弱。这也提示对于有低血糖风险的新生儿,术中监测血糖浓度,补充葡萄糖是有潜在价值的。维持液可以用5%葡萄糖溶液和0.2生理盐水[4 mL/(kg·h)或10%的葡萄糖水溶液2~3 mL/(kg·h)]以防止术中低血糖。新生儿围术期输注含葡萄糖的液体可能发生高血糖(血糖大于等于150 mg/dL)。因此,对于液体不足、血液和"第三空间"液体丢失,应给予不含葡萄糖的液体。当血糖浓度超过125 mg/dL,可以导致渗透性利尿,随后会脱水和释放胰岛素,从而导致反弹性低血糖。此外,新生儿高渗状态,尤其是极低出生体重早产儿,易发生脑室出血。

低钙血症

有低血钙风险的新生儿包括:出生时低体重儿和早产儿,特别是宫内发育迟缓的婴幼儿,患有胰岛素依赖型糖尿病的婴儿,以及与产程延长、与难产有关的出生时窒息的婴儿。晚期新生儿低钙血症通常发生在出生后5~10天,是由于摄入的牛奶中含有高浓度的磷造成的。这种情况不会发生在母乳喂养的婴儿身上,因为母乳的磷含量较低。新生儿肾功能不成熟,磷酸盐排泄减少,牛奶中磷含量高,可能导致新生儿高血磷和低血钙。新生儿低钙血症的其他重要原因包括母亲高钙血症和DiGeorge综合征。

症状和体征

新生儿早期低钙血症是新生儿抽搐发作的最常见的原因之一,这可能是婴儿的第一个临床表现。除了抽搐发作,新生儿低钙血症的症状还包括易激惹、骨骼肌张力增加、抽搐、震颤和低血压等。新生儿低钙血症的其他非特异性症状,比如进食差、呕吐和昏睡等,往往会怀疑为败血症、颅内出血和脑膜炎。

诊断

低钙血症是指足月新生儿血清总钙浓度低于8 mg/dL和早产儿低于7 mg/dL,或是血清离子钙浓度低于4.4 mg/dL(或1.1 mmol/L)。血钙浓度的改变与

白蛋白浓度相关，每1 g/dL的白蛋白结合约0.8 mg/dL的钙。低蛋白血症可能会导致低钙血症的错误诊断，因为即使血清离子钙浓度保持正常，血清总钙浓度可能仍是低的。真正的低血钙是离子钙浓度低，而不是总钙低。

治疗

有症状的低血钙需要立即静脉给予钙剂进行治疗。急性低血钙可以通过给予氯化钙或葡萄糖酸钙予以纠正。新生儿通常使用10%葡萄糖酸钙(100 mg/mL的葡萄糖酸钙和9 mg/mL的钙元素)。首次剂量为100~200 mg/kg(1~2 mL/kg)，每6~8小时重复一次，直到血钙水平稳定。输液速度过快，加之窦房结受到抑制，可引起心动过缓，甚至心脏骤停。必须进行心脏监测，治疗期间应配备阿托品。治疗可能引起的其他并发症包括：由于药液外渗引起的软组织坏死；当同时给予碳酸氢盐时，在静脉输液管道和小静脉内可能形成沉淀；应用地高辛的患者可能出现洋地黄中毒。

预后

没有症状的早期新生儿低钙血症，无需治疗，在几天之内通常可以恢复。有症状的早期新生儿低钙血症，通过1~3天的治疗，血钙浓度通常会达到正常水平。

麻醉管理

如果有可能的话，低钙血症术前应予以纠正，同时防止术中离子钙浓度进一步降低。围术期代谢紊乱，比如过度通气和应用碳酸氢钠引起的碱中毒，通过使钙与白蛋白结合，从而降低了钙离子浓度，引起低钙血症。在输注白蛋白和枸橼酸血液制品时，也可能发生低钙血症。正如在换血疗法、输注含枸橼酸盐的血液或新鲜冰冻血浆时的表现一样，术中快速输注柠檬酸盐可能会因为钙离子螯合枸橼酸钠而引发低血钙。柠檬酸引起的低钙血症导致血压降低，可以通过在输注的血液中加入葡萄糖酸钙(1~2 mg/ml IV)来尽量减少其发生。

脓毒症

由于免疫系统不成熟，出生后第一个月，多达10%的婴儿经历感染。特别是早产或低出生体重儿，其感染的发病率是足月、正常出生体重儿的3~10倍。可以使这些患儿感染风险增加的其他因素包括：长期静脉通路、气管插管和其他为微生物侵入提供门户的侵入性检查。大多数住院新生儿的院内感染是与血管内导管有关的血液感染。

症状和体征

新生儿脓毒症，可能会引起严重的灾难性多器官功能障碍，但临床表现常无特异性。因此，脓毒症的评价已成为危重新生儿评价的重要组成部分。每当新生儿有脓毒症迹象时，必须高度警惕(表24-9)。

诊断

与成人不同，新生儿可能并不出现体温升高或白细胞增多。只有大约50%的新生儿，在感染时可观察到发热或温度高于37.8℃(腋下)。在严重新生儿脓毒症的患儿中，中性粒细胞减少比中性粒细胞增多更常见，但缺乏特异性，因为它也与子痫前期和胎儿宫内发育迟缓有关。

血培养阳性对于诊断脓毒症有重要价值。当临床所见为急性感染，但缺乏明确病因时，可以做一些其他的相关检查，其中包括腰椎穿刺、尿液检验以及胸片等。

治疗

一旦获得了适当的血培养结果后，立即应用抗生素治疗。新生儿细菌感染最初的经验性治疗应包括氨苄西林和庆大霉素(或其他氨基糖苷类)。

支持性治疗包括为组织提供充足的氧气。由于低功能残气量，呼吸支持对于呼吸衰竭的新生儿和重症败血症婴幼儿来说是经常和必需的。休克和代谢性酸中毒的治疗都采用液体复苏治疗，并根据需要使用正性肌力药。应积极治疗高胆红素血症，因为当败血症存在时，核黄疸的风险增加。

表 24-9	新生儿感染的症状和体征
发热	
体温不稳定	
低血糖症	
偏食	
呼吸暂停	
呼吸窘迫	
发绀	
心动过速	
低血压	
心动过缓	
周围循环灌注不良,皮肤苍白和花斑	
代谢性酸中毒	
嗜睡	
抽搐	

预后

新生儿脓毒症的死亡率接近50%。脓毒症的并发症包括：呼吸衰竭、肺动脉高压、感染性心内膜炎、心力衰竭、休克、肾衰竭、肝功能异常、脑水肿或血栓形成、肾上腺出血和（或）功能不足、骨髓功能障碍（白细胞减少、血小板减少、贫血）、脑膜炎以及DIC。新生儿脓毒症中病死率最高的是革兰阴性菌和真菌感染。

麻醉管理

当暴发性脓毒症存在时，患者可能需要紧急外科手术。在到达手术室之前，就应该开始支持性疗法，并且要在术中继续应用。血流动力学不稳定时，应注意不要过分关注强心和（或）升压药的支持，而应更加重视足够容量复苏的重要性。应密切监测液体、电解质和血糖水平，根据指示予以纠正。在休克和心功能不全而需要获得准确的血压和积极液体复苏时，应进行动脉插管及中心静脉插管。对扩容治疗和强心治疗无反应的复杂性低血压肾上腺功能不全的患儿，给予糖皮质激素治疗。

新生儿外科疾病

出生后第一天，对新生儿外科疾病可能就需要立即实施挽救生命的手术或通过矫正手术来维持新生儿的医疗稳定状态（表24-10）。除疾病所引起的病理生理异常外，新生儿不能完全适应子宫外的环境，这一情况也使得新生儿围术期麻醉管理变得更加复杂。

表 24-10　新生儿外科疾病
先天性膈疝
食管闭锁
腹壁缺损
脐膨出
腹裂
先天性巨结肠（Hirschsprung 病）
肛门闭锁
幽门狭窄
坏死性小肠结肠炎
先天性高胰岛素血症
先天性肺叶气肿

先天性膈疝

据报道，先天性膈疝（CDH）的发病率约为1:5000，男性与女性的比例为1:1.8。先天性膈疝的特征是在宫内生长期，腹部内脏进入胸腔压迫肺脏，导致肺部发育不良。除了肺压缩的影响，还可能有潜在的主气管分支异常，导致肺发育不全。胸腹膜管胚胎关闭不完全。严重的先天性横膈缺损最常见的是左后外侧胸腹裂孔型（Bochdalek孔），约占75%。其余发生在Bochdalek孔的右后外侧、Morgagni孔前和食管周围。

症状和体征

患儿出生后不久症状和体征就很明显，包括舟状腹、桶状胸、胸部听诊可见肠鸣音以及有持续的低氧血症。胸部X线片显示胸部可见透亮的肠段充气影，纵隔向对侧移位。动脉低氧血症反映血流通过动脉导管从右向左分流，是持续性胎儿血液循环存在的表现。肺血管阻力增加，进一步加重了动脉低氧血症、高碳酸血症和酸中毒，使动脉导管难以关闭并且使胎儿循环模式依然存在。CDH的新生儿有时合并其他畸形，最常见的为先天性心脏病和新生儿肠旋转不良。

诊断

由于有常规进行的超声检查，CDH在产前就可以发现并确诊。产前发现羊水过多、胃移到横膈以上和妊娠20周之前检测到CDH的患儿，预后较差。

X线片见到患侧胸腔内有透亮的肠道充气影，纵隔向对侧移位，即可确诊CDH。先天性肺囊性腺瘤样畸形出现与CDH类似的影像学表现。超声检查或胃内注射造影剂可以区分囊性病变和扩张的肠管。

治疗

怀疑患CDH的新生儿应立即治疗，治疗方法包括通过鼻胃管行胃肠减压和吸氧。应避免面罩正压通气，以防气体通过食道进入胃，增加胃内容积，使肺功能损害进一步加重。如果预计新生儿需行一段时间的机械通气，应行清醒气管插管。气管插管后，肺部机械通气的气道正压不应超过25~30 cm H_2O，气道压力过高可能会导致新生儿正常肺受到损害，造成气胸。

CDH并不需要立即手术，因为出生后的主要问题不是腹腔内脏进入胸腔形成的疝，而是严重的不可纠正的肺发育不良和潜在的可逆的肺动脉高压症。术前数小时或数天的病情稳定（镇静、骨骼肌肉麻痹、肺机械通气、体外膜肺氧合），可以降低病情不稳定患儿的死亡率。体外膜肺氧合可提高新生儿的成活率。尽管初期复苏传统上依靠适度的过度换气（PaCO₂ 25~30 mmHg），但已有文献报道，温和的机械通气能将PaCO₂维持在可接受的高碳酸血症（PaCO₂<60 mmHg）范围内，这样既可以降低气道压和减少气压伤，又能获得同等的或更好的生存率，并减少对体外膜肺氧合的需要。虽然和CDH同时存在的可逆（相对正常的动脉收缩）及不可逆（动脉发育不全、发育不良）的肺动脉血管收缩和肺动脉高压相关，但联合吸入一氧化氮可以提高生存率或降低CDH婴儿对于体外膜肺氧合的需要还没有被证明有效。

预后

据报道，尽管CDH的诊断和包括体外膜肺氧合在内的支持性疗法得到改进，活产婴儿伴CDH的生存率仍只有42%~75%。CDH的预后与肺发育不良的程度及伴随的异常相关。预后不良的相关因素包括：重度肺发育不全、疝入对侧胸腔、出生后24小时内就出现症状、需要体外膜肺氧合的严重的右向左分流、重要的相关器官发育异常以及在非三级医疗中心分娩。

有限制性肺疾病和反应气道的幸存患儿，症状可能随着时间的推移逐渐改善。事实上，只需要进行传统治疗就可以幸存的患儿，能使其恢复到没有重大呼吸系统问题的正常生活状态。另一方面，对于需要体外膜肺氧合治疗的婴儿，神经系统异常的发生率几乎高出三倍。

麻醉管理

新生儿先天性膈疝的麻醉管理，首先是清醒气管插管和给氧。除了常规监护，动脉导管前插管（右桡动脉）对于监测血压、血气和pH值都非常有用。在进入手术室前，婴儿可能已经开通了脐动脉和静脉通路，在这种情况下，脉搏血氧仪可以放置在右手，并提供动脉导管前血氧饱和度的有关信息。应避免在下肢开通静脉通路，因为由于下腔静脉受疝压迫，静脉回流可能会因受到限制而减少。

麻醉可以用低浓度吸入式麻醉药诱导和维持。因氧化亚氮能弥散入胸腔内的肠管，导致肠管扩张，使功能正常的肺组织进一步受压，所以应尽量避免应用。在动脉血氧合允许的情况下，可以在氧气内加入空气稀释氧气浓度，直到达到理想的氧气浓度。由于几乎所有的先天性膈疝的婴儿，手术后都需要长期的机械通气，除了吸入式麻醉药，可供选择的另一种方法就是应用芬太尼等阿片类药物和肌肉松弛剂。

在术中机械通气期间，应监测气道压力，保持气道压低于25~30 cm H₂O，尽量减少气胸的危险。如果出现原因不明的肺顺应性下降、低氧血症或血压突然下降，表明可能发生了气胸。同时应必须避免低体温，与低体温有关的并发症包括：肺血管阻力增加造成的右向左分流。低体温也使耗氧量增加，可能导致供氧不足及酸中毒，这又进一步增加肺血管收缩，加重血氧饱和度恶化。

虽然膈疝还纳术可以通过经胸切口完成，但多数通常还是通过左肋下腹部切口完成。因为经腹部切口容易矫正肠旋转不良。还纳疝后，不要试图扩张发育不良的肺脏，因为肺脏扩大的可能性不太，而且气道正压过高，还会使健康侧肺或发育相对正常的肺脏受损。除了肺发育不全，这些新生儿还可能伴腹腔发育不良，过紧的腹部外科缝合增加腹内压，导致膈肌向头侧移位，以及功能残气量减少和下腔静脉受压。为预防对缺损较大的婴儿外科手术在关腹时腹壁太紧，通常需要人工制造一个腹疝（以后通过手术修复），用皮肤关闭或放置硅橡胶袋。在麻醉诱导时，脉搏血氧仪放于下肢，能预防腹部隔室综合征和循环系统的影响。

在一些医疗机构那里，CDH手术也可在新生儿重症监护病房进行，以避免运送和通气参数突然变化引起的应激反应。如果手术在新生儿重症监护病房进行，在没有传统的麻醉机和（或）当患儿是在非常规通气模式或用体外膜肺氧合进行生命支持的状态下，应在静脉给予大剂量阿片类药物和肌松剂。药物可直接从体外膜肺氧合循环管路给予。

术后管理

新生儿先天性膈疝术后管理是一项重大挑战。这些新生儿的预后最终取决于肺发育不良的程度。除了让这些患儿存活，希望肺能慢慢发育成熟外，目前还没有其他有效治疗肺部发育不良的方法。

先天性膈疝手术复位后，常会出现术后状态快速改善，随后突然恶化：复杂的低氧血症、高碳酸血症和酸中毒、最后死亡。病情恶化的机制是胎儿血液循环模式再现，通过未闭的动脉导管和卵圆孔，右向左分流。如果通过动脉导管分流时，同时从导管前和导管后取血样测得的动脉氧分压差超过20 mmHg。如果分流主要是通过卵圆孔，则没有这样氧分压差的梯度存在。必须给予适度镇静，因为任何应激性刺激都可以进一步加重已有的肺动脉高压，增加分流和去饱和作用更加明显。

食管闭锁及气管食管瘘

食管闭锁(EA)是食管最常见的先天性畸形,新生儿的发病率约1/4000。超过90%的患儿伴有气管食管瘘 (TEF)。食管闭锁最常见的亚型是食管上端闭锁,远端形成气管食管瘘(图24-1)。没有伴随其他缺陷的食管闭锁的新生儿成活率接近100%。此外,50%的患儿伴有其他先天性畸形,最常见的是VATER(脊椎缺陷,肛门闭锁,气管食管瘘,心脏、桡骨和肾脏发育不良)或VACTERL(VATER,但包括心脏和肢体畸形)。大约有20%的食管闭锁的新生儿并存有心血管系统畸形(室间隔缺损、法洛四联症、主动脉缩窄、房间隔缺损),30%~40%为早产儿。

症状和体征

食管闭锁新生儿的典型表现:咳呛、口腔及咽部有大量黏稠泡沫、伴有呼吸困难和发绀。喂养时这些症状加剧并引起返流。肺吸气时容易发生。不伴食管闭锁的单纯气管食管瘘患儿,容易延迟诊断,直到患儿发生反复肺炎和难治性支气管痉挛时,才引起医师

的注意。

诊断

产前,如果产妇有羊水过多病史,应高度怀疑食管闭锁。但是,新生儿出生后,如果不能放置胃管或者在喂奶过程中出现呛咳、哽噎、发绀,通常可迅速做出诊断。胸腹部X线平片,可见鼻胃管卷曲在食管凹陷处;如果并存有气管食管瘘,可以看到胃部有异常气体。与之相反,单纯食管闭锁时,腹部无气体,呈舟状腹。

治疗

初步治疗措施包括保持气道通畅,防止分泌物误吸。停止喂养。新生儿置于头高位,以便尽量减少胃内分泌物通过瘘管返流。连续吸引食管近端咽部分泌物,防止误吸。由于气管插管后有造成胃部扩张的风险,可导致胃破裂,所以应尽可能避免气管插管。巨大的胃扩张可以影响呼吸和静脉回流,导致心肺骤停。胃扩张可能危及生命,所以在胃部塌陷之前应行单侧肺通气。

不做胃造口的食管一期吻合术是常规的手术方式。紧急手术是修复食管气管瘘。然而,食管闭锁的新生儿,尤其是早产儿,可能会伴有重大畸形或严重的

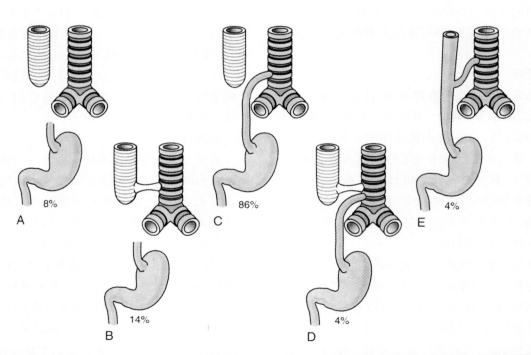

图 24-1 食管闭锁分型。单纯食管闭锁(A);食管上端与气管形成瘘管(B);食管下端与气管形成瘘管(C);食管上端和下端均与气管形成瘘管(D);单纯气管食管瘘管(E)。(Adapted from Ravitch MM,et al.[eds]:Pediatric Surgery,Volume 1, 3rd ed. Chicago, Year Book Medical Publishers, 1979 and Smith BM, Matthes-Kofidis C, Golianu B, Hammer GB: Pediatric general surgery. In Jaffe RA, Samuels Sl [eds]: Anesthesiologists Manual of Surgical Procedures, 3rd ed. Philadelphia, Lippincott Williams & Wilkins, 2004, p1019.)

肺部疾病,在这些新生儿中,可以选择局麻下行胃造口术的阶段性手术方式。可以推迟到新生儿病情已有改善后再行气管食管瘘修复术。

预后

气管软骨减少是食管闭锁新生儿一致的病理表现。支撑力减少导致拔管后气管塌陷,需要立即重新进行气管插管。术后一年可能出现一定程度的食道狭窄,需要进行食道扩张。随着年龄的增长,狭窄逐渐缓解,到成年时大多数患者无症状或仅有轻度吞咽困难。矫形手术后的慢性胃食管反流和吞咽困难,使患儿容易患吸入性肺炎,须在以后行抗反流手术。出生时体重低于1500 g或者合并有心脏或染色体异常的患儿死亡的风险最高。早期死亡的患儿通常是因为合并有心脏或染色体异常,而后期死亡通常是呼吸道并发症的结果。合并有其他异常的婴儿存活率也会下降。

麻醉管理

在理想状态下,保留自主呼吸下的清醒气管插管,将气管插管置于适当的位置,可以减小由于正压通气,气体通过瘘管进入胃部引起胃扩张而造成损害的风险。然而,清醒插管对于一个体质较好的婴儿来说,可能会有一定难度,造成损伤。新生儿如果选用吸入式麻醉药进行诱导,可以无需应用肌松剂进行气管插管,同时保留自主呼吸。如果选择静脉麻醉诱导,必须注意通气,尽量降低气道峰压和减小胃扩张。将气管导管置于适当的位置是关键,通常位于瘘口和隆突之间。气管插管位于隆突之上这是非常重要的,因为开胸期间右肺是压缩的。不小心把气管插管置于右主支气管内,血氧会急剧下降,尤其是在外科手术压缩肺时。可以先将气管内插管轻轻地放入右主支气管,然后慢慢撤回直到听诊双侧呼吸音存在。如果新生儿未行胃造口术,则必须小心操作,避免过高的气道压力使胃进一步扩张。气管插管后,可以使用小儿纤维支气管镜确认气管导管的正确位置。

食道闭锁矫治术麻醉方法的选择,取决于新生儿的生理状态。如果新生儿有足够的水分,通常对低流量吸入式麻醉药复合空气(氧气或阿片类药物)有良好的耐受性。在确认气道安全和通气良好后,可以给予非去极化肌松剂。低吸气峰压可以减少气体通过瘘管进入胃内导致胃扩张。除了常规的监测,在外周动脉置管连续监测全身血压的同时,还可以测量动脉血气和酸碱度。脉搏血氧仪对于监测动脉血氧的急性变化是非常有用的。

术中非显性失水和第三间隙液体丢失时,应给予晶体液6~8 mL/kg/h。术中失血,给予5%白蛋白和浓缩红细胞,维持红细胞压积大于35%。心率、血压、尿量和血气分析以及红细胞压积监测,有益于判断液体和血液的补充是否充足。应用加温毯和充气加温装置,同时吸入气体和输入液体进行加温处理,能减少术中低体温的风险。

气管食管瘘结扎术和一期食管吻合术,通常通过右侧开胸完成。手术过程中,压缩肺脏可能会影响通气,气管手术操作可能会导致气道阻塞。外科医师和麻醉医师之间必须及时沟通和交流。为了改善血氧和通气,应间断性地松开牵引的肺脏和气管。手术进行中的分泌物和血液积聚,也可引起呼吸道阻塞。应进行频繁的气管吸引。有时,气管导管可能被血块完全闭塞,无法通过吸引去除,此时需要立即更换导管。

手术结束时,足月儿最好能够在手术室内拔管,但通常情况下是不可能的。如果术中发生心脏或肺部并发症,或不能保证足够的通气,保留插管和机械通气是必要的。婴幼儿有发生呼吸衰竭的风险时,术后应保留气管插管;当患儿有充足的气体交换和呼吸力时,可以脱离通气支持。当存在颈部过度后伸和再次插管等诱因时,可能损伤新的吻合口。

腹壁缺损

脐膨出和腹裂是先天性前腹壁缺损,它们的共同特点是部分内脏疝出腹腔外。

脐膨出

脐膨出表现为腹腔内脏通过脐带基部脱出腹腔外。腹部内容物包裹在由内部的腹膜和外部的羊膜形成的囊中,无皮肤覆盖。活产婴儿肠疝入脐带的发病率约为1:5000,而肝和肠共同疝入脐带内的发病率为1:10 000,其中男性居多。脐膨出合并其他先天性异常的发病率为75%,其中包括先天性心脏病,21-三体性染色体综合征和Beckwith-Wiedemann综合征(脐膨出、内脏肥大、巨大儿、巨舌症和低血糖)。约33%的脐膨出患儿为早产儿。早产儿与心脏缺陷是脐膨出新生儿死亡的主要原因,占30%。

腹裂

腹裂表现为腹部内脏通过前腹壁的小缺损(通常小于5 cm)穿出腹壁外。腹壁裂口可位于脐旁左侧或右侧,绝大多数位于右侧。与脐膨出不同,脱出的腹部内脏没有疝囊覆盖。腹裂很少合并其他先天性异常。

但是，腹裂患儿早产的发生率高于脐膨出的新生儿。与脐膨出一样，男性患儿居多。

诊断

脐膨出和腹裂通过产前超声检查可以做出诊断。脐膨出和腹裂之间的差异如表24-11总结。

治疗

腹裂需要紧急手术修复。肠管越早复位，肠壁水肿和纤维蛋白积聚的程度越轻，越容易行一期修补。患儿出生后立即将躯体和暴露的肠管放入塑料袋中，降低由于肠管大面积暴露而造成的水分蒸发和热量损失。虽然脐膨出也需要紧急修补手术，但由于容易并发心脏异常，术前应做心脏评估和超声心动图。

往往并不是所有的患儿都能行一期修补术。分期整复修补术成效显著，并且避免了由内脏复位所致的腹内压增高可能引起的并发症。行一期修补时，如果腹部太紧，可能会导致呼吸功能受损、静脉回流减少和循环功能障碍。心排出量和器官灌注严重减少，可导致酸中毒、无尿和肠坏死。如果下半身静脉回流受损，也可见下肢充血和发绀。

测量下肢血压和脉搏血氧饱和度，将有助于鉴别循环问题。如果气道压高于25~30 cm H_2O 或者是膀胱内或胃内压力大于20 cm H_2O，不建议行一期缝合。脱出的内脏用人造袋覆盖，经过数天至1周，脱出的内脏逐渐还纳入腹腔。

预后

腹裂的存活率为90%或更高。需要行二期修复的或合并有肠闭锁的患儿，通常需要较长时间的喂养和住院时间，但死亡率并没有增加。脐膨出的存活率为70%~95%。死亡率主要与先天性心脏畸形和相关的染色体异常有关。

术前管理

脐膨出或腹裂的新生儿，术前准备主要关注的是预防感染和尽量减少因腹腔内脏暴露引起的体液和热量的丢失。用温盐水敷料覆盖膨出的内脏，并放入无菌塑料袋内，维持身体核心温度，都是减少液体和热量损失的有效方法。放置胃管减压，以减少返流和肺误吸的危险。这些患儿最初的液体需要量增加，每日应输注2~4倍的生理需要量 [≥8~16 mL/(kg·h)]。这些患儿容易发生大量蛋白质丢失和第三间隙液体积聚。为了维持正常的胶体渗透压，输注液体中含蛋白的液体(5%白蛋白)应占大约25%。血液浓缩和代谢性酸中毒提示血容量不足。当液体治疗不能改善代谢性酸中毒的，应依据所测量的动脉血的pH值，用碳酸氢钠予以纠正。

麻醉管理

脐膨出和腹裂手术治疗中的麻醉管理主要包括：注意保温和继续补液。经过胃肠减压和预吸氧后，麻醉诱导既可以应用吸入式麻醉药也可以使用静脉麻醉药。对于通气时吸气峰压大于20 cm H_2O 的患儿，给予非去极化肌松剂，进行气管插管。行一期修补的患儿术后需要高PIP的通气支持。修补较大缺损时，术中及术后初期阶段需要最大程度的肌松。用芬太尼或舒芬太尼等阿片类药物或吸入式麻醉药进行麻醉维持，但应避免低血压。尽量避免应用氧化亚氮，因为其有可能弥散到肠管内，干扰脱出的肠管回复到腹腔内。必须牢记，患儿的腹腔发育不完善，手术腹部闭合太

表 24-11	脐膨出和腹裂比较	
	脐膨出	**腹裂**
病因	中肠通过卵黄囊迁移至腹腔失败	右脐肠系膜动脉和脐静脉发育异常伴右脐旁区域缺血
部位	在脐带内	脐周围(通常位于脐右侧)
覆盖物	膜囊	没有(内脏暴露)
伴发疾病	Beckwith-Wiedemann 综合征	肠旋转不良
	先天性心脏病	早产
	13, 18, 21 三体	肠闭锁
	肠旋转不良	
	Cantrell 五联征	
	膀胱外翻	

Adapted from Roberts JK Jr, Cronin JH, Todres ID: Neonatal emergencies.In Cote CJ, Todres ID, Goudsouzian NG, Ryan JF(eds): A Practice of Anesthesia for Infants and Children, 3rd ed. Philadelphia,Saunders, 2001, p 309.

紧可导致下腔静脉受压，膈肌活动减少，腹部脏器灌注受损和肺顺应性降低。监测气道压力，有助于观察由于腹部缝合过紧造成的肺顺应性的变化。如果腹内压过高，需要拆除筋膜缝合线，只缝合皮肤或添加假体关闭。

建议加强术中及术后监测。同时，直接监测动脉血气及pH值有助于指导液体治疗。行大型腹部缺损修补手术时，预计术中液体需要量至少占估计血容量的25%。新生儿脐膨出或腹裂修补术后，往往需要行24~48小时的肺部机械通气。

先天性巨结肠症

Hirschsprung病，或先天性无神经节巨结肠症，是足月新生儿低位肠梗阻最常见的原因。活产婴儿发病率约为1:5000，多见于男性。以大肠副交感神经节细胞缺乏为特征。无神经节细胞区自肛门开始向上延展，但通常仅限于直肠和乙状结肠。少数病例，无神经节细胞区扩展到了整个胃肠道，这种情况往往是致命的。受累肠壁一氧化氮合酶活性不足。无神经节肠道产生一氧化氮的神经纤维缺乏，导致肠道平滑肌无法适当松弛，失去正常蠕动功能，肠管紧张性收缩，导致功能性梗阻。

症状和体征

便秘导致近端肠管扩张和腹胀。肠管进行性扩张致使肠腔内压力增加，血运减少和黏膜屏障防御下降。小肠和结肠淤滞促进细菌增殖，导致伴有肠梗阻和败血症相关体征的小肠结肠炎。先天性巨结肠症合并小肠结肠炎表现为腹胀、发热和直肠检查后"爆发式"排泄。

诊断

任何足月新生儿有排便延迟的情况都应怀疑有先天性巨结肠症。婴幼儿和儿童有慢性便秘病史，并可以追溯到新生儿时期的，也应高度怀疑为先天性巨结肠症。这些小儿，在直肠指诊时直肠壶腹空虚，腹部触诊左下腹可触及粪石块物。先天性巨结肠症患儿直肠检查可能为正常肛门或由于肛门过紧而被错误诊断为肛门狭窄。

典型的钡剂灌肠X线片表现：正常扩张的近端结肠和由于无神经节肠管不能松弛而造成狭窄痉挛的远端结肠有一明显移形分隔区。肛管直肠测压法是在球囊扩张直肠期间测量肛门内括约肌压力。直肠扩张正常的反射是肛门内括约肌松弛。先天性巨结肠症患者直肠扩张时肛管压力不下降，反而上升。直肠活检是诊断的黄金标准。根据痉挛段黏膜下及肌层神经节细胞缺如处增生、肥大的副交感神经节前纤维以及乙酰胆碱酯酶染色阳性，可以做出先天性巨结肠症的诊断。

治疗

手术治疗将有神经节的肠段向下拖到肛门处，此方法通常能提供令人满意的远期疗效。一期拖出型直肠乙状结肠切除术是先天性巨结肠症婴儿首选的治疗方法。然而，患有严重小肠结肠炎的患儿或近端结肠显著扩张妨碍拖出型直肠乙状结肠切除操作的患儿，应行结肠造口减压术。

预后

先天性巨结肠症患儿手术治疗的效果相当好。大多数患儿可以控制排便。然而，保守治疗的患儿或有获得性神经节细胞缺失症、严重狭窄、肠功能紊乱和肠管神经元发育不良的患儿可能需要再次手术。

麻醉管理

可以选择吸入式或静脉麻醉诱导。麻醉维持可选择空气、氧气、吸入式麻醉药以及肌松剂联合应用。静脉导管应放置在上肢，因为下肢可能处于外科手术区域中。术中失血通常不多，但第三间隙液体损失可能会很大。患儿可能需要先在静脉给予10~20 mL/kg晶体液的负荷剂量，来补偿由术前肠道准备和禁食而造成的液体不足。开腹手术的患儿，硬膜外麻醉通常能提供良好的术中和术后镇痛。手术结束后常规拔管。

肛门直肠畸形

肛门直肠异常包括一个畸形谱，其中大部分涉及低位肠管和生殖泌尿结构之间的瘘。只有少数患儿，特别是在患有唐氏综合征的患儿中发生单纯的肛门闭锁而没有瘘。肛门闭锁也常常合并VACTERL。

有高达50%的肛门直肠畸形患儿有可能合并脊髓及脊椎畸形。脊髓栓系是最常见的脊柱畸形。大约有1/3的肛门闭锁患儿存在心血管异常。最常见的心脏异常是房间隔缺损和动脉导管未闭，其次是法洛氏四联征和室间隔缺损。

症状和体征

会阴检查可发现肛门直肠畸形。新生儿出生后24~48小时可能无胎粪排出。

诊断

新生儿会阴部出现胎粪便证明有瘘管存在。在尿中发现胎粪提示直肠会阴瘘。其中最常见的是女性直肠阴道瘘和男性直肠尿道瘘。

治疗

高位型的初步治疗是结肠造口术,然后行后矢状入路肛门成形术,有利于将直肠放置在骨盆肌肉内,并利于分离和闭合直肠尿道瘘或直肠阴道瘘。低位型如会阴瘘,可在新生儿期就行修复术,而不用保守的结肠造口术。

预后

骶骨发育程度与最终功能性预后有密切关系。骶骨畸形程度越大,排便和尿失禁的可能性越大。大部分会阴瘘和直肠闭锁的患儿,在进行修复手术后肛门功能良好,排便正常。

麻醉管理

对行结肠造口减压术或行一期修复患儿的麻醉诱导,应与肠梗阻患儿麻醉诱导相同。通常是在1~12个月后行最终肛肠重建术。所有的缺损都可以通过后矢状入路肛门直肠成形术来修复,但有些患儿仍需要开腹来游离高位直肠或阴道。整个过程都需要进行肌肉电刺激,以确定肌肉的结构,并确定新肛门前部和后部的界限。通常有中等量的失血和第三间隙液体损失。静脉输液通路应放置在上肢,因为手术固定体位可能妨碍静脉回流或使静脉给药受限。患者通常在手术结束时拔管。

幽门狭窄

幽门狭窄是婴儿胃输出口梗阻的常见原因。幽门环肌特发性肥厚,幽门管受压狭窄。此病的发病率约为1:300。以男性居多,大约为女性的四倍,尤其是第一胎多见。

症状和体征

幽门狭窄一般表现为出生后2~5周喷射性呕吐,不含胆汁。然而,症状早者可在出生后第一周,晚可至出生后5个月才出现。最初,呕吐可能并不频繁或呈喷射状,但呈进行性加重,通常发生在喂养后30~60分钟。一些患儿出现黄疸,可能是由于饥饿导致的肝葡萄糖醛酸转移酶缺乏,如发生近端胃肠道梗阻。典型的间接胆红素血症通常在解除梗阻后迅速缓解。

持续性呕吐导致胃液进行性丢失,胃液中包有含钠、钾、氯和氢离子。由于氯离子和氢离子丢失,肾脏为了维持血浆pH值,通过排钾来保氢,通过分泌HCO_3^-和钠来代偿氯离子的丢失。持续性呕吐导致血容量减少,相对于保护血浆pH值来说,肾脏通过保钠排钾优先保护细胞外液,由最初碱性尿变成酸性尿,而这反常性的酸性尿更加加重了已存在的代谢性碱中毒。由于有低血容量,低钠血症虽然存在,但是行血浆电解质检查时低钠可能并不明显。虽然总体钾短缺通常会导致低血钾症,但高血钾症也并不少见。低钙血症也有可能与低钠血症一起出现。

由于通气不足和周期性呼吸暂停而引起的代偿性呼吸性酸中毒很常见。与此相反,严重脱水和低血容量性休克可表现为与过度通气和呼吸性碱中毒有关的代谢性酸中毒。然而,最常见的表现是低钾、低氯性代谢性碱中毒伴呼吸性酸中毒。

诊断

大多数病例通过详细病史和体检即可明确诊断。在上腹部常可触及一个橄榄样肿块。给幽门狭窄患儿喂食也有助于诊断。喂食后可观察到腹部从左至右的胃蠕动波。但是对于触及不到幽门肿块的患儿则需要行进一步的诊断性检查。在确诊幽门狭窄时,腹部超声已经在很大程度上(但并不完全)取代上消化道造影(钡餐)。已证明超声检查的敏感性约为95%,特异性为100%。超声检查已成为诊断幽门狭窄的首选方法。

治疗

无论是开腹还是经腹腔镜幽门环肌切开术,对幽门狭窄有非常好的治疗效果。但是,幽门狭窄非急诊手术。严重持续性呕吐导致显著的液体、电解质和酸碱平衡紊乱,这需要的是紧急复苏而不是手术治疗。严重脱水的患儿,应先给予20 mL/kg的等渗氯化钠溶液扩大血管内容量。容量和电解质浓度的快速改变,可导致抽搐和其他并发症,进一步的容量复苏可以用0.45%氯化钠加1.5倍的5%葡萄糖来预防。如需要,当尿量充足后补液时可以加入氯化钾10~40 mEq/L。液体复苏应以血浆电解质浓度为指导,这对于评估幽门狭窄患儿脱水、碱中毒和代谢紊乱的程度至关重要。

术前经过12~48小时的液体治疗,纠正脱水和电解质紊乱后,可以进行手术。术前必须纠正代谢性碱中毒,以防术后呼吸暂停。实验室检查血清氯化物大于100 mEq/dL、碳酸氢盐小于28 mEq/dL时,可以实施手术。

预后

幽门狭窄外科治疗疗效很好。通常术后4~6小时可以进食。

麻醉管理

幽门狭窄的患儿应视为饱胃。胃输出口梗阻的患儿有胃液误吸入肺内的风险。患儿进行上消化道钡餐造影X线片检查时，误吸的风险进一步增加。因此，麻醉诱导前，当给予阿托品术前用药后，应放置胃管并尽可能地完全排空胃部。如果怀疑插管存在困难，应行清醒气管插管。否则，建议用硫喷妥钠或丙泊酚以及琥珀胆碱或罗库溴铵，行快诱导气管插管。麻醉维持可以选用吸入式麻醉药。麻醉维持过程中通常不需肌松剂维持肌肉松弛。然而，是否需要追加额外的肌松剂，将取决于外科医师的手术速度。气管插管后，胃管重新插入，手术过程中则将其留在原位，以便在术中使空气可以吹入胃中，当幽门环肌切开后，检查幽门黏膜的完整性。术中通常应尽量避免使用阿片类药物，以减少呼吸恢复延迟和术后呼吸暂停的危险。切口部位局部浸润麻醉，通常能够提供良好的术后镇痛。

术后管理

幽门狭窄患儿术后往往发生呼吸抑制，通气量下降。其原因不明，可能与脑脊液碱化和术中过度通气有关。鉴于这个原因，患儿在拔管前应保持完全的清醒，良好的精神状态，以及有规律的、稳定的呼吸。术后12小时应监测呼吸暂停。同时，应监测血糖水平，因为幽门狭窄矫正手术术后2~3小时，偶尔会发生低血糖，可能是由于肝糖原储备不足和没有静脉补充葡萄糖的原因。

坏死性小肠结肠炎

坏死性小肠结肠炎（NEC）的特点是不同程度的黏膜或肠道透壁坏死，最常涉及回肠末端和近端结肠。这是新生儿最常见的外科急症，引起极高的围产期发病率和死亡率。发病率和病死率与胎龄及出生体重呈负相关。其中孕龄小于32周，体重小于1500 g的新生儿风险最大。

虽然，早产是坏死性小肠结肠炎的最大风险因素，但它的病因似乎是多方面的。包括：围产期窒息、全身性感染、脐动脉插管、交换输血、低血压、RDS、动脉导管未闭、发绀型先天性心脏病和高渗性配方喂养。

症状和体征

早期的临床表现往往是非特异性的，包括经常性的呼吸暂停、嗜睡、体温不稳定、血糖不稳定和休克。坏死性小肠结肠炎特征性的症状是腹胀，喂养后胃内高残留，血性或黏液样腹泻。继发于弥漫性腹膜炎和低血容量的代谢性酸中毒很常见。常见中性粒细胞和血小板减少症，可能与革兰氏阴性败血症和血小板内毒素结合有关。

诊断

临床表现结合X线腹平片结果可以做出坏死性小肠结肠炎的诊断。新生儿特征性的表现是肠壁囊样积气症，即肠壁积气。肠壁积气表示由细菌发酵产生的气体穿过受损黏膜，进入黏膜下层。气腹表明肠穿孔。然而，存在穿孔而腹膜腔中没有游离气体的情况也很常见。

治疗

新生儿坏死性小肠结肠炎内科治疗通常是很有效的，包括：禁食、胃肠减压、静脉输液和抗生素治疗。如果腹胀导致缺氧和高碳酸血症，通常需要机械通气。低血压时给予晶体液和血液制品。多巴胺可用于提高心排出量和肠灌注。如果有脐动脉导管，应拔出，以避免损害肠系膜血流。

内科治疗无效的患儿，可行手术治疗，其中包括：肠穿孔、败血症（腹膜炎）和进行性代谢性酸中毒提示肠坏死。多达50%的患儿需要手术治疗。

预后

大约20%的伴肠积气症的患儿，内科治疗是无效的，多达25%的患儿可能死亡。广泛性肠切除的患儿，可能发生短肠综合征，与中心静脉导管肠外营养有关的并发症和胆汁淤积性黄疸。

麻醉管理

坏死性小肠结肠炎的新生儿通常血容量不足，麻醉诱导前需要大量晶体和胶体液复苏。往往需要输注血液和血小板。充分的液体复苏监测是至关重要的。在外周动脉放置动脉导管能够连续测量全身血压和监测动脉血气、pH值、红细胞压积和电解质。必须注意早产儿快速输液可能会导致颅内出血或动脉导管重新开放。

患儿术前通常需要机械通气。如果在到达手术室前尚未插管，应有饱胃的警惕意识。在诱导和置入喉镜前，应预充吸氧并预先给予阿托品。因为可能遇到高腹内压以及肺顺应性降低，所以在选择气管内插管时，应允许通气时PIP大于20 cm H_2O。这些患儿使用吸入式麻醉药可产生显著的低血压，尤其伴有脓毒症和低血容量时。因此，在麻醉维持时，减少氯胺酮、芬太尼或舒芬太尼的用量，加用非去极化肌松剂。

维持足够心排出量和肠灌注可能会需要收缩性血管活性药，如多巴胺。大量的第三间隙液体丢失，需要积极的容量复苏。液体与手术室应适当加温，以维持体温在正常范围。因为腹胀和并存RDS，术后新生儿通常必需肺部机械通气。

先天性高胰岛素血症

婴儿期先天性高胰岛素血症或持续性高胰岛素性低血糖，以前被称之为胰岛细胞增生症，特点是与血糖水平相关的不适当的血浆胰岛素水平升高。这是婴儿早期持续性低血糖最常见的原因，主要的危险因素是智力低下和癫痫。发病通常是从出生时到出生后18个月。

症状和体征

有些高胰岛素血症新生儿由于受到子宫内胰岛素合成代谢的影响而成为巨大儿。巨大儿可能会在出生后几个小时或几天内出现低血糖。高胰岛素血症程度较低的婴儿早期可能没有临床表现，直到出生后数周至数月时由于高胰岛素血症阻止葡萄糖的动员而出现喂食频率下降甚至婴儿整夜入睡的情况。

诊断

先天性高胰岛素血症的婴儿，胰岛素水平升高与同时发生的低血糖状态有密切联系。在婴儿期，先天性高胰岛素血症的临床诊断是以低血糖时存在胰岛素活性过度的证据作为根据。诊断标准包括：(1)血糖浓度低于50 mg/dL，血清中胰岛素水平超过10 μU/mL；(2)脂肪分解和生酮作用不适当的抑制；(3)要维持血糖浓度超过35 mg/dL，葡萄糖输液速率须大于10 mg/(kg·min)；(4)尽管存在低血糖，但对胰高血糖素反应积极。

治疗

在新生儿期，预防低血糖及其对中枢神经系统发育产生的影响是当务之急。注意必须保证足够的葡萄糖量，以维持血糖浓度在正常范围内。血糖水平超过50 mg/dL需紧急治疗。胰腺切除术用来预防反复发作的神经性低血糖和远期神经病学后遗症。弥漫性疾病往往需要胰腺近全切，由此会产生患糖尿病的长期风险。相反，局灶性疾病通过部分胰腺切除术可能被治愈，以后发生为糖尿病的风险很小。

预后

由于胰腺切除术是一种不精确的治疗过程，结果并不能被完全预测而且术后可能有持续的低血糖，特别是在次全切除术后。对永久性糖尿病和胰腺外分泌功能不全的危险，可能需要再次手术。

麻醉管理

因为必须避免低血糖，所以补充葡萄糖应持续到手术期间。高胰岛素血症婴儿术前对葡萄糖的需求可高达10 mg/(kg·min)或更多，但手术后的高血糖反应可以减少术中的需求量。频繁监测血糖浓度是必不可少的。胰脂肪酶的释放，可能会导致网膜脂肪皂化和低钙血症。应预见到胰腺剥离期间，有第三间隙液体增多和大出血的可能性。放置动脉导管易于监测血气和血糖。必须严密监测术后血糖浓度，近胰腺全切除术可能导致高血糖，需要给予胰岛素；而胰腺次全切除术，可能会导致持续的低血糖。

先天性肺叶气肿

先天性肺叶气肿是由局限性支气管梗阻导致新生儿呼吸窘迫的一种罕见病因。受累的支气管在吸气时允许空气吸入，但在呼气时则限制空气排出，导致空气滞留和肺泡过度膨胀。先天性肺叶气肿的病理学原因包括：由于支持软骨发育不全而导致支气管塌陷、支气管狭窄、黏液栓塞、阻塞性囊肿和支气管血管受压。最常见于左肺上叶(40%~50%)，其次为右肺中叶(30%~40%)，然后为右肺上叶(20%)。后天性肺叶气肿可能是由与支气管肺发育不良治疗相关的气压伤引起的。在这些病例中右下肺叶受累很常见，与气管插管的位置有关。在先天性肺叶气肿的患儿中先天性心脏病的发病率增高，特别是室间隔缺损和动脉导管未闭。

症状和体征

先天性肺叶肺气肿的临床表现通常在新生儿时期就很明显，约25%的患儿在出生时就可以做出诊断，50%的患儿在出生后1个月内可以做出诊断。其临床表现可从轻度呼吸急促和喘息到严重的呼吸困难和发绀。

诊断

诊断性检查包括胸部X线片、电脑断层扫描(CT)和肺通气(血流)显像扫描。随着肺叶气肿的进展，同侧正常肺的肺不张，可能会引起接下来的纵隔移位和对侧肺功能减弱。胸部X线片表现为肺叶透亮度增加和纵隔移位，但在出生时由于受累肺叶液体清除延迟，可能会出现肺叶不透亮。

治疗

病变肺叶切除的适应证是有症状的、进展性的肺叶气肿。有些只有很轻微的症状,没有肺叶肺气肿进展证据的婴儿,可能不需要手术治疗。

预后

肺叶切除术后,肺的生长和功能在远期是良好的。接受肺叶切除术的婴儿用新的肺叶发育来代偿,证明其与正常人呼吸功能的差异很小。

麻醉管理

患儿在麻醉诱导过程中面临最大风险,因为开胸前肺部正压通气,可能导致肺气肿肺叶出现突然和严重的扩张(由于球瓣效应导致气体进入,但不能呼出)而破裂,以及纵隔移位和心脏骤停。鉴于这个原因,建议气管插管时不给予肌肉松弛剂,用最小的气道正压维持自主呼吸。对侧支气管插管辅以肌肉松弛剂,并应用正压通气,已被建议作为一种备选的气道管理手段。在麻醉诱导时外科医师应在场,当突然出现心肺失代偿时需紧急开胸。放置动脉导管可以连续监测血气和在早期监测血流动力学变化。全身麻醉可辅以局部麻醉,直到胸部打开,肺气肿肺叶托出胸腔。此后,阻断婴儿自主呼吸,肺部需行机械通气。避免使用氧化亚氮,因为它扩散到病变肺叶,可能造成肺叶进一步的扩张。严重失代偿期的婴儿可能需要紧急穿刺放气或开胸手术,来减轻受累肺叶的压力。

神经系统

脑瘫

脑性瘫痪是一组复杂的综合征,而不是一种特定的疾病。它是一组继发于大脑早期发育阶段病损或异常的非进行性、但却易变的运动障碍综合征。脑瘫是按所受累的肢体(单瘫、偏瘫、双瘫、四肢瘫)和神经功能障碍的特点(痉挛、肌张力低、张力异常、手足徐动)来分类。癫痫和认知功能障碍的发病率较高(约占脑瘫患儿的1/3),提示这些疾病有共同或相关的起源。

中度或重度脑瘫的患病率为(1.5~2.5):1000。据假设,但未经证实,分娩过程(中位产钳分娩)中的新生儿有体征和症状(Apgar 评分低)问题,都与以后发展为脑瘫有关。出生体重小于 2500 g 的婴儿,约占后来出现脑瘫症状和体征患儿的1/3。尽管与很多因素有关,但许多脑瘫患儿的病因还未明确。

症状和体征

脑瘫患儿最常见的表现是肌肉痉挛。锥体外系性脑瘫常见舞蹈手足徐动症和肌张力障碍,小脑共济失调是无张力型脑瘫的特征。脑瘫可伴有不同程度的智力低下和语言障碍。约有1/3的脑瘫患儿伴有癫痫发作。

脑瘫患儿可有不同程度的不同骨骼肌群痉挛状态,导致上下肢几个关节的挛缩或固定畸形。包括由于收肌和屈肌受累而引起的固定屈曲和髋关节屈曲、内旋、内收,以及由于跟腱受累而引起的踝关节跖屈。

治疗

这些患儿往往行矫形骨科纠正术,如跟腱延长术、髋关节内收肌和髂腰肌松解术、股骨去旋转截骨术和脊柱侧弯矫正术。立体定向手术也可用来缓解骨骼肌僵硬、痉挛及运动障碍。脑瘫患儿的牙科修复术,通常选择全身麻醉。胃食管反流在中枢神经系统功能障碍的患儿中很常见,可能需行抗反流手术。

脑瘫患儿常需服用抗癫痫和缓解肌肉痉挛的药物。用于缓解肌肉痉挛的药物包括丹曲林、肉毒杆菌神经毒素(肉毒素)注射液和巴氯芬。巴氯芬可口服或鞘内给药,在围术期不能突然停药,因为可能出现戒断症状,包括抽搐、幻觉、谵妄和瘙痒,持续可达72小时。苯妥英可导致牙龈增生和巨幼细胞性贫血。苯巴比妥刺激肝微粒体酶活性,并可能导致在肝脏代谢的药物的反应发生改变。丙戊酸常伴肝毒性、骨髓抑制和血小板功能障碍。

麻醉管理

脑瘫患儿由于胃食管反流倾向以及喉和咽的反射功能较差,麻醉管理需行气管插管。因为这些患儿不存在恶性高热的风险,所以使用挥发性麻醉剂是安全的。虽然脑瘫患儿骨骼肌痉挛,但琥珀胆碱不会引起钾异常释放。抗惊厥治疗的患儿由于肝药酶诱导作用,可能对非去极化肌松药耐药。应常规监测体温,因为这些患儿手术期间容易发生低体温。由于大脑异常或体温过低,麻醉苏醒可能会很慢。气管拔管应推迟,直到这些患儿完全清醒,体温恢复到接近正常水平。手术后,这些儿童的肺部并发症发生率很高。

脑积水

脑积水是脑脊液先天性或后天性增多,导致脑室扩大。脑积水可由脑脊液循环梗阻(如肿瘤)、脑脊液生产过多或脑脊液吸收减少引起(表24-12)。脑积水患者通常可见颅内压(ICP)增高。根据不同病因,脑积

表 24-12	脑积水分类

Ⅰ.脑脊液产生过多

    i.脉络丛乳头状瘤

Ⅱ.脑脊液循环受阻

    A.脑室系统内梗阻

        i.侧脑室（前房、体部、室间孔）

        ii.第三脑室

        iii.中脑导水管（先天性狭窄、占位病变）

        iv.第四脑室（Dandy-Walker）

    B.蛛网膜下腔内梗阻

        i.大脑基底池（Chiari I 畸形，传染后的）

        ii.隆突

Ⅲ.脑脊液吸收减少

    A.蛛网膜绒毛梗阻（肿瘤细胞、蛋白、血液和细菌等栓塞）

    B.主硬脑膜静脉窦梗阻（血栓、血液系统恶性肿瘤、感染）

    C.颅外静脉窦梗阻（软骨发育不全）

水可以发生在任何年龄阶段。

症状和体征

临床表现取决于患儿的年龄和颅内压增高的程度。先天性脑积水典型表现为出生时或出生后不久就可见以颅缝分离为特征的头颅增大，眼球转向下方（"落日征"），头皮静脉扩张，头皮紧张而发亮。迟发性脑积水可能无头颅增大，但颅内压增高明显。正常压力脑积水被认为是一种伴有独特临床和神经影像学特征的综合征。主要临床表现为痴呆、尿失禁和步态不稳三联征。

诊断

利用头围测量、颅骨X线片和CT检查可以确诊。行脑室分流术的患儿的临床症状和体征范围很广，从伴有极小残疾的表面健康的孩子，到严重昏迷迫切需要手术治疗的重症患儿。常见的导致脑脊液梗阻的原因见表24-13。分流扫描有助于确定已存在分流的患儿的畸形位置。

表 24-13	脑脊液梗阻的常见原因

1.感染：脓肿、脑[脊]膜炎、脑炎

2.肿瘤：星形细胞瘤、室管膜瘤、脉络丛乳头状瘤、少突神经胶质瘤、髓母细胞瘤、脑膜瘤

3.血管：动静脉畸形、动脉瘤

4.先天性畸形：蛛网膜囊肿、胶体囊肿、Chiari 畸形、脑膨出

治疗

治疗方法取决于脑积水的病因。当手术切除梗阻性病变不可行或不成功时，分流术就是必要的。脑积水最常见的神经外科手术是脑室分流术。脑室分流经常需要修改或替换，常见原因有：感染而影响分流，导管的末端错位导致功能障碍，以及患者正常的生长反应。脑室分流发生功能障碍，可能发生在近端（80%）、远端、腹膜导管膜导管（10%），比较罕见的是，脑室和腹膜导管膜导管都发生故障，因而需要更换。由于分流功能障碍而引起ICP增高的患儿，需通过近端储水池钻孔引流快速降低ICP。常用的三种脑室分流术包括：脑室腹膜、心室心房和脑室胸腔分流术。

麻醉管理

术前 胃排空延迟和呕吐是快诱导气管插管的指征。存在严重神经系统损害的患儿在麻醉诱导前应放置胃管，诱导期间开放，防止胃扩张和返流。

术中 ICP未控制和血流动力学不稳定的患儿应保留动脉置管。麻醉诱导方法依赖于是否存在ICP增高。临床上无ICP增高表现的患儿，可以接受吸入或静脉诱导。另一方面，ICP增高和（或）胃排空延迟的患儿，应在预充吸氧后行静脉麻醉诱导。婴儿特别是ICP增高的患儿，术前建议给予阿托品，因为其交感自主神经系统不成熟。虽然置入喉镜是一种很强的刺激，可能导致ICP大幅增加，但未能证实婴幼儿给予利多卡因在防止置入喉镜引起ICP突然增加方面有什么益处。然而，已有报道称婴儿在麻醉诱导时静脉给予1.0~1.5 mg/kg的利多卡因可以预防心脏骤停。气管插管后轻度低碳酸血症（32~35 mmHg）可以预防ICP的进一步增高，不过，积极降低PaCO$_2$会增加脑缺血的风险。ICP正常的患者应维持正常二氧化碳分压值。由于在开颅手术及脑室分流术过程中可能发生空气栓塞的危险，而且在脑室分流术过程中可能发生气胸，所以不建议术中保留自主呼吸。

在神经外科麻醉中，不推荐使用氧化亚氮的原因有两个：（1）显著增加脑血流量和体积，这将有助于升高ICP；（2）有很强的催吐作用，可能影响患者的术后评估。脑室分流术通常不会造成显著的血液或第三间隙液体的丢失。尽管脑室分流术的时间相对较短，但患儿术中保温很重要，因为手术暴露和外科准备的体表面积较大，可导致婴儿体温迅速降低。

在患儿清醒和咽反射恢复之后拔管，以防止出现上呼吸道误吸。而且，接受分流手术的患儿因为存在

严重的神经障碍,气道控制能力较差。

术后 存在严重的神经功能障碍的患儿,术后更容易出现呼吸系统问题。神经功能受损的患儿应在严密监测下,谨慎地使用止痛药。在手术时用麻醉药行局部皮肤浸润麻醉能大幅度降低阿片类镇痛药的需求。

颅内肿瘤

中枢神经系统肿瘤是小于15岁小儿的实体性肿瘤中最常见的类型。在儿童肿瘤中仅次于白血病。近些年来,脑肿瘤小儿生存率有了明显提高,然而,不到3岁的患儿预后仍然较差。

幕上肿瘤

幕上病变占所有小儿脑肿瘤的50%。这些肿瘤大多来自中线结构,往往影响脑室系统,导致梗阻性脑积水。在出生后第一年内,婴儿期所有颅内肿瘤的发病率大约是年龄较大儿童发病率的2倍高(37%相比于16%~24%)。

症状和体征 颅内肿瘤的患儿可见ICP增高的症状。根据肿瘤位置和大小的不同,其临床表现也会有所不同。脑肿瘤通常可见三组症候群:(1)亚急性进行性局灶性神经功能障碍;(2)癫痫发作;(3)一般性症状,如:头痛、痴呆、性格改变、步态异常。

诊断 由于肿瘤组织扩张和局部水肿,电脑断层扫描和磁共振成像是确认颅内占位效应最可靠的检查方法。脑肿瘤通常产生血管源性水肿,最常见于肿瘤周围的区域(半影)。正电子发射断层扫描和单光子发射断层扫描用来区分肿瘤复发和组织坏死,特别是大脑辐射治疗后。原发性脑肿瘤的患儿,禁忌行腰椎穿刺脑脊液分析,因为ICP升高的患儿有发生脑疝的风险。

治疗 皮质类固醇是脑肿瘤患者治疗的基石。糖皮质激素通过减少肿瘤周围水肿体积,增加脑血流灌注和半影区神经细胞氧合作用。地塞米松(0.1 mg/kg最高剂量10 mg;12~20 mg/d)是最佳的选择,因为其盐皮质激素的效应有限。抗惊厥药用于治疗癫痫发作。因为脑胶质瘤患者促凝血因子释放进入体循环,因此深静脉血栓和肺栓塞的发病率增高。

麻醉管理

术前 关键是要判断有无颅内压升高,以及升高的程度。对于肿块较大,肿瘤水肿明显,脑脊液外流阻塞的患者,麻醉方法要以减少颅内压和改善脑血流灌注为目的。术前应评估和记录神经功能缺损情况。颅内病变可呈现抗利尿激素分泌异常综合征。应进行实验室检查,特别是对电解质、血浆渗透压和尿渗透压的检查,并记录尿量。

术中 建议所有行硬膜下手术的患儿,行动脉穿刺置管,并进行实时血流动力学监测和血液生化采样。有显著失血的可能导致血流动力学不稳定或空气栓塞危险的患儿,应行中心静脉置管。因为手术期间使用利尿剂治疗,所以必须放置导尿管,来观察是否发生尿崩症。

喉镜检查期间应尽量减少刺激,迅速建立安全气道。虽然,经鼻气管插管往往被推荐适用于预计术后需要机械通气的患儿或经鼻气管插管可能会稳定的小婴儿,但同时存在通过筛板引起脑膜细菌感染的风险,所以应权衡利弊。

ICP增高的患儿通常行过度通气。虽然ICP显著增高的患儿过度通气至关重要,但$PaCO_2$绝不能低于30 mmHg,除非用颈静脉球导管来监测是否存在由$PaCO_2$降低而诱发的更加严重的血管收缩,进而引起脑细胞缺血。一旦硬脑膜打开,$PaCO_2$应逐步回到正常范围,这样在需要的时候,既可以保留过度通气的益处,又可以保存二氧化碳血管收缩作用。氧合受损患者,使用最小压力值的呼气末正压通气(5 cm H_2O),并不影响脑静脉回流和ICP,但应逐步实施,以防止静脉回流障碍。液体管理受术前和术中利尿剂(呋塞米和甘露醇)应用的影响,旨在降低脑组织体积和提供更好的颅内顺应性。必须使用等渗溶液来维持通过血脑屏障的张力正常并且避免血管性水肿。

手术结束后是否拔管,视手术过程和手术后预期的神志清醒程度而定。患儿清醒,有适当的咽反射,可以拔管。肺顺应性差或新生儿呼吸驱动力不成熟的患儿,术后可能需要通气支持。

术后 术后需要机械通气的患儿,需给予镇静和尽可能的肌肉松弛,以避免躁动和ICP升高。患儿术后未苏醒或过度通气时,应高度怀疑ICP突然增加(如出血),并且应该在麻醉医师的监督下立即进行CT扫描。为了减少全身阿片类药物的使用,疼痛治疗可辅以局部伤口浸润麻醉和(或)颈浅神经丛阻滞麻醉。术后最常见的ICP升高常是因为高血压未能控制,所以必须特别注意全身血压情况。对于尽管采取了适当的镇痛治疗,但仍然存在持续性高血压的患儿,应给予血管扩张剂或β-受体阻滞剂,特别是拉贝洛尔,它同时具有β-受体和α-受体阻滞性质,不穿过血脑屏障。术后早期，特别是在婴儿和儿童频繁发生癫痫发作之时，建议预防性地给予抗惊厥药。

颅咽管瘤

颅咽管瘤是儿科患者中最常见的非神经胶质来源的颅内肿瘤。颅咽管瘤为大脑垂体部良性囊性肿瘤。然而，它通常引起进行性神经功能恶化，并可能导致死亡，其原因为其与大脑重要结构密切相关，如丘脑、视神经和垂体蒂。三种主要类型为：鞍区、视交叉和垂体后交叉。

症状和体征 鞍区颅咽管瘤的特殊病症是头痛和内分泌功能失调。视交叉肿瘤患者可见视力下降，视野缺损及视神经萎缩。梗阻性脑积水和伴视盘水肿的颅内压增高经常见于后交叉肿瘤。

诊断 在证明瘤内钙化方面，CT优于磁共振成像。所有患者手术前都应接受正规的神经眼科和神经内分泌学评估。如果可能的话，还应进行神经心理学评估。

治疗 肿瘤既可以通过手术治疗，又可以通过放射治疗，或者采用两者相结合的方式。对所有颅咽管瘤的首选方法是尝试全部切除。超过65%的患者可以实现全部切除。

麻醉管理

术前 颅咽管瘤患儿术前评估的重点是确定是否存在脑积水和内分泌功能失调，这会影响麻醉管理。据报道可能出现甲状腺功能减退、生长激素缺乏症、促肾上腺皮质激素不足和尿崩症。术中可发生尿崩症，但最常发生于术后4~6小时。特点是患者产生大量的稀释尿液，伴血浆渗透压增加和尿渗透压降低（通常低于$200 \text{ mOsm} \cdot \text{L}^{-1}$）。在存在尿崩症时，尿比重将低于1.002。临床症状表现为高钠血症和低血容量。

术中 如果术中诊断为尿崩症，必须启动液体疗法并且测量记录每小时尿量。维持液应同时给予前1小时尿量的3/4的液体量。虽然有人提出，液体疗法应该始终由低渗溶液组成，如1/2的生理盐水和5%的葡萄糖液，但是，溶液的选择应取决于血清电解质水平。确诊后应尽早使用加压素。DDAVP［1-脱氨-8-D-精氨酸血管加压素（去氨加压素）］应静脉给予水溶液或滴鼻。术后经鼻分两次给予DDAVP 5~30 μg/d。静脉给予时必须谨慎，因为它偶尔会产生暂时性高血压。剂量为经鼻剂量的1/10，同时应每天分2次给予。也可以应用加压素以$0.5 \text{ mU}/(\text{kg} \cdot \text{h})$的速度输注，逐步调整到发挥其抗利尿作用。

术后 术后应咨询内分泌科医师给予适当的类固醇激素、甲状腺激素和性激素替代。胰岛素依赖型糖尿病患者手术后胰岛素需求量可能减少。有报道，由于术中额叶受到手术创伤，术后可能有癫痫发作。术中应预防性地给予抗惊厥药物，一直持续到术后。下丘脑体温调节机制受损可导致高温。应努力维持体温保持在正常水平，降低高代谢细胞损伤的风险。

后颅窝肿瘤

儿童后颅窝肿瘤的发病率比成人更高。超过半数的儿科脑瘤患者位于天幕下腔。四个常见的类型包括：髓母细胞瘤（30%）、小脑星形细胞瘤（30%）、脑干胶质瘤（30%）和室管膜瘤（7%）。余下的3%，包括听神经瘤、脑膜瘤、神经节神经胶质瘤和脊索瘤等。小脑星形细胞瘤没有性别差异，而髓母细胞瘤更容易发生于男性。

症状和体征

由于后颅窝的空间非常有限，即使是很小的肿瘤也会导致颅内压增高，脑脊液快速梗阻，以及伴脑干呼吸和心血管调节中枢不良影响的脑积水。典型的临床病史是头痛进行性加重，常发生于早晨，伴有恶心和呕吐。异常步态或手臂运动不稳可能是小脑半球肿瘤的初期症状。意识不清、木僵和（或）昏迷会迅速发展，如果发生肿瘤出血，需要紧急减压。

诊断 儿童后颅窝肿瘤的常见症状是由于脑积水引起的，见于90%的髓母细胞瘤和几乎所有的小脑星形细胞瘤。理想情况下，CT或磁共振成像扫描应同时具备普通扫描和对比增强扫描。通常情况下，髓母细胞瘤CT扫描可见轻度高密度团块，充填第四脑室，15%可见钙化和血供丰富。星形细胞瘤更容易见到钙化（50%）和大囊肿（直径大于2 cm）。由于存在小脑扁桃体疝的风险，后颅窝肿瘤和梗阻性脑积水患儿禁忌行腰椎穿刺。

治疗 大多数后颅窝肿瘤患儿，需要接受外科减压术和肿瘤切除术。严重的脑积水需紧急行外科手术。

麻醉管理

术前 后颅窝肿瘤的患儿如术前给予镇静药，应予以密切监测。麻醉医师必须特别注意神经系统症状，例如：小脑功能失调、上呼吸道梗阻（吸气性喘鸣）、心血管系统不稳定和颅内压增高。患儿意识水平下降，通常继发于阻塞性脑积水而引起的颅内压增高,需要呼吸支持,应防止误吸并且保护呼吸道。

术中 在麻醉诱导置入喉镜的过程中,必须维持脑灌注压和提供适当的麻醉深度,以防颅内压突然改变。幕下手术主要的难度就是防止由手术部位探查、组织机械牵拉而引起的进一步神经损伤。监测应包括动脉置管和中心静脉穿刺。躯体感觉诱发电位能帮助检测术中缺血和(或)脑干或颅神经灌注受损。手术经常采用俯卧位,因此,术中静脉空气栓塞的危险减少,但没有完全消除,这一点应始终牢记于心。为了尽量减少俯卧位时气管导管扭曲和(或)梗阻的可能性,应使用加强型气管插管。

相对于麻醉药的选择,麻醉管理方法的选择更关键。与麻醉诱导一样,没有哪一个麻醉维持方法是最好的,它必须适合于患者的需要和手术的要求。七氟烷和异氟烷是神经外科麻醉最常用的吸入式麻醉药。他们在保护脑血管对二氧化碳反应方面是非常有用的。麻醉的目标是提供一个"松弛的大脑",这将减少拉钩压力和维持充足的脑血流灌注和脑氧合作用。非去极化肌肉松弛剂的使用更有利于俯卧位时通气,促进静脉回流,降低脑静脉淤血。在手术初期,通过间歇性正压通气调整二氧化碳分压,将其维持在28~30 mmHg。但是,一旦打开硬脑膜,手术过程中$PaCO_2$应增加至32 mmHg。手术结束后,通常立即唤醒患儿,对其神经系统功能做出评价。

术后 了解病理过程将决定正确的术后气道管理(如气管插管对髓内肿瘤切除术后很重要)。术后止痛药物的选择,应尽量减少对患者感觉中枢和瞳孔反应的影响。

脑血管异常

动静脉畸形(AVM)是以动脉血液不经毛细血管床直接向静脉引流为特征的先天性血管畸形。儿科患者中与血管异常相关的特殊结构包括:大脑后动脉和Galen大静脉。新生儿期动静脉畸形临床上可表现为充血性心力衰竭。由于中脑导水管阻塞导致脑积水,常伴随Galen大静脉扩张。虽然烟雾病在神经学分类上并没有划归动静脉畸形,但这种脑基底动脉慢性闭塞性脑血管疾病导致大脑底部穿孔动脉严重扩张,并且其麻醉管理也与之类似。重要的是已有报告表明烟雾病与进行性肌病有关。

症状和体征

动静脉畸形是先天性血管异常,通常到四五十岁才被发现。然而,其中有18%在15岁以前就被发现,通常伴有严重颅内出血。动静脉畸形可以表现为以下几个方面:(1)脑实质出血,血栓形成,脑梗死;(2)周围神经组织受压;(3)由于动静脉畸形内部血管阻力低下,动脉血被分流到畸形内,引起脑循环"窃血",导致脑缺血;(4)充血性心力衰竭和组织灌注不足;(5)外科破裂或血液分流。不同年龄阶段症状表现不同。年龄较大的儿童常见的是蛛网膜下腔出血,头痛或颅内出血。70%的自发性蛛网膜下腔出血的患儿是因为动静脉畸形。大约25%的患者主要症状为癫痫发作。新生儿脑动静脉畸形最具挑战性,因为它与充血性心力衰竭有关。

诊断

50%的动静脉畸形有症状,是因为脑实质内和脑脊液内少量出血(动静脉畸形破裂的标志)。高灵敏度CT在72小时内也可以检测到,特别是大脑基底池有出血表现者。6小时后腰椎穿刺可见微黄色脑脊液(由红细胞溶解和胆红素产生)。CT是动静脉畸形破裂检查的首选方法。四维血管造影常用来确诊和定位有关病变的解剖细节。在最初行血管造影的时候,常常对病变能够进行血管内栓塞治疗。建议使用经颅多普勒超声检测脑血管痉挛发作,并根据原因进行治疗。

治疗

动静脉畸形患者可接受手术切除,放射封堵供血动脉,或者应用立体定位性放射外科手术作为最后或辅助治疗方法。安全切除深部动静脉畸形需要立体定向定位。手术切除供血血管可作为单一的或阶段性的治疗过程。

麻醉管理

术前 没有充血性心力衰竭证据的患者,可以给予术前用药,减少麻醉诱导时产生的焦虑和全身血压变化。

术中 无充血性心力衰竭的动静脉畸形患儿,麻醉诱导的关键是预防置入喉镜和气管插管过程中的高血压。没有ICP增高的患儿,麻醉诱导可以用吸入式麻醉药或静脉给予式麻醉药。建议使用非去极化肌松剂,使气管插管更容易并且(或)减少可能导致血流动力学不稳定的安眠剂剂量。对于充血性心力衰竭的新生儿和婴幼儿,麻醉管理将取决于心力衰竭的严重程度,需要保持适当的心排出量和脑组织灌注。脑积水患者需要过度换气来降低ICP。但是,一旦打开硬脑膜,必须保持二氧化碳在正常范围内,以避免更多的血液分流到低阻力的畸形血管,增加血管破裂的风险并使充血性心力衰竭恶化。

在无充血性心脏衰竭的情况下,控制性降压在动静脉畸形结扎手术时可方便操作。新生儿和婴幼儿伴充血性心力衰竭时,通常使用强心剂,并且不能耐受控制性降压麻醉。不能耐受过量容量负荷的新生儿,需要特别注意液体管理。此外,术前试图减少脑组织含水量,在术中出血多的情况下,可导致快速循环衰竭,因此不予推荐。虽然轻度低体温(35 ℃)可能会有脑保护作用,但是必须积极治疗高热直到患者不再存在缺血性神经损伤的危险。动物模型已证明高热可加重缺血性脑损伤。两根粗静脉导管、动脉穿刺置管和中心静脉导管可以快速控制血压、输注血管活性药、评估输液治疗是否适当以及监测脑灌注压。麻醉诱导后必须放置导尿管。

术后 避免患儿血压突然变化是极为重要的。血管痉挛在患儿术后并发症中并不常见,但是当神经功能恶化时则必须考虑到。颅多普勒超声检查对诊断此并发症很有价值。

脊髓脊膜膨出

神经管缺陷,又称脊髓发育不良,是指胚胎神经沟融合异常,而其通常在怀孕第一个月即关闭。神经管终端关闭发生故障可导致脊柱裂(以椎弓缺损为特征)或脑(脊)膜囊状疝出(脑脊膜膨出)或含有神经组织的疝出(脊髓脊膜膨出)。在这两种情况下,疝囊中含有脑脊液。然而,脊髓脊膜膨出的患儿,常伴随Arnold-Chiari II型畸形。脊髓在骶尾部向尾侧牵拉,在儿童期,如果不进行手术矫正,会出现运动系统或泌尿系统症状。

症状和体征

根据解剖缺陷不同,其临床表现将有很大差异。脊膜膨出的患儿出生时通常没有神经症状;脊髓脊膜膨出的患儿有不同程度的运动和感觉障碍。例如,腰骶脊髓脊膜膨出的患儿表现为弛缓性截瘫,针刺感觉消失以及肛门、尿道和膀胱括约肌张力障碍。常合并的先天性畸形包括:足畸形、脑积水、髋关节脱位、膀胱外翻、子宫脱垂、Klippel-Fei综合征和先天性心脏病。这些患儿可出现严重的上尿道扩张,迫使实施尿转向术成为了必需,如:膀胱造口术、输尿管皮肤造瘘术、回肠或结肠尿道重建术等。他们很容易发生反复尿路感染,可并发革兰氏阴性败血症。后期可能需要

下肢矫形手术。由于这些患儿在长大后容易发生不同发展程度的脊柱侧弯,通常需要行后路脊柱融合。

诊断

Chiari II型畸形患儿出生后通常发现合并脑积水和脊髓脊膜膨出。CT可以确诊此异常的存在。年龄较大的患儿,往往都是因其他原因如腰背疼痛,而拍平片时,偶然得到了脊柱裂的诊断。不太严重的状况,如皮肤浅毛窦、脊髓纵裂、脂肪瘤型脊髓脊膜膨出和脊髓栓系的表现,最常导致背部疼痛,下肢进行性无力、痉挛,膀胱和肠道功能障碍。这些损害可见于任何年龄。磁共振成像是确诊神经管畸形和(或)脊髓异常最有价值的放射学检查方法。

治疗

脊髓脊膜膨出早期神经外科修复可使脊柱恢复相对更加正常的结构。开放型神经管缺陷通常需要皮瓣封闭缺陷,这可能会导致严重的出血。若发现更严重的异常,需要在出生后24小时之内手术,以减少所暴露的中枢神经系统组织感染的风险。然而,脑室炎的发病率与脊髓脊膜膨出修复手术的时间成正比。

麻醉管理

术前 脊髓脊膜膨出缺陷的婴儿很少存在ICP增高。对于Arnold-Chiari畸形合并脑积水的患儿,并不一定需要放置脑室分流。然而,脊髓脊膜膨出的新生儿,对缺氧和高碳酸血症的通气反应可能异常。这些新生儿往往有胃食管反流和声带运动异常,必须采取措施预防误吸。脊髓脊膜膨出囊修复手术,必须严密,以防止脑脊液漏出,可通过气道正压增加囊内压力来确认。隐蔽性失血有可能产生,特别是当膨出的囊太大和皮下空间挖掘太深,必须确认缺损关闭。对于缺损较大的患儿需进行有创监测,如多水平脊髓脊膜膨出。脊髓脊膜膨出可见显著的血管内容量减少,因为第三间隙液体损失过多。鉴于所暴露组织的表面积和患儿的年龄,低体温是这些手术的常见并发症。但是,必须注意防止干燥或辐射热灯造成所暴露的神经组织热伤。

术中 如果选择全身麻醉,患儿应置于侧卧位以避免脊膜膨出囊受压,应行清醒气管插管。将脊膜膨出囊用环形头圈垫高保护起来后,麻醉诱导也可以采用仰卧位。麻醉维持可用吸入式麻醉药。新生儿手术过程中采用俯卧位。琥珀胆碱可使气管插管更容易,应避免使用长效非去极化肌肉松弛剂,因为外科医师可能需要使用神经刺激器来识别有功能的神经组织。

术后　术后,新生儿应保持俯卧位,高度警惕ICP增高的发生。年龄稍大的脊髓脊膜膨出患儿,需要接受多次矫正手术,主要涉及泌尿系统和肌肉骨骼系统。虽然脊髓脊膜膨出患儿同时存在上、下运动神经元功能障碍,琥珀胆碱并不会引起高血钾反应。

脊髓脊膜膨出小儿乳胶过敏(天然橡胶)的发病率增高,表现为术中心血管性虚脱和支气管痉挛。这可能由于慢性暴露于留置导管而导致乳胶过敏。术前有瘙痒、皮疹或在戴乳胶手套或接触充气玩具气球后有喘息病史的,提示有乳胶过敏。

颅缝早闭

症状和体征

颅缝早闭(又称狭颅症)是指:一条或多条颅缝过早融合,导致部分或全部的颅骨生长延迟。随着脑组织的生长,颅骨亦相应增长,这不仅会导致解剖异常(即头部形状异常),而且还会导致严重的功能异常(即颅内压增高、脑积水、发育迟缓、弱视)。一条颅缝过早融合,导致与之平行的(而非垂直的)骨骼生长板代偿性增加。

颅缝早闭的发生率约1:(2000~3000)。最常见的类型是矢状缝及冠状缝早闭,男性发病率约为女性的4倍。然而,单侧冠状缝早闭于女性更常见。其他形式的颅缝早闭则无明显性别差异。

颅缝早闭可能是一种独立的畸形,或者是遗传综合征的一种临床表现。在这些病例中,有家族史者多达40%,伴遗传综合征的至少占50%。

颅缝早闭患儿中非综合征型多达80%,通常仅限于一条颅缝(矢状缝、冠状缝或额缝),不伴ICP增加。颅缝早闭综合征中最常见的是尖头并指(趾)综合征(即 Apert、Pfeiffer、Saethre-Chotzen 和 Crouzon综合征,约占20%),其中典型的是有超过一条颅缝过早融合(全部颅缝早闭、双侧冠状缝(单侧)或合并矢状缝早闭),导致脑积水伴ICP增高和发育迟缓。

颅缝早闭根据受影响颅缝的不同而不同(表24-14)。

诊断

头围、形状和囟门大小异常,在闭合颅缝处可触及长条形骨脊者,高度怀疑为颅缝早闭。通过X线片、超声、CT和(或)磁共振成像可以确诊。

治疗

应在婴儿早期进行手术,防止畸形进一步发展以及与ICP增加有关的潜在并发症。此外,小于9个月的婴儿,颅顶可塑性还是极强的,因此畸形更容易矫正。

对颅缝早闭通用的手术技术同时带来大失血(往往大大超过一个循环血量)的高风险,头盔模型治疗6~8个月后,行全部颅腔重建或(内镜)带状部分颅骨切除术。

预后

术前存在ICP增高的患儿中有超过半数患儿显示出一些智障的表现。术中死亡的主要原因是大量失血。

麻醉管理

颅缝早闭综合征的患儿ICP可能增高,由于合并其他颅面畸形,他们的气道管理可能具有挑战性(上呼吸道阻塞)。在ICP增高时,尽量避免使用大剂量的术前镇静药、氯胺酮和琥珀胆碱。困难气道的患儿,在建立安全气道前、应保留自主呼吸。其他的气道管理技术(如喉罩通气、纤维支气管镜)也应做到随时备用。

表 24-14　根据颅缝受累部位的颅缝早闭分类			
受累颅缝	形态	颅内压增高	精神发育迟滞
矢状缝(40%)	舟状头或长头畸形(双顶径减少和前后经增加,即长、窄头)	不常见	不常见
单侧冠状(15%)	前面斜头畸形(显著颅面不对称,偏向一侧)	不常见	不常见
双侧冠状(20%)	短头畸形(颅骨前后径短伴前额扁平内陷)	常见	常见
额缝(4%)	三角头畸形(前额部尖的窄三角形头颅)	不常见	不常见
人字形(5%)			
双向性	短头畸形	常见	常见
单向性	后斜头畸形	不常见	不常见
全部颅缝(矢状缝和冠状缝最常见)	尖头畸形(高圆锥和尖顶样头颅)	常见	常见
三叶草形头颅(除了额骨之外的全部颅骨)	分叶状颅	常见	常见
全部(10%)	小头畸形	常见	常见

存在颅内高压时,必须提前做好详细的麻醉方案(避免高碳酸血症、低氧血症和低血压)。

对于重要的颅缝早闭整复术患儿应建立粗静脉通路,同时留置动脉导管,这样可以实时监测血压和反复采血。应根据血流动力学参数,而不是单纯依靠红细胞压积,来指导术中输血。颅缝早闭整复术,在切皮后手术室内应备有浓缩红细胞。

减少异体输血技术包括应用血液回输装置、术前急性等容性血液稀释和控制性降压。麻醉降压通常使用吸入式麻醉药,阿片类药物和(或)交感神经受体阻断药。但是,为了保障足够的脑灌注压,ICP增加的患儿不应维持控制性低血压。

根据患者的体位,心前区多普勒超声探头可以检测术中静脉空气栓塞。有些麻醉医师置入中心静脉导管,在出现重大空气栓塞时从右心排出空气。因为约有超过80%的病例在术中发生静脉空气栓塞,故应避免应用氧化亚氮。

一旦建立安全气道后就开始正压通气,通气参数调整到使血内二氧化碳张力正常。有些麻醉医师习惯将气管内插管缝到适当的地方,避免术中意外脱管。术中脱管有可能导致"无法通气(无法插管)"的情况(由于出血和面部肿胀)。

手术后面部肿胀可能相当明显(尤其是当手术延展到眼眶下面时),需要术后机械通气。一些外科医师习惯将眼睑缝合在一起,而不是简单地用自粘胶带粘在一起,因为其往往在手术操作中松脱。

应注意维持正常体温。输入大量的冷液体(例如血液制品),有可能加速体温下降。因此建议将输入液体加温以及使用暖风毯。

唐氏综合征(21-三体)

21-三体或唐氏综合征是最常见的人类染色体综合征。总体而言,活产婴儿患病率大约为1/700。但随着超过40岁的孕产妇越来越多,患病率可高达1/350。这种疾病最常见的原因是由减数分裂Ⅰ期母体染色体不分离导致21号染色体存在3个分离的拷贝片段引起。少数病例是由3号染色体易位至14号染色体或至21号染色体引起。

症状和体征

这种疾病的临床特征多种多样,共同特点为病症会影响头面部,存在短头畸形、枕部平坦、耳朵发育不良、内眦赘皮褶(典型的上斜睑褶,像蒙古人似的横纹)、斜视、虹膜布鲁什菲尔德斑。出生时舌头正常,出生后随舌乳头的肥大而增大。颜面中部发育不全,硬腭高拱和小颌畸形使这个问题更复杂。这些儿童张口呼吸,舌体稍微伸出口腔以代偿受限制的气道。骨骼异常包括身材矮小症、颈部短宽伴枕骨寰椎薄弱(约20%患者)。手短宽、通关手、小指中节指骨发育不全。肌张力降低,关节活动性增加。

呼吸系统问题包括软腭下垂、扁桃体增大、喉气管和声门下狭窄、阻塞性睡眠呼吸暂停、反复肺感染。40%的患者有先天性心脏病,如房间隔缺损、室间隔缺损(25%)、心内膜垫缺损(50%)、动脉导管未闭、法洛四联征。甚至可导致艾森门格综合征。

诊断

生前可行绒毛膜取样或羊膜穿刺术,生后根据典型的临床症状和核型分析确诊。

预后

同其他健康儿童相比,唐氏综合征患儿发生白血病(如急性粒细胞白血病或急性淋巴细胞白血病)的危险性增加10~20倍,而且平均约提前3年出现。唐氏综合征患儿还常伴有甲状腺功能减退症、像成人样的阿尔茨海默病和传导性听力损伤。

麻醉管理

术前应全面评估当前的呼吸及心脏状况。由于舌体平且肥大、小颌畸形、咽喉部狭窄和肌张力下降,气道管理困难,因此必须仔细进行气道评估。在气管插管或摆置手术体位的过程中,要始终警惕由枕骨寰枢椎不稳定引起的脊髓压迫的风险。如果颈部屈伸的侧位平片不能明确发现枕骨寰枢椎不稳定,麻醉前是否应获得这些资料至今仍存在争议。有异常步态、更喜欢坐位、反射亢进、阵挛征象等病史可提示存在椎管狭窄或脊髓压迫。有症状的患儿可能需要颈部垫高或用光学纤维支气管镜进行气管内插管。

如果有心脏病,则麻醉危险性增加。伴肺动脉高压时,需要选择适当的麻醉方法并预防亚急性细菌性心内膜炎。21-三体患儿麻醉诱导时通常会出现心动过缓。皮肤干燥症、特应性皮炎、肥胖使静脉通路的建立通常会遇到很大挑战。由鼻后孔闭锁、面中部发育不全引起的鼻道狭窄、气管(声门下)狭窄很常见,因此需要较小的气管导管。这类患儿中约有2%发生气管插管后喘鸣。直接置入喉镜时,由于牙锥根较正常儿童小,牙齿损伤的危险性增加。免疫力下降使这些患者反复感染,所有创伤性操作均需要在严格无菌的环境下进行。气道畸形使发生阻塞性睡眠呼吸暂停的风险增加,在术后早期阶段必须进行严密监测。尽管这些患儿的智力各有不同,在给予术前用药(咪达唑仑口服)时以及(或)在麻醉诱导和复苏阶段中有其看护者在场会更为有利。有时,对于不合作的患儿,肌肉注射小剂量氯胺酮可以使麻醉诱导的准备过程更容易进行。有报道显示,一些患儿对阿托品的敏感性增加,表现为瞳孔散大及明显的心动过速。

颅面骨畸形

唇裂和腭裂

唇裂、腭裂是最常见的先天畸形,由多种面部畸形组成,其形成口面裂的原因尚不清楚。除了染色体异常,药物(如类固醇、抗癫痫药物[如苯二氮䓬类]、化疗、母体摄入过量的维生素A)、叶酸缺乏、孕产妇吸烟或酒精滥用(胎儿酒精综合征)、产妇糖尿病、孕产妇年龄(小于20岁或大于39岁)、父亲年龄增加等因素均与口面裂的发生有关。总的来说,口面裂的发生率估计为新生儿的1/600~1/500。口面裂可以单独存在,或者是家族特异性畸形或某个综合征的一部分(如Pierre Robin综合征、21-三体综合征、Treacher Collins综合征)。怀孕第5周腭开始发育,6~9周是最关键的时期。据估计,口面裂的新生儿约1/6伴有其他先天性缺陷(常常影响到心脏或肾脏)。

症状和体征

唇裂新生儿保持呼吸道开放通常不会有问题。然而,腭裂或唇(腭)裂的婴儿,舌头可能滑落至腭裂隙,阻碍呼吸道,因而只能用鼻呼吸。体质弱、吸吮不协调、吞咽困难的患儿可能存在喂养问题,并可导致反复肺内误吸和生长困难。由于腭裂患儿咽鼓管通气不足,经常发生复发性或慢性中耳炎,需要鼓膜切开和骨膜置管。

诊断

通常在出生后即可确诊,但在孕中期开始阶段即可进行早期宫内超声检查。虽然唇裂和唇(腭)裂很容易被检测出,而孤立存在的腭裂可能不连续,有时需要对硬腭和软腭进行仔细的望诊和触诊。

治疗

治疗时间和首选手术方法多种多样。大约3个月时,需要对唇裂患儿进行手术以修复缺损、重建唇部正常解剖结构。而进行腭裂修复的时间跨度会有明显不同,通常在语言发育之前(为新生儿期至大约18个月左右)。

预后

孤立的颜面部裂预后良好,但某些情况下(主要是腭裂患者)可能要进一步行矫形外科手术(如咽腭成形术)。

麻醉管理

对于非综合征性裂的婴儿,首选吸入诱导,建立静脉通路后,给予小剂量神经肌肉阻断剂和阿片类药物(如芬太尼或吗啡),然后经口用环状-阿代尔-埃尔温(RAE)气管导管建立安全通气道并进行固定和管理。伴有综合征性裂的婴儿,应保持自主呼吸,直到通气得到保证。使用局部麻醉剂:由外科医师行局部浸润麻醉并且(或)由麻醉医师行眶下神经阻滞,可以减少术中及术后疼痛。

患者可在完全清醒后拔管。建议在拔管前轻柔但全面地吸引口腔及咽部,同时确定咽喉部没有遗留手术中塞进的湿纱布。

术后冷空气雾化吸入可使这些患儿感觉更舒适并预防呼吸道并发症。最初,用支架支撑鼻子。手臂通常用夹板固定,以防止婴幼儿移动鼻支架或者使修复破裂。

下颌骨发育不良

下颌骨发育不良是一些影响儿童患者容貌的综合征的显著特征。小下颌使舌体的空间狭小,喉头前移。因此,可能出现上呼吸道阻塞和气管插管困难。

Pierre Robin综合征

Pierre Robin综合征包括小颌畸形,通常伴舌后坠(舌后移位)和腭裂。下颌骨发育不良可导致舌体向后移位至咽部,妨碍上腭融合。患Pierre Robin综合征的新生儿或婴儿可出现急性上呼吸道阻塞。喂养问题、发育不良、青紫发作是这种疾病的早期并发症,且常伴先天性心脏病。值得庆幸的是,幼儿期下颚骨充分生长可明显降低随后几年气道相关问题的严重程度。

Treacher Collins综合征

Treacher Collins综合征是最常见的下颌骨颜面发育不全。这种综合征为常染色体显性遗传，而其表现型各异。由于出生前经常出现致死性缺陷，因此受累家族常发生胎儿流产。米勒综合征具有类似于Treacher Collins综合征的面部特征以及四肢严重畸形的表现。

小颌畸形及其引起的早期气道相关问题，与Pierre Robin综合征的婴儿经历相似。大约有30%的Treacher Collins综合征患儿伴腭裂。这种疾病还常常伴有先天性心脏病，尤其是室间隔缺损。其他特征还包括颧骨发育不良、眼缺损（下眼睑凹迹）、眼裂倾斜、副耳、外耳道和听骨链严重畸形。由于听力受损，可导致精神发育迟缓，但这不是Treacher Collins综合征的主要特征。其与患Pierre Robin综合征的婴儿相似，会遇到困难气管插管或无法插管的情况，尤其是当全部牙齿形成后。Treacher Collins综合征患者可能需要进行上呼吸道管理和腭成形术，治疗慢性中耳炎以及矫正先天性心脏病。此外，一些Treacher Collins综合征患者需行大面积颅面骨截骨术以纠正面部畸形（见"器官间距过远"）。

Goldenhar综合征

Goldenhar综合征的特点是单侧下颌骨发育不良，同时伴患侧眼、耳、脊椎异常。气管插管的难易程度明显不同：有些患者气管插管很少遇到困难，而在有些人插管是极端困难的。

Nager综合征

Nager综合征是罕见的面骨发育不全，具有特征性的颅面骨畸形，如颧骨发育不良，重度小颌畸形。这些儿童可能需要在早期行多次整形外科手术以矫正颅面畸形。

麻醉管理

术前评估 首先要评估重度下颌骨发育不良的患儿上呼吸道的一般情况，制定气管插管计划。此外，术前评估应侧重于心血管系统和血红蛋白浓度。有些慢性气道阻塞的患者可能出现慢性动脉低氧血症，进而发展为肺动脉高压。术前推荐使用抗胆碱药物以减少上呼吸道的分泌物，避免使用阿片类药物和其他呼吸抑制剂。

术中管理 可以考虑用几种方法行气管内插管，但也可以直接选用其他备选方案，包括紧急行支气管镜检查、环甲膜切开术或气管造口术中所需设备。建议在行直接喉镜检查前应预先吸氧，静脉注射阿托品以尽量减少迷走神经兴奋产生的心动过缓。建议对此类患儿在确保气管插管成功后再给予肌肉松弛剂。表面充分麻醉后，在纤维气管镜辅助下经口或经鼻行清醒气管插管有时能成功。清醒气管插管可能会对患儿的上呼吸道产生不必要的损伤，不能消除肺内误吸的危险。通常，只要维持足够的麻醉深度、确保上呼吸道通畅，用挥发性麻醉药（如七氟烷）行吸入式麻醉药诱导即可成功完成纤维气管镜插管。麻醉诱导时保持自主呼吸以确保持续控制气道，避免患儿胃内充气。在达到足够的麻醉深度前用力推下颌更易于维持上呼吸道的通畅。麻醉达到足够深度时可尝试用纤维气管镜插管。推下颌时舌部向前牵拉，可促进纤维喉镜的置入和气管插管。选择某些患儿用喉罩通气道代替气管插管，或在气管插管失败时选用喉罩通气道。喉罩也可用来引导光学纤维喉镜行气管内插管。所有保持气道通畅的方法失败后，可在局部麻醉下行气管切开术。然而，这些患儿行气管切开术时会遇到技术上的困难，可出现即刻和延迟的并发症，如出血、气管切开的位置不佳。

术后，在患者完全清醒时再拔除气管导管，同时必须备有紧急行二次插管所需装置。

器官间距过远

器官间距过远是指眼距增加并伴有多处颅面畸形，如Crouzon-Apert综合征。Crouzon综合征包括器官间距过远、颅缝早闭、眼眶过浅且眼球明显突出以及面中部发育不全。Apert氏综合征的特点为具有相同的面部特征，同时存在四肢并指畸形。与器官间距过远有关的其他畸形包括腭裂、颈椎骨性愈合、听力丧失，精神发育迟缓。器官间距过远是众多颅面疾病中适合行面部整形手术的典型代表。

治疗

颅面畸形的矫正主要涉及下颌骨截骨术、颅骨切开术（充分暴露额叶）、上颌骨切开术（使上颌骨前移）、眼眶向内侧移位和多次肋骨移植。这种复杂的手术可能需要几个小时完成，涉及100多个独立的手术步骤。通常在婴儿期面部骨骼骨化前行外科矫治。

麻醉管理

对器官间距过远的患儿行颅面外科手术时，从全面的术前评估、术前准备到术后几天内的麻醉管理都很复杂。颅面外科手术只有在条件允许的情况下，由有资格的医师团队进行尝试,同时他们应当认识到可能出现的与多种麻醉相关的问题。

对患者进行气道管理时不能干扰矫形手术术野的暴露。可能会出现气管插管困难的情况。术中上颌前移、下颌骨截骨或头颈部复位时,气管内导管可能发生移位或打折。此外,当患儿颈部屈曲时,气管导管可能移位至一侧主支气管,或者导管可能被凿骨刀意外切断。长时间的手术过程中吸入干燥或湿化不足的气体可能导致气管内导管(特别是需要用直径较小的气管内导管时)形成黏液栓。

术中失血常发生在多处骨切开部位和供骨部位,这些部位均匀渗血,平均约为1~2倍的血容量。由于广泛渗血,失血量很难测量。连续测量红细胞压积、中心静脉压和尿量有助于估计失血量,指导静脉液体替代治疗。手术前应确认可供术中使用的浓缩红细胞、血小板、新鲜冰冻血浆的数量,同时必须为快速输血准备较粗的静脉通路。

将患儿头部抬高15°~20°可降低失血量。此外,控制性降压以及在手术过程中估计有大出血时使用硝普钠也是有效的。控制性降压过程中,平均动脉压(Willis环水平测量的)不应低于50 mmHg左右。血液必须进行过滤、保温,如果快速地给患儿输注,应同时给予葡萄糖酸钙(每输血1 mL,静脉注射1~2 mg),以降低发生柠檬酸盐中毒的可能性。

复杂颅面修复手术时间较长,手术过程中可能出现低体温,可采取将患儿放置在保温毯上、静脉输注加热的液体或血液、吸入保温保湿的气体等手段。谨慎摆体位,对受压部位加垫填充可减少压力性坏死和神经损伤,特别强调应避免过度牵引患者的臂丛神经。尽管有这些预防措施,仍可能发生不明原因的周围神经损伤(尤其是尺神经病变)。

过度通气维持$PaCO_2$为30~35 mmHg,保持头高位,应用呋塞米、甘露醇和皮质类固醇类药物,可以减少脑水肿。给予等渗溶液限制自由水分的流动。应用适当的麻醉技术可最大限度地减少脑水肿。持续引流腰部脑脊液可以减少术中脑水肿。许多重建手术是在颅外进行的,因此脑水肿不是一个严重问题。

当患儿眼球突出时候,可能出现角膜擦伤。因此,应使用眼药膏并可缝合眼睑使其关闭。此外,眼睛或眼眶的手术治疗可引起眼心反射。降低眼眶承受的压力或小剂量应用阿托品可迅速消除眼心反射。

除了常规监测,必须在外周动脉置管,连续测量全身血压。从动脉导管中取血也可以用来测定血气、pH值、红细胞压积、电解质和血浆渗透压。置中心静脉导管和Foley导尿管对于评价静脉补液是否充足很有帮助。应用二氧化碳描记术可监测通气是否充足并及时发现气管导管在气管内的移位。

术后,整个头部用敷料加压包扎,仅有气管内导管可从敷料中突出来。患儿的嘴部也会有缝合线,同时可能存在咽部出血、喉头水肿、颅内压增加。手术结束后需行数天机械通气,因此不要拮抗阿片类药物或肌肉松弛剂的作用。

上呼吸道疾病

急性会厌炎(声门上炎)

急性会厌炎最常见于2~7岁的儿童,但婴儿和成年人也会受到影响。常见病原菌为B型流感嗜血杆菌,自80年代末开始对B型流感嗜血杆菌实行常规免疫,因此会厌炎的发病率明显下降。然而,急性会厌炎仍旧是一个严峻的挑战,因为其发病突然,几个小时内即可发展到上呼吸道阻塞,如果不及时治疗会有生命危险。没有典型的症状和体征时,急性会厌炎与喉气管支气管炎(义膜性喉炎)难以区别(表24-15)。有人将这种疾病命名为急性声门上炎而非急性会厌炎,因为声门上组织和会厌水肿是这种疾病的主要病因。

症状和体征

急性会厌炎患儿通常有急性吞咽困难、高热、吸气性喘鸣的病史,24小时内即可产生特征性的症状和体征(见表24-15)。患儿采取自然端坐、身体前倾、下颌向上、张口呼吸的典型姿势以保持呼吸道通畅。实际上,体位改变可增加上呼吸道阻塞的程度。急性会厌炎可伴肺水肿、心包炎、脑膜炎、化脓性关节炎。而脑膜炎奈瑟球菌、A组链球菌、白色念珠菌是引起脑膜炎和会厌炎的主要原因。

诊断

急性会厌炎为内科急症,怀疑患急性会厌炎的患儿必须住院治疗。急性会厌炎的诊断主要依据临床体征。应快速获取病史并检查患儿上呼吸道阻塞的体征。病情稳定的患儿可行颈部侧位X线检查。会厌大、肿胀("拇指征")具有诊断价值。如果高度怀疑会厌炎或患儿病重时,不必行X线检查。应推迟直接窥视会厌的尝试,因为任何器械即使是压舌板,也可能会诱发

表 24-15	急性会厌炎和喉气管支气管炎的临床特点	
参数	急性会厌炎	喉气管支气管炎
受累年龄	2~7 岁	小于 2 岁
发病率	占喘鸣患儿的 5%	占喘鸣患儿的 80%
病原学	细菌(流感嗜血杆菌)	病毒
发病	24 小时内迅速进展	24~72 小时逐渐发病
症状和体征	吸气性喘鸣、咽炎、多涎、发热(通常大于 39℃)、不能安静入睡、需坐直身体前倾、呼吸急促、发绀	吸气性喘鸣、犬吠样咳嗽、流涕、发热(很少大于 39℃)
实验室检查	中性粒细胞增加	淋巴细胞增加
颈部侧位 X 光片	会厌肿胀	声门下狭窄
治疗	全身麻醉时吸氧、紧急行气管内插管或气管造口术、液体治疗、抗生素、皮质类固醇药物(?)	吸氧、消旋肾上腺素气雾剂、湿化气道、液体治疗、皮质类固醇药物、严重气道阻塞时行气管内插管

喉痉挛。避免采集动脉血气、静脉穿刺和静脉穿刺置管，以防激惹患儿。

治疗

急性会厌炎的处理需要儿科重症医护人员、麻醉科医师和耳鼻喉科医师共同参与。当要发生气道阻塞时，通常带患儿去手术室，准备行气管插管和紧急气管切开术。应当牢记完全性上呼吸道阻塞可能随时发生，尤其是在使用上呼吸道辅助通气装置时，由会厌水肿以及吸入分泌物引起的喉痉挛和呼吸肌疲劳可能造成声门阻塞。精通气道管理的医师必须随时陪伴在这些患儿身边。

急性会厌炎的确切治疗包括迅速建立有效通气道，在对血液及咽喉分泌物进行培养后给予针对流感嗜血杆菌的抗生素。未经证实，但皮质类固醇药物可降低会厌水肿。推荐采用全身麻醉经喉气管插管的方法以确保患儿通气安全。

预后

没有行人工气道（气管内插管或气管切开术）的会厌炎患儿死亡率高于6%，相比之下，采取人工气道的患儿死亡率小于1%。插管维持时间取决于患儿疾病的临床发展过程。由于对抗生素反应敏感，多数情况下2~3天即可拔管。

麻醉管理

麻醉诱导时应有耳鼻喉科医师在场。气管插管的麻醉诱导和维持采用氧气混合挥发性麻醉药七氟烷（以前用氟烷）。应用挥发性麻醉药时可以吸入高浓度的氧气，以便促进这些患者的氧合作用。麻醉诱导前，需要准备急症行环甲膜切开术或气管切开术，以防突然发生气道阻塞或无法经喉气管插管。

患儿坐位即可开始吸入诱导。待患儿入睡后，置于仰卧位，如果需要克服上呼吸道阻塞，可用面罩辅助通气。当麻醉深度足够时，可置静脉导管，并行直接喉镜检查、气管插管(可选择比通常用的气管内导管小半号、带管芯的导管)。气管插管成功后，行直接喉镜检查以明确急性会厌炎的诊断。如果一些麻醉医师在不损伤气道的情况下可信心十足地更换导管，他们则更喜欢在直视下用经鼻气管导管来取代经口气管导管。清醒患儿经鼻插管更舒适，可以减少唾液分泌，防止咬管。插管后，气管内导管妥善固定，患儿可从麻醉状态苏醒过来，并转移至重症监护病房。

当患儿发热并有其他感染体征(如中性粒细胞减少)可考虑拔管。会厌水肿已得到解决的临床表现是气管导管周围漏气。不管临床印象如何，拔管前需要在镇静或全身麻醉下用直接喉镜或可弯曲的光导纤维喉镜检查气道，以确认会厌及其他声门上组织炎症已消除。

喉气管支气管炎(喉喘鸣)

喉气管支气管炎(喉喘鸣)是上呼吸道病毒感染，通常6个月~6岁的儿童受累，尤其多发于小于2岁的儿童(见表24-15)。病原体包括副流感病毒、腺病毒、黏液病毒和A型流感病毒。喉气管支气管炎和急性会厌炎具有某些相似的临床特征，有时很难区别(见表24-15)。

症状和体征

与急性会厌炎相比，喉气管支气管炎在24~72小时内逐渐发病，并伴有上呼吸道感染体征，如流鼻涕、咽炎、低烧。白细胞计数正常或轻度增加，淋巴细胞增加。患者具有典型的"犬吠"样咳嗽、声音嘶哑和吸气性喘鸣。患儿焦虑、哭泣或夜间症状加重。喉喘鸣的患儿更喜欢坐位或被直立抱起。

诊断

喉喘鸣只是一种临床诊断。但如果颈部X线片表现为特征性的声门下狭窄或"尖塔征"，通常可作为诊断的前后依据。令人遗憾的是，尖塔征并不是喉喘鸣的特殊标志，与疾病的严重程度也无很强的相关性。轻度声门下狭窄的婴儿可出现反复的呼吸道感染史以及与喉喘鸣相似的症状。

治疗

喉喘鸣有时可出现危及生命的气道阻塞。轻度至中度喉气管支气管炎的治疗包括辅助供氧和冷却雾化吸入。值得注意的是，出现哮鸣音并伴发喉喘鸣的患儿，冷雾可使支气管痉挛加重。在严重呼吸窘迫伴有发绀和气道收缩的病例中，雾化吸入氧气及消旋肾上腺素（2.25%肾上腺素溶液与3 mL生理盐水混合液0.05 mL/kg，最大量0.5 mL），可能会帮助缓解气道阻塞。研究显示，由于其血管收缩作用，雾化吸入消旋肾上腺素治疗可减轻喉黏膜水肿，降低气管插管的必要。接受消旋肾上腺素雾化吸入治疗的患儿应入院观察，因为他们通常需要每间隔1~4小时重复治疗一次，可能会遇到反弹效应，表现为在最初改善后阻塞加剧。给予皮质类固醇类药物，例如静脉注射地塞米松0.5~1 mg/kg或吸入布地奈德可降低喉黏膜水肿，有效缓解喉喘鸣的症状。

如果出现机体耗竭，表现为Paco$_2$增加，需行气管插管。气道阻塞的同时分泌物较多并黏稠，表明需行气管插管及侵袭性肺灌洗。气管插管所使用的导管应小于正常型号，以尽量减少与插管相关的水肿。如果比正常小的气管导管在声门下感觉太紧的话，需行气管切开术。

预后

大多数喉喘鸣患儿(尤其是年纪稍大的儿童)在好转之前仅出现喘鸣和轻度呼吸困难。严重病例可雾化吸入肾上腺素，能显著降低行气管切开术的必要性。虽然喉气管支气管炎一般是短期存在的疾病，但气道高反应性可持续存在。插管持续时间长于会厌炎(一般为3~5天)，并依靠气管内导管周围漏气情况而定。

麻醉管理

当必须行气管插管时，应像会厌炎患儿那样在手术室进行。如果病情发展至需要行气管切开术，外科医师应该在场。

插管后喉水肿

插管后喉水肿或插管后喉喘鸣是所有患儿行气管插管可能出现的并发症，然而1~4岁的儿童发生率最高。症状通常由声门下黏膜水肿引起，但水肿也可发生在声门水平。目前缺乏关于插管后喉水肿病因描述的相关研究，但仍有某些诱发因素可预测插管后喉水肿的发生(表24-16)。

症状和体征

插管后喉水肿可表现为喘鸣、"犬吠样"或"金属样"咳嗽、声音嘶哑、支气管收缩、鼻翼扇动、低氧血症、精神状态改变。症状的严重程度与气道阻塞的严重程度有关。通常在拔管1小时内出现症状，4小时内达到高峰，24小时内喘鸣可缓解。

诊断

吸气性喘鸣提示气道阻塞发生在声带或声带上水平，而呼气性喘鸣提示声带水平以下发生气道阻塞。

治疗

插管后喉水肿的治疗目的是减轻呼吸道水肿。每小时吸入消旋肾上腺素气雾剂，剂量为0.05 mL/kg（最大为0.5 mL）且溶于3.0 mL生理盐水中，直到症状消失。消旋肾上腺素的临床疗效持续约2小时。因为雾化吸入消旋肾上腺素可出现反弹现象，日间手术的患儿应在最后一次治疗后观察4小时。研究证明，重度插管后喉水肿的患者应用氦氧混合气治疗有益。

虽然普遍应用地塞米松治疗插管后喉水肿，但其疗效仍有争议。预防性应用甾体类药物可阻止呼吸道水肿恶化，但并不能有效预防插管后喉水肿。地塞米松已被证实可用来治疗喉气管支气管炎，但需要4~6

表 24-16	插管后喉水肿的相关因素
年龄小于 4 岁	
气管插管与喉部接触紧密，15~25 cm H$_2$O 听不到漏气	
插管损伤或反复插管	
长期插管	
高压低容性套囊	
气管插管时患儿"呛咳"或咳嗽	
插管时头部复位	
感染史或插管后喉喘鸣	
颈部(气道)手术	
上呼吸道感染	
21-三体综合征	

小时才能达到最大效应。

预后

多数情况下,插管后喉水肿具有自限性。轻症患者仅采取冷雾治疗即可好转。对于那些需用消旋肾上腺素的患儿,治疗一次或两次通常会有明显改善。罕有需再次插管或行气管切开术。

麻醉管理

考虑到带套囊的气管内导管可能引起声门下水肿,对小于8岁的患儿推荐使用不带套囊的导管。目前,气管内插管采用低压高容气囊取代高压低容套囊,使选用带套囊的气管内导管发生插管后喘鸣的风险性并不大于不带套囊的导管。实际可以选择比通常用的不带套囊的气管内导管小半号至一号的带囊导管,理论上可以减少由于导管过粗或过细(过度漏气)所导致的重复插管的次数。当有证据表明气管内导管周围漏气,提示喉水肿有所改善时,可考虑拔管。

异物吸入

异物吸入至气道可引起气道阻塞,产生一系列反应。例如,喉部、气管水平完全阻塞,可使患儿窒息致死;相反,异物进入远端气道仅引起轻微症状,有时会被忽视。

症状和体征

异物吸入的常见临床表现为咳嗽、喘鸣、进入患侧肺部的空气减少。异物吸入最常见的部位为右主支气管,其次为气管。症状的严重程度随异物所在部位及其引起的阻塞程度的不同而改变。异物长期保留在呼吸道,患儿可被误诊为上呼吸道感染、哮喘、肺炎。异物吸入的种类可影响疾病的临床过程。例如,坚果和某些蔬菜对支气管黏膜具有很大的刺激性。

诊断

先前健康、无上呼吸道感染或呼吸道畸形征象的儿童,出现憋气或咳嗽发作伴喘息,则高度提示出现呼吸道异物。支气管异物表现为咳嗽、气喘、呼吸困难、患侧肺部空气进入量减少。如果吸入的物体是不透射线的,胸部X线片可为诊断提供直接证据;如果具有放射线可透性,呼气时胸部X线片出现患侧肺部过度通气(由于空气滞留作用)和纵隔向对侧摆动可为诊断提供间接依据。到了晚期,在梗阻远端出现肺不张。喉部异物如果不能及时救治,可表现为完全梗阻、窒息或出现部分阻塞,表现为犬吠样咳、声音嘶哑、咳嗽、哮鸣音及呼吸困难。气管异物通常表现为憋气、哮

鸣音、喘息。

治疗

治疗需要使用直接喉镜和硬式支气管镜检查取出异物。治疗目的是在24小时内将吸入的异物取出。异物在呼吸道遗留时间超过24小时可出现吸入物质移位、肺炎和其他肺部后遗症的危险。

预后

吸入的花生和豆类变软,钳夹时可碎成小片。如果这些小碎片在取出的过程中卡在两个主支气管内且阻止通气时,情况及其危险,可导致死亡。喉或气管阻塞通常后果严重,但幸运的是,多数异物很小,可以通过声带,很少堵塞气管。

麻醉管理

几乎没有任何疾病像异物吸入那样对麻醉医师的灵活性要求这么高。每个患儿需要采取个性化的麻醉方法以适应不同临床情况。麻醉诱导方法依赖于呼吸道阻塞的严重程度和阻塞位置。当存在喉部异物或呼吸道阻塞时,可仅用挥发性麻醉药(如七氟烷)混合氧气进行麻醉诱导。如果呼吸道更纤细,可采用静脉麻醉药诱导,然后吸入挥发性麻醉药。麻醉达一定深度时可保留自主呼吸,以预防喉镜及支气管镜检查时咳嗽。利多卡因溶液喷喉可有效防止内窥镜操作时引起的喉痉挛。静脉注射阿托品10~20 μg/kg或格隆溴铵3~5 μg/kg,用于降低内窥镜检查时迷走神经刺兴奋引起的心动过缓。

支气管镜检查时通常避免使用肌肉松弛剂,因为正压通气可导致异物向气道远端移动,使异物取出更困难。此外,如果异物产生球阀现象,肺部正压通气可导致过度通气,可能引起气胸。通过支气管镜检查,异物的性质和位置确定后可保持自主呼吸。取位于隆突远端的异物时手术时间长,可应用肌肉松弛剂。

丙泊酚全凭静脉麻醉比吸入麻醉更有优势,特别是在包括取出支气管异物等需长时间手术的病例中。无论间歇通气或通气-血流灌注不匹配,持续输注丙泊酚可确保麻醉平稳。硬支气管镜置入气管后,可将麻醉回路连接在支气管镜侧孔。如果患儿处于麻醉状态,可继续保持自主呼吸或行手控人工通气。通过支气管镜放置内镜时,由于阻力增加,通过呼吸侧孔无法通气。内窥镜检查控制通气时,需要采用窒息-氧合技术。当氧饱和度开始下降且取出内镜时,支气管镜退出至隆突上并堵住近端开口,使患儿在仪器重新置入前保持过度通气。通常情况下增加新鲜气流量可克

服支气管镜周围大量漏气。

当偶尔出现明显漏气和妨碍通气时,内窥镜医师必须间断退出支气管镜,并放置气管内导管给予充分通气。取异物过程中,如果异物落入气管或喉部引起气道阻塞,不可能马上取出,可将异物推至一侧主支气管,至少保证单肺通气。再次尝试取异物时,患儿可用面罩通气或行气管内插管。如果异物太大、不能通过活动的声带移动支气管镜及异物,需用琥珀胆碱或短效非去极化肌肉松弛剂使骨骼肌完全麻痹。支气管镜检完成后,可行气管内管插管,条件允许时可考虑拔管。

虽然考虑到异物吸入的副作用可能会受麻醉时选择的通气方法(自主呼吸与控制通气)的影响,但没有证据表明支气管或气管异物取出术中和术后的结果受到所采用的通气管理方式的影响。幸运的是,多数患者表现相对稳定,允许进行术前研究并使胃充分排空。预防性地应用地塞米松可减轻声门下水肿。消旋肾上腺素雾化吸入可有效治疗插管后喉炎。支气管镜检后拍胸部X线片,检查是否存在肺不张或气胸。体位引流、胸部叩诊可增强分泌物的清除,降低感染的危险。

喉乳头状瘤

喉乳头状瘤是儿童常见的喉部良性肿瘤。最有可能的病因是身体组织对人乳头状瘤病毒的应答反应。喉部感染人乳头状瘤病毒的机制目前还不清楚。多数情况下,怀疑是患生殖器疣的母亲在经阴道分娩的过程中,将病毒传播至孩子身上,但此观点尚未经过证实。

症状和体征

喉乳头状瘤常见首发症状为声音特征的改变。患儿可出现声音嘶哑,而婴儿可出现哭声的改变,有时出现喘鸣。如果不及时治疗,可能发展为渐进性呼吸困难和气道阻塞。大多数患乳头状瘤病的患儿在7岁之前出现相关症状。40%以上的患儿存在不同程度的气道阻塞。

诊断

显微喉镜检查及病变部位活检可确诊。

治疗

喉乳头状瘤的治疗方法多种多样,包括手术切除、冷冻外科手术、局部应用5-氟尿嘧啶、应用外源性干扰素和激光消融。由于该病具有自限性,必须避免由治疗所引起的并发症。例如,虽然病变蔓延通常局限在气管切开术部位,但是气管切开术后可出现远端气道播散。气管切开术可挽救生命,通常用于迅速复发且伴有呼吸道阻塞的患者。激光凝固术已成为喉乳头状瘤治疗的主要方法。因为乳头状瘤极易复发,在患儿自行缓解前,经常需要行激光消融。最近在某些医疗中心用微吸切钻治疗喉乳头状瘤已经得到普及。

预后

气管支气管树下游的远端部位受累表明疾病发生了侵袭性变,会有生命危险。乳头状瘤恶性变罕见,但可发生在较大儿童身上。乳头状瘤通常可在青春期退化。

麻醉管理

喉乳头状瘤切除术的麻醉管理取决于气道阻塞的严重程度。在明确气道阻塞的程度和性质前建议保持自主呼吸。严重呼吸道阻塞的患者建议清醒插管,但在儿童患者中并不总是可行的。用七氟烷与氧气行麻醉诱导,插管时有耳鼻喉科医师在场通常会保证安全。肌肉松弛剂可使气管插管更顺利,但有严重呼吸道阻塞的患儿不应给予。实际上,有些患儿只有在保持自主呼吸时才可确定声门开放。麻醉或正压通气开始时,对于蒂状声带或声门上乳头状瘤的患儿来说,气道部分阻塞可发展为完全阻塞。此时对某些患儿而言,硬支气管镜是唯一确保气道安全的方法,必须随时准备。如果乳头状瘤脱落至气管或阻塞气管内导管,气管插管后可能会出现通气困难。应明确的是,同一个患者乳头状瘤切除术中表现出的气道阻塞程度变化会很大。

显微喉镜手术包括采用激光消融法或钳夹法外科切除乳头状瘤。行显微喉镜检查时声带必须保持静止,因此需要创造合适的手术条件(如骨骼肌麻痹或深麻醉),短效非去极化肌肉松弛剂可满足此要求。仅当面罩可提供正压通气时才能给予肌肉松弛剂。气管插管时应采用直径小于所估计的带套囊气管导管,这样使声门更清晰地呈现在内镜医师面前。在某些情况下,可用呼吸暂停-给氧技术,即暂时移除气管导管。行乳头状瘤激光消融术时,应注意安全使用激光。乳头状瘤切除术后,只有当患儿完全清醒、喉部出血已经停止时才可考虑拔出气管导管。拔管后,雾化吸入消旋肾上腺素、静脉给予地塞米松可减轻声门下水肿。

肺脓肿

肺实质局部感染出现坏死、空洞时形成肺脓肿。

很多情况易造成儿童肺脓肿,最常见的原因是吸入含致病菌的胃分泌物。肺炎影响吸入物引流,使炎症和肺软细胞组织缺血局部化, 进而导致组织坏死及液化。此外,肿瘤或异物阻塞支气管,导致气道远端阻塞产生肺脓肿。应用气管内插管和咽周填塞可减少口咽手术时由于吸入血液和组织而造成的肺脓肿。

症状和体征

儿童肺脓肿的常见症状包括发热、咳嗽、胸膜炎性胸痛、多痰、食欲减退、体重减轻、咯血、呼吸困难和呼吸急促。

诊断

通常可根据胸部X线片出现典型含气液平的空腔即可诊断肺脓肿。先天性支气管肺囊肿感染与肺脓肿胸片难以区别。胸部CT检查可作为获取有关解剖特点、肺部病变部位及大小等额外信息的有效辅助手段。如果无法获得满意的痰液样本,在CT引导下经皮穿刺抽出脓液或行诊断性支气管内窥镜检查时,直接经支气管吸出脓液有助于分离致病微生物。

治疗

初期治疗包括于静脉应用广谱抗生素(适用于需氧及厌氧微生物)直到细菌学诊断得以建立起来。胸部物理治疗、脓肿体位引流辅以抗生素治疗往往有效,但必须行治疗性支气管镜检查和经支气管脓肿引流。对抗生素治疗无反应时可行手术治疗。

预后

对新生儿及免疫受损患儿的药物治疗通常无效,而原本健康、没有潜在内科疾病的患儿预后很好,多数症状可在7~10天内消失,但发热可持续数周。

麻醉管理

放置双腔支气管内导管可降低脓肿中的脓性物质污染肺及气道的风险。双腔导管太大,婴儿和幼儿可能需要支气管内插管进行肺隔离。由于单肺麻醉可导致肺内右向左分流增加、动脉血氧分压降低,因此必须吸入高浓度的氧气。

恶性高热

恶性高热(MH)是药源性临床综合征的特例。这种疾病的易感患者有遗传倾向,当他们暴露在诱发因子或应激性的环境中才会表现出来。所有挥发性吸入式麻醉药是恶性高热最常涉及的药理学触发剂。

据报道,全身麻醉中恶性高热的总发病率:儿童为1/15 000~1/3 000,成年人为1/100 000~1/50 000。琥珀胆碱与其他触发剂联合应用时发病率较高。发病率有明显的地域差异:北美洲的某些地区高发。恶性高热通常发生在儿童和年轻成人中(急性恶性高热在30岁之前发病率最高),但从产房中的婴儿到70岁的老人均有发作。

已被公认的恶性高热易感性的遗传模式包括:常染色体显性遗传(外显率降低,表现型多样)、常染色体隐性遗传、多遗传因子及未被分类型。外显率降低意味着有比通过完全显性形式预测出来的更少的后代受累。表现型多样是指家族之间易感性存在差异,而家族内部几乎无变异。

猪应激综合征或猪苍白柔软渗出综合征,是恶性高热的动物模型。用强效吸入式麻醉药和琥珀胆碱进行麻醉诱导,猪的某些品种可表现出典型的恶性高热:RYR1基因位点形成点突变,然后按常染色体隐性遗传传至下一代。除了麻醉剂,其他应激因素(如海运、准备屠宰)也可触发这种综合征。恶性高热基因位于人类19号染色体上,它也是骨骼肌肌浆网钙离子释放通道(兰尼碱受体RYR1位点)的基因编码。有人推测,钙离子释放通道缺陷导致恶性高热易感性。然而对北美洲恶性高热家族进行的研究显示,其中25%有RYR1基因的基因突变, 但这些突变并不总与氟烷体外挛缩试验阳性有关。猪的恶性高热是单发疾病,而人类的恶性高热则不同,是病因中存在多个位点和这些位点多个变异的一种临床综合征。

恶性高热患者表现各有不同。约30%的患者可安全应用三种以上的麻醉剂。临床表现从出现轻微反应,直至体温急剧上升、肌强直、酸中毒、心律失常,甚至死亡。某些反应潜伏期更长,可能术后才会出现。恶性高热不会总是在接触诱发剂后出现。因此,不同家族恶性高热可由不同的基因引起,或其他倾向因子在不同的患者或家族中表达不同。恶性高热可被描述为一种异质性遗传病,具有多种临床表现。

症状和体征

恶性高热没有特异性的临床表现,依靠对病程各个阶段临床特点的认识进行诊断(表24-17)。恶性高热具有代谢亢进的症状和体征(可达正常的10倍)。这种疾病的临床表现无特异性,给予琥珀胆碱后,可出现心动过速、呼吸急促、动脉低氧血症、高碳酸血症、代谢及呼吸性酸中毒、高钾血症、心律失常、低血压、

表 24-17	恶性高热的临床特征		
阶段	临床体征	监测参数的改变	生物化学改变
早期	咬肌痉挛		
	呼吸急促	分钟通气量增加	
	碱石灰迅速消耗	呼气末二氧化碳浓度增加	动脉血二氧化碳分压增加
	碱石灰罐温度增加		
	心动过速		酸中毒
	心率不规则	心律失常,心电图 T 波高尖	高钾血症
中期	触摸患者感觉温热	中心温度增加	
	发绀	血红蛋白氧饱和度降低	
	手术部位血色变暗发黑		
	心率不规则	心律失常,心电图 T 波高尖	高钾血症
晚期	全身性骨骼肌肌肉强直		
	出血时间延长		
	黑尿		肌红蛋白尿
	不规则心率	心律失常,心电图 T 波高尖	高钾血症
Adapted form Hopkns PM：Malignant hyperthermia：Advances in clinical management and diagnosis. Br J Anaesth 2000：118–128.			

骨骼肌强直、牙关紧闭或咬肌痉挛、体温升高。

　　恶性高热最早出现的体征是患者代谢率明显增加,这也反映了诱发剂引起骨骼肌细胞钙稳态失衡的能力。有些患者,给予挥发性麻醉药10分钟之内就会出现明显代谢亢进的临床表现,而有些人可能会经过几个小时。细胞内钙离子浓度升高可通过直接激活磷酸化酶增加糖酵解,或间接通过增加三磷腺苷的需要量来增加新陈代谢。高代谢导致呼吸急促,二氧化碳产生增加。此外,形成的乳酸性酸中毒以及混合性呼吸和代谢性酸中毒刺激交感神经系统活性,产生心动过速。由于二氧化碳的增加出现较早,持续行二氧化碳监测具有重要意义。体温增加是晚期体征,但中心温度增加可能会发生在接触触发剂15分钟后发生。可发生心律失常,如心室二联律、多源性室性早搏、室性心动过速,尤其是当恶性高热伴发由横纹肌溶解症和交感神经系统兴奋引起的高钾血症时。皮肤的改变可能会有所不同,由血管扩张导致的皮肤潮红到继发于强烈血管收缩出现的皮肤苍白。其他并发症有溶血、肌红蛋白血症、肾衰竭。

诊断

　　恶性高热是一种新陈代谢增加的疾病,表现在氧消耗和二氧化碳产生量的增加,心血管和呼吸系统则出现心排出量增加、呼吸频率加快的现象。有自主呼吸的恶性高热患者,首先出现的临床体征是呼气末二氧化碳增加、心动过速、呼吸急促(表24-17)。半紧闭系统中的二氧化碳吸收罐会变热,吸收罐内的吸附剂将被耗尽。如果不伴有高碳酸血症和酸中毒,恶性高热诊断值得怀疑。

　　浅麻醉可引起心动过速,并导致诊断的延误。一个人可能出现恶性高热的第一表现是对琥珀胆碱的反应剧烈,出现咬肌张力增加。如果应用足够灵敏的测量仪器,多数患者在给予琥珀胆碱后可以观察到下颌僵硬,但儿童通常更明显(图24-2)。相反,药物引起的咬肌痉挛在某些患者身上是轻微短暂,甚至是不存在的。如果估计为恶性高热,建议在观察到发生咬肌痉挛后,寻找代谢亢进的体征(如代谢性和呼吸性酸中毒、体温升高)。然而有人提出,发生咬肌痉挛的儿童恶性高热易感性的发病率为50%。

　　发生咬肌痉挛(MMR)后是否继续应用麻醉药物仍有争议。如果决定继续进行麻醉,建议停止应用卤化剂,麻醉维持采用氧化亚氮或静脉注射麻醉性镇痛药或非去极化肌松药(即恶性高热非诱发技术)。恶性高热易感患者应用琥珀胆碱发生咬肌痉挛后,血浆肌酸激酶浓度超过20 000 IU/L,骨骼肌活检阳性。

　　必须行连续二氧化碳和体温监测。检查尿液中的肌红蛋白,如果尿液中含有肌红蛋白,应对患者行水合、利尿、碱化以防止横纹肌溶解性肾衰竭,直到患者

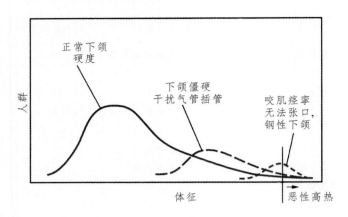

图 24-2　咬肌对琥珀胆碱的反应不同：从轻度下颌僵硬不影响气管内插管，到钢性下颌即咬肌痉挛，无法张口。后者可能与恶性高热的相关度更高。应当指出的是，即使无法张口，患者仍然可以用气囊和面罩进行通气，因为其他肌肉是松弛的。(Adapted from Kaplan RF. Malignant Hyperthermia. Annual Refresher Course Lectures. Washington, DC, American Society of Anesthesiologists, 1993.)

尿肌红蛋白阴性才可出院。监测麻醉后血浆肌酸激酶水平，每6~8小时一次，持续24小时。即使不存在高代谢或肌红蛋白尿体征，建议发生咬肌痉挛后应至少观察12小时。出现高代谢表现的患者，应按急性恶性高热处理。

体温上升往往是恶性高热的晚期表现。事实上，恶性高热诊断不能以体温的增加为依据。然而，出现体温升高能提示病情的凶险性，每15分钟增加0.5 ℃的速度，最高可达46 ℃。

动脉和中心静脉血液分析提示存在动脉低氧血症、高碳酸血症($PaCO_2$ 100~200 mmHg)、呼吸性和代谢性酸中毒(pH值7.15~6.80)、中心静脉血氧饱和度降低。恶性高热早期可出现高血钾，但当体温恢复正常时，血清钾浓度迅速下降。虽然恶性高热急性发作12~24小时后，转氨酶和肌酸激酶不会达峰值水平，但二者的血浆浓度明显增加。血浆和尿液肌红蛋白(使尿液产生颜色，类似血红蛋白尿)浓度增加，证明有大量横纹肌溶解。未予治疗的恶性高热晚期并发症包括弥散性血管内凝血、肺水肿和急性肾衰竭。中枢神经系统损伤可表现为失明、癫痫发作、昏迷或瘫痪。

鉴别诊断

恶性高热的鉴别诊断见表24-18。同样，高血糖高渗性非酮症综合征可出现类似恶性高热横纹肌溶解症的临床表现，这种情况也可以用丹曲林治疗。

治疗

恶性高热治疗成功的关键在于早期诊断和预先制订治疗方案。恶性高热的治疗可分为病因治疗及对症治疗。病因治疗针对潜在的致病机制予以纠正，而对症治疗包括维持肾功能、纠正高热、酸中毒、动脉低氧血症。

丹曲林是唯一治疗恶性高热(表24-19)确实有效的药物。恶性高热急性发作时静脉注射丹曲林2~3 mg/kg IV，每5~10分钟重复一次，根据患者体温和代谢反应而定，最大剂量10 mg/kg。通常，恶性高热急性发作时仅需静脉注射丹曲林2~5 mg/kg IV，偶尔可高于10 mg/kg。用40 ℃的水(而非室温20℃或更低温度)稀释丹曲林可加速其重组。

表 24-18	恶性高热的鉴别诊断
诊断	**特征性区别**
甲状腺功能亢进症	存在相似的症状和体征，但血气逐渐增加
脓毒症	通常血气正常
嗜铬细胞瘤	与恶性高热相似，但血压明显波动
类癌	同嗜铬细胞瘤
可卡因中毒	发热、强直、横纹肌溶解症，与恶性抗精神病药综合征相似
热休克	与恶性高热相似，但患者在手术室外发病
咬肌痉挛	可发展为恶性高热，更易发生全身抽搐，而非局部咬肌痉挛
恶性抗精神病药综合征	与恶性高热相似，通常与应用抗抑郁药有关
血清源性综合征	与恶性高热和恶性抗精神病药综合征相似，通常与应用情绪兴奋剂有关

Adapted from bissonnette B, Ryan JF：Temperatur regulation：Nomal and abnormal [malignant hyperthermia]. In Cote CJ, todres ID, Goudsouzian NG, Ryan JF, (eds)：A Practice of Anesthesia for Infants and Children, 3rd ed. Philadelphia, Saunders, 2001, p 621.

表 24-19	恶性高热的治疗

病因治疗

丹曲林初始剂量为静脉注射 2~3 mg/kg，每 5~10 分钟重复一次，直到症状得到控制（总量很少大于 10 mg/kg）

预防复发（静脉注射丹曲林 1 mg/kg Ⅳ，每 6 小时一次，持续 72 小时）

对症治疗

立即停止应用吸入式麻醉药，尽快结束手术

用 100% 氧气行过度通气

主动降温（每隔 10 分钟静脉注射冰盐水 15 mL/kg Ⅳ，胃、膀胱用冰盐水灌洗，体表降温）

纠正代谢性酸中毒（根据动脉 pH 值，静脉注射碳酸氢钠 1~2 mEq/kg Ⅳ）

保持尿量（水化，静脉注射甘露醇 0.25 g/kg Ⅳ，呋塞米 1 mg/kg Ⅳ）

治疗心律失常（静脉注射普鲁卡因胺 15 mg/kg Ⅳ）

重症监护病房监测（尿量、动脉血气、pH 值、电解质）

恶性高热对症治疗包括立即停止应用吸入式麻醉药，终止手术操作（表24-19）。无论在任何情况下，都应停止继续应用吸入式麻醉药，不能寄希望于麻醉药引起的血管扩张可帮助降温或高浓度的药物会降低代谢率。给予100%的氧气过度通气，并开始主动降温，包括体表降温、胃和膀胱用冷盐溶液行腔内灌洗、通过外周静脉导管输注冷生理盐水。当体温降到38 ℃时停止降温。其他对症治疗包括静脉给予碳酸氢钠以纠正代谢性酸中毒和高钾血症、用生理盐水进行水化、给予渗透性或肾小管性利尿剂以维持尿量在每小时2 mL/kg。静脉给予葡萄糖和常规胰岛素可促进钾离子向细胞内移动，同时为脑代谢所消耗的基质提供外源性能量。如果不能促进尿液排出，肌红蛋白沉积在肾小管，可导致急性肾衰竭。

重要的是在45分钟内患者应对治疗出现反应。如果没有，应采取强化治疗。25%的患者可能再次发作，通常在首次发作后4~8小时之内，但也有36小时再次发作的报道。患者可能缓慢发热，并伴有持续高钾血症、残余肌肉僵硬、大量体液缺失、少尿甚至无尿的症状。第一个24小时内每6小时静脉注射丹曲林1~2 mg/kg可控制初期发作，也可以重复使用。如果没有复发的迹象，丹曲林可在24小时后停止应用；然而，有人推荐每4~8小时口服丹曲林1 mg/kg，持续48小时。最近的研究结果表明紧急治疗5小时后开始连续输注，依据连续输注开始时段静脉推注的次数形成个体化输注

可能更为可取。

根据随后出现的肌酸激酶升高（6~12小时内可能不会出现）来粗略地指导治疗并且决定继续应用丹曲林的时间。给予呋塞米（静脉注射0.5~1.0 mg/kg）以增强肾输出量。

休克和（或）细胞内容物释放或细胞膜破坏，使促凝血酶原激酶（凝血致活酶）的释放增加，发生弥散性血管内凝血，应采用常规方法治疗弥散性血管内凝血。

预后

从恶性高热急性发作恢复后，患儿应在重症监护病房密切监测72小时。应数次检测尿量、动脉血气、pH值及血清电解质浓度。我们必须认识到，在重症监护病房中，即使没有明显的诱发因素，恶性高热也可能再次复发。应用丹曲林治疗已将恶性高热死亡率由70%减少到小于5%。

易感患儿的鉴定

麻醉前检测患者是否具有恶性高热易感性的优点是显而易见的。应获得详细的病史和家族史，特别是关于过去的麻醉经历。

恶性高热与其他疾病的联系尚难以确定：好像只有中央核疾病与其有真正的联系，同时患有中央核疾病的家庭RYR1基因位点存在突变。与多核肌病有关的其他综合征包括Evan肌病和King-Denborough综合征（表型）。应激诱导的恶性高热格外罕见，它只影响少数恶性高热易感患儿。这些患者不需要接触麻醉性触发剂即可发生恶性高热。与应激相关的触发因素包括创伤、焦虑、剧烈运动以及高温环境。必须强调的是，大部分恶性高热发作仅与接触麻醉性诱发剂有关。

杜氏肌营养不良症之前被认为与恶性高热有关，现在的观点更倾向于是由麻醉引起的横纹肌溶解症与之相关。这两个不同的进程有着共同的临床和生化特征，如高钾血症、代谢性酸中毒、肌红蛋白尿及肌酸激酶升高。然而，不同于恶性高热，横纹肌溶解症的基本机制是进行性X-连锁肌病（X染色体短臂）使得麻醉剂作用于脆弱易变的肌肉细胞膜，它不是由在常染色体显性遗传的恶性高热造成的（19号染色体长臂）。这进一步增加细胞膜的通透性，引起代偿性高代谢反应以恢复细胞膜的稳定性，防止钙离子外流。

已有研究证实杜氏肌营养不良症患儿咖啡因氟

烷挛缩试验阴性。对肌营养不良蛋白缺陷的mdx小鼠肌肉行咖啡因氟烷挛缩试验表明,抗肌萎缩蛋白的缺乏不易诱发恶性高热的敏感性。最近一项对444例杜氏肌肉萎缩症和贝克尔肌营养不良麻醉患者的大规模回顾性研究发现,出现15例并发症,而其中仅有1例为恶性高热。这是根据"啤酒色"尿和肌酸激酶水平升高做出的结论,而这些同样可以归因于横纹肌溶解症。杜氏肌营养不良症患儿较常见的与给予琥珀胆碱有关的并发症为急性高血钾性心脏骤停。

恶性高热和麻醉诱导横纹肌溶解症的触发剂相同时,解除其之间的关联性看起来似乎有些琐碎。然而正确的鉴别诊断很重要。最令人担忧的是恶性高热与用丹曲林进行预处理之间有所联系。虽然合理使用丹曲林可以挽救生命,但并不是不会出现肌肉无力等副作用(特别是对杜氏肌肉萎缩症患儿不宜应用)。更重要的是,丹曲林不能治疗由麻醉引起的横纹肌溶解症,应从更适当的处理方法中去除。

约70%易感患儿静息血浆肌酸激酶浓度增加。相比之下,某些恶性高热易感家族患者肌酸激酶正常。其他情况,如肌肉萎缩及骨骼肌创伤也可使肌酸激酶浓度增加。虽然对被评估为恶性高热易感性的患儿应测量肌酸激酶水平,但这并不是恶性高热的最终筛查试验。50%恶性高热易感患儿出现肌电图的改变。这些发现包括多相动作电位及肌纤维震颤的发病率增加。运动诱发横纹肌溶解症的患儿可考虑行骨骼肌活检及体外挛缩试验以明确对恶性高热易感性的诊断。恶性高热分子遗传学的复杂性使得完全依靠DNA诊断恶性高热易感性成为了不可能。

体外挛缩试验可用来预测具有咬肌痉挛病史的患儿将来是否可以安全地接受强效吸入式全身麻醉药。由于需要一定量的肌肉组织进行此项测试,所以年龄小于6岁或体重小于20 kg的患儿不适宜行挛缩试验。由于对咬肌痉挛与恶性高热二者之间的联系具有争议,最好在测试家庭其他成员前对咬肌痉挛患儿获取活组织检查样本。对咬肌痉挛患儿的随访应包括以下内容(表24-20)。

体外骨骼肌活检挛缩试验可最终证明恶性高热易感性。活检标本通常在局部或区域麻醉下取自大腿股肌。年幼的患儿需要用非触发性全身麻醉药。这些肌肉活组织被切除后,需要在张力下用钳夹固定并储存在室温Krebs缓冲液中22~26小时,来进行由咖啡因和氟烷诱发的精确挛缩试验。这对于恶性高热易感患者远期测试具有影响。恶性高热易感患儿骨骼肌病理改变没有诊断价值。使用最广泛的两种诊断恶性高热易感性的方案分别为氟烷和咖啡因体外骨骼肌挛缩试验。

北美和欧洲恶性高热组制订的方案不同。北美方案中,患儿氟烷或咖啡因挛缩异常即可被标定为恶性高热易感者。而在欧洲方案中,认定为恶性高热易感者需要氟烷和咖啡因挛缩试验都异常;而咖啡因或氟烷挛缩试验任一异常可导致恶性高热的可疑状态而需要麻醉护理时,这些患儿可按恶性高热易感者对待。两者都有97%~99%的灵敏度(临床确定的恶性高热患者阳性结果出现的频率)和可以接受的78%~94%的特异度(低风险对照组阴性结果出现的频率)。欧洲人假阴性结果小于1%,北美洲的记录为小于3%。为了提高咖啡因氟烷挛缩试验的特异性,可能将恶性高热可疑患者重新分类为恶性高热敏感型或恶性高热阴性型,活检中心对使用兰尼碱挛缩试验或4-氯-间-甲酚(兰尼碱受体激动剂)试验进行了评估。目前正在开发其他特异性更高的试验,但目前临床应用咖啡因氟烷挛缩试验最可靠。

表 24-20	咬肌痉挛患儿的随访
1.医疗警示腕带或其他显著形式的身份证明;患儿及其一级亲属必须被假定为有恶性高热易感性(恶性高热S),除非患儿后来被证实已行咖啡因氟烷挛缩试验。	
2.将患儿转送至恶性高热非敏感州(MHS)及美国恶性高热协会(MHAUS)(800-98MHAUS; www.mhaus.org)。MHAUS 可以将患儿提交给恶性高热诊断中心。	
3.回顾麻醉不利事件的家族史或提示有遗传性肌病	
4.考虑评估颞颌关节疾病	
5.考虑神经病学咨询,评估潜在的强直性肌病;如果横纹肌溶解严重,应考虑为萎缩性肌病(如杜氏或贝克尔肌肉萎缩症)或遗传代谢性疾病(如肉碱棕榈基转移酶 II 缺乏或 McArdle 病)	

麻醉管理

丹曲林预防

如果坚持采取非诱发手法，预防性应用丹曲林通常没有必要。如果以前出现过恶性高热严重反应，麻醉诱导前预防性应用丹曲林2~4 mg/kg Ⅳ，行缓慢静脉注射10~30分钟；为维持其保护作用，6小时后重复给予半量。静脉给予丹曲林可产生利尿作用，反映了甘露醇与丹曲林粉剂联合应用可使溶液具有等渗性。出于这一原因，我们建议接受静脉注射丹曲林治疗的患儿应留置导尿管。为预防恶性高热而大量快速给予丹曲林可导致恶心、腹泻、视力模糊、骨骼肌无力，出现这些情况足以采取干扰措施，如充分通气或保护肺部防止胃液误吸。术中无恶性高热体征时，术后也不必继续给予丹曲林。

药物选择

恶性高热易感患者在麻醉诱导前应给予良好的镇静。在麻醉诱导前应做好所有恶性高热治疗措施的准备（参见"治疗"章节）。能诱发恶性高热发作的药物包括挥发性麻醉药和琥珀胆碱。应用丹曲林时，给予钙离子内流阻断剂可发生高血钾和心肌抑制。恶性高热易感患者可安全使用的药物包括巴比妥类、丙泊酚、阿片类药物、苯二氮䓬类、右美托咪啶、氯胺酮、氟哌利多及非去极化肌松剂（表24-21）。恶性高热易感患者如已用丹曲林进行了预处理，其对非去极化肌松

剂的神经肌肉阻滞作用延长。氧化亚氮可能通过间接刺激交感神经系统影响恶性高热的病程进展，但普遍被认为是安全的。没有研究显示，应用非去极化肌松药拮抗剂可诱发易感患儿恶性高热发作。

麻醉机

没有研究证实，以前使用过的麻醉机中残留的挥发性麻醉药可诱发恶性高热。然而，有些人主张对恶性高热易感患儿使用从没用过挥发性麻醉药的"专用"麻醉机进行麻醉。另一种更切实可行的替代方法为使用带有一次性麻醉呼吸回路、新的通气软管和新的二氧化碳吸收剂以及无蒸发器（被移除或锁死）的麻醉机，在使用此麻醉机向恶性高热易感患儿施行麻醉前，用流量恒定为10 L/min的连续氧气流冲洗10~60分钟（参见厂商建议）。

区域麻醉

对恶性高热易感患儿可以行区域麻醉。以前的推荐是避免使用酰胺类局部麻醉药，因为有人认为这些药物可使易感患儿诱发恶性高热。然而这种观点可能无充分依据，酯类和酰胺类局部麻醉剂可以用来行区域或局部麻醉，也可用来行骨骼肌肉活检。

术后离院回家

在急诊中心对恶性高热易感患者可以施行手术，只要他们在应用恶性高热非诱发性麻醉药后至少被监测1小时。在所有施行麻醉的地点，均应备有丹曲林和适当的监测设备。

表 24-21	恶性高热非触发药物
巴比妥类	
丙泊酚	
依托咪酯	
苯二氮䓬类	
阿片类药物	
氟哌利多	
氧化亚氮	
非去极化肌肉松弛剂	
抗胆碱酯酶药	
抗胆碱能药物	
肾上腺素受体激动药	
局部麻醉药（酯类和酰胺类）	
α_2受体激动剂	
可乐定	
右美托咪啶	

家族性自主神经功能异常

家族性自主神经功能异常（FD）或称Riley-Day综合征，是一种常染色体隐性遗传病，神经系统发生退行性变并呈完全外显性，主要在德系犹太人群中有病例报道。这种渐进性疾病主要可以导致无髓鞘神经纤维消失，而后者参与中枢性自主神经系统控制以及疼痛和温度的感知等功能。

症状和体征

受家族性自主神经功能异常影响的儿童在婴儿早期即可由于咽部协调功能异常，出现吸吮和吞咽无力（吞咽困难），从而导致喂养困难，最终不能健康成长。其他症状包括全身肌张力降低、胃食道返流、周期性呕吐及误吸并伴有肺部问题、情感活动时泪液缺乏、舌菌状乳头减少或缺乏、苍白、延迟发育、对伤害

性刺激反应降低。体温调节不稳定。肌肉活检显示高尔基腱减少或消失，可用来解释深反射减少或消失、延迟性走路及共济失调。约40%的患者可出现全身性癫痫发作，可能与屏气后出现去大脑状态有关。

外周血管缺乏自主神经末梢调控似乎可部分解释频繁出现的严重体位性低血压以及对肾上腺素能和胆碱能药物的剧烈反应，提示功能性自主神经的失神经支配。随着年龄的增加，自主性血压调节异常（严重的体位性低血压、仰卧位性高血压）、外周感觉器官功能障碍、共济失调会愈加严重。3~6岁时，约40%的家族性自主神经功能异常患者自主神经功能异常危象反复发作，特点为恶心及周期性呕吐、多汗、皮肤斑驳、焦虑以及迅速变化的动脉高血压–低血压（伴心动过缓和心动过速）。已经存在的轻度情绪或生理应激（如内脏痛）可诱发这些危象，并可导致严重并发症（如肺误吸）。

家族性自主神经功能异常患者血清去甲肾上腺素浓度基础值降低。血流动力学不稳定表现在许多方面，包括直立性低血压而不伴有反射性心动过速、心动过速、心动过缓和房室传导阻滞，或严重仰卧位性高血压。约40%的家族性自主神经功能异常患者也被诊断为患有长QT综合征。

诊断

以前根据以下临床的五个特点对家族性自主神经功能异常进行诊断：（1）德系犹太血统；（2）无泪或泪液减少；（3）深反射减弱或消失；（4）舌菌状乳头减少或消失；（5）皮内注射组胺轴突突发反应。现在可通过DNA分析，即遗传连锁检测确诊，还可选择产前诊断和对携带者进行基因检测（用于有阳性家族史的病例）。

治疗

由于不能健康成长，这些患儿通常需要放置胃管以补充食物及液体。尼森胃底折叠术为另一种常见手术，可减少这些患者发生胃食管反流、误吸及其并发症的风险。

家族性自主神经功能异常患者几乎都有不同程度的脊柱侧弯，这点部分归咎于骨质疏松症。重症患者同时伴有慢性误吸，可导致慢性肺不张、肺实变、复发性肺炎，最终发展为限制性肺疾病及肺心病。

预后

在过去几十年间，家族性自主神经功能异常患儿死亡率的降低主要归功于在早期采用集中和更先进的治疗方法、行胃造口术以补充喂养、努力减少肺内误吸及其后遗症。虽然1960年以前，这些患儿的一半在5岁前死亡，但目前的统计数字显示，新生儿有50%的几率可以活到40岁。猝死（约有2/3发生在睡眠时）以及肺部和肾脏并发症为死亡的主要原因。

麻醉管理

化学感受器功能失调似乎可以解释机体对低氧血症和高碳酸血症呼吸调节反应降低，中枢性睡眠呼吸暂停发生率增加。呼吸骤停的若干报告强调了审慎、持续地行围术期监测的重要性。

即使中度缺氧也可导致中枢性呼吸抑制，同时伴有低通气、动脉（收缩压和舒张压）低血压、心动过缓，可能出现呼吸骤停。轻度应激或哭笑等动作可改变呼吸幅度，引发屏气和去大脑僵直。在麻醉苏醒阶段，低氧血症和高碳酸血症可使呼吸微弱，甚至出现高血压。

这些患儿术前心电图普遍存在长QT综合征。术前血液系统相关检查应包括血清电解质、肌酐及血尿素氮的浓度。应激或疼痛反应可诱发自主神经机能障碍性减退，此时大量出汗、呕吐可引发严重并危及生命的电解质失衡（如低钠血症诱发癫痫发作、心律失常），因此有必要给予术前用药和适当的疼痛控制。

这些患儿出现低血容量（出汗、呕吐引起的体液丢失过多，吞咽困难引起的液体摄入量过少）的危险增加，需要术前予以纠正以减少血流动力学不稳定。治疗动脉低血压首选静脉容量替代治疗，尤其是对肾上腺素能药物和胆碱能药物高度敏感的患儿。

苯二氮䓬类药物（如咪达唑仑）术前施用很成功，并被推荐用来预防应激反应和自主神经机能障碍减退。硫喷妥钠、丙泊酚、氯胺酮均可安全用于麻醉诱导。建议应用的剂量要小于正常剂量，以避免低血压和心动过缓，术前补液有助于缓解血流动力学不稳定。

由于胃食管反流发病率很高，建议行快速序贯诱导。可安全使用琥珀胆碱、维库溴铵和罗库溴铵。没有外周静脉置管时必须采用面罩诱导，但应注意避免自主呼吸时存在的通气不足或过度通气。阿片类药物的使用没有禁忌，但往往适度使用短效药物来控制疼痛及避免呼吸抑制。可单独行区域麻醉或与全身麻醉的联合应用，对术后疼痛控制有益。考虑到血流动力学不稳定（动脉置管）和术前低血容量（中心静脉置管）发作频繁，应该降低行有创监测的门槛。

无泪需要术中润滑,保护眼睛,防止角膜溃疡。由于体温调节能力差,建议监测中心温度,避免体温过低。此类患儿用非甾体类抗炎药物治疗有效,但是如果肾功能受损,应当谨慎使用。

因为术中面临的问题和挑战可能延续到术后,因此需要保证重症监护病房中的术后管理。适当的疼痛控制很重要,可防止自主神经机能障碍减退及肺部并发症。全身肌肉无力和早先存在的肺部问题可能需要术后辅助呼吸。对可能出现的血流动力学不稳定和(或)电解质失衡要进行持续细心的监测。

地西泮是控制自主神经机能障碍减退的首选药物。持续动脉高压时口服可乐定效果明显。可能需要更有效的抗高血压药物(如拉贝洛尔、肼屈嗪),但应谨慎使用,因为可出现如低血压等血流动力学不稳定的表现。

实体瘤

肿瘤是在1~14岁少年儿童中仅次于意外创伤的第二大死亡原因。几乎60%的小儿腹部肿瘤归咎于白血病对肝脏和脾脏的影响。相反的是,婴儿腹腔内肿瘤大多数为良性,来源于肾脏。腹膜后实体瘤也可来源于肾脏。其中2/3为肾脏囊性病变(如肾积水),其余多为肾母细胞瘤(Wilms瘤)。神经母细胞瘤为另一种实体瘤,大多发生在腹膜后间隙。

神经母细胞瘤

神经母细胞瘤是婴儿及儿童最常见的颅外实体瘤,源于交感神经节细胞前体的恶性增殖。神经母细胞瘤占儿童恶性肿瘤的8%~10%。这些肿瘤可存在于沿交感神经链的任何地方(从颈部至骨盆),但75%发生在后腹腔肾上腺髓质(50%)或椎旁神经节(25%)处。神经母细胞瘤的转移方式为直接浸润到周围组织、淋巴管浸润和血行播散。

症状和体征

神经母细胞瘤的典型表现为腹部隆起,通常由父母发现。临床检查表现为神经母细胞瘤较大、质地硬、有结节,侧腹部痛性肿块通常与周围结构固定。最常见的转移部位是长骨、颅骨、骨髓、肝、淋巴结和皮肤,但有些患儿可出现肺转移。椎旁神经母细胞瘤可延神经孔进入硬膜外腔,导致截瘫。位于上后纵隔或颈部的肿瘤可侵及星状神经节,引起Horner综合征。神经母细胞瘤分泌血管活性肠肽,后者可导致持续性水样腹泻,引起体液和电解质大量丢失;也能合成儿茶酚胺,但高血压的发生率相对较低。

诊断

获取诊断的平均年龄为2岁,而90%的病例通常在5岁时确诊。超声检查、CT和磁共振成像是评价儿童腹部肿块的主要诊断方法。CT可见肿瘤内钙化和出血,以此鉴别神经母细胞瘤与Wilms瘤,因为后者通常无钙化。螺旋CT或磁共振血管造影术可用来描绘大血管受累程度及其可治愈性。大多数神经母细胞瘤患儿尿香草扁桃酸排泄增加,反映了肿瘤引起的儿茶酚胺代谢情况。

治疗

神经母细胞瘤可经手术切除,包括切除局部转移灶和受累淋巴结。如果不能完全切除肿瘤,可先行活检,待化疗和(或)放射治疗后再行完全切除术。放射治疗可作为姑息性或治疗性措施。化疗药物可应用多种组合,包括环磷酰胺、阿霉素(多柔比星)、顺铂和长春新碱。对患儿的术前评估应当考虑到化疗的副作用。

预后

预后取决于很多方面,如肿瘤的分子标记物及肿瘤的分化程度,但患儿年龄和肿瘤分期是最重要的两个独立因素。在所有肿瘤分期中,诊断时患儿小于1岁则预后可明显改善。肿瘤分期为良性的患儿,手术切除肿瘤通常可以治愈。

麻醉管理

神经母细胞瘤切除术的麻醉管理与肾母细胞瘤的患儿麻醉管理类似。由于神经母细胞瘤血管丰富,经常黏附在大血管或其周围,可能会出现大量血液丢失,因此保证静脉通路尤为重要。外周动脉置管有助于检测由于肿瘤释放大量儿茶酚胺引起的突然性血压升高。尽管神经母细胞瘤儿茶酚胺生成较多,但通常不需要行肾上腺素能阻滞(而嗜铬细胞瘤需要)。切除腹膜后肿物时,由于上腹部切口较大,只要肿瘤不侵及脊髓,行硬膜外镇痛对患儿有利。

肾母细胞瘤

肾母细胞瘤(Wilms瘤)是小儿最常见的肾脏恶性肿瘤,在常见恶性腹部肿瘤中位居第二,占小儿恶性肿瘤的6%。3/4的患儿在4岁时确诊,1/3发生在小于1岁的儿童身上,而发病的平均年龄为3岁。肾母细胞瘤为先天性肿瘤,源自胚胎期肾单位的异常分化。最常见的转移部位是肺脏。肾母细胞瘤与某些先天畸形密切相关,包括WAGR综合征(Wilms瘤、无虹膜、泌尿生殖系统畸形、精神发育迟缓),Beckwith-Wiedemann综合征(偏身肥大、内脏肥大、巨舌症、高胰岛素血症和低血糖),Denys-Drash综合征(假两性畸形、渐进性肾小球病和Wilms瘤)。有报道显示其家族倾向性低,为1%~2%。

症状和体征

肾母细胞瘤的典型表现为其他方面均正常的儿童在侧腹部出现无症状性肿块,通常由父母或在常规体检时由内科医师偶然发现。肾母细胞瘤大小不等,通常质地硬、无触痛,并与周围结构无粘连。疼痛、发热、血尿通常是晚期表现。患儿可出现全身乏力、体重减轻、贫血、尿频等,同时由于肿瘤压迫附近部分胃肠道,出现呕吐或便秘等症状。肿瘤累及两个肾脏时,可表现为全身性高血压。通常,全身血压缓慢升高,但少数情况下,血压明显增加,从而导致高血压脑病和充血性心力衰竭。全身性高血压可以反映肿瘤直接释放肾素的情况或由于肾脏脉管系统受压而间接刺激肾素释放。可出现继发性醛固酮增多症及低血钾。肾切除后高血压通常会消失,但如果发生转移可再次复发。

诊断

腹部X线显示出肾脏肿物,偶有钙化。静脉肾盂造影显示肾集合管扭曲,有时受累肾脏无法排泄造影剂。此诊断性测试还可评估对侧肾功能。下腔静脉图提示肿瘤可侵及血管。动脉造影可显示肿瘤范围和对侧肾受累程度。胸部X线片或肝扫描可显示转移灶。

治疗

肾母细胞瘤的治疗包括肾切除术,根据受累阶段决定是否行后续放疗和化疗。双侧肾脏肿瘤需保留薄层肾脏实质的患儿,肿瘤广泛侵及血管内(下腔静脉)的患儿,或不能施行手术的患儿通常给予术前化疗。肿瘤较大时需行根治性大面积切除,包括部分下腔静脉、胰腺、脾及膈肌。肿瘤转移时需要多次手术。如果初次探查时不宜手术或患儿临床状况不佳,可以先予放射治疗使肿瘤缩小,择期再次探查。另外,化疗前或化疗后可行肾脏保守性手术(肾部分切除术、肿瘤结节摘除术)。

儿童双侧肾母细胞瘤发生率高达7%,其中2/3可同时发生,其余的为对侧肾脏受累随后发生。根据肿瘤受累程度,手术治疗可包括双侧肾部分切除术或双侧肾脏全部切除,然后行透析及肾移植。

预后

经证实,肾母细胞瘤两大主要组织学分类为良性型和恶性型。良性型无异位或退行性变,预后良好。恶性型的特点为局灶性或弥漫性退行性变,肿瘤复发率和死亡率极高。肿瘤大小、分期、组织学分型是影响预后的主要因素。在肾母细胞瘤多模式治疗下,组织学分型和分期为良性的患儿存活率接近90%,而所有分期的存活率也已经大于60%。

麻醉管理

计划行神经母细胞瘤或肾母细胞瘤探查术及切除术的婴儿或小儿,健康程度可能有很大不同。例如,如果在晚期诊断出肿瘤,可能会存在严重贫血。此外,必须考虑化疗的副作用。贫血应纠正到血红蛋白浓度约为10 g/dL。因为神经母细胞瘤或肾母细胞瘤切除术手术失血过多,术前需行交叉配血以保证血量充足。这些患儿术前必须充分水化,其电解质及酸碱失衡必须予以纠正,特别是由于腹泻导致液体及电解质大量丢失。可用挥发性麻醉药与空气氧气混合外加阿片类药物进行麻醉维持。必须使用肌肉松弛剂,使手术暴露最佳化。

除了常规监测,应在外周动脉置管以监测全身血压,同时间断性地检测动脉血气和pH值。从大血管周围剥离肿瘤时,由于突然失血,术中常发生低血压。应在上肢或颈外静脉置管补液。由于可能需要结扎或部分切除下腔静脉,应避免下肢静脉置管。测量中心静脉压对于评价血管内液量、充足的补液量很有帮助。同样,置Foley导尿管有利于监测尿量,帮助维持最佳的血管内液体量。肿瘤侵及肝上腔静脉及右心房时需要行心肺转流术。由于充分肝素化可能出现的并发症,这些患儿应避免行硬膜外镇痛。

如果肿瘤压迫胃肠道,在麻醉诱导过程中应采取预防措施以防止肺误吸。一般状况较差的患儿,如果术前没有输入晶体或胶体液补足血容量储备,麻醉诱导时可出现血压突然下降。某些患儿可能存在全身性高血压,气管插管时应采取措施防止血压过度上升。手术操作下腔静脉转移瘤时可能导致肿瘤栓子进入心脏或肺动脉。

肿瘤学急症

纵隔肿瘤

纵隔肿瘤最初表现为前纵隔肿物,在儿童中的发病率为1/25 000。0~2岁婴幼儿通常为良、恶性神经瘤，2~10岁为神经源性肿瘤和淋巴管瘤，而大于10岁的儿童普遍为淋巴瘤和霍奇金氏病。

症状和体征

心血管及呼吸系统症状尤其明显，且症状的严重程度取决于纵隔内肿物的大小和位置。呼吸系统病史或体检中发现的呼吸系统问题包括呼吸急促、端坐呼吸和夜间呼吸困难，提示气道受压。患儿喜欢平躺或以某一特定姿势入睡。

肿瘤可压迫或削弱气管支气管树长段，对患儿的影响程度与肿瘤的重量、压迫持续的时间以及体位有关。患儿坐位、俯卧位时呼吸状况正常，但仰卧位时肺容量降低，肿瘤的重力作用可压迫气道（特别是呼气时胸腔压力接近0时）。

纵隔肿瘤增大可使心血管结构受压或收缩，出现心包收缩或积液。心房或肺动脉受压可无症状。然而，瓦氏效应（Valsalva effect）减少静脉回流，可导致晕厥。由于主动脉肌层较厚，腹内压可能承受较大的外部压力，累及主动脉可能无症状。上腔静脉综合征表现为面部及眶周水肿、呼吸急促、颈静脉充血、轻度中枢神经系统症状（如头痛及视觉障碍），仰卧位时加重。

诊断

胸部X线片、计算机轴向断层扫描和磁共振成像只能提供呼吸道受压的静态图片，因而可能无法准确测定受压程度。如果气管直径缩小50%，全身麻醉下可能出现气道阻塞。坐位、仰卧位时流速-容量环及局部麻醉或镇静下行可屈光导纤维支气管镜检查能够动态评估气道，但小婴儿可能对其无法承受。心血管评估的重点为心排出量和静脉回流受限情况，也要考虑端坐呼吸、奇脉和上腔静脉综合征。如果出现上述情况之一，提示需行二维超声心动图和胸部CT扫描。

治疗

当出现上腔静脉综合征时，放射疗法是应对此紧急情况的首选治疗方法。当上腔静脉综合征伴淋巴瘤时，对于缓解上腔静脉综合征的影响，化疗与放疗同样有效。

需要在全身麻醉或镇静下行计算机轴向断层扫描、颈部淋巴结活检及中心静脉置管等操作。此外，如果肿瘤对放疗或化疗不敏感，可行开胸术切除肿瘤。手术前必须考虑术前行化疗、放射治疗及甾类激素治疗的适应证以减轻肿瘤引起的相关症状。手术前治疗

并使肿瘤缩小往往对患儿有益。应用类固醇药物4~24小时是可以使肿瘤缩小但不影响组织学诊断的可行性治疗方法，值得一试。

麻醉管理

术前 为了保证这些患儿的麻醉安全，必须评价呼吸和心血管储备受限情况，并进一步估计心肺功能衰退情况。需建立相关对策，以预防麻醉引起的心肺功能衰竭。

术中 应避免术前用药。麻醉诱导前应对静脉通路进行评估，如果存在上腔静脉梗阻，最好建立下肢静脉通路。建议行吸入或静脉诱导并一直维持自主呼吸，避免应用肌肉松弛剂。有些患儿清醒时于仰卧位无明显症状，而麻醉诱导时情况可能恶化。将患儿置于左侧卧位或坐位可以减轻梗阻。可于坐位行麻醉诱导，但有可能插管困难并出现急剧的血压下降，因此左侧卧位或半卧位更好。

常用的静脉药为氯胺酮和（或）咪达唑仑。如有指征，可在七氟烷深麻醉下行气管插管。年龄较大的儿童可在镇静和局部麻醉下经纤维支气管镜固定气道。必须建立动脉通路或有可靠的无创血压监测。如果患儿在诱导时病情加重，将其置于左侧卧位可改善心肺功能。如果发生气道塌陷，可用硬支气管镜将气管内导管推入阻塞部位，同时向上牵拉胸骨，支撑血管开放。如果估计气道完全阻塞或血管阻塞，须行心肺转流术（股-股动脉分流术）或静脉-静脉分流术。因此手术前必须加以规划，并组织好合适的外科人员及专业设施。此外，应准备可以通过狭窄气道的小号超长气管内导管。

由于对纵隔肿瘤引起气道受压的患儿采用氦氧混合气体（氦气70%，氧气30%）可以改善氧合。氦氧混合气体中含1/3的氧气，使得更多的气体以层流方式流动，减少气道传导中的阻力。可以将其连接到麻醉机进气口，但转子流量计不准确，必须观察氧分析仪的吸入氧含量。低浓度的氧气和高浓度的氦气可产生最好的临床效果，因为密度降低直接关系到氦气的交换量。患儿的氧饱和度是达到最佳混合状态的关键。最好待患儿清醒时拔管，以确保气道反射完全恢复，预防喉痉挛。

术后 必须告知复苏室工作人员体位对患儿呼吸时心脏状况的影响。气管明显软化的患儿在苏醒过程中可能出现气管阻塞和呼吸困难。通常将患儿重新置于卧位或俯卧位可使这些得以纠正，但是可能需要

重新插管。单侧肺复张后肺水肿可能与纵隔肿瘤切除后的肺重新扩张有关。这种并发症可在肿瘤切除后立即出现或者表现为麻醉恢复期的延迟反应。

烧伤

　　烧伤的相关性损伤及死亡有1/3发生在儿童身上。烧伤后的存活率取决于患儿的年龄和烧伤面积占体表的百分比。由于体表面积与体重之比较高、皮肤较薄、生理储备降低，越小的患儿患病率和死亡率越高。烧伤可按受累总体表面积（表24-22）、烧伤深度（表24-23）以及是否存在吸入性损伤进行分类。烧伤总体表面积可用九分法来计算，它可准确估算成人受累的体表面积。然而即使改良了九分法，对儿童烧伤面积似乎仍估计不足（图24-3，图24-4）。

症状和体征

　　烧伤产生可预测的病理生理反应（表24-24）。烧伤创面释放的介质可导致局部炎症和创面水肿。轻度烧伤的炎症反应仅局限于燃烧部位。而重度烧伤时，局部损伤可触发循环介质的释放，引起全身反应，特点为代谢亢进、免疫抑制及全身炎症反应综合征（图24-5）。细胞因子为烧伤后全身炎症反应的主要介质。当制定烧伤患儿的麻醉管理计划时必须考虑这些反应。

反应

心排出量

　　烧伤后心排出量立即急剧下降。起初，血管内液体量最先损失，反映出循环中存在小分子量心肌抑制

表24-22	严重烧伤的定义
三度（全层）烧伤占全部体表面积10%以上	
二度（部分层厚）烧伤占全部体表面积25%以上（最多占全部体表面积的10%）	
烧伤累及面部、手、足或会阴	
吸入性灼伤或化学烧伤	
电灼伤	
烧伤合并其他内科疾病	

Adapted from MacLennan N, Heimbach DM, Cullen BF: Anesthesia for thermal injury. Anesthesiology 1998；89；749–770.

因子。值得注意的是，烧伤后第二天开始，心排出量下降才可恢复。液体复苏的首个24小时后，循环系统进入高动力状态并持续至伤后。全身血压和心率增加，心排出量稳定在约为正常的2倍水平。

全身性高血压

　　烧伤后大面积热损伤的患儿约30%出现高血压。全身性高血压通常在2周内开始发作。小于10岁的男孩发生全身性高血压的风险最大。全身性高血压通常短暂，但有时可持续数周。如果不治疗，约10%的患儿可出现高血压脑病，表现为易怒、头痛、伴有或不伴有癫痫发作。全身性高血压的病因不明，但可能与血浆儿茶酚胺浓度增加和（或）肾素血管紧张素系统激活有关。有些患儿需要应用抗高血压药物治疗。

气道

　　除非吸入蒸汽，直接气道烧伤不会发生在声带水

表24-23	烧伤的分类		
分类	**烧伤的深度**		**结局及处理**
一度（表浅）	表皮		可自然愈合
二度（部分层厚）			
浅表真皮烧伤	表皮和真皮浅层		可自然愈合
深部真皮烧伤	表皮和真皮深层		需行切除术和皮肤移植使功能尽快恢复
三度（全层）	表皮和真皮结构破坏		需行伤口切除术和皮肤移植，某些功能受限并有瘢痕形成
四度	骨骼肌		完全切除
	筋膜		功能受限
	骨		

Adapted from MacLennan N, Heimbach DM, Cullen BF: Anesthesia for Major thermal injury. Anesthesiology 1998；89: 769–770.

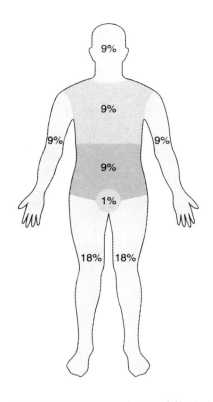

图 24-3　成人烧伤体表面积九分法的计算原则。(Adapted from MacLennan N, Heimbach DM, Cullen BF: Anesthesia for major thermal injury. Anesthesiology 1998;89:749-770.)

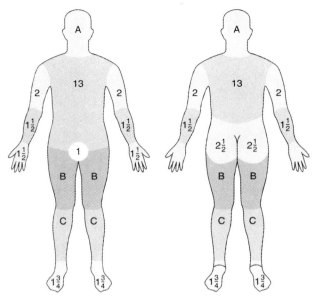

生长影响相对体表面积的百分比(年龄:岁)						
面积	0	1	5	10	15	成人
A:头部的一半	$9\frac{1}{2}$	$8\frac{1}{2}$	$6\frac{1}{2}$	$5\frac{1}{2}$	$4\frac{1}{2}$	$3\frac{1}{2}$
B:大腿的一半	$2\frac{3}{4}$	$3\frac{1}{4}$	4	$4\frac{1}{4}$	$4\frac{1}{2}$	$4\frac{3}{4}$
C:小腿的一半	$2\frac{1}{2}$	$2\frac{1}{2}$	$2\frac{3}{4}$	3	$3\frac{1}{4}$	$3\frac{1}{2}$

图 24-4　儿童烧伤体表面积九分法的计算原则。(Adapted from MacLennan N, Heimbach DM, Cullen BF: Anesthesia for major thermal injury. Anesthesiology 1998;89:749-770.)

平以下,这反映了空气热容量低和上层气道有效的冷却能力。然而,上呼吸道的烧伤或化学性损伤可以引起严重水肿。喉水肿表现为声音嘶哑、喘鸣及呼吸急促,需要立即行气道评估,因为声门上组织肿胀可导致上呼吸道在热损伤数小时后出现突然的完全阻塞。

烟雾吸入

吸入悬浮颗粒(烟)和不完全燃烧产生的有毒物质可导致化学性肺炎(类似于吸入酸性胃液)。许多烟雾吸入者曾经被困在密闭的空间中,或者伴有面部和颈部烧伤。烟雾吸入者在出现明显的呼吸窘迫之前,通常经历长达48小时的无症状期。早期胸部X线片无异常,但呼吸室内空气时动脉血氧分压持续下降。出现含碳浓痰、喘鸣、胸部听诊有啰音预示即将发生呼吸衰竭。

密闭空间中发生一氧化碳中毒常使情况更严重,大火是最常见的引起死亡的直接原因。碳氧血红蛋白浓度测定可作为诊断烟雾吸入的有用指标。

胃肠道

实际上,对于超过20%的体表面积烧伤来说普遍存在麻痹性肠梗阻。因此,应通过鼻胃管早期行胃减压。急性胃或十二指肠溃疡(即Curling溃疡)是最常见的可危及生命的胃肠道并发症。小儿烧伤后十二指肠溃疡发生率可为成人的2倍(发生率分别为14%比7%)。大多数Curling溃疡患者可用制酸剂或H_2-受体拮抗剂保守治疗,但部分患者需要行迷走神经切断术或胃大部切除术。

肾功能

烧伤后,心排出量和血管内液量立即降低,血浆儿茶酚胺浓度的增加导致肾血流量和肾小球滤过率降低。肾血流量减少可激活肾素血管紧张素醛固酮系统,刺激抗利尿激素的释放。肾功能的净效应是钠、水潴留,而钾、钙、镁大量丢失。行充分的液体复苏后,肾血流量和肾小球滤过可明显增加。

内分泌反应

烧伤的内分泌反应特点为大量促肾上腺皮质激素、抗利尿激素、肾素、血管紧张素、醛固酮、高血糖素

表 24-24	烧伤诱发的病理生理反应
心血管反应	**肾功能及电解质反应**
早期	早期
低血容量(烧伤性休克)	肾血流量降低
心肌收缩力受损	肌红蛋白尿
晚期	高钾血症(组织坏死)
全身性高血压	晚期
心动过速	肾血流量增加
心排出量增加	药物清除率改变
肺部反应	低血钾(利尿)
早期直接影响	**内分泌反应**
上呼吸道阻塞(灼伤)	血浆去甲肾上腺素浓度升高
吸入烟雾的影响(化学性肺炎、一氧化碳)	高血糖(易发展为非酮症高渗性昏迷)
窒息	**胃肠道反应**
早期间接影响	应激性溃疡
炎症介质的影响	胃肠道细菌屏障受损
肺水肿(复苏后并发症)	内毒素血症
晚期直接影响	**凝血与抗凝**
胸壁受限(胸廓烧伤)	早期
晚期间接影响(通气与气道管理并发症)	血栓形成与纤维蛋白溶解系统激活
氧中毒	血液浓缩
气压伤	溶血
感染	晚期
喉损伤	贫血
气管狭窄	**免疫反应**
代谢和体温调节	免疫功能受损(败血症、肺炎)
代谢率增加	内毒素血症
二氧化碳产量增加	多器官功能衰竭
氧利用率增加	
体温调节受损	

Adapted from MacLennan N, Heimbach DM, Cullen BF: Anesthesia for major thermal injury. Anesthesiology 1998; 89: 749–770.

和儿茶酚胺释放。血清胰岛素浓度可增加或降低。然而,由于高血糖素增加,肝脏、骨骼肌中儿茶酚胺诱导的糖原分解作用增强,血糖浓度升高。事实上,非糖尿病烧伤患者经常出现尿糖。烧伤患儿特别容易发生非酮症高渗性昏迷,特别是采用全肠外营养时。

流变学

肝功能　即使烧伤面积很小,烧伤的患儿肝脏功能试验通常仍异常。然而,除非出现烧伤后低血压、败血症或多次输血,明显的肝功能衰竭并不常见。

治疗

血管内液量　热损伤后,血管内液体量缺乏与烧伤的程度和深度大致成正比。烧伤后,体液在患处迅速积聚,而无烧伤组织程度较轻。如果烧伤面积占全部体表面积的10%~15%,若不迅速采取有效的干预措施,可能出现低血容量性休克。

伤后第一天,血浆蛋白(包括纤维蛋白原)可从血管渗透出去。渗透性增强存在于整个血管系统之中,但烧伤部位最显著。渗出的血浆蛋白可产生渗透压,使大量的液体滞留在血管外第三间隙。严重低蛋白血症是组织水肿的主要原因。如果没有烟雾的吸入,肺毛细血管通透性不会增加。因此,复苏的早期阶段并不需要补充胶体液。伤后第一天,对于每1%体表面积

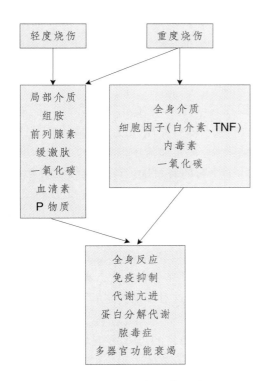

图 24-5　热损伤后介质的释放及其反应。（Adapted from MacLennan N, Heimbach DM, Cullen BF: Anesthesia for major thermal injury. Anesthesiology 1998；89:749–770.）

烧伤，从血管腔隙损失的液体量大约为4 mL/kg。例如，患儿体表50%烧伤，体重40 kg，第一个24小时内需要8000 mL乳酸林格氏液或等渗晶体液。烧伤后第一个8小时内补充一半，其余在随后16小时内补足，这样，血管内液体量才可有效恢复。

烧伤后第二天，毛细血管的完整性大部分恢复，液体及血浆蛋白损失明显减少。维持血管内液所需的液体量降低。此时，从循环动力学角度来讲，任何成分过量（进一步快速给予电解质溶液）均可导致水肿。因此，烧伤第一天以后，晶体液输入量降低，但必须根据临床反应，个性化地调整补液量。

气道管理　如果不能确诊为上呼吸道水肿，可行纤维喉镜检查。呼吸道水肿恶化后，经喉气管插管可能会遇到困难，因此应在出现呼吸失代偿前确保气道安全。可能需要保持气管插管数天，直到水肿消退。患儿呼吸道直径小，会加重气道水肿对呼吸的阻碍。如果患儿需要行气管插管，可首选经鼻气管插管，因为经鼻插管更舒适，且比经口插管更容易固定。

对于存在晚期肺部并发症需要长期辅助呼吸的患儿可行气管切开术。当烧伤患儿面部、颈部肿胀时行气管切开术对外科医师来讲是一项艰巨的挑战。烧伤患儿行气管切开术的早期并发症包括出血、气胸、气管切开导管错位；晚期并发症与机械因素（如套管移位）及套管侵蚀进入血管造成大量出血有关。

烟雾吸入　对与吸入浓烟有关的呼吸窘迫的治疗主要是对症治疗。给予加温、加湿的氧气，如有指征，应用支气管扩张剂。如果呼吸室内空气时，动脉血氧分压小于60 mmHg，应考虑尽早给予正压通气（呼气末正压）。预防性应用抗生素并非有益，而皮质类固醇药物的应用也是有争议的。一氧化碳中毒的最佳治疗方法是对受害者予用100%纯氧通气，这样可以降低碳氧血红蛋白的半衰期（从4~6小时减少至40~80分钟）。

代谢和体温调节　代谢率增加与烧伤程度成正比。烧伤面积累及全部体表面积50%的个体，代谢率可增加2倍以上。可能需要给予全胃肠外营养以满足新陈代谢增加的需要。伴随着这些高代谢反应，代谢性的温度调定点上调，因此不管环境温度如何，烧伤患儿皮肤和中心温度增加。烧伤患儿早期给予肠内营养是有益的，可以减弱烧伤引起的高代谢反应。

热损伤使皮肤的体温调节功能（包括血管活性、出汗、竖毛、热绝缘）消失或减少。此外，皮肤不再发挥有效的水蒸气屏障作用，导致离子水消耗。儿童非烧伤部位的皮肤血管强烈收缩可导致体温明显增加，引起高热惊厥。相反，全身麻醉时，代谢率及外周血管收缩程度下降，烧伤患儿体温可迅速下降。

液体、电解质和血液制品　每小时尿量仍是最容易获得的判断液体复苏是否充分的有用指标。例如，充分水化的患儿，每小时尿量应大约为1.0 mL/kg。烧伤后的两天里，由于组织坏死及溶血，血清钾浓度增加很常见。随后几天，由于肾脏增加排钾，出现明显的低血钾。腹泻和胃吸引进一步加重钾丢失。

烧伤引起的反应性红细胞溶血并不会广泛出现。因此，无其他指征时，不必在早期输入全血或浓缩红细胞。然而，烧伤后红细胞生成量及存活时间广泛受抑的情况可持续至伤后一段时间。因此，往往需要在伤后第五天输入红细胞以维持血红蛋白浓度在10 g/dL以上。

烧伤后一段时期内，血清离子化钙浓度降低。由于儿童对库存血中的柠檬酸盐和钾离子比成人敏感，因大面积烧伤而需要快速输入大量全血的患儿每输血1 mL应给予1~2 mg的葡萄糖酸钙。

预后

在过去20年间，儿科患者严重烧伤（与气道无关）

的存活率已明显提高。早期的报道显示，体表面积80%以上的烧伤患儿在1982年至1996年间的死亡率为33%，较之前报道改善率超过80%。最常见的死亡原因仍为严重的晚期败血症（通常在数周后）导致多器官功能障碍。

麻醉管理

术前　对于急性烧伤患儿，烧伤的时间及烧伤类型等病史资料与麻醉管理有关（表24-25）。例如，烧伤时间很重要，因为最初的液体需要量是以从烧伤发生后所经过的时间为基础计算的。

体格检查应侧重评价患儿气道情况。头颈部烧伤、烧焦的鼻毛及声嘶提示可能出现或已经存在声门上水肿。碳色痰、喘息及呼吸音减低提示存在烟雾吸

表 24-25 严重烧伤行切除术或移植术时麻醉注意事项
术前用药
镇痛充分
限制禁食禁饮时间
血管通路
建立适当的静脉通道
考虑行创伤性监测
气道管理
考虑替代直接喉镜
考虑在清醒时行纤维光镜插管（颈部或面部挛缩）
通气
分钟通气需要量增加（代谢率增加、静脉高营养）
机械通气（吸入烟雾、急性呼吸衰竭）
液体和血液
应估计到可能发生快速、大量血液丢失
凝血状态评估
体温调节
增加手术室环境温度
静脉注射液加温
麻醉药品
阿片类药物
考虑循环中儿茶酚胺浓度增加的影响
肌肉松弛剂
避免使用琥珀胆碱
预计非去极化神经肌肉松弛剂神经肌肉阻滞作用的耐药性
术后阶段
预计镇痛药（阿片类）需要量增加

Adapted from MacLennan N, Heimbach DM, Cullen BF: Anesthesia for major thermal injury. Anesthesiology 1998; 89: 749–770.

入性损伤。腹胀可提示存在肠梗阻，应保证在麻醉诱导时采取特殊的预防措施以降低肺内误吸的危险。术前评估时应仔细检查以寻找适合静脉置管及放置监护设施的部位。

被困在封闭空间的儿童容易受到烟雾吸入性损伤。对疑似吸入浓烟的患儿应测量动脉血气、酸碱度，并且评估胸片。测定血清中碳氧血红蛋白浓度只在烧伤后前几个小时内有帮助。碳氧血红蛋白存在时，脉搏血氧仪可能会高估血红蛋白氧饱和度，因此需密切注意近期接触一氧化碳的患儿不能仅依靠这一方法监测。正在接受全静脉营养的烧伤患儿应监测血糖浓度和渗透压。广泛电烧伤的患儿应监测肾功能。烧伤的患儿并不影响胃排空动力学，麻醉前2小时给予清洁液体是安全的。这对于需要进行再次手术的患儿具有特殊的意义。

术中　严重烧伤的患儿可能难以建立静脉输液通路。某些情况下，必须选用可以避开烧伤部位的静脉，如腋下、头皮或指蹼间静脉。对行烧伤焦痂切除术的患儿确保有足够大口径的静脉导管尤为重要，因为大量的血液可在短时间内丢失。即使分层厚皮片移植成功，每100 cm²的皮肤大约失血80 mL。

对烧伤患儿行气道管理具有挑战性。面部烧伤的患儿，面罩通气可能存在问题。烧伤患儿的年龄、水肿、疤痕或挛缩可使张口度缩小，限制颈部活动。面部烧伤的患儿俯卧位时，气管内导管最好固定到牙齿或缝合到鼻孔上。机械通气期间需要较高吸气压的患儿，需用带套囊的气管内导管。

广泛烧伤的患儿需要接受严密监测，然而可能没有用来放置血压袖带的未烧伤肢体。脉搏氧监测探头可能需要放在舌头上才能充分监测。周围动脉导管有时必须通过烧伤焦痂处置入。由于可能发生出血脓毒性并发症，因此通过焦痂处放置的导管应尽早去除。静脉套管部位也同样容易受到脓毒性并发症的影响。手术期间体温下降加剧，反映出皮肤失去绝热性能、焦痂处蒸发失水以及全身麻醉抑制代谢率。减少热量损失的常规方法包括：应用变温毯，强制空气加热，头顶应用辐射加热器。吸入的气体应保温、加湿，并通过加热器给予静脉输入液体。手术室的环境温度应接近25 ℃。烧伤产生的许多病理生理改变可影响药物反应。

烧伤后，由于出现低血容量、心肌功能抑制、血管活性物质释放等原因，器官和组织的血流量立即减少。除了静脉给药外，对任何途径给予的药物的吸收

均会延迟。静脉输入及吸入式麻醉药对大脑、心脏的作用增加,因为这些器官的血流量相对增加。经过充分的液体复苏,烧伤后大约48小时,机体进入高代谢阶段。在此期间,氧气和葡萄糖消耗量显著增加。烧伤后,血清白蛋白浓度下降,因此,与白蛋白结合的药物(苯二氮䓬类、抗惊厥药)在循环中游离且具有药理学活性的部分增加。相反,血清α_1-酸性糖蛋白浓度增加,因此与这种蛋白结合的药物(肌肉松弛剂、三环类抗抑郁药)游离部分减少。烧伤恢复后仍可出现药理学改变。研究显示,大于1岁的烧伤患儿硫喷妥钠的需要量增加。烧伤患儿阿片类药物的需要量也会降低。

在所有这些药物中,关于烧伤对肌肉松弛剂产生影响的研究最为广泛。琥珀胆碱引起的高血钾反应是众所周知的。高血钾的风险可能与烧伤的严重程度及从发生烧伤到给予琥珀胆碱所经过的时间有关。烧伤后10~50天最危险。然而,这些范围定义不清,最安全的建议是避免应用琥珀胆碱。一些研究表明,烧伤患儿对非去极化肌肉松弛剂具有明显的抗药性(需要量可增加3倍)。30%或更多面积的烧伤必定对非去极化肌肉松弛剂产生抗药性,在烧伤后大约10天开始出现,40天时达到峰值,约60天后开始下降。虽然有此典型的时间顺序,但也有报告描述对非去极化肌松药的抗药性时间可以延长,烧伤后463天抗药性仍存在。对非去极化肌肉松弛剂的抗药性进行药效学解释,其主要作用机制为:与未烧伤患儿相比,烧伤患儿需要获得更高的血浆药物浓度以产生特定程度的肌颤搐抑制。有人推测,结合之外的胆碱受体的扩散是非去极化肌松药产生抗药性的主要原因。结合之外的胆碱受体数量增加可使烧伤患儿在给予琥珀胆碱后,钾离子交换可用位点增加,导致可能出现的高钾血症。尽管存在这些理论,但仍有证据表明,烧伤与结合之外的胆碱受体数量增加无关。相反,胆碱能受体对乙酰胆碱及非去极化肌肉松弛剂的亲和力的改变可能是烧伤引起这些药物产生抗药性的基础。对严重烧伤患者应用维库溴铵和罗库溴铵,发现起效时间比未烧伤患

者慢,但烧伤患者恢复时间明显缩短。对罗库溴铵神经肌肉作用的抗药性可通过增加剂量来部分解决,大面积烧伤后给予1~2 mg/kg可提供良好的气管插管条件。

氯胺酮用于对烧伤患儿进行麻醉已有多年,特别是对换药和焦痂切开术。该药物可以行静脉注射或肌肉注射,效果良好。因为可能会出现分泌物过多,所以在给予氯胺酮之前通常先给予抗胆碱药物。静脉注射氯胺酮1~2 mg/kg Ⅳ可为皮肤移植术提供良好的躯体镇痛。单纯给予氯胺酮静脉注射意识恢复通常迅速,可早日恢复经口营养支持。给予氧化亚氮可降低患者肢体的随意运动,这点在氯胺酮麻醉中经常出现。氯胺酮与苯二氮䓬或丙泊酚联合应用,可以减少精神运动性不良反应,可根据预期效应采取镇痛和确定麻醉剂量。麻醉苏醒期间体动增加可使皮肤移植部位移位,或增加出血,导致早期移植物的失败。七氟烷最适于作为小儿烧伤麻醉的吸入药物。此外,在烧伤切口或移植之前,局部麻醉药注射(最大剂量为利多卡因2 mg/kg)使机体表面肿胀,可提供最好的术后镇痛效果,减少吸入式麻醉药的用量。

术后 长期俯卧位及给予大量液体可导致气道明显肿胀。最好应等到气管内导管周围出现漏气表明水肿消退后再行气管拔管。如果仍无漏气,且认为患儿可以拔管,可用直接或纤维喉镜检查确定残余的水肿程度。拔管后对患儿应给予密切监测,防止其在随后的24~48小时气道阻塞加重。

皮肤移植部位的术后疼痛可给予区域神经阻滞(如对大腿供皮区行连续髂筋膜室阻滞),可减少对阿片类镇痛药的需求,因为阿片类药物可导致呼吸抑制及术后恶心呕吐。

对于背景镇痛,镇痛药(如对乙酰氨基酚)可与口服大量阿片类药物联合应用,以解决其阿片类药物的封顶效应。非甾体类消炎药有抗血小板作用,对于需要行大面积切除和移植术的患儿来说并不合适。此外,烧伤患儿应用非甾体类消炎药也可出现明显的肾毒性。

要 点

- 儿童和成人患者最重要的生理区别之一是氧耗量的不同:新生儿的氧耗量大约为同单位体重成人的2倍。为满足氧需求的增加,新生儿肺泡通气量为成人的2倍,表现为呼吸频率加快。

- 由于婴幼儿左心室顺应性差、发育不成熟,心脏每搏量相对固定,因此心排出量的增加主要依靠心率。

- 直到出生后约3个月,吸入式麻醉药的MAC逐渐增加。3个月后,MAC随年龄增加逐渐下降。然而,

6个月至12岁的儿童,七氟烷的MAC相对恒定。

●幽门狭窄是内科急症,而不是外科急症,手术前需要补充足够的液体和电解质。

●恶性高热和麻醉诱发的横纹肌溶解症本质不同,但临床表现相似。

●儿科患者发生气道突发事件时,需要麻醉医师、耳鼻喉科医师、以及儿科重症护理人员共同协调处理。在患儿入手术室和出手术室途中应有气道管理方面训练有素的医师伴随。

●除了创伤,儿科患者的神经外科急症往往是先天异常。颅内压升高通常伴有先天性颅内畸形,因此需要由技术熟练的医师在置喉镜和固定气管插管

时尽量减小刺激。

●大面积烧伤可引起持久的多器官系统功能及生理紊乱,如神经肌肉受体上调以及面部和呼吸道的损伤,这些变化影响麻醉药品和麻醉技术的选择。

●儿童有症状的前纵隔肿物意味着麻醉将面临重大挑战,很可能在麻醉诱导时呼吸道管理失败。必须提前与手术团队讨论好麻醉计划,甚至需要做好行部分体外循环的准备。

●儿科患者(尤其是婴儿)行颅面外科手术时,需特别注意保温、气道和液体管理。术中心脏骤停多与容量复苏不足有关。

(章艳君　樊莹译　王清平校)

参 考 文 献

Axelrod FB: Familial dysautonomia. Muscle Nerve 2004;29:352–363.

Borland LM, Colligan J, Brandom BW: Frequency of anesthesia-related complications in children with Down syndrome under general anesthesia for noncardiac procedures. Paediatr Anaesth 2004;14:733–738.

Chadd GD, Crane DL, Phillips RM, et al: Extubation and reintubation guided by the laryngeal mask airway in a child with the Pierre-Robin syndrome. Anesthesiology 1992;76:640–641.

Cote CJ, Zaslavsky A, Downes JJ, et al: Postoperative apnea in former preterm infants after inguinal herniorrhaphy. A combined analysis. Anesthesiology 1995;82:809–822.

Dunne MJ, Cosgrove KE, Shepherd RM, et al: Hyperinsulinism in infancy: From basic science to clinical disease. Physiol Rev 2004;84:239–275.

Faberowski LW, Black S, Mickle JP: Incidence of venous air embolism during craniectomy for craniosynostosis repair. Anesthesiology 2000;92:20–23.

Garner L, Stirt JA, Finholt DA: Heart block after intravenous lidocaine in an infant. Can Anaesth Soc J 1985;32:425–428.

Glickstein JS, Schwartzman D, Friedman D, et al: Abnormalities of the corrected QT interval in familial dysautonomia: An indicator of autonomic dysfunction. J Pediatr 1993;122:925–928.

Islander G, Twetman ER: Comparison between the European and North American protocols for diagnosis of malignant hyperthermia susceptibility in humans. Anesth Analg 1999;88:1155–1160.

Lerman J, Sikich N, Kleinman S, et al: The pharmacology of sevoflurane in infants and children. Anesthesiology 1994;80:814–824.

Prinzhausen H, Crawford MW, O'Rourke J, Petroz GC: Preparation of the Drager Primus anesthetic machine for malignant hyperthermia-susceptible patients. Can J Anaesth 2006;53:885–890.

The STOP-ROP Multicenter Study Group: Supplemental Therapeutic Oxygen for Prethreshold Retinopathy of Prematurity (STOP-ROP), a randomized, controlled trial. I: Primary outcomes. Pediatrics 2000;105:295–310.

Uyar M, Hepaguslar H, Ugur G, Balcioglu T: Resistance to vecuronium in burned children. Paediatr Anaesth 1999;9:115–118.

Wass CT, Lanier WL, Hofer RE, et al: Temperature changes of > or = 1 degree C alter functional neurologic outcome and histopathology in a canine model of complete cerebral ischemia. Anesthesiology 1995;83:325–335.

Westrin P: The induction dose of propofol in infants 1-6 months of age and in children 16 years of age. Anesthesiology 1991;74:455.

第 25 章 老年病

Zoltan G. Hevesi

公共卫生和人口老龄化

美国2004年65岁及65岁以上的老人人口数量为3630万人,占美国人口的12.4%。据预计,至2030年美国老年人口可能将达到约7150万人,占美国人口总数的20%,而且80岁以上老人的人数也可能从2000年的930万人增至1950万人(图25-1)。

20世纪随着出生率的降低以及人类平均寿命的延长,世界人口的平均年龄正逐渐增高,预计至2050年时,全球人口平均寿命将再增10年。

老年人数量日趋增长,这便需要公共卫生与社会服务提供保障。在美国和其他发达国家,老年人人均健康医疗的花销比中青年人的花销高3~5倍。慢性疾病或多或少影响老年人,使其生存能力和生活质量下降。生存期的延长在某方面体现出公共卫生保障的作用,然而就未来相关的诸多方面来说,其中包括治疗与护理慢性疾病、机体创伤以及残疾患者所要承担的经济负担,目前就必须着力开展应对未来挑战的公共卫生项目(图25-2)。

美国老年人的健康水平正在逐步提高,但是仍然有一部分人群存在伤残或处于慢性疾病状态,幸好近

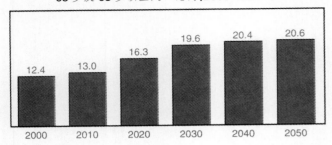

65 岁及 65 岁以上人口比例：2000~2050 年

图 25-1　美国老年人口。数据来自于对常住人口的统计。(Adapted from 2000 U.S. Census Bureau, 2001, Table PCT12；2010 to 2050, U.S. Census Bureau, 2004.)

几十年上述人群所占比例已明显下降。2000年人口调查报告指出65岁及65岁以上、身存残障的老年人约有1400万人(图25-3)。在美国，每年需要接受外科治疗的患者约2500万人，其中1/3为65岁以上老年人(占全国人口12%)，每年健康医疗经费约1400亿美元，其中一半用于上述老年人。美国人口老龄化将导致外科医疗服务需求显著增加，如果设定各年龄分组的人均外科医疗服务需求量不变，那么外科医疗机构的工作量将由14%增至47%，不同专业增幅不一。

随着老年患者对医疗服务需求的增加，麻醉医师有责任采取相应对策确保医疗服务的质量。与其他人群相比，老年人生理机能下降，慢性疾病和发病风险日渐增高，这都威胁着老年人的健康，需要引起社会关注。本章节将关注老年人的生理学变化并对老年人常见疾病逐一进行介绍。

了解老年人生理学变化，是医师提供高品质医疗服务的首要条件。应注重麻醉前对患者的监护及评估工作，并且充分考虑合并症与择期手术麻醉间的相互关系。

老年生理学

神经系统

随着年龄的增长神经元逐渐减少，与此同时，脑血流和神经递质(去甲肾上腺素和多巴胺)的产生也同样减少，然而神经元数目的减少与脑功能总体水平并无直接的比例关系，这是因为人类在进入老年阶段前神经元之间具有大量的网状连接。灰质较白质更容易发生萎缩，脑脊髓出现代偿性血流增加。老年人神经系统衰退后的临床表现存在着较大的个体差异，一般表现为神经系统功能下降，导致认知功能、运动功能、感觉功能受损并出现其他异常行为。某些与年龄相关、可以导致脑功能下降或神经系统退化的疾病，例如帕金森病和阿茨海默病等，常常会选择性地损伤某些脑细胞或脑组织，关于其发病的细胞学和分子生物学机制还需要进行更深入的研究。多数中枢神经系统病变随年龄增长而逐渐发生，包括脑动脉粥样硬化、帕金森病、抑郁、痴呆、阿茨海默病和谵妄。

老年人自主神经系统功能也同样衰退，副交感神经功能降低，交感神经活性相对提高，但总体而言，老年人对β-肾上腺素反应性下降，导致体温调节障碍、压力传感器敏感性降低和脱水的出现。低体温、发热、

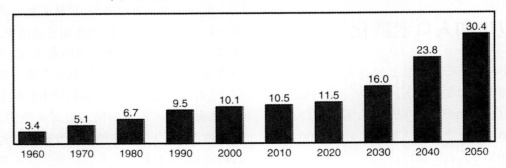

双亲赡养比例：1960~2050 年

(每百位 50~64 岁人口中 85 岁及 85 岁以上老年人数量)

图 25-2　老年人群体日渐扩大，使社会健康医疗面临更多挑战。数据来自于对常住人口的统计。(Adapted from 1960, U.S. Bureau of Census, 1964, Table 155；1970 and 1980, U.S. Bureau of the Census, 1983, Table 42；1990, U.S. Bureau of the Census, 1991, Table QT-PI：2000, U.S. Census Bureau, 2001, Table PCT12；2010 to 2050, U.S. Census Bureau, 2004.)

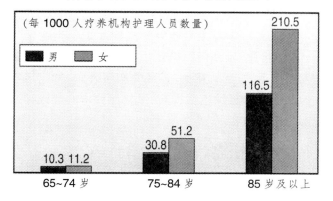

65 岁及 65 岁以上老人(不同年龄阶段、不同性别)
对疗养机构护理人员的需求情况:1999 年

图 25-3 老年群体的护理需求量增加。数据来自于对疗养机构护理人员的统计,包括私人护理人员和家庭护理人员。(Adaped from National Center for Health Statistics, 2003a, Table 97.)

体位性低血压和晕厥是老年人的常见问题,而糖尿病引起的自主神经功能紊乱可加重上述病情。

必须引起注意的是,对老年患者应用麻醉药物需酌情减量,例如,吸入式麻醉药物的最低肺泡有效浓度将降低,此外,由于肝肾功能衰退,所以其药物代谢速度会减慢。无论采取何种麻醉方式,老年患者术后认知功能障碍的发生率均有所增高。

心血管系统

"70 岁当作 50 岁生活",这是当今的一句流行语。在现实生活中,许多老年人依然积极参与体力活动或体育运动,他们看起来比实际年龄显得年轻,当然,个体差异还是存在的。因此,根据患者不同的实际情况,医师应合理恰当地制定心功能评估方案。

老年人在静息状态时心排出量降低、每搏输出量显著减少是否与其年龄因素相关,目前还存在争议,但老年人运动耐力(最大心率、每搏输出量和心排出量)明显降低是显而易见的。随年龄增长血管弹性逐渐下降,导致左心室代偿性肥大和高血压的出现,血压慢性增高使压力传感器敏感性降低,冠状动脉硬化性心脏病和瓣膜性心脏病的发病率增高。对合并严重心律失常和充血性心力衰竭的老年患者实施麻醉,确实是风险增高、难度加大。

医师在评估心脏风险时,最重要的是了解患者日常生活及运动耐力的情况。当患者出现运动耐力受限时,常常应用药物负荷试验以判断病因是否为心源性

的。如果存在多个心脏危险因素,建议进行特异性更高、更为精准的负荷超声心动及心导管检查。

呼吸系统

组织器官逐步退化是老年人呼吸系统改变的主要原因,咳嗽、吞咽等保护性反射减弱。长期微量误吸使肠内微生物进入下呼吸道,导致出现慢性肺内炎症和肺泡表面积减少,与此同时,吸烟者、农业劳动者和工业劳动者由于长期接触有毒有害物质,所以可能会加重病情。

总体而言,老年人对高碳酸血症和低氧血症的生理反应减弱。由于胸壁弹性降低以及通过狭窄气道的湍流增多,致使老年人呼吸能力下降且做功增加。呼吸做功增加与呼吸肌作用减弱形成矛盾且逐渐加剧,导致老年人在日常生活中,严重者甚至在静息时可发生呼吸急促,肺功能检查得出用力肺活量与第一秒用力呼气量(FEV_1)逐渐降低的结果。肺泡等肺内薄壁组织弹性减弱,下呼吸道有效通气受限,发生气体潴留使闭合容量及残气量增加。20 岁年轻人的残气量占肺总量的 20%,而 70 岁老年人能够达到 40%。

通气时气体分布不均以及肺灌注减少,导致肺脏氧合作用和二氧化碳排出作用减弱,通气-灌注比值失调最常见的两种类型是死腔样通气(通气相对增多、灌注相对减少)和肺内分流(灌注相对增多、通气相对减少)。死腔样通气使有效通气减少,首先表现为分钟通气量增加,以达到相当的肺泡通气并保持相同的动脉血二氧化碳水平。而肺内分流能够影响动脉血氧分压,肺动脉未经氧合的血液依次通过肺内通气不足区域、肺静脉和心脏后到达外周动脉,经外周动脉获得动脉血氧分压,20 岁年轻人平均动脉血氧分压为 95 mmHg,而 80 岁老年人可降至 70 mmHg 甚至更低。

肝脏、胃肠道及肾脏

老年人内脏系统的改变主要为组织萎缩、血管弹性降低和脏器功能障碍等,使肝脏合成及代谢能力减弱、肾血流和清除率降低、胃肠动力下降以及括约肌松弛等。在出现临床表现和具备明确的实验室检查异常之前,这些改变在大部分老年人中呈长期渐进性演变。老年人肝脏细胞数量显著减少,但通常能够维持基本生理功能。肾脏萎缩使 80 岁老年人的肾小球数量减少至原先的 50%,与年轻人相比,肾小球滤过率每

年约降低1%~1.5%。肌酐清除率也是随着年龄增长而逐渐减少，但由于骨骼肌数量减少以及肌酐生成减少，所以血肌酐浓度通常保持在正常水平。老年危重患者术后急性肾衰竭死亡率极高，故应该严密观察及确保患者术后尿量（每小时多于0.5 mL/kg），积极预防肾功能障碍的发生。身为麻醉医师要详细了解和分析能够导致器官功能障碍的所有因素，也许这些因素看似并非具有重要临床意义，但事实上在术前应激阶段，它们却可以成为相关的重大风险。

老年人药效动力学及药代动力学发生多种变化，例如脂溶性药物分布容积升高，除此之外，老年人药物血浆容积减少、血浆蛋白结合率下降、肝内结合速度减慢以及肾脏药物清除率降低，这些情况均能够影响对老年人应用临床药物（表25-1）。

内分泌系统

与其他薄壁组织器官类似，老年人内分泌腺体逐渐萎缩，激素生成减少导致功能障碍（例如维持血糖稳定的能力下降）。老年人通常缺乏胰岛素、甲状腺素、生长激素、肾活素、醛固酮和睾酮，因此会出现糖尿病、甲状腺功能低下、阳痿和骨质疏松，常伴有慢性电解质紊乱。30岁以后，基础代谢率每年下降约1%。

血液系统、肿瘤和免疫功能

与健康的年轻人相比，老年人骨髓和淋巴结内各种细胞的生成量均下降。贫血导致携氧能力降低，当患者合并冠状动脉性心脏病时，症状尤为明显。

细胞免疫障碍（白细胞、淋巴细胞减少）致使老年人易患感染性疾病，包括常见的社区获得性感染和并不常见的结核病及带状疱疹。年龄增加是肿瘤发生的高危因素，20岁前肿瘤发生率小于2%，而65岁后发生率超过25%。另外，老年人产生自身抗体、罹患自身免疫性疾病的风险也同样升高。

老年相关综合征

虽然实足年龄并不能完全准确地指示生物学年龄，但是随着年龄增长，机体生理功能终究不可避免地发生衰退，引起普遍的、类似的病理改变。因为老年人的某些综合征发生率提高，于是便要求麻醉医师必须熟悉相关内容。

骨质疏松症

对于老年患者来说，骨骼肌系统老化现象是术前最初和最易于发生的变化，主要表现为骨骼肌（瘦体重）减少以及脂肪含量增加。骨质疏松的特点是骨骼微结构退化、骨密度降低，导致骨脆性增加并易于发生骨折。患者在发生骨折之前往往缺乏明显临床症状，尽管他们也许已经注意到身高降低和渐进性脊柱后凸的情况，但这通常无法引起足够重视，事实上这是骨质疏松使脊椎压缩所导致的结果。就骨质疏松症而言，疾病预防是关键环节（图25-4）。

在美国，约1000万人存在骨质疏松，另有1400万~1800万人存在骨质减少，每年因骨质疏松而发生骨折的患者约150万人，超过37 000人死于骨折后并发症。50%髋关节骨折的女性患者在疗养院接受康复治疗，而且所有患者中14%的人将在疗养院中度过至少一年的时间。白种人，尤其是具有北欧血统的白种人以

表 25-1	$T_{1/2}\beta$，不同年龄组药物清除半衰期的差异	
药物	中青年	老年
芬太尼	250分钟	925分钟
咪达唑仑	2.8小时	4.3小时
维库溴铵	16分钟	45分钟

正常骨骼 　　　　　　　 骨质疏松

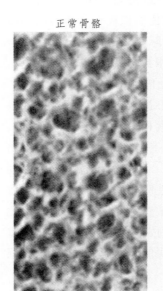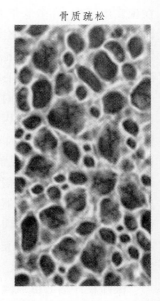

图 25-4 对比正常骨骼（左）和发生骨质疏松的骨骼（右）。随年龄增长，骨骼正常结构缺失，骨脆性增加。

及亚洲人发生骨质疏松的风险增高。70岁及70岁以上的老人骨质疏松的发病率最高，除人口种族因素以外，雌激素缺乏、男性功能减退、吸烟、嗜酒、钙缺乏、肿瘤、肢体制动以及长期应用皮质类固醇药物等均为骨质疏松发生的危险因素。

作为筛查手段，X线检查不如骨矿物质密度检查精确。然而，对具有临床症状的患者而言，放射线检查还是必要的，它有利于鉴别骨质减少和骨折。

有规律及合理的负重锻炼以及钙、维生素D的充足摄入是预防骨质疏松的重要方法。激素替代疗法是绝经后妇女治疗的有效措施，静脉或鼻饲给予降钙素可治疗肿瘤性骨溶解。

骨关节炎

骨关节炎是最为常见的关节疾病，仅在美国就有至少2000万名患者。65岁以上老年人行放射线检查，将有半数以上具有骨关节炎的影像表现，然而他们却并无临床症状。随年龄增长，骨关节炎发病率升高。中年人男性和女性发病率相当，但进入老年阶段后，女性发病率较男性增高，除年龄和性别因素之外，肥胖、关节创伤、感染以及神经肌肉代谢和功能障碍也是骨关节炎发生的危险因素。

骨关节炎最初的病理学异常是关节软骨骨化，病变也同样累及关节周围组织以及邻近骨骼，多发于负重关节，比如膝关节、髋关节、颈椎关节、腰椎关节和足关节。疼痛和功能障碍是导致关节慢性运动障碍、残疾和肢体不健全的主要原因。实验室检查通常并无特异性异常，诊断需要借助临床表现和影像学检查（图25-5）。

除药物干预外，骨关节炎治疗还包括对患者宣教、控制体重、理疗、工作中的疗法和降低关节受重等，应用对乙酰氨基酚和非甾体类抗炎药物有助于缓解患者症状，当出现肌肉痉挛时可酌情选择性地应用某些肌肉松弛剂，严重疼痛的患者可考虑给予糖皮质激素关节腔注射、应用麻醉药物以及实施关节成形术进行治疗。

医师应注意患者病损关节不适以及活动能力下降的症状，而对于麻醉医师而言，在置入喉罩或进行气管插管时尤其要关注患者颈椎的活动性及稳定性，例如颈椎骨关节炎可能会影响声门显露。行颈部X线检查可以观察颈椎的曲度和伸展情况，指导麻醉医师采取最为安全的气管插管手段以避免损伤颈椎和颈部脊髓。

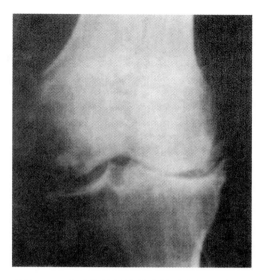

图 25-5 典型的膝骨关节炎伴关节软骨病变。

肺气肿

患者通常具有在50岁左右出现咳嗽、咳痰或存在急性胸部疾病的病史，咳嗽症状一般以晨起为重，支气管炎患者咯无色痰。呼吸急促是最为重要的症状，60岁之前罕见。在美国，4%~6%男性和1%~3%女性患有肺气肿，吸烟是最确切的独立危险因素，它可以使肺气肿的发病率升高2.8倍，大部分患者在症状出现之前至少具有20年吸烟史。静脉药物、α_1-抗胰蛋白酶缺乏、免疫系统缺陷和结缔组织病同样也是潜在的危险因素。

肺气肿的病理学改变是细支气管和小气道发生炎症反应并出现气肿表现。在病变区域，黏液填堵肺泡管使其闭塞，导致气体流动受限。临床中，严重气流梗阻更普遍存在于慢性咳嗽、咳痰的患者中，加速其肺功能损害进程。

慢性阻塞性肺疾患者的气道内存在炎症细胞，这主要是由中性粒细胞介导产生。吸烟诱使巨噬细胞释放中性粒细胞趋化因子和弹性蛋白酶，导致组织损伤。FEV_1降低至正常值的30%时，患者极轻微体力运动也可发生呼吸急促。随疾病发展，病情逐步恶化加重，最终出现发绀及右心功能衰竭。

呼吸频率的增加与疾病严重程度相关，查体可见呼吸肌额外做功以及出现胸壁反向运动，严重者还可出现发绀、中心静脉压增高及全身水肿。肺功能检查FEV_1降低，是提示气道阻塞最普遍且有意义的指标。胸部X线检查可见胸廓扩张、膈降低、膈面变平、纵隔变窄和透过度增高等表现（图25-6）。

戒烟、应用支气管扩张药物和吸氧是肺气肿患者最常用的长期治疗方法，支气管扩张药物大概可使30%的患者的FEV_1升高15%。实验室检查发现，吸烟人群红细胞增多症较为常见。随着病情恶化，患者咯出的痰液逐渐转为脓性，经革兰氏染色发现其中含有大量中性粒细胞和多种混杂的微生物，当出现该情况时，治疗需要应用抗生素和抗炎药物，另外，也可同时应用化痰药物和磷酸二酯酶抑制剂。

治疗α_1-抗胰蛋白酶缺乏时，应采用补充增加缺乏物质的治疗手段，包括应用药物促进肝脏内生性α_1-抗胰蛋白酶合成（例如他莫西芬），另外，还可将提纯的α_1-抗胰蛋白酶反复静脉注射或经气道吸入。

与吸烟相关的肺气肿患者预后不一，一项长期研究发现，初期FEV_1达1.25 L的患者12年生存率40%，而初期FEV_1仅0.75 L的患者12年生存率约为5%。当所有保守治疗无法满意地缓解症状时，才会考虑对重症肺气肿患者进行外科治疗。经电子计算机X射线断层扫描诊断患者存在肺大疱时，可进行肺大疱切除术或肺减容术，术后患者的运动耐受能力有望得到显著改善。肺疾患到达终末期时，所有传统治疗手段都将失效，此时进行肺移植也许是唯一的治疗途径。

帕金森病

为达到最佳治疗效果，对帕金森病患者在围术期应注意多方面问题，随后本部分内容将逐步进行介绍。帕金森病由锥体外系功能障碍所引起，是最常见的神经退行性疾病之一，尽管其病因目前尚未明确，但人们一直认为这是与遗传因素、环境因素和感染相关的神经退行性改变。年龄是持续存在的独立危险因素，66岁以上人群约3%患有帕金森病，而85岁以上人群至少50%具有帕金森病的相关症状。

帕金森病是以某种神经元选择性渐进性缺失为特征的疾病，例如基底神经节黑质多巴胺能神经元变性缺失（图25-7），当80%多巴胺能神经元活性丧失，患者便出现临床症状，多巴胺抑制作用与乙酰胆碱兴奋作用失衡，导致丘脑过度抑制，出现典型的僵直、静止性震颤和运动迟缓三联症。上述典型症状并非只存在于帕金森病，也可见于其他帕金森综合征。

目前尚无特异性检查能够明确诊断帕金森病，也就是说帕金森病的诊断依据主要还是根据临床表现。帕金森病的治疗目的是使患者能够正常进行日常生活，主要采取药物治疗，应用左旋多巴或多巴胺受体激动剂，然而近些年来开始大力倡导外科手段治疗帕金森病，例如被称为丘脑底核脑深部刺激和胚胎中脑黑质脑内移植的外科方法，可改善某些患者的治疗效果。

当帕金森病患者需要接受麻醉管理时，要密切关注其围术期呼吸功能，并积极预防发生误吸。患者应该尽量规律如常的继续服用治疗药物（如治疗帕金森病缓解症状的药物），而所有可能促发或加重帕金森

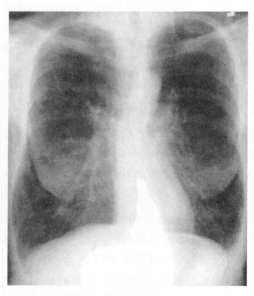

图 25-6　肺气肿胸部 X 线检查时的影像学改变，典型表现为膈面变平和肺部透光过度。

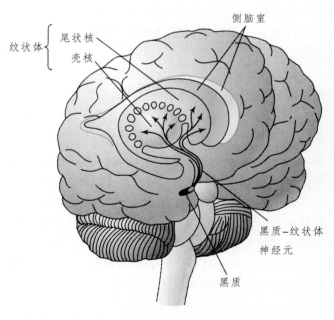

图 25-7　帕金森病患者基底神经节多巴胺能神经元缺失。

病的药物均应避免接触,例如酚噻嗪、丁酰苯和甲氧氯普胺。当发生药物诱发的锥体外系症状或需要镇静时,有报道认为苯海拉明是有效的。患者通常还合并自主神经功能紊乱,所以术中应该持续监测血流动力学指标,包括无创检测和有创监测。

痴呆

智力下降是痴呆的早期征象,由于每个人智力水平的基础值不一,在判断老年人痴呆情况时所关注的智力水平也存在巨大差异。每位病情缓慢进展的痴呆患者,都可能出现认知、行为或健康状况的突然改变。对于痴呆患者而言,精神状况往往能够反映机体健康情况,故当患者突发精神改变时,需要关注其是否出现其他问题(表25-2)。在痴呆治疗过程中,也许最为重要的任务是要与其他不常见因素引起的可逆性痴呆进行区别,例如慢性药物中毒、维生素缺乏、硬膜下血肿、重度抑郁症、正常压力脑积水和甲状腺功能减退等引起的痴呆,显然,上述情况需要对原发病进行根本治疗。

遗憾的是,造成痴呆的大部分疾病是无法治愈的,例如中枢神经系统退行性疾病(如阿茨海默病)和常见的多发脑梗死等,然而这并不意味着痴呆症状无法治疗和改善,合理应用药物可以缓解某些特异性症状,例如行为异常和睡眠障碍等,并且预防智力水平继续降低和神经元的进一步退行性改变。治疗方法主要包括补充维生素E、应用非甾体类抗炎药物、雌激素替代疗法和应用胆碱酯酶抑制剂等。

麻醉医师在对智力水平下降的老年人进行麻醉管理时困难重重,术前沟通需要了解患者及其家庭的一般情况、掌握相关的医学资料,尤其要获取真实可靠的信息,治疗过程中医患双方要达成一致。当患者术后智力水平可能发生改变时,术前明确和记录智力的基础情况就变得尤为重要,如怀疑患者术后可能发生病情急性恶化,建议邀请神经内科医师会诊协助治疗。

发生术后认知功能障碍是老年患者的常见问题。认知是感知、记忆和信息处理的智力水平的体现,它帮助个体获取知识、解决问题和计划未来,使之能够理智清醒地进行日常生活。

术后认知功能障碍与年龄增长显著相关,老年患者术后认知功能障碍发生率约为1/4,这与围术期低血压及低氧血症无关,一般在术后3个月逐渐恢复至原先水平。无论是单纯认知障碍还是完全智力障碍,通常缺乏有效的治疗手段。缺少认知能力测验时,需要依靠临床表现进行诊断,例如发病期间患者活动减少。治疗时需就存在的实际问题帮助患者重新建立认知,病情一般均可恢复。

谵妄

谵妄通常是由某种医疗状态所导致,例如应用某种药物以及突然停药等,它的主要表现为急性认知改变和意识混乱状态。住院患者10%~30%可出现谵妄,据报道,老年患者经全身麻醉后谵妄的发生率约为10%~15%,及时明确的诊断对降低发病率和死亡率极其重要(表25-3)。术前已存在认知功能障碍的患者术后更易发生谵妄和认知功能障碍加重的情况,因此老年患者术前应进行简易智能量表调查以评估智力情况,患者结果出现低分时,无论是医护人员还是患者家属都应及时予以关注,术前严格避免诱发因素的刺激。

谵妄患者临床症状多样,包括烦躁、嗜睡、淡漠退缩和出现精神病表现等,有时可能会导致误诊,错误的将某些症状归因于精神失常。因此要向家属或护理人员详细了解患者发病情况及进展过程,这是进行鉴别诊断的重要依据,否则便极易将谵妄与痴呆、抑郁症等其他原发精神病相混淆,因为两者临床表现比较相似。

表 25-2	几种中枢神经系统疾病的对比			
诊断	特点	症状		疾病进程
痴呆	记忆缺失	定向力障碍,烦躁不安		起病缓,渐进性;慢性
谵妄	意识不清 注意力下降	定向力障碍,幻视,烦躁不安,感情淡漠,退癥, 记忆力和注意力缺失		急性;纠正潜在疾病后大部分患者可得到缓解
精神病	现实验证障碍	社交障碍,感情淡漠		起病缓,具有前驱症状;病情慢性加重
抑郁症	悲伤 对生活丧失兴趣和热情	失眠,食欲下降;注意力无法集中;体能缺乏; 感觉无望和缺少存在价值;自杀倾向		单一或反复发作;慢性

表 25-3	谵妄的诊断标准

诊断谵妄时患者必须具备以下特点：

- 意识不清（如环境辨认不清），注意力无法集中和维持
- 认知改变（如遗忘、定向力障碍、言语混乱），或感知障碍加重，或逐步发展为痴呆
- 病情进展快（通常数小时至数天），一日之内病情可出现波动
- 结合病史、体格检查和实验室检查，往往可发现意识障碍是由某种全身性疾病状态所直接导致

表 25-4	谵妄的促发因素

药物应用（尤其是药物应用初期及调整药物剂量时）
电解质紊乱及生理状态紊乱（如低钠血症、低氧血症）
药物剂量不足（停药）
感染（尤其是泌尿系统感染及呼吸系统感染）
感知缺失（失明、耳聋、黑暗、环境改变）
颅脑损伤（脑中风、出血、脑膜炎、癫痫）
尿潴留和粪便嵌塞
心脏病（心肌梗死、心律失常、心力衰竭）

发生谵妄的危险因素包括年龄增长（如70岁以上）、潜在痴呆、多种药物应用和电解质紊乱等。

几乎每种急性疾病或慢性疾病在急速恶化时都可能发生谵妄（表25-4），住院患者发生谵妄时，其出现并发症的可能性（包括死亡率）可升高至10倍，因此患者将面临需更长住院时间、更多住院费用以及病情缓解后护理需求的增加。

引起谵妄的原发疾病一经确诊，便需要立即治疗。无论是医护人员还是患者家属，都应该随时随地抓住每个机会对患者进行帮助治疗，他们要向患者说明正在发生的事件，包括患者正在接受的检查和治疗情况，为确保患者舒适及安全，行为控制是必要措施。口服氟哌啶醇0.25~2 mg是迅速控制谵妄症状的首选方案，而应用地西泮、氟哌利多和氯丙嗪也同样具有良好疗效。及时纠正机体潜在的病理生理学状态是十分必要的，它不仅能够预防永久性颅脑损伤，也许还能有助于谵妄病情的彻底康复。

老年患者的麻醉策略

100年前，年龄达到50岁（及50岁以上）被视为手术禁忌证。如今随着医学科学的进步以及药物和医学技术的发展，年龄禁忌在绝大部分的手术中已不复存在，然而不得不承认的是年龄增长确实能够导致某些疾病的高发，于是老年人围术期并发症发生率及死亡率将会有所增加。

老年患者在手术之前，医师必须对其进行全面详细的评估，关于危险因素的病史调查可能要比其他患者更耗费时间，也更困难，例如老年人听力及视力的下降将会阻碍医患双方的有效沟通，另外，将衰老的本质性改变和因疾病而导致的机体改变相区别也是非常重要的。许多老年患者对潜在的重要症状并未引起重视，这是由于他们错误地认为某些疾病只是因衰老而出现的正常反应而已。对于大部分老年人而言，他们可以充分应对每天的日常生活，但在应激情况下，身体机能的衰退表现便会突显出来。

老年患者通常具有多种合并症，器官组织发生萎缩和进行性纤维化，弹性降低。麻醉医师必须掌握老年人的生理学理论知识，发现患者的潜在问题，并能够有效预防和治疗围术期并发症。对于存在多器官功能障碍和机能储备降低的老年患者而言，术前多一份关注可能治疗效果就会产生巨大的差别。麻醉医师必须在工作中关注细节，而在老年麻醉中同样做到这一点无疑更为重要。由于老年人药代动力学和药效动力学发生改变，所以在常规用药情况下药物不良反应的发生率增高，另外，老年患者可能同时服用多种药物，这也促使药物副作用的发生。

老年人皮肤弹性降低，所以应用胶布时造成皮肤损伤的可能性增高。测量无创血压之前，在袖带衬上一层薄棉垫能够简单且有效的预防神经及血管并发症，尤其对那些皮下脂肪薄的患者更应引起注意，皮肤受压后可能出现疼痛，必要时在骨骼凸出部位垫用枕头或应用手臂支撑物也是最佳措施。

由于口渴感觉敏感性降低、肾脏保钠保水能力减退和频繁应用利尿剂，所以老年人通常处于脱水状态。左心功能减低以及β-肾上腺素受体反应性下降，导致老年患者在有效血容量不足时易于出现低血压，而在血容量过多时又易于发生充血性心力衰竭。全身麻醉诱导前，要对患者进行系统的血流动力学评估。老年患者围术期出现低体温时可发生寒战，导致需氧量增加。对于冠状动脉性心脏病患者或其他心血管疾病患者而言，麻醉医师在进行麻醉管理时更要严格仔细。

为了保持体温和降低低体温发生率,麻醉医师应该对患者进行必要的体温监护。术中如果体温控制不佳,可出现热量损失过多,导致患者麻醉药物清除时间增长、苏醒延迟。预防低体温发生的措施主要包括升高手术室温度,使用保温毯或其他保温装置,应用温暖的吸入式麻醉药物和静脉液体等。

大部分全身麻醉药物都能够抑制心血管系统活性,所以当情况允许时建议老年患者在手术中采用局部麻醉方式,而且术中患者意识清醒,这也有助于麻醉医师及时发现中枢系统功能急性改变以及心绞痛等心血管系统疾病的早期表现。大量研究就局部麻醉和全身麻醉的各种优势进行Meta分析,结果发现深静脉血栓的发生率在局部麻醉中较全身麻醉时明显降低,除此之外,无论是并发症发生率还是死亡率两者之间的差异均无统计学意义,而且还有许多其他研究证实,局部麻醉可以减少患者液体的丢失。

本章一开始介绍了老年人循环系统、肝脏功能以及肾脏功能的生理学改变,每一位麻醉医师都应该牢记这些相关内容,在进行老年患者麻醉管理时必须引起注意。心排量减少导致药物(如巴比妥类和苯二氮䓬类药物)起效缓、代谢慢、清除时间延长。目前尚无研究依据能够证明哪种吸入麻醉药物或静脉麻醉药物是老年患者麻醉诱导期和维持期的最佳用药,然而却存在某些药物因其药代动力学和药效动力学特性,而成为较好的选择。由于神经元丧失及脑代谢的相应减少,吸入麻醉药物最低肺泡有效浓度随年龄增长而降低(40岁以上人群中年龄每增加10岁,最低肺泡有效浓度将随之降低4%)。采用短效静脉麻醉药物和低浓度挥发性吸入麻醉药物联合应用具有诸多优势,如药物清除迅速、缓解意外事件发生、有利于患者对周围环境重新建立认知以及降低复苏期意识模糊和谵妄的发生率,然而,通过简易智能量表发现,就患者认知功能恢复而言,各种药物间未见明显区别。

外科并发症大多发生在术后阶段并可能致死,包括心肌缺血、脑血管意外、肾功能不全、肺炎和谵妄等。呼吸系统并发症最常见于非心脏手术的术后患者,而老年患者术后低氧血症发生率为20%~60%,诱发因素主要包括喉保护性反射减退、机体对低氧及高碳酸状态反应性降低、呼吸肌松弛以及通气-血流比值失调等,另外,镇静药物以及其他麻醉药物可导致老年人出现呼吸抑制和低通气表现。如果患者因为疼痛而无法正常呼吸,那么他们发生呼吸系统并发症的可能性将增高。正是由于上述原因,所以老年患者在麻醉管理期间应该加强吸氧治疗,监测脉搏血氧饱和度和二氧化碳浓度等。

指导急性疼痛治疗的基本原则也同样适用于老年人群,然而在寻求最佳术后镇痛方法时则更为困难,因为最佳疗效伴随着最危险的药物副作用。老年人普遍存在缺血性心脏疾病和肺功能受损,于是他们对镇痛不足的生理学反应更为敏感,也更容易出现镇痛药物副反应。

老年患者的营养储备降低,所以术后分解代谢对其更为不利,尤其在疼痛控制不佳时影响更甚。急性疼痛管理在术后康复和功能锻炼中十分重要,鼓励患者在早期活动可以降低血栓形成和发生栓塞的可能性。

老年患者麻醉以及姑息治疗的伦理学争议

成年患者在进行治疗时,医师所要遵循的伦理学原则基本上是一致的,而普遍存在的争议主要包括院内或手术室内患者的自主权、代理人的治疗决定权以及不复苏状态的相关问题。关于治疗的最终决策还是由患者本人负责,包含此原则的法律条文已经获得了首肯,患者应充分知情,了解权限并自愿做出决定(表25-5)。痴呆患者则需要接受智能评估,确认智力水平并判断其是否具备决策能力,如果患者智能水平过低,则应根据生前遗嘱意愿或代理律师意见选择患者代理人,倘若没有相关文件可依,则应根据法律规定指派代理人。

手术室内发生心搏停止的病因、预后以及复苏成功率均显著不同。无论患者置身何处,其临终治疗的知情同意(或知情拒绝)权也要遵循一致的伦理学原则,要遵守法律制度,并且阐明手术室或麻醉恢复室内患者不复苏状态的决定原则和治疗方针。对于那些需要进行高风险手术的患者而言,建议医师应该综合把握患者所表达的意愿,并对其加以讨论。

在已建立的医学文书当中,针对临终老年患者、

表 25-5	知情同意书的基本要素
患者充分知情	
了解权限	
自愿做出决定	

肿瘤患者以及多种原因所致疼痛或不适患者的文书已占相当一部分的比例。姑息治疗已经得到更多的认识和关注,尤其是在工业发达的老龄化社会,它是指对于那些对治愈性治疗失去反应的患者,应对其采用完全的、涵盖所有合理方法的治疗和护理手段(表25-6)。该治疗方法需要运用多学科的医学知识,控制疼痛并缓解相关症状,并对心理、社会和精神需求予以重视,为患者及其家庭提高生活质量。在治疗当中,麻醉医师对药物的应用以及规范的疼痛管理至为重要,这是姑息治疗成功的关键环节。

小结

衰老是一个多因素、涵盖多个方面的生理学进程,机体大部分器官及系统功能将发生渐进性衰退,导致适应能力降低。衰老并非一种疾病,然而它又确

表25-6	世界卫生组织对姑息治疗的定义
正视生命,将死亡视为正常的过程	
不加速死亡也不推迟死亡	
缓解疼痛和其他令人痛苦的症状	
将心理治疗和精神治疗相结合	
患者临终前,对患者及其家属的支持性治疗	

实可以促使某些病变的发生率升高。就老年患者而言,并不存在着"完美的麻醉药物"。关注老年人生理学改变,了解药物的药代动力学和药效动力学的变化,有助于在老年患者麻醉中选择和应用最佳的药物。老年人的生理学改变使他们变得脆弱且敏感,这需要医师在围术期对其投入更多的关注,包括临终患者在内,治疗不仅要延长他们的生存寿命,还要保证他们良好的生活质量。

要 点
● 随着人口平均年龄的增长,旨在达到围术期最佳麻醉管理,麻醉医师需要对年龄相关因素投入更多的重视。 ● 衰老并非是一种疾病,然而它确实可以导致老年人某些疾病发生率的增高。 ● 实足年龄与生物学年龄不一定保持一致,在某些个体中可能存在巨大差异。 ● 面对老年患者时,需要根据他们的生理学变化,详细了解病史并对其相关细节进行综合评估,以提供最佳的医学管理。

(田婧译 于泳浩校)

参考文献

Alagiakrishnan K, Wiens CA: An approach to drug induced delirium in the elderly. Postgrad Med J 2004;80:388–393.

Altman RD, Lozada CJ: Clinical features of osteoarthritis. In Hochberg MC, Silman AJ, Smolen JS, et al (eds): Practical Rheumatology. Philadelphia, Mosby, 2004, pp 503–510.

Bodis-Wollner I: Visualizing the next steps in Parkinson disease. Arch Neurol 2002;59:1233–1234.

Desai AK, Grossberg GT: Diagnosis and treatment of Alzheimer's disease. Neurology 2005;64:S34–S39.

Fabbri LM, Luppi F, Beghe B: Update in chronic obstructive pulmonary disease 2005. Am J Respir Crit Care Med 2006;173:1056–1065.

Hanning CD: Postoperative cognitive dysfunction. Br J Anaesth 2005;95:82–87.

Hogenmiller MS, Lozada CJ: An update on osteoarthritis therapeutics. Curr Opin Rheumatol 2006;18:256–260.

Kaduszkiewicz H, Zimmermann T, Beck-Bornholdt HP: Cholinesterase inhibitors for patients with Alzheimer's disease: Systematic review of randomised clinical trials. BMJ 2005;331:321–327.

Kenny AM, Prestwood KM: Osteoporosis. Pathogenesis, diagnosis, and treatment in older adults. Rheum Dis Clin North Am 2000;26:569–591.

Mannino DM, Watt G, Hole D: The natural history of chronic obstructive pulmonary disease. Eur Respir J 2006;27:627–643.

Pahwa R, Wilkinson SB, Overman J, Lyons KE: Bilateral subthalamic stimulation in patients with Parkinson disease: Long-term follow up. J Neurosurg 2003;99:71–77.

Papi A, Luppi F, Franco F: Pathophysiology of exacerbations of chronic obstructive pulmonary disease. Proc Am Thorac Soc 2006;3:245–251.

Price CC, Garvan CW, Monk TG: Neurocognitive performance in older adults with postoperative cognitive dysfunction. Anesthesiology 2003;99:A50.

Rasmussen LS, Johnson T, Kuipers HM, et al: Does anaesthesia cause postoperative cognitive dysfunction? A randomised study of regional versus general anaesthesia in 438 elderly patients. Acta Anaesthesiol Scand 2003;47:260–266.

Sethi KD: Clinical aspects of Parkinson disease. Curr Opin Neurol 2002;15:457–460.

Vestbo J: Clinical assessment, staging, and epidemiology of chronic obstructive pulmonary disease exacerbations. Proc Am Thorac Soc 2006;3:252–256.

Watts NB: Treatment of osteoporosis with bisphosphonates. Rheum Dis Clin North Am 2001;27:197–214.

Weldon C, Mahla ME, Van der Aa MT, Monk TG: Advancing age and deeper intraoperative anesthetic levels are associated with higher first year death rates. Anesthesiology 2002; 97(Suppl):A1097.